Acteurs de la Science

Fondée par Richard Moreau,
professeur honoraire à l'Université de Paris XII
Dirigée par Claude Brezinski et Roger Teyssou

La collection Acteurs de la Science est consacrée à des études sur les acteurs de l'épopée scientifique moderne ; à des inédits et à des réimpressions de mémoires scientifiques anciens ; à des textes consacrés en leur temps à de grands savants par leurs pairs ; à des évaluations sur les découvertes les plus marquantes et la pratique de la Science.

Dernières parutions

Daniel BOIS, *L'information du vivant au numérique. L'homme face à la complexité*, 2020.
Frédéric TOURNIER, *Une vie à chercher*, 2020.
Robert LOCQUENEUX, *Les commencements du monde, de Moïse à Buffon*, 2020.
Alain MARMONIER, *Le Dr Melchior Marmonier,1813-1891.Vie et œuvre du promoteur de la transfusion sanguine en Grésivaudan,* 2020.
Claudio GRIMALDI, *Les Éloges de Fontenelle. La création du discours sur la science*, 2020.
Benoît LINEL, *Le docteur Vitalien. Le médecin de Ménélik II*, 2020.
Joël MARCOVITCH, *L'embryon, mémoire de l'humanité*, 2020.
Christiane VILAIN, *Où va la physique ? De la physique mécaniste à quelques élaborations contemporaines,* 2019
Vincent LAFORGE, *La chair et le plomb*, 2019.
Jean-Yves DE LA CAFFINIÈRE, *Robert Merle d'Aubigné, Chirurgien bâtisseur (1900-1989),* 2019.
Roger TEYSSOU, *Théodore Tronchin et la grande aventure de l'inoculation de la variole*, 2019.
Sofiane BOUHDIBA, *Le côté obscur de la médecine. Mauvais médecins et médecins mauvais, de l'Antiquité à nos jours*, 2019.
Daniel BOIS, *L'information aux sources de la science*, 2019.

UNE HISTOIRE DE LA MÉDECINE

5-7, rue de l'École-Polytechnique ; 75005 Paris

http://www.editions-harmattan.fr/

ISBN : 978-2-343-25161-5
EAN : 9782343251615

Roger Teyssou

Une Histoire de la médecine

1500-1900

L'Harmattan

Du même auteur

L'affaire Semmelweis, un scandale sanitaire sans équivalent, Editio[ns] L'Harmattan, 2019.
Variole : Théodore Tronchin et la grande aventure de l'inoculation, Editions L'Harmattan, 2019.
Nouveau dictionnaire mémorable des remèdes d'autrefois, Editions L'Harmattan, 2018.
Jérôme Fracastor, de la nature des choses à la nature des germes, Editions L'Harmattan, 2017.
La thérapeutique de Fracastor, lexique des médicaments, Editions L'Harmattan, 2017.
Jean Wier, Des dieux, des démons, des sorcières, Editions L'Harmattan, 2016.
Orfila, le doyen magnifique et les grands procès criminels au XIXè siècle, El decano magnifico, Editions L'Harmattan, 2015.
Freud, médecin imaginaire ... d'un malade imaginé, Editions l'Harmattan, 2014.
Une histoire de la circulation du sang, Harvey, Riolan et les autres ... Des hommes de cœur, presque tous, Editions l'Harmattan, 2014.
Paul Sollier contre Sigmund Freud, l'hystérie démaquillée, Editions l'Harmattan, 2013.
Gabriel Andral, la médecine dans le sang. Un pionnier de l'hématologie, Editions l'Harmattan, 2012.
Charcot, Freud et l'hystérie, Editions l'Harmattan, 2012.
L'aigle et le caducée. Médecins et chirurgiens de la Révolution et de l'Empire, Editions L'Harmattan, 2011.
Une histoire de l'ulcère gastro-duodénal. Le pourquoi et le comment, Editions L'Harmattan, 2009.
Dictionnaire des médecins, chirurgiens et anatomistes de la Renaissance, Editions L'Harmattan, 2009.
Dictionnaire mémorable des remèdes d'autrefois, Editions L'Harmattan, 2007.
Quatre siècles de thérapeutique médicale du XVIe au XIXe siècle en Europe, Editions L'Harmattan, 2007.
La Médecine à la Renaissance, Editions L'Harmattan, 2002.

Tantum consuetudo potest malorum suadere.
Oh combien la routine peut susciter de malheurs.
Inspiré à l'auteur par le *De natura rerum* de Lucrèce

Les découvertes survenues dans l'histoire des sciences ont été modernes et innovantes en leur temps. L'intelligence de ceux qui les ont réalisées n'était pas moindre que la nôtre. Ne faisons pas honte à leur mémoire en refusant de revenir sur ce qu'ils avaient dit et à contester ce qu'ils avaient découvert. Ils auraient été les premiers à nous y encourager.

AVANT-PROPOS

La lecture de la thèse de Charles Wickersheimer (1880-1905), *La médecine et les médecins en France à l'époque de la Renaissance*, Paris, 1905, reste le point de départ de ce nouveau livre. Celle des textes médicaux du XVIème au XIXème siècle en sera la substance. Nous devons beaucoup à Etienne, Fracastor, Fernel, Franco, Lommius, Paracelse, Paré et bien d'autres qui revivent un peu dans les pages qui suivent. Ce sont leurs idées que nous exposons d'abord et leurs citations en français ou en latin émaillent notre texte. Ensuite, de façon plus succincte, presque schématique, nous exposons les progrès de la physiologie, de l'anatomie, de la médecine, de la médecine légale, de la chirurgie, de l'ophtalmologie, de l'obstétrique et de la gynécologie, jusqu'à la fin du XIXème siècle en nous référant aux auteurs qui ont innové dans tous ces domaines.

L'évolution des sciences médicales du seizième au dix-neuvième siècle évoque la silhouette d'un arbre : les racines s'enfoncent et se ramifient dans le terreau des systèmes humoraux de l'Antiquité à la Renaissance jusqu'au Siècle des Lumières où les progrès en chimie notamment commencent à les remettre en cause. A partir de la seconde moitié du XIXème un tronc unique jaillit suscité par l'application à la médecine des sciences fondamentales. Il est rapidement tuteuré par le déterminisme expérimental. Dès ce moment, le phylum avec les temps anciens est pratiquement rompu et le XIXème siècle assume la rupture avec le passé.

Les références bibliographiques concernant les premières publications de tel ou tel auteur, établissant parfois leur priorité, sont indiquées, dans la mesure du possible, à la suite des travaux ou des découvertes qu'ils ont réalisés. Elles coïncident souvent avec les éponymes qui attribuent le nom de tel ou tel à une découverte : leur intérêt historique est indéniable, en dehors de toute question de priorité et en dépit de l'obsolescence de cette nomenclature. Néanmoins, l'auteur a utilisé certaines éditions plus tardives, soit parce qu'elles étaient plus accessibles dans les bibliothèques universitaires, soit parce qu'elles étaient plus complètes, soit enfin parce qu'elles étaient rédigées en français.

C'est donc un ouvrage nouveau que l'auteur propose, même si son plan s'inspire de celui paru en 2002 sous le titre de *La Médecine à la Renaissance.*

Il faut bien avouer que l'amour des livres anciens imprègne les pages qui vont suivre et que la recherche de ces textes qui ont traversé les siècles a toujours motivée l'auteur. Il est vrai que, dans les années soixantes, les professeurs commençaient leurs cours par un bref historique de la question traitée et que la génétique était inséparable de Mendel, la bactériologie de Pasteur et Koch, les lois de l'évolution de Lamarck et de Darwin. Cette mise en perspective des origines, des aboutissements, des errements d'innombrables chercheurs stimulaient la curiosité des étudiants et, en ce qui concerne quelques uns, les incitaient à remonter dans le temps pour mieux comprendre le présent et envisager le futur.

LES ORIGINES

Les événements

Née de l'éclatement de l'*ordo mundi* médiéval, la Renaissance ne surgit pas comme par miracle, telle la Vénus de Botticelli jaillissant des flots. Elle ne supplante pas mais transcende le Moyen Age en le confrontant avec l'Antiquité. Elle n'est pas une rupture mais une mutation de la civilisation occidentale. Elle est l'aboutissement d'un patient labeur commencé au Moyen Age, long cheminement jalonné par l'œuvre novatrice de techniciens, d'artistes et de philosophes qui en préparent l'éclosion. Elle s'épanouit à la fin du seizième siècle, parfois détournée de ses objectifs par la politique économique et religieuse des grandes puissances de l'époque. En ce qui concerne les sciences médicales, c'est l'anatomie qui connaît les plus importantes avancées, la chirurgie les plus grandes innovations et la matière médicale les plus remarquables découvertes. La médecine, quant à elle, corsetée dans le carcan dogmatique, ne brille que par l'éclat de quelques contestataires qui égratignent à peine un corpus doctrinal totalement sclérosé.

Dès la fin du règne de Saint Louis (1214-1270) et pendant celui de Philippe IV le Bel (1268-1314) des troubles sociaux éclatent : émeutes urbaines, révoltes paysannes. La Jacquerie de 1358 accompagne des difficultés économiques : manipulations monétaires et mauvaise rentrée des impôts. La Guerre de Cent Ans (1337-1453), continuation des guerres de Flandres commencées par Philippe le Bel, est aggravée par une querelle dynastique. A sa mort, en l'absence d'un héritier mâle, son petit-fils, roi d'Angleterre, revendique le trône de France. Crécy (1346), Poitiers (1356), Azincourt (1415), autant de désastres militaires qui, de 1337 à 1475, jalonnent cette guerre. L'apparition des armes à feu sur les champs de bataille modifie non seulement tactiques et stratégies militaires mais aussi les techniques chirurgicales, obligeant barbiers et chirurgiens à innover devant une pathologie totalement inconnue des Anciens. Les répercussions du conflit touchent l'ensemble des pays européens étatisés, les contraignant à s'orienter vers une économie de guerre et une augmentation des charges fiscales. Les seigneurs féodaux, propriétaires terriens, sortent affaiblis de cette période, tandis que le pouvoir royal se renforce par opportunité du fait de l'appauvrissement des grands feudataires et par nécessité : l'entretien d'armées modernes (déclin de la cavalerie au profit des fantassins équipés d'armes à feu, nombreux à entraîner, coûteux à entretenir, apparition de l'artillerie, soldes des mercenaires) et le maintien d'une bureaucratie stipendiée (fermage, vénalité des charges) exigent le renforcement de l'appareil étatique (Louis XI, Henri VIII). En France, cette période voit l'échec de la tentative d'Etienne Marcel (1316?-1358) pour insta monarchie constitutionnelle qui aurait limité le pouvoir royal par la G Ordonnance de 1317. Aussi le royaume, après les Etats Généraux de 14 s'achemine-t-il vers l'absolutisme.

Dès 1454, la Guerre des Deux-Roses va dévaster l'Angleterre pendant un demi-siècle et ruiner l'aristocratie anglaise qui laisse le despotisme des Tudor s'installer et se consolider.

Les famines de 1315 et de 1317 bientôt suivies par la peste noire ravagent l'Europe. Conséquence de l'expansion européenne, elle est apportée par les navires marchands de retour des comptoirs du Moyen-Orient et frappe surtout certaines villes, centres les plus actifs du commerce et de la banque. Ainsi, en cinq mois, entre mars et juillet 1348, Florence perd 100 000 habitants. Voici en quels termes Giovanni Boccacio, Boccace (1313-1375), la décrit dans le Décaméron : *Cette peste était si terrible qu'elle se communiquait aux personnes saines qui soignaient les malades ... il suffisait de toucher leurs habits pour gagner leur mal, et, chose étonnante, que je ne croirais pas si je ne l'avais vue de mes propres yeux, et que je n'oserais écrire si plusieurs personnes dignes de foi n'en avaient été témoins comme moi, deux porcs ayant remué avec leur groin, et pris ensuite avec leurs dents, des linges qu'on avait jetés dans la rue, et qui avaient servi à quelque pestiféré, eurent à peine fait deux ou trois tours, qu'ils tombèrent morts sur place*. Sporadique, l'épidémie atteint le Don et le sud de la Scandinavie en 1352. Essentiellement urbaine, elle décime notables et artistes, paralysant les chantiers des cathédrales, créant une rupture brutale de civilisation, encourageant le culte du macabre et du dérisoire.

L'ensemble de l'Eglise et les Ordres Mendiants, véritables censeurs des corps et des âmes, surveillent et réglementent la vie quotidienne des citadins. Les deux plus anciens, ceux de saint Dominique (1170-1221) et de saint François d'Assise (1181-1226) ont des prédicateurs formés dans les Universités les plus brillantes de la chrétienté : leur but est de combattre l'hérésie qui menace les populations des grandes villes.

L'Inquisition, constituée définitivement en 1233 par Grégoire IX (1145?-1241) comme un rempart contre la montée des périls qui menace la chrétienté, montre également la fragilité du pouvoir papal incapable de se réformer de l'intérieur. Elle est récupérée par le pouvoir temporel contre les Templiers en France, contre les Juifs et les Musulmans en Espagne. Elle poursuit notamment Pietro d'Abano (1250-1316), médecin padouan, en prétextant ses travaux d'astrologie pour l'accuser de sorcellerie et d'hérésie. En fait, on vise son esprit réformateur et novateur qui conteste la scolastique médiévale et tente de concilier la médecine arabe d'Averroës (1126-1198) avec la médecine théocratique des Universités européennes. Il meurt avant la fin de son procès. Ses juges décident de brûler sa dépouille mortelle, mais le corps ayant été subtilisé, ils doivent se contenter d'un autodafé de son effigie.

En 1231, le même Grégoire IX dans une bulle intitulée *Parentes Scientarum*, accorde à l'Université de Paris, les privilèges qui assurent son indépendance vis-à-vis des pouvoirs du roi, des évêques ou de leurs chanceliers. Il consacre ainsi l'indépendance des scientifiques et des philosophes et garantit la liberté de leurs recherches. L'Eglise entre dans une période troublée secouée par la remise en cause de ses dogmes et de sa hiérarchie. Le schisme d'Occident accroît le désordre : Clément V (?-1314) fixe en 1309 la résidence de la cour pontificale à Avignon inaugurant ainsi la période de soixante-huit ans (1309-1377) que les Italiens appelèrent captivité de Babylone, pour souligner la dépendance des papes vis-à-vis du roi de France. Cette décision amène le Grand Schisme d'Occident en 1378 après la double élection d'Urbain VI (1318-1389) à Rome et de l'antipape Robert de Genève, Clément VII (?-1394), à Avignon.

Le mouvement hussite embrase l'Europe centrale. Jean Huss (1369-1415), recteur de l'Université de Prague, proteste au nom de la majorité des tchèques contre la Bulle des Indulgences de Jean XXIII (1370-1419). Il est excommunié puis, en dépit d'un sauf-conduit, il est arrêté au Concile de Constance, condamné comme hérétique et relaps, brûlé le 6 juillet 1415. Le mouvement hussite, national, social et religieux, aboutit finalement au relèvement du niveau moral du clergé et favorise les classes moyennes (petite noblesse et bourgeoisie). Il préfigure la Réforme et beaucoup de hussites de Bohème subiront l'influence de Luther au seizième siècle. En Allemagne, la vie religieuse très active à la fin du Moyen Age, est assortie d'un puissant courant d'opposition à la Papauté, critiquée pour la vente des indulgences, les taxes oppressives et l'absence de réformes après les Conciles de Constance et de Bâle. Là aussi tout prépare le mouvement luthérien.

Le concile de Ferrare-Florence (1434-1449), consécutif à l'échec du concile de Bâle (1431), met face à face la culture grecque de l'Eglise d'Orient et la culture romaine de l'Eglise d'Occident. Georges Gémiste, dit Plethon (1389?-1464), y défend les droits de l'Eglise Orthodoxe. Partisan de Platon, adversaire d'Aristote, il soutient que l'esprit divin intervient, après la création, pour modifier les lois de la nature. Les aristotéliciens et autres thomistes affirment au contraire que la création continue sans changer de caractère ou de sens, sur l'élan que Dieu lui a imprimé à l'origine. Le concile se sépare à sa quarante-cinquième session après avoir déposé le pape Eugène IV (1383-1447) et l'avoir remplacé par le duc de Savoie, Amédée VIII (1383-1451) sous le nom de Félix V, reconnu seulement par la Savoie, l'Aragon, la Hongrie et quelques princes allemands. En 1449, Félix V met fin au grand schisme d'Occident en renonçant à la tiare.

La prise de Constantinople, en 1453, provoque l'exode vers l'Europe de nombreux lettrés particulièrement bien accueillis en Italie. Le plus illustre de ces émigrés, Théodore Gaza (1398-1475), traduit *l'Histoire des animaux* d'Aristote, l'*Histoire des plantes* de Théophraste et les *Aphorismes* d'Hippocrate. Une grande quantité de livres pillés lors du sac de la ville arrive en Occident par l'intermédiaire des génois qui en font le commerce. La chasse aux manuscrits, en particulier latins, se pratique à travers toute l'Europe : Poggio Bacciolino (1380-1459) dit Le Poggio retrouve dans un monastère suisse à Saint-Gall, un *De institutione oratoria* de Quintilien complet et bien conservé ; Thomas de Sarzane, futur pape Nicolas V (1397-1455) découvre à Milan, en 1443, dans l'église Saint-Ambroise, un exemplaire de Celse et Pétrarque (1304-1374), le *Pro Archia* de Cicéron ; même trouvaille pour Paul d'Egine (625?-690?). La plupart de ces auteurs de l'Antiquité sont inconnus du monde savant de l'époque qui est animé par la passion du travail et l'amour des livres. La joie du manuscrit tiré de la poussière et répandu à profusion par l'imprimerie gonfle les cœurs. Par ailleurs, la chute de l'Empire d'Orient survient alors que les rivalités entre Milan, Florence, Venise, Rome et Naples deviennent critiques pour l'équilibre stratégique et économique qui s'était établi entre principautés et républiques italiennes. La montée du péril turc calme ardeurs guerrières et appétits de conquête. Elle facilite la signature, le 2 mars 1455, entre les cinq cités d'un pacte de vingt-cinq ans pour la paix et le calme de l'Italie et la défense de la sainte foi chrétienne.

Les institutions

Le Moyen Age va connaître un double déclin des médecines arabes et gréco-romaines. D'un côté, l'islam novateur, certes, pour la thérapeutique et la santé publique mais totalement anachronique en anatomie et en chirurgie ; de l'autre la chrétienté tout aussi frileuse sinon plus, qui ratiocine indéfiniment autour d'Aristote et de Galien. Une grande différence cependant : alors que l'irrésistible conquête islamique uniformise l'univers culturel méditerranéen et rend son dogmatisme monolithique, le morcellement de l'ancien Empire d'Occident laisse paradoxalement survivre une multitude de foyers culturels, urbains ou monastiques, où la personnalité des dépositaires de l'héritage gréco-romain ne demandera qu'à se manifester dès que la tutelle papale s'affaiblira ou mieux deviendra plus éclairée.

Les Arabes pratiquent avant même Mahomet (570?-632) une médecine inspirée de l'Antiquité. Il semble que la médecine grecque ait pénétré le Moyen-Orient dès le cinquième siècle de notre ère lorsque le concile d'Ephèse condamnant le patriarche de Constantinople, Nestorius (?-440?) pour hérésie, l'oblige à s'exiler en Mésopotamie, à Edesse et Nisibis. Les nestoriens ouvrent alors des écoles où ils enseignent notamment la médecine. En 529, Justinien 1er (483?-565?), empereur d'Orient, ferme l'école platonicienne d'Athènes provoquant ainsi l'exode des philosophes non chrétiens vers l'Asie où ils se joignent aux nestoriens et propagent la médecine hippocratique jusqu'en Inde. La conquête par l'Islam d'un immense territoire allant de l'Indus à l'Atlantique met les Arabes au contact des vestiges des grandes civilisations grecques et romaines. Ils en recueillent quelques dépouilles parmi lesquelles des ouvrages philosophiques et médicaux rédigés en grec, latin ou syriaque. Ils les traduisent et en tirent des enseignements surtout dans le domaine de la thérapeutique, de l'hygiène et des structures hospitalo-universitaires. Leur influence s'étend à l'Europe grâce à des praticiens illustres comme Albucasis (936-1013), de Cordoue, Averroës et Avenzoar (1092-1162) de Séville. Ignorants en anatomie et rétrogrades en chirurgie, ils innovent dans la description de certaines maladies comme la variole ou la rougeole, et surtout en thérapeutique, où ils introduisent des médicaments tirés de leurs connaissances en botanique et en chimie.

Moins soucieux de préserver l'héritage antique que les Arabes, les envahisseurs venus de l'Est, tels les Goths, saccagent la civilisation léguée par Rome sans toutefois l'effacer totalement. Quelques foyers subsistent, nous l'avons vu, où survit le savoir des Anciens tels Naples, Salerne, Venise et les monastères où sont conservés et recopiés d'anciens manuscrits. Dès cette époque, certains souverains occidentaux ont le souci de réglementer l'exercice de l'art de guérir, tel Theodoric (454-526), beau-frère de Clovis (466-511), qui édicte droits et devoirs des praticiens dans la pure tradition hippocratique. Son favori, Magnus Aurelius Cassiodore (468-562), fonde en Calabre, à Squillace, une abbaye où l'on commente Hippocrate et Galien, tout en recopiant les ouvrages anciens et en travaillant la terre.

Charlemagne (742-814), dans ses Capitulaires de 805 et 807, promulgue une réglementation identique. Alcuin (735-804), son chargé des affaires culturelles, fonde les Ecoles du Palais où l'on enseigne la médecine et la botanique. Néanmoins la médecine antique a totalement disparu et l'on a oublié les préceptes d'observations des Grecs et d'expérimentation des Romains. La médecine occidentale est alors isolée de l'Orient et doit innover. L'Eglise est méfiante vis-à-vis des sciences en général et de la médecine en particulier : leur origine païenne les rend suspectes. Dans les monastères des VIIIème, IXème et Xème siècles, la pratique médicale survit : des infirmeries sont créées où l'on soigne non seulement les moines mais également les laïques. Fort peu instruits, ces moines ne pratiquent pas la chirurgie et leur influence décline à partir du onzième siècle : *Ecclesia abhorret a sanguine* (l'Eglise abhorre le sang). Ce sont les barbiers qui font les interventions chirurgicales. En 1130, au Concile de Clermont, l'Eglise, pour la première fois, fait défense aux moines et aux clercs d'exercer la médecine à titre professionnel. En 1163, le Concile de Tours vise uniquement la pratique chirurgicale : encore une fois, un ecclésiastique ne saurait répandre le sang. Cette interdiction est confirmée en 1215, au quatrième Concile de Latran. Rappelons que parmi les praticiens sacerdotaux, le plus illustre est Petrus Hispanus, élu au trône de Saint-Pierre en 1276 sous le nom de Jean XXI. Il meurt un an plus tard, écrasé par un mur de la bibliothèque de son palais de Viterbe. Plusieurs médecins de la Faculté de Paris sont chanoines : Robert de Provins, médecin de Saint Louis, Albert le Riche ou Dives, vers 1395, médecin du duc d'Orléans, Michel de Colonia, doyen de la Faculté en 1490.

Quand s'achève la médecine réservée aux moines et aux monastères, les Universités prennent le relais. Le corps médical devient laïc et la pratique médicale est également interdite aux ecclésiastiques. Les communes prennent alors en charge les établissements charitables dans les grandes villes d'Europe. Simultanément les Ordres Hospitaliers suscités par les Croisades sont fondés : tels l'Ordre des Chevaliers de l'Hôpital de Saint-Jean de Jérusalem, l'Ordre de Lazare, les Templiers, l'Ordre des Chevaliers Teutoniques. Leur vocation initiale est médicale et caritative. Ils contribuent à la fondation de nombreux hôpitaux.

L'Ecole de Salerne, Frédéric II

Salerne, dans un site privilégié de la Campanie italienne, proche de Naples, bénéficie d'une position très particulière. Elle est occupée par les Lombards qui viennent de chasser les Byzantins cent ans auparavant. En face d'elle, la Sicile, toute proche, est tenue en partie par les Arabes. Salerne recueille, conserve, améliore et transmet l'héritage de la médecine antique, creuset des influences arabes, grecques et latines, dès le neuvième siècle. Elle est renommée dans l'Europe du Moyen Age et possède un hôpital conventuel. On y trouve également des médecins laïques. Rien ne permet de vérifier la légende attribuant sa fondation à quatre médecins illustres : le latin Salernus, le grec Pontus, l'arabe Adela et le juif Helinus, mais on retiendra le mythe qui symbolise le mélange des cultures d'où partit le renouveau de la médecine en Europe.

Une abondante littérature médicale y naîtra qui fournira, parfois jusqu'au dix-huitième siècle, les manuels d'études de générations d'étudiants en médecine. L'ouvrage salernitain le plus ancien, le *Passionarium* de Warbod Gariopontus (995-1059) est une encyclopédie médicale comportant cinq livres et un appendice sur les fièvres, traduction d'une compilation effectuée par deux médecins de la fin du sixième et du début du septième siècle, Aurelius et Esculapius. On y trouve des mots médicaux latins ce qui est une innovation, le grec étant la langue savante réservée jusque-là aux travaux scientifiques. Deux autres manuels méritent d'être cités : ils sont l'œuvre d'Alphanus (1015?-1085), archevêque de Salerne : *Premnon medicon*, traduction latine d'un ouvrage grec du sixième siècle et *De quatuor humoribus corporis humani*. En 1075, Constantin l'Africain (1015-1087), peut-être originaire de Syrie, arrive à Salerne avec des livres médicaux apportés d'Afrique : connaissant parfaitement l'arabe et le latin, il consacre dix-sept ans de son existence, au monastère du Mont Cassin, à traduire ces ouvrages en latin. Trente-sept auteurs tirés de textes de médecins arabes sont rendus accessibles aux Occidentaux ; le Moyen Age le consacre comme la plus grande autorité médicale.

L'apogée de l'école se situe au douzième siècle : sept professeurs y sont élus par les médecins de la cité : l'anatomie est enseignée sur le porc, la chirurgie est le domaine des chirurgiens spécialistes qui préconisent la ligature des vaisseaux, la réinsertion de l'intestin avec drainage en cas de plaie de la paroi abdominale, l'opération du cancer du rectum, de la hernie, de la gravelle et la trépanation. Mais Salerne brille surtout par son enseignement de la pathologie interne et de la thérapeutique. Rappelons le fameux *Regimen Sanitatis Salernitatem.*

Un changement dynastique au sud de l'Italie amène au pouvoir Frédéric II. Salerne lui fournira l'occasion d'appliquer ses idées novatrices concernant les sciences. Vers 1075, Robert de Hauteville avait chassé le roi lombard pendant que son frère attaquait la Sicile et en expulsait les Arabes après trente ans de guerre. Dès lors, Naples et la Sicile étaient fiefs de la dynastie normande des Hauteville. En 1194, la couronne du Royaume de Naples et des Deux-Siciles passe par le mariage à Frédéric II d'Hohenstaufen (1194-1250) originaire de Souabe. Personnage hors du commun, en avance sur son temps, ce souverain préfigure les princes de la Renaissance : peu de scrupules et aucune obédience religieuse, surtout pas vis-à-vis de Rome. Il écrit dans son traité de fauconnerie : *Manifestare ea quae sunt, sicut sunt* (Mon objectif est de mettre au grand jour les choses qui sont, telles qu'elles sont). C'est le premier manifeste scientifique contre l'argument d'autorité et contre la scolastique défendus par la papauté. Peut-être Machiavel (1459-1527) songera-t-il à lui en écrivant trois siècles plus tard que la Papauté était trop faible pour donner un prince à l'Italie mais suffisamment forte pour empêcher quiconque d'accéder au pouvoir et d'unifier sa patrie. Et la Papauté déteste Frédéric qu'elle surnomme l'Antéchrist et qu'elle finit par excommunier. Très attiré par la culture arabe, il vit un peu comme un prince musulman, parcourant ses terres à la tête d'un cortège d'éléphants et de guerriers enturbannés. Il part en croisade et réussit l'exploit, uniquement par les intrigues de sa diplomatie, de conclure un traité en 1229, avec le sultan d'Egypte Al Khamil, qui lui octroie la possession pour dix ans de Jérusalem, auparavant arrachée aux Francs par Saladin (1138-1193) en 1187. Grégoire IX, qui ne lui pardonne pas d'avoir préféré la négociation à la guerre, l'anathématise. Elu empereur du Saint-Empire Romain Germanique en 1220, il fait de l'université de Naples et de Salerne les premières universités d'état et dote l'enseignement et la pratique de la médecine de statuts très en avance sur leur temps. Indépendantes de la papauté, rivales de Bologne, elles sont dotées d'un corps enseignant nommé et rémunéré par l'Empereur qui édicte l'importante ordonnance de 1240, qui organise l'enseignement et la pratique de la médecine. Il promulgue l'obligation pour les futurs médecins d'étudier l'anatomie sur l'homme : *Nisi per annum saltem anatomen humanorum corporum ... sine qua nec incisiones salubriter fieri poterunt, nec facta curari.* (A défaut d'avoir étudié au moins une fois par an l'anatomie des corps humains, ils ne pourront ni pratiquer la chirurgie, ni prodiguer des soins dans de bonnes conditions).

De cette université, qu'il a modernisée, essaimeront beaucoup des professeurs qui enseigneront en Italie à Bologne, Padoue, Pavie ou Naples, en France à Montpellier, Paris ou Lyon, en Espagne à Salamanque, au Portugal à Coïmbra, en Angleterre à Oxford et Cambridge, en Autriche à Prague ou à Vienne. Il meurt en 1250 : son royaume passe au frère de Saint Louis, Charles Ier d'Anjou (1226-1285) et reste aux Angevins jusqu'en 1282, date à laquelle ils seront chassés par la fameuse révolte des Vêpres Siciliennes. A cette date, le royaume est scindé en deux : la Sicile échoit au Prince d'Aragon, le royaume de Naples reste à la maison d'Anjou. Après le douzième siècle, alors que des facultés de médecine se créent dans la plupart des pays d'Europe, l'Ecole de Salerne, toujours fameuse, n'est plus guère fréquentée par les étudiants. On va en Italie à Bologne, à Padoue, à Pavie, à Naples, en France à Montpellier, à Paris ou à Lyon, en Espagne à Salamanque, au Portugal à Coïmbra, en Angleterre à Oxford et Cambridge, en Autriche à Prague ou à Vienne. Dès le quatorzième siècle, l'Ecole n'existe pratiquement plus : Paracelse la visite en 1530. Elle sera supprimée le 29 novembre 1811 par un décret de Napoléon Ier (1769-1821). La médecine antique a survécu à Salerne. La médecine arabe y a pénétré. La médecine laïque y est née. Pétrarque disait de Salerne : *Fuisse medicinae fontem Salerni fama est* (La renommée dit que c'est à Salerne que fut la source de la médecine).

Un courant laïque se manifeste au seuil du XIIIème siècle et se généralise à toute l'Europe. Il se traduit par le remplacement des écoles abbatiales et épiscopales par des fondations laïques qui dispensent un enseignement supérieur et prennent le nom d'Universités. En général, l'enseignement est donné dans quatre Facultés : Arts (Lettres et Sciences), Théologie, Médecine et Décret (Droit). La Faculté des Arts permet de suivre un *cursus studiorum* divisé en *trivium* (grammaire, rhétorique, dialectique) et *quadrivium* (arithmétique, géométrie, astronomie et musique), couronné par la Maîtrise des Arts. Ce titre permet d'accéder aux Facultés spécialisées : Théologie, Droit et Médecine. Le doctorat clôture ce cycle d'études.

Les nouvelles universités

Padoue, la plus novatrice, avec Pietro d'Abano, inaugure sa réputation d'université frondeuse dès que l'illustre professeur défend l'averroïsme et Avicenne, essayant de concilier la philosophie aristotélicienne et la médecine arabisante, mouvement dirigé, comme nous l'avons vu, contre l'église catholique. Padoue aura aussi ses grands anatomistes précurseurs tel

Léonard de Bertapaglia (1380?-1463) qui insiste sur la nécessité d'étudier l'anatomie sur le corps humain et Barthélémy de Montagnana (?-1460) qui pratique quatorze autopsies.

Bologne reste néanmoins la plus vénérable : on y enseigne la médecine depuis 1156. Elle est aussi la plus outrageusement scolastique. Taddeo Alderotti (1223-1295), nommé aussi Taddeus Florentinus, y perpétue brillamment la tradition dialectique de l'Ecole gréco-arabe de Salerne. Ses commentaires d'Hippocrate et d'Aristote font de lui le fondateur de la dialectique appliquée à la médecine. Mais Bologne aura également le privilège d'accueillir l'enseignement de Mondino de Luzzi (1275-1326) qui y fera carrière comme anatomiste et chirurgien et l'on sait quelle place importante il occupe dans l'histoire de l'anatomie pré-vésalienne. Son élève, Nicolas Bertruccio (?-1347) comme plus tard, Berengario da Carpi (1470-1530) saura tirer parti des nouveaux décrets autorisant l'étude de l'anatomie sur le corps humain.

Montpellier, créée au treizième siècle (1220), est la plus ancienne faculté de médecine en exercice au monde. On y effectue les premières dissections de cadavres humains autorisées par les édits successifs de 1340, de Louis Ier d'Anjou (1339-1384) en 1376, de Charles le Mauvais de Navarre (1332-1387) en 1377 et enfin de Charles VI (1368-1422) en 1396.

Henri de Mondeville (1260?-1320), médecin des champs de bataille, puis Guy de Chauliac (1300-1368) son successeur, lui-même élève de Nicolas Bertruccio de Bologne, pratiqueront la dissection mais en respectueux héritiers de Galien. Ecoutons Chauliac expliquer comment Maître Bertuce donnait sa leçon d'anatomie : *Ayant situé le corps mort sur un banc, il en faisait quatre leçons. En la première étoit traicté des membres nutritifs, parce que plustôt se pourrissent ; en la seconde, des membres spirituels ; en la troisième, des membres animaux ; en la quatrième, on traictait des extrémités. Et suivant le commentateur du livre des sectes en chaque chose, y avait neuf choses à voir, c'est à sçavoir : la situation, la substance, la quantité, le nombre, la figure, la liaison ou alliance, les actions et utilités, et qui sont les maladies qui y peuvent survenir, dont par l'anatomie le médecin puisse estre secouru et aidé à la cognoissance des maux, au pronostic et à la curation.*

A Paris, dont l'université date de 1225, la Faculté des Arts met au programme, dès le 19 mars 1255, toutes les œuvres d'Aristote (-384/-322) rendant accessibles des textes comme l'Ethique, la Politique, la Physique et la Métaphysique qui contrecarrent la révélation judéo-chrétienne en apportant une réponse rationnelle à tous les problèmes de l'humanité. Les dissections de cadavres humains sont admises à partir de 1478. En 1483, obligation est faite aux bacheliers en médecine de connaître l'anatomie de l'homme. Le premier amphithéâtre de dissection est à l'Hôtel de Nesle (1505). C'est une nouvelle occasion de querelle entre chirurgiens et médecins, ces derniers imposant leur autorisation préalable à toute dissection pratiquée par un chirurgien. Le premier prosecteur d'anatomie (archidiacre) sera Jean Riolan père (1538-1606). Le Collège de Saint-Côme est créé en 1260 : les chirurgiens, exclus de la Faculté, forment un collège indépendant régi par un statut commun à tous ceux qui exercent la chirurgie, et inscrit dans le livre des *mestiers*.

Les hommes et les idées

Privés des sources grecques du savoir médical, les praticiens ne savent pas séparer le bon grain de l'ivraie qui se côtoient dans la médecine arabe. Il s'ensuit un dogmatisme accru. Ainsi, le médecin s'intitule *medicus logicus* et utilise les syllogismes pour établir son diagnostic et déterminer la thérapeutique.

Quelques-uns essaient de se libérer de la gangue scolastique : l'espagnol Arnaud de Villeneuve (1245?-1311?), médecin alchimiste, chirurgien, théologien et homme politique, est déjà un humaniste par l'universalité de sa pensée et ses démêlés avec le pouvoir religieux. Il ajoute aux quatre humeurs traditionnelles l'esprit animal qui préfigure l'archée de Paracelse et qui joue le rôle de médiateur entre l'âme et le corps. Ce spiritus animalis siège dans le coeur et diffuse dans le corps comme les rayons du soleil dans le cosmos. On retrouve ici l'analogie du microcosme et du macrocosme qui inspirera à Copernic sa théorie héliocentrique : le soleil, coeur de l'univers. Son œuvre, considérable, sera publiée en 1504.

Guy Lanfranc (?-1315), exilé de Milan pour avoir participé aux luttes des Guelfes, partisans de la papauté, et des Gibelins, partisans du Saint-Empire, introduit en France la médecine italienne et souhaite l'unification de la médecine et de la chirurgie.

Henri de Mondeville, chirurgien de Philippe le Bel, regrette la désaffection des médecins pour la pratique manuelle : il se moque du verbiage abscons et prétentieux des mireurs d'urines qui se vantent d'établir un diagnostic et de fixer une thérapeutique sur le seul aspect des urines du malade. Il s'oppose aux conceptions médiévales de suppuration louable et préconise la ligature des artères dans les amputations.

De graves dissensions et d'interminables querelles vont éclater dans les universités entre partisans et adversaires d'Aristote.

Saint Augustin (354-430) n'est plus à partir du treizième siècle le commentateur incontesté du philosophe grec dont l'œuvre est connue à travers des adaptations latines de traductions arabes. La scolastique se constitue à cette époque : son dessein est d'atteindre la vérité par le raisonnement. Elle s'efforce de cerner le déjà connu et atteint cet objectif au quinzième siècle : la nature est figée dans l'ordre divin, l'individu est prisonnier d'un cadre social immuable et d'une hiérarchie figée. La civilisation médiévale ne peut plus évoluer. Elle admet sans esprit critique une conception aristotélicienne du monde déjà vieille de huit cents ans au moment de son adoption par la civilisation antique déclinante. Elle enseigne que l'univers est constitué de quatre éléments (terre, eau, air, feu) et qu'il ressemble à un oeuf : la coque est le firmament ; l'albuginée, la terre ; le blanc, l'eau ; le jaune, le feu. Toute la nature s'organise autour de l'être humain ou microcosme. Comme le macrocosme, il est constitué des quatre éléments fondamentaux : le sang qui correspond à l'air ; la bile noire, à la terre ; la lymphe, à l'eau et la bile, au feu. Cette époque, férue de symboles, ajoute à ceux de l'univers sensible ceux de l'humain et du divin. Ainsi, dans le bestiaire philosophique, le lion représente les mathématiques ; le bœuf, les sciences naturelles, et l'aigle la philosophie rationnelle. L'homme exprime la philosophie morale. Les dominant tous, le firmament témoigne de l'omnipotence divine. Ce sont également les 4 évangélistes du symbolisme chrétien. Certaines fleurs sont chargées d'une signification mystique : la rose représente la patience dans l'adversité ; le lys, la chasteté et l'innocence dans la prospérité.

Le remue-ménage intellectuel et spirituel qui s'installe peu à peu, annonce la Réforme. On combat Aristote et sa scolastique au pied même du trône pontifical, alors que les tribunaux ecclésiastiques répriment encore sévèrement les clercs contestataires à travers le reste de l'Europe. Dès lors, on lit les textes non pour leur trouver une conformité avec les Saintes Ecritures mais pour découvrir leur véritable signification. De leur examen critique naît l'idée de les contester. Une philologie sans compromis restitue le texte authentique, le libère d'une gangue de scories accumulées par les annotations, les commentaires des glossateurs, par les fautes, les omissions des copistes. La nature et le corps de l'homme sont abordés comme les textes authentiques, avec pragmatisme, l'admiration de l'œuvre des Anciens excluant toute vénération aveugle. La culture, de cléricale et dogmatique, devient profane et presque expérimentale.

Quelques personnalités contribuent à cette émancipation. Pierre Abélard (1079-1142) envisage la possibilité d'une altération des évangiles par des copistes ignorants et base son argumentation sur la traduction par des Juifs ou des Arabes de textes d'auteurs païens comme Aristote, Virgile ou Cicéron. Il remet en question le caractère sacré de la Bible et ose traiter à fond un problème sans recourir à l'Ecriture.

Robert Grosseteste (1175-1253) étudie la lumière et pense, comme Avicenne, que l'acte de la vision est une opération au cours de laquelle l'oeil émet un rayonnement analogue à celui du soleil que l'âme transforme en image visuelle dans le cerveau. Il croit au pouvoir thérapeutique de la musique. Il privilégie l'observation directe. En commentant les textes arabes, il restitue à la doctrine aristotélicienne concernant les humeurs une précision qu'elle avait perdue au fil du temps et dénonce les traductions approximatives des textes préparant l'avènement d'une génération de médecins, d'architectes, de peintres et de sculpteurs qui observeront la nature avec le souci de la reproduire fidèlement.

Oxfordien comme lui, son élève et disciple Roger Bacon (1214-1292), surnommé le Docteur Admirable, rejette l'autorité qui nous laisse ignorer ses raisons, le raisonnement qui se cantonne dans les sophismes. Il propose l'expérience pour soutenir la démonstration. L'expérience est pour lui l'art de l'expert qui sait mettre en évidence et utiliser les forces occultes, qui sait découvrir un secret. La crédulité de Bacon en matière de médecine le rapproche de Paracelse. Néanmoins, il admet la nécessité, pour l'étude des sciences de la nature de déterminer la cause des phénomènes et d'utiliser les mathématiques. Il écrit : *Les Latins ayant posé les bases de la science en ce qui concerne les langues, la mathématique et la perspective, je veux maintenant m'occuper des bases fournies par la science expérimentale, car, sans expérience on ne peut rien savoir suffisamment ... Si quelqu'un qui n'a jamais vu du feu prouve par raisonnement que le feu brûle, altère les choses et les détruit, l'esprit de l'auditeur n'en sera pas satisfait et il n'évitera pas le feu avant d'avoir posé la main ou un objet combustible sur le feu, pour prouver par l'expérience ce que le raisonnement a enseigné. Mais une fois acquise l'expérience de la combustion, l'esprit est assuré et se repose dans la lumière de la vérité. Donc le raisonnement ne suffit pas, mais l'expérience.*

Saint Thomas d'Aquin (1225-1274), surnommé le Docteur Angélique, reprend la méthode d'Abélard pour l'interprétation exacte des textes (sens et utilisation des mots, contextes). Contre Platon, il affirme la réalité de l'univers et de l'homme. Ainsi l'être humain et son environnement peuvent être objets d'étude et source de connaissance. Cette intégration réussie de l'aristotélisme et du christianisme se construit contre Averroës et la philosophie arabe matérialiste et panthéiste. En réconciliant la pensée antique avec la Bible et les pères de l'Eglise, il offre une occasion d'échapper au dogmatisme médiéval. Son message n'est pas compris de ses contemporains, qui s'enferment pour deux siècles encore dans une scolastique bavarde et stérile.

Duns Scott (1270-1310), franciscain, appelé le Docteur Subtil, veut affranchir l'individu de l'espèce et l'intellect de l'illumination divine, rejetant à la fois le thomisme pour sa croyance en la continuité de l'être et l'averroïsme pour son affirmation de l'unicité de l'intellect pour tout le genre humain.

Guillaume d'Occam (1280-1347) rompt avec la papauté en 1328 et, réfugié auprès de Louis de Bavière (1282-1347), lui-même en conflit avec le pape d'Avignon, entame sa lutte contre la théocratie et pour la décléricalisation. En sublimant la puissance divine, il relativise la portée des vaticinations de l'esprit humain, préconise le recours à l'expérience et à l'expérimentation, concrétise la séparation entre foi et raison. Il ouvre la voie à la recherche objective et au doute qu'il porte à la puissance infinie de Dieu.

Les dissensions civiles déchirent, au treizième et quatorzième siècles, toutes les principautés et républiques d'Italie (et chaque ville en est une). Bien loin de freiner le développement du génie italien, elles lui communiquent un dynamisme irrésistible. Les succès de la Ligue Lombarde (1162-1183) qui réunit seize villes dont Bergame, Mantoue, Brescia, Crémone, Milan, Venise, Ravenne, Rimini permettent de régler à leur avantage les rapports avec le Saint Empire Germanique et obligent Frédéric II d'Hoehenstaufen à respecter les privilèges accordés par son aïeul Frédéric Ier Barberousse (1122-1190). Dans ce tumulte politique naissent Dante, Pétrarque, Boccace, Alberti qui préfigurent déjà le *Rinascimento*, dévorés qu'ils sont par l'amour de l'Antiquité et le refus de la philosophie scolastique et de la dialectique aristotélicienne. Une succession de petites renaissances se manifeste en Italie où le droit romain supplante le droit canon (Bologne), où l'urbanisme s'articule non plus sur la cathédrale mais sur la place publique (Sienne), où l'art n'est plus inspiré par l'évêque mais par le podestat. Le *Trecento* tourne résolument le dos au passé médiéval et n'a d'yeux que pour l'antique et glorieuse Urbs romaine et pour la Grèce qui l'a précédée.

Alors que le Moyen Age ignore la philologie, la première Renaissance italienne va s'initier à l'étude du grec et du latin classiques, clefs indispensables pour accéder à la compréhension des textes du passé. Emmanuel Chrysolore (1355?-1415), Ambassadeur de Byzance, ouvre un cours et publie la première grammaire grecque à Florence en 1396. Certains de ses élèves rapportent en Occident de nombreux manuscrits tel Constantin Lascaris (1445-1534), originaire de Constantinople, qui enseigne le grec à Milan dès 1460. On redécouvre Cicéron (-106/-43) dont on applique la rhétorique. Leonardo Bruni (1369-1444), à Florence, traduit en 1420 le *Phédon*, le *Phèdre* et le *Gorgias* de Platon en latin. Les nombreuses citations grecques qui émaillent les nouvelles traductions obligent les imprimeurs à fondre des caractères en cette langue.

En France, c'est seulement en 1476 que Georges Hermonymes de Sparte dispense le premier enseignement du Grec suivi bientôt par Jean Lascaris professant d'abord à Florence, Venise, Rome et Milan avant que Charles VIII (1470-1498) ne le ramène en France de son expédition italienne.

Ni Pétrarque ni Boccace n'auraient démenti cette phrase de Dante : *La glorieuse puissance des Romains ne saurait être restreinte aux bornes de l'Italie ni même aux marges de l'Europe, tant ils étaient convaincus qu'à travers le retour à l'Antiquité c'est la grandeur de l'Italie qu'ils servaient et l'universalité de sa pensée qu'ils défendaient.* Leurs ombres hantent encore les rues de Florence au côté de celles de Béatrice et de Laure.

Durante Alighieri, dit Dante (1265-1321), intimement lié aux luttes entre les guelfes noirs, partisans du pape et les gibelins blancs tenants de l'empereur, connaît l'exil pendant lequel il écrit la *Divine Comédie*. Il témoigne dans ses poèmes de connaissances médicales approfondies : avant d'être un proscrit, il était inscrit à la corporation des médecins et pharmaciens florentins ce qui lui ouvrait l'accès aux charges publiques. Il place dans le premier cercle de son Enfer réservé, il est vrai, aux âmes vertueuses privées de la foi, Hippocrate, Dioscoride celui qui sut des plantes la nature et l'art, Galien, Avicenne, et Averroës qui fit le commentaire. L'Alighieri, dans sa *De Monarchia Mundi*, il affirme l'opposition entre la raison et la foi dans le domaine politique et recommande la séparation de l'église et de l'état.

Pétrarque, autre florentin illustre dont le père fut exilé avec Dante, fait renaître en Italie et par la suite en Europe, le goût pour l'Antiquité classique. Il est le premier poète moderne en Europe et c'est en toscan qu'il s'exprime. Sévère avec les médecins, il les accuse, dans une lettre au pape Clément VI (1291-1352), patient de Guy de Chauliac, de caqueter et de faire entendre de grands mots au chevet des mourants, mêlant théories hippocratiques et élégances cicéroniennes, tirant vanité des événements les plus sinistres. Il invective Averroës auquel se réfèrent les médecins arabistes de l'époque, écrivant à l'un de ses amis : *Je te prie de grâce, en tout ce qui me concerne, de ne tenir aucun compte de tes Arabes, pas plus que s'ils n'existaient. Je hais toute cette race. Je sais que la Grèce a produit des hommes doctes et éloquents, philosophes, poètes, orateurs, mathématiciens ; tous sont venus de là ; là aussi sont nés les pères de la médecine. Mais les médecins arabes ... Tu dois savoir ce qu'ils sont ... A peine me fera-t-on croire que quelque chose de bon puisse venir des Arabes ... Et vous cependant, doctes hommes, par je ne sais quelle faiblesse, vous les comblez de louanges imméritées, à tel point que j'ai entendu un médecin dire, avec l'assentiment de ses collègues, que, s'il trouvait un moderne égal à Hippocrate, il lui permettrait peut-être d'écrire, si les Arabes n'avaient écrit* (sur le même sujet). Dans la préface à son édition du *Canon* d'Avicenne en 1552, l'éditeur vénitien Thomas Giunta manifeste un jugement moins hostile et plus nuancé sur la dévotion médiévale pour la médecine arabe : *Nos ancêtres ne trouvaient rien d'ingénieux en philosophie ou en médecine qui ne vint des maures. Notre âge, au contraire, foulant aux pieds la science des Arabes n'admire et n'accepte que ce qui est né des trésors de la Grèce ; il n'adore que les Grecs ; il ne veut que les Grecs pour maîtres en médecine, en philosophie, en dialectique ; qui ne sait pas le grec ne sait rien. De là ces rixes, ces querelles si animées entre les philosophes et entre les médecins, si bien que les malades meurent encore plus d'hésitations que de maladies.*

En réalité, Averroës et l'Ecole médico-philosophique qu'il incarne (matérialisme qui souligne l'infinité de l'univers et la liberté de la pensée vis-à-vis des doctrines religieuses) servent d'alibi aux médecins du nord de l'Italie (Ecole de Padoue), classe riche, mal vue du clergé, pour exprimer une indépendance frondeuse et intransigeante vis-à-vis du pouvoir religieux : Pétrarque combat à travers cette doctrine l'impiété et le matérialisme des Arabistes.

Boccace, devenu l'ami de Pétrarque rencontré à Naples, s'établit à Florence et consacre une partie de son patrimoine à exhumer et faire copier de vieux manuscrits, à entretenir chez lui pendant trois années un professeur qui lui enseigne le grec. Toute son énergie et tout son argent lui servent à inciter ses contemporains à substituer l'étude de l'Antiquité à celle des sciences scolastiques. Sa célèbre description de la peste de Florence lui mérite une place dans l'histoire de la Médecine, au même titre que la première description du scorbut par Jean de Joinville (1225-1317).

C'est à travers toute l'Europe un courant de pensée véritablement subversif qui se répand dirigé pour l'essentiel contre l'Eglise, les fondements de sa morale et son organisation séculière.

En France, Jean de Meung (1240-1305), auteur de la seconde partie du *Roman de la Rose* laissé inachevé par Guillaume de Lorris (?-1231?), prend prétexte de l'action pour exposer ses connaissances et exercer sa verve satirique. Il attaque ce qui est contraire à la nature : l'ascétisme, les privations et les mortifications qui sont le masque de l'hypocrisie et l'exutoire secret des pires instincts. Les Ordres Mendiants sont sévèrement critiqués pour leur attachement aux biens temporels et leur mépris des idéaux de la morale chrétienne. A l'amour courtois et idéalisé, il croit moins qu'à la passion charnelle et au désir des êtres à perpétuer l'espèce. Il décrit la force irrépressible, l'immoralité foncière de ce sentiment et sa lutte contre les lois et les institutions qui veulent l'étouffer. On pense à François Rabelais (1483? 1494?-1553) quand de Meung écrit : *Pour Dieu, Seigneurs, gardez-vous d'imiter belles gens, suivez la nature assidûment ; je vous pardonne tous vos péchés, à condition que vous travailliez bien à l'œuvre de Nature. Soyez plus vites que l'écureuil et plus légers que l'oiseau, remuez-vous, tripez, sautez, ne vous laissez pas refroidir ni engourdir, mettez tous vos outils en œuvre. Labourez, pour Dieu, barons, labourez et restaurez vos lignages. Retroussez-vous pour cueillir le vent, ou, s'il vous agrée mettez-vous tout nus, mais n'ayez ni trop chaud ni trop froid ; levez aux deux mains les mancherons de vos charrues. Et aussi : Le mariage est un lien détestable ... Nature n'est pas si folle qu'elle fasse naître Marotte pour Robichon, si nous regardons bien, ni Robichon pour Mariette ni pour Agnès ni pour Perrette ; elle nous a faits, beau-fils, n'en doute pas, toutes pour tous et tous pour toutes.*

Autre contestataire, Ruteboeuf (1230?-1285?), poète champenois contemporain de Saint Louis et de Philippe III le Hardi (1245-1285) qui, lui, également dénonce la rapacité des Ordres Mendiants et leurs tentatives d'éliminer les maîtres séculiers de l'Université de Paris. L'Anglais Geoffroy Chaucer (1328-1400), visite l'Italie en 1373. De retour à Londres, il écrit les Contes de Cantorbéry imités du Décaméron de Boccace. Son œuvre inspirée de Pétrarque assigne à la langue anglaise un rang littéraire. Il traduit en anglais le *Roman de la Rose*.

Arts, sciences et techniques

Le rejet du théocentrisme médiéval résulte également des premières découvertes scientifiques et géographiques : les lois de la nature sont indifférentes à la cosmogonie chrétienne et une partie du monde, inexplorée jusqu'ici, est peuplée, il faut bien l'admettre, de gens qui ignorent totalement le message du Christ.

Les marins ont reconnu depuis longtemps la sphéricité de la terre et en tiennent compte pour naviguer, alors qu'on enseigne encore à l'université le vieux système ptolémaïque qui fait d'une terre plate le centre de l'univers. Leur expérience corroborée par les mathématiciens dément les Saintes Ecritures et leur audace croît avec leur meilleure connaissance de la mer. Les échanges commerciaux s'élargissent à toute l'Asie (Marco Polo).

L'art gothique arrive à son apogée au onzième siècle, après l'adoption de la croisée d'ogive. L'art renaissant lui empruntera son foisonnement de motifs sculptés, mais rejettera la voûte d'ogive au profit du plein cintre. Contrairement à l'architecte médiéval qui croit la nature mauvaise, la matière inerte et inféconde, et ne l'imite que pour l'altérer ou la faire grimacer, l'architecte de la Renaissance exalte l'équilibre, la beauté de la nature et son art en reflète la subtile harmonie. Ce retour à l'Antiquité se traduit en sculpture par l'utilisation du bronze et en peinture par l'abandon du réalisme flamand au profit du naturalisme que Boccace définit déjà comme l'art de faire croire au spectateur que l'objet représenté est ce qu'il n'est pas. Cette réaction contre l'art tudesque caractérise la première renaissance italienne, opposition mythique et traditionnelle entre la Toscane héritière des Etrusques et des Romains et l'Italie du Nord influencée par l'art gothique. En politique, cette rivalité s'exprime à travers les luttes entre guelfes et gibelins, comme nous l'avons vu.

Le progrès technique, dès les douzième, treizième et quatorzième siècles, suscite innovations et inventions.

La mesure précise du temps par des instruments mécaniques est perfectionnée par un médecin astronome de Padoue, Jacques Dondi (1298-1355). Il semble que l'échappement à roues de rencontre, à l'origine de l'essor de l'horlogerie, ait été découvert au XIVème siècle. Quant à l'invention du ressort spiralé vers 1460, elle va permettre de se libérer des lourds contrepoids et de fabriquer des horloges et des montres moins encombrantes. Elles peupleront les maisons, les palais, et bientôt les goussets, égrenant leur tic-tac familier aux oreilles de leurs possesseurs. La division et la distribution du temps par l'horloge en tranches horaires consacrées au travail ou au repos vont s'imposer aux civilisations occidentales et les éloigner du modèle oriental ou africain : le temps estimé par les cadrans solaires, les clepsydres ou les sabliers suit la course du soleil, l'écoulement de l'eau ou celui du sable et reste proche des rythmes naturels.

Le temps, débité par les rouages des horloges, rythme le travail de l'artisan florentin ou mesure l'encours des intérêts chez le banquier lombard : il devient une denrée abstraite totalement soumise à la volonté humaine. Le temps domestiqué est le serviteur de l'homme et non plus son dieu. Le temps n'en dévore pas moins ses enfants qui désormais fixent eux-mêmes les horaires du festin. On n'apprivoise pas Chronos.

La boussole, les nouvelles méthodes de projection cartographiques, la généralisation de l'usage du gouvernail d'étambot permettent une navigation plus sûre et plus lointaine.

Le canon et les premières armes à feu d'épaule modifient tactique et stratégie militaires.

Les lentilles optiques rendent possible la diffusion des lunettes et la construction d'appareils capables d'observer comme jamais auparavant macrocosme et microcosme. Les miroirs en verre étamé autorisant l'utilisation de glaces de grande dimension dans la décoration intérieure des habitations contribuent certainement, avec la chambre noire, à l'introduction de la perspective dans l'art pictural.

L'emploi du collier d'épaule et du joug frontal, permet une meilleure utilisation des animaux de trait : la charrue remplace l'araire dès le onzième siècle. Vers 1200, on redécouvre la roue à rayons rendue plus robuste par le bandage métallique.

A la même époque apparaissent les métiers à tisser à pédalier horizontal et les moulins à vent, les hauts-fourneaux et la fonte, les scies et les soufflets hydrauliques, les machines pour polir ou aléser, la pompe aspirante et foulante.

L'extension de la culture du chanvre et du lin, la multiplication des moulins à eau dès le dixième siècle et l'idée de transformer le mouvement circulaire en mouvement alternatif par l'adaptation aux moulins équipés de lèves permettant de substituer au broyage par la meule la dilacération par des maillets, contribuent à la fabrication en grande quantité du papier qui serait apparu en Languedoc dès la fin du douzième siècle venant d'Espagne après un long périple oriental dont le point de départ est la Chine. En Provence, on le fabrique dès le quatorzième siècle. Les papetiers fournissent alors les administrations, les hommes de loi, les étudiants, les commerçants.

L'industrie de la *pecia* (ou pièce désignant le cahier confié à l'étudiant au tarif fixé par l'Université) est florissante : elle fonctionne sur le principe de la location aux étudiants de quelques feuillets du cours de chaque professeur. L'étudiant les fait copier puis échange le texte qu'il possède contre la suite qui lui manque. Les copistes, réunis par équipe de plusieurs dizaines, peuvent ainsi reproduire un même ouvrage à de multiples exemplaires identiques en un temps record. Copistes et libraires sont soumis à la juridiction de l'Université qui organise l'enseignement de façon rigoureuse dès 1215 à Paris et, d'une manière générale, dès la bulle *Parens Scientarum* en 1231 (Grande Charte de l'Université). Elle veille à la conformité des textes examinés par une commission universitaire.

Mais, un grand bouleversement se prépare : vient Gutenberg (1397?-1468) qui va dépouiller la société médiévale de son ultime originalité : la tradition orale.

Les alignements de lettres épineuses que le scribe médiéval alignait laborieusement sur les pages de papier blanc, de parchemins ivoirins ou de palimpsestes rugueux, ces lignes calligraphiées en ânonnant les phrases tombées de la bouche du magister s'effacent devant la cohorte disciplinée des caractères que l'imprimeur et sa presse typographique couchent sur le papier : la *pecia* meurt bientôt de l'imprimerie qui, ultime évocation d'un passé révolu, en reproduit quelque temps les ligatures reliant les mots entre eux.

Dès lors, on peut entreprendre la diffusion à bas prix des connaissances, aux dépens des moines copistes privés du monopole de la détention et de la distribution du savoir. Par la multiplication des textes, elle rend plus aléatoire le contrôle ecclésiastique. Elle réduit la place de l'enseignement oral, substituant peu à peu à la répétition d'un même texte rabâché, la progression dans la découverte et l'acquisition d'un programme d'enseignement qui se renouvelle et peut s'actualiser.

Le non-écrit disparaît au profit du texte imprimé mais également au détriment du rapport plus intime du maître à l'élève, du plaisir de la joute oratoire (disputatio), de l'attention apportée à la parole du magister (lectura). *L'alma mater* ne donne plus le sein mais distribue le lait de son savoir à l'aide de biberons d'encre d'imprimerie. Elle favorise l'essor des langues nationales, accentue les particularismes, élimine peu à peu le latin. Elle privilégie la culture des masses aux dépens du monde culturel. Les lettres et les sciences, en perdant un véhicule linguistique commun, perdent leur caractère international. En revanche, les tirages sont suffisamment importants pour que le livre imprimé devienne accessible à tous ceux qui savent lire.

Les villes universitaires d'Europe vont posséder rapidement des imprimeurs non seulement bons techniciens mais érudits dont la démarche intellectuelle est proche de celle des observateurs de la nature. Chaque caractère mobile qu'on dispose dans un ordre précis, restitue peu à peu le puzzle éparpillé des objets, des êtres et des événements observés, analysés puis reconstitués sur les pages imprimées. L'imprimerie privilégie la vision. Que d'affinités, nous l'avons dit, entre le savant qui inventorie puis classe le produit de ses observations et le typographe triant les caractères puis construisant le texte offert au lecteur.

Dans cette recherche de cohérence entre le visible et le lisible, les besicles, jusque-là instrument de travail du moine copiste deviennent l'accessoire indispensable de milliers de lecteurs. Le *j'ai lu* a supplanté le *on dit*.

Conscients du besoin d'harmoniser le style des différentes typographies, les imprimeurs, nouvelle classe d'artisans intellectuels, créent de nouveaux caractères d'imprimerie. Alde Manuce (1449-1515), de Venise, fait tailler ces caractères romains qui seront coulés puis utilisés par Johann Froben (1460-1527) à Bâle, par Barthélémy Trot (?-?) à Lyon, par Simon de Coline (1480-1546), par Charles Etienne (1504-1564) et par Chrétien Wechel (?-?) à Paris. Ils seront le support et le véhicule des grands textes humanistes. Ainsi l'uniformité des caractères d'imprimerie procure à l'écrit une homogénéité et une rigueur adaptée à la description de la nature.

Les illustrations des ouvrages d'anatomie, de zoologie ou de botanique reflètent ce souci d'exactitude et s'éloignent autant des maladroites figures médiévales que le caractère d'imprimerie se distingue de la cursive du moine copiste. Elle stimule chez le savant et l'artiste une vision à la fois personnelle (libérée du joug des Anciens) et rigoureuse de l'architecture du corps humain (*De Humani Corporis Fabrica*) et de l'univers (*De Revolutionibus*).

Le premier ouvrage imprimé est sans doute la Bible à quarante-deux lignes de Gutenberg, antérieure au mois d'août 1456. Par la suite, il est probable que le siège de Mayence ait favorisé l'essor de la nouvelle technique en provoquant l'essaimage des ouvriers de Gutenberg à travers le continent européen particulièrement en Italie où, de 1467 à 1500, selon Malgaigne, les éditions seront les plus nombreuses : Venise : 2978 éditions, Rome : 972, Paris : 78, Strasbourg : 298, Londres, Oxford et Westminster : 137, Espagne, Portugal : 126.

Quant au premier ouvrage médical sorti des presses, il s'agit d'un calendrier des saignées et des purgations pour l'année 1457, imprimé à Mayence avec les caractères utilisés précédemment pour une Bible à trente-six lignes. Vient ensuite le *De Sermonu proprietate* attribué à Robanus Maurus, Archevêque de Mayence, paru en 1471, dont une partie est consacrée à la médecine. Celse est le premier médecin à être imprimé à Florence chez Nicolas Laurent (?-?) en 1478 : *De medicina*. Lui succèdent Galien : *Articella*, traduit de l'arabe en 1483, est publié à Padoue ; *Opera*, par D. Bonardus en 1490 ; *Introductio seu medicus* en 1492 ; l'ensemble de *la Médecine Interne* par Georges Valla en 1498. Seuls quelques fragments de la somme hippocratique sont édités. Les œuvres du Maître de Cos, écrites en grec, ne sont accessibles qu'à une minorité de médecins. Le *Liber canonis* d'Avicenne paraît à Milan en 1473. Le *Liber nonus ad Almansorem, cum commentario Sillani de Nigris*, de Rhazes est imprimé à Padoue en 1476. Le *Hoc in volumine hec continentur Aphorismi rabi Moysi. Aphorismi Jo. Damascini ...*, de Maimonide, est édité à Venise en 1500.

LA MATURITÉ

L'esprit de la Renaissance

L'édifice social, religieux et économique du Moyen Age contesté et altéré, un impérieux besoin de renouveau lui succède : *Le temps estoit encore ténébreux, et sentant l'infélicité et calamité des Goths, qui avaient mis à destruction toute bonne littérature. Mais par la bonté divine, la lumière et dignité ha esté de mon âge rendue es lettres*, déclare Rabelais dans la lettre de Gargantua à Pantagruel. L'heure n'est plus au renoncement mais à l'assouvissement.

Depuis l'Antiquité, on se satisfait de systèmes qui préservent les apparences. La morale naturaliste de la Renaissance substitue à cette notion un furieux appétit de vivre. L'homme devient l'acteur principal de la création succédant dans ce rôle au divin démiurge chrétien. La scolastique, après quatre siècles de piétinement, s'efface devant la rhétorique. La Rome antique revit à travers les Cités italiennes et le latin restitué dans sa pureté cicéronienne supplante le jargon des moines ignorants. Entre l'Antiquité et l'aube des temps nouveaux qu'annonce l'humanisme, le Moyen Age n'est désormais qu'une époque de transition, une pause du cours de l'histoire surtout riche de barbarie et d'obscurantisme.

Quelle ingratitude ! car, en fait, les plus beaux fleurons de la Renaissance pousseront sur l'immense territoire en jachère légué par le Moyen Age, riche en ses profondeurs des semences enfouies par les Guillaume d'Occam, les Roger Bacon, les Dante ou les Jean de Meung ou ces gnostiques qui, aux premiers temps de l'Eglise, ont tant œuvré pour concilier le monde païen et l'univers chrétien, permettant à des penseurs comme Marcile Ficin ou Pic de la Mirandole de relancer à travers le néo-platonisme le débat entre le comprendre gréco-romain et le croire chrétien.

La reviviscence des sciences occultes, privées de leur support culturel par le triomphe du christianisme dans le monde antique, est due à ce courant de pensée dont Paracelse ou Agrippa sont les éminents représentants. Pour eux l'univers est un vaste organisme parcouru par l'étincelle de la vie, cette âme répandue dans les moindres parcelles de la matière. Ce retour à la nature sera encouragé par Rabelais qui croit en sa bienfaisance et par Joachim du Bellay (1522-1560) qui renchérit en recommandant : *Exprimons la vive énergie de la nature*, (*Défense et illustration*). Apparaît ici le paradoxe d'une connaissance qui saisit de mieux en mieux ses éléments constitutifs mais voit en revanche lui échapper leur synthèse, privant l'esprit humain de certitudes rassurantes et casanières au profit de perspectives vertigineuses et aventureuses. Copernic remet en question le système du monde ; Vésale et son école, l'architecture du corps humain ; Luther, le catholicisme ;

Machiavel, l'art de gouverner ; Montaigne, l'art de vivre ; Vinci, Michel-Ange et Raphaël, celui de créer.

L'homme de la Renaissance

Le ciel ne lui semble pas trop élevé, ni le centre de la terre trop profond. Le temps et l'espace ne l'empêchent pas de courir partout à tout instant. Aucune muraille ne l'empêche de voir ou d'entendre ; aucune frontière ne l'arrête. Partout il s'efforce de commander, d'être loué, d'être éternel comme Dieu.

Abandon des préjugés, alliance de la passion et de la raison pour atteindre le sommet de la beauté, de l'harmonie, sur le modèle présumé de l'Antiquité Classique.

L'individu prime le groupe. L'homme est un être original, une personne singulière : chaque destinée est unique, de toute éternité, dans une perspective magnifique car ouverte sur le monde au travers d'une insatiable curiosité, d'une inextinguible soif d'apprendre, d'une ambition démesurée de tout connaître : *Je ne pense à rien d'autre dans la profondeur de mon âme qu'à obtenir pour moi autant de savoir possible et c'est pourquoi je méprise intensément ce qui est commun car j'ai vu depuis longtemps la folie de la foule.* (Erasme).

Nous avons vu[1], parcourant la vie des médecins de cette époque, combien leurs destinées illustrent cette singularité. Il s'agit de se réaliser soi-même en s'affranchissant des habitudes collectives. L'individualisme intellectuel dépouille la pensée de son unicité monolithique et inspire les réformateurs de la médecine à la Renaissance. Cette indépendance frondeuse attire sur eux l'ire des pouvoirs constitués ou la jalousie des rivaux : Michel Servet périt sur le bûcher à Genève en 1553, André Vésale ne doit qu'à la protection de Philippe II d'échapper aux griffes de l'Inquisition. Pour avoir osé dire : *N'est pas sujet d'autrui qui peut être son propre maître*, Paracelse, éternel exilé, meurt dans la solitude et la pauvreté à Salzburg en 1541. Rabelais doit fuir la hargne vengeresse des sorbonnards.

Les nouvelles générations, stimulées par la Réforme, se précipitent sur les livres, les interprètent, les critiquent et en écrivent de nouveaux. Fernel, écrivain prolixe, défend Galien ; Houillier, Baillou, Lommius luttent sous la bannière d'Hippocrate. Fracastor innove en pathologie infectieuse. Cardan, Paracelse font cohabiter médecine et ésotérisme.

De cette émancipation individuelle surgira l'archétype de l'homme enfant, symbole de la Renaissance qui recherche l'ancienne splendeur des sources

---

[1] *Dictionnaire des médecins, chirurgiens et anatomistes de la Renaissance,* Editions L'Harmattan, 2009.

mystiques et artistiques de l'Antiquité et qui rejette tout ce qui peut en ternir la fascinante image : à la poursuite d'un rêve, on voit Paracelse croire aux nymphes, aux sylvains qui peuvent communiquer avec l'homme et devenir visibles ; Cornelius Agrippa (1486-1535) affirme que l'esprit descend dans les objets matériels à travers les rayons des étoiles pour maintenir l'harmonie du monde ; Jean Lichtenberger (?-1503), archiatre de Frédéric III, Electeur de Saxe (1463-1525), publie un traité d'astrologie réédité dans toutes les langues des dizaines de fois avec un égal succès ; Cardan (1501-1576), paye ses dettes de jeu en vendant des horoscopes.

Ce mélange de superstitions, de mysticisme et d'érudition constitue le paysage familier des contemporains de Paré ou de Vésale que contradictions et paradoxes ne gênent apparemment pas. Quelques-uns rejettent ces fables. Rabelais s'écrie : *Laisse-moi l'astrologie divinatrice et l'art de Lullus comme abus et vanités*, et Bonaventure des Perier (?-1544?) raille les chercheurs de pierres philosophales : *Ainsi les alchimistes, après qu'ils ont bien allumé leurs fourneaux, charbonné, étanchéifié, soufflé, distillé, calciné, refroidi, fixé, liquéfié, vitrifié, putréfié, n'aboutissent qu'au bris de leur alambic.* L'époque est riche de conflits entre théoriciens utopistes et tolérants comme Rabelais ou Erasme, et réformateurs obstinés et fanatiques comme Luther ou Calvin.

Apollon contre Dionysios. La porte est étroite entre la contemplation extatique de l'être et la volupté destructrice du devenir. Le conflit opposant Erasme et Luther illustre bien cette opposition ! Aucun point commun entre le savant frêle et *phlegmatique*, penseur cosmopolite, enfant illégitime, comme Léonard, souvent timoré, père spirituel de la réforme qu'il suscite par ses critiques contre l'Eglise et les indulgences notamment, aucun terrain d'entente avec le moine sanguin et bon vivant, prédicateur au charisme tonitruant.

Thomas More contre Machiavel, Fernel contre Paracelse. Les uns, humanistes instruits des textes antiques s'efforceront d'en diffuser la connaissance. Les autres, moins érudits, seront les promoteurs de créations et d'inventions originales qui bouleverseront l'avenir du monde.

Les intellectuels de l'époque, nourris de cultures identiques, sont d'humeur vagabonde. On connaît les périples de Paracelse, mais ceux de Vésale, de Paré sont non moins surprenants. Et que dire des grands botanistes comme Rauwolf qui sillonnent le monde à la recherche d'essences végétales inconnues ou des universitaires à la poursuite de chaires mieux rémunérées ou de Facultés plus libérales comme Padoue ou indépendantes de Rome comme Oxford, Cambridge ou Wittenberg.

Sciences et techniques

L'oeuf, ce symbole de l'univers médiéval, va éclater sous l'impact des nouvelles découvertes, véritable implosion car c'est en lui-même que naissent les idées qui vont le disloquer. L'astronomie, la mécanique, les mathématiques, l'optique, la chimie vont déserter les contrées magiques de l'empirisme et de la superstition pour aborder les rivages plus rationnels de l'observation de la nature.

L'astronomie ouvre la marche, reléguant l'astrologie au rang des superstitions. Avant la percée copernicienne, un bavarois, hongrois d'adoption, pressent la complexité de l'univers : Jean Muller (1436-1476) dit Regiomontanus ou Koenigsberg, né dans cette ville de Bavière, fait ses études à Leipzig puis devient astronome sous la direction de Georges Peuerbach (1423-1461). Le cardinal Jean Bessarion (1400-1472) l'appelle à Rome où il apprend le grec. Il est ensuite engagé par Mathias Corvin (1440-1490), roi de Hongrie, pour étudier des manuscrits grecs ramenés de Constantinople et tombés aux mains des turcs. Après avoir vécu à Budapest, il crée une imprimerie à Nuremberg d'où sortent de nombreux ouvrages scientifiques. Sixte IV (1414-1484) le nomme évêque de Ratisbonne puis l'attire à Rome pour réformer le calendrier. Fidèle à la conception ptolémaïque du monde, il innove cependant quand il considère les comètes comme des astres pourvus d'une orbe spécifique et non comme de simples météores, préfigurant ainsi ce que Newton et Halley démontreront deux siècles plus tard. Coïncidence troublante des dates ! 1543 voit paraître simultanément à Nuremberg le *De revolutionibus orbium coelestium* de Copernic et, à Bâle, la *De humani corporis fabrica* de Vésale. Le macrocosme de Ptolémée et le microcosme de Galien sont battus en brèche. Mystérieux cousinage des thèmes et des dates.

Nicolas Copernic (1473-1543), né à Torun, en Pologne, en 1473, suit le même cursus que les autres savants de son temps. Universités italiennes : Bologne, Padoue ; apprentissage du grec et du latin ; études philosophiques, médicales et mathématiques. Il enseigne cette dernière science à Rome. Ami de Fracastor médecin, mathématicien et astronome lui aussi, il aime s'entretenir avec l'illustre praticien de sujets médicaux ou philosophiques. Tout comme Fracastor ne démontre pas l'existence de micro-organismes pathogènes, il ne prouve pas véritablement l'héliocentrisme. Il y croit. Avec audace, il le proclame. Il sait par ses lectures que les Anciens, tel Archimède (-287/-212), affirmaient que la terre et les planètes gravitent autour du soleil. Il reprend le mythe du soleil glorieux monarque trônant au centre de l'univers et gouvernant l'orbite des planètes. Il conserve la théorie des orbes, sphères matérielles auxquelles sont accrochés les astres.

Galilée (1564-1642) se chargera de la démonstration scientifique au siècle suivant. Un peu comme Fabrizio d'Acquapendente (1533-1619) pressent la circulation sanguine mais laisse à son élève William Harvey (1558-1637) le soin d'en administrer la preuve irréfutable. Harvey et Galilée auront en commun d'être des expérimentateurs rigoureux capables d'imaginer et de réaliser des expériences inédites.

On peut s'étonner de l'absence de réactions des autorités ecclésiastiques devant les théories coperniciennes. Seul Luther les condamne dès 1539. Sans doute est-ce dû à la confidentialité de ce travail connu d'un petit nombre d'initiés et à l'absence de véritable démonstration scientifique faute d'instruments optiques perfectionnés tels qu'en disposeront Galilée, Képler et Tycho Brahé et à la prudence de l'auteur qui en retarde la publication jusqu'en 1543, date de sa mort.

Jusqu'à Paul III (1468-1549), il est vrai, le courant libéral et réformateur est dominant dans l'Eglise. Et les trois grands souverains occupant alors les trônes d'Espagne, d'Angleterre et de France, Charles Quint (1500-1558), Henri VIII (1491-1547) et François Ier (1494-1547) favorisent les scientifiques novateurs. Leur disparition de la scène politique au milieu du siècle, l'accession au pontificat de Gianpetro Caraffa sous le nom de Paul IV (1476-1559) ouvrent les portes à la réaction et à la Contre-Réforme.

La mécanique céleste n'est pas la seule à captiver l'attention des chercheurs. Léonard de Vinci (1452-1519), peintre, architecte, sculpteur, graveur, orfèvre, musicien est aussi un physicien mathématicien et mécanicien qui nous laisse dans son *Codex Atlanticus* des schémas de machines, des dessins de géométrie. Il considère la mécanique comme le champ d'application idéal des mathématiques et construit des mécanismes pour le vérifier : mouvement de poids sur un plan incliné, constructions pour résoudre le problème du billard circulaire ou pour déterminer le centre de gravité du tétraèdre. Il s'intéresse au vol des oiseaux, à la construction navale, aux fortifications. César Borgia (1476-1507) l'engage en qualité d'ingénieur militaire.

Plus tardif dans le siècle mais lui appartenant encore, Simon Stevin (1548-1620), préfigure par ses travaux sur l'hydraulique ceux du physicien Evangelista Torricelli (1608-1647) et de Blaise Pascal (1623-1662) ; ingénieur des digues de Hollande, il passe à la postérité pour avoir inventé le premier chariot à voile.

Les avancées en mécanique stimulent la recherche en mathématiques, notamment en algèbre.

Nicolas de Cues, Nikolaus Krebs (1401-1464), né à Kues, près de Trèves, est docteur en droit canon de l'université de Padoue. Il deviendra cardinal. Son ouvrage majeur, *De docta ignorantia*, 1440, affirme la primauté des mathématiques dans le calcul du résultat d'une expérience. Il plaide pour l'application des mesures quantitatives à l'étude des phénomènes naturels. Précurseur de Galilée, il admet la pluralité des mondes et soutient la doctrine du mouvement de la rotation de la terre, thèses pour lesquelles Giordano Bruno (1548-1600) sera brûlé en 1600.

Cardan, personnage hors du commun, arrache par l'intrigue et la séduction, la formule de l'équation du troisième degré à son véritable inventeur, Nicolas Tartaglia (1500?-1577) et s'en attribue le mérite sans vergogne.

Elève de Tartaglia, Ludovico Ferrari (1522-1565) résout en 1545 des équations du quatrième degré.

En France, François Viète (1540-1603), instruit parfaitement par les moines cordeliers de la langue grecque, devient avocat et fait une carrière politique comme secrétaire du Duc de Soubise, puis comme Conseiller du roi sous Henri IV. Sa spécialité est le décryptage des messages secrets des ambassadeurs étrangers. Le premier, il a l'idée de désigner les inconnues en algèbre par des lettres et d'introduire la notion de formule générale applicable à la résolution de tous les problèmes identiques.

L'invention des logarithmes est en gestation dans l'ouvrage du médecin lyonnais Nicolas Chuquet (1445-1500). Son œuvre rédigée en 1484 ne sera publiée qu'en 1880 : *le Triparty en la science des nombres* jette également les fondements de l'algèbre. C'est néanmoins Jules Napier, plus connu sous le nom de Neper (1550-1617), qui garde la priorité de la découverte jusqu'à cette date, en éditant son *Logarythmorum Canonis descriptio* en 1614.

L'optique va la première introduire le raisonnement mathématique dans l'expérimentation physique. Il faut attendre le début du dix-septième siècle pour que la qualité des lentilles permette la construction de lunettes astronomiques et de microscopes. Un siècle devra encore s'écouler avant que l'apparition de verres achromatiques permette de disposer d'appareils optiques performants. Toutefois, c'est l'optique qui va engager le progrès scientifique sur la voie des méthodes expérimentales en fournissant aux chercheurs des instruments pour rendre accessibles au regard l'infiniment petit et l'infiniment grand, jusqu'ici objets de spéculations purement théoriques.

Quelques précurseurs préparent les découvertes du siècle suivant.

François Maurolico (1494-1575), abbé de Sainte-Marie-au-Port en Sicile, natif de Messine, y enseigne avec talent les mathématiques et la géométrie. Doué pour exposer avec clarté les questions les plus abstraites, pourvu d'une puissante mémoire et d'un esprit pénétrant, il traduit et commente Euclide, Théodose, Appolonius et surtout donne la première interprétation scientifique des mécanismes de la vision dans un livre paru l'année de sa mort : *Theoremata de lumine et umbra*, Venise, 1575. Il ébauche la théorie moderne de la réfraction de la lumière en découvrant sa relation avec l'angle d'incidence du rayon lumineux et il définit le foyer d'une lentille de verre.

Le napolitain Giovanni Battista della Porta (1540-1615), à côté de puérilités et de bizarreries, décrit dans ses ouvrages la chambre noire, la lanterne magique perfectionnée plus tard par le jésuite Athanase Kircher (1601-1680) et suggère d'assembler des lentilles concaves et convexes pour obtenir des images agrandies de l'objet observé. Fondateur de l'*Accademia dei Segreti*, il est accusé de magie et doit venir se justifier au Vatican. Paul III supprime l'Académie mais le fait admettre dans celle *dei Lincei* à Rome afin qu'il poursuive ses études de sciences physiques. Il est un des créateurs de l'optique moderne et aussi celui de la physiognomonie : *De Humana Physiognomona*, Sorrente, 1586.

Chimie, alchimie et magie vont longtemps se côtoyer. D'après les Grecs de l'Antiquité, tous les corps naturels sont constitués d'une même matière fondamentale. Ainsi, pour obtenir de l'or, il faut utiliser des substances analogues que seules quelques qualités différencient. On les réduit peu à peu à leur ultime constituant qu'on nomme le Mercure des philosophes. Dans ce but, on élimine du mercure ordinaire au minimum deux constituants : l'eau qui lui procure sa liquidité et l'air qui le rend volatile. On peut procéder pareillement avec d'autres métaux en les privant de leurs propriétés individuelles : ainsi enlèvera-t-on au plomb sa fusibilité. Ce Mercure des philosophes sera teinté par le soufre et l'arsenic, termes désignant arbitrairement des sulfures métalliques et diverses substances inflammables.

Les teintures de métaux précieux réputées de même composition (Or, Argent), constituent la poudre de projection ou pierre philosophale. On ne distingue pas esprit et matière aux quinzième et seizième siècles : les trois règnes (animal, végétal et minéral) forment un seul et même organisme vivant. Les néo-platoniciens propagent et favorisent ces notions qui font de la transformation d'une substance en une autre un phénomène naturel traduisant le travail permanent de remodelage du monde par le Créateur. La transmutation du vin en sang du Christ au cours de la messe assoit ce principe universel et le rattache au dogme catholique.

L'alchimiste s'y conforme : croyant à la croissance et à la transmutation des métaux, son grand œuvre (*magnum opus*) vise à rénover la nature en la guérissant, en accélérant son mûrissement et en la conduisant à la perfection. D'où l'identification de la quête de la pierre philosophale, symbole de santé et d'éternelle jeunesse, à la rédemption divine.

On associe également démonologie et alchimie pour soumettre les esprits infernaux à la volonté de l'opérateur. L'antique cabale juive qui tentait d'expliquer les rapports du profane et du sacré à travers l'interprétation ésotérique de chaque signe alphabétique de la Bible considéré à la fois comme lettre et comme chiffre, est détournée pour devenir une cabale magique dont les plus célèbres affiliés seront Pic de La Mirandole et Reuchlin.

Giovanni Pic de La Mirandole (1463-1494) affirme que la cabale permet de comprendre la divinité du Christ, hérésie, et enseigne la vraie magie, celle qui permet d'accéder à la sagesse.

Jean Reuchlin (1455-1522) est l'auteur de la première grammaire hébraïque et d'un ouvrage où dialoguent un païen, un musulman et un juif sur la théologie symbolique que véhicule le *Zohar* ou *Livre de la Splendeur*. Il consacre un ouvrage à la philosophie cabalistique : *De arte cabalistica*,

Haguenau, 1571. Les premiers balbutiements de la chimie sont étouffés par les incantations et les vaticinations de charlatans mais aussi d'hommes éminents comme Cardan qui écrit : *La pierre erano, dite turquoise, laquelle portée en anneau, si l'homme tombe de son cheval, est estimée recevoir tout le coup et être rompue en pièce, l'homme sauvé. Les pierres précieuses retenues sous la langue peuvent permettre la devination en augmentant le jugement et la prudence.*

Cornelius Agrippa de Nettesheim, dans sa *Philosophie occulte*, décrit les pouvoirs merveilleux des inscriptions magiques et des amulettes. Il recommande dans la fièvre quarte de porter pendu autour du cou, soit le rameau desséché d'un arbre frappé par la foudre, soit un clou rouillé arraché au bois d'une potence. Mais Paracelse (1493-1541) qui, nous le verrons, rompt brutalement avec la scolastique, est le représentant le plus éminent de ces intellectuels séduits par les sciences occultes et cependant chercheurs de vérité. Ses ouvrages fourmillent de thèmes astrologiques ou alchimiques. Sans doute faut-il y voir l'influence de Jean Heidenberg (1462-1516) dit Trithémius, ancien bénédictin, érudit épris d'ésotérisme, ami de Dürer et d'Agrippa de Nettesheim, auteurs d'ouvrages cabalistiques.

Paracelse fait de l'astrologie le deuxième pilier de la médecine, le troisième étant l'alchimie et le premier la philosophie. Charlatan pour les uns, génie pour les autres, il reçoit de son père, professeur de chimie à la mine de Villach en Carinthie, quelques rudiments de sciences naturelles, de matière médicale, de minéralogie. Il s'intéresse aussi aux théories de l'époque établissant une analogie entre les étapes de la transformation du métal au cours d'opérations alchimiques et celles qui jalonnent l'organogénèse chez les êtres vivants.

Il explique les maladies par des phénomènes identiques à ceux qui président au déroulement des réactions chimiques : sa théorie du tartre repose sur cette similitude. La précipitation dans les humeurs de l'organisme de substances qui s'y trouvent dissoutes chez le valétudinaire, provoque leur épaississement et détermine la maladie. Pour lui chaque substance est constituée d'un double élément essentiel : l'essence et la quintessence. Le chimiste doit dégrossir la matière brute pour en dégager cet élément.

Ce qu'il entend par mercure, c'est le produit initial volatile de la distillation. Le soufre, lui, représente la fraction inflammable et le sel le précipité solide, phase ultime de la réaction chimique.

Il propose le premier d'employer l'antimoine, le fer, le cuivre, le mercure, les extraits, les teintures, les essences de plantes riches en principe actif en usage interne, créant ainsi l'iatro-chimie.

Plus pondérés, Liebler, Palissy et Libau réfutent les théories ésotériques partagées par une majorité de leurs contemporains.

Thomas Liebler surnommé Eraste (1523-1583), dans le *Disputatione de Medicina nova Philippi Paracelsi*, Bâle, 1572, rejette les doctrines paracelsiennes qu'il juge inspirées par le diable. Il conteste qu'une réaction chimique puisse se produire sous l'action de la chaleur, du mercure, du soufre ou du sel.

Bernard Palissy (1510?-1590?), huguenot mort à la Bastille 18 ans après avoir échappé à la Saint-Barthélemy (23 août 1572), est l'adversaire de l'alchimie médiévale. Autodidacte passionné de poterie et de sciences naturelles, il plaide pour l'observation de la nature dans le *Discours admirable de la nature des eaux et des fontaines*, 1580, qui ridiculise les élucubrations de Cardan sur l'âme des minéraux ou celles de Paracelse sur les vertus curatives de l'or potable.

Autre grand iatro-chimiste, André Libau ou Libavius (1560-1616) originaire de Halle, qui découvre l'acide sulfurique, le chlorure d'étain, la coloration du verre au moyen de l'or. Il croit à la transmutation des métaux et aux pouvoirs thérapeutiques de l'or potable mais désapprouve le côté mystique et abscons de Paracelse. Il aurait eu le premier l'idée de la transfusion sanguine.

Médecin lui aussi, Agricola, Georg Bauer (1486-1556), né en Saxe, à Glauchen, passe à la postérité par ses travaux de minéralogie et de métallurgie. D'abord attiré par l'hermétisme, il publie à Cologne, en 1534, un traité sur la pierre philosophale puis le *De re metallica libri duodecim quibus officia, instrumenta, machina, ac omnia denique ad metallicam spectancia... describuntur*, Bâle, 1541, (De la métallurgie en douze livres dans lesquels sont décrits les procédés, les outils et les machines ainsi que ce qui a trait à la métallurgie). Illustré de planches in-folio, c'est un exposé très approfondi des techniques d'exploitation des mines et de traitement des minerais.

Sages, utopistes et sectaires

Ils vont peupler ce siècle plus qu'aucun autre. Nous en avons élu quatre, quatre hommes sur la nef des fous, choisis parce qu'ils incarnent leur époque et préfigurent la nôtre : Erasme esprit critique, lucide, conciliant, symbole de l'intelligence impuissante devant la montée des fanatismes ; More, fin politique, intellectuel désabusé mais intransigeant, encore bercé des idées platoniciennes qui lui inspireront son *Utopia*, chimérique prémice des totalitarismes ; Luther, la force révolutionnaire, le loyal forgeron de Dieu comme l'appelle Michelet, péremptoire, intransigeant, assez rusé pour ménager les Grands lorsqu'ils soutiennent son mouvement, et pour lâcher les humbles quand ils le compromettent, mélange d'audace réformatrice et d'opportunisme politique ; Machiavel enfin, habile manœuvrier, négociateur et diplomate de talent, premier théoricien de l'état moderne et chantre de l'indépendance italienne.

Didier Erasme (1466-1536), fils illégitime d'un prêtre de Gouda nommé Geert et de la fille d'un médecin de Zevenbeque, fait, après un bref séjour chez les moines, de brillantes études à Deventer puis à Paris, au collège de Montaigu dont il évoquera plus tard les poux ! Reçu docteur en théologie à Bologne en 1506, il est précepteur d'un des fils du roi d'Ecosse, Jacques IV (1472-1513) qu'il suit en Italie. Léon X (1475-1521) essaie en vain de se l'attacher à Rome. Il retourne en Angleterre où il se lie d'amitié avec Thomas More et enseigne le grec à Oxford et à Cambridge. Charles Quint le nomme conseiller royal. Il s'installe à Bâle en 1521 auprès de l'imprimeur Johann Froben, son ami. Pour échapper aux persécutions des protestants, il se réfugie en 1529 à Fribourg en Brisgau qu'il quittera six ans plus tard pour revenir à Bâle où il mourra en 1536. Modèle de tolérance et de tact, il écrit : *Je n'aime pas une vérité séditieuse* à propos de la doctrine luthérienne dont le fatalisme le révulse bien qu'il admette la nécessité d'une réforme et dénonce les abus du clergé catholique. Pour lui, l'unité de la foi doit être préservée.

Son érudition est immense comme en témoignent ses *Adages*, plus de quatre mille, succès de librairie que concurrence bientôt son *Eloge de la folie* dédié à Thomas More et publié à Paris en 1511 chez Gilles de Gourmont (1480?-1533?). Tout comme le peintre Jérôme Bosch (1450-1516), il est probable qu'Erasme a été inspiré par la *Nef des fous* de Sébastien Brandt (1458-1521) parue en 1494 et dans laquelle cet avocat bâlois stigmatise avec verve les vices et les errements de ses contemporains.

Erasme n'épargne ni les savants ni les médecins de son temps : *Cependant, parmi toutes les sciences, les plus utiles sont celles qui ont le plus de rapports avec le sens commun, c'est-à-dire avec la folie. Les théologiens meurent de faim, les physiciens se morfondent, on se moque des astrologues, on méprise les dialecticiens. Le médecin lui seul vaut mieux que tous ces gens-là. Malgré la difficulté de son art, plus il est ignorant, étourdi, effronté, plus il lui est facile de gagner la confiance du public et même celle des princes les plus huppés. D'ailleurs la médecine, surtout comme la plupart des médecins la pratiquent aujourd'hui, n'est qu'une espèce de flatterie et, à cet égard, on peut dire qu'elle ressemble pas mal à la rhétorique ...* Il écrit : *Je n'appelle le médecin que lorsque je suis presque dégoûté de la vie et que le mal semble devoir l'emporter.* Ce qu'il désapprouve, c'est le mode d'exercice de certains praticiens et non la profession elle-même. Il conseille même l'étude de la médecine aux jeunes gens auxquels elle servira à la fois de viatique personnel et de gagne-pain assuré et publie à Louvain en 1518 son *Eloge de la médecine*, rédigé sous forme d'un discours à l'adresse des étudiants. Il souligne l'importance de cet art, connaissance honorable, utile, nécessaire dont les fondateurs, Apollon, Esculape, les Asclépiades furent déifiés. Profession difficile, la médecine se fait l'alliée du prêtre en rendant le pécheur capable physiquement d'assumer et de réparer ses fautes. Le médecin de cour peut influencer les monarques enclins à la tyrannie et corriger éventuellement les errements où les conduit une dégradation de leur santé physique ou mentale. Le médecin est également l'auxiliaire du législateur en donnant son avis sur des questions médico-légales tels la naissance, la puberté, les mariages et les empoisonnements. Il est consulté dans les examens prénuptiaux, le choix d'une nourrice, la prévention des maladies. Enfin, il est pour le patient un ami sur lequel on peut compter dans la détresse. Erasme qui souffrait d'une lithiase vésicale a été proche de nombreux praticiens, soit comme patient notamment de Paracelse qui a traité sa maladie urinaire à Bâle, soit comme ami et correspondant de François Rabelais, Thomas Linacre ou Guillaume Cop.

Thomas More (1480-1537), grand chancelier d'Angleterre, avocat londonien, est connu dès sa jeunesse comme un lettré auteur d'une biographie de Pic de la Mirandole qui lui a sans doute inspiré sa très platonicienne *Utopia*, Louvain, 1516, projet de constitution sociale dans le goût de l'auteur de la *République* où dirigisme, étatisme et sectarisme font bon ménage : c'est à la fois un pamphlet contre l'esprit tolérant des humanistes de son temps et une mise en garde contre l'individualisme, la rapacité et la tyrannie. Croit-il véritablement que l'utopie peut guérir la folie et qu'un corset de lois redressera l'épine dorsale *tortue* de la nature humaine pour lui faire retrouver sa rectitude originelle, telle que Dieu l'avait conçue ? On peut voir dans son *Utopia* les prémices de 1984 et du *Meilleur des mondes*. L'exécution injuste de More à l'instigation d'Henri VIII qui ne lui pardonne pas de désapprouver ses projets de réforme de l'Eglise d'Angleterre alors qu'il avait accepté de persécuter les protestants anglais sur son ordre, lui a forgé le destin d'un homme fidèle à ses convictions jusqu'à la mort : *Un homme pour l'éternité.*

Martin Luther (1483-1546), fils de mineur, fait ses études à Magdebourg, à Eisenach puis à l'université d'Erfurt. Il entre chez les ermites de saint Augustin en 1505 après avoir pris ses grades en philosophie. A l'occasion de la querelle entre son Ordre et celui des Dominicains choisis pour prêcher les indulgences, il entre en dissidence avec Rome. Protégé par Frédéric III (1463-1525), électeur de Saxe, appuyé par les princes allemands, il attaque l'Eglise de Rome sur l'autorité du pape, le célibat des prêtres, les vœux monastiques, la possession de biens temporels et des points de dogme aussi cruciaux que le culte des saints, la confession ou le purgatoire ! Il brûle publiquement sur la place de Wittenberg la sentence pontificale qui l'excommunie et condamne ses écrits. De la forteresse de Wartbourg où il reste enfermé dix mois, il inonde l'Allemagne de ses pamphlets. Puis, dès sa libération, il parcourt le pays ralliant à lui population et nobles.

De l'action de cet homme orgueilleux, entêté, indomptable, naîtront des conflits qui ne cesseront qu'avec le traité de Westphalie en 1648, terme ultime de la Guerre de Trente Ans dont Otto von Bismark (1815-1898) n'effacera les conséquences qu'en 1870.

Nicolas Machiavel, né à Florence, sera chancelier puis secrétaire de la République avant que les Médicis ne la renversent et n'emprisonnent le futur auteur du *Prince* puis ne le récupèrent comme ambassadeur. L'ouvrage, débuté en 1513, est dédié à Laurent de Médicis (1492-1519). C'est une œuvre de circonstance écrite pour un prince qui mourut prématurément et dont Machiavel attendait peut-être qu'il restaure l'état italien en écrivant : *Il est temps que l'Italie, après de si longue souffrance, voie enfin son libérateur.* Tout comme Erasme mourut sans réaliser son projet de réforme pacifique de l'Eglise, Machiavel disparut sans voir aboutir ses efforts en faveur de l'unité italienne. En revanche, le *Prince*, antithèse de l'*Eloge de la Folie* puisqu'il propose la soumission des peuples à l'intérêt des puissants et défend la raison d'état aux dépens des droits du citoyen, deviendra le livre de chevet de bien des despotes, dont Mussolini.

La Renaissance artistique

Elle s'est faite en symbiose avec celle des sciences et des techniques. On ignore les frontières entre états et la communion de pensée est permanente entre des gens comme Erasme et More, Gesner et Fuchs, Vinci et Bramante. Ce mouvement s'épanouit dans la civilisation du *quattrocento* (quinzième siècle) et du *cinquecento* (seizième siècle) italiens. De là, elle se répand dans l'Europe occidentale. Les artistes de ce temps sont à la fois peintres, graveurs, sculpteurs et bâtisseurs. L'époque est propice à l'universalité des arts notamment à travers la résurrection de Rome voulue par l'ambitieux Jules II (1443-1513) qui rêve de surpasser l'*Urbs* impériale du temps de l'empereur Auguste (-63/14). Et tandis que Michel-Ange admiratif s'inspire du dynamisme poignant que le génie grec a insufflé au groupe de Laocoon que l'on vient d'exhumer, les fouilles se poursuivent à la recherche des marbres et des stèles qui enrichiront bientôt les musées du Vatican. Avec la philologie, l'archéologie est une des portes que la Renaissance ouvre sur le passé. Mais la guerre franchit les murailles de Florence et de Rome. Les impériaux, grossiers soudards luthériens, saccagent et pillent. Le rêve italien d'idéale beauté se réfugie dans un maniérisme raffiné puis se cristallise dans le baroque anticonformiste, déconcertante réponse d'un esthétisme bafoué à la barbarie des temps. Venise la républicaine échappe à ce mouvement et se taille la part du lion dans la production artistique de la seconde moitié du *Cinquecento* avec Titien et Véronèse notamment.

Théoricien le plus éminent du nouvel art, Leo Battista degli Alberti (1404-1472) est également le représentant le plus achevé de cette première Renaissance spécifique à l'Italie. Architecte, peintre, mathématicien, théoricien des beaux-arts, moraliste, il remplit la charge ecclésiastique de chanoine à la cathédrale de Florence. Sans doute inspiré par son maître Brunelleschi auquel il le dédie, son *Trattato della Pittura*, 1435-1443, est le premier ouvrage où sont développées les bases théoriques de la perspective en peinture. Son œuvre architecturale inspirée de Vitruve est exposée dans le

De re aedificatoria, 1485 et nous pouvons encore en admirer les fruits en contemplant la façade de Santa Maria Novella à Florence. Son livre sur la famille est une somme des conceptions qui prévalent dans la haute bourgeoisie marchande et bancaire florentine contemporaine dont il est issu à travers une illustre lignée d'aïeux commerçants et financiers. Partisan de la morale laïque, il croit en la bonté de cette nature que le Moyen Age diabolise.

Le *quattrocento* est surtout florentin. La ville aux toits rouges et aux façades à bossages de grès brun, de crépi blanc ou de marbre veiné de gris, est le berceau du renouveau italien. Dès le *trecento*, Giovanni Gualteri Cimabue (1240?1250?-1302) libère la peinture de la tradition byzantine exsangue dont il ne garde que les fonds dorés. Il communique à ses personnages une vivacité d'expression, une souplesse des formes qui leur confèrent tout le charme de la vie et la beauté d'un serein équilibre.

Filippo Brunelleschi ou Brunellesco (1377-1446), l'architecte de la coupole de Sainte-Marie-Majeure, cathédrale de Florence, élabore sans doute le premier une théorie logique de la perspective que son ami Leo Battista degli Alberti, nous l'avons vu, développe dans son *Trattato della Pittura*. Dès lors on va accepter qu'un cercle soit elliptique et un carré trapézoïde.

Ambrosio Bondone Giotto (1266-1336) abandonnant les canons de la peinture gréco-byzantine, introduit la notion d'espace mathématique : la Madone d'Ognisanti témoigne de ce souci de rigueur et de précision avec son personnage majestueux, un peu hiératique, vers lequel convergent les regards d'une cohorte de saints et d'anges. Il est aussi le chantre de la nature telle que la voyait saint François d'Assise, dont il peint l'histoire sur les murs de la Basilique d'Assise. Libérée de l'allégorie, sa peinture des rochers, des arbres et des animaux est prodigieuse de puissance et de beauté plastique. Il dirige la construction du campanile de la cathédrale Sainte-Marie-Majeure de Florence.

La fidélité dans la reproduction de la nature triomphe dans la peinture à fresque : Fra Angelico (1387-1455) en est la sublime expression. Fraîcheur du coloris, rectitude du dessin et de la composition, déroulent leurs fastes dans un paysage encore un peu gothique. Cette alliance du génie latin et de la foi chrétienne nous bouleverse encore et n'a rien perdu de son pouvoir émotionnel. Quelle spontanéité, quel élan tempéré par l'absolue rigueur d'un métier parfaitement maîtrisé ! Les couloirs de San Marco résonnent encore des pas de Jérôme Savonarole (1452-1498) quittant ces lieux pour aller au bûcher le 8 avril 1498, répétant peut-être : *La culture a remplacé la foi.*

Moins riante est la sculpture : rigoureuse et sévère, elle incarne bien l'esprit toscan puritain et austère.

Lorenzo Ghiberti (1370?-1378?-1455) met vingt-deux ans pour terminer les panneaux de bronze doré que caressent les rayons du soleil levant sur la façade est du Baptistère octogonal de Florence. La perspective et le point de fuite y consacrent, avec des personnages placés à des niveaux différents, l'abandon des techniques antiques qui disposaient tous les éléments du bas-relief sur un même plan. C'est au concours de 1401, ouvert par la ville de Florence, qu'il présente son chef d'œuvre : cette date est considérée par certains, du moins en ce qui concerne la sculpture, comme le début de la Renaissance.

Ce style précis et nerveux, se retrouve chez Donatello (1386-1466) et son émule Verrochio (1435-1488), tous deux auteurs d'un David. Donatello, réaliste et naturel, plus libéré de l'influence médiévale que Verrochio dont la sculpture conserve encore la raideur guindée et le sourire un peu figé de la statuaire gothique.

Piero della Francesca (1415?-1420?-1492), comme Léonard ou Dürer, se consacre à une recherche passionnée de la perspective. On retrouve dans son œuvre cette puritaine rigueur florentine, transfigurée par la précision géométrique des formes et des volumes suavement liés entre eux par la lumière qui ruisselle à la surface des marbres et court dans les plis des vêtements bigarrés et multicolores.

Eclatantes de santé sous leur émail bleu, vert et blanc, les poteries vernissées de Luca della Robia (1400?-1482) irradient encore dans la pénombre des églises ou des musées la luminescence vernaculaire de l'art renaissant italien. Le triomphe du printemps et de la joie de vivre rayonne de ces visages sereins aux courbes douces, nacrées et laiteuses.

Antonio Benci, dit Polaillolo (1429-1498), passionné d'anatomie, sculpteur et peintre de la seconde moitié du XVème siècle, exerce une forte influence sur la peinture florentine de cette époque. Son art reflète une connaissance précise des structures du corps humain qu'il a étudiées minutieusement en pratiquant lui-même de nombreuses dissections. Il excelle dans la représentation vigoureuse et dynamique des muscles et des tendons sous tension : son estampe, *la Bataille d'hommes nus*, illustre bien ce style qui suggère l'action, la traduit par une linéarité vibrante dépouillée comme par un scalpel, véritable combat d'écorchés.

Alessandro Filipepi dit Botticelli (1445-1510), ce florentin choyé par Sixte IV puis mort dans la misère, peuple ses tableaux de graciles jeunes filles, de joyeux damoiseaux, de vierges sages et graves puis fait s'égailler au souffle du printemps mille et une fleurs dans les cheveux de Vénus ou dans les voiles des trois Grâces, ou bien saisit l'instant où Judith, inquiétante, ambiguë, s'enfuit vers Bethulie, le rameau d'olivier dans une main, le glaive souillé du sang d'Holopherne dans l'autre. Sa science du dessin en fait avec Ghirlandajo (1449-1498) un précurseur de Vinci.

Fils illégitime d'un notaire florentin, né à Vinci en 1452, mort près d'Amboise en 1519, Léonard reste l'archétype de l'artiste de la Renaissance, même dépouillé des dithyrambes dont il est parfois gratifié. Peintre, architecte, anatomiste et inventeur, il insuffle à son œuvre toutes les connaissances de son temps. Il assure la transition entre l'art du quattrocento de Botticelli ou de Pollaiolo, et celui du *cinquecento* qui marque l'épanouissement de la Renaissance. Il obscurcit les lointains d'un voile bleuté qui estompe à l'infini ses horizons, en atténue la rigueur perspective, en diffuse l'ombre en un sfumato vaporeux.

A ce moment, le déclin de l'Ecole Florentine, accéléré par les guerres civiles et les invasions de la fin du quinzième siècle, coïncide avec le rétablissement de Rome dans son rôle de capitale administrative (Jules II, Léon X) et artistique (Michel-Ange Buonarotti, Raphaël Sanzio, Andrea del Sarto).

Michel-Ange (1475-1564) est nommé architecte de Saint-Pierre par Paul III puis maintenu dans sa fonction par Jules III (1487-1555). Quelle puissance inventive, quel équilibre dans l'œuvre architecturale et picturale de l'élève de Ghirlandajo ! En témoignent aussi, en dehors du Vatican, l'escalier de la Bibliothèque Laurentine ou les tombeaux des Médicis à Florence dont la perfection néo-platonicienne captive le regard puis conquiert l'intelligence et le coeur, comme le dôme de Saint-Pierre qu'il rehaussera et les fresques de la Chapelle Sixtine avec leurs personnages surhumains, miracle d'équilibre entre volume et composition : le traitement des anatomies y atteint la perfection, fruit des dissections au cours desquelles le peintre a étudié l'anatomie des plans musculaires sous cutanés.

Il avait succédé à Raphaël Sanzio ou Santi (1483-1520), le peintre favori de Jules II de 1509 à 1513 puis de Léon X qui l'avait désigné à ce poste comme successeur de Donato Bramante (1444-1514), son oncle.

Elève de Perugino, influencé par Vinci et Michel-Ange, Raphaël a laissé une œuvre picturale archétype du classicisme renaissant et aussi ce délicieux portrait de Jeanne d'Aragon (1500?-1577), l'inspiratrice du livre de Niphus (1453-1538) sur la beauté. Son corps repose au Panthéon de Rome avec cette épitaphe : *Ci-gît Raphaël, à sa vue la nature craignit d'être vaincue ; aujourd'hui qu'il est mort, elle craint de mourir.*

Le sac de Rome en 1527 par les troupes de Charles Quint, en fait des luthériens commandés par le connétable Charles de Bourbon (1490-1527) rallié au roi d'Espagne, marque l'extension de l'autorité pontificale sur la Toscane à travers les Médicis. Les républiques italiennes disparaissent à l'exception de Gênes et de Venise.

A Venise, la brève existence de Giorgio Giogione (1477-1510) lui accorde le temps de léguer une œuvre qui va influencer l'Ecole Vénitienne à travers le Titien ou Sébastien del Piombo (1485?-1547). Vraisemblable élève de Giovanni Bellini (1429-1516), certainement inspiré par Vinci qui séjourne à Venise en 1500, son art célèbre la nature en soulignant la profondeur des paysages et en restituant l'éclat de la vie à la chair de ses modèles. Pas de sophistication chez lui mais une fragile mélancolie ou une lumineuse sérénité comme dans la Tempête ou les Trois philosophes.

La Sérénissime abrite donc l'école du Titien (1490?-1540), peintre des doges, des princes Alphonse d'Este (1476-1534), des rois (François Ier) et des empereurs (Charles Quint). Sa notoriété rayonne à travers toute l'Europe. Il aborde tous les thèmes avec le même bonheur. Son autoportrait du Prado de Madrid, nous le montre de profil, la tête couverte d'une calotte, le nez busqué, le regard méditatif sous le sourcil arqué. Que ce soit la nudité profane de Danae ou celle masquée et troublante de Madeleine repentante, la tonalité des couleurs et la vigueur du dessin annoncent le classicisme des peintres du dix-septième qu'il influencera, bien au-delà de Venise.

Il inspire à son élève Francesco Mazzola dit Le Parmesan (1503-1540), ce goût pour la grâce des corps de femme au col gracile telle la Vierge au long cou des Offices, dont émane un sentiment d'étrange élégance, de sophistication un peu maniérée.

Aliari dit Véronèse (1528-1588), débute à Venise en décorant les plafonds des salles du palais des doges. Il parvient à la maîtrise de la lumière et du coloris au service d'une foisonnante imagination : l'Annonciation, Esther menée à Assuerus telles que nous les voyons aux Offices ou les Noces de Cana au Louvre, nous restituent sa somptueuse polychromie.

Antonio Allégri, dit Le Corrège (1489-1534), chef de l'Ecole de Parme, semble avoir étudié l'anatomie avec Grillenzoni. Il découvre Raphaël à Plaisance devant la Vierge de Saint Sixte. Son graphisme varié et vivant, son pinceau habile à traduire les transparences se retrouvent dans toutes ses œuvres, tel le *Repos au cours de la fuite en Egypte*, traduisant parfois une certaine préciosité comme dans la Vierge en adoration devant l'enfant. (Offices).

En France, jusqu'à la constitution de l'Ecole de Fontainebleau par des peintres italiens attirés par François Ier, l'influence italienne sur la peinture fut imperceptible. Le sculpteur Jean Goujon (1514?-1569?), le peintre Jean Cousin (1490?-1561), auteur de la superbe Eva Prima Pandora du Louvre, et le peintre décorateur Antoine Caron (1521-1599) en seront les principaux disciples.

En Allemagne, le peintre Albert Dürer (1471-1528) se passionne dès 1500 pour le problème des proportions idéales du corps humain. Il laisse le premier traité d'anatomie artistique : *Von Menschlicher Proportion*, 1525, traduit en latin par Joachim II Camerarius : *De symetria partium in rectis formis humanorum corporum libri*, Nuremberg, 1532-1534, puis en français par Louis Meigret (1510?-?), *Les quatre livres d'Albert Dürer, peintre et géométricien très excellent, de la proportion des parties et pourctraits du corps humain*, Arnheim, 1557. Cet ouvrage orné de quatre-vingt-seize figures à pleine page et de figures sur bois dans le texte applique les règles de la construction des figures géométriques au corps de l'homme et envisage le problème des variations de ses proportions et de ses mouvements. Dessinateur avant tout, il rejoint les grands renaissants de son époque, les Vinci ou les Raphaël par la beauté plastique et la simplicité du trait. A l'inverse, son contemporain, Lucas Cranach (1472-1553), nous offre des nus féminins un peu maniérés mais délicatement graciles, finement ciselés. Hans

Holbein (1497-1543) enfin, est l'auteur de portraits qui touchent à la perfection par la qualité de leur naturel et la somptuosité de leurs coloris.

Les Flandres connaissent également une renaissance artistique notamment autour de Peter Van Eyck (1390?-1441). C'est particulièrement Pierre Breughel (1525?-1569) qui concilie le tempérament flamand avec l'art italien, principalement celui de Titien. Sa maîtrise est totale et nous réjouit toujours car pleine de truculence et de vitalité.

Mais, à la différence de l'Italie, les autres nations d'Europe ne bénéficient pas de l'environnement exceptionnellement favorable aux artistes transalpins. Un passé prestigieux fait d'eux les héritiers légitimes de la grandeur de Rome. Un présent riche de villes universitaires comme Bologne ou Padoue ou de foyers artistiques comme Florence, Rome ou Venise stimule leurs talents. Enfin, le mécénat éclairé des Médicis, des papes ou des doges leur assure la protection matérielle nécessaire à leur activité. Non, décidément, rien ne peut enlever à l'Italie le privilège d'avoir fait accéder l'Europe aux temps modernes.

Les Facultés de Médecine

L'Europe connaît dès le treizième siècle différents types d'universités à Naples et en Espagne. Fondées par le souverain, soumises à son autorité, elles observent sa réglementation ; à Paris ou en Angleterre elles sont sous la tutelle de l'Eglise. Dans toutes, le souverain pontife et ses représentants, les légats, ont droit de contrôle. Ainsi, sous Charles VII (1403-1461), en 1452, les statuts nouveaux préparés par les commissaires du roi, ne sont promulgués que sous le nom du Cardinal Guillaume d'Estouteville (1403-1483), légat du pape Nicolas V. Les facultés attirent dans les villes les commerçants dont l'activité gravite autour de l'imprimerie (libraires, papetiers) ou bénéficie de la présence des étudiants (hôteliers, taverniers), étudiants qui sont protégés et privilégiés. Le quartier latin à Paris est une survivance du Pays Latin quasi autonome au XVIème siècle. Avignon exempte ses étudiants du paiement des impôts. A Douai, Philippe II supprime toute taxe sur les bagages et objets qui leur sont destinés.

La Faculté de Médecine de Paris dépend à l'origine de la faculté des arts et ne devient autonome qu'en 1281. La faculté, très jalouse de son indépendance, se glorifie de n'avoir jamais reçu aucune subvention du pouvoir royal et d'avoir été fondée et entretenue par les médecins seuls, sans aide ni de l'état ni de la cité. Elle déménage plusieurs fois ses locaux : rue des Ecoles d'abord puis rue du Fouarre et, sous Charles VII, rue de la Bûcherie grâce à la générosité du médecin du roi, Jacques Despars (1380?1385?-1437). En 1465, sous Louis XI, on lui ajoute un immeuble voisin. Le corps professoral, très attaché au catholicisme, excluant notamment les protestants, comprend le doyen mandaté pour deux ans qui est à la fois administrateur et examinateur, et les docteurs régents admissibles deux ans après le passage de leur thèse de doctorat. Les statuts de 1452 suppriment l'obligation du célibat pour les laïques, estimant qu'aux hommes mariés surtout il convient d'exercer la médecine. Des chaires de professeurs sont créées en 1505. Leurs titulaires les occupent pour deux ans. Elles concernent l'enseignement des choses naturelles (anatomie, physiologie, botanique), des choses non naturelles (hygiène et régime), des choses contre-nature (pathologie et thérapeutique). En 1566, un nouveau statut rend obligatoire l'élection des professeurs, pour deux années. Comme pour l'élection du doyen, le corps électoral est constitué par cinq médecins régents dont deux jeunes et trois âgés. En 1598, la rénovation universitaire devient l'œuvre exclusive du pouvoir royal. Les vacances ont lieu de la fin du mois de juin à la mi-septembre. L'ouverture des cours a lieu le jour de la saint Luc, le 18 octobre. L'enseignement repose sur les commentaires des textes d'Hippocrate et de Galien, sur le traité du pouls de Philarète, sur le traité des urines de Théophile, sur les *Canons* d'Avicenne, *le Viatique* d'Isaac nommé également *Benamiram*, sur les ouvrages d'Averroës, d'Avenzoar et de Rhazès dont Vésale publie une édition commentée à Bâle en 1544. Enfin l'hygiène est étudiée sur les ouvrages de l'Ecole de Salerne.

On enseigne l'anatomie en hiver avec démonstrations sur le cadavre. Les dissections sont pratiquées à l'Hôtel-Dieu, au Collège Saint-Côme ou au Collège de France, fondé par François 1er en 1530, où Guido Guidi, surnommé Vidius (1500-1569), puis Jacques Sylvius (1478-1555), occuperont successivement la chaire de médecine créée en 1542.

Les cours de chirurgie sont dispensés avec ceux d'anatomie, la leçon étant donnée en français pour les élèves barbiers et en latin pour les bacheliers.

La matière médicale et la botanique font partie du programme des études qui durent quatre ans. Un examen les sanctionne tous les deux ans (baccalauréat).

On adresse une supplique au doyen qui indique la date de l'épreuve pour laquelle il faut fournir non seulement un extrait de baptême et un certificat de moralité mais un certificat d'assiduité aux cours et aux offices religieux. Les résultats de l'examen qui porte sur la physiologie, l'anatomie, l'hygiène, la pathologie, les aphorismes d'Hippocrate et les syllogismes contradictoires, dépendent du vote des examinateurs. L'été suivant a lieu l'épreuve de botanique. A l'automne de la même année, le candidat présente une thèse sur un sujet choisi par lui puis passe un examen sur la théorie et la pratique de l'anatomie humaine. Au printemps a lieu la présentation d'une autre thèse sur un sujet d'hygiène. S'il est reçu, le candidat devient bachelier émérite : il jouit alors d'un statut intermédiaire entre professeur et étudiant. Au bout de deux ans, le bachelier présente une nouvelle thèse sur un sujet de thérapeutique ou de pathologie choisi par lui. Le début des épreuves se situe à la saint Martin et la fin, au premier jour du carême. Il est ensuite convoqué auprès d'un docteur régent chez lequel il rédige une consultation sur un cas clinique. La faculté présente le candidat au chancelier de l'université, qui est souvent l'évêque. Les postulants à la licence visitent alors les hauts fonctionnaires de l'état, les représentants du Parlement, les membres de la cour des comptes, de la cour des aides, le gouverneur de Paris, les échevins et le prévôt des marchands. Ces personnalités sont invitées au nom de la faculté à assister à la réception du candidat. Celle-ci a lieu le dimanche suivant dans les locaux de la faculté de médecine. Cette cérémonie dite *du paranymphe* (garçon d'honneur) symbolise le mariage mystique du futur licencié avec la faculté, celle-ci étant représentée par le doyen. On se rend ensuite à l'archevêché où le candidat, la tête nue, à genoux, écoute une brève exhortation du chancelier. On assiste ensuite à un *Te Deum* à Notre-Dame et le premier licencié offre un repas aux docteurs régents et au chancelier. La plupart des licenciés présentent ensuite le doctorat. Le candidat revêtu du manteau rouge et du chaperon de fourrure, argumente des sujets de tous ordres. Il visite les docteurs régents pour leur remettre des lettres de convocation. Le jour de la soutenance a lieu dans une salle de la faculté décorée aux frais du candidat. Il y entre en cortège aux côtés du président et précédé de deux bedeaux. A leur suite viennent les docteurs régents et les bacheliers. Le candidat s'assoit à côté du président. Le premier bedeau lui dit en latin la formule du serment (observer les règles de la Faculté, assister à la fête de Saint Luc le lendemain, promettre de combattre l'exercice illégal de la médecine). Le candidat répond *Juro* à la fin de l'énoncé de chaque article. Le président fait le signe de la croix et place le bonnet sur la tête du candidat *Au nom du Père, du Fils et du Saint-Esprit.* Il lui touche la joue en signe d'affranchissement. Le nouveau docteur rend grâce à Dieu, à ses maîtres et à l'assistance.

En France, la première faculté de médecine est fondée à Montpellier en 1220. Elle reçoit ses premiers statuts officiels des mains du cardinal Conrad, légat du pape Honorius III. Elle est la rivale de la Faculté de médecine de Paris qui ne devient autonome qu'en 1280 : elle dépendait auparavant de l'université de Paris créée elle-même en 1150.

A Montpellier, les enseignants sont payés par les étudiants. La nomination des professeurs se fait par cooptation sur titres. L'université est administrée par le chancelier (recteur) et les étudiants sont logés dans des collèges. Les examens sont publics, ils sont également nombreux, comme à Paris : il faut d'abord obtenir son baccalauréat puis après trois mois de cours, passer quatre examens où l'on soutient quatre thèses de deux jours en deux jours. Viennent ensuite les points rigoureux qui durent quatre heures. Ils passent en revue l'ensemble de la médecine et comportent surtout deux thèses de pathologie et le commentaire d'un aphorisme d'Hippocrate. On passe ensuite la licence, cérémonie qui se déroule dans la résidence de l'évêque de Maguelone à Montpellier. Le candidat peut alors revêtir la robe noire de licencié. Après la licence, on soutient comme à Paris, les triduanes et enfin le doctorat, cérémonie fastueuse en l'église de saint-Firmin puis dans la salle des actes du collège après 1561. (Dulieu).

L'Université de Bologne inaugure un enseignement médical en 1156. Dante y suit les cours à l'époque où la scolastique règne sans partage depuis que Taddeo Alderotti, encore imprégné de la tradition salernitaise, commenta Hippocrate et Aristote selon les règles de la plus outrancière scolastique. Au treizième siècle, la chirurgie connaît un grand renouveau avec Guy Lanfranc et Guillaume de Salicet (1210-1277), l'anatomie avec Mondino de Luzzi qui fait la première dissection en 1315. Dès 1405 les étudiants en médecine de troisième année sont autorisés à assister à une dissection anatomique à Noël ou à Carême. Beaucoup d'étudiants étrangers affluent à Bologne venant d'Allemagne, de Hollande et des pays nordiques. Padoue est l'autre foyer intellectuel le plus important de l'Italie du Nord.

Alors que l'Université de Bologne est à l'image de celle de Paris, scolastique, l'Université de Padoue, comme celle de Montpellier, est ouverte aux influences arabes et grecques, sous la protection de la Sérénissime République de Venise depuis 1405. Elle pâtit d'une certaine désaffection des étudiants vis-à-vis de sa rivale, Bologne, pourtant moins libérale. A Padoue, fondée en 1228, chaque groupe d'étudiants étrangers ou italiens choisit séparément son recteur qui, aidé de conseillers, désigne les professeurs. La municipalité confirme leur nomination et les rémunère. Les dissections s'y pratiquent sans doute de longue date car leur organisation renouvelable chaque année fait chaque fois allusion aux anciens statuts de l'université. Elle sera une pépinière d'enseignants qui illustreront les facultés étrangères, tel John Caius (1510-1573) à Cambridge. Padoue garde sa réputation frondeuse, voir hérétique, depuis que Pietro d'Abano, le conciliateur, y a défendu l'averroïsme et Avicenne en essayant de rapprocher la philosophie spéculative d'Aristote et la médecine arabe, non sans porter ombrage à la vétilleuse église catholique.

Des chaires de médecine apparaissent à Bâle qui, dès 1560, s'épanouit grâce à Félix Platter (1536-1614) et Gaspard Bauhin (1560-1624) ; à Avignon par une bulle d'Alexandre VI (1431-1503) en 1493 ; à Alcala près de Madrid en 1498 fondées par le cardinal Francisco Ximenez de Cisneros (1436-1517) qui a l'intelligence d'éviter l'autodafé de certains manuscrits médicaux arabes et dote l'école de six chaires de médecine et de deux autres d'anatomie et de chirurgie. On comptera jusqu'à deux mille étudiants en médecine. Elle disparaît en 1836 rattachée à celle de Madrid. A Venise, à Padoue, l'université est laïque et les diplômes sont conférés simplement au nom du Christ sans invoquer aucune autorité spirituelle ou temporelle.

Au Portugal, Jean III le Pieux (1502-1557), celui-là même qui introduit l'Inquisition et les Jésuites dans ses possessions, établit en 1540, avec l'autorisation du pape, une faculté de Médecine à Coïmbra, vieille université fondée en 1308. Les professeurs y enseigneront publiquement sur le modèle des facultés de Bologne ou de Paris et selon les principes hégémoniques d'Hippocrate et Galien.

L'Europe du Nord et du Centre est plus tardive dans la création des Universités : Prague en 1348, Vienne en 1365, Heidelberg en 1385, Budapest en 1389, Louvain en 1425, Bâle en 1460, Upsala en 1477.

A Wittenberg, fondée par l'Electeur Frédéric (1463-1525) en 1502, Martin Luther, nous l'avons vu, brûlera solennellement la bulle de l'Antéchrist le 25 décembre 1520 : Wittenberg sera désormais la Rome luthérienne. Les réformés tentent de créer des centres universitaires de culture protestante : Montauban qui compte deux professeurs et Strasbourg dont les enseignants luthériens confèrent les grades de médecine à tous sans discrimination religieuse. Les guerres de religion introduisent le désordre et l'intolérance dans la plupart des facultés de médecine à travers l'Europe : Montpellier détruit son école, sa bibliothèque. Caen perd ses étudiants. Louvain est vidée de ses enseignants et de leurs élèves par le siège de Guillaume d'Orange (1533-1584) et les menaces belliqueuses du Duc d'Albe (1507-1582).

A l'aube du dix-septième siècle, le pouvoir civil et royal va prendre le relais du pouvoir religieux et pontifical défaillant. Moins libérale que le pouvoir royal, l'Université et en particulier la Faculté de Médecine, passant outre l'édit du 17 janvier 1562, chasse de leurs places six docteurs religionnaires dont Jean de l'Estelle, Simon Baudichon, Julien le Paulmier, Albert Lefèvre. Ils seront réintégrés plus tard. La deuxième guerre de religion (1567-1568) voit l'université exiger une deuxième profession de foi de son corps professoral. Jacques Grévin s'exile. Elle étend cette mesure à ceux qui n'y ont pas satisfait jusqu'ici. Sont sanctionnés : Jean de Gorris, Millet, de Lor, de la Barre, de l'Estoile, Denizot et Maurice de la Corde. Ils seront réhabilités en 1571 mais interdits d'enseigner.

Il faudra attendre 1598 et l'Edit de Nantes pour mettre fin aux mesures d'exclusion qui écartaient les protestants des études de médecine dans le royaume. Paris cependant ne se départit jamais de son intolérance. Le corps médical français de cette époque est catholique par obligation corporative et professionnelle : saint Luc est fêté obligatoirement avec présence effective tous les 18 octobre, le baptême fait partie des urgences médicales. Il l'est aussi par nécessité politique : la séparation de l'église et de l'état est inconcevable. L'hérésie met donc en danger l'équilibre de la société. Les médecins huguenots sont obligés de s'exiler (comme Jean I Bauhin, Jacques Bording). Beaucoup se retrouvent à Genève.

Les médecins juifs sont tolérés à condition de ne pas recruter des adeptes et de ne pas renier une conversion au catholicisme : Amatus Lusitanus (1511-1568) se voit poursuivi, spolié par la Sainte Inquisition puis contraint de se réfugier à Salonique.

La Réforme va entraîner le déclin des universités qui perdront leur rayonnement international. Le désarroi provoqué par le renvoi des professeurs non protestants dans les pays germaniques amène une baisse de fréquentation de ces établissements : on n'enseigne plus le droit Canon.

Pour combler ce vide, de nombreuses académies apparaissent. En Italie, elles sont innombrables telle l'Académie Dei Lincei, ancêtre de l'Académie des sciences de Rome, fondée en 1590. Celle instituée par Marcile Ficin (1433-1499) à Florence est la plus célèbre. Bien d'autres apparaîtront dans tous les pays d'Europe au cours du XVIIème siècle notamment.

Les Collèges créés au XIIIème siècle pour accueillir les étudiants pauvres qui fréquentaient l'Université, deviennent de grands centres d'enseignement.

Ces mutations sont accompagnées d'une modification des modes d'enseignement, le Maître perdant de son indépendance au profit du Collège dans lequel il enseigne et dont il doit respecter la doctrine. La mode est à l'obéissance et les Jésuites portent ce principe à son paroxysme : le Collège romain, ouvert en 1584, artistotélicien et conservateur, est néanmoins peuplé de remarquables mathématiciens et astronomes. A Paris, dès 1561, le Collège de Clermont, qui deviendra Collège Louis le Grand en 1682, prodigue un enseignement humaniste, équilibré mais soumis aux impératifs de la hiérarchie vaticane.

Le Collège de France est fondé par François Ier en 1530, sur les conseils de Guillaume Budé (1467-1540). L'Université, qui se sent menacée, l'attaque en hérésie. Il ne doit sa survivance qu'à la protection du monarque qui renforce ses statuts en 1545 et lui octroie 7 chaires au lieu de 2, dont une de médecine.

Le paysage de l'enseignement qui s'installe alors va subsister pendant quatre siècles. Issu des anciennes facultés des arts qui, au Moyen Age, enseignaient le *Trivium* (grammaire, rhétorique, dialectique) et le *Quadrivium* (géométrie, arithmétique, astronomie, musique), le programme des collèges reprend ces matières et, après des classes de grammaire et une classe de rhétorique, on apprend la philosophie qui termine cette propédeutique ouvrant sur les études universitaires. Seule a disparu la dialectique. Ainsi les collèges prennent peu à peu la place des facultés des arts.

LA PHYSIOLOGIE

La physiologie générale

Sic universa contrahetur physiologia, quae naturalem de homine contemplationem demonstrationis vi constituit (Ainsi la physiologie générale impliquera l'examen objectif de l'être humain guidé par la rigueur du raisonnement) J. F. Fernel.

Le terme est créé par Jean François Fernel (1497-1558) en 1554. La physiologie est encore spéculative. Elle est dominée par les idées d'Aristote, de Galien et des Arabes. Elle a pour objet l'étude des choses naturelles qui sont au nombre de sept : les éléments, les températures et les tempéraments, les humeurs, les parties, les facultés, les actions et les esprits. Fuchs, *Le trésor de la médecine, tant théorique, que pratique ... Œuvre fort singulière pour le secours du corps humain ...*, Poitiers, 1560.

Les éléments, les températures et les tempéraments

D'une manière générale, l'élément est la plus simple particule, celle qu'on ne peut diviser en autre partie. Selon Galien c'est la plus petite chose qui ne peut être ni sectionnée ni divisée. Les éléments sont des substances qui donnent à la matière quatre qualités : très grande chaleur, frigidité, humidité et siccité. Dans le corps humain, les éléments entrent dans la composition des parties similaires : ce sont les quatre humeurs : le sang, la pituite, et les deux colères. Ces quatre humeurs proviennent du boire et du manger qui tirent leur origine de l'air, de l'eau, du feu et de la terre.

Les températures et les tempéraments correspondent aux qualités des quatre éléments : l'air, humide et chaud ; l'eau, humide et froide ; le feu, sec et chaud, et la terre, sèche et froide.

Le médecin doit prendre en considération et bien connaître les éléments car la santé est le résultat de la température du chaud et du froid, du sec et de l'humide. Il ne s'agit pas bien entendu d'hyperthermie ou d'hypothermie, telles que nous l'entendons, mais d'une propriété propre à chaque humeur, la bonne température étant la cause efficiente qui permet que se fasse attraction, concoction, apposition, assimilation et qui doit être conservée par son semblable à l'inverse de la température *vitiée*, qui, elle, doit être combattue par son contraire. L'intempérature, nous dirions déséquilibre homéostasique, est source de maladie. Les tempéraments sont au deuxième rang des choses naturelles. Ils sont le résultat du mélange des quatre éléments, nous parlerions des constituants de la matière vivante : chaud, froid, humide et sec. Il y a neuf sortes de tempéraments : huit non tempérés et un tempéré. Parmi les tempéraments non tempérés : quatre sont simples, l'humide, le sec, le chaud, le froid. Quatre sont composés, l'humide et le chaud, le sec et le chaud, le froid et l'humide, le froid et le sec. Le tempérament tempéré ou égal est de deux sortes : l'un est tempéré simplement, l'autre est tempéré en chaque genre ou espèce. Le tempéré simple comprend une égale portion des éléments. Le tempéré en chaque genre ou espèce, est celui dans lequel se trouve une petite quantité d'éléments contraires, de cette moyenne résulte un équilibre naturel.

Cette classification joue empiriquement le rôle de nos constantes biologiques. Elle connaîtra diverses fortunes au cours des siècles sans jamais disparaître puisque de nos jours encore elle survit dans la physiognomonie dont le créateur, Giovanni Battista della Porta, codifie les règles et détermine les caractères par l'étude des traits du visage : *De humana physiognomonia libri IIII*, 1586.

Cardan s'intéresse au même sujet à travers l'astrologie. Comme nous le verrons, son ouvrage ne paraîtra qu'au dix-septième siècle illustré de huit cents portraits : *Metoposcopia ...*, Paris, 1658.

De son côté, l'espagnol Juan Huarte (1529-1588) élabore la caractérologie et la psychologie appliquée dans un ouvrage traduit en français sous le titre : *Anacrise ou parfait jugement & examen des esprits propres aux sciences*, Lyon, 1580.

XVIIème siècle : l'étrange bestiaire de Le Brun

Lazare Rivière (1589-1655), dans *Les observations de médecine ... qui contiennent quatre centuries de guérisons très remarquables ...*, Lyon, 1724, définit le tempérament sanguin comme carré, charnu, le visage floride, rougeaud, à pilosité faible, enclin aux hémorragies, imaginatif, optimiste, oublieux. Le tempérament bilieux est sec, maigre, le teint pâle, les cheveux peu abondants, enclin à vomir, vif d'intelligence, irritable de caractère. L'atrabilaire gracile, maigre, petit, le visage triste, le cheveu abondant, souffre souvent d'acidité gastrique. Inventif, ingénieux, doté d'une bonne mémoire, il est attiré par les sciences. Enfin, le pituiteux est obèse, large et mou. Sa peau est froide. Sa pilosité fine, souvent rousse. Peu de mémoire, beaucoup d'imagination : c'est l'archétype du tempérament féminin : Le *De humana physiognomonia* de Porta inspire à Charles Le Brun (1619-1690) un surprenant inventaire des instincts que l'homme partage avec les animaux, illustré d'étonnantes figures comparant des visages d'hommes à des têtes d'animaux : l'empereur Vitellius vis-à-vis d'une tête de hibou, Platon d'une tête d'épagneul. La physionomie d'un idiot est comparée à une hure de sanglier. Seuls les dessins de Le Brun conservés au Louvre seront publiés en 1806 sur ordre de Napoléon 1er (1769-1821), le texte de sa communication présentée à l'Académie de Peinture en 1671 ayant été perdu : *Dissertation sur un traité de C. Lebrun concernant le rapport de la physionomie humaine avec celle des animaux*, 37 planches, Paris, 1806.

XVIIIème siècle : Lavater et la Physiognomonie

On met la théorie au goût du jour et les iatro-mécaniciens, dont Frédéric Hoffmann (1660-1742) est le chef de file, attribuent les différents tempéraments au comportement des fibres qui, lorsqu'elles sont énergiques, suscitent un tempérament cholérique et, lorsqu'elles sont atones, expliquent un tempérament *phlegmatique* : *La médecine raisonnée,* Paris, 1739-1743.

Enfin Georg Ernst Stahl (1660-1734), créateur de l'animisme, individualise deux grands types de tempéraments, l'un riche en eau, l'autre sec. Il imagine une âme directrice de toutes les fonctions physiologiques, amalgame de toutes les archées vitalistes. Elle fait circuler le sang, battre le cœur, sécréter les glandes, contracter les muscles et s'exécuter toutes les fonctions : *Œuvres médico-philosophiques et pratiques*, Paris, 1859-1864.

Albrecht von Haller (1708-1777) donne une base expérimentale à la théorie des propriétés vitales et l'affermit solidement, distinguant trois propriétés : *1° La contractilité, qui n'est autre chose que la propriété physique que nous appelons aujourd'hui l'élasticité. 2° L'irritabilité, tout aussi mal dénommée. Ce nom désigne la contractilité musculaire des auteurs actuels. 3° La sensibilité. Haller n'édifie pas sur cette base le système général de la vie ; il est expérimentateur, physiologiste prudent et non philosophe hardi. Il considère les propriétés vitales qu'il a contribué à faire connaître comme capables d'expliquer un grand nombre de phénomènes vitaux, mais non pas de les expliquer tous :* Claude Bernard, *Leçons sur les phénomènes de la vie ...,* Paris, **2**, 443, 1879.

En revanche, les vitalistes, avec Paul Joseph Barthez (1734-1806), font de la répartition des forces du principe vital la composante éminemment variable du tempérament de chaque individu qui sera de façon aléatoire sanguin, bilieux, lymphatique ou nerveux par excès, par défaut ou par déviation en cas de maladie : *Oratio academica de principio vitali hominis* ..., Montpellier, 1773, texte de 28 pages dans lequel apparaît pour la première fois le terme *principe vital.*

Un peu plus tard, Johann Caspar Lavater (1741-1801) connaît une immense popularité grâce à son ouvrage *Von der Physiognomik*, 1772. Ce pasteur protestant se vante de pouvoir déterminer le caractère selon les traits du visage. On lui fait ainsi analyser la physionomie d'un redoutable malfaiteur : il conclut innocemment qu'il s'agit d'un parangon de vertu !

XIXème siècle : les bosses de Gall

Inspirés par les travaux de Lavater et partant de l'hypothèse selon laquelle le crâne se moule sur le cerveau et détermine un rapport entre les saillies de la surface du crâne et celles de la substance cérébrale, Franz Josef Gall (1758-1828) et Johann Caspar Spurzheim (1776-1832) publient de 1810 à 1819, une *Anatomie et physiologie du système nerveux en général, et du cerveau en particulier*, quatre superbes atlas in-folio dont les gravures sur cuivre restent admirables, le quatrième volume représentant les têtes de personnages célèbres.

Ils seront suivis en France par François Joseph Victor Broussais (1772-1838), créant la cranioscopie ou phrénologie qui, nous le verrons, sera à l'origine de la théorie des localisations cérébrales : *Cours de phrénologie*, Paris, 1836. Dans cet ouvrage, Broussais voit dans l'application de la phrénologie un moyen de déceler divers penchants, diverses prédispositions susceptibles d'être éduquées, développées ou corrigées.

Néanmoins, l'Ecole Anatomo-Clinique et son initiateur, François Marie Xavier Bichat (1771-1802), ne sont pas convaincus de la validité de ces théories : ainsi l'élève de Desault, en introduisant dans la pathologie la notion de maladie de système, assène-t-il un coup sévère aux théories humorales : le *Traité des membranes,* paru à Paris au début de nivôse an VIII (décembre 1799), dont Flourens dira que ce fut un *démêlement admirable.* Toutefois, certains restent fidèles à ces vieilles notions bien commodes quand on est à court d'arguments pour expliquer telle ou telle pathologie.

Jean Noël Halle (1754-1822) est de ceux-là, qui reconnaît trois principaux tempéraments anatomiques : le vasculaire, le musculaire et le nerveux associés à des tempéraments partiels caractérisés par la prédominance de telle ou telle partie du corps comme le céphalique, le thoracique, l'abdominal : *Traité d'hygiène*, Paris, 1855, écrit en collaboration avec Tourtelle.

Auguste François Chomel (1788-1858), peu réceptif aux nouveautés, mais fin clinicien, admet toujours les quatre tempéraments classiques : sanguin, lymphatique, nerveux et bilieux : *Elémens de pathologie générale*, Paris, 1817.

Jean Léon Rostan (1790-1866) tente d'expliquer chaque tempérament par la physiologie prédominante de telle ou telle fonction organique. Il individualise les digestifs, les vasculaires, les respiratoires, les encéphaliques, les locomoteurs, les génitaux, et un tempérament général qu'il qualifie : d'atonie : *Cours élémentaire d'hygiène*, Paris, Bruxelles, 1828.

Alfred Luton (1830-1896) ébauche un système qui pour la première fois tient compte de la sexualité et de l'environnement : un tempérament dit critique masculin ou féminin, un tempérament adulte ou paternel et maternel, un tempérament de conservation : *Nouveau dictionnaire de médecine et de chirurgie pratique, illustré de figures intercalées dans le texte, sous la direction du Dr. Jaccoud*, Paris, 1883, **35**, article de 12 pages sur l'historique, la synthèse, la pathologie et la thérapeutique liés au tempérament.

Plus tardivement encore, le lyonnais Claude Sigaud (1826-1921) lance l'idée que le milieu seul détermine les quatre types de tempéraments dominants acquis ou héréditaires : respiratoire en relation avec le milieu atmosphérique, digestif lié au type d'alimentation ; musculaire déterminé par la pesanteur et enfin cérébral sous la dépendance du milieu social : *Une manifestation pathologique,* selon lui, *est dépourvue de signification lorsqu'on la considère en elle-même : son pronostic et sa thérapeutique varient avec son étiologie et celle-ci est déterminée par la validité constitutionnelle et absolue des divers appareils organiques et les dépenses énergétiques accomplies par chacun d'eux au moment considéré* : *La forme humaine. Sa signification*, Paris, 1914 … Intuition de l'épigénétique ?

Cette conception anti-héréditaire sera reprise par les constitutionnalistes russes qui substitueront les types morphologiques aux tempéraments des vieux auteurs. La confirmation des lois de Johann Mendel (1822-1884) par les travaux de Thomas Hunt Morgan (1866-1945), Prix Nobel 1933 de physiologie et de médecine, rendra obsolète toute classification arbitraire basée seulement sur le morphotype et contraindra ses partisans, en dehors des empiriques, à admettre chez l'individu, en raison de l'hérédité et des hasards de l'environnement, une telle variété de phénotypes que toute tentative de classement fondée sur l'apparence extérieure est conjecturale. Précisons qu'elle survivra chez Freud et ses adeptes[2].

Les humeurs

Humeur est tout ce qui est fluxile, coulant, liquide ; tant corps de l'homme que de toutes bestes ayans sang lequel est naturel ou contre nature.

On trouve dans l'ensemble du corps quatre humeurs : le sang, la bile, l'atrabile et la pituite ou phlegme. Le sang, semblable à du vin, est purifié des deux éléments qui le rendraient impropre à la nutrition de l'organisme (la bile et l'atrabile) par la vésicule biliaire en ce qui concerne la bile ou cholère jaune et, par la rate en ce qui concerne l'atrabile ou humeur mélancholique. Leur mélange forme la masse sanguinaire dont Galien souligne l'analogie avec les constituants du vin nouveau : la fleur du vin, en surface, est semblable à la bile, humeur subtile, jaune d'or ; la lie est comparable à l'atrabile, toujours au-dessous du fait de sa pesanteur ; l'aquosité du vin tient du même principe que la pituite qui se métamorphose sous l'action de la bonne chaleur du corps, en sang purifié ; enfin la bonne liqueur vineuse, elle-même partie la plus louable du vin, est pareille au sang, la plus élaborée des humeurs. Les quatre humeurs correspondent aussi aux quatre saisons, aux quatre parties du jour et aux quatre tempéraments, comme nous venons de le voir.

Peut-être faut-il chercher dans la cosmogonie hindoue, trois mille ans avant Jésus-Christ, l'origine du système humoral pour lequel le macrocosme

---

2 R. Teyssou, *Freud, médecin imaginaire ... d'un malade imaginé,* Editions l'Harmattan, 2014.

et le microcosme ont cinq éléments en commun : l'air (influx nerveux, force vitale); le feu (système circulatoire, chaleur) ; l'eau (enduit muqueux des surfaces corporelles), la terre et l'éther ou espace. Certains de ces constituants ont leurs correspondances dans le panthéon indien : Vishnou, bleu, comme l'air, conservateur de la vie ; Brahma, rouge, comme le feu, source de vie ; Shiva, blanc, comme l'eau ou la pituite froide, destructeur, comme la glace anéantit la vie. L'équilibre de ces trois éléments suppose une harmonie vibratoire entre l'air neutre, le feu positif, et l'eau négative. Est-elle perturbée que la maladie se manifeste. La doctrine du principe humoral quaternaire qui lui succède est formulée dès le cinquième siècle av. J.-C. par le médecin grec Alcméon de Crotone et s'inspire des théories d'Héraclite.

Platon (-428/-348), dans Le Timée, peut-être à l'instigation de Démocrite (-460?/-370?), imagine la théorie des figures élémentaires qui assimile les quatre éléments à des solides polyédriques issus du triangle : *tétraèdre* ou pyramide pour le feu ; *octaèdre* pour l'air ; *icosaèdre* (20 faces) pour l'eau et *cube* pour la terre. Ces éléments peuvent se combiner ou se dissocier donnant des triangles de formes et de dimensions d'une infinie diversité. De la même façon, dans l'organisme, ils peuvent changer dans tous les sens : les froids devenir chauds, les secs devenir humides, les lourds, légers. Quand ces phénomènes s'effectuent selon une loi régulière qui préserve l'intégrité de l'organisme, c'est l'état de santé. Sinon, le corps s'altère et c'est l'état de maladie. Ainsi, un ordre naturel préside à la genèse des chairs et des tendons à partir du sang : les tendons proviennent des fibres auxquelles ils ressemblent et les chairs naissent du résidu qui se coagule après s'être séparé des fibres. A l'inverse, quand la chair se liquéfie et déverse ce liquide dans les vaisseaux, elle dénature le sang et l'air qu'ils contiennent. Toujours selon Platon, le corps humain est constitué d'un contenant, les solides ; d'un contenu, l'humide et d'un mouvement : le souffle. Le contenu est formé des quatre humeurs cardinales : le sang, la pituite ou phlegme, la bile ou cholère et l'atrabile. Leur mélange en proportions convenables se tempère : c'est la crase, autrement dit la santé. En revanche, que se manifestent une rétention anormale, une production excessive, une séparation ou une prédominance de tout ou partie de l'une d'entre elles, et c'est la dyscrasie, c'est-à-dire, la maladie.

Alors que l'école hippocratique conçoit la maladie comme une réaction du vivant et cherche à éclairer le diagnostic et le pronostic par l'observation des fluides, des crises ou de la coction, les galénistes trouvent la cause des maladies dans l'altération des humeurs et bâtissent une pathologie conventionnelle négligeant l'observation de la nature au profit de raisonnements scolastiques. Les chimistes du seizième siècle malmènent le galénisme tout en le plagiant : la cause des maladies réside bien toujours dans une combinaison instable ou dans une altération des alcalis, des acides et des sels qu'ils imaginent se combiner dans le corps comme dans leurs récipients alchimiques. Ainsi la nosologie paracelsienne comprend-elle des entités pathologiques tout aussi imaginaires que celles des traités classiques, mais innovantes dans leur formulation.

XVIIème siècle : Homme Chimique contre Homme Mécanique

Inspiré par Paracelse, François de le Boë dit Sylvius (1614-1672) décrit cinq principes humoraux : trois actifs qui dirigent tous mouvements dans les corps naturels et sont : le mercure ou esprit car volatil comme l'esprit de vin rectifié ; le soufre, inflammable, doux et amer, qui peut être fixe ou volatil ; le sel correspondant à tout ce qui peut être inciné ; âcre, il peut également être volatil s'évaporant pour se déposer sur les parois de l'alambic ou bien fixe résistant à la combustion sans s'altérer. Les deux principes passifs sont la phlegme ou pituite, liqueur aqueuse et insipide que seul un feu très fort peut volatiliser ; la terre, épaisse, sèche, stable dans cet état quel que soit le traitement subi. Ils n'agissent que par eux-mêmes et reçoivent des premiers la place qu'ils doivent occuper. De le Boë privilégie dans la production des maladies l'acidité ou l'alcalinité des humeurs, sans que nous puissions voir un seul instant une préfiguration de l'équilibre acido-basique. Non, il pense simplement que la cause première de la fièvre est due à la présence d'un principe âcre excitant le coeur ; que l'inflammation est due à la stagnation du sang dans les vaisseaux entraînant l'évaporation d'un principe volatil qui en neutralise normalement l'acidité ou la salinité avec production d'une effervescence chaude génératrice de suppuration : *Opera medica*, Genève, 1681.

Les découvertes anatomo-physiologiques du XVIIème siècle vont contraindre les médecins à remettre en cause leur interprétation du système humoral comme nous le verrons à propos de la pathologie. William Harvey joue un rôle déterminant dans ce changement en démontrant scientifiquement la circulation sanguine. Soudain le sang n'est plus animé de ce mouvement pendulaire de flux et de reflux comparable à celui qui gonfle et dégonfle le détroit de l'Euripe comme l'écrit le Maître de Cos, mais que : *... Sanguinem circumire, revolvi, propelli & remeare, a corde in extremitates & inde in corrursus & sic quasi circularem motum peragere manifestum puto fore.* (le sang tourne et roule sur lui-même, est chassé du coeur aux extrémités et retourne ensuite au coeur, accomplissant ainsi un véritable mouvement circulaire). Le *De motu cordis* et sa date de parution : 1628 représentent des jalons incontournables et décisifs de l'histoire des sciences médicales. Comble de bouleversement, ce sang jusqu'ici d'humeur vagabonde, non seulement trouve un lit mais encore renie ses origines hépatiques ! En effet, la découverte des lymphatiques par Gasparo Aselli (1581-1626) en 1621 puis celle de l'abouchement dans la veine sous-clavière gauche du canal thoracique issu du réservoir du chyle par Jean Pecquet (1622-1674) en 1647 rend insoutenable l'hypothèse du circuit amenant directement le chyle dans le foie qui le transformerait en sang. La glande hépatique, détrônée, n'est plus qu'une vulgaire machine à extraire la bile du sang. Cet énigmatique parenchyme hépatique, on commence à le regarder de plus près à l'aide des premiers microscopes : de substance amorphe il acquiert soudain une structure complexe sous l'oeil attentif d'Antonj van Leeuwenhoeck (1632-1723) : Microscopical observations about blood ... Cuticula, *Philosophical transactions*, p.121, 1674, et de Marcello Malpighi (1628-1694). A travers les lentilles des premiers microscopes, ils découvrent également les globules rouges et, surtout grâce à Malpighi, les capillaires sanguins où ils se bousculent. Le *De Pulmonibus observationes anatomicae*, Bologne, 1661, couronne ainsi l'œuvre de William Harvey.

Dès lors, deux clans vont s'opposer pour expliquer le fonctionnement du corps humain : d'un côté les partisans de l'homme mécanique, de l'autre ceux de l'homme chimique. Ils se trompent tous avec un enthousiasme à la mesure de leurs naïves convictions.

Les premiers ramènent l'anatomie et les phénomènes vitaux à l'assemblage et au jeu de cordages, de leviers, de bielles, de pompes aspirantes et foulantes, de tubulures et de clapets. Ils constituent la secte des iatro-mécaniciens où s'illustre notamment Giovanni Alfonso Borelli (1608-1679), leur chef de file, élève de Galilée et maître de Morgagni. Membre de l'Académie Del Cimento, fondée par des disciples de son illustre patron, il décide d'appliquer les lois de la physique et des mathématiques à l'étude expérimentale de la physiologie. Il compare l'action des muscles sur les os à celle d'une force s'exerçant sur un levier ; il assimile l'action du coeur pour vaincre la résistance des petits vaisseaux à celle d'une pompe obéissant aux principes de l'hydraulique : *De Motu animalium, pars prima*, Rome, 1680 ; *Pars altera*, Rome, 1681. Lorenzo Bellini (1643-1704) : *Opera omnia*, Venise, 1708, applique la mécanique et le calcul à la physiologie.

Giorgio Baglivi (1668-1707) : *Opera omnia medico-practica et anatomica. Edito inter quamplurimas emendatissima ; in qua praeter dissertationes, & alios tractatus ultimis editionibus adjunctos ; quae sunt ejusdem Baglivi canones de medicina solidorum ; dissertatio de progressione Romani terraemotus ; de systemate, & usu motus solidorum in corpore animato ; de vegetatione lapidum, & analogismo circulationis maris ad circulationem sanguinis. I De catameniis & c. accedunt. Index rerum verborumque ...*, Venise, 1754, et Frédéric Hoffmann : *Opera omnia physico-medica...index tomes distributa. Operum omnium physico-medicorum supplementum in tres partes distributum, Operum omniun...in duas partes distributum,* Genève, 1748, 1753, 1754, seront ses émules.

Leurs principaux adversaires, suivant la voie déjà tracée par Paracelse, sont Johann Baptist Van Helmont : *Les œuvres de Jean Baptiste Van Helmont traitant des principes de médecine et de physique pour la guérison assurée des maladies* ..., Lyon, 1670 et François de Le Boë (1588-1672). Ils pensent tous deux, comme Nicolas Lémery (1645-1715), que les corps vivants sont régis par les affinités entre les cinq principes des choses naturelles : l'eau, l'esprit, l'huile, le sel et la terre. L'esprit ou mercure imprime aux autres éléments leur mouvement : son excès entraîne la corruption. L'huile ou soufre adoucit l'acrimonie des sels. Le sel, quant à lui, est à l'origine de la consistance et du poids des humeurs dont l'eau ou phlegme dilue et modère l'agitation. La terre enfin, ou *teste morte*, qui ne peut jamais être totalement purifiée retient toujours quelque esprit.

Thomas Willis (1621-1675) en Angleterre, *Opera omnia, nitidus, quam unquam hactenus edita, plurimum emendata, indicibus rerum copiosissimis ac dinstinctione characterum exornata ...*, Amsterdam, 1682, et Pierre Chirac (1650-1732) en France : *Dissertations et consultations médicales*, Paris, 1744-1755, ajoutent quelques ferments et font du corps humain un alambic bouillonnant, siège de luttes acrimonieuses et comburivores entre humeurs acides et alcalines.

Raymond Vieussens (1641-1715) dans son *Traité des liqueurs du corps humain*, Toulouse, 1715, applique cette notion de fermentation à la fabrication du sang qu'il situe dans le coeur. Il estime que ce phénomène se poursuit dans les vaisseaux où le sang véhicule diverses liqueurs qu'il apporte à l'organisme, les unes le soutenant : les récréments, les autres le perturbant par défaut de séparation de leurs constituants ou par leur retour dans les vaisseaux sanguins : les excréments. Ceux-ci, appelés aussi humeurs superflues, sont chauffés en permanence par la masse sanguine qui empêche ainsi leurs effets nocifs sur l'économie du corps. De surcroît, les excréments peuvent être purement excrémentiels et dans ce cas ils n'entrent jamais dans la masse du sang : il en est ainsi des urines ; ou en partie excrémenteux, en partie récrémenteux, telle la bile.

XVIIIème siècle : de Stahl et Baume à Lavoisier et Fourcroy

Georg Ernst Stahl pense que la matière, totalement passive, est stimulée par un principe immatériel, l'âme. Il privilégie le symptôme comme acte de défense de l'organisme qu'il faut non seulement respecter mais aider, encourager, éventuellement réaliser artificiellement, notions révolutionnaires pour l'époque. D'autre part s'il admet avec les autres chimistes contemporains que les corps soient constitués de soufre, de mercure, d'eau, d'huile et de terre, il y ajoute le phlogistique ou principe du feu fixé dans la matière à l'état stable et libéré par la combustion : *Theoria medica vera*, Halle, 1707 ; *Demonstratio de Mixti et Vivi Corporis vera diversitate*, Halle, 1707 ; *Œuvres médico-philosophiques et pratiques*, Paris, 1859-1864.

Hermann Boerhaave (1668-1738) : *Institution de médecine de Mr Herman Boerhaave, seconde édition avec un commentaire de M. de la Mettrie*, Paris, 1743-1750, juge que les parties solides des corps sont constituées de terre et d'eau et que ce sont les humeurs qui les imbibent et fournissent les principes chimiques obtenus par l'analyse. Antoine Baumé (1728-1804) dans ses *Elémens de pharmacie théoriques et pratiques le tout suivi d'une nouvelle appendice où l'on donne plusieurs des principes fondamentaux de la doctrine chimique moderne,* Paris, 1795, admet quatre éléments : le feu, l'eau, l'air et la terre. Le phlogistique, produit de la destruction des corps organisés, résulte de la combinaison de la terre et du feu. Nous verrons comment Antoine Laurent Lavoisier (1743-1794) mettra fin au règne du phlogistique et démontrera que seul l'oxygène est utilisé pour la respiration avec rejet d'eau, de gaz carbonique et production de chaleur, l'azote seul restant intact : il présente, le 3 mai 1777, son mémoire devant l'Académie des sciences : Expérience sur la respiration des animaux et des changements qui arrivent à l'air en passant par leurs poumons, dans laquelle il prouve que la respiration est une combustion. Antoine François Fourcroy (1755-1809) met à profit les progrès de l'analyse chimique et montre qu'en utilisant la dessiccation lente et les solvants on peut extraire les constituants de la matière vivante sans les dénaturer. Il analyse ainsi le caillot sanguin, le sérum, l'urine donnant naissance à la chimie organique : *Elémens d'histoire naturelle et de chimie*, Paris, 1789.

XIXème siècle : Les humeurs des physiologistes et celles des chimistes

Les physiologistes

Xavier Bichat reprend les idées de Vieussens à propos des fluides de composition et de décomposition. Il ne parle plus des humeurs. Sa terminologie ébauche une théorie métabolique de synthèse ou de dégradation de la matière vivante. Il évoque en effet des fluides de composition et de décomposition, issus soit de l'organisme lui-même, soit du milieu extérieur. Dans un cas comme dans l'autre ces fluides peuvent entrer dans la composition des organes ou contribuer à leur altération. Ainsi la sueur et les urines qui peuvent faciliter l'élimination des fluides morbifiques peuvent également susciter la maladie quand ils rentrent contre l'ordre naturel dans l'économie, comme quand la bile passe dans la masse du sang. Il ajoute que si la cause des maladies siège dans les fluides, c'est dans les solides qu'il faut en chercher les stigmates. Il concilie solidisme et humorisme. Malheureusement, son vitalisme le dissuade d'appliquer les techniques de la physique et de la chimie à l'étude de la matière vivante : *Recherches physiologiques sur la vie et la mort,* Paris, an VIII (1799-1800).

Inspiré par François Chaussier (1746-1828), François Magendie (1783-1855) hostile à l'utilisation du microscope, accentue le démembrement des humeurs et adopte une classification reposant sur le mode de formation des différents fluides : le sang, la lymphe, les fluides perspiratoires (transpiration cutanée, sécrétions des membranes séreuses, synoviales, muqueuses, du tissu cellulaire, des cellules graisseuses, des membranes médullaires, de l'intérieur de la thyroïde, du thymus) ; les fluides folliculaires (la sécrétion grasse de la peau, le cérumen, le mucus des glandes et follicules muqueux, des amygdales, des glandes du cardia, de la région anale, de la prostate) ; les fluides glandulaires (larmes, salive, suc pancréatique, bile, urine, sperme, lait, liquide surrénalien, chyle et chyme). Il démontre pourtant en 1821 que les liquides organiques et certaines particules peuvent être absorbés par les vaisseaux sanguins ou par les lymphatiques.

Julien Jean César Legallois (1770-1814) dans sa thèse intitulée : *Le sang est-il identique dans tous les vaisseaux qu'il parcourt ?* Paris, 1801 indique qu'il est identique dans les artères mais que chaque organe restitue un sang veineux différent. En revanche, la fonction régulatrice des reins et des poumons lui échappe totalement.

A François Magendie, *Phénomènes physiques de la vie. Leçons professées au Collège de France*, Paris, 1842 et surtout à Claude Bernard : *Leçons sur les propriétés physiologiques et les altérations pathologiques des liquides de l'organisme,* Paris, 1859, il reviendra de déterminer les principes qui régissent la répartition des composants organiques et d'y mettre bon ordre en démontrant l'existence du milieu intérieur et des mécanismes qui en assurent la stabilité : *Tous les liquides circulants, la liqueur du sang et les fluides intra-organiques constituent en réalité ce milieu intérieur ... à mesure que l'organisme devient plus parfait, le milieu organique se spécialise et s'isole en quelque sorte de plus en plus du milieu ambiant.* Claude Bernard définit l'autonomie physiologique : *La fixité du milieu intérieur est la condition de la vie libre, indépendante.*

Les chimistes

En 1812, Jean Baptiste Biot (1774-1862) découvre la polarisation rotatoire. En 1845, il conseille l'usage du polarimètre pour reconnaître la présence du sucre dans les liquides *: Sur les modifications qui s'opèrent dans le sens de la polarisation des rayons lumineux lorsqu'ils sont transmis à travers des milieux liquides ou solides,* Extrait du Journal des savants, 1846, Paris, Imprimerie Royale, 1846.

Michel Eugène Chevreul (1786-1889) identifie en 1815 comme du glucose le sucre des urines des diabétiques : Note sur le sucre de diabètes, *Annales de chimie*, **95** et isole le cholestérol des calculs biliaires : Recherches chimiques sur plusieurs corps gras et particulièrement sur leur combinaison avec les calculs ..., *Annales de chimie,* **95**, puis approfondit ses travaux sur les lipides : *Recherches chimiques sur les corps gras d'origine animale*, Paris, 1823, où il sépare les acides gras et le glycérol des tissus adipeux. En 1832, il isole la créatinine du tissu musculaire : Rapport sur le bouillon de la compagnie hollandaise, *Paris. Mus. Hist. nat. N. Ann. I*, 1832, 283-305 ; *Journal de Pharma.,* **XXI**, 1835, 231-242.

Jean-Baptiste Dumas (1800-1884) avec son *Essai de statique chimique des êtres organisés*, Paris, 1841, et Justus von Liebig (1803-1873) avec son traité *Die organische Chemie in ihrer Anwendung auf physiologie und Pathologie*, Brunswick, 1842, (Chimie organique appliquée à la physiologie et à la pathologie), écrivent deux des ouvrages fondateurs de l'analyse chimique de la matière vivante.

Les parties, les facultés, les actions et les esprits

Les parties correspondent aux constituants anatomiques et fonctionnels du corps. Elles sont définies par leur tempérament similaire ou instrumentaire.

Sont de tempérament similaire : les os, les cheveux, les cartilages, les tendons, les ligaments, les veines, les artères et les membranes qui sont froids et secs ; la chair, le sang, l'haleine qui sont chauds et humides ; les tuniques des vaisseaux sanguins qui sont froides de nature, mais réchauffées par le passage du sang qui, lui-même, prend sa chaleur du coeur.

Sont de tempérament instrumentaire, le coeur dont la nature est d'être chaud et humide car il est rempli de sang ; le foie car il est charnu et sanguin ; le cerveau qui est froid et humide ; le poumon, la rate et les reins qui sont chauds et humides.

Les qualités secondes qui permettent de connaître les tempéraments, sont engendrées par la conjonction des premières qualités au nombre de quatre : les visibles (les couleurs) ; les olfactives (les odeurs) ; les gustatives (les saveurs) ; les palpables (le toucher). (Fuchs & Gutierrez de Godey, *Le trésor de la médecine, tant théorique, que pratique ... Œuvre fort singulière pour le secours du corps humain ...*, Poitiers, 1560.).

Ces quatre parties instrumentales principales sont servies par quatre autres parties instrumentales accessoires : les nerfs au cerveau, les artères au coeur, les veines au foie, les vases séminaires aux couillons. Toutes les parties du corps humain ont besoin de veines et d'artères pour la conservation de leur substance. Les veines nourrissent ; les artères modèrent la chaleur naturelle.

Les facultés naturelles possèdent quatre propriétés : attractives qui attirent le suc le plus convenable à la partie ; rétentrices qui retiennent le suc jusqu'à ce que la coction l'ait transformé en la substance de la partie qu'il nourrit ; expulsives qui mettent de côté, après digestion et concoction, le superflu et jettent dehors les *excrémens* ; formatives, qui participent à la génération puis à la formation de l'enfant. Les facultés sont la puissance d'agir : ainsi, la faculté animale permet à l'organisme d'effectuer toutes ses fonctions habituelles. La faculté vitale est chargée de la nutrition, de la croissance et de la reproduction. La faculté naturelle met les organes en état d'effectuer les actions auxquelles ils sont destinés. Chaque organe possède sa propre faculté de rétention, d'expulsion ou d'attraction. Les faits seront ainsi accompagnés d'un joli nom et d'une explication inductive. Pour quelle raison le foie puise-t-il dans l'intestin le chyle dont il fait du sang ? Parce qu'il possède la faculté attractive ! Pourquoi l'utérus renferme-t-il le foetus durant neuf mois ? Parce qu'il recèle la faculté rétentrice … et pourquoi le chasse-t-il finalement dehors ? C'est qu'il possède la faculté expultrice ! Les facultés sont donc la cause d'où provient et dont procède l'action. On en dénombre trois : les facultés animales, qui président aux sens et aux mouvements, partent du cerveau et se distribuent au corps par les tuyaux et conduits des nerfs ; les facultés vitales qui sont chaleur, proviennent du coeur et diffusent dans l'organisme par les artères ; les facultés naturelles qui concernent alimentation et nourriture, siègent dans le foie qui les distribue dans tous les organes par le réseau des veines.

Les actions procèdent des facultés : concoction, digestion, sanguification. Elles sont volontaires comme la marche ou le parler ou involontaires comme les mouvements du coeur et des artères.

Les esprits, substances subtiles, aérées, claires, sont produits par la portion la plus déliée du sang : l'esprit animal siège dans le cerveau et procure mouvement et sentiment c'est l'esprit sensitif ; l'esprit vital siège dans le coeur et diffuse par les artères la chaleur à tout le corps. Il engendre l'esprit animal par le *rete mirabilis*, réseau vasculaire de la base du cerveau. L'esprit naturel, issu du foie, distribué par les veines, fait double emploi avec l'esprit animal. A ce titre, il est rejeté par Leonhardt Fuchs contre l'avis de Galien : fonction végétative : *Le trésor de la médecine, tant théorique, que pratique ... Œuvre fort singulière pour le secours du corps humain ...*, Poitiers, 1560.

XVIIème siècle : Descartes, Glisson

On retrouve ces apriorismes galéniques chez René Descartes (1596-1650) qui soutient encore que la vie ne consiste pas dans le mouvement des muscles mais dans la chaleur qui est dans le coeur. A son crédit reconnaissons une tentative d'application des sciences exactes à l'étude de la physiologie qui, malheureusement, aboutit à la conception de l'homme machine, régi par les lois de la physique réduisant l'organisme à un simple mécanisme d'horlogerie : *Discours de la méthode pour bien conduire sa raison et chercher la vérité dans les sciences*, Leyde, 1637 suivi, en 1644 des *Principia philosophia*, parus à Amsterdam, qui confirme les convictions iatro-physiques et mécaniques de l'auteur. Pour l'auteur du *Discours de la méthode*, l'objectif de la science est l'action *: Connaissant la force et les actions du feu, de l'eau, de l'air, des astres, des cieux et de tous les autres corps qui nous environnent ..., nous les pourrions employer à tous les usages auxquels ils sont propres, et ainsi nous rendre maîtres de la nature.*

En revanche, vers 1654, le médecin anglais Francis Glisson (1597-1677) remarque les phénomènes vitaux qui permettent à l'être vivant de réagir contre les divers stimuli qu'il subit. Il attribue aux tissus, par exemple au muscle cardiaque, une propriété commune à toutes les fibres animales, qu'il nomme irritabilité. Trois autres qualités caractérisent les constituants de la matière vivante : perception, appétition (tendance à une fin) et motricité : *Tractatus de natura substantiae energetica ; seu de vita naturae, ejusque tribus primis facultatibus ...*, Londres, 1672.

XVIIIème, XIXème siècles : d'Albrecht von Haller à Claude Bernard

Glisson ouvre la voie à Albrecht von Haller qui donne le premier une base expérimentale à la théorie des propriétés vitales : la contractilité, l'irritabilité et la sensibilité. Son originalité, c'est l'abandon de l'étude, chère aux médecins de la Renaissance, de l'essence des propriétés vitales soumises à l'observation. Seul l'intéresse leur comportement au cours de l'expérience : *Primae lineae physiologiae*, Göttingen, 1747 puis, en 1753, publication des Experimenta de sentientibus et irritabilibus, quorum corollaria sunt sermones de partibus irritabilibus dictis, in *op. minor **I*** et traduit en français pas Tissot en 1756 à Lausanne. Il donnera une liste de ses découvertes dans le premier des 8 volumes du *De partium corporis humani precipuarum Fabrica et functionibus opus quinquaginta annorum,* Berne, 1778, **I**, 35-42, édition ultime de sa physiologie.

Son contemporain, Hyeronimus David Gaubius (1705-1780), auteur des très remarquées *Institutiones pathologiae medicinalis*, Leyde, 1758, assimile le principe vital à l'irritabilité. C'est le premier traité de pathologie générale. L'auteur, à la fois solidiste, humoriste, chimiste et iatro-mécanicien étudie les effets des semences morbides qui préexistent dans l'organisme et le prédisposent à la maladie. Il admet l'existence de semences identiques dans l'environnement. Il pense qu'elles sont la cause de l'épaississement, de la désorganisation et de l'acrimonie des humeurs.

A la fin du XVIIIème siècle, Bichat, tout en approfondissant cette quête des propriétés vitales, tout en distinguant divers types de contractilité dans les différents tissus dont il donne une classification qui préfigure l'histologie, (Claude Bernard a dit qu'il avait opéré une véritable décentralisation du principe vital), n'échappe pas à l'écueil du vitalisme de Stahl ou de Barthez quand il affirme : ... *Les propriétés physiques étant fixes, constantes, les lois des sciences qui en traitent sont également constantes et invariables. On peut les prévoir, les calculer avec certitude. Les propriétés vitales ayant pour caractère éventuel l'instabilité ... on ne peut rien prévoir, rien calculer de leurs phénomènes : Anatomie générale appliquée à la physiologie et à la médecine* ..., Paris, An X (1801). Cette erreur conduirait à la négation même de la science physiologique, pour la cantonner dans le domaine de l'indéterminé et de l'aléatoire.

Ce mode de raisonnement est bien éloigné de celui de Claude Bernard (1813-1878) pour qui l'irritabilité est la propriété de l'élément vivant d'agir suivant sa nature sous une provocation étrangère, ce qui l'amènera à étudier expérimentalement les conditions physiques et chimiques qui entraînent et commandent les phénomènes de la vie et non plus à spéculer sur la force vitale : *Un phénomène dont le déterminisme est entièrement établi, devient une chose immuable dont on peut prédire rigoureusement dans tous les cas où se trouveront réalisées les circonstances de sa production ; il comporte une certitude absolue.*

Physiologie de la digestion

Le tube digestif

La langue est destinée à lier et assembler les morceaux des viandes broyées par la mastication et à discerner les saveurs.

L'œsophage, qui commence après la racine de la langue, sert de passage à la viande (toute espèce d'aliment) et aux breuvages dont le corps se nourrit. Le sommet de l'œsophage est appelé *fauces*. L'œsophage est composé de nerfs et de chair : par nerf il faut entendre la membrane intérieure de l'œsophage composée de filaments qui peuvent se dilater aisément lorsque la viande descend à l'intérieur et qui concourt à l'envoyer plus facilement dans l'estomac. L'extrémité inférieure de cet œsophage est appelée, par certains, estomac, par d'autres, bouche ou orifice du ventricule ou portier du haut ou même, pour certains, coeur en raison de la proximité du coeur : d'où la dénomination actuelle de cardia. Très charnu, il est commandé par la sixième paire de nerfs du cerveau. (Etienne).

L'estomac ou ventricule est tapissé à l'intérieur d'une tunique nerveuse qui a la faculté d'attirer, de retirer, de retenir et d'expulser selon la nature de ses filaments : les filaments droits attirent la viande, les filaments obliques la retiennent et la gardent et enfin les filaments transverses expulsent et renvoient ce qui est inutile. Au fond de cette tunique intérieure se trouvent des rides qui freinent la descente de la viande de peur qu'elle n'évacue l'estomac trop rapidement. L'estomac est lié au cerveau par les nerfs, à la bouche par l'œsophage et au coeur par les artères, au foie par la rate à cause des veines qu'il reçoit. Tout ce qui séjourne dans l'estomac pour cuire, est conservé par le pylore ou portier ou encore portenier. L'estomac est relié au cerveau par deux grands nerfs sortant de la sixième conjugaison du cerveau. L'estomac effectue la chylification qui est la conversion ou transmutation de la viande reçue et cuite à perfection en une substance qu'on appelle jus ou suc (cremor) puis en chyle qui est une substance blanche. Il est chauffé par le foie car, constitué de substances nerveuses, il n'a pas la propriété chaleureuse des parties charnues.

Le chyle, passé dans l'intestin, va au foie par les veines mésaraïques. La glande hépatique transforme le chyle en sang et en extrait la bile jaune qui va à la vésicule biliaire, le chyle noir qui va à la rate et la pituite qui va au rein. Cette transformation s'effectue par un phénomène semblable à la fermentation du raisin. Par ailleurs, pour stimuler l'appétit, la rate communique avec l'estomac par un gros conduit veineux par lequel regorgent quelques portions d'humeur mélancolique qui suscitent la faim et fortifient le ventricule. Les veines et les artères mésaraïques sont multiples au niveau du jéjunum : elles épuisent le chyle qui descend de l'estomac d'où il est tiré dans le foie. La bile par son acrimonie racle et nettoie cet intestin et l'irrite de telle façon qu'il expulse les matières fécales. Par contre, l'iléon contient beaucoup de matières car il ne reçoit pas autant de vaisseaux que le jéjunum. Le rôle de l'intestin est le même que celui du ventricule : il distribue le chyle par les veines mésaraïques et retient les excréments jusqu'à ce qu'ils soient expulsés.

Le foie fabrique le sang : il est source et origine des veines. Il est composé de veines, d'artères, de nerfs, de tuniques et de substances appelées gros sang coagulé : *parenchyma.* Il est de tempérament froid et humide. Il transforme le chyle en sang (seconde concoction). De la séparation du chyle naît, nous l'avons vu, la bile jaune qui va à la vésicule biliaire, la bile noire qui va à la rate et la pituite qui se distribue aux autres organes dont les reins. La vessie du fiel (vésicule biliaire) est de tempérament froid. Elle stimule l'intestin pour lui permettre d'expulser les excréments en repurgeant et vidangeant la *cholère* dans l'intestin. Elle a également pour fonction de recueillir et, pour certains, de séparer l'humeur bilieuse dite naturelle mais excrémentielle d'avec le sang par l'intermédiaire de ses fibres droites, comme le font les reins pour l'urine. En ce domaine Gabriello Faloppe (1523-1562), *Observationes anatomicae*, Venise, 1561, estime que la vessie du fiel n'a pas la variété de fibres dotées de cette propriété que lui attribue André Vésale (1514-1564) dans le livre V, figure XIII de la *Fabrica libri septem,* Bâle, 1543.

Le pancréas, corps glanduleux carniforme, est un coussinet qui remplit les vides entre l'estomac, la veine porte et la cavité abdominale. Pour certains, il contribue au réchauffement du contenu gastrique.

L'action de la rate est d'attirer l'humeur mélancolique naturelle. Elle attire les déchets par la veine splénique. Il s'agit d'un sang gros, gras et limoneux qui est digéré par les artères très nombreuses dans la rate. Par leur mouvement et leur chaleur naturelle provenant du coeur, elles cuisent le sang et modifient sa grosseur et son épaisseur. La rate s'en nourrit et, par une veine, envoie le sang superflu à l'estomac. Elle lui apporte ainsi une humeur acide qui excite l'appétit et le fortifie comme nous l'avons vu précédemment.

L'incontournable et pugnace Paracelse fait intervenir sa *mumie* dans le processus digestif. Il s'agit pour lui d'un principe vital dirigeant le fonctionnement de chaque organe et notamment celui du ventricule, serviteur public de l'organisme. Centre de la chaleur, il sépare le bon du mauvais. Tout aliment comportant une partie nutritive et une partie excrémentielle, celle-ci, le bolus, doit être expulsée sous peine de coaguler et de provoquer de multiples maladies. C'est pourquoi la digestion imparfaite laisse un résidu, le tartre. Comme les phénomènes digestifs siègent à tous les niveaux du corps, le tartre peut se déposer également en tout endroit de l'organisme : *Œuvres complètes de Philippe Aureolus Théophraste Bombast de Hoehenheim dit Paracelse*, traduites et préfacées par Grillot de Givry ..., Paris, 1984. Certains voient ici l'intuition prémonitoire des métabolismes tissulaires et des maladies de surcharge : mais n'avons nous pas tendance à attribuer à ces grands anciens des modes de pensée qui leur étaient totalement étrangers et à raisonner à notre tour par analogie ?

XVIIème siècle : ferments et acidités gastriques

Ainsi Johann Baptist van Helmont (1577-1644), disciple de Paracelse, est souvent crédité de la découverte des enzymes parce qu'il fait intervenir dans la digestion une fermentation qui, sous l'influence d'archées spécifiques à chaque ferment et cousines de la *mumie* de Paracelse, s'effectue successivement dans l'estomac, le foie, le coeur, les poumons et les membres. Plus intéressante en revanche, son affirmation de l'existence d'un acide dans l'estomac qui provoque la fermentation des aliments et leur digestion, acide qui ne peut se transmettre à l'ensemble de l'organisme car il rencontre dans le duodénum la bile qui le sature. Si la sécrétion biliaire est déficiente, l'acidité prédominante se porte sur divers organes où elle suscite des maladies.

François de le Boë est du même avis : le contenu gastrique est bien acide, mais, selon lui, la salive est le premier agent de transformation des aliments, les autres étant l'eau qu'ils contiennent, la chaleur que diffuse le coeur, les gaz qui s'échappent par l'œsophage. La digestion est d'abord une dissolution puis une transmutation en substances assimilables par fermentation puis putréfaction. Malheureusement les théories chimiques vont passer de mode : *Opera medica tam hactenus inedita, quam variis locis & formis edita ; nunc vero certo ordine disposita, & in unum volumen redacta,* Amsterdam, 1680. Les iatro-mécaniciens privilègiront la trituration aux dépens de la coction fermentative et le ventricule d'autocuiseur deviendra mixeur. La trituration est le résultat de l'action mécanique des fibres musculaires gastriques. En émulsionnant les aliments, elle les rend assimilables. L'Accademia del Cimento, à Florence en 1667 peut, par l'expérimentation directe sur l'oiseau, se convaincre de la force mécanique de l'estomac, le choix d'un volatile muni d'un gésier n'étant pas très opportun. Mais le mot de suc gastrique n'est pas prononcé et la sécrétion gastrique est passée sous silence.

XVIIIème siècle : fermentation ou trituration ? Débuts de la physiologie expérimentale de la digestion

Philippe Hecquet (1661-1737), solidiste convaincu, est persuadé que toute la digestion se fait par broiement et trituration : il expose sa théorie dans un ouvrage intitulé : *De la digestion et des maladies d'estomac suivant le système de la trituration et du broyement sans l'aide des levains ou de la fermentation*, Paris, 1712.

Jean Astruc (1684-1766), auteur d'un *Mémoire sur les causes de la digestion des alimens*, Montpellier, 1714, lui répond de Montpellier en publiant un ouvrage qui réfute catégoriquement les opinions de son collègue parisien : *Traité de la cause de la digestion où l'on réfute le nouveau système de la trituration et du broiement & où l'on prouve que les alimens sont digérés & convertis en chyle par une véritable fermentation*, Toulouse, 1714.

Hermann Boerhaave, pourtant éminent iatro-mécanicien, teinte sa physiologie de la digestion d'un peu de chimiatrie en admettant à côté de la trituration, l'action de la chaleur du foie, du coeur et de la rate, l'intervention des esprits, l'action de la salive, du suc gastrique, de l'air mêlés aux particules d'aliments déjà broyées.

Puis viennent Réaumur et Spallanzani. René Antoine Ferchault de Réaumur (1683-1757) fait ingérer à des oiseaux, en 1752, des tubes de métal percés de trous et montre que les aliments qu'ils contiennent sont réduits à l'état de pulpe sans avoir été aucunement triturés : la digestion est donc essentiellement due au travail des liquides sécrétés par les parois gastriques : Sur la digestion des oiseaux, *Histoire de l'Académie royale des sciences, (1752)* 1756.

Lazzaro Spallanzani (1729-1799) complète cette expérience en établissant de façon irréfragable que la digestion par le suc gastrique se fait aussi bien dans une éprouvette que dans l'estomac : *Dissertazioni di fisica animale e vegetabile*, Modène, 1780. Jean Senebier, à Genève, en 1783, publiera en français un volume intitulé *Expériences sur la digestion de l'homme et de différentes espèces d'animaux*, recueil des différents travaux de Spallanzani sur le sujet. On peut regretter qu'il ait fallu plus d'un siècle pour vérifier les hypothèses de Paracelse par une expérience simple tout à fait réalisable au seizième siècle. Trop de conformisme, trop d'attachement aux anciens dogmes s'y opposaient.

XIXème siècle : acide lactique ou chlorhydrique ? La pepsine ; Pavlov

Les *Recherches sur la route que prennent diverses substances pour passer de l'estomac et du canal intestinal dans le sang*, Paris, 1821, de Friedrich Tiedemann (1781-1861) et Leopold Gmelin (1788-1853) innovent au début de ce siècle par l'abord métabolique des phénomènes digestifs qu'ils étudient. Les auteurs administrent des métaux et des colorants à des animaux et tentent de suivre leur devenir dans le tractus digestif et dans le système lymphatique. Ils établissent l'acidité du suc gastrique puis découvrent plus tard l'acide chlorhydrique libre confirmant la découverte de William Prout (1785-1850) faite en 1824 : On the nature of the acid and saline matters usually existing in the stomachs of animals, *Philosophical transactions*, **114**. Leur premier mémoire sera traduit en français l'année de sa parution en Allemagne (1821) par Samuel Heller (1795-1861). Le *Die Verdauung nach Versuchen*, Heidelberg, 1826-27, par Antoine J.-L. Jourdan (1788-1848) dès 1827.

Le russe Vasili Bassow (1812-1879) en 1842 : Voie artificielle dans l'estomac des animaux, *Bulletin de la société impériale des naturalistes*, Moscou, puis le français Nicolas Blondlot (1810-1877) : *Traité analytique de la digestion considérée particulièrement dans l'homme et dans les animaux*, Paris, 1843, pratiquent la fistulisation expérimentale de l'estomac : on incise l'épigastre de l'animal, on attire l'estomac au dehors et on l'ouvre. On suture les deux tranches de l'estomac aux lèvres de la plaie. La fistule constituée et cicatrisée, on introduit une canule à demeure. On peut l'obturer avec un bouchon. Cette technique permet à Blondlot de déterminer la durée de digestion de différents aliments protéiques et de montrer l'indigestibilité du mucus. On discute encore de savoir si l'acide intra-gastrique est lactique ou chlorhydrique. Claude Bernard dans sa thèse de 1842 opte pour l'acide lactique.

En 1878, Charles Richet (1850-1935) met un terme à la controverse en montrant par la technique du coefficient de partage de Marcellin Berthelot (1827-1907) qu'il s'agit bien de l'acide chlorhydrique : *Des propriétés chimiques et physiologiques du suc gastrique chez l'homme et les animaux*, thèse pour le doctorat ès sciences, Paris.

Il reste à découvrir le ferment soupçonné par van Helmont et Hunter. C'est Theodor Schwann (1810-1882) qui s'en charge en 1836 et le dénomme pepsine : Ueber das Wesendes Verdauungsprocess, *Arch. Anat. Physiol. wiss. Med.*. En 1844, il démontre que la bile est indispensable à la digestion : Versuche um auszumitteln ob die Galle im Organismus eine für das Leben wesentliche Rolle spielt, *Arch.Anat. Physiol. wiss. Med.*, 1844.

Moritz Schiff (1823-1896) dans ses *Leçons sur la physiologie de la digestion*, en 1863, démontre l'action de la pepsine en milieu acide et soupçonne la commande nerveuse de la sécrétion gastrique.

Lucien Corvisart (1824-1882) fait entrer la pepsine dans l'arsenal de l'opothérapie : *Dyspepsie et consomption. Ressources que la poudre nutrimentive (pepsine acidifiée) offre dans ces cas à la médecine pratique*, Paris, 1854.

En 1878, Rudolph P.Y. Heidenhain (1834-1897) obtient un suc gastrique débarrassé des aliments en transformant un segment d'estomac en une poche isolée dont il recueille la sécrétion à l'extérieur : Ueber die Pepsinbildungen den Pylorusdrüsen, *Pfüg. Archiv. ges. Physiol.*, **18**, 1878.

Il ouvre la voie aux travaux d'Ivan Petrovitch Pavlov (1849-1936) sur l'importance des réflexes conditionnés dans le déclenchement nerveux des sécrétions digestives. La première édition de son ouvrage sur le travail des glandes digestives paraît à Saint Petersbourg en 1897. Il sera traduit en français quatre ans plus tard : *Le travail des glandes digestives, Leçons du professeur J.P. Pawlov de Saint Petersbourg*, Paris, 1901.

Le foie et les voies biliaires

Pendant deux siècles et demi, à partir des découvertes de Harvey puis de Pecquet, la seule fonction du foie sera la sécrétion biliaire, jusqu'à la découverte par Claude Bernard de la glycogenèse hépatique.

XVIIème siècle : le mythe des canaux hépato-cystiques

Michael Ettmuller (1644-1683) écrit à propos du foie et de la vésicule biliaire dans le tome 2 de la traduction française de sa *Pratique générale de Médecine*, 1691 : *Ces deux viscères sont entremeslez & attachez l'un à lautre, conspirant pour un même office, sçavoir la liqueur balsamique de la bile, soit qu'ils la fassent, soit qu'ils la séparent, soit qu'ils la distribuent.*

Jean Bohn (1640-1718), en 1682, voulant prouver l'existence de canaux hépato-cystiques ligature le canal cystique après avoir vidé la vésicule de son contenu bilieux. L'animal ayant survécu quelques jours, il est sacrifié et autopsié. Alors qu'on s'attend à voir la vésicule se remplir, elle reste vide de bile. L'auteur conclut à juste titre : *La liqueur qui remplissait la vésicule du fiel lui était apportée par le seul canal hépatique commun* : *Observationes quaedam anatomicae circa structuram vasorum biliosorum et motum bilis spectantes*, Leipzig, 1682-1683. Nous verrons à propos de l'anatomie des voies biliaires que les choses n'en resteront pas là.

XVIIIème siècle : le foie biliaire

Robert James (1705-1776) attribue un double rôle à la bile : d'une part, elle prépare le chyle dans le duodénum pour le rendre propre à passer dans le sang et à porter les nutriments dans tout le corps ; d'autre part, elle irrite les intestins et déclenche leur péristaltisme : *Dictionnaire universel de médecine... traduit par MM. Diderot, Eidous et Toussaint. Revu, corrigé et augmenté par M. Julien Busson*, Paris, **2**, 1746-1748.

Dans *La médecine raisonnée*, **1**, Paris, 1739, Frédéric Hoffmann écrit : *L'usage du foie n'est donc que de séparer la partie sulphureuse brûlée, & la partie lixivielle delaïée d'un peu de sérosité, du sang qui y vient par la veine porte ; & les anciens se sont trompés en regardant le foie comme le principal agent de la sanguification : La médecine raisonnée,* Paris, 1739-1743.

XIXème siècle : le foie réhabilité

F.M. Xavier Bichat avait dit au début du siècle dans son *Anatomie générale*, Paris, 1801 : *Comparez le volume du rein par rapport à la quantité d'urine, et vous conclurez que la nature n'a pas fait un viscère aussi volumineux que le foie pour produire seulement un liquide beaucoup moins abondant que l'urine ... Le foie est, avec le canal intestinal, le dernier des organes qu'on observe ; il n'y a que dans quelques séries qui sont au dernier échelon de la vitalité animale qu'on voit le foie manquer ; la nature qui dépouille certaines classes successivement de tels ou tels viscères n'a sans doute laissé le foie dans la plupart qu'à cause de l'urgence presque indispensable de ses fonctions.*

La même année, Anthelme Richerand (1779-1840) dans ses *Nouveaux élémens de physiologie*, Paris, An IX (1800) pense que les matériaux de la bile sont fournis par le sang de la veine porte, conformément à la théorie de Albrecht von Haller. Il compare le foie au poumon et lui attribue le rôle de débarrasser la veine cave de son hydrogène et de son carbone. Il critique injustement le *Traité des membranes* de Bichat.

En 1823, Nicolas Adelon (1782-1862) s'interroge encore sur l'existence des canaux hépato-cystiques et sur l'origine artérielle ou veineuse de la bile, Néanmoins, leur existence chez l'homme lui semble hautement improbable : *Physiologie de l'homme*, Paris, 1823, **2**.

En 1840, l'opinion la plus répandue est que la glande hépatique maintient constante la composition chimique du sang de façon à ce qu'il soit plus apte à nourrir les organes. La bile n'est plus qu'un produit excrémentiel tout juste bon à lubrifier les parois de l'intestin.

Le foie retrouve ses prérogatives de glande à part entière dès 1853 à la suite de la découverte par Claude Bernard de la fonction glycogénique. L'expérience du foie lavé est passée à la postérité : si on lave un foie frais prélevé avec un courant d'eau irriguant la veine porte, la quantité de sucre qui sort par les veines sus-hépatiques diminue progressivement pour disparaître enfin totalement. En revanche, on constate à nouveau sa présence après un séjour de quelques heures dans une étuve à 38°. Ainsi Claude Bernard met en évidence l'existence et la synthèse dans le foie d'une substance analogue à l'amidon qu'il appelle glycogène. Il montre que la transformation du glycogène en glucose permet le maintien de la glycémie. Il fera l'historique de ses recherches puis prouvera expérimentalement que le sucre est un élément constant du flux sanguin et que ce principe sucré se régénère incessament dans le sang au moyen d'une véritable fonction physiologique réglée par le système nerveux : *Sur la formation de la matière sucrée chez les animaux ... la glycémie*, Paris, 1876 ; *La glycogenèse hépatique*, Paris, 1877.

Le 23 juillet 1855, Andral présente encore une communication à l'Académie des sciences sur *la production de sucre dans l'économie animale*. Il remarque la corrélation entre la présence de sucre dans les urines et le régime, l'influence de la diète faisant disparaître la glycosurie. Il établit une analogie entre les constatations de Claude Bernard sur la fonction glycogénique du foie et ce phénomène, estimant que le régime sans sucre *n'empêche pas chez l'homme le sucre de se produire comme cela a eu également lieu chez les animaux soumis aux expériences de M. Bernard.* Andral fait intervenir le poumon dans la régulation de la glycémie tout en n'y découvrant aucune altération en cas de diabète. Il pense également que celui-ci est consécutif à un excès de la production de sucre par le foie et à une déficience de sa destruction par le poumon. Il n'a pas vu que la découverte de ce phénomène suggérait l'existence, chez les animaux, d'un pouvoir de synthèse chimique. Appolinaire Bouchardat (1806-1886) écrira à peu près la même chose vingt ans plus tard : *Il est évident d'après ce que j'ai noté depuis longtemps sur l'inertie du poumon chez les glycosuriques, qu'il doit nécessairement exister une diminution dans le chiffre de l'acide carbonique expiré dans les vingt-quatre heures chez les diabétiques.* Il reliait ce fait à la tuberculisation pulmonaire et rappelait les travaux de Karl von Voit (1831-1908) et Max J. von Pettenkoffer (1818-1901) qui démontrent, chiffres en mains, que la respiration est bien moins active chez le diabétique que chez l'homme sain. En revanche, le foie lui apparait congestif, ce qui correspond pour lui à une *suractivité survenue dans sa fonction glucogénique.*

Jean Martin Charcot (1825-1893) : *Leçons sur les maladies du foie*, Progrès médical, 1876, et Paul Brouardel (1837-1906) en 1876 attirent l'attention sur le rôle du foie dans la synthèse de l'urée : *L'urée et le foie. Variation de la quantité de l'urée éliminée dans les maladies du foie,* Paris, 1877.

Un élève de Claude Bernard, Albert J.-F. Dastre (1844-1917), prouve l'importance de la bile dans la digestion des graisses : il lie le cholédoque sur un chien et abouche la vésicule dans l'intestin à environ 1 mètre au-dessous du canal pancréatique (fistule cholécysto-intestinale). Il constate que lorsqu'on fait ingérer des graisses à l'animal, les lymphatiques mésentériques ne deviennent opalescents qu'à partir du point où la bile se déverse dans l'intestin : Recherches sur la bile, *Archives de physiologie*, 1890.

Le pancréas

Le rôle du pancréas, reste méconnu. On pense qu'il s'agit d'un coussin destiné à soutenir l'estomac, d'un réservoir pour le chyle des intestins ou les excréments de la rate, d'un organe spécialisé dans la séparation des humeurs excrémentielles.

XVIIème siècle : pancréas ganglionnaire, pancréas glandulaire

Gasparo Aselli le confond avec un amas de ganglions faisant du pancréas d'Aselli un organe lymphatique : *De lactibus seu lacteis venis*, Milan, 1627, jusqu'à ce que Johann Georg Wirsung (1600-1643), alors prosecteur de Johann Vesling (1598-1649) à Padoue, mette en évidence le canal pancréatique chez l'homme en 1642 : il envoie à Jean Riolan fils (1577-1657) une correspondance accompagnée d'une planche gravée sur cuivre illustrant sa découverte : *Figura ductus cujusdam cum multiplici bussuis ramulis noviter in pancreate inventis in divertis corporibus humanis observati*, Padoue, 1642. Il semble avoir été précédé par son élève Moritz Hoffmann (1621-1698) qui aurait identifié le premier le canal qui porte le nom de son maître, en disséquant un coq-dinde.

Peu après, François de le Boë donne une description correcte du canal pancréatique et décrit une effervescence fermentative lors du mélange du suc pancréatique acide et de la bile alcaline : *Disputationum medicarum decas, primarias corporis humani functiones naturalesex anatomicis, practicis et chymicis experimentis deductas complectens*, Amsterdam, 1663.

Gottfried Möbius (1611-1664) écrit dans ses *Fundâmenta medicinae physiologica*, Iéna, 1661 : *Or ce suc se meslant avec le chyle et la bile tout ensemble dans le duodénum : il est sans doute qu'il aide & augmente la fermentation, car si c'était un simple excrément et qu'il n'ait aucun usage, la nature eut porté le canal tout droit aux inférieurs et gros intestins qui sont destinés aux excrémens inutiles.*

Mais Regner de Graaf (1641-1673) approche de plus près la vérité et apporte une contribution décisive à la compréhension du rôle exact de la glande pancréatique en publiant le *De natura et usu succi pancreati*, Leyde, 1664, bientôt traduit en français en 1666. Il introduit dans le canal de Wirsung une plume d'oie reliée à une bouteille elle-même attachée sous le ventre de gros chiens. Il recueille ainsi le suc pancréatique qu'il décrit comme acide, amer ou salin. Il pense, comme de le Boë, son maître, que ce suc renferme un acide capable de fermenter avec la bile toutes les substances alimentaires contenues dans le duodénum.

Bernard Swalwe (1625-1680) qui a remarqué les changements subis par les aliments qui passent de l'estomac dans le duodénum et, comme Aselli en 1622, a vu les veines blanches et lactées qui apparaissent en phase post-prandiale écrit : *Lacteus ergo inde candor manat subitque venas, faeculentia omnis abciditi sic crassior, viscidior, cineritior crudiori caecum mixtura pollutus qui exit pyloro chylus, fluidior et albicantor hoc exercitio evadit. Aperta in cane vivo ventriculi et intestinorum continuitas diversitatem oculis exhibit.* (Donc, en même temps qu'une blancheur laiteuse se répand et parcourt les veines, les aliments très grossiers sont divisés et le suc de l'estomac très chargé en éléments visqueux, terreux, crus d'aspect grumeleux et grisâtre sort par le pylore et finit par devenir plus fluide et plus blanc. L'ouverture chez le chien vivant des cavités de l'estomac et de l'intestin permet d'observer cette modification) in *Pancreas pancrene, sive pancreatis et succi ex eo profluentis commentum succinctum*, Amsterdam, 1667.

XVIIIème siècle : le suc pancréatique au rang des accessoires

La plupart des physiologistes du XVIIIème siècle dénient toute spécificité d'action au suc pancréatique et ne lui accordent qu'un rôle tampon vis-à-vis de la bile dont il atténue l'acrimonie. Plus nuancé, Herman Boerhaave qui le juge très proche de la salive, pense qu'il se mêle dans le duodénum au chyle, aux excrémens et au mucus délayant et mélangeant les matières crasses, rendant enfin le chyle apte à passer dans les vaisseaux lactés. C'est également l'opinion d'Albrecht von Haller pour qui le suc pancréatique atténue l'acrimonie et la viscosité de la bile comme en témoigne le crocodile pourvu d'un très grand pancréas car sécrétant une bile très âcre. L'autre rôle du suc pancréatique est d'entretenir en bon état les orifices des vaisseaux chylifères et d'exercer une action dissolvante sur les aliments : c'est pourquoi les animaux qui boivent peu ont un grand pancréas et les chiens dépancréatés ont des selles desséchées : *De partium corporis humani precipuarum Fabrica et functionibus opus quinquaginta annorum,* Berne, 1778, **I**, 35-42.

On trouve dans *l'Essai sur la physiologie,* **2**, de Toussaint Bordenave (1728-1782), disciple de Haller, une appréciation assez surprenante sur les fonctions excrétrices du pancréas : *L'action de la circulation et celle des parties voisines, opèrent l'écoulement de ce fluide dont la sécrétion paroit fort utile pour l'économie animale, cependant la salive et le suc gastrique peuvent suppléer à ces usages, puisque souvent la santé est assez bonne, le pancréas étant obstrué. D'ailleurs l'expérience a aussi appris que cette partie peut être extirpée en totalité ou en partie sans beaucoup de danger.*

XIXème siècle : de Claude Bernard à Lucien Corvisart

François Magendie reconnaît en 1817 : *Qu'il est impossible de dire à quoi peut servir le liquide du pancréas.* Friedrich Tiedemann et Leopold Gmelin établissent en 1825 la différence de composition chimique entre la salive et le suc pancréatique et pensent qu'il transforme les aliments pour faciliter leur assimilation.

L'étape suivante sera franchie par Claude Bernard en 1846. Alors qu'il étudie la digestion des lipides chez l'animal, il constate que la modification des graisses introduites dans l'estomac a lieu beaucoup plus bas chez le lapin que chez le chien. Il établit la relation entre ce phénomène et le point d'abouchement où se déverse le suc pancréatique : très près du pylore chez le chien, à plus de trente centimètres en aval du cholédoque chez le lapin. A propos de ce bel exemple de corrélation anatomo-physiologique, il souligne les dangers du raisonnement analogique qui avait amené les physiologistes à assimiler le fonctionnement de la glande pancréatique à celui des glandes salivaires.

Dans les *Comptes rendus des séances de l'Académie des sciences* du 26 février 1849 on trouve ce rapport rédigé par Magendie, Milne-Edwards et Dumas qui résume bien l'état des recherches sur la physiologie de la digestion, et tout particulièrement à propos du rôle du pancréas, à la fin de la première moitié du XIXème siècle : *Les recherches récentes de MM. Bouchardat et Sandras, Miahle, Baresville et Bernard, ont mis hors de doute l'existence d'un ferment propre à saccharifier la fécule dans quelques uns des liquides qui se mêlent au bol alimentaire. Elles ont prouvé que le suc gastrique a pour objet d'opérer la digestion des matières azotées qu'il rend soluble. Il restait encore à découvrir le véritable agent de la digestion des corps gras, c'est-à-dire l'agent de la formation de la substance grasse du chyle. M. Bernard vient de mettre en évidence que ce rôle remarquable appartient au suc pancréatique.*

Quelques années plus tard, en 1857, Lucien Corvisart démontre que le suc pancréatique digère également les protéines et ce, indépendamment de l'acidité ou de l'alcalinité duodénale : *Sur une fonction peu connue du pancréas, la digestion des aliments azotés, extrait de la Gazette hebdomadaire de médecine et de chirurgie*, Paris, 1857.

Auparavant, dès 1836, Theodor Schwann, complétant les études sur le suc digestif de William Beaumont (1785-1853), révélait le rôle de la pepsine comme adjuvant de l'acide chlorhydrique dans la digestion.

Aleksandr Danilevski (1838-1923) découvre la trypsine : Ueber specifisch wirkende Körper des naturlichen und künstlichen pancreatischen Saftes, *Virchow Archiv. patho. Anat.*, **25**, 1862, suivi par Wilhelm Kühn (1837-1900), en 1867 : Ueber die Verdauung der Eiweissstoffe durch den Pankreassaft, *Virchow Archiv. patho. Anat.*, **38**, 1867.

Physiologie de la circulation

Le cœur et les vaisseaux

La théorie de Galien (131-201), érigée en dogme, distingue deux systèmes circulatoires correspondant au coeur gauche et au coeur droit. Le système sanguin ou veineux dépend des cavités gauches. Le système spiritueux ou artériel dépend des cavités droites. C'est dans le foie que s'effectue l'hématopoïèse : du foie naissent toutes les veines riches en esprits naturels qu'elles distribuent au corps. Le sang parcourt les veines caves en un va-et-vient perpétuel. Le ventricule droit reçoit le sang, s'en nourrit et envoie le reste par la veine artérieuse (veine pulmonaire) dans le poumon pour le nourrir et pour l'acte respiratoire qui le débarrasse de ses matières fuligineuses. Il faut donc qu'il existe une communication entre les deux ventricules : la théorie galénique avance l'existence de minuscules pertuis traversant le septum interventriculaire. Ces orifices, invisibles à l'oeil nu, permettent l'afflux d'une quantité suffisante du sang dans le ventricule gauche. Le sang s'y mélange à l'air amené par la veine pulmonaire dite artère veineuse. Selon Fallope : *Venosa arteria cordis fuligines ex sinistro ventriculo ad pulmones deferens,* (L'artère veineuse transportant du ventricule gauche du coeur aux poumons les matières fuligineuses), l'air passe en effet directement des bronches dans les rameaux des veines. De ce mélange résulte un produit riche en esprits vitaux que le ventricule gauche projette dans l'aorte et les artères. Parmi les trois esprits, l'esprit naturel est une vapeur subtile qui se dégage du sang et tire son origine du foie. Amené dans le coeur pour être mélangé à l'air, il devient esprit vital qui se transforme en esprit animal dans le cerveau. Le pouls traduit le comportement de l'esprit vital siégeant dans le coeur. L'opinion courante à l'époque veut qu'au moment où le coeur frappe la cage thoracique et lui transmet le choc de sa pulsation, il se remplit et se dilate. Il faudra attendre

Harvey pour démontrer que c'est en réalité pendant la systole, au moment où le coeur se vide, qu'on peut observer ce phénomène : *Gabrielis Fallopii opera genuina, tam paractica, quam theorica, in tres tomos distributa*, Venise, 1584.

Ces conceptions n'ont pas toujours été universellement partagées. Certains philosophes et médecins de l'Antiquité ont déjà placé le point de départ des artères et des veines dans le coeur : ainsi Aristote pour qui le sang étant liquide, il lui faut un récipient creux pour le contenir : le coeur et les veines jouent ce rôle. Les veines sont analogues au coeur dont elles naissent et similaires à lui, ayant la même texture. La position même du coeur à la fois centrale et supérieure, équidistante des autres parties du corps, est celle d'un point de départ, d'une source originelle. Pour Aristote, anatomie, physiologie et métaphysique soutiennent l'origine cardiaque du réseau veineux. Erasistrate (-320?/-250?) écrit notamment ces lignes prémonitoires : *La veine naît là où les artères s'étant distribuées à tout le corps, ont leur commencement, et elle s'abouche dans le ventricule sanguin du coeur ; l'artère de son côté, naît là où les veines commencent, et elle s'abouche dans le ventricule pneumatique du coeur*. Mais, erreur physiologique majeure, il croit que les artères contiennent de l'air. On trouve dans l'opuscule *Des veines* attribué à Hippocrate (-460?/-377?), cette phrase qui pressent la découverte de William Harvey : *Les veines se développent d'une seule ; mais où commence et où finit cette veine unique. Je ne le sais ; un cercle étant accompli, le commencement n'a pu être trouvé*. Pour Galien, contredisant Erasistrate, ce n'est pas l'air qui circule dans les artères mais du sang. Le dogme galénique de la porosité de la cloison interventriculaire permettant la communication entre les deux espèces de sangs va persister pendant quatorze siècles.

Enfin, un médecin syrien de Damas, Ibn an Nafis (1210?-1288?) décrit la circulation pulmonaire dès le XIIIème siècle. Il ne semble pas que les anatomistes du XVIème siècle aient eu connaissance de ses travaux : Max von Meyerhof, Ibn an Nafis und seine Theorie des Lungenkreislaufs, *Quell. Stud. Gesch. Med.*, **4**, 1933.

André Vésale admet l'existence des pores interventriculaires dans la première édition de sa *Fabrica* en 1543, puis déclare ne pas les avoir observés dans la seconde en 1555. Ce désaveu contribue avec les travaux de Michel Servet (1511-1553), de Realdo Colombo (1516?-1559) et de Fabrizzio d'Acquapendente à ouvrir la voie au travail décisif de William Harvey, 73 ans plus tard.

Michel Servet, philosophe, théologien et médecin, réfute en vingt lignes étonnantes la communication par la cloison interventriculaire du coeur. Il affirme que le sang venu du ventricule droit est brassé à la faveur d'un long trajet dans le poumon. Il fait remarquer que le calibre important de la veine *artérieuse* (veine pulmonaire) confirme cette hypothèse et conclut qu'au moment de la naissance, le sang va du coeur au poumon et ensuite du poumon au coeur après qu'il s'y soit mélangé avec l'air. Puis il reprend le cours de ses considérations théologiques : sa démonstration anatomique étaye son raisonnement métaphysique : *Dieu a insufflé une âme dans le corps d'Adam à travers le poumon dans le sang d'où elle a diffusé à travers tout le corps. L'étincelle divine s'est donc intimement liée à la chair, transportée par le flux sanguin à tous les viscères* : *Restitutio christianismi*, Vienne, 1553.

Realdo Colombo affirme l'étanchéité de la cloison interventriculaire et rétablit l'artère veineuse dans son véritable rôle : elle transporte le sang mélangé à l'air des poumons au ventricule gauche : *De re anatomica libri XV*, Venise, 1559.

Andrea Césalpino (1519-1603) confirme par ses dissections le passage du sang du ventricule droit à travers les poumons au ventricule gauche. En revanche, il se contredit en admettant qu'une partie du sang passe du coeur droit dans le coeur gauche à travers la cloison, l'autre partie empruntant le circuit pulmonaire. Il observe le mouvement centripète du sang dans les veines en cherchant l'explication du gonflement que l'on observe au-dessous de la ligature dans la saignée mais se contente d'exprimer sa surprise sans pousser plus loin ses recherches : *Questionum peripateticum libri* V, Florence, 1593.

Arantius (1530-1589), tout en comprenant très bien le mécanisme physiologique de la circulation pulmonaire, bute également sur le dogme galénique pour lequel le foie, point de départ des veines, fabrique le sang : *Anatomicarum observationum liber,* Venise, 1587.

Girolamo Fabrizzio d'Acquapendente, maître de William Harvey, décrit les valvules veineuses, comprend leur fonction qui est de retarder le cours du sang sans réaliser qu'elles en indiquent également le sens : *De venarum ostioli*, Padoue, 1603. Nous verrons à propos des controverses sur la saignée qu'à l'époque, la préoccupation des praticiens est de mettre en conformité les dogmes galéniques avec les découvertes anatomiques récentes qui les ont ébranlés ; autrement dit de concilier l'inconciliable.

XVIIème siècle : *De Motu Cordis* : 1628, une date mémorable

William Harvey le premier, nous l'avons vu, établit la notion de parcours circulaire du sang et l'existence d'un rythme cardiaque à deux temps avec une systole active auriculaire puis ventriculaire. Il expose le résultat de ses travaux dans son *Exercitatio anatomica de motu cordis et sanguinis in animalibus*, Francfort, 1628, (Etude anatomique du mouvement du coeur et du sang chez les animaux). Son livre anéantit en 72 pages plus de 2000 ans d'élucubrations galéniques sur la circulation sanguine ! A sa mort en 1657, il lui manque la preuve d'une communication entre les artères et les veines. Marcello Malpighi découvre quatre ans plus tard l'existence du réseau capillaire et confirme avec éclat les vues de William Harvey à la confusion de ses détracteurs.

Le plus acharné et le plus borné de ceux-ci est Jean Riolan qui, avec son *Encheiridion anatomicum et pathologicum*, Paris, 1648 et ses *Opuscula anatomica nova ...*, Londres, 1649, puis son *Manuel anatomique et pathologique ou abrégé de toute l'anatomie*, Paris, 1661, combat avec acharnement Harvey et ne se laisse même pas convaincre par les démonstrations que l'auteur du *De motu cordis* effectue devant lui, en présence de Catherine de Médicis, lors du voyage en Angleterre de la reine pour visiter sa fille Henriette qui y réside.

XVIIIème siècle : hydraulique du flux sanguin

Le XVIIIème siècle jalonne la route de quelques découvertes que développera le siècle suivant : François Pourfour du Petit (1664-1741) élucide la commande nerveuse du calibre des vaisseaux en 1727 : Mémoire dans lequel il est démontré que les nerfs intercostaux fournissent des rameaux qui portent des esprits dans les yeux, *Histoire de l'académie royale des sciences*. Daniel Bernouilli (1700-1783) écrit son *Hydrodynamica sive de viribus & motibus fluidorum*, Strasbourg, 1738, (Hydrodynamique ou étude des forces et des mouvements des fluides) où il détermine les lois d'écoulement des liquides dans les vaisseaux sanguins au cours de la fameuse expérience des tubes de Bernouilli.

Stephen Hales (1677-1761) effectue les premières mesures de pression sanguine en 1733 : *Statical essay containing haemastaticks*, Londres, 1733, traduit en français par Boissier de Sauvage : *Haemastatique ou la statique des animaux : expériences hydrauliques faites sur des animaux vivants*, Genève, 1744.

Jean-Baptiste Sénac (1693-1770) admet un des premiers la contractilité des artères et l'action des nerfs sur leur paroi : *Traité de la structure du coeur, de son action et de ses maladies*, Paris, 1740.

XIXème siècle : la méthode graphique ; Waller et le premier ECG ; le coeur isolé

Jean L.M. Poiseuille (1799-1879) dans sa thèse : *Recherches sur la force du coeur aortique*, Paris, 1828, reprend les travaux de Hale à l'aide d'un manomètre à mercure de sa fabrication. Il effectue des mesures de la pression artérielle chez le chien et le cheval. En 1840, il énonce les lois qui régissent l'écoulement du flux sanguin dans les vaisseaux. En 1860, il publie dans les *Compte-rendus de l'Académie des sciences* un mémoire intitulé : Sur la pression du sang dans le système artériel.

Pour progresser dans la connaissance de la physiologie du coeur et des vaisseaux, il faut attendre l'apparition de la méthode graphique avec Karl Friedreich Wilhelm Ludwig (1816-1895) qui, dès 1847, perfectionne l'hémodynamomètre de Poiseuille et enregistre une courbe de pression artérielle avec son kymographe : Beiträge zur Kenntniss des Einflusses der

Respirationbewegungen auf den Blutlauf im Aortensystem, *Arch. Anat. Physiol. wiss. Med*, 1847.

Les premières mesures de pression intracardiaques par ampoules exploratrices fixées à l'extrémité de sondes et montées jusqu'aux cavités du coeur après incision des gros vaisseaux du cou du cheval sont effectuées par Jean B. Chauveau (1827-1917) et Etienne J. Marey *: Recherches sur le pouls au moyen d'un nouvel appareil enrégistreur, le sphygmographe,* Paris, 1860 ; Loi qui préside à la fréquence des battements du cœur, C.R. de l'Académie des sciences, **53**, Paris, 1861 ; Appareils et expériences cardiographiques, *Mém. de l'Acad. Imp. de médecine*, Paris, **26**, 1863 ; *Physiologie médicale de la circulation du sang*, Paris, 1863 ; *La circulation du sang à l'état physiologique et dans les maladies*, Paris, 1881.

Avec J.B.A Chauveau, il réalise l'enregistrement graphique des pulsations cardiaques grace à un sysmographe relié à un tambour tournant sur lequel un stylet inscrit la courbe des pulsations : Appareils et expériences cardiographiques, *Mémoires de l'Académie impériale de médecine*, Paris, **26**, 1863.

James Mackenzie (1853-1925) perfectionne les enregistrements graphiques et renouvelle l'étude des insuffisances cardiaques : Pulsation in the veins, with the description of a method for graphically recording them, *J. path. bact.*, **1**, 1892.

Jean Faivre (?-?) applique sa méthode à la mesure de la pression artérielle chez l'homme en 1856.

Karl von Vierordt (1818-1884) invente un sphygmographe qui repose sur le principe selon lequel, si l'on comprime une artère on peut estimer la pression du sang en mesurant la valeur de la contre-pression nécessaire pour interrompre le flux sanguin dans cette artère. Tous les appareils à tensions reposent sur ce principe. En 1858, il construit un hémotachomètre qui mesure la vitesse du sang selon les différentes phases de la révolution cardiaque : Die bildische Darstellung des menschlichen Arterienpulses, *Archiv für physiologische Heilkunde*, **13**, 1854.

Wilhelm Volkmann (1800-1877) invente l'hémodromètre (Strohmur) en 1850 qui lui permet d'évaluer la vitesse moyenne du sang : *Die Hämodynamik nach versuchen*, Leipzig, 1850.

Jan Dogiel (1830-1905), invente le *Stromuhr*, un appareil pour mesurer la vélocité du sang artériel : Die Aussmessung der strömenden Blutvolumina, *Archiv physiologische Anstellung* Leipzig, **2**, 1868.

Auguste Désiré Waller (1856-1922), en 1887, démontre chez l'homme l'existence d'un courant d'action électrique recueilli à la surface du corps et correspondant à la contraction du muscle cardiaque. Il relie deux points quelconques de la peau à un galvanomètre. Il montre qu'au repos, le coeur est en équilibre électrique et que, pendant la systole, sa pointe devient négative tandis que sa base devient positive : A demonstration on man of electromotive changes accompanying the heart's beat, *The Journal of physiology*, London, **8**, 1887.

Oskar Langendorff (1853-1908) met au point la technique du coeur isolé chez le chien : *Physiologische Graphik : ein Leitfaden in der Physiologie gebräuchlichen Registrirmethoden*, Leipzig, Vienne, 1891. En perfusant les coronaires du coeur isolé, il lui permet de fonctionner durablement même après arrêt prolongé de ses battements. Il utilise du sang artériel défibriné ou du liquide de Ringer-Locke, du nom des deux physiologistes anglais qui l'ont mis au point : Sydney Ringer (1835-1910) et Franck Spiller Locke (1871-1949).

La commande nerveuse du cœur

Elle restera longtemps énigmatique.

XVIème et XVIIème siècles : Piccolomini, Willis et Lower

Entrevue par Arcangelo Piccolomini (1525-1586) qui observe dès 1566 que la section des deux pneumogastriques entraîne la mort des animaux et en conclut qu'ils sont les nerfs moteurs cardiaques : *Anatomicae praelectiones explicantes mirificam corporis humani fabricam*, Rome, 1586. La commande nerveuse des mouvements du coeur est admise par Thomas Willis : *Opera omnia*, Genève, 1676-1680, et Richard Lower (1631-1691) : *Tractatus de corde item de motu et colore sanguinis et chyli in eum transitu*, Amsterdam, 1669 qui la situent à la fois dans le cerveau, la moelle et le coeur lui-même.

XVIIIème siècle : Haller

Les travaux d'Albrecht von Haller sur l'irritabilité du tissu musculaire et sur le myocarde, paraissent réhabiliter la théorie galéniste niant toute commande nerveuse puisque le grand physiologiste suisse montre que le coeur séparé du pneumogastrique et du grand sympathique continue de battre. Il admet cependant une dépendance de la fibre musculaire vis-à-vis d'un système nerveux extrinsèque qui modifie son excitabilité : *Primae lineae physiologiae praelectionum academicarum*, Gottingae, 1747 ; De partibus corporis humani sensibilibus et irritabilibus, *Comment. Soc. reg. sci. Gött.*, **2**, 1753 puis le : *De partium corporis humani precipuarum Fabrica et functionibus opus quinquaginta annorum,* Berne, 1778, **I**, 35-42.

XIXème siècle : le triomphe de la physiologie expérimentale

En 1845, les frères Ernst Weber (1795-1878) et Eduard Weber (1806-1871), stimulent directement le pneumogastrique à l'aide des courants induits de Michel Faraday (1791-1867) et démontrent son action inhibitrice sur le cœur : Experimenta, quibus probatur nervos vagos rotatione machinae galvanomagneticae irritatos, motum cordis retardare et adeo intercipare,

Ann. univ. Med. Milan, 20, 1845. En 1866, Elie de Cyon (1842-1918) découvre les nerfs accélérateurs du coeur issus du sympathique. Il publie, avec Carl Ludwig, Die Reflexe eines des sensiblen Nerven des Herzen auf die motorischen des Blutgefässe, *Arbeit. physiol. Anst.* Leipzig, 1867. Elie de Cyon donne en 1905 une édition en français de ses travaux : *Les nerfs du cœur anatomie et physiologie*, Paris.

Claude Bernard : Expérience sur la portion céphalique du grand sympathique, *Compte-rendus de la Société de biologie,* **4**, 1852-1853, Paris, **47**, 1858 et Charles Edouard Brown-Séquard (1817-1894) étudient leur effet vasomoteur dès 1852 : Experimental researches applied physiology and pathology, *Med. Exam. Phila.*, **8**.

Dernière étape, mais, pour qu'elle soit parachevée, il faudra attendre le XXème siècle, la découverte du système nerveux intrinsèque du coeur. Alors que Wilhelm His junior (1863-1934) avait décrit en 1893 le faisceau atrio-ventriculaire : *Die Tätigkeit des embryonal Herzens*, Leipzig, 1893 ; Ludwig Aschoff (1866-1942) et Suano Tawara (1873-1952) découvrent la masse ovoïde a laquelle fait suite ce faisceau : Ueber die sogenannten abnormen Sehnenfäden des Herzens, *Beitrag. path. Anat. allg. path.,* **39**, 1906. La même année, Arthur Keith (1866-1953) et Martin Wilhelm Flack (1882-1931) décrivent le nœud sinusal auriculaire : The auriculo-ventricular bundle of the human heart, *Lancet*, 1906.

Ainsi sera résolue l'énigme des mouvements persistants d'un coeur arraché de la cage thoracique, et mis à jour le mécanisme qui assure la propagation et la synchronisation des contractions dans les différentes parties du myocarde.

Physiologie de la respiration

Le poumon est l'instrument de la voix et de la respiration. Le coeur est bouillant. L'inspiration lui apporte une qualité froide qui le rafraîchit. L'expiration rejette à l'extérieur ce qui est trop chaud et bouillant du fait des vapeurs fuligineuses qu'il renferme. Le poumon n'a aucun mouvement autonome : il suit ceux du thorax.

Jean Nicolas Demarquay (1811-1875) rapporte, dans son *Essai de pneumatologie Médicale*, Paris, 1866, ces quelques lignes écrites par Léonard de Vinci dans *le Traité de l'air et de la flamme*, anticipation surprenante des théories sur la combustion et la respiration développées par Lavoisier deux siècles plus tard : *Le feu détruit sans cesse l'air qui le nourrit ; il se ferait du vide si d'autre air n'accourait pas le remplir. Lorsque l'air n'est pas dans un état propre à recevoir la flamme, il n'y peut vivre ni flamme ni aucun animal terrestre ou aérien.*

XVIIème siècle : le gaz sylvestre

Au début du XVIIème siècle, Johann Baptist van Helmont découvre le gaz dégagé par la fermentation du vin, le dénomme gaz sylvestre et montre qu'il est impropre à la vie animale : *Ortus medicinae*, Amsterdam, 1648.

Bientôt Robert Boyle (1627-1691) et *l'Accademia del Cimento* montrent que l'air est indispensable à tous les êtres vivants, que ce phénomène est d'origine chimique et non lié à un simple refroidissement : *New experiments physico-mechanical touching the spring of the air*, Oxford, 1660.

En 1667, Robert Hooke (1635-1703) corrobore les travaux de Boyle par des expériences qui inventent la respiration artificielle et lui permettent, en la pratiquant, d'entretenir plusieurs heures la vie d'un chien par le simple jeu d'un soufflet : An account of an experiment of preserving animals alive by blowing through their lungs with bellows, *Philosophical transactions*, **2**, 1667.

John Mayow (1641-1679) est bien près de découvrir l'oxygène en avançant l'hypothèse qu'une partie seulement de l'air atmosphérique est utilisée dans la respiration. En effet dans le *Tractatus quinque medico-physici*, Oxford, 1674, il propose une hypothèse révolutionnaire pour son temps : un élément constituant de l'air, l'esprit de nitre (acide azotique) qu'il appelle esprit nitro-aérien, se combine à de la poudre de fer exposée à l'air humide pour constituer la rouille en augmentant le poids du métal et participe à toutes les combustions et à toutes les fermentations. Malheureusement cet éclair de génie n'aboutit pas faute de mesures exactes : les chimistes de l'époque ignorent superbement la balance.

XVIIIème siècle : Antoine Laurent Lavoisier

Daniel Bernouilli évalue la quantité d'air qui pénètre dans le poumon à chaque inspiration et conclut qu'il passe en nature dans le sang : *Dissertatio inaugurale physico medicale de respiratione*, Bâle, 1721. Joseph Priestley (1733-1804) et Antoine Laurent Lavoisier isolent l'oxygène et déterminent son rôle exact dans les échanges gazeux au niveau des poumons, bousculant au passage la théorie du phlogistique de Georg Ernst Stahl qui prétendait qu'en se chargeant de terre (nous dirions en s'oxydant), un métal perd son phlogistique et donc du poids, ce que la balance contredit à l'évidence. Certes dès 1620, dans une petite bourgade du Périgord, Jean Rey (?-?), médecin à Bugue, avait constaté que l'étain et le plomb augmentent leur poids quand on les calcine. L'édition originale de son ouvrage, intitulé *Essays sur la recherche de la cause pour laquelle l'étain et le plomb augmentent de poids quand on les calcine*, Bazas, 1630, déjà introuvable au dix-huitième siècle, est réédité en 1777 par les adversaires de Lavoisier à seule fin de lui disputer la priorité de sa découverte. Les partisans du phlogistique peuvent toujours brûler Antoine Laurent Lavoisier en effigie, rien n'empêchera les lois modernes de la chimie d'expliquer pour la première fois la fonction respiratoire. La vindicte des savants jaloux sera moins cruelle et néfaste que celle des révolutionnaires fanatiques et cyniques qui le feront guillotiner le 8 mai 1794. Le souffle de la liberté n'avait pas dissipé les nuées de l'intolérance. Lavoisier n'aura pas eu le temps de localiser l'endroit où s'effectuait : *La combustion lente de carbone et d'hydrogène qui est semblable en tout à celle qui s'opère dans une lampe ou dans une bougie allumée. Sous ce rapport les animaux qui respirent sont de véritables corps combustibles qui brûlent et se consument.*

XIXème siècle : Legallois, Paul Bert

Lazzaro Spallanzani, en 1803, montre que des escargots dans une enceinte privée d'oxygène exhalent après quelques minutes un volume d'acide carbonique à peu près équivalent au volume normal expiré dans une atmosphère normalement oxygénée et que des fragments de tissus prélevés dans le corps d'animaux et placés dans un tube au contact de l'air absorbent de l'oxygène en quantité inégale : *Mémoire sur la respiration*, Genève, 1805.

Julien Jean César Legallois publie en 1812 ses travaux, *Expériences sur le principe de la vie ...*, Paris, qui démontrent l'existence d'un centre respiratoire bulbaire : *La respiration est commandée ... d'un endroit assez circonscrit de la moelle allongée, lequel est situé à une petite distance du trou occipital et vers l'origine des nerfs de la huitième paire* (pneumogastrique). Précisons qu'à l'époque la nomenclature de Willis regroupait le glosso-pharyngien, le pneumogastrique et le spinal sous la dénomination commune de huitième paire des nerfs crâniens.

Bientôt John Huntchinson (1811-1861) construit le premier spiromètre constitué d'un gazomètre plongeant dans une cuve à eau relié à la bouche du sujet par une tubulure en caoutchouc. Une échelle graduée et un indicateur mobile permettent de mesurer les variations de mouvement du récipient à air. Il formule la loi selon laquelle le volume maximum de l'air expiré serait en proportion régulière sinon mathématique avec la stature : *On the capacity of the lung*, Londres, 1846.

Henri Victor Regnault (1810-1878) et Jules Reiset (1818-1896), en 1849, conçoivent un appareil où un animal respire dans une enceinte étanche dont on maintient la composition atmosphérique constante grâce à un dispositif qui absorbe le gaz carbonique à mesure de sa production. On maintient un débit d'oxygène en quantité constamment équivalente à celle absorbée par l'animal. Les auteurs peuvent calculer ainsi le premier quotient respiratoire : Recherches chimiques sur la respiration des animaux de diverses classes, *Annales de chimie et de physique*, **26**.

Andral s'est intéressé, également avec la collaboration de Gavarret, à la physiologie de la respiration. Tous deux en font l'objet d'une communication à l'Académie de médecine le 13 janvier 1843 : *Recherche sur la quantité d'acide carbonique exhalé par le poumon dans l'espèce humaine.* D'emblée les auteurs précisent leur objectif : déterminer la quantité d'acide carbonique qui, par unité de temps, s'échappe du poumon humain sain ou malade. Le sujet respire à travers un masque étanche fait d'une feuille mince de cuivre, bordé d'un bourrelet de caoutchouc. De chaque côté du masque, un tube muni d'une soupape laisse pénétrer l'air atmosphérique. Face à la bouche, un large orifice laisse échapper l'air expiré recueilli dans un tuyau de caoutchouc qui aboutit à un système de ballons collecteurs en verre, d'une capacité de 150 l, dans lesquels le vide a été établi. On met ces ballons collecteurs en communication avec trois ballons aspirateurs, également sous vide, par l'intermédiaire d'un appareil de Liebig et de tubes en U contenant de l'acide sulfurique et de la pierre ponce calcinée. Le gaz y abandonne son acide carbonique et son eau. On pèse l'appareil de Liebig et les tubes, avant et après l'expérience, et l'on obtient le poids de l'acide carbonique contenu dans le gaz qui est passé des ballons collecteurs dans les ballons aspirateurs. Le protocole, rigoureux, fait appel à des techniques de dosage chimique de pointe pour l'époque. Les résultats tiennent compte de l'âge, du sexe, et de la constitution. Le rôle du milieu ambiant, la lumière et l'obscurité, le repos et le mouvement, la veille et le sommeil, l'alimentation sont pris en compte. En général, l'homme rejette plus d'acide carbonique que la femme, cette quantité diminuant avec l'âge. La grossesse l'accroit et, d'une manière générale, la forte corpulence et le système musculaire plus développé. On lit souvent qu'Andral avait été un précurseur dans le domaine de la spirométrie, mais c'était de gazométrie dont il s'agissait dans ce travail méconnu mais relevant à coup sûr d'une rigoureuse démarche scientifique et dont les résultats devaient être corroborés par les travaux ultérieurs de Robert Tigerstedt (1853-1923) et de Charles Richet, et devaient aboutir à la détermination du quotient respiratoire.

Lothar Meyer (1830-1895), en 1857, montre que la fixation de l'oxygène par le sang est indépendante de la pression car, s'il s'agissait d'une dissolution elle obéirait aux lois physiques qui régissent la solubilité des gaz dans les liquides. Or, quand on fait varier la pression, la teneur sanguine en oxygène ne subit que de très minimes variations : Die Gase des Blutes, *Z. rat Med.*, **8**.

Ernst Felix Hoppe Seyler (1825-1895), en 1862, cristallise l'hémoglobine et démontre qu'elle transporte l'oxygène dans le sang en lui appliquant pour la première fois l'analyse spectrale découverte en 1859 par Robert Bunsen (1811-1899) et Gustav Robert Kirchoff (1824-1887) : Ueber das Verhalten des Blutfarbstoffe in Spectrum des Sonnenlichtes, *Virchow Archiv. path. Anat.*, **23**, 1862. Son *Handbuch des physiologisch- und pathologisch-chemischen Analyse,* Berlin, 1858, sera traduit en français sur la 4ème édition allemande en 1877 : *Traité d'analyse chimique appliqué à la physiologie et à la pathologie, guide pratique pour les recherches cliniques*, Paris, 1877. Sa *Physiologische Chemie*, Berlin, 1881 reste un classique dans sa catégorie pour l'époque.

Paul Bert reprend les expériences de Spallanzani et précise non seulement la quantité d'oxygène absorbée par les muscles, le cerveau, les reins, la rate, les testicules et le tissu osseux, mais également la quantité exacte d'acide carbonique produite par chacun d'eux. Respiration pulmonaire et tissulaire, commande des mouvements respiratoires et transport de l'oxygène étaient dès lors identifiés selon le schéma que nous admettons aujourd'hui : *La pression barométrique. Recherches de physiologie expérimentale,* Paris, 1874.

Physiologie du cerveau

Le cerveau ventriculaire est le siège de l'intellect, affineur d'esprits et distillateur de pituite. La doctrine médiévale situe le siège des processus mentaux dans les ventricules. Cette théorie, la *Doctrine Cellulaire*, enseigne que les processus mentaux se déroulent essentiellement dans les ventricules cérébraux. Les ventricules latéraux sont considérés comme une seule cavité, la première cellule. Le troisième ventricule, tel que nous le connaissons, représente la deuxième cellule. Notre quatrième ventricule représente la troisième cellule. Le raisonnement siège dans la deuxième cellule et la mémoire dans la troisième. Les images suscitées par les sensations dans la première cellule sont transformées dans la deuxième cellule puis, ce qui subsiste à l'issue de cette transformation est stocké dans la troisième cellule : ceci correspond au déroulement des opérations intellectuelles suivantes : perception, raisonnement et mémoire. Les ventricules du cerveau sont reliés les uns aux autres ce qui permet aux esprits de communiquer l'un avec l'autre. Ces ventricules distillent la pituite dans les fosses nasales. Ils transforment en esprits vitaux les esprits animaux reçus du coeur. Le cerveau reçoit les esprits encore gros et épais comme de la fumée lesquels sont élaborés avant d'être envoyés au sens naturel ou bien au ventricule moyen du cerveau au niveau duquel ces esprits se rendent parfaits et absolus pour être transférés dans un autre ventricule appelé le quart ou *cerebelle* mais aussi *cervelin* ou petit cerveau. Les organes récepteurs de ces esprits vitaux sont pourvus de sentiments et peuvent manifester une certaine autonomie : ainsi l'estomac peut décider de ne plus accepter les aliments et provoquer ainsi une perte d'appétit (Paré). Pour André Vésale et Ambroise Paré (1509-1590), les excretas des ventricules cérébraux ne sont pas homogènes : les plus subtils s'évaporent à travers les sutures crâniennes ; les plus consistants se drainent à travers la lame criblée de l'ethmoïde et constituent le mucus nasal. Le mucus cérébral sécrété en excès par le troisième ventricule est transformé par la glande pituitaire en une sécrétion externe (pituite, flegme) qui finit par atteindre les poumons et l'estomac. Un excès de flegme peut expliquer certaines maladies respiratoires arthritiques ou rhumatismales, d'où l'importance de la glande pituitaire dans le galénisme. Le cerveau a des contractions et des relaxations que l'on nomme diastoles et systoles aussi bien que pour le coeur. Le cerveau est le siège des facultés de l'âme. Son tempérament est froid et humide. Lorsqu'il est trop chaud, c'est que les sens et les mouvements du corps sont légers et le sommeil bref et peu profond : nous sommes aussi inconstants d'esprit que d'entendement. Nous apprenons vite, mais nous oublions aussi rapidement ce que nous avons appris. Le cerveau froid est caractérisé par une lenteur à concevoir, à comprendre et à apprendre les arts et les disciplines. Mais ceux qui ont le cerveau froid ont des opinions fermes et stables. Leurs mouvements sont lourds, tardifs et paresseux. Leur dormir pesant et profond. Ceux qui ont le cerveau sec apprennent plus difficilement que ceux qui ont le cerveau froid : ils ont une bonne mémoire d'autant qu'ils retiennent fermement les idées qu'ils ont reçues. Ceux qui ont le cerveau très humide apprennent facilement les arts et les Sciences mais les oublient soudainement : une telle substance molle reçoit aisément les formes et images des choses qui lui sont présentées par les sens extérieurs mais ne les retient pas en raison de son humidité et de sa mollesse. C'est ainsi qu'une terre molle en laquelle on imprime rapidement des images ne les conserve pas car elles sont vite effacées : *De humani corporis fabrica*, Bâle, 1543 ; *Anatomie universelle du corps humain*, Paris, 1561.

La première représentation des localisations cérébrales telles qu'on les imaginait alors est due à Georg Reisch (?-?) dans son *Margarita Phylosophyca*, 1504. Il donne un schéma montrant la projection sur une tête des localisations cérébrales ventriculaires : le sens commun au milieu du front, l'imagination au-dessous du sens commun, et la fantaisie au-dessus. La mémoire siège au-dessus du pavillon de l'oreille. En avant d'elle se situent en haut les vertus cogitatives, au-dessous les vertus *extimatives*. André Vésale privilégie également l'étude des ventricules aux dépens de celle du cortex pourtant bien représenté dans ses figures anatomiques. Influencé par les théories médiévales situant les processus mentaux au niveau des ventricules, il méconnaît la signification des circonvolutions cérébrales.

Les nerfs sont constitués de matière cérébrale endurcie et condensée couverte de deux membranes comme le cerveau. Ils se distribuent dans tout le corps d'une part aux organes sensitifs, d'autre part aux organes moteurs et enfin aux organes de la douleur et de la volupté. Les nerfs qui sortent de la base de la substance des ventricules antérieurs du cerveau sont des nerfs sensitifs. Ils sont d'une texture plus fine que les nerfs moteurs.

XVIIème siècle : Descartes, Willis, Bohn

Au dix-septième siècle, l'apport de René Descartes est fondamental. En effet, son *Traité de l'homme*, Amsterdam, 1640, introduit la notion d'influx nerveux qu'il dénomme esprits animaux et celle de réflexe sensitivo-moteur qu'illustre le retrait involontaire de la main au contact d'une flamme. Malheureusement ses considérations sont spéculatives et lui aussi reste fidèle à la conception médiévale du siège intraventriculaire des fonctions cérébrales.

Le *Cerebri Anatome*, Londres, 1664 et le *Practice of physik*, Londres, 1672 de Thomas Willis corrigent cette erreur en affirmant pour la première fois depuis Galien que la substance grise élabore les esprits animaux et que la substance blanche les répartit dans l'organisme. Willis combat également le sentiment de Galien et de Vésale selon lesquels le sens de l'odorat siège dans les ventricules latéraux. Pour lui, les cavités ventriculaires servent uniquement de réceptacles aux sérosités du cerveau. Il abandonne définitivement la théorie de la localisation ventriculaire des fonctions cérébrales et lui substitue une théorie solidiste qui place dans le corps strié, le corps calleux et le cortex les mécanismes physiologiques du cerveau : *le corps strié reçoit toutes les sensations ; le corps calleux est le siège de l'imagination et le cortex celui de la mémoire*. Il situe dans le cervelet le centre des sensations auditives et du *sensorium commune*. Il considère qu'il est également le foyer d'où émane le principe des battements du coeur par le pneumogastrique et le nerf intercostal.

Johan Bohn montre, dans son *Circulus anatomico-physiologicus, seu economia corporis animalis*, Leipzig, 1680, (Réunion anatomo-physiologique ou économie de l'organisme animal), que, chez la grenouille décérébrée, le réflexe résulte d'un processus physiologique mécanique et non de l'intervention d'un quelconque principe vital.

XVIIIème siècle : Galvani

William Cullen (1712-1790), dont nous reparlerons, rattache toute la pathologie aux atteintes du système nerveux dont le tonus altéré est responsable d'une atonie cérébrale elle-même génératrice de spasmes vasculaires périphériques : *The works*, Edimbourg, 1827.

Son disciple John Brown (1735-1788) en arrive à définir la vie comme l'équilibre entre hypoexcitabilité et hyperexcitabilité du système nerveux : *Elementa medicinae*, Edimbourg, 1780. Ces conceptions déjà professées par Frédéric Hoffmann sont confirmées dès 1751, par Frédéric Whytt (1714-1766) : *An essay on the vital and other involuntary motions of animal*, Edimbourg, 1751 puis par Georges Prochaska (1749-1820) qui étudient les réflexes chez la grenouille dont on a détruit la moelle épinière ou sectionné la tête : l'influx sensoriel déclenche un influx moteur dès qu'il atteint la moelle épinière, sans intervention du cerveau : *Adnotationum academicaru. Fasciculus tertius III. De functionibus systematis nervosi*, Prague, 1780-1784.

Albrecht von Haller distingue l'excitabilité nerveuse de la contractilité musculaire. Il soutient que les plaies du cervelet si elles provoquent des convulsions n'entraînent pas en revanche d'arrêt respiratoire ou cardiaque et conclut : *Il faut que les nerfs des muscles volontaires des membres et de la tête tirent également leur moelle du cervelet, comme ils en tirent du cerveau : De partium corporis humani precipuarum Fabrica et functionibus opus quinquaginta annorum,* Berne, 1778, **I**, 35-42.

Hermann Boerhaave, son contemporain, admet deux ordres de nerfs, sensitifs ou moteurs, indépendants les uns des autres : *Institutions de médecine*, Paris, 1743, **3**.

Luigi Galvani (1737-1798) franchit un pas décisif dans la compréhension du fonctionnement du système nerveux en apportant la preuve expérimentale de l'existence d'une électricité animale qui supplante désormais l'*archée* de Paracelse, le *pneuma* de van Helmont et *les esprits animaux* de Descartes : De viribus electricitatis in motu muscularis commentarius, *De Bononiensi Scientarum et Artium Instituto atque Academia Commentarii*, Bologne, **7**, 1791.

XIXème siècle : du neurone aux localisations cérébrales

Entre 1800 et 1900, les physiologistes éclaircissent les principales fonctions du système nerveux. Découverte du neurone, étude de l'influx nerveux et de l'activité de certaines substances médicamenteuses sur sa transmission, démonstration des fonctions de la moelle épinière, du système nerveux autonome, du cervelet et du cortex cérébral.

Le neurone, la cellule nerveuse telle que nous la connaissons, cette comète à la chevelure dendritique traînant derrière elle son axone ou cylindraxe, c'est un jeune médecin allemand mort à vingt-neuf ans du typhus à Bonn, Otto Deiters (1834-1863) qui en trace la silhouette désormais familière. Ce neurone (on ne le dénomme pas encore ainsi), sélectionné sur une coupe de moelle épinière, illustre son travail consacré à la moelle et à l'encéphale publié par Maximilian Johann Sigismund Schultze (1825-1874) sous le titre : *Untersuchungen über Gehirn und Rückenmark der Menschen*, Brunswick, 1865, (Recherches sur le cerveau et la moelle épinière de l'homme).

En 1874, Vladimir Betz (1834-1894) découvre la cellule pyramidale géante du cortex moteur : Anatomischer Nachweis zweier Gehirncentra, *Zbl. med. Wiss.*, **12**, 1874. En 1879 puis en 1880, William Bevan Lewis (1847-1929) la décrit à nouveau : On the comparative structure of the cortex cerebri, *Brain*, 1879.

Il ne reste plus qu'à déterminer comment les cellules nerveuses s'organisent et communiquent entre elles. Les uns comme Camillo Golgi (1844-1926) soutiennent la théorie réticulaire qui attribue un fonctionnement unitaire à l'encéphale, toutes les cellules étant incluses dans les mailles d'un filet qui les relie les unes aux autres : *Studii sulla fina anatomia degli organi centrali del systema nervoso*, Milan, 1883. D'autres, comme Don Santiago Ramon Cajal (1852-1934), déduisent de l'aspect histologique du tissu nerveux que chaque dendrite et chaque terminaison axonale sont en contiguïté avec sa voisine. Le microscope électronique donnera raison aux partisans de la théorie synaptique de l'influx nerveux comme le laissaient présager les travaux de Cajal sur les boutons terminaux des parties distales des terminaisons nerveuses : *Textura del systema nervioso del hombre y de los vertebrados, estudios sobreel plan estructural y composition histologicade la centros nerviosos, adiconados de considerationes fisiologicas fundados en los nuevos descubrimentos*, Madrid, 1899-1904.

En 1831, Johann Peter Müller (1801-1858) constate que les nerfs sectionnés perdent au bout d'un temps variable toutes leurs propriétés : *Physiologie du système nerveux ou recherches et expériences sur les diverses classes d'appareils nerveux, les mouvements, la voix, la parole, les sens et les facultés intellectuelles,* Paris, 1840.

François Achille Longet (1811-1871) confirme ces résultats en 1841 : *Recherches expérimentales sur les fonctions des nerfs* ..., Paris, 1841 ; *Recherches expérimentales et pathologiques sur les propriétés et les fonctions des faisceaux de la moelle épinière et des racines des nerfs rachidiens,* Paris, 1841.

Mais c'est Auguste Volney Waller (1816-1870) qui démontre, en 1850, que le nerf dégénère parce qu'il est séparé du neurone dont il émane, ce que vérifiera Ludwig Türck (1810-1868) en 1851, distinguant la dégénérescence des fibres centripètes et centrifuges : Experiments on the section of the glossopharyngeal and hypoglossalnerves of the frog and observations of the alteration produced thereby in the strucure of their primitive fibres, *Philosophical transactions*, **140**, 1850.

L'influx nerveux avait été évoqué dès le XVIIème siècle. Galvani, ce précurseur oublié de l'électricité médicale, en avait prouvé l'existence dès 1792. Le berlinois Emile Dubois-Reymond (1818-1896) lui donne sa physionomie définitive en déterminant, dès 1841, l'électrotonus par lequel il désigne les variations de potentiel électrique déclenchées par le passage d'un courant. Après avoir découvert les courants de repos entre la surface et la tranche de section d'un muscle, il montre qu'ils diminuent au cours de la contraction tétanique : Ueber den sogennanten Froschstrom, *Ann. Physik. Berlin*, **58**, 1843.

Hermann Ludwig Ferdinand von Helmholtz (1821-1894) mesure la vitesse de l'influx nerveux dans les nerfs moteurs de la grenouille : *Ueber die Erhaltung der Kraft, eine physikalische Abhandlung*, Berlin, 1847.

Jean B. Chauveau effectue les mêmes expériences chez les grands mammifères : De l'excitation électrique unipolaire des nerfs ... ; Comparaison des excitations unipolaires de même signe ... De la contraction produite par la rupture du courant de la pile ... Des conditions physiologiques qui influent les caractères de l'excitation ... Etude comparée des flux électriques dits instantanés ..., communications toutes effectuées dans les *Comptes rendus de l'Académie des sciences*, 29 novembre, 13 décembre 1875 ; 3 janvier 1876.

Nous avons vu triompher la théorie de la transmission synaptique de l'influx nerveux : elle aboutira au début du siècle suivant avec les travaux sur l'adrénaline de Thomas Elliott (1877-1961) à la notion d'un médiateur chimique pour l'acheminer : On the action of adrenalin, *Jour. Physiol*, **31**, 1904.

Cette voie est ouverte par les recherches de Claude Bernard sur le curare : *Leçons sur les effets des substances toxiques et médicamenteuses*, Paris, 1857 puis celles de John Newpert Langley (1852-1925) sur l'atropine, la nicotine et la pilocarpine : On the local paralysis of peripheral ganglia and of the connexion of different classes of nerve fiberswith them, *Proceeding of the Royal Society*, **46**, 1889 ; On reflex action of sympathetic ganglia, *The Journal of Physiology, Londres*, **16**, 1894.

Les fonctions des racines rachidiennes de la moelle épinière avaient été étudiées par Bohn, Descartes, Whytt et Prochaska qui avaient ébauché la notion de mouvement réflexe avec sa trilogie fonctionnelle : nerf sensitif, moelle, nerf moteur. Charles Bell (1774-1842) démontre incontestablement le premier dès 1811, le rôle moteur des racines antérieures de la moelle épinière : *Idea of a new anatomy of the brain*, Londres, 1811. François Magendie, en 1822, confirme et précise les fonctions motrices des racines antérieures et sensitives des postérieures : Expérience sur les fonctions des racines des nerfs rachidiens, *Journal de physiologie expérimentale*, **2**, 1822 ; Expérience sur les fonctions des racines des nerfs qui naissent de la moelle épinière, *Journal de physiologie expérimentale*, **2**, 1822.

Charles Edouard Brown-Séquard dans sa thèse inaugurale en 1846 démontre expérimentalement par sections médullaires étagées, que les fibres de la sensibilité sont croisées et celles de la motricité directes : *Recherches et expériences sur la physiologie de la moelle épinière*, Paris.

En 1892, Charles Scott Sherrington (1857-1952) établit la topographie des territoires moteurs et sensitifs correspondant à chaque racine rachidienne : Notes of the arrangement of some motors fibres in the lumbo-sacral plexus, *The Journal of Physiology, Londres*, **13**, 1892 ; Further experimental note on the correlation of antagonistic muscles, *Proceeding of the Royal Society*, **53**, 1893.

Le système végétatif ne sera bien exploré qu'au début du siècle suivant. Certes, François Marie Xavier Bichat dès 1800 distingue la vie de relation ou animale de la vie végétative ou autonome : *Recherches physiologiques sur la vie et la mort*, Paris, an VIII (1800) et Julien Jean César Legallois comprend l'action du pneumogastrique sur la respiration et découvre son origine bulbaire : *Expérience sur le principe de la vie*, Paris, 1812.

De même Benedikt Stilling (1810-1879) publie un ouvrage sur l'irritation spinale dans lequel il mentionne pour la première fois l'activité des nerfs vasomoteurs : *Physiologischpathologische und medicinische-praktische Untersuchungen über die Spinal-Irritation,* Leipzig, 1840 puis *Untersuchungen ueber die Functionem des Rückenmarks und der Nerven*, Leipzig, 1842, ouvrage dans lequel il décrit ce que l'on appellera la colonne de Clarke au niveau de la moelle épinière et la formation réticulaire de la moelle, appelée également formation de Deiters qui la décrira à nouveau en 1865.

Ici encore, Claude Bernard apporte sa contribution à la connaissance du système nerveux végétatif en montrant que la section du sympathique cervical entraîne myosis, énophtalmie et rétrécissement de la fente palpébrale : *Leçons sur la physiologie et la pathologie du système nerveux*, Paris, **2**, 1858, ce que l'ophtalmologiste François Pourfour du Petit avait pressenti en 1727 et que Johann Friedrich Horner (1831-1886) redécouvrira en 1869. Néanmoins, la connaissance approfondie des systèmes opposés sympathiques et parasympathiques dont peut-être Cullen et Brown avaient eu l'intuition, cette connaissance devra attendre les travaux de Walter Halbrock Gaskell (1847-1914) et le début du vingtième siècle pour être parachevée : On the structure, distribution and function of the nerves which innervate the visceral and vascular system, *The Journal of Physiology, Londres*, **7,** 1886.

Luigi Rolando (1773-1831), remarquant l'analogie entre la structure lamellaire du cervelet et celle d'une pile voltaïque, édifie une théorie restée sans lendemain, selon laquelle le cervelet élabore et distribue la puissance nerveuse destinée à la motilité en général et aux mouvements volontaires en particulier : Osservazioni sui cerveletto, *Mem. r. Accad. Sci. Torino*, **29**, 1825.

Mais c'est à Jean-Pierre Flourens (1794-1867) que revient le privilège d'avoir élucidé la fonction du cervelet. En 1824, il constate que l'ablation successive des différentes couches cérébelleuses abolit l'équilibre des pigeons. Le cervelet est donc l'organe de la coordination des mouvements et contribue à l'équilibre dans les déplacements et dans la station debout : Recherches sur les propriétés et les fonctions du système nerveux dans les animaux vertébrés, *Archives générales de médecine,* **2**, 1823.

Jean-Baptiste Bouillaud (1796-1881) arrive aux mêmes conclusions 3 ans plus tard : Recherches expérimentales tendant à prouver que le cervelet préside aux actes de la station et de la progression et non à l'instinct de la propagation, *Archives générales de médecine,* **15**, 1827. Charles Edouard Brown-Séquard met en évidence en 1862, son rôle modérateur et coordinateur : Remarques sur la physiologie du cervelet et du nerf auditif, *Journal de la physiologie de l'homme et des animaux*, XIII, **4,** 1861, et **5**,1862.

David Ferrier (1843-1928) publie *The function of the brain*, Londres, en 1876 et, en 1878, *The localisation of the brain diseases.* Il stimule électriquement le cervelet et détermine nystagmus, déviation oculaire, troubles de l'équilibre selon la zone excitée.

Les localisations cérébrales vont connaître également une confirmation éclatante à travers un cheminement assez surprenant. Une querelle avait opposé au début du siècle adversaires et partisans de Franz Joseph Gall et de la phrénologie. Cette théorie prétendait assigner à chaque fonction cérébrale une zone particulière du cortex dont le développement plus ou moins important chez un individu correspondait à des bosses de la surface du crâne. Elle sombra dans le ridicule à la grande joie des tenants du cerveau habité par une âme qui transcende ses constituants anatomiques tel Jean Pierre Flourens. Elle esquissait pourtant la théorie des localisations. Et précisément, voici Jean-Baptiste Bouillaud qui affirme dès 1826 que ses observations cliniques démontrent la présence d'un centre de la parole dans les lobes frontaux : Recherches cliniques propres à démontrer que la perte de la parole correspond à la lésion des lobules antérieurs du cerveau, *Archives générales de médecine,* **8**, 1825. Marc Dax (1771-1837) de Sommières dans le Gard arrive aux mêmes conclusions dès 1836, mais ses travaux ne seront publiés que tardivement dans la Gazette hebdomadaire du 28 avril 1865. Ce sera donc à Pierre Paul Broca (1824-1880) d'en apporter la démonstration anatomo-clinique chez un patient aphasique présentant à l'autopsie une lésion du lobe frontal de l'hémisphère gauche, ce qu'il fera en 1861 : Perte de parole ; ramolissement chronique et destruction partielle du lobe antérieur gauche du cerveau, *Bulletin de la Société anthropologique de Paris*, **2**, 1861. En 1869, Henry Charlton Bastian (1837-1915) localise les centres de la parole, de l'audition et de la vue : Embol of small vessels of the brain by white globule, Brit. Med., 1869 ; *The brain as an organ of mind*, Londres, 1880, traduit en français en 1888, **2**. En 1870, Julius Eduard Hitzig (1838-1907) et Gustav Theodor Fritsch (1836-1917) en excitant le cortex frontal remarquent qu'ils provoquent constamment des mouvements de l'hémicorps opposé démontrant ainsi l'existence de l'aire motrice corticale : Ueber die elektrische Erregbarkeit des Grosshirns, *Arch. Anat. Physiol. wiss. Med.* En Angleterre, David Ferrier mène les mêmes expériences et soutient avec Jean Martin Charcot que la zone rolandique est une association de centres moteurs dont l'excitation expérimentale ou l'irritation pathologique suscitent directement des réactions motrices de la face, du tronc ou des membres : *The function of the brain*, Londres, 1876. Mais, entre 1873 et 1877, Moritz Schiff constate que des destructions de ces zones entraînent également des pertes de sensibilité : *Sulla misura della sensazione*, Florence, 1869 ; *Sul sistema nervoso encephalico*, Florence 1865, 1873.

Physiologie de l'ouïe

Voici comment Paré explique le fonctionnement de la chaîne des osselets : *Donc l'usage de ces petits os est, pour faire recevoir l'espèce du son, et qu'il pénètre au dedans, et que le chemin soit ouvert aux excréments des oreilles : car l'estrier qui ferme la fenêtre d'enhaut est meu par l'enclume ; l'enclume par le marteau ; le marteau par la membrane frappée et poussée par l'air externe ; par ce mouvement la fenêtre s'ouvre, d'où l'espèce du son entre dans le nerf, et par le nerf est envoyé au sens commun pour en juger ; et les excrémens se purgent et vident par un petit canal cartilagineux.*

André Vésale attire l'attention sur la ressemblance entre la structure du limaçon et celle d'un instrument de musique montrant qu'il est tapissé par une membrane issue du nerf auditif.

XVIIème siècle : Duverney

Guichard Joseph Duverney (1648-1730) dans son *Traité de l'organe de l'ouïe*, Paris, 1683, exprime tout à fait la même opinion : *La lame spirale est un appareil d'analyse, car son état plus large au début de la première révolution qu'à l'extrémité de la dernière, fait supposer que les parties les plus larges sont ébranlées sans que les autres le soient et ne sont capables que de frémissements plus lents répondant aux sons graves.*

XVIIIème siècle : Cotugno

Giuseppe Tartini (1692-1770) dans son *Trattato di musica secundo la vera scienza dell'armonia*, 1754, expose sa découverte des *tezzi tuoni*, ces sons résultants engendrés au grave d'une double corde, par un nombre de vibrations égal à la différence des nombres de vibrations des deux sons supérieurs.

Claude Nicolas Lecat (1700-1768) imagine que les vibrations sonores pénètrent par les fenêtres rondes et ovales puis progressent côte à côte le long de la cochlée pour se briser l'une contre l'autre au niveau du cul-de-sac labyrinthique communiquant une secousse à toute la spirale, secousse plus violente au niveau de sa portion en résonance avec la vibration.

Domenico Cotugno (1736-1822) adapte cette théorie à sa découverte des liquides endolabyrinthiques en 1761 et elle sera admise jusqu'au milieu du siècle suivant *De aquaeductibus auris humanae internae dissertatio anatomica*, Naples, 1760.

XIXème siècle : Helmholtz

En 1863, Hermann Ludwig Ferdinand von Helmholtz publie à Braunschweig, *Die Lehre von den Tonempfindungen* (Leçons sur la perception des sons). Il développe la théorie des résonateurs. Pour lui, c'est l'ébranlement mécanique des milieux endolabyrinthiques qui suscite des vibrations localisées à des parties limitées de la membrane basilaire. Celle-ci joue le rôle d'un instrument de musique à cordes, chaque corde étant préalablement accordée pour un ton avec lequel elle pourra vibrer seule, à l'unisson. Ainsi, l'intensité de la sensation sonore dépendra de l'amplitude de l'oscillation de la membrane basilaire.

Physiologie des muscles

Depuis Galien, on pense que les nerfs semblables à des tubes creux insufflent aux muscles le pneuma qui les gonfle au moment de leur contraction provoquée par l'entrée des esprits animaux qui les dilatent. Selon André du Laurens : *Le cerveau commande, le nerf porte le commandement, & le muscle obëit : le cerveau raisonne sur l'objet appétible, pour sçavoir s'il est utile ou dommageable ... Et comme l'écuyer conduit le cheval avec la bride, ainsi l'imagination séante au cerveau, meut les muscles avec les nerfs : comme avec une bride.*

XVIIème siècle : Swammerdam

Francis Glisson conteste Galien et estime que la contraction musculaire ne dépend pas de l'afflux des esprits animaux. Jan Swammerdam (1637-1680) démontre expérimentalement vers 1664 sur une préparation sciatique-gastronecmien de grenouille que le volume du muscle n'augmente pas lors de sa contraction.

XVIIIème siècle : l'électricité animale

Selon Luigi Galvani les fibres musculaires sont de minuscules bouteilles de Leyde qui se déchargent au moment du contact entre l'extrémité du nerf et la surface du muscle amenant la contraction. Le muscle stockerait l'électricité animale qu'il produirait. Cette théorie émise en 1791, est combattue par Alexandre Volta (1745-1827) dès 1795. L'inventeur de la pile à éléments multiples lui oppose le fait que de simples contacts hétérogènes au niveau d'un circuit provoquent une force électromotrice. La production d'électricité par l'animal prouvée par Galvani chez la torpille notamment, est battue en brèche et malheureusement abandonnée pour un demi-siècle.

XIXème siècle : de Du Bois-Reymond à Amici

Grâce à l'emploi du galvanomètre, Carlo Matteucci (1811-1868) : Sur le courant électrique ou propre de la grenouille, *Annales de chimie*, **68**, 1838 et Emil Du Bois-Reymond : Ueber den sogenannten Froschstrom, *Ann. Physik. Berlin*, **16**, 1843, démontrent l'existence d'électricité produite par le muscle qui aboutira à la notion de courant de repos et d'activité musculaires.

C'est à Giambattista Amici (1786-1863) inventeur en 1827 du microscope achromatique et des objectifs à immersion : *De microscopi catadiottrici memoria*, Modène, 1818, qu'on doit la description, dès 1858, de la bande qui constitue un des disques de la fibre musculaire dont William Bowman (1816-1892) avait vu la structure striée en 1840 : On the minute structure and movements of volontary muscle, *Philosophical Transactions*, **130**, 1840, **131**, 1841.

En 1868, Wilhelm J. F. Krause (1833-1909) se base sur le travail d'Amici pour établir que la contraction musculaire est en relation directe avec la structure striée de la fibre musculaire. Pour lui, la strie la plus réfringente correspond à un compartiment liquidien, la moins réfringente aux disques qui le contiennent. Au moment de la contraction, le liquide s'étalerait provoquant le raccourcissement de la fibre : *Handbuch des menschlichen Anatomie*, Leipzig, 1899-1905.

Victor Hensen (1835-1924) trouve du glycogène dans la fibre musculaire et décrit la strie intermédiaire qui sépare chaque case musculaire en deux compartiments : *Arbeiten aus dem Kieler physiologischen Intitut 1868*, Kiel, 1869.

La transmission de l'excitation du nerf au muscle se fait au niveau d'une zone particulière : la plaque motrice. Claude Bernard montre que la curarisation d'un animal, tout en préservant l'excitabilité du nerf et du muscle, interrompt la transmission du premier au second. En laissant le sciatique apparent, il ligature la base d'une seule patte d'une grenouille. Il curarise l'animal. Il excite le sciatique de la patte ligaturée et obtient une contraction du gastronecmien. En revanche de l'autre côté dépourvu de ligature, il n'obtient aucune réponse musculaire. L'arrêt circulatoire avait protégé la patte ligaturée de l'action du curare : *Leçons sur les effets des substances toxiques et médicamenteuse*s, Paris, 1857.

Physiologie du rein

XVIème siècle. Les reins ou roignons. Fallope

Les reins ou roignons sont vascularisés par deux rameaux issus de la veine cave d'une part et deux autres venant de la grande artère (l'aorte) d'autre part : ces quatre vaisseaux sont dits émulgents c'est-à-dire qu'ils portent le sang au rein pour qu'il en traie l'urine. Les reins sont chargés de débarrasser le sang des matières excrémentielles aqueuses et séreuses. Ils séparent l'urine d'avec le sang grâce à leur faculté attractrice similaire à celle de la rate et de la vésicule biliaire. Du reste ils attirent également de la bile, mais seulement sa fraction subtile qui donne aux urines leur coloration jaune. Le sang se dépose sur les reins comme la lie sur le vin. La membrane qui tapisse les cavités urinaires, appelée membrane collatoire, est percée de multiples orifices, pores au travers desquels filtrent les superfluités séreuses et cholériques du sang qui donnent l'urine. On pense également que, tout comme la face inférieure du foie est reliée à la vésicule biliaire par de minuscules et hypothétiques canaux hépato-biliaires, des canalicules relient directement l'estomac ou de présumées glandes lombaires à la vessie, court-circuitant l'arbre urinaire. Gabriello Fallope (1523-1562), le premier, par la méthode des corrosions, met en évidence des tubes qui vont de la corticale du rein jusqu'aux cavités excrétrices : *Observationes anatomicae,* Venise, 1561...

XVIIème siècle : les injections colorées, le microscope

Lorenzo Bellini montre, en 1662, en injectant les vaisseaux avec des colorants qu'ils atteignent la corticale du rein. Il pense que la filtration urinaire s'effectue à ce niveau : *Exercitatio de structura et usu renum,* Florence, 1662.

Marcello Malpighi décrit dans la corticale du rein des granulations qu'il met en évidence en injectant de l'encre dans les artères rénales : il publie cette description princeps de ce que nous appelons maintenant les glomérules dans le *De Viscerum structura exercitatio anatomica*, Londres, 1669.

Frederick Ruysch (1638-1731), s'inspirant des méthodes d'injection de Jan Swammerdam utilise un mélange de suif, d'huile de térébenthine, de cire blanche et de sulfure de mercure vermillon pour identifier le contenu des glandes de Malpighi comme étant un peloton vasculaire. Un pas considérable vient d'être franchi dans la description de l'unité fonctionnelle du rein, le néphron des auteurs modernes : *Thesaurus anatomicus*, Amsterdam, 1701-1716 ; *Opera omnia, anatomico-medico-chirurgica. Huc usque edita*, Amsterdam, 1721.

A la suite des travaux d'Harvey et d'Aselli sur la circulation sanguine et lymphatique, on veut doter l'urine d'un circuit autonome de petits vaisseaux identiques à ceux qui transportent le sang et la lymphe, et qui conduisent les liquides directement à la vessie sans passer par les reins. Ysbrand van Diemerbroeck (1608-1674), Louis Gayant (?-1687) et Thomas Bartholin (1616-1680) : *Anatome ex omnium veterum recentioriumque observationibus* ..., Leyde, 1673, soutiendront cette théorie jusqu'à ce que Malpighi, en liant les uretères chez l'animal, démontre que la vessie, vidée auparavant de son contenu, ne se remplit pas d'urine.

XVIIIème siècle : du mireur d'urines au chimiste

Jean Davach de la Rivière (circa 1696) écrit en 1696, la première édition de son *Miroir des urines.* Ce sera un succès de librairie puisque cinq éditions paraîtront jusqu'à la fin du XVIIIème siècle : 1700, 1722, 1752, 1762 et 1763. Dans la préface de la seconde édition de son livre, il écrit : *Il est certain qu'auparavant que j'eusse donné au public la première édition de mon Miroir des urines, il y avoit plusieurs Médecins qui pretendoient que l'urine étoit un faux messager pour donner la connoissance des maladies lorsqu'elles sont dans les veines particulièrement, il y en a encore quelques uns qui n'ayant pas voulu se donner la peine de découvrir et de pénétrer dans une connoissance si certaine, sont demeurez dans leur entestement : mais les plus judicieux s'étant attachez à suivre l'ordre & à faire les observations rapportées dans cette première édition, ont été convaincus par leur propre expérience, comme je le suis par les miennes ; qu'il falloit se rendre à la raison & convenir avec Hypocrate, Avicenne, Galien & plusieurs autres tant anciens que modernes, qu'il n'y a pas de moyens plus assurés que les Urines pour connoître les causes, l'état & la différence des maladies, de même que le tempérament de l'un & de l'autre sexe...* L'auteur perpétue une tradition qui remonte à la médecine gréco-romaine, byzantine, arabe et qui se pérennisera à Salerne, creuset européen de toutes ces traditions.

Guillaume François Rouelle (1703-1779) découvre l'urée qu'il appelle extrait savonneux d'urine en 1773 : Observations sur l'urine humaine, *Journal de médecine, de chirurgie et de pharmacie*, **40**, 1773.

Charles Guillaume Scheele (1742-1786) isole l'acide urique qu'il dénomme acide lithique, en 1776 : Undersökning om blasesstenen, *Kongliga Svenska Vetenskapsakademiens Handligar*, **37**, 1776.

Johann Bohn démontre à son tour en 1710, à la suite de Malpighi, que le seul conduit excréteur de l'urine est l'uretère et qu'il est vain de rechercher des canalicules court-circuitant les reins : *Circulus anatomico physiologicus seu Oeconomia corporis animalis, hoc est : cogitata fonctionum animalium potissimarum formalitatem et causas concenentia,* Leipzig, 1710.

XIXème siècle : de Henle à Tigerstedt

Friedreich Henle (1809-1885) confirme dès 1844 la présence, entre les tubes contournés proximaux et distaux, de l'anse filiforme en épingle à cheveux qui porte désormais son nom : *Allgemeine Anatomie*, Leipzig, 1841, traduit en français par A.J.L. Jourdan, dans une série d'ouvrages allemands éditée par Baillière, sous la dénomination d*'Encyclopédie anatomique*, et qui en représentent les tomes VI et VII : *Traité d'anatomie générale ou histoire des tissus et de la composition chimique du corps humain …*, Paris, 1843.

William Bowman, en 1842, met en évidence la membrane qui enveloppe le glomérule comme dans un sac et attribue au glomérule et au tubule une activité uniquement sécrétoire : On the structure and use of the Malpighian bodies of the kidney with observations on the circulation through that gland, *Philosophical transactions*, **132**, 1842.

Karl Friedreich Wilhelm Ludwig propose la théorie inverse en 1849. Pour lui, le glomérule est un filtre semi-perméable qui, sous l'effet de la pression sanguine, laisse passer un liquide voisin du plasma, filtrat qui est réabsorbé au niveau du tubule qui le transforme en urine définitive. Il donne le premier une description exacte de la vascularisation du néphron. La controverse entre partisans de la sécrétion ou de la filtration de l'urine par le rein se poursuit jusqu'au dix-neuvième siècle : *Beiträge zur Lehre vom Mechanismus der Harnsecretion*, Marburg, 1843.

La découverte de l'urée par Rouelle permet à Antoine François de Fourcroy d'écrire dans sa *Philosophie chimique*, Paris, 1816 : *L'expulsion de l'urée est le principal, le plus nécessaire et le plus remarquable objet de l'évacuation urinaire.*

Jean Louis Prévost (1790-1850) et Jean-Baptiste Dumas étudient les effets de la néphrectomie bilatérale chez l'animal en 1823. Ils observent qu'après un temps de latence d'environ trois jours, l'animal présente diarrhée et vomissements, que son état général s'altère et qu'il meurt le plus souvent entre le cinquième et le neuvième jour. L'analyse du sang de ces animaux sans reins immédiatement après leur mort, décèle des quantités considérables d'urée. La relation entre la rétention des produits azotés et les accidents de l'insuffisance rénale est désormais établie : Examen du sang et de son action dans différents phénomènes de la vie, *Annales de chimie et de physique*, **23,** 1823.

En 1897, Emile Charles Achard (1860-1944) inaugure l'étude de la fonction rénale par les colorants vitaux. Après ligature des uretères chez l'animal et injection intraveineuse de bleu de méthylène, il ne retrouve dans le sang, trois heures après l'injection, qu'une faible partie de la substance et, vingt-quatres heures plus tard, que des traces. Elle est donc passée du sang dans les tissus : Achard et Castaigne, *Soc. Méd. des hôpitaux*, 30 avril, 18 juin, 31 juillet 1897 ; 14 janvier 1898.

Le finlandais Armand Tigerstedt prouve la sécrétion endocrine du rein en isolant la rénine en 1898 : Niere und Kreislauf, *Skand. Archiv. Physiol.*, **8**, 1898.

Physiologie des surrénales ou capsules atrabilaires

Les capsules surrénales ou capsules atrabilaires sont découvertes par Bartholomé Eustache (1510 ?-1574) qui en donne simplement la description : *Tabulae anatomicae*, Rome, 1714.

Julius Casserius (1545-1616) les considère comme des reins surnuméraires : *renes succenturiati* : *Tabulae anatomicae LXXIIX,* Venise, 1627.

Gaspard Bauhin complète la description : *Intitutiones anatomicae*, Bâle, 1590.

Jean Riolan fils pense qu'elles servent à soutenir le plexus sympathique mais qu'elles ne comportent pas de cavité centrale contrairement à l'opinion de ses collègues : *Anatomen corporis humani*, Paris, 1610.

XVIIème siècle : cavité ou nécrose ?

Thomas Bartholin leur attribue une fonction d'épuration du sang complétant celle déjà effectuée dans le foie et la rate. L'atrabile s'y dépose pour subir une dernière transformation avant de passer dans le rein : *Institutiones anatomicae*, Leyde, 1641.

Thomas Wharton (1610-1673) remarque leur riche innervation mais décrit une cavité produite en fait par une nécrose post mortem et croit même y découvrir des valvules veineuses qui permettent à la glande de déverser dans la circulation les produits qu'elle sécrète : *Adenographia : sive, glandularum totius corporis descriptio*, Londres, 1656.

...e siècle : Montesquieu physiologiste

...tesquieu (1689-1755) dans son discours devant l'Académie des Sciences de Bordeaux le 25 août 1718 est bien obligé d'admettre que les travaux des physiologistes et des médecins de son temps ou de leurs prédécesseurs n'ont en rien dissipé son mystère : Discours sur l'usage des glandes rénales.

Joseph Lieutaud (1703-1780) pense qu'elles contribuent à fluidifier le sang en le filtrant puis en y mêlant le suc amer et savonneux qu'elles produisent : *Essai anatomique contenant l'histoire exacte de toutes les parties qui composent le corps de l'homme*, Paris, 1742.

XIXème siècle : Addison, Brown-Séquard & Co

Johann Friedreich Meckel (1781-1833) récuse l'existence de toute cavité intérieure et de tout conduit extérieur. Cette glande énigmatique pose des problèmes insolubles : *Handbuch der menschlichen Anatomie*, Halle, 1820.

C'est donc Thomas Addison (1796-1860) qui fera jaillir la lumière. Dès 1849, il identifie le diabète bronzé comme une maladie à l'évolution fatale, due à la destruction des surrénales. Il publie ses travaux sous le titre : *On the constitutional and local effects of diseases of the suprarénal capsules*, Londres, 1855. (Sur les effets constitutionnels et locaux des maladies des capsules surrénales). Charles Edouard Brown-Séquard, l'élève préféré de Claude Bernard, montre un an après la publication d'Addison que l'ablation expérimentale des surrénales provoque chez l'animal une intense faiblesse, des troubles du rythme cardiaque et pulmonaire, des convulsions puis la mort : Recherches expérimentales sur la physiologie et la pathologie des capsules surrénales, *Compte-rendus de l'Académie des sciences,* **43**, 1856. L'endocrinologie est née ce jour-là.

Edme Félix Alfred Vulpian (1826-1887) découvre l'adrénaline dans la médullo-surrénale en 1856 : réaction au perchlorure de fer : Note sur quelques réactions propres à la substance des capsules surrénales, *Compte-rendus de l'Académie des sciences,* **43**, 1856.

Georges Oliver (1841-1915) et Edward Shafer (1850-1935) montrent en 1894 que l'injection d'extrait aqueux de surrénale provoque une très forte élévation de la pression artérielle et que ce phénomène est dû à son effet vasoconstricteur sur la fibre lisse des vaisseaux : The physiological effect of extract of suprarenal capsules, *The Journal of physiology,* London, **18**, 1895.

Physiologie de la reproduction

La reproduction

Selon Charles Etienne l'érection est due à l'irruption dans la verge d'esprits qui la gonflent : *De dissectione partium corporis humani*, Paris, 1545, traduit en français un an plus tard : *La dissection des parties du corps humain divisée en trois livres, faictz par Charles Estienne docteur en médecine, avec les figures et declaration des incisions composées par Estienne de la Rivière, chirurgien*, Paris, 1546.

La semence masculine est attirée depuis la veine cave dans le testicule et reçoit son parfait changement de coction et de substance. Mais la semence propre à la génération est formée d'une part de matière, d'autre part d'une faculté ou vertu qu'elle reçoit de l'ensemble du corps. La matière provient des vaisseaux spermatiques ; l'esprit vital, des artères ; l'esprit naturel, des veines du foie ; l'esprit animal, des nerfs du cerveau et de la moelle épinière. Le sperme est donc élaboré dans les *vaisseaux préparants* (artères et veines spermatiques) par le mélange des sangs artériels et veineux, les testicules en achevant seulement la filtration, l'existence d'anastomoses entre artères et veines épididymaires étant affirmée par les anatomistes jusqu'à l'époque de William Harvey.

La semence masculine est pleine d'esprit vivifiant qui la fait bouillonner et accroître en la matrice. Elle est faite du sang le plus pur et provient en partie du cerveau mais aussi de l'ensemble du corps. La semence féminine possède les mêmes qualités, mais faibles et débiles.

Le sperme féminin et le sperme masculin concourent tous deux à la formation de l'enfant. Ils se nourrissent dans la matrice de la partie subtile et spermatique du sang menstruel. L'accroissement de la matière se fait jusqu'à ce que l'enfant passe du stade d'ébauche à celui d'enfant formé, ce qui prend quatorze jours pour les mâles et soixante pour les femelles. Les mâles sont engendrés par une semence sèche et chaude. Les femelles, par le froid et l'humide. La fermentation des semences se déroule ensuite selon un plan immuable et d'inspiration divine : ainsi la matière ossifique produit les os, la matière carnifique, la chair, la matière nervifique, les nerfs etc.

Guillaume de Baillou (1538-1616) propose ce petit poème pour mémoriser les stades du développement de l'embryon à partir de la fécondation : *Opera omnia in quatuor tomos divisa studio et opera M. Jacobi Thevart ...*, Genève, 1762.

Sex in lacte dies, tres sunt in sanguine terni,
Bis seni carnem, ter seni membra figurant.

(A six jours, le germe est semblable à du lait ; à neuf le sang l'imprègne ; à douze la chair seule s'y montre ; à dix-huit, chaque membre apparaît).

Dans l'embryon, les organes où siègent les facultés qui régentent le corps, tels le foie, le coeur et le cerveau sont représentés par trois petites bulles. Le foie, où commencent les veines, est le siège des quatre facultés naturelles : attraction, rétention, concoction et expulsion. Le coeur, origine des artères, distribue à tout le corps, l'esprit vital. Le cerveau, réceptacle des facultés animales, est le point de départ des nerfs qui transmettent à l'organisme la faculté du sentiment et du mouvement.

Trois membranes entourent l'enfant. Le *corium* ou *apices* ou *getunda*, nommé par les matrones : arrièrefais, grosse membrane tissée de veines et d'artères entremêlées, reliant l'embryon à la matrice par l'assemblage final d'une seule veine et d'une seule artère associées au *parus vracus*, axe conjonctif mucoïde qui pénètrent dans son abdomen. Il suce le sang maternel par les veines et reçoit l'esprit vital par les artères. Realdo Colombo semble le premier l'appeler placenta (galette) : *De re anatomica libri XV*, Venise, 1559.

L'allantoïde enveloppe seulement les pieds, les fesses et la tête de l'enfant. Cet emballage partiel est complété par l'amnios qui l'enveloppe entièrement. L'allantoïde contient un liquide roussâtre qui est l'urine de l'enfant et l'amnios, des aquosités qui sont la sueur de l'enfant.

Si la femme enceinte ne satisfait pas ses envies, l'enfant en porte les marques. Ainsi une femme blanche accoucha d'un enfant noir pour avoir fixé ses yeux et son esprit sur un éthiopien. Le paon s'il est couvert de linges blancs pendant la couvaison, engendrera des poussins blancs. Ceux de la poule seront de diverses couleurs si les œufs couvés sont coloriés différemment. On croit à la génération spontanée concurremment avec la reproduction par oeuf. Ainsi Pierre Belon (1517-1564) dans son histoire des oiseaux écrit : *Tout ainsi quelques animaux naissent les uns des autres, les uns par semence, les autres de quelque putréfaction tant de terre et des plantes que de quelque partie corrompue en un autre animal, comme advient de diverses espèces de petites vermines qui sont nommées insectes* : *L'Histoire de la nature des oiseaux,* Paris, 1555.

Pour Ambroise Paré ou Francis Bacon (1561-1626), l'homme apporte la cause efficiente et la femme fournit la matière de l'embryon qui n'est rien d'autre que des menstrues empêchées de s'écouler. Depuis Girolamo Fabrizzio d'Acquapendente : *De formato foetu*, Venise, 1600, on pense, pour expliquer la fécondation chez les ovipares, que le sperme agit par le dégagement d'une aura seminalis qui monte par l'oviducte jusqu'à l'oeuf ou à l'ovaire. Pour cette raison, l'orifice vulvaire des oiseaux est obturé par une membrane fonctionnant comme une valve empêchant les vapeurs fécondantes de s'échapper.

Jacques Rueff (?-?), en 1554, publie un ouvrage avec planches inspiré d'Eucharius Roesslin (?-1526) et de Giulio Cesare Arantius, recueil d'idées reçues : *De conceptu et generatione hominis*, Zurich, 1554.

XVIIème siècle : de Graaf, un folliculaire à sa façon

Kenelm Digby (1603-1665), en 1644, étudie le développement de l'oeuf et en donne une interprétation déterministe : *Two treatise in the one of which, the nature of bodies ; in the other, the nature of mans soule ; is looked into : in way of discovery of the immortality of reasonable soules,* Paris, 1644.

Jan Swammerdam, en 1669, par analogie avec les métamorphoses des insectes, soutient la théorie de la préformation germinale : *Historia insectorum generalis*, Utrecht, 1669.

C'est encore William Harvey qui innove en identifiant la cicatricule de l'oeuf de poulet comme point de départ à la formation de l'embryon montrant qu'au sein de cette masse apparaissent peu à peu les différents organes, là où son maître ne voyait que le point d'insertion d'une chalaze arrachée. Il publie ses *Exercitationes de generatio animalium* en 1651. Malheureusement, tout en proclamant *omnia ex ovo*, il se rallie à la théorie de l'*aura seminalis* sorte de faculté contagieuse dont la semence n'est que le support liquide.

La même année, Nathaniel Highmore (1613-1685) dans *The history of generation* applique le premier le microscope à l'étude de l'embryon.

Pierre Gassendi (1592-1655) soutient contre Harvey que la fécondation s'effectue de façon matérielle selon les lois de la physique : *Opera omnia,* Lyon, 1658, en six volumes.

Marcello Malpighi observant au microscope la formation du poussin voit apparaître successivement les premiers vaisseaux, la gouttière nerveuse, l'ébauche des yeux, les segments des somites précurseurs du rachis. Il interprète cette morphogenèse comme le développement d'éléments préexistants inaugurant ainsi la théorie du préformationnisme : *De ovo incubato observationes*, Londres, 1673.

Antonj van Leeuwenhoeck en publiant en 1676 la découverte des spermatozoïdes par son correspondant Jean Louis Ham (1650-1723), ouvre un nouveau chapitre dans la connaissance des mécanismes de la reproduction et fournit un motif à d'interminables querelles entre partisans de la préformation de l'adulte dans l'oeuf (les ovistes) ou dans le spermatozoïde (les spermistes) : *Ontledingen en ontdekkingen*, Leyde, 1693-1718, en six volumes ; *Arcana naturae detecta,* Delphis Batavorum (Delft), 1695, *Continuatio arcanorum naturae detectorum qua continetur quicquid hactenus ab Auctore lingua vernacula editum, & in linguam Latinam transfusum non fuit*, Delphis Batavorum (Delft), 1697.

Un oviste convaincu, Franciscus van der Zypaeus (?-?), affirme avoir vu l'embryon dans des œufs non fécondés : *Fundamenta medicinae physico-anatomica*, Bruxelles, 1683.

Regner de Graaf dans son remarquable *De mulieribus organis generatione intervienibus tractatus novus*, Leyde, 1672, (Nouveau traité sur les parties génitales de la femme qui servent à la génération), observe des vésicules turgescentes à la surface des ovaires, formations qui finissent par se rompre. Il faudra attendre les travaux de Karl Ernst von Baer, pour découvrir l'ovulation cent cinquante ans plus tard.

XVIIIème siècle : Spallanzani et ses *calzone*

Lazare Spallanzani démontre de façon scientifiquement irréprochable, par de belles expériences, la fécondation de l'œuf de grenouille. Il confectionne des culottes de taffetas ciré dont il revêt des batraciens pour empêcher la fécondation de l'oeuf par les spermatozoïdes. Puis il recueille le liquide à l'intérieur des caleçons, le dépose sur les œufs vierges et obtient leur fécondation. Il aboutit au même résultat avec la liqueur contenue dans les vésicules séminales des grenouilles mâles. Aveuglé par les théories fantaisistes de son siècle, il conclut qu'un hypothétique fluide spermatique déclenche les mouvements du coeur préexistant dans l'embryon et que l'animalcule spermatique ne joue qu'un rôle de figurant : *Prodromo di un opera da imprimersi sopra le riproduzione animali*, Modène, 1768.

En 1745, Charles Bonnet (1720-1793) en découvrant la parthénogenèse chez le puceron conforte dans leur opinion les ovistes qui croient que la femelle suffit à la production du germe : *Traité d'insectologie*, Paris, 1745 ; *Considérations sur les corps organisés*, Amsterdam, 1762.

Pierre Louis Moreau de Maupertuis (1698-1759) réfute ovisme et spermisme. Pour lui, les deux parents contribuent également à la génération, chaque semence renfermant d'innombrables germes d'organe qui s'assemblent pour constituer l'embryon. Chacune de ces particules provient de l'organe correspondant chez les parents et conserve le souvenir de son ancien statut : *Essai sur la formation des corps organisés*, Paris, 1754.

Georges Louis Buffon (1707-1788) se rallie à cette opinion.

Albrecht von Haller, partisan du préformationnisme observe l'embryogenèse du cœur : *Sur la formation du cœur dans le poulet*, Lausanne, 1758.

Caspar Friedrich Wolff (1733-1794) lui oppose l'impossibilité d'identifier les structures de l'embryon déjà constituées dans l'oeuf non fertilisé : *Theoria generationis ...*, Halle, 1759.

XIXème siècle : Von Baer, Darwin, Mendel surtout !

L'embryologie

Jean Baptiste de Monet, chevalier de Lamarck (1744-1829) étudie les différents constituants de l'oeuf et la chalaze, l'urine fœtale, le méconium et le liquide amniotique : *Recherches sur l'organisation des corps vivants, sur son origine et ses progrès,* Paris, 1802.

Jan E. Purkinje (1787-1869), en 1825, décrit la vésicule germinale : *Symbolae ad ovi ovium historiam ante incubationem,* Vratislavia, 1825.

Karl Ernst von Baer est l'auteur du premier ouvrage d'embryologie comparée. Il décrit la chorde, ébauche embryonnaire des disques intervertébraux. En 1827, il repère l'ovule dans les follicules de Regner de Graaf chez les mammifères : *De ovi mammalium et hominis genesi epistolam ad academiam imperialem scientarum petropolitanam,* Leipzig, 1827 ; *Ueber Entwicklungsgeschichte der Thiere*, Königsberg, 1828-1888, le dernier volume sera publié 12 ans après la mort de l'auteur.

Entre 1840 et 1860, Martin Heinrich Rathke (1793-1860), successeur de Baer, revoit la théorie de la couche germinative à la lumière des théories de Darwin : il souligne la similitude des arcs branchiaux de l'embryon des oiseaux et des mammifères : *Abhandlungen zur Bildungs-nund Entwicklungs-Geschichte der Menschen und der Thiere*, Leipzig, 1832-1833.

En 1837, Karl B. Reichert (1811-1883) introduit la théorie cellulaire en embryologie en montrant que la segmentation de l'oeuf produit des cellules à partir desquelles se développent les organes : *Ueber die Visceralbogender Wierbelthiere*, Berlin, 1837.

A la même époque, Johann Friedrich Theodor Müller (1821-1897), premier soutien de Darwin en Allemagne : Für Darwin, Leipzig, 1864, Rudolph Albrecht von Kölliker (1817-1905) : *Entwicklungsgeschichte des Menschen und der höheren Thiere*, Leipzig, 1861, Rudolf Virchow (1821-1902) : *Die Cellularpathologie in ihrer Begründungauf physiologische und pathologische Gewebelehre*, Berlin, 1858, traduit en français dès 1861, approfondissent les conséquences du Darwinisme en développant l'embryologie d'évolution.

Ernst Heinrich Heckel (1834-1919) estime, non sans excès, que l'ontogenèse résume la phylogenèse : *Generelle Morphologie der Organismen*, Berlin, 1866.

Son élève, Herman Fol (1845-1892) en 1877, observant l'étoile de mer, constate qu'un spermatozoïde et un seul pénètre l'ovule : *Recherches sur la fécondation et le commencement de l'hénogénie chez divers animaux ... tiré des Mémoires de la société de physique et d'histoire naturelle de Genève*, Genève, Bâle, Lyon, 1879.

Il avait été précédé en 1875 par Oscar Hertwig (1849-1923) qui avait découvert à l'intérieur de l'oeuf d'oursin deux noyaux qui s'approchaient lentement l'un de l'autre pour finalement s'unir en un seul noyau. Bien qu'il n'ait pas vu la pénétration du spermatozoïde, il avait conclu qu'un seul pénètre l'ovule et que la fécondation résulte de la fusion d'un noyau ovulaire maternel et d'un noyau spermatique paternel : Beiträge zur Kenntnis der Bildung, Befruchtung und Theilung des thierischen Eies, *Morphologischen Jahrbücher*, Bd. I, II, III, 1875, 1877, 1878.

Wilhelm Roux (1850-1924) étudie la mitose et suggère que le noyau contient les supports de l'hérédité en 1881. Il initie l'embryologie expérimentale : Beiträge zur Entwickelungsmechanik des Embryo. Ueber die künstliche Hervorbringung halber Embryonen durch Zerstörung einer der beiden ersten Furchungkugeln, sowie über die Nachenwickelung (Postgeneration) der fehlenden Körperhälfte, *Virchows Archiv für patholigische Anatomie und Physiologie und für klinische Medizin*, **114**, 1888.

En 1892, Hans Eduard Driesch (1867-1941) expérimente sur les œufs d'oursins et obtient des larves complètes à partir du stade à deux cellules : Entwickelungsmechanik Studien I. Der Werth der beiden ersten Fürchungszellen in der Echinodermentwicklung. Experimentelle Erzeugen von Theil - und Doppelbildung. II. Ueber die Beziehungen des Lichtes zur ersten Etappe der thierischen Formbildung, *Zeitschrift für Wissenschaftliche Zoologie*, Leipzig, **53**, 1892.

Les premières théories scientifiques de l'évolution :

Jean Baptiste Lamarck dans sa *Philosophie zoologique*, Paris, 1809, émet la double hypothèse de la loi d'adaptation et de celle de l'hérédité des caractères acquis. Il édifie la première théorie générale cohérente de l'évolution. Pour lui, les êtres vivants modifient progressivement leurs caractères et en acquièrent de nouveaux sous l'influence de l'environnement : la fonction crée l'organe. Ces nouveaux caractères deviennent héréditaires pourvu que les conditions du milieu s'exercent pendant longtemps : *Système des animaux sans vertèbres,* Paris, 1801. C'est dans cet ouvrage qu'il donne une première esquisse de l'épigénétique.

Georges Cuvier (1769-1832) réfute Lamarck. Il croit à la préformation des germes et à la théorie aristotélicienne des causes finales. Il explique la succession des différentes espèces par des cataclysmes naturels qui les éliminent périodiquement. La finalité de la nature lui est évidente. Les espèces sont solidaires les unes des autres pour leur survie et ne sont pas en compétition comme l'affirme Lamarck : *Discours sur la révolution de la surface du globe, et sur les changements qu'elles ont produit dans le règne animal*, Paris, 1825.

Le naturaliste Charles Darwin (1809-1882) va révolutionner le mode savant en échafaudant sa théorie de la sélection naturelle. Il utilise pour cela les abondants documents originaux qu'il rapporte de son voyage d'exploration à bord du *Beagle* de 1831 à 1836. Il revient persuadé que les espèces sont variables. Ses arguments sont paléontologiques, zoologiques et génétiques. Il remarque les similitudes entre les tatous fossiles et leurs descendants actuels en Amérique du sud. Il observe que les tortues géantes des Galapagos issues d'une même lignée sont néanmoins différentes selon leur habitat. Enfin il compare les mécanismes de sélection des espèces dans la nature aux méthodes des éleveurs pour sélectionner dans une même espèce les caractères qui répondent à leurs exigences du moment. La lecture de Thomas Robert Malthus (1766-1834) lui suggère une explication. Selon l'auteur de l'*Etude sur les lois démographiques*, Londres, 1798, la surpopulation dans les sociétés humaines aboutit à l'élimination de nombreux individus par la famine, les épidémies et la guerre. Darwin imagine un phénomène identique dans le monde animal. Les espèces vivantes tendent à se reproduire sans frein. Il naît plus d'individus qu'il n'en pourra survivre. La lutte qui s'ensuit ne sera favorable qu'au plus apte tant au niveau de l'espèce dans son ensemble que de chacun de ses éléments constitutifs. Les lois de l'hérédité transmettront les caractères favorables à la survie dans un environnement donné aux descendants des survivants. La théorie de Darwin est purement mécanistique, excluant toute intervention d'un quelconque démiurge dans ce tri compétitif. On imagine le retentissement qu'eut la publication à Londres en 1859 du *On the origin of species by means of natural selection.* Coïncidence fréquemment retrouvée dans l'histoire des découvertes, un autre naturaliste anglais, Alfred Russel Wallace (1823-1913) arrive aux mêmes conclusions, dès 1858, également après avoir lu Malthus.

Le transformisme s'impose peu à peu. En France, l'accueil est mitigé. Jean Pierre Flourens en est l'adversaire résolu : *Examen du livre de M. Darwin sur l'origine des espèces*, Paris, 1864. Henri Milne-Edwards (1800-1885) : *Le darwinisme. Leçons professées à l'école d'anthropologie*, Paris, 1886 et Jean Louis Arnaud Quatrefages (1810-1892) : *Charles Darwin et ses précurseurs,* Paris, 1892, défendent contre lui la fixité des espèces.

En revanche, Mathias Duval (1844-1907) : *Le darwinisme*, Paris, 1886 et Edmond Perrier (1844-1921) : *Le transformisme*, Paris, 1888, s'en montrent partisans. Darwin croyait à la transmission des caractères acquis.

Un moine autrichien du nom de Johann Mendel, dans ses *Recherches sur divers hybrides végétaux* présentées devant la Société des Naturalistes de Brno en 1866 pose le premier jalon de la génétique.

Les premiers pas de la génétique

La publication de la communication de Mendel : *Versuch über Pflanzen Hybriden*, 1866, passe donc inaperçue. L'astucieux et patient religieux croise des plantes de même espèce mais de variétés différentes. Il s'agit de pois ne différant que par un ou quelques caractères et dont la croissance rapide assure une abondante descendance. Mendel étudie méthodiquement l'apparition et la répartition des caractères raciaux chez les nombreux individus de nombreuses générations. Il dresse des statistiques et en déduit les lois fondamentales de l'hybridation.

De son côté, Herbert Spencer (1820-1903) imagine des unités physiologiques proches des gemmules de Darwin, petits germes potentiellement capables de susciter la formation d'un organe analogue à celui dont ils sont issus, si le milieu leur est favorable, *Principles of biology*, Londres, 1864-1867.

Bientôt les découvertes se multiplient et la course aux hypothèses s'accélère. En 1884, le botaniste allemand Karl Wilhelm von Naegeli ou Nägeli (1817-1891) attribue le support matériel de l'hérédité à un constituant du protoplasme, l'idioplasme : *Mecanische-physiologische Theorie der Abstammungslehre*, Münich, Leipzig, 1884.

En 1882 et 1891, August F.L. Weismann (1834-1914) reprend l'idée de Naegeli concernant l'idioplasme porteur d'hérédité. Il le localise dans le noyau, plus précisément dans les chromosomes. Avant Mendel, il avait vu le rôle de la disjonction des caractères parentaux dans la descendance de parents d'espèces différentes : *Amphimixis, oder die Vermischung der Individuen*, Jena, 1891.

Dès 1889, Hugo Devries (1848-1935) admet des unités héréditaires, les pangènes, qui siègent dans le noyau et le cytoplasme : les premiers sont les porteurs de l'hérédité, les seconds régissent le fonctionnement des organes. Devries redécouvre les lois de Mendel : Das Spaltungsgesetz der Bastarde, *Ber. deutsch. botanisch. Ges.*, **18**, 1900, bientôt suivi à quelques mois d'intervalle par Erich Tschermak (1871-1962) : Über künstliche Kreuzung von *Pisum sativum*, *Z. landwirtsch. Versuch. in Österreich* **3**, 1900, puis par Carl Frantz Correns (1864-1933) : G. Mendel Regel über das Verhalten der Nachkommenschaft der Rassenbastarde, *Ber. deutsch. botanisch. Ges.*, **18**, 1900. Nous sommes en 1900, ce sont les premiers pas de la génétique avec la redécouverte des travaux de Mendel, en attendant Thomas Hunt Morgan (1866-1945) et ses travaux qui détermineront le rôle des chromosomes dans l'hérédité chez la *Drosophila melanogaster* ou mouche du vinaigre, et lui vaudront le prix nobel en 1933.

L'ANATOMIE

La science anatomique

Comme nous l'avons vu à propos de l'Ecole de Salerne, c'est Frédéric II empereur d'Allemagne et roi des Deux-Siciles qui, en 1230, promulgue l'obligation pour les futurs médecins d'étudier au moins un an l'anatomie sur des corps humains. Mondino de Luzzi à Milan et Giacomo Berengario da Carpi à Bologne sont les premiers à tirer parti de ces décrets. En France, les premières dissections ont lieu au quatorzième siècle à Montpellier grâce aux édits successifs de Louis Ier d'Anjou en 1376, de Charles le Mauvais en 1377 et de Charles VI en 1396. Mondino de Luzzi, restaurateur de l'anatomie, impose l'étude de l'homme à la nature même, en réintroduisant la pratique de la dissection. Les trois premières chaires d'anatomie en Europe apparaissent successivement à Bologne, Montpellier et Valladolid. Le souci d'exactitude méthodique accompagne celui de se libérer de Galien.

A Montpellier, on donne quatre corps par an. Quand on dispose d'un nombre suffisant de corps, on peut étudier sur chacun d'eux séparément les vaisseaux, les muscles et les viscères. En cas de pénurie, on procède ainsi sur un seul cadavre : dissection successive du bas-ventre, de la poitrine, de la tête puis des membres.

A Paris, à partir de 1478, les dissections de cadavres humains sont admises. En 1483, obligation est faite aux bacheliers en médecine de connaître l'anatomie de l'homme. Le premier amphithéâtre de dissection est installé à l'Hôtel de Nesle en 1505. C'est une nouvelle occasion de querelle entre chirurgiens et médecins, ces derniers imposant leur autorisation préalable à toutes dissections pratiquées par un chirurgien. Jean Riolan père, est le premier prosecteur d'anatomie (archidiacre). Dès sa nomination, en 1576, il veille jalousement à l'observance de cette règle.

En Allemagne, Félix Platter effectue les premières ouvertures de cadavres humains.

En Hollande, elles le seront par Heurnius (1543-1601) à Leyde.

Un cas particulier est celui de Léonard de Vinci : il ne se contente pas de l'anatomie superficielle dispensée dans les Ecoles de Beaux Arts mais s'intéresse à la structure interne du corps humain. L'interruption de sa collaboration avec Marcantonio Turriani (1479-1512), mort prématurément, retarde de plus de quatre siècles la publication de ses dessins anatomiques.

En un siècle, les connaissances en anatomie humaine alimentées par la curiosité des artistes et des médecins en font la première et unique matière scientifique de base. Elle ouvre la voie aux découvertes physiologiques des deux siècles qui suivront. Charles Etienne, définit ainsi le rôle et les devoirs de l'anatomiste : *L'estat de celui qui entreprend la description des parties du corps humain ne semble en rien différent de l'office d'ung historien auquel incumbe produire et montrer par escript ce qui sert à la mémoire des gestes et affaires publiques. Car comme en aultres choses, riens ne soit plus messéant à l'historiographe qu'en ses escripts proposer mensonge, chose fabuleuse ou sans aucun jugement controuvée : en laquelle y pourroit avoir plusieurs aornements de belles et sentencieuses paroles, de vérités si peu que rien : au cas pareil est bien nécessaire à l'historien du corps humain prendre garde que ce dont il doit escripre luy soit manifeste et apparent à l'oeil et n'ayt ceste hardiesse de dire ou proférer cas qui ne contienne vérité. Car riens n'y a peinct ou escript tant attire l'esprit des hommes comme faict la démonstration de ce que l'ouvrier aurait luymesmes aultreffoys adverty et diligemment consydéré de près, suivant par son pourtraict ou description le vray artifice de nature.*

André du Laurens exprime un point de vue plus finaliste qui hiérarchise le corps selon les principes chrétiens : *Comme la géographie apporte de la créance à l'histoire, de mesme il semble que la cognoissance du corps humain est nécessaire à l'Art de la médecine. Car en la médecine, la nature du corps est le commencement de tout discours ... Quiconque donc ignorera l'histoire des parties du corps humain, il cognoistra mal aussi les affections d'icelles, les traictera encore plus mal, et prédira très mal quelle issue elles doivent avoir. L'homme, centre de la création, est un microcosme, car par son corps il contient les vertus et facultez de tous les corps et par l'âme celles de toutes les choses animées. Animal vertical, il est le seul à avoir la figure tournée vers le ciel. Il contient en lui la température de toutes les choses vivantes ... en l'espèce de l'homme, vous en trouverez plusieurs qui ont un estomach d'austruche, d'autres qui ont un coeur de lion, quelques-uns de chien, plusieurs de pourceau et une infinité qui ont une température d'asne* : *Toutes les œuvres de M. André Du Laurens*, Paris, 1613.

L'univers comprend trois parties : l'une suprême, siège des intelligences qui gouvernent le monde, l'autre moyenne où préside le soleil qui règle le mouvement des astres et enfin la troisième, sublunaire ou élémentaire, qui, par sa fécondité permet la multiplication et la nutrition des animaux et des plantes. Le corps humain est le reflet de cet agencement : le chef abrite l'entendement, la sagesse et la raison ; la poitrine et le ventre moyen abritent le coeur, soleil de l'homme, le soleil ... coeur du monde ... coeur et soleil de l'homme. Le ciel agit sur les choses inférieures par son mouvement et sa lumière ; le coeur par son perpétuel mouvement et esprit aethéré dont il est la lumière. Enfin le bas-ventre correspond au monde sublunaire puisqu'il contient les parties qui servent à la nourriture et à la procréation. La moelle coulante (la moelle épinière) du cerveau représente la force humide de la lune ; les organes génitaux servent à la puissance de Vénus. Le foie est l'homologue de Jupiter, bénin et bienfaisant. La vessie du fiel symbolise le feu et la fureur de Mars. La chair molle de la rate tient de Saturne sa froideur et sa malfaisance, elle est le réceptacle de l'humeur mélancholique.

Il ne s'agit pas de reprendre l'anatomie zodiacale du Moyen Age mais de retrouver les forces de la nature dans la physiologie : les colères sont des orages, les bruits divers de la gorge et des organes digestifs sont mille sortes de tonnerre, les sifflements d'oreilles sont vents et tempêtes, l'humeur qui tombe dans le gosier ou dans le thorax ressemble à la pluie, le crachat ressemble à la grêle, les convulsions aux tremblements de terre : telle est la météorologie du microcosme. Ainsi, l'homme est un petit monde, un grand miracle et sa structure est plus admirable que le bâtiment du grand univers. La nature n'est pas triste et rechignée et marastre : elle a pourvu l'homme de trois armes, la raison, la parole et la main. L'homme contenant en lui-même tout ce qui constitue l'univers : *Quiconque cognoistra bien soy mesme, cognoistra toustes choses, ayant en soy les simulâcres et ressemblances de tout. Le corps est à la fois le temple de Dieu et le cachot de l'âme.*

L'étude de l'anatomie conduit à la sagesse : les yeux sont haut situés pour contempler les choses sublimes, les oreilles sont deux pour nous apprendre qu'il faut deux fois plus écouter que parler, la langue a dix muscles qui la freinent et une double rangée de dents qui l'environnent afin de réfléchir avant de parler.

A cette conception finaliste et médiévale de l'anatomie, des artistes tels Leo Battista degli Alberti, Léonard de Vinci ou Albrecht Dürer vont ajouter la dimension esthétique : quelles données permettent d'apprécier et d'évaluer la beauté physique ? Alberti imagine un système de mesures ramenées aux dimensions de l'axe du corps. Vinci prend en compte les modifications apportées par le mouvement. Il établit des rapports entre les dimensions d'organes très différents et très éloignés les uns des autres. Dûrer choisit la tête comme module de référence et admet de multiples critères déterminant les canons de la beauté. La référence au grand traité d'architecture de Vitruve (-88/-26) éclaire la démarche d'artistes comme Donatello, Mantegna, Signorelli, Raphaël, Le Titien, Michel-Ange, attentifs à l'étude du corps humain, soucieux de donner à leur œuvre l'authenticité de la vie : la *Fabrica* d'André Vésale satisfait à cette vision qui tente d'associer rigueur et esthétique. Le grand anatomiste, dans sa préface, exprime ainsi sa profession de foi anatomique : *Enfin à Padoue, dans l'école la plus renommée du monde, où le cours d'anatomie est rattaché à la chaire de médecine chirurgicale (elle m'a été confiée il y a cinq ans par le Sénat de Venise très généreux pour l'étude des sciences fondamentales), j'ai travaillé avec ardeur aux recherches sur l'anatomie humaine et, rejetant les méthodes ridicules en usage ici même, à Bologne ou dans d'autres universités, je me suis consacré à l'anatomie et je l'ai enseignée de façon à ce que rien de ce qu'ont transmis les anciens ne restât caché.* Mais, ce qui est aisé pour un monument l'est beaucoup moins pour les linéaments de la machine vivante. La forme mettra longtemps à refléter le fond. La vérité anatomique ne rejoindra l'exactitude du dessin que par petites étapes et même si dans la *Fabrica*, la glande hépatique, par exemple, est représentée avec plus de précision, elle n'en reste pas moins le foie canin emprunté à Galien. Le dessin perdra en charme ce que la description gagnera en précision. Dès lors les médecins occidentaux amélioreront leurs connaissances en anatomie alors que leurs collègues arabes, fidèles à certaines conceptions léguées par l'Antiquité, resteront handicapés par le double interdit religieux de disséquer le corps humain et d'en donner toute représentation graphique, surtout chez les sunnites. Par ailleurs, l'Islam aura tendance, dès l'origine, à mettre en pratique ce précepte : Les livres contiennent la même chose que le Coran : ils sont inutiles et il faut les brûler ; les livres contredisent le Coran : ils sont dangereux et il faut également les brûler !

L'ostéologie et la syndesmologie

L'os est constitué et composé des quatre élémens comme les parties similaires : mais toutesfois nature ayant esgard à l'usage de l'os qui est de soustenir et porter, a mis d'avantage de l'élément sec, qui est la terre, que d'autre afin qu'il fust plus dur et stable. Paré.

Le Crâne

Il est constitué d'os unis par des sutures en forme de dents-de-scie qui permettent l'évacuation des vapeurs émanées du cerveau. Moins il a de sutures, plus le cerveau est sain.

L'os du front ou coronal ou os de la poupe et sans *vergongne* car, selon Aristote, l'os du front est celui de la pudeur ; les deux os du devant de la tête, sinciput pour les latins, bregma pour les Grecs ; les os des tempes ou temples, là où les cheveux grisonnent sous l'effet de l'âge (tempus : le temps). Le sixième os est l'os de la proüe ou de la mémoire, occiput des latins, inion des Grecs ; le septième est le sphénoïde appelé par les Arabes *os de la coulouëre*, d'autant que la glande pituitaire est tout auprès de lui qui reçoit comme une éponge dans sa chair poreuse et biberonne les superfluitez du cerveau, et les coule et fait dégoutter peu à peu dans le cerveau. La mâchoire d'en haut comprend quinze os : ce sont les os de la face. La cloison nasale est dénommée mur mitoyen des narines.

Le temporal est un objet d'étude préférentiel surtout dans sa partie pétro-tympanique. Alessandro Achillini (1463-1512), dernier représentant des anatomistes pré-vésaliens, distingue l'enclume et le marteau et indique leur usage : *Corporis humani anatomia*, Venise, 1516 ; *Anatomicae annotationes magni*, Bologne, 1520. André Vésale, selon Realdo Colombo, est le premier à avoir vu la chaîne des osselets (*De ossiculis auditus*), où il identifie le marteau, l'enclume et la fenêtre ronde, tout en ignorant l'étrier et la fenêtre ovale vus par Realdo Colombo et Bartholomé Eustache qui découvre le vestibule, la corde du tympan, la columelle du limaçon, les muscles du marteau et de l'étrier, les trompes otopharyngiennes qui portent son nom et dont il attribue la première description à Alcméon (vers 500 avant Jésus-Christ). Gian Filippo Ingrassia (1510-1580) démontre la possibilité de transmettre le son par les dents et, selon Fallope, décrit le premier l'étrier et les petites ailes du sphénoïde, appelées encore apophyses d'Ingrassia, et qui constituent une partie de la voûte supérieure des orbites : *In Galeni librum de ossibus doctissima et expectatissima commentaria, nunc primum sedulo in lucem iconibus insignata*, Palerme, 1603.

Gabriel Fallope a vu les canaux semi-circulaires, le vestibule, l'anneau du tympan, la corde du tympan, les fenêtres ovales et rondes, le limaçon et l'aqueduc qui porte son nom (canal du nerf facial dans l'os temporal) : Observationes anatomicae, Venise, 1561..

Nicolo Massa (1499-1569) identifie les petits os qui servent à l'organe de l'ouïe. Il les appelle *malleoli* (petits marteaux), sans les détailler : *Anatomiae liber introductorius*, Venise, 1536.

Volcher Coiter (1534-1590) consacre une partie de ses *Externarum et internarum principalium humani corporis partium tabulae*, Nuremberg, 1573, à l'anatomie de l'oreille. Il appelle le tympan humain *myringa* pour le distinguer de celui des animaux et suggère la communication entre la cavité de l'oreille moyenne et les cellules osseuses de l'apophyse mastoïde.

Félix Platter dans le *De partium corporis humani structura et usu*, Bâle, 1583, (Sur l'anatomie et le fonctionnement des parties du corps humain), donne une planche de l'anatomie interne de l'oreille, reprise d'André Vésale, mais introduisant une représentation spatiale de la caisse du tympan et des canaux semi-circulaires, du nerf facial et de l'aqueduc de Fallope.

La structure du sphénoïde est bien étudiée par Jacques Sylvius, Charles Etienne et André Vésale qui a laissé son nom à un orifice traversé par une veine émissaire au niveau de la face supérieure du sphénoïde, en avant et en dedans du trou ovale.

Guido Guidi, Vidius, dans un ouvrage publié après sa mort, décrit le canal qui traverse d'avant en arrière la base de l'apophyse ptérygoïde au niveau de la partie inférieure du sphénoïde, immédiatement au-dessous du trou déchiré antérieur, et les éléments nerveux et artériels qu'il contient et qui portent son nom : canal, artères et nerfs vidiens : *De anatomici corporis humani libri VII*, Venise, 1611, orné de planches gravées sur cuivre d'une exceptionnelle qualité.

Le huitième os est l'ethmoïde ou crible ou spongoïde qui permet l'inspiration de l'air qui va vivifier et générer l'esprit animal et amener les odeurs au cerveau qu'il permet aussi de purger. Giacomo Berengario da Carpi combat cette opinion après s'être assuré que l'ethmoïde n'est pas percé d'orifices allant des fosses nasales à l'intérieur de la boîte crânienne. Avec Pierre Paaw (1564-1617) il décrit les cavités sinusiennes : *Isagogae breves nerlucidae ac uberrime in anatomiam humani corporis*, Bologne, 1523 et *Primitiae anatomicae de humani corporis ossibus*, Leyde, 1615.

Gabriel Fallope étudie l'ethmoïde et le sphénoïde dont il décrit minutieusement les faces, les apophyses, les cavités.

André Vésale montre qu'il n'y a pas de suture entre les incisives au niveau du maxillaire supérieur contrairement à ce que dit Jean François Fernel.

Léonard de Vinci découvre, cent cinquante ans avant Nathaniel Highmore, la cavité centrale du maxillaire supérieur.

Les autres composants du squelette

La colonne vertébrale appelée *lespine* ou *leschine* qui soutient fermement tout ce bâtiment de l'homme, comme la quille d'un navire en soutient toute la membrure, est faite de vingt-quatre pièces ou spondyles ou vertèbres ou *roelles*. Les vertèbres cervicales sont bien individualisées et notamment l'atlas et l'axis. Les courbures du rachis n'ont pas retenu l'attention des anatomistes de l'époque. Le sacrum est constitué de vertèbres soudées : six pour Jean François Fernel et André Vésale, cinq pour Gabriel Fallope et Léonard de Vinci, quatre pour Ambroise Paré.

Le thorax ou corselet est comme une armure qui protège les parties vitales de toute contusion. Les clavicules, dénommées *fourcelles* ou *fourcettes* par Charles Etienne, sont les clefs qui ferment la partie supérieure de la cage thoracique. Le sternum ou os pectoral, est comparé à un coutelas ou à un écusson. Il comporte, pour Jacques Sylvius et Jean François Fernel, comme pour Galien, sept pièces. Charles Etienne et André Vésale en dénombrent trois alors que l'iconographie de la *Fabrica* montre un sternum à six ou à sept pièces. Charles Etienne explique ces discordances par le fait que Galien décrit le sternum du porc, facilement scindé par le milieu pour permettre l'accès au médiastin. Il ajoute que le dit Galien était plus exercé aux dissections des corps de singes que de l'homme.

Le radius est le *focile mineur* et le cubitus, le *grand focile*. L'utilisation de ce mot est une survivance de la science arabe et médiévale : *focile* signifie briquet par analogie aux deux morceaux de bois qu'on frotte l'un sur l'autre pour allumer le feu. Jean François Fernel opte pour la nomenclature moderne : humérus, radius et cubitus. Quant à Charles Etienne, il appelle le bras, avant-bras et inversement l'avant-bras, bras.

Les métacarpiens sont décrits seulement pour les quatre derniers doigts, le premier métacarpien étant considéré comme la première phalange du pouce. Le carpe ou *brasselet* comprend huit pièces, particulièrement étudiées par André Vésale qui décrit les sésamoïdes.

L'os iliaque est différent chez l'homme et chez la femme car chez elle il sert de point d'appui à l'enfant dans le ventre de sa mère. Le cartilage de la symphyse pubienne s'entrouvre au moment de l'accouchement selon Charles Etienne et la plupart des auteurs du seizième siècle. Charles Etienne appelle la cavité pelvienne bassin alors qu'André Vésale parle de pelvis. Gabriel

Fallope, qui a étudié l'anatomie osseuse du foetus, découvre le cartilage qui divise l'os iliaque en trois pièces avant l'ossification complète chez l'adulte.

La cuisse ou os fémoral ou *féminal* est relié à la jambe par une *rouelle* ou rotule qui protège le genou. La jambe est constituée du tibia *(grand focile)* et du péroné *(petit focile)*. André Vésale et Realdo Colombo appellent le péroné : *fibula*.

Les os du pied sont comparés par Charles Etienne à ceux du poignet et de la main. Le col du pied ou avant-pied comprend l'astragale ou *tessera* ou *talus* ou osselet (celui avec lequel jouent les enfants), le *pterna* ou *calcane*, les quatre os de la première rangée du tarse, le métatarse qui comprend cinq os chez André Vésale et quatre chez d'autres anatomistes, comme pour les métacarpiens. Le sésamoïde interne du gros orteil a une étrange réputation, celle d'être le seul os que la mort ne réduit pas en poussière : *De dissectione partium corporis humani*, Paris, 1545, dont la traduction en français paraîtra un an plus tard : *La dissection des parties du corps humain divisée en trois livres, faictz par Charles Estienne docteur en médecine, avec les figures et declaration des incisions composées par Estienne de la Rivière chirurgien*, Paris, 1546.

Jacques Grévin (1538-1570) écrit à son sujet en 1569 : *Il n'est aucunement subject à corruption ainsi que disent les sectateurs de la philosophie cachée, soustenans frivollement qu'il est conservé dans la terre jusques à ce qu'autemps de la résurrection il s'en élève un homme comme d'une graine* : *Les portraicts anatomiques de toutes les parties du corps humain, gravez en taille douce, par le commandement de feu Henry huictiesme Roy d'Angleterre. Ensemble l'abbrégé d'André Vésale et l'explication d'iceux accompagnée d'une déclaration anatomique par Jacques Grévin,* Londres, 1569, ouvrage résultant de la collaboration entre l'imprimeur Wechel et Grévin, dont les illustrations sont empruntées à la contrefaçon de Gemini parue en 1545.

Les ligaments, les os, les articulations

Les ligamentz qui retiennent les parties du corps & les joingnent ensemble ... et lient les os lung avec l'aultre. C'est ce que l'on nomme liens ou ligamentz et qu'Hippocrate appelle couple ou accouplementz & les nouveaulx médecins du temps de Galien nommayent nerfz de liayson. Les cartilages, jointures et ligaments rendent les articulations propres aux mouvements en les lubrifiant. Ils garnissent les organes exposés aux traumatismes comme l'extrémité du nez. Ils assurent la solidité et la souplesse des oreilles, du larynx, de la trachée. Les ligaments permettent de conjoindre les os. Nerveux et fort durs, ils sont dépourvus de sentiment sinon un petit et obscur, mais ressemblent aux nerfs par leur couleur blanche et leur consistance. Ils font partie des constituants simples et similaires du corps engendrés du sperme, dégarnis de sang. *Est ligament, ce qui relie toutes les parties du corps : péritoine, membrane pleurétique, membranes du cerveau.* (Paré). *Ceux qui lient et attachent avec grande force et puissance sont tellement résistants qu'il faut parfois les sectionner pour qu'ils rompent lors du supplice de l'écartèlement.* (Fernel).

A propos de l'articulation du genou, Charles Etienne fait mention du liquide synovial et de son rôle physiologique : *Ce ligament est le principal entre ceulx qui lient et arrestent cet article : donnant ausdictz os par le moyen de la gresse qu'il reçoit et quelque substance visqueux & glereux en forme d'un aulbin d'œuf : de laquelle est la motion & fréquente agitation du membre rendue plus aisée & facile : qui est chose péculière et commune à toutes les grosses ioinctures.*

Paracelse est le premier à nommer synoviale la membrane articulaire et synovie la liqueur nutritive qu'elle filtre.

XVIIème siècle : Havers

La nomenclature se modifie. Ainsi la première vertèbre cervicale devient la *tournoyante* et la deuxième, l'axe ou *aissieu.* La première dorsale est qualifiée d'*éminente*, la troisième d'*axillaire*, la huitième de *plèvrite* et la douzième de *ceignante.* La première vertèbre lombaire est la *néphrite* et la cinquième, l'*asphollète*, autrement dit celle qui soutient le rachis.

Theodor Kerckring (1640-1693), qui laisse son nom à l'osselet situé sur le rebord postérieur du trou occipital chez l'embryon, désigne la boîte crânienne comme le domicile du cerveau : *Opera omnia anatomica continentia specilegium anatomicum ; osteogeniam foetuum ; nec non anthropogenia iconographiam*, Leyde, 1717.

Olaus Worms, en 1611, découvre les os wormiens, ces petites pièces osseuses placées aux angles des sutures de la voûte crânienne auxquelles Thomas Bartholin dédiera son nom.

Nathaniel Highmore donne son nom au sinus maxillaire : l'antre d'Highmore (1651) : *Corporis humani disquisitio anatomica* ..., La Hague, 1651.

L'apport de Clapton Havers (1650-1702) à la connaissance de la structure intime de l'os est fondamental. Son *Osteologia Nova*, Londres, 1691 (Nouvelle Ostéologie) décrit l'aspect lamellaire et les canaux du tissu osseux qui renferment les vaisseaux sur l'os frais, éléments déjà signalés par Leeuwenhoeck. Il révèle l'existence de bourgeons chargés de graisse qui tapissent la face interne de la synoviale et considérés comme des glandes : *glandulae haversianae.*

Pierre Paaw, le premier, consacre un ouvrage exclusivement à l'ostéologie : *Primitiae anatomicae de humani corporis ossibus*, Leyde, 1615, (Premiers éléments d'anatomie ostéologique humaine) dont le frontispice représente la leçon d'anatomie du maître dans la manière de celle qui orne la *Fabrica* de Vésale ou le *De Re Anatomica* de Colombo, tout en évoquant la célèbre *leçon d'Anatomie* de Tulpius qu'on peut voir de nos jours au Musée de La Haye.

Mais c'est Jean Riolan fils qui publie l'ouvrage le plus complet sur le sujet : *Anthropographia et osteologia, omnia recognita, triplo auctoria et emendatoria*, Paris, 1626, (Anthropographie et ostéologie totalement restituée, augmentée et commentée au triple).

XVIIIème siècle : Cheselden, Monro et Duhamel du Monceau

Ostéologie macroscopique

Exupère Joseph Bertin (1712-1781), en 1754, découvre chez le sujet jeune une lame osseuse triangulaire implantée au bord inférieur de l'orifice d'entrée des sinus sphénoïdaux : cornets de Bertin. Samuel Thomas Soemmering (1755-1830) réunit sous la dénomination commune d'os basilaire le sphénoïdal et l'occipital : *Sur les cornets occipitaux*, Paris, 1744 ; *Traité d'ostéologie*, Paris, 1754.

Ostéogenèse

On commence à s'intéresser à l'architecture interne des os qu'on représente en coupe, mais aussi à leur mode de croissance qu'étudient notamment Robert Nesbitt (1697-1761), *Human osteogeny explained in two lectures*, Londres, 1736, et Henri Louis Duhamel du Monceau (1700-1782) qui découvre le rôle du périoste dans la croissance osseuse et dans la réparation des fractures. Il publie l'essentiel de ses travaux en 1742 puis 1743 dans les *Mémoires de l'Académie des Sciences* : Observations sur le développement et la crue des os des animaux, 1742 ; Quatrième mémoire sur les os dans lequel on se propose de rapporter de nouvelles preuves qui établiront que les os croissent en grosseur par l'addition des couches osseuses qui tirent leur origine du périoste ... ; Cinquième et sixième mémoire sur les os ; Septième mémoire sur les os, détail d'une maladie singulière.

La craniométrie

Louis Jean Marie Daubenton (1716-1799) propose en 1764 la mesure de l'angle occipital constitué par deux plans, l'un passant par le trou occipital, l'autre, par le rebord inférieur de l'orbite, le sommet coïncidant avec l'ophistion : Mémoire sur la différence de la situation du grand trou occipital dans l'homme et dans les animaux, *Mémoires de l'Académie des Sciences*, Paris, 1764. Johann Friedrich Blumenbach (1752-1840) invente la craniométrie et fonde l'anthropologie. En 1786, il mesure l'angle constitué par la jonction au niveau de la fosse pituitaire des axes passant par l'apophyse basilaire de l'occipital et la lame quadrilatère du sphénoïde : *Geschichte und Beschreibung der Knochen des menschlichen Körpers*, Göttingen, 1786. Peter Camper (1722-1789) créé en 1786 l'angle facial défini par une ligne réunissant la glabelle, le bord des incisives et le conduit auditif externe : Ueber den natürlichen Unterschied des Gesichtszüge in Menschen verschiedener Alters, Berlin, *Vossiche Buchhandlung*, 1792.

L'appareil ligamentaire

Joseph Lieutaud nie l'existence des glandes synoviales : *Essai anatomique contenant l'histoire exacte de toutes les parties qui composent le corps de l'homme*, Paris, 1742.

Josias Weitbrecht (1702-1747) dans une *Syndesmologia* publiée à Saint-Petersbourg en 1742 et illustrée de 26 planches, décrit le ligament qui unit l'apophyse coronoïde du cubitus à l'extrémité supérieure du radius sous l'apophyse bicipitale après avoir croisé le tendon bicipital.

Exupère Joseph Bertin décrit le ligament en éventail qui recouvre la face antérieure de la capsule articulaire coxo-fémorale.

Les grands traités

Le XVIIIème siècle va donner les plus beaux traités d'ostéologie jamais publiés.

Celui de William Cheselden (1688-1752) d'abord, intitulé *Osteography or the anatomy of the bones*, Londres, 1733, (Ostéographie ou anatomie des os), dans lequel les os sont représentés gravés sur cuivre, grandeur nature. Puis, le *Traité d'Ostéologie*, Paris, 1759, d'Alexander Monro, (1697-1767) son rival en qualité typographique et iconographique, tous deux édités dans un format grand in-folio.

Pierre Tarin (1725-1761), chargé de rédiger dans l'Encyclopédie tout ce qui a trait à l'anatomie, publie une remarquable *Ostéographie ou description des os*, Paris, 1753. L'année suivante, Exupère Joseph Bertin fait imprimer un non moins remarquable *Traité d'ostéologie*, Paris, 1754.

Le *Nouveau recueil d'ostéologie et de myologie* de Jacques Gamelin (1738-1803), édité à Toulouse en 1779, mérite une mention particulière. D'une part parce que son auteur n'est pas médecin, d'autre part parce qu'il réunit, à côté de planches anatomiques d'une rigoureuse exactitude, des croquis d'atelier, des scènes de batailles ou de genre, des squelettes en prière ou jouant d'un instrument, des squelettes au jour du jugement dernier, alliant la rigueur scientifique à un lyrisme macabre.

XIXème siècle : histologie et cytologie du tissu osseux

L'anatomie macroscopique poursuit sur la lancée des siècles précédents, l'histologie fait son apparition.

Les os du crâne :

En 1815, Johann Baptist Spix (1781-1826) décrit au niveau du mandibule une lamelle triangulaire située en arrière de l'orifice supérieur du canal dentaire : *Cephalogenesis, sive capitis, ossei structura, formatio et significatio, per omnes animalium classes, familia, genera ac aetates digesta, legesque simul psychologia, cranoscopiae ac physiognomia inde derivatae,* Munich, 1815.

En 1818, Isidore Geoffroy Saint Hilaire (1805-1861) identifie l'appareil hyoïdien constitué de sept pièces osseuses qu'on retrouve atrophiées chez l'homme.

Karl Friedrich Theodor Krause (1797-1868) signale, en 1833, l'existence un peu en dedans de l'échancrure sus-orbitaire d'une autre échancrure, remplacée parfois par un orifice, donnant passage au nerf frontal interne : *Handbuch der mensclichen Anatomie*, 1842.

Friedrich Arnold (1803-1890), en 1838, décrit le *canaliculus innominatus* situé légèrement en dedans du trou petit rond, au bord interne des grandes ailes du sphénoïde et qui donne passage au petit pétreux superficiel accompagné du petit pétreux profond : *Bemerkungen über den Bau des Hirn und Rückenmarks*, Zürich, 1838 ; *Icones nervorum capitis*, Heidelberg 1834.

Filippo Civinini (?-1844), en 1829-1830, met en évidence sur l'aile externe de l'apophyse ptérygoïde une épine située en face de l'épine tubaire, sur laquelle s'insère la lame fibreuse du ligament ptérygo-épineux du même auteur : *Linee anatomische*, fasc. 1 & 2, 1829, 1830.

Charles Rouget publie *Développement et structure du système osseux,* Paris, 1856, thèse pour le concours d'agrégation, illustrée d'une planche dépliante, dans laquelle il expose ses travaux originaux sur le développement des os du crâne et celui du système osseux chez l'animal.

En 1858, Jean Louis Arnaud Quatrefages propose de définir l'angle pariétal par la jonction au sommet du crâne de deux lignes, l'une passant par les extrémités du diamètre transversal bizygomatique, l'autre par les extrémités du diamètre frontal maximum : Note sur l'angle pariétal et sur un gonomètre destiné à le mesurer, *Mémoires de l'Académie des Sciences*, Paris, **46**, 1858.

Paul Jules Tillaux (1834-1904) dans sa thèse de 1862, affirme le rôle purement mécanique des sinus : *Structure de la glande sublinguale*, Paris, 1862 ; *Traité d'anatomie topographique avec applications à la chirurgie*, Paris, 1887.

Paulin Trolard (1842-1910) en 1890, précise les rapports de la dure-mère avec la surface endocrânienne de la lame criblée de l'ethmoïde : *Recherches sur l'anatomie du système veineux de l'encéphale et du crâne*, thèse, Paris, 1868.

En 1870, William Henry Flower (1831-1904) définit l'angle naso-malaire : *An introduction to the osteology of mammalia, being the substance of the course of lectures delivered at the royal college of surgeons in 1870*, Londres, 1870.

En 1882, Hermann Welcker (1822-1898) conçoit l'angle sphénoïdal formé par deux lignes dont le sommet siège sur le milieu de la gouttière optique et dont l'une se termine sur le basion et l'autre, sur le nasion : *Die Asymmetrien der Nase und des Nasensskeletes*, Stuttgart, 1882.

Les os du tronc et des membres :

En 1815, à propos de l'amputation dans l'articulation scapulo-humérale, Jacques Lisfranc (1790-1847) donne son nom à une petite saillie située au niveau de la face supérieure de la première côte, entre la gouttière postérieure, où passe l'artère sous-clavière, et la gouttière antérieure où passe la veine homologue, là où s'insère le scalène antérieur : *Mémoire sur l'amputation du bras dans l'articulation de l'épaule*, Paris, 1815.

Wenzel Grüber (1814-1890), en 1864, signale l'existence inconstante à la partie postérieure de l'astragale, d'un osselet indépendant relié à l'astragale par une ligne de suture, que Karl von Bardeleben (1849-1918) appellera en 1883 os trigone. En 1870, Grüber publie ses travaux sur les os surnuméraires du carpe (jusqu'à onze au lieu des 8 habituels) ; en 1877, sur le développement indépendant de l'apophyse styloïde et, en 1885, sur l'absence congénitale du radius : *Beobachtungen aus der menschlichen und vergleichenden Anatomie,* Saint-Petersbourg, 1879-1889.

En 1868, Karl Gegenbauer (1826-1903) signale et étudie la torsion axiale de l'humérus chez l'adulte et le fœtus : *Lehrbuch der Anatomie*, Leipzig, 1883.

Paulin Gillette (1836-1886), en 1872, à propos des sésamoïdes, affirme que : *Leur nombre est en raison directe de la force musculaire de l'individu.* Il les divise en périarticulaires et intra-articulaires : *Chirurgie journalière des hôpitaux de Paris*, Paris, 1876.

Le tibia en lame de sabre correspond à une modification de l'aspect du tibia sur ses coupes transversales. Au lieu d'être prismatique et triangulaire, il devient aplati dans le sens transversal : Léonce Pierre Manouvrier (1850-1927) lui consacre un *Mémoire sur la platycnémie* en 1888. En 1890, il publie un autre article sur la rétroversion de la tête du tibia liée pour lui à la marche en flexion. L'anatomiste rejoint ici le paléontologue, car une partie de ses études concernent des vestiges d'hommes préhistoriques.

Jean Léon Testut (1849-1925) signale en 1889, la présence chez plus de deux pour cent des sujets, d'une petite saillie osseuse située à six centimètres de la partie inférieure de la poulie humérale, à mi-chemin du bord antérieur et du bord interne de l'humérus : *Traité d'anatomie humaine ...*, Paris, 1889-1892.

Les ligaments des membres :

Les deux publications de Jacques Lisfranc sur l'amputation du pied, parues en 1815, lui donnent l'occasion de décrire le faisceau interosseux unissant le premier cunéiforme au deuxième métatarsien.

En 1823, Astley Paston Cooper (1768-1841) met en évidence le ligament qui va de l'apophyse coronoïde à l'olécrâne et fait partie du faisceau postérieur du ligament interne du coude : *Treatise of dislocation and on fractures of the joints*, Londres, 1823.

On trouve dans la *Chirurgie pratique*, Paris, 1851, de Pierre Nicolas Gerdy (1797-1856), la description du ligament triangulaire de l'articulation de l'épaule qui va de l'apophyse coracoïde à l'aponévrose du court biceps et du petit pectoral.

Dans sa thèse inaugurale de 1854, Jean Paul Denuce (1824-1889) décrit le ligament carré qui, au niveau du coude, relie le radius au cubitus : *Mémoire sur les luxations du coude,* Thèse, Paris, 1854.

L'histologie et la cytologie du tissu osseux :

En 1840 et 1842, Louis Doyère (1811-1863) puis Etienne René Antoine (1788-1866) : Mémoire sur les tardigrades, *Annales des sciences naturelles*, **XIV**, 1840, montrent que la substance osseuse constituée de lamelles concentriques jointives loin d'être homogène comme on le pensait, est parcourue de canaux et de cavités microscopiques : *Précis d'anatomie transcendante appliquée à la physiologie*, Paris, 1842.

En 1848, l'anglais William Sharpey (1802-1880) décrit le tissu conjonctif situé entre le périoste et l'os. Il souligne l'analogie de structure entre la substance osseuse et celle d'une étoffe tissée, comme constituée de l'entrecroisement de fibres à la façon de la chaîne et de la trame d'une toile : *Elements of anatomy*, by John Quain, 1848 ; Quain's anatomy, **1**, 1867.

En 1850, Rudolf Virchow identifie formellement les cellules osseuses déjà entrevues par Henle, Schwann et Kölliker notamment, sur une pièce anatomique décalcifiée à l'acide chlorhydrique au niveau de laquelle un séjour prolongé dans l'alcool avait permis fortuitement la fixation exceptionnelle des éléments cellulaires : *Verhandlungen der physikalich-medikalischen Gesellschaft in Würzburg*, 1850, p. 193.

En 1858, Louis Ollier (1830-1900) confirme la validité des observations de Duhamel du Monceau en décrivant la couche ostéogène. En 1868, Giulio Bizzozero, dont nous reparlerons, découvre dans la moelle osseuse des cellules morphologiquement proches des cellules lymphatiques et qui sont en réalité de jeunes globules rouges : De la production artificielle des os au moyen de la transplantation du périoste et des greffes osseuses, *Gazette médicale de Paris*, **14**, 1859.

Louis Charles Malassez (1842-1909) les appellera cellules globuliques : Nouvelle méthode de numération des globules rouges et des globules blancs du sang, *Archives de physiologie normale et pathologique*, 2e sér., **1**, 1874.

En 1889, Louis Antoine Ranvier (1835-1922) invente une technique pour les injecter sur l'os sec avec une solution de bleu d'aniline alcoolique : *Traité technique d'histologie*, Paris, 1889.

La myologie

Le muscle est une pièce de chair servant tant pour munir et garnir les os que pour réchauffer le corps et lui servir de coussin.

Les muscles assurent le mouvement volontaire de six manières : en haut, en bas, devant, derrière, à dextre et à senestre. Leur structure est celle des nerfs mais adaptée au mouvement. Dans leur substance se distribue un nerf pour le mouvement, un ligament pour la force, une veine et une artère pour la nourriture.

Paré précisait : *Il y a certaines parties en nous qui ont mouvement sans muscle, et aussi tel mouvement n'est volontaire : comme le cœur, l'estomach, les intestins, les deux vessies, à sçavoir de l'urine et du fiel, la matrice et plusieurs autres parties de nostre corps, ont mouvement, lesquels sont naturels, qui ne consistent point en notre volonté, arbitre et délibération, parce qu'ils n'ont point de muscles : toutesfois font attraction, expulsion et rétention, qui se fait parce qu'ils ont les trois espèces de filaments. Par les filets droits il se fait l'attraction, et par les transverses l'expulsion, et par les obliques, la rétention.*

La mode est aux écorchés. Ceux du traité de Charles Etienne sont schématiques comparés aux personnages pathétiques de la *Fabrica*. Sa nomenclature est sommaire. Il décrit les muscles situés en avant et en arrière du corps dans leur position naturelle d'abord (livre I) puis individuellement, détachés de leurs insertions (livre III). André Vésale les expose de la surface à la profondeur, avec leurs insertions et leurs rapports, dans un naturalisme saisissant. La nomenclature est uniquement basée sur le rôle moteur de chaque muscle auquel est attribué un numéro : ainsi, par allusion à son action, le grand dorsal qui porte l'humérus en bas et en arrière, est appelé : *ani scalptor*.

Giovanni Battista Canano (1515-1579) est l'auteur du premier ouvrage exclusivement consacré à la myologie. Seuls sont décrits les muscles du membre supérieur dont le petit palmaire qu'il a découvert : *Musculorum humani corporis picturata dissectio,* Ferrare, 1541. La rareté de cet ouvrage de vingt pages est légendaire et l'on en trouverait que trois ou quatre exemplaires dans le monde. Un fac-similé de ce livre a été réalisé en 1925 à Florence.

Julius Casserius donne la première description des muscles transversaux des orteils. Il décrit les muscles de la langue, le coraco-brachial dont il voit le premier qu'il est traversé par le nerf musculo-cutané : muscle perforé de Casserius : *Tabulae anatomicae LXXVIII*, Venise, 1627.

Volcher Coiter décrit le *corrugator supercilii* : *De ossibus et cartilaginibus humani tabulae*, Bologne, 1566.

Jacques Sylvius décrit le muscle accessoire du long fléchisseur de la région plantaire du pied qu'il dénomme chair-carrée (*caro quadrata*).

Certains muscles ont conservé le nom qu'il leur a attribué comme les muscles superficiels de la région cervicale et dorso-lombaire (splénius, complexus, transversaire, trapèze, rhomboïde, grand dorsal), certains muscles du membre supérieur (triceps, brachial antérieur, prono supinateur, petit palmaire, lombricaux, interosseux) et d'autres du membre inférieur (demi membraneux, demi tendineux, biceps, triceps, jambien, péronien, gastronecmien, soléaire, plantaires, extenseurs et fléchisseurs des actuels adducteurs et abducteurs du gros orteil) : *De ossibus commentarii*, Paris, 1561.

Gabriel Fallope découvre plusieurs muscles : les occipitaux, les trois muscles de l'oreille externe, le releveur de la paupière supérieure, le ptérygoïdien externe, le genio-hyoïdien, le digastrique occipito-frontal dans sa portion occipitale, le muscle petit rond de l'épaule, les muscles de la face et ceux des yeux, les muscles hyoïdes et du larynx. Il décrit l'insertion du muscle stylopharyngien à l'os hyoïde et corrige les erreurs de Vésale sur le sphincter de la vessie. Il laisse son nom à l'arcade fémorale ou crurale tendue de l'épine iliaque antéro supérieure à l'épine du pubis, constituée par une corde fibreuse qui recouvre comme l'arche d'un pont les éléments anatomiques qui passent de la cavité abdominale à la cuisse : *Observationes anatomicae*, Venise, 1561. Le ligament inguinal sera à nouveau décrit au XVIIIème siècle par Poupart : *Histoire de l'Académie des sciences,* Paris, 1705.

Arcangelo Piccolomini précise l'anatomie des piliers du diaphragme entre lesquels s'insinue l'aorte et décrit le premier la ligne blanche qui lui doit son nom. Il établit une nomenclature des muscles basée sur leur fonctionnement : *Anatomicae praelectiones explicantes mirificam corporis humani fabricam*, Rome, 1586.

Ambroise Paré choisit également cette terminologie opposée à celle de Jacques Sylvius qui repose sur les racines gréco-latines : *Récapitulation de tous les muscles du corps humain, lesquels nous avons osé nommer (au moins de la plupart) un peu trop hardiment comme il semblera à d'aucuns mais le plus proprement possible pour notre langue française*. On trouve donc dans cette liste : le *couche main* (pronateur), le *renverse main* (supinateur), les *boucheurs* (obturateur), les *fermeurs* (sphincter), le *doigt plieur* (fléchisseur commun) et le *chasse pouce* (abducteur du pouce). Cette nomenclature ne survivra pas à son auteur : *Briesve collection de l'administration anatomique ...,* Paris, 1549.

Jean Gonthier d'Andernach (1487-1574) décrit les muscles métacarpiens et propose des techniques innovantes de dissection des extrêmités : *Anatomicarum institutionum secundum Galeni sententiam*, Bâle, 1536.

XVIIème siècle : l'iconographie reine

Myologie et syndesmologie :

Johann Baptist van Helmont compare l'aponévrose centrale du diaphragme, lame tendineuse lisse et nacrée, à un miroir : miroir de van Helmont : *Opuscula medica inaudita*, Cologne, 1644.

Gaspard Bartholin (1655-1738) dans son *Diaphragmatis structura nova*, Paris, 1676, distingue dans le diaphragme un muscle supérieur et un muscle inférieur. Le supérieur est attaché aux côtes par sa partie charnue et, par sa partie tendineuse, à la portion charnue du muscle inférieur. Celui-ci se fixe sur les vertèbres lombaires et n'a pas la même origine que le muscle supérieur : *Diaphragmatis structura nova. Accessit novus modus praeparandi viscera per injectiones liquidorum, cum instrumenti novi descriptione*, Paris, 1676.

Adriaan van der Spieghel (1578-1625) laisse son nom à la courbe à concavité interne constituée par le bord externe de l'aponévrose antérieure du transverse. Il dénomme le trapèze cucullaris (capuchon) car la réunion de ses deux parties dessine un capuchon de moine réuni en arrière. Son anatomie illustrée de 98 planches est éditée à Venise en 1625 : *De humani corporis fabrica libri X cum 98 aeri incisis. Opus posthumum.* (De la structure du corps humain en dix livres avec 98 gravures sur cuivre. Ouvrage posthume).

Ysbrand Van Diemerbroeck désigne comme *adductor quartus* les faisceaux supérieurs du grand adducteur considérés comme un muscle distinct : *Anatome corporis humani*, Utrecht, 1672.

Philippe Verheyen (1648-1710) a vu un pyramidal présentant à l'instar du grand droit, une intersection aponévrotique : *Corporis Humani anatomia,* Louvain, 1699.

Grands traités :

John Browne (1643-1703), médecin de Charles II consacre un ouvrage in-folio à la myologie : *A complete treatise of the muscles as they appear in human body*, Londres, 1681, (Un traité complet des muscles tels qu'ils se présentent dans le corps humain). Il rénove leur description et leur nomenclature, chaque muscle portant son nom imprimé directement sur sa représentation.

William Cowper (1666-1709) avec sa *Myotomia Reformata or a new administration of all the muscle of the human body*, Londres, 1694, (La myotomie corrigée ou une nouvelle classification de tous les muscles du corps humain) donne un ouvrage qui surclasse par la qualité de la présentation tout ce qui sera publié sur le même sujet, y compris l'œuvre d'Albinus pourtant plus exacte dans ses descriptions.

Bernardin Genga (1636?-1734?) publie en langue italienne *Anatomia per uso et intelligenza del disegno ricercata non solo su gli ossi e muscoli del corpo humano del corpo umano, ma demonstrata ancora sulle statue antiche più insigni di Roma ...*, Rome, 1691, illustré de 43 planches. L'originalité de l'ouvrage réside dans la référence à la statuaire antique : Genga représente les muscles suivant les postures de statues célèbres. Autre innovation :

l'accent mis sur l'activité musculaire qui contraste avec l'aspect figé des écorchés de la Renaissance.

Quant à l'ouvrage le plus original, il est dû à la plume d'un lyonnais d'origine allemande, Charles Spon (1609-1684), qui écrit quatre cents vers décrivant les muscles du corps humain. L'ouvrage intitulé *Myologia heroico carmine expressa* (La Myologie exposée en un poème épique) sera édité dans le tome II de la Bibliothèque Anatomique de Jean-Jacques Manget et Daniel Leclerc, en 1717, à Genève.

Sans doute publié à compte d'auteur, *L'anatomie pacifique et curieuse. Conforme à la doctrine d'Hippocrate et de Galien, qui donne les moyens d'accorder les récents avec les anciens, par des expériences nouvelles, principalement touchant les actions du cœur et des poulmons et plusieurs œuvres chirurgicales*, 1678, de Denis Fournier (?-1683), est un ouvrage curieux, brouillonne compilation de Vidius et de Vésale, dont il reprend des planches et qui mérite d'être cité comme curiosité bibliographique.

XVIIIème siècle : Albinus ; Jacques Gautier d'Agoty ; Armand E. d'Agoty. L'anatomie prend des couleurs.

Muscles de la tête et du cou :

Giovanni Domenico Santorini (1681-1737) décrit un petit muscle triangulaire situé sur les côtés de la face en 1724 : le *risorius novus* : *Observationes anatomicae*, Venise, 1724.

Siegfried Albinus (1697-1770) fait une découverte identique, en 1734, avec un petit faisceau musculaire situé au-dessus de l'élévateur commun de l'aile du nez : *musculus anomalus* : *Historia musculorum hominis*, Leyden, 1734.

Jakob B. Winslow (1669-1760) met en évidence un faisceau surnuméraire du droit latéral de la tête : rectus lateralis accessorius : *Exposition anatomique de la structure du corps humain*, Paris, 1732.

Samuel Thomas Soemmering note l'existence d'un faisceau musculaire reliant l'os hyoïde à la face antérieure de la thyroïde : muscle élévateur du corps thyroïde : *Vom Baue des menschlichen Körpers*, Francfort, 1791-1796.

Muscles de l'abdomen

Jean Louis Petit (1674-1750) donne son patronyme au triangle situé à la partie postéro-inférieure du tronc et limitée en bas par la crête iliaque, en dehors par le bord interne du grand oblique, en dedans par le bord externe du grand dorsal : *Traité des maladies chirurgicales*, Paris, 1705.

Manuel L. Antonio don Gimbernat (1734-1816), en 1793, laisse son nom à une lame fibreuse triangulaire située dans l'angle que forment le bord antérieur de l'os coxal et l'extrémité interne de l'arcade crurale. Son bord externe constitue la limite interne de l'anneau crural : *Nuevo metodo de operar en la hernia crural*, Madrid, 1793.

Le nom de James Douglas (1675-1742) désigne le bord transversal à concavité inférieure par lequel se termine l'aponévrose antérieure du transverse juste au-dessus du pubis : arcade de Douglas : *A description of the peritoneum and of that part of the membrana cellularis which lies on its outside*, Londres, 1730.

Hermann Boerhaave remarque que, chez certains sujets, les insertions thoraciques du grand droit peuvent remonter jusqu'à la troisième côte : *Opera omnia medica*, Venise, 1742.

Joseph Lieutaud signale dans ses *Essais anatomiques*, Paris, 1742, une variété d'insertion trochantérienne du psoas en deux faisceaux distincts.

Muscles du membre supérieur :

William Cheselden a noté l'absence éventuelle de l'extenseur propre de l'index : *The Anatomy of the human body*, Londres, 1713.

Muscles du membre inférieur :

Située à la partie antérieure et supérieure de la cuisse, la région qui porte le nom d'Antonio Scarpa (1747-1832) comprend des éléments anatomiques dont la connaissance est indispensable pour la chirurgie des hernies à laquelle le grand chirurgien italien a puissamment contribué. Limitée par l'arcade fémorale en haut, par le couturier en dehors et le moyen adducteur en dedans, elle contient l'artère fémorale et ses cinq premières collatérales ; la veine fémorale et ses principaux affluents ; des ganglions lymphatiques ; le rameau crural du génito-crural ; le nerf crural et ses branches : *Anatomicarum annotationum liber primus : de nervorum gangliis et plexibus*, Modène, 1779.

L'anatomiste hollandais Edouard Sandifort (1742-1814), auteur d'une *Descriptio musculorum hominis*, Leyde, 1781, a vu un faisceau se séparer du demi-membraneux pour se perdre dans le creux poplité.

En 1786, John Hunter (1728-1793) signale dans la partie inférieure de la gaine des vaisseaux fémoraux des fibres disposées en arceaux qui la renforcent pour constituer un canal qui porte son nom : An account of Mr. Hunter's method of performing the operation for the popliteal aneurism, in letter to Dr. Simmons by MR Everard Home, *London medical journal*, **7**, 1786. Paul Jules Tillaux les appellera, en 1877 canal des adducteurs : *Traité d'anatomie topographique* ..., Paris, 1879.

Quelques grands traités :

Albinus, de son vrai nom Bernhard Siegfried Weiss, est l'auteur d'une *Historia musculorum corporis humani*, Leyde, 1734, (Histoire des muscles du corps humain), dans laquelle il divise la surface du corps en régions puis rapporte à chaque région les muscles qui lui correspondent. Pour cet iatro-mécanicien, la variété de forme est déterminante. C'est elle qui explique la physiologie du muscle concerné. Ses descriptions d'une minutieuse exactitude, traduisent ce souci de n'omettre aucun détail si infime soit-il. En 1865, Benoît Chereau (1817-1885) écrit à son sujet : *Bernard Sifroi Albin a pu donner les descriptions les plus précises et les planches les plus belles en anatomie, particulièrement sur les muscles et les os. On raconte que pour obtenir de bonnes figures, où la perspective ne nuisît pas à l'exactitude, il choisissait le plus beau des cadavres, le suspendait à une grande distance des dessinateurs et en faisait faire un grand nombre de copies ; puis, sur chacune de ces copies, il faisait dessiner dans sa place convenable, un muscle qu'il avait dessiné avec soin, de manière à laisser bien visibles les lieux d'attache et d'insertion ; après ce muscle, il en faisait dessiner un autre et ainsi de suite. Nous n'avons pas idée, nous enfants gâtés du dix-neuvième siècle par les merveilles des arts mécaniques, la photographie, la gravure électrique, etc., des peines inouïes qu'ont dû se donner nos pères pour produire ce qu'ils nous ont laissé.* Ce plan, issu de l'école mécaniciste, est adopté par le dijonnais François Chaussier en 1789 et par le montpelliérain Charles Louis Dumas (1765-1813), en 1797.

Deux ouvrages inaugurent au milieu du XVIIIème siècle l'introduction de la gravure en couleur en anatomie : *l'Essai d'anatomie en tableaux imprimés qui représentent au naturel tous les muscles de la face, du col, de la tête, de la langue, du larinx ... comprenant huit grandes planches dessinées, peintes, gravées et imprimées en couleur et grandeur naturelle ...* Paris, 1745, suivi un an plus tard de la *Myologie complette en couleur et grandeur naturelle composée de la suite de l'essai d'anatomie en tableaux imprimés*, Paris, 1746.

Ces deux volumes in-folio sont le fruit de la collaboration du peintre et graveur Jacques Gautier d'Agoty (1717-1790) et du chirurgien Guichard Joseph Duverney qui fournit les préparations anatomiques et le texte explicatif. La beauté du graphisme, la fidélité des coloris et l'exactitude de la reproduction anatomique font de ces planches des œuvres d'art raffinées. La plus reproduite d'entre elles porte le numéro trois. Elle représente une femme de dos, en écorchée, les muscles relevés comme des ailes, le visage tourné de côté rempli d'une intense expression de surprise. C'est l'ange anatomique que célébreront les Surréalistes. Enfin, on ne peut quitter le siècle des lumières sans évoquer la collaboration d'Armand Eloy Gautier d'Agoty, et du chirurgien Jean Nicolas Jadelot (1728-1793) au *Cours Complet d'Anatomie expliqué par Jadelot*, Nancy, 1773, dont seule la partie consacrée à la myologie paraîtra. Les 15 planches in-folio, gravées en couleurs, d'une fraîcheur de coloris et d'une finesse inégalées, surclassent celles de son père Jacques.

XIXème siècle : des éponymes comme s'il en pleuvait, le souci du détail, Macalister et Gruber

Muscles de la tête et du cou :

A la face interne du masséter répond une masse cellulo-graisseuse célèbre parmi les éponymes anatomiques, la boule graisseuse de Bichat, du nom du célèbre bressan, François Marie Xavier Bichat qui la décrit en 1801 : *Anatomie générale appliquée à la physiologie et à la médecine*, Paris, 1801.

Filippo Civinini, en 1830, signale un ligament reliant l'aile externe de l'apophyse à l'épine du sphénoïde, parfois renforcé par des fibres musculaires. Nous en avons déjà parlé à propos de l'ostéologie du crâne : *Linee anatomiche*, Fascicule 1 & 2, 1829, 1830.

Adolph Wilhelm Otto (1786-1845) décrit une variante du muscle latéral de la tête qui s'insère sur l'axis et non sur l'atlas comme c'est habituel : *rectus lateralis longus* : *Lehrbuch der pathologische Anatomie*, Berlin, 1830.

En 1842, Karl Friedrich Theodor Krause décrit le ventre postérieur du muscle omo-hyoïdien sous le nom de *coraco-cervicalis* : *Handbuch der menschlichen Anatomie*, Hanovre, 1842.

Le nom d'Alexander Macalister (1844-1919) reviendra très souvent : cet anatomiste irlandais a dénombré dans son *Catalog of muscular anomalies*, 1871 et dans plusieurs autres publications, les nombreuses atypies musculaires qu'il a pu rencontrer. Ainsi a-t-il vu les faisceaux aberrants du sterno-cléïdo-mastoïdien, la division en deux parties du mylo-hyoïdien, le faisceau accessoire du géno-hyoïdien, la division en deux feuillets du rhomboïde, l'absence de scalène antérieur et l'existence non moins inconstante d'un scalène accessoire.

A l'instar de son collègue anglais, Wenzel Leopold Gruber, praticien autrichien longtemps professeur à Saint Petersbourg, passe en revue les nombreuses anomalies musculaires dans le *Beobachtungen aus der menschlichen und vergleichenden Anatomie*, Saint Petersbourg, 1879-1889, (Observations d'anatomie humaine et comparée). On lui doit la découverte de deux muscles surnuméraires du petit droit antérieur de la tête : le *rectus anticus medius seu minimus* et l'*atlantico-basilaris*. Il observe un cas exceptionnel d'insertion du long du cou sur le corps de la première vertèbre cervicale. C'est à ce muscle, tendu de l'atlas à la troisième vertèbre dorsale, qu'Hubert von Luschka (1820-1875) consacre un mémoire en 1854 : il le divise en trois portions : *obliquus superior*, *inferior* et *rectus colli*.

Les aponévroses du cou sont étudiées pour la première fois par Allan Burns (1781-1813) : *Observations on the surgical anatomy of the head and neck*, Glasgow, 1811. On y trouve la description de l'espace supra sternal.

En 1850, Louis Alfred Richet (1816-1891) décrit l'aponévrose cervicale moyenne sous le nom d'aponévrose omo-claviculaire : *Traité pratique d'anatomie médico-chirurgicale*, 1855-1857 ; 2ème édition : 1860.

Vincent Paulet (1828-1906) lui substitue le terme d'aponévrose omo-hyoïdo-claviculaire : *Traité d'anatomie topographique comprenant les principales applications à la pathologie et à la médecine opératoire*, Paris, 1867-1870 et Jean Léon Testut celui d'aponévrose thoraco-hyoïdienne par référence à ses insertions supérieures sur l'os hyoïde et inférieures sur le thorax : Testut publie à Paris, en 1884, un gros volume de plus de huit cents pages intitulé : *Les anomalies musculaires chez l'homme expliquées par*

.comparée. *Leur importance en anthropologie*, une mine de bibliographiques, puis son célèbre *Traité d'anatomie humaine*, 389-1892 qui connaîtra une longue postérité avec le Testut et Latarjet pu.. . jusqu'au milieu du XXème siècle.

Muscles de la région postérieure du cou et du tronc :

En 1846, Karl Langer (1819-1887) signale l'existence d'un rare faisceau surnuméraire du grand dorsal, triangulaire, naissant pour sa base sur la partie axillaire du grand dorsal et se terminant à son sommet en continuité avec le feuillet postérieur du tendon du grand pectoral. Sous lui passent biceps, coraco-brachial, paquet vasculo-nerveux du creux axillaire : arc axillaire de Langer : *Lehrbuch der systematischen und topographischen Anatomie*, Vienne, 1882.

En 1869, Joseph Casimir Grynfeltt (1840-1913) : *Des rétrécissements en général*, Montpellier, 1869 bientôt suivi par Lesshaft en 1871, individualise un triangle limité en haut par la douzième côte, en dedans par le bord externe des muscles spinaux et en dehors par le bord postérieur du petit oblique.

Macalister montre que la partie supérieure de certains trapèzes est isolée et Grüber qu'un tendon cylindrique relie parfois la face profonde du trapèze au sternum, en passant derrière l'omo-hyoïdien : Additional observations on muscular anomalies, *Trans. Roy. Irish Acad.*, **25**, 1871.

Muscles du thorax :

Joseph Hyrtl (1811-1894), en 1847, décrit les variétés de forme du triangulaire du sternum : *Handbuch des topographischen Anatomie*, Vienne, 1847.

John Wood (1827-1891), en 1864, découvre au-dessous du grand dentelé un faisceau distinct s'insérant sur la neuvième et la dixième côte d'une part, sur l'angle inférieur de l'omoplate d'autre part : Variations in human myology, *Proc. Roy. Soc*, **13**, 1864.

Macalister assimile le double sous-clavier à un muscle indépendant et complémentaire. Il observe un faisceau anastomotique issu du grand pectoral et renforçant les insertions costales du petit pectoral. Il signale l'existence chez certains sujets de deux faisceaux au grand pectoral, l'un superficiel et l'autre profond (1871).

Hans Theodor Alfons Kölliker (1852-1937), en 1879, remarque l'absence de grand pectoral chez quelques individus : *Beiträge zur Kenntnis der Brustdrüse*, Würtzburg, 1879.

Muscles et ligaments de l'abdomen :

En 1806, Franz Kaspar Hesselbach (1759-1816) définit le trajet d'une bandelette fibreuse qui naît à l'extrémité externe de l'arcade de Douglas et descend mêlée au fascia transversalis, oblique en bas et en dehors, poue aller cravater le cordon chez l'homme, le ligament rond chez la femme à leur entrée dans le canal inguinal : *Anatomisch-chirurgische Abhandlung ueber den Ursprung der Leisten-brüche*, Würzburg, 1806.

La même année, Allan Burns, décrit un épaississement falciforme qui limite cette partie réticulée du feuillet superficiel de l'aponévrose inguino-crurale qu'on appelle *fascia cribriformis* : Observations on the structure of the part concerned in crural hernia, *Edimb. Med. Surg. J.*, **2**, 1806. Avec le ligament de Friedreich Henle, extension latérale du tendon du grand droit, il fait partie des fibres de renforcements du *fascia transversalis*. Henle laisse également son nom au ligament lombo-costal qui va du sommet des deux premières lombaires au bord inférieur de la douzième côte : *Allgemeine Anatomie*, Leipzig, 1841 ; *Handbuch der systematische Anatomie der* Menschen, Brunswick, 1855-1872.

En 1811, Abraham Colles (1773-1843) décrit le faisceau profond du grand oblique qui constitue le pilier postérieur du canal inguinal : *A treatise of surgiacal anatomy*, Edimbourg, 1811.

Selon certains auteurs, dont Johann Friedrich Meckel en 1815 auteur du *Handbuch der menschlichen Anatomie*, 1820, traduit en français par A.J.L. Jourdan et C. Breschet cinq ans plus tard, *Manuel d'anatomie générale, descriptive et pathologique,* l'aponévrose abdominale postérieure ne se ramifie pas en multiples feuillets mais correspond d'une part à une simple enveloppe du carré des lombes, d'autre part à l'aponévrose du grand dorsal renforcée par les tendons postérieurs du petit oblique et du petit dentelé inférieur.

C'est aussi l'opinion de Joseph Hyrtl en 1872 qui découvre un petit faisceau surnuméraire du deltoïde : *Handbuch der topographische Anatomie und ihrer praktisch medicinisch-chirurgischen, Anwendungen*, Vienne, 1882.

Le ligament vu en 1830 par Astley Paston Cooper correspond à un épaississement linéaire le long de la crête pectinéale, épaississement constitué par l'aponévrose du pectiné, le périoste et les fibres du ligament de Gimbernat. Entre le ligament de Gimbernat et la veine iliaque, l'espace est occupé par des troncs lymphatiques et un ganglion décrit par Jules Germain Cloquet (1790-1883) : *Observations on the structure and diseases of the testis*, Londres, 1830.

En 1823, dans sa thèse inaugurale, Jean Ernest Bogros (1786-1825) indique la présence d'un espace triangulaire polyédrique limité par le péritoine en haut, le *fascia transversalis* en avant et le *fascia iliaca* en bas : *Essai sur l'anatomie chirugicale de la région iliaque et description d'un nouveau procédé pour faire la ligature des artères épigastrique et iliaque externe, thèse de doctorat,* Paris, 1823.

En 1836-1837, Alexander Thompson (1802-1838) désigne sous le nom de bandelette ilio-pubienne un assemblage de fibres transversales de renforcement du *fascia transversalis* qui va de l'épine du pubis et de la crête pectinée à l'épine iliaque antéro-supérieure : Cause anatomique de la hernie inguinale externe, *J. des conn. méd. prat.*, Paris, **4**, 1836-1837.

Gilbert Breschet (1784-1845), dans le même esprit, assimile à des ligaments sus-pubiens les faisceaux de renforcement postérieurs des grands droits qui forment une lame triangulaire à l'extrémité inférieure de la ligne blanche : *Traité d'anatomie humaine*, Paris, 1834.

En 1825, Alfred Armand Louis M. Velpeau (1795-1867) désigne sous le nom de canal iliaque une loge ostéo-fibreuse constituée par le *fascia iliaca*, la colonne lombaire et la fosse iliaque interne : *Traité complet d'anatomie chirurgicale et topographique du corps humain, ou anatomie considérée dans ses rapports avec la pathologie chirurgicale et la médecine opératoire*, Paris, 1825-1826.

En 1841, Friedrich Wilhelm Theile (1801-1879) constate la fréquence de l'absence de petit psoas chez l'homme : Gewichtsbewigungen zur Entwickelung des Muskelsystem und des Skelettes beim Menschen, *Verh. Leop. Carol. Akad. Naturf.* **46**, 1884, avec une notice biographique de His sur l'auteur.

Divers anatomistes décrivent des muscles surnuméraires tenseurs des aponévroses de l'abdomen : Macalister avait signalé, en 1871 un petit faisceau en arrière du ligament de Gimbernat qu'il appelle muscle pubo-péritonéal ; Grüber identifie en 1873, le muscle tenseur de la gaine du droit et le tenseur de l'arcade crurale : *Beobachtungen aus der menschlichen und vergleichunden Anatomie*, Saint Petersbourg, 1879-1889.

Hubert von Luschka décrit le muscle *pubo-transversalis* en arrière du muscle transverse : Die Muskulatur am Boden des weiblichen Beckens, *Denkschr d.k. Akad. Wissensch. zu Wien*, 1861.

Francis Imlach (?-?) laisse son nom depuis 1885 au peloton graisseux qui accompagne le ligament rond chez la femme au niveau du canal inguinal : On shortening the round ligament of the uterus, *Edinb. Med. J.*, **30**, 1885.

La région diaphragmatique :

Marc Jean Bourgery (1797-1869) donne son nom à la bandelette oblique et arciforme du diaphragme. Il décrit l'espace entre les fibres diaphragmatiques qui s'insèrent sur le ligament cintré d'une part et la douzième côte d'autre part (1837-1840) : *Traité complet de l'anatomie de l'homme comprenant la médecine opératoire*, Paris, 1837-1840.

En 1842, Robert Knox (1791-1862) signale un faisceau surnuméraire issu du centre phrénique qui, après avoir croisé l'œsophage, donne deux languettes, l'une sur le péritoine, l'autre sur la face inférieure du foie : *Observations on the muscularity of the hepatic and cystic ducts, as explanatory of the production of jaundice by moral cause* Edimbourg, 1836 ; *Manual of human anatomy*, Londres, 1853.

Charles Rouget consacre une étude au diaphragme en 1851 et signale l'existence d'un faisceau qui, au niveau de l'orifice œsophagien, part du pilier droit pour se perdre sur le mésentère. Il décrit les muscles phréno-oesophagiens et parle le premier de sphincter du bas œsophage : Le diaphragme chez les mammifères, les oiseaux et les reptiles, 2 planches, *Mémoires de la Société de biologie* et *Gazette médicale*, 1851.

Hubert von Luschka décrit, en 1853, les filets nerveux intercostaux se rendant au diaphragme en plus de l'innervation phrénique : *Anatomie des Menschen*, Tübingen, 1863.

Wenzel Treitz, en 1873, décrit un faisceau musculaire aplati et triangulaire reliant le pilier gauche du diaphragme à l'angle duodéno-jéjunal, passant à gauche des vaisseaux mésentériques supérieurs, en arrière du pancréas et en avant de la veine rénale gauche : Ueber einen neuen Muskel am Duodenum des Menschens, ueber elastische Sehnen, und einige andere anatomische Verhältnisse, *Vjschr. prakt. Heil.* **37**, 1853.

Muscles et aponévroses du périnée :

L'aponévrose périnéale moyenne est décrite sous le nom de ligament triangulaire par Abraham Colles en 1811 : *A treatise on surgical anatomy*, Edimbourg, 1811, puis, de ligament périnéal, par Maurice Carcassonne (?-?) en 1821 : *Recherches sur le manuel de l'opération de la taille sous-pubienne chez l'homme*, thèse de doctorat, Montpellier, 1821. Triangulaire, elle comble l'espace ischio-pubien.

En 1833, George Guthrie (1785-1856) met en évidence entre les deux feuillets de l'aponévrose périnéale moyenne, un des six muscles du périnée antérieur : le muscle transverse profond du périnée. Situé au-dessus et en avant du transverse superficiel, il s'insère sur la lèvre postérieure des branches ischio-pubiennes et se termine sur l'aponévrose périnéale moyenne et sur la portion membraneuse de l'urètre. Il est un des éléments important de renforcement du plancher pelvien antérieur : On two new muscles of the membranous portion of the urethra, *Lond. Med. and Surg. Jour.*, **3**, 1833.

John Houston (1802-1845) laisse son nom à la portion antérieure du muscle bulbo-caverneux constitué de fibres aplaties à insertion sus-pénienne : An account of the newly dicovered muscle for compressing the dorsal vein of the penis, *Dublin Hospital Reports*, **5**, 1830.

James Wilson (1765-1821) trouve un muscle impair, médian et symétrique situé dans l'angle que forme la réunion des deux branches ischio-pubiennes et considéré parfois comme faisant partie du sphincter strié de l'urètre. Il renforce également la portion sous-pubienne du plancher pelvien : A description of two muscles surrounding the membranous part of the urethra, *Med.-Chir. trans.*, **1**, 1812.

En 1834, Jean Cruveilhier (1791-1874) isole une lame musculaire triangulaire allant de la tubérosité de l'ischion à la ligne médiane : le transverse du périnée qu'il dénomme transverse superficiel : *Traité d'anatomie descriptive*, Paris, 1834.

Friedreich Henle met en évidence une membrane constituée de fibres aponévrotiques très denses sous la symphyse elle-même, formées par la soudure des deux feuillets inférieurs et supérieurs de l'aponévrose périnéale moyenne : ligament transverse du bassin de Henle : *Allgemeine Anatomie*, Leipzig, 1841.

En 1884, Piotr F. Lesshaft (1836-1909) étudie la portion interne du releveur de l'anus, *levator ani proprius*. Il considère que le rétracteur de l'anus individualisé par Wenzel Treitz (1819-1872) constitue en réalité la portion postérieure du releveur : *On the ending of the longitudinal fibres of the rectum and on the supplementary strata of the region of the anus and prostate gland in man and some animals,* Saint Petersbourg, 1884.

Muscles, aponévroses et articulations du membre supérieur :

En 1803, Guillaume Dupuytren (1777-1835) identifie comme languettes cutanées quatre prolongements qui vont du tiers inférieur de l'aponévrose palmaire au pli interdigital : *Propositions sur quelques points d'anatomie, de physiologie et d'anatomie pathologiques*, Paris, 1803. En 1837-1840, Marie Jean Bourgery désigne sous le nom de bandelette transverse sous-cutanée des fibres transversales constitutives de l'aponévrose palmaire : *Traité complet de l'anatomie de l'homme comprenant la médecine opératoire,* Paris, 1837-1840.

Léon Gosselin (1815-1887) décrit les synoviales digito-carpiennes en 1855 : Recherches sur les synoviales tendineuses des fléchisseurs des doigts, *Archives générales de médecine*, 4ème série, **20** et John Wood, en 1864, observe les variétés de structure des deuxièmes radiaux externes reliés entre eux par des faisceaux qu'il nomme radiaux intermédiaires : Variations in human myology, *Proc. Roy. Soc,* **13**, 1864.

Macalister signale l'absence pour le deltoïde de faisceaux acromiaux ou le trajet autonome du contingent de fibres destiné à l'acromion ; l'absence de grand rond ou sa fusion avec le grand dorsal ; les multiples variantes et anomalies concernant le biceps brachial ; l'existence d'un faisceau issu du triceps et renforçant le cubital postérieur ; l'absence 1 fois sur 10 du petit palmaire ; les variétés d'insertion du long supinateur ; la présence d'une bourse séreuse associée à un sésamoïde dans le tendon d'origine du court supinateur ; le renforcement du court abducteur du pouce par un faisceau provenant de l'opposant ou le renforcement du palmaire cutané par des faisceaux issus du cubital antérieur ; l'absence de tendon de l'extenseur commun de l'index, des lombricaux, de l'extenseur propre ou de l'opposant du petit doigt : *Catalog of muscular anomalies*, 1871.

Muscles, aponévroses et articulations du membre inférieur :

A propos du pyramidal du bassin, Johann Christian Rosenmüller (1771-1820), en 1805, *De nonullis musculorum corporis humani varietatibus* puis, bien plus tard, Luigi Calori (1807-1896), Sull'alta divisione delle ischiatico considerata come differenza nazionale e sulle varieta de Musc. piriforme, *Mem. della Accad.des sciences di Bologna*, série IV, t. **II**, 1882, , affirment que ce muscle est traversé par le tronc ou une branche du grand sciatique, très haut chez les nordiques, très bas chez les méridionaux.

En 1820, Johann Friedrich Meckel signale l'absence de couturier ou son éventuelle duplicité chez certains sujets : *Handbuche der menschliche Anatomie*, 1815-1820, traduit en 1825 par Jourdan et Breschet : *Manuel d'anatomie générale descriptive et pathologique*, **2**, en trois volumes.

Macalister, en 1871, confirme ces anomalies et constate la variabilité d'insertion du biceps quadriceps crural dont Grüber, son homologue autrichien, étudie les différents aspects morphologiques : *Beobachtungen aus der menschlichen und vergleichenden Anatomie,* Saint-Petersbourg, 1879-1889.

Friedrich Wilhelm Theile remarque l'hypertrophie des jumeaux compensatrice à l'absence de carré crural : Gewichtsbewigungen zur Entwickelung des Muskelsystem und des Skelettes beim Menschen, *Verh. Leop. Carol. Akad. Naturf.* **46**, 1884.

En 1863, Hubert von Luschka découvre un faisceau surnuméraire au-dessus du demi-tendineux : *Anatomie des Menschen*, Tübingen, 1863.

Macalister, toujours lui, décrit, en 1871, les variétés d'insertion du grand fessier sur les deux dernières vertèbres sacrées et dénombre, comme Wenzel Grüber, les variétés de structure des faisceaux et des insertions de l'obturateur interne. En 1884, il étudie le muscle jumeau et décrit l'union du jumeau avec le pyramidal ou le petit fessier. Il observe l'existence d'un faisceau du pectiné destiné à l'obturateur externe notant, chez certains sujets, le prolongement du moyen adducteur jusqu'au genou : *Catalog of muscular anomalies*, 1871.

Philippe Frédéric Blandin (1798-1849) décrit, en 1834, le faisceau surnuméraire du jambier inférieur de l'extenseur commun : *Traité d'anatomie topographique ou anatomie des régions du corps humain considérée spécialement dans ses rapports avec la chirurgie et la médecine opératoire*, Paris, 1834, deuxième édition, ouvrage accompagné d'un atlas illustré de planches de Jacob.

Charles Rouget (1824-1904) découvre que les nerfs se terminent sur le muscle par une petite masse granuleuse qu'il appelle plaque terminale ou plaque motrice : Sur la terminaison des nerfs moteurs, *Comptes rendus de l'Académie des sciences,* septembre 1862.

John Wood, en 1864, fait état de l'absence totale de péronier antérieur chez 10 sujets sur 102 étudiés. Il décrit également des variantes du faisceau tenseur de l'aponévrose et de ses rapports avec l'insertion musculaire du plantaire grêle : Variations in human myology, *Proc. of Roy. Society. of London*, **XIV**.

En 1865, William Turner (1832-1916) étudie les tendons du fléchisseur propre du gros orteil : On variability in human structure, with illustration from the flexor muscles of the fingers and toes, *Trans. Roy.Soc. Edin.*, 4 to, vol. **24** ; *Reports british. assoc advance science*, Birmingham, 111, 1865.

En 1872, Samuel Jean Pozzi (1846-1918) s'intéresse aux variantes d'insertions du court péronier latéral : De la valeur des anomalies musculaires au point de vue de l'anthropologie zoologique, *Revue d'anthropologie,* 1874.

Macalister constate l'existence d'un faisceau aberrant allant du long péronier latéral au ligament latéral externe du cou-de-pied. Il signale la transformation éventuelle du jumeau externe en une masse fibreuse : *Catalog of muscular anomalies*, 1871.

Gruber étudie en 1875 le sésamoïde du jumeau externe, noyau fibro-cartilagineux inconstant du tendon d'origine du jumeau externe. La même année, il isole un faisceau additionnel du poplité qui fait de lui un véritable muscle biceps. Il établit également que la terminaison du tendon de l'extenseur propre qu'il nomme *extensor tricordatus* s'effectue plus souvent sur les deux phalanges du gros orteil que sur la deuxième seulement. En 1879, il découvre un tendon surnuméraire de l'extenseur commun des orteils et l'existence inconstante d'un extenseur propre du deuxième orteil, homologue de celui de l'index au membre supérieur. En 1889, il publie une monographie consacrée aux muscles de la région plantaire : .

Le cœur et les vaisseaux

Combien que le cœur en tous animaux ne soit qu'un, si est-il coustumièrement divisé en partie dextre et senestre. Hippocrate les appelle ventres, Galien, cavités, Julius Pollux seins ou sinuosités. Le ventre dextre nommé sanguin & veineux, parce qu'il contient un sang grossier, ne semble avoir été fait que pour l'amour des poulmons, d'autant qu'il ne se trouve point aux animaux qui n'ont point de poulmons, car la substance des poulmons estant légère, rare et spongieuse, elle avait besoin d'un sang subtil pour sa nourriture lequel, pour cette raison, devait estre raffiné au ventricule droit du cœur. Or ce ventre icy ne descend point jusques au bout de la pointe & n'est pas environné d'une paroi si espoisse que le gauche. Il puise par l'ouverture tres-large de la veine cave au diastole, un sang grossier qu'il subtilize & raffine aux fosetes qui sont iceluy. Une portion de ce sang exude et passe à travers du septum medium au ventricule gauche & l'autre est porté par la veine artèrieuse à la substance des poumons pour leur nourriture. Le venticule gauche appelé arterieux et spiritueux, parce qu'il attire l'air & qu'il contient en soi l'esprit vital, descend tout jusques à l'extermité de la pointe et est ceint d'une paroi trois fois plus espaisse que le droit, pour empescher la dissipation du sang spiritueux & pour recompenser par son espoisseur la pesanteur du sang grossier contenu au ventre dextre & ainsi faire que le cœur soit en aequilibre et non plus pesant d'un costé que d'autre : *Toutes les œuvres de M. André Du Laurens*, Paris, 1613.

Le coeur est la fontaine et le commencement des artères par lesquelles il envoie dans tout le corps la chaleur naturelle et la vie. Sa forme est celle d'une noix de cyprès ou d'une pomme de pin. Il est constitué d'une chair dure et consistante, musculeuse, de structure filamenteuse. Il est entouré de graisse. Le péricarde l'enveloppe comme une boîte et reçoit des nerfs. Les oreilles ou auricules (oreillettes) qui reçoivent à droite la veine cave, à gauche l'artère veineuse, sont le réceptacle de l'air à gauche, de l'esprit à droite. Par ailleurs elles transmettent aux vaisseaux les secousses du coeur qui facilitent l'accès jusqu'à lui des matières qui lui sont envoyées : ainsi l'oreillette droite évente le coeur. On trouve dans le coeur deux ouvertures, droite et gauche. Une branche de la veine cave ascendante rentre dans la droite par laquelle le sang monte du foie par en haut. Cette même branche se subdivise en veine artérieuse (veine pulmonaire) qui va nourrir le poumon, l'autre en montant se divise en rameaux qui se répandent jusque dans les extrémités du corps. De l'ouverture gauche sort une grosse artère dont une portion, l'artère veineuse, va dans les poumons pour amener l'air fuligineux du coeur et pour laisser entrer l'air qu'on respire afin de le rafraîchir. L'autre portion de cette grosse artère se ramifie en plusieurs branches qui suivent le trajet des veines vers le haut et vers le bas. Trois petites valvules posées sur ces ouvertures servent à ouvrir ou à fermer l'entrée et la sortie quand il le faut au sang et aux esprits. Les artères diffèrent peu des veines. Destinées à conduire et à répandre l'esprit vital dans tout le corps, elles comportent de l'extérieur à l'intérieur deux tuniques et trois genres de filaments : droits, obliques et transversaux. Cette paroi épaisse est destinée à contenir un sang chaud, subtil et spiritueux ou rubicond, clair et spirituel et, selon Charles Etienne, prompt à s'échapper. Veines et artères communiquent et prennent l'une de l'austre le sang et l'esprit par voyes fort étroites et invisibles si l'on en croit Ambroise Paré. Quand elles se dilatent, elles attirent quelque portion du sang des veines qui leur sont voisines et même de l'air qui nous environne.

Le coeur comporte deux cavités et l'existence de pertuis invisibles permet le passage de la partie la plus volatile du sang du ventricule droit dans le ventricule gauche. André Vésale, nous l'avons vu, n'échappe pas à cette erreur dans l'édition princeps de la *Fabrica*, en 1543, quitte à la corriger dans la seconde, en 1555, admettant qu'il n'a jamais aperçu les foramina minima. Giacomo Berengario da Carpi en dénie formellement l'existence et décrit les valvules sigmoïdes, pulmonaires et aortiques dont il interprète correctement la fonction mécanique. Jacques Sylvius pratique des injections et des insufflations vasculaires. Mais, ancré dans son galénisme, il ne tire aucun parti de cette nouvelle technique sur le plan physiologique. En revanche, il donne une description minutieuse des coronaires, de la veine cave supérieure et des jugulaires. Jean-François Fernel s'intéresse à la projection du coeur sur la paroi thoracique, au myocarde et aux cavités cardiaques. Il découvre que la veine spermatique gauche se jette dans la veine rénale et non dans la veine cave inférieure. Volcher Coiter décrit les valvules du coeur dans *les Isagogae*, 1552, (Premiers éléments).

Les veines prennent leur origine dans le foie. De sa partie concave sort une grosse veine, la veine cave, qui se ramifie dans l'abdomen comme les racines d'un arbre pour se distribuer à l'estomac, au mésentère, à la vessie du fiel, à la rate et aux différents intestins. Ensuite elle se divise en deux gros vaisseaux : l'un monte à travers le diaphragme jusqu'au coeur, l'autre se replie en bas longeant l'épine dorsale. Un peu au-dessus, la veine cave émet une autre branche appelée azygos. Avant d'arriver au cou, elle se sépare en deux rameaux qui vont aux régions axillaires. Egalement issue de la face inférieure du foie, la veine porte, veine lactée des Arabes, comparable à un arbre dont les racines seraient les vaisseaux mésaraïques, spléniques, gastriques, épiploïques, duodénaux, le tronc étant la veine porte elle-même, les branches étant les rameaux intra-hépatiques. *Le sang cru, peu fluide, n'acquiert toute sa subtilité et sa fluidité que dans le foie, sorte de laboratoire où s'élaborent ces qualités.* (Stahl). A une époque où la saignée est l'acte thérapeutique le plus pratiqué, on comprend la minutie apportée par les anatomistes à l'étude du système veineux. La saignée, mille fois répétée pendant plusieurs siècles par d'innombrables praticiens ne les amènera jamais à s'interroger sur les raisons du gonflement de la veine au-dessous de la ligature entre l'extrémité distale et la racine du membre. Comme il nous paraît évident aujourd'hui qu'ils interrompaient ainsi le retour du sang veineux vers le coeur. La célèbre deuxième planche des *Tabulae anatomicae*, Venise, 1538, œuvre personnelle d'André Vésale, est consacrée à la circulation veineuse : on reconnaît le foie à cinq lobes et les deux sous-systèmes veineux galéniques : système porte et système cave. De celui-ci partent les branches veineuses et superficielles, ces dernières étant agrandies pour bien repérer les zones à phlébotomiser : par exemple la basilique droite dans les affections du foie ou la gauche dans les affections de la rate. Charles Etienne donne la première représentation d'ensemble des veines superficielles et décrit précisément les valvules des veines du foie : *petites membranes déliées que l'on appelle épiphyses*. Dans le premier livre de son *Anatomie*, il donne une planche qui désigne par les nombres d'arithmétique *... les lieux ausquez se peuvent faire les meilleurs et les plus receues sections des venes que lon dict phlébotomies*. Jean Gonthier d'Andernach (1487-1574) s'intéresse aux vaisseaux de la main et des organes génitaux. Bartholomé Eustache fait connaître, en les étudiant sur l'animal, les valvules des veines coronaires du coeur, la valvule de la veine cave inférieure et celles de l'orifice de la veine azygos : il publie ses résultats en 1564 dans ses opuscules d'anatomie. Giovanni Battista Canano signale également l'existence des valvules veineuses. Girolamo Fabrizzio d'Acquapendente signale l'existence des valvules de l'orifice de l'azygos. Il comprend la fonction anti-reflux des valvules, mais ne parvient pas à en déduire l'existence de la grande circulation.

XVIIème siècle : en marge de Harvey et Malpighi

Nous l'avons vu, les travaux d'Harvey et de Malpighi, révolutionnent par leur nouveauté les connaissances sur la circulation sanguine. Les anatomistes de ce siècle apportent leur pierre au nouvel édifice.

Arantius décrit le canal artériel et les valvules sigmoïdes : *De humano foetu*, Bologne, 1564.

Niels Stensen ou Stenon (1638-1687) montre que le coeur est un muscle agissant comme une pompe aspirante et foulante : *De musculis et glandulis observationum specimen ...*, Copenhague, 1664.

Raymond Vieussens décrit au niveau de la cloison interauriculaire, dans l'oreillette droite, à la partie haute de la fossette ovale, l'anneau arciforme qui porte son nom. Il individualise également une des branches artérielles naissant à l'origine de la coronaire droite et se ramifiant sur l'aorte, l'artère graisseuse droite. Les veines coronaires ont également attiré son attention : on lui doit la découverte d'une valvule en forme de croissant qui siège à la jonction de la veine coronaire avec le sinus coronaire et la description de l'abouchement des veines de Thebesius dans les cavités cardiaques de voisinage : *Nouvelles découvertes sur le cœur*, Paris, 1706 ; *Traité nouveau de la structure et des causes des mouvements naturels du cœur*, Toulouse, 1714.

Richard Lower découvre la charpente fibreuse du coeur formée de quatre anneaux situés autour des orifices auriculo-ventriculaires, cercles tendineux auxquels il a laissé son nom. On lui doit la description d'une saillie inconstante de la paroi postérieure de l'oreillette droite, jouxtant la fossette ovale et l'anneau arciforme de Vieussens : *Tractatus de corde*, Londres, 1669.

XVIIIème siècle : l'âge d'or des anatomistes

C'est à Jakob Benignus Winslow, dans ses *Observations sur les fibres du coeur et sur les valvules avec la manière de les préparer pour le démontrer*, publiées dans les Mémoires de l'Académie des Sciences en 1711, qu'on doit la comparaison de la valve de l'orifice auriculo-ventriculaire gauche avec une mitre renversée. Peut-être par allusion à son protecteur, Jacques Bénigne Bossuet (1627-1704), qui lui avait fait abjurer le protestantisme. Winslow fait remarquer que le coeur est constitué de deux sacs musculeux enfermés dans un troisième : fibres communes dites unitives que Pierre Nicolas Gerdy identifiera à nouveau en 1823 en les comparant à des cornets emboîtés les uns dans les autres.

Albrecht von Haller étudie le péricarde et décrit le cul-de-sac situé entre l'émergence des veines droites et gauches, à la base du coeur. Il montre que chez certains sujets les trois artères bronchiques se détachent de la sous-clavière par un tronc unique. Il individualise l'artère colique droite inférieure issue de la mésentérique supérieure et la nomme artère iléo-colique. Il voit l'artère utérine se détacher de l'ombilicale ou de l'hémorroïdale moyenne alors qu'elle est habituellement issue de l'artère iliaque interne. Il signale comme constant un rameau artériel détaché de l'artère spermatique à destination du pôle inférieur du rein et observe la persistance chez certains sujets de l'artère omphalo-mésentérique qui se jette dans une branche de l'ouraque : *De vasiis cordis propriis*, Göttingen, 1737 ; De arteriarum et venarum fabrica, in *Opera minor*, **1**, 1739 ; *Icones anatomicae*, Göttingen, 1743-1757.

Adam Christian Thebesius (1686-1732) publie en 1708 un traité d'anatomie cardiaque à Lyon où il décrit pour la première fois les veinules qui proviennent des parois du coeur et s'ouvrent dans les oreillettes ou les ventricules par de minuscules orifices, les pores de Vieussens : *De circulo sanguinis in corde*, Leyde, 1708.

Joseph Lieutaud : Observations anatomiques sur le cœur, *Hist. de l'Académie royale des sciences*, 1754.

On trouve dans *les Œuvres* d'Antonio Maria Valsalva (1666-1723), publiées en 1740 par les soins de Morgagni, la description des trois légers renflements situés à l'origine de l'aorte, en regard des trois valvules sigmoïdes, et nommés sinus aortiques de Valsalva.

Antoine Portal (1742-1832) laisse son nom à l'espace cellulo-graisseux compris entre péricarde et diaphragme : *Cours d'anatomie médicale ...*, Paris, 1804.

Jean Ernest Neubauer (1742-1777), anatomiste d'Iéna mort très jeune de tuberculose, décrit l'artère surnuméraire qui passe devant la trachée pour atteindre la partie inférieure de la thyroïde et trouve son origine soit au niveau de la carotide primitive, soit sur le tronc brachio-céphalique : *Descriptio anatomica arteriae innominatae et thyroïdae imae*, Iena, 1772.

XIXème : à la recherche des raretés

Au niveau des tuniques artérielles, la membrane de Bichat, située sous l'endothélium, est une couche de tissu dense, serré, filamenteux, qui se continue à l'extérieur avec un conjonctif lâche et graisseux que l'illustre élève de Pierre Joseph Desault (1738-1795) décrit en 1801 dans son *Anatomie Générale*. Rudolph Albrecht von Kölliker la désigne comme couche striée de la tunique interne et Robert R. Remak (1815-1865), comme tunique fibreuse longitudinale interne. Louis Antoine Ranvier distingue deux couches secondaires : l'une, la plus externe, striée transversalement, l'autre, la plus interne, striée longitudinalement.

La persistance de la veine ombilicale est rapportée en 1833 par Jean Cruveilhier dans la seizième livraison de son *Anatomie Pathologique* : la planche qui l'accompagne montre la reperméabilisation de la veine ombilicale accompagnée d'une importante circulation collatérale consécutive à l'oblitération de la veine porte.

James Quain (1796-1865), auteur d'un classique traité d'anatomie qui sera édité sans interruption de 1828 aux premières années du XXème siècle, signale une variante du trajet de l'artère poplitée qui occupe la place de la veine au niveau de l'arcade fémorale 1 fois sur 543 cas et dénombre sept variétés de volume et d'origine de la fémorale profonde à ce même niveau : *Elements of descriptive and practical anatomy*, Londres, 1828.

En 1841, Friedreich Wilhelm Theile décrit l'artère pharyngienne inférieure qui naît du bord interne de la carotide externe puis se dirige en haut vers la base du crâne, entre pharynx et carotide interne, pour donner naissance à la méningée postérieure : *Lehre von den Muskelnund Gefässen des menschlichen Körpers*, Weimar, 1841. A.J.L. Jourdan en effectuera la traduction en français sous le titre : *Traité de myologie et d'angéiologie*, Paris, 1843, dans le cadre l'Encyclopédie anatomique.

La vascularisation cérébrale est mieux étudiée : ainsi on doit à Gilbert Breschet la description des espaces veineux de la diploé en 1819 et celle du sinus sphéno-pariétal qui relie le sinus longitudinal supérieur à l'extrémité antérieure du sinus caverneux, sa terminaison, en 1834 : *Essai sur les veines du rachis*, Paris, 1819 ; *Traité d'anatomie humaine*, Paris, 1834.

Karl Friedrich Theodor Krause mesure et compare l'écartement des artères iliaques primitives au sommet d'un triangle dont la base s'étend d'une articulation sacro-iliaque à l'autre, et dont le sommet correspond à la terminaison de l'aorte elle-même. Il trouve 65° chez l'homme et 75° chez la femme : *Handbuch der menschlichen Anatomie*, Hanovre, 1842.

Nicolaï J.V. Pirogoff (1810-1881) décrit, en 1852, l'angle constitué par la jugulaire interne et la veine sous-clavière avant de former le tronc brachio-céphalique : *Anatome topographica sectionibus per corpus humanum congelatum triplici directione ductis illustrata,* Saint-Petersbourg, 1852-1859.

Dans sa thèse d'agrégation *Le système veineux*, Paris, 1853, Aristide Verneuil (1823-1895) met en évidence les anastomoses veineuses qu'il désigne comme les canaux de sûreté des veines. La thèse d'Alfred Houze de l'Aulnoit (1827-1882) est également consacrée, en 1854, au système veineux et, en particulier, aux valvules : *Recherches anatomiques et physiologiques sur les valvules des veines, thèse de doctorat*, Paris, 1854.

Marie Philibert Sappey (1810-1896), en 1857, dans le tome troisième de son *Traité d'anatomie descriptive* dénombre cinq groupes de veines portes accessoires dont celui du ligament falciforme turgescent et considérablement dilaté dans l'hypertension portale.

En 1860, J.-P. Sucquet (?-?) note l'existence de vaisseaux anastomotiques artério-veineux court-circuitant les capillaires ou de plus gros vaisseaux au niveau de la paume des mains, de la plante des pieds, de la partie médiane de la face : *D'une circulation du sang dans les membranes et dans la tête chez l'homme*, Paris, 1860.

En 1867 et 1868, Odilon Marc Lannelongue (1840-1911) identifie les veines coronaires accessoires et leurs orifices d'abouchement dans la cavité auriculaire qu'il appelle *foramina* : *Description d'un nouveau système de vaisseaux destinés à la circulation veineuse des parois auriculaires du cœur*, Thèse de doctorat, 1867.

Dès 1868, Paulin Trolard consacre de nombreux travaux à la circulation du cerveau : veine sus-ptérygoïdienne née du sinus caverneux et se rendant au plexus ptérygoïdien ; veine vertébrale qui constitue un manchon veineux sinusien de l'artère ; sinus veineux vertébro-transversaire ; lacs sanguins de la dure-mère dont la réunion forme un confluent : le carrefour veineux de Trolard ; grande veine anastomotique qui unit le sinus longitudinal supérieur au sinus caverneux et qui porte également son nom : *Recherches sur l'anatomie du système veineux de l'encéphale et du crâne*, thèse de doctorat, Paris, 1868 ; De l'appareil veineux des artères encéphaliques, *J. Anat. Paris*, **26**, 1890.

En 1879, Charles Labbé (1852-1889) décrit la veine anastomotique qui relie le sinus longitudinal supérieur au sinus latéral : Note sur la cicrculation nerveuse du cerveau et sur le mode de développement des corpuscules de Pacchioni, *Arch. physiol.*, 1879.

Nicolas Rüdinger (1832-1896) publie en 1876 un travail consacré aux sinus postérieurs de la dure-mère et au réservoir commun où se déversent les six sinus crâniens et le pressoir d'Hérophile ou torcular : *Beiträge zur Anatomie des Gehörgans, des venösen Blutbahnender Schädelhöhle sowie der überzähligen Finger,* Münich, 1876.

En 1880, Karl von Bardleben (1849-1918) établit une loi d'espacement des valvules veineuses : *Handbuch der Anatomie des Menschen ...*, Iéna, 1896.

Charles Edouard Hedon (1863-1933) établit l'existence d'anastomoses entre les radicules des veines de Galien et les veines basilaires en 1888 : *Etude anatomique sur la circulation veineuse de l'encéphale*, thèse Bordeaux, 1888.

Les lymphatiques

En 1564, Bartholomé Eustache donne dans ses *Opuscula anatomica* (Opuscules anatomiques), parus à Venise, la première description du canal thoracique chez le cheval mais le considère comme une simple veine : *Itaque in illis animantibus (equis) ab hoc ipso insigni trunco sinistro juguli, qua posterior sedes radicis venae internae jugularis spectat, magna quaedam propago germinat, quae praeterquam quod in ejus origine ostiolum semi circulare habet, est etiam alba et aquei humoris plena ; nec longe ab ortu in duas partes scinditur paulo post rursus coëuntes in unam, nullosque ramos diffundens, juxta sinistrum vertebrarum latus, penetrato septo transverso, deorsum ad medium usque lumborum fertur ; quo loco, latior effecta, magnamque arteriam circumplexa, obscurissimum finem, mihique non bene perceptum obtinet.* (De sorte que chez ces animaux (les chevaux) du côté qui regarde l'assiette postérieure, de la racine de la veine jugulaire interne part une branche importante qui outre qu'elle a dans son origine un petit orifice semi-circulaire, est également blanche et remplie d'une humeur aqueuse ; elle se divise en deux parties tout près de son origine et se réunit à nouveau en un canal unique, sans produire aucune branche pour se porter droit en bas joignant le côté gauche des vertèbres, après avoir pénétré le diaphragme jusqu'au milieu des lombes ; son diamètre étant devenu plus large après avoir embrassé la grande artère, elle se termine d'une manière très obscure et que je ne connais pas bien encore).

XVIIème siècle : des lymphatiques d'Aselli à la citerne de Pecquet

Il faut attendre le 23 juillet 1622 : ce jour-là, Gaspard Aselli, disséquant un chien vivant pour démontrer l'existence des nerfs récurrents, aperçoit, serpentant sur le mésentère, des cordons blancs turgescents dont la tranche de section laisse sourdre un liquide blanc. Il effectue d'autres dissections et constate que ces vaisseaux, invisibles sur l'animal à jeun, deviennent évidents lorsqu'il vient de manger. Malheureusement, prisonnier des préjugés galéniques, il n'interprète pas sa découverte comme celle d'un système à part mais comme des vaisseaux se réunissant au niveau du pancréas d'où ils se portent vers le foie dans lequel ils déversent leur contenu : *De lactibus seu lacteis venis*, Milan, 1627.

C'est Jean Pecquet qui décrira, en 1651, l'abouchement du canal thoracique dans la veine sous-clavière et le réceptacle du chyle qui s'appellera désormais citerne ou réservoir de Pecquet : *Experimenta nova anatomica quibus incognitum hactenus chyli receptaculum et ab eo per thoracem in ramos usque subclavios vasa lactea. Ejusdem dissertatio anatomica de circulatione sanguinis et chyli motus*, Paris, 1651, traduit en anglais à Londres en 1653.

Francis Glisson : *Anatomia hepatis* ..., Londres, 1654, Chap. XXXI et Johann Vesling : *Syntagma anatomicum, cum commentariis*, Amsterdam, 1666, confirment l'écoulement hépatofuge du chyle en décrivant les valvules lymphatiques.

Quant aux lymphatiques généraux, ils seront décrits et distingués des veines par Olaf Rudbeck (1630-1702) qui en fait la démonstration devant la reine Christine de Suède (1626-1689) : *Nova exercitatio anatomica, exhibens ductus hepaticos aquosos, et vasa glandularum serosa,* Westrosia, 1653 et Thomas Bartholin en 1652 : *De lacteis thoracicisin homine brutisque*, Copenhague, 1652.

Anton Nück (1650-1692) imagine que les vaisseaux lymphatiques partent directement des artères et que plusieurs d'entre eux traversent les glandes conglobées du thorax : *Adenographia curiosa*, Leyde, 1692.

XVIIIème siècle : Mascagni : encore un bel atlas

Jean Palfyn (1650-1730) appelle veines lactées les lymphatiques dont la fonction est de recevoir le chyle des intestins et de le charrier ensuite jusqu'au réservoir du chyle : *Anatomie chirurgicale ou description exacte des parties du corps humain avec des remarques utiles aux chirurgiens ...*, Paris, 1753, **2**.

Raphaël Bienvenu Sabatier (1732-1811) les décrit comme des tuyaux minces et transparents contenant une liqueur claire et mucilagineuse, la lymphe, et munis de valvules rangées deux à deux, en forme de croissant : *Traité complet d'anatomie ou description de toutes les parties du corps humain*, **3**, 1797-1805.

James Keill (1673-1719) croit que la lymphe sert à délayer et à perfectionner le chyle avant qu'il ne se mêle à la masse du sang : *An account of animal secretion, the quantity of blood in the humane body*, Londres, 1708 ; *L'anatomie du corps de l'homme en abrégé : ou description courte de toutes ses parties, avec l'explication de leurs différents usages*, Paris, 1723.

Albrecht von Haller laisse son nom à une variante de la bifurcation du canal thoracique fréquente à hauteur de la huitième vertèbre cervicale. Il pense que la lymphe revient des différentes parties du corps dans le canal thoracique et de là dans le torrent de la circulation sans s'anastomoser aux veines : *Disputationes anatomicas selectae*, Göttingen, 1746-1752 ; *Elemens de physiologie ou traité de la structure et des usages des différentes parties du corps humain*, Paris, 1752.

Paolo Mascagni (1752-1815) consacre à l'étude du système lymphatique son remarquable *Vasorum lymphaticorum corporis humani historia et ichnographia*, Sienne, 1787, (Histoire et iconographie des vaisseaux lymphatiques du corps humain) illustré de 42 somptueuses planches in-folio.

XIXème siècle : la lymphe coule mais ne circule pas

Johann Friedrich Meckel croit à l'existence d'anastomoses entre veines et troncs lymphatiques : *Handbuch des menschlichen Anatomie*, Berlin, 1820 et tome 2 de la traduction française de 1825.

A la suite des travaux de Bartolomeo Panizza (1785-1867) qui nie toute communication entre les capillaires veineux et lymphatiques : *Sopra il sistema linfatico ...*, Pavie, 1833, on abandonne l'hypothèse qui voulait que les vaisseaux lymphatiques provinssent de rameaux microscopiques terminés par des pores dits absorbants situés dans la profondeur des tissus, dans les séreuses, les muqueuses et au niveau des capillaires sanguins. La découverte des échanges osmotiques à travers les parois cellulaires permet d'expliquer l'absence d'ouverture au niveau des membranes minces de la paroi des capillaires lymphatiques.

Gilbert Breschet, promoteur du microscope et de la physiologie expérimentale, leur consacre sa thèse d'Agrégation pour la chaire d'anatomie : *Le système lymphatique*, Paris, 1834, accompagné de 4 planches dépliantes lithographiées, dans laquelle il soutient le même point de vue.

Wilhem His sénior, publie un ouvrage sur l'histologie des vaisseaux lymphatiques dont il a dessiné lui-même les planches : *Untersuchungen über den Bau der Lymphdrüsen*, Leipzig, 1861.

Friedrich Daniel von Recklinghausen décrit les canalicules, sinus situés entre un cordon médullaire et une trabécule par lesquels la lymphe s'écoule : *Die Lymphgefässe und ihr Beziehung zum Bindegewebe*, Berlin, 1862. Il utilise du nitrate d'argent pour mettre en évidence les lignes de séparation des cellules : Zur Gesichte der Versilberungsmethode, *Arch. de Virchow*, XXVIII, 1863.

Marie Philibert Sappey édite sa classique *Anatomie, physiologie, pathologie des vaisseaux lymphatiques*, Paris, 1874, somme des connaissances de l'époque, superbement illustrée.

Les travaux de Charles Philippe Robin (1821-1885) montrent que les capillaires lymphatiques possèdent une paroi propre et sans aucune communication directe avec le conjonctif : le système lymphatique est donc un appendice de l'appareil vasculaire ouvert par une extrémité dans le système veineux fermé de l'autre par des capillaires borgnes : la lymphe s'écoule dans les canaux lymphatiques. Elle n'y circule pas : *Anatomie microscopique des éléments anatomiques*, Paris, 1868 ; *Anatomie microscopique des tissus et des sécrétions*, Paris, 1869.

Edouard André Quenu (1852-1933), en 1892, décrit le réseau lymphatique hémorroïdaire muqueux et cutané de la région anale qui porte son nom : plexus de Quenu : Vaisseaux lymphatiques de l'anus, *Bulletin de la Société anatomique de Paris*, Paris, 1873.

La rate

Comme les laboureurs environnent les bleds fertiles de lupins afin que l'amertume de la terre estant attirée par iceux, le froument en devienne plus beau & plus doux, affirme André du Laurens, *ainsi Nature a logé la ratte, vis-à vis du foie, afin qu'en la deschargeant des excremens grossiers & feculents, la masse du sang en soit rendue plus pure & plus louable. A cette cause est-elle dicte estre l'organe du ris & Platon veut que son usage soit de rendre le foye net et reluysant, comme un miroir, pour mieux représenter les images.* Il la décrit comme *diverse selon selon la diversité des parties sur lesquelles elle est couchée : car elle est un peu gibbeuse par la partie quelle touche la cavité du diaphragme, & un peu cave parce qu'elle est appuyée sur le ventricule gibbeux : on lui dōne toutesfois une figure longuette &*

quasi quadragulaire, ressemblant à une langue de bœuf: *Toutes les œuvres de M. André Du Laurens*, Paris, 1613.

La *ratte*, comme l'écrivent les Anciens, est un organe bien identifié dès l'Antiquité mais mystérieux pour de longs siècles encore.

Les grecs appellent Splene ce que les latins nomment Lien & que nous disons la Ratte ou Ratelle dit Etienne qui soutient l'existence d'un conduit la reliant au cardia par lequel la bile noire reflue dans l'estomac. Paré la dépeint comme triangulaire et bossue du costé qu'elle s'attache aux costes et diaphragme, et cave vers le côté qu'elle regarde et touche le ventricule. Selon Loys Vasse (1524-1560), sa substance est comme celle d'une éponge pour attirer et recevoir facilement les humeurs grossières du foie dont elle purge la partie *limoneuse, grosse et mélancholique*. La rate, selon le même auteur, n'est pas semblable chez tous les animaux : ainsi les bêtes fortes et chaudes comme le lion l'ont noire ; les bêtes humides et froides, comme le porc, l'ont plus blanche.

Franciscus Olmus (?-?), auteur de la première monographie consacrée au sujet : *De Liene Libellus*, Paris, 1578, lui attribue la fonction d'attirer l'eau des aliments contenus dans l'estomac de façon identique à la vésicule qui attire la bile du foie, ce qui explique l'hydropisie des spléniques chez lesquels elle n'assure plus cette fonction.

XVIIème siècle : Malpighi et Vieussens

Johann Vesling signale le premier les lymphatiques de la rate, en 1641 : *Syntagma anatomicum*, Padoue, 1641. Il est suivi 24 ans plus tard par Frederick Ruysch : *Dilucidatio valvularum in vasis lymphaticis et lacteis*, La Haye, 1665.

Marcello Malpighi décrit la capsule de la rate. Le premier, il tente d'analyser la structure intime de cet organe mystérieux : là où l'on ne voyait jusqu'ici qu'une pulpe parenchymateuse homogène, il découvre des corpuscules qu'il décrit comme des glandules creuses analogues à celles présentes dans le rein. Ces follicules renferment de nombreux et minuscules corps glanduleux qu'il observe et qui portent son nom. Ils correspondent, on le saura deux siècles plus tard, à des renflements d'un manchon lymphocytaire qui se substitue aux tuniques musculeuses des ultimes ramifications artérielles du parenchyme splénique. Il ligature les vaisseaux spléniques du chien et note l'atrophie de la rate et l'hépatomégalie qui l'accompagnent. Il pratique la première exclusion de la rate chez l'animal : *Je me suis avisé d'extirper la ratte d'un chien en vie, & de la lui conserver aussi longtemps que je pourrais ... J'ai fait la première sur un petit chien que j'ai ouvert par le côté gauche. La rate et l'épiploon qui lui étaient adhérents s'étant présentés à l'ouverture, je me suis assuré des artères que j'ai liées à leur entrée dans la rate, puis, ayant remis en même temps chaque chose dans sa situation naturelle, j'ai refermé l'ouverture en recousant le péritoine, les muscles et en rapprochant sans presser les bords de la peau.*

Dans peu de jours, la plaie a été guérie. Quelques semaines après, il se porta si bien qu'il faisait des sauts et jouait comme un jeune chien de son âge. Ensuite sacrifié, l'animal fut disséqué et rien d'anormal ne fut noté en dehors d'une atrophie considérable de la rate : *Exercitationes de viscerum structura,* Londres, 1669 ; *Discours anatomiques sur la structure des viscères, sçavoir du foye, du cerveau, du rein, de la ratte, du polype du cœur, et des poulmons,* Paris, 1687.

Giuseppe Zambeccari (1655-1728) montre qu'elle n'est pas indispensable à la vie : *Esperienze del dottore Giuseppe Zambeccari ...*, Florence, 1680.

Raymond Vieussens adopte cette interprétation glandulaire : *Experiences et réflexions sur la structure et l'usage des viscères ...*, Paris, 1755, après avoir injecté du mercure dans l'artère splénique et l'avoir retrouvé dans les veines.

XVIIIème siècle : le suisse Haller, le danois Winslow et l'italien Mascagni.

Albrecht von Haller qui la compare à un ellipsoïde coupé suivant son grand axe, lui confère un statut d'organe purement vasculaire : *Elemens de physiologie ou traité de la structure et des usages des différentes parties du corps humain*, Paris, 1752. Ce que confirme Jakob B. Winslow en décrivant les houppes vasculaires interprétées comme des glandes par Malpighi : *Exposition anatomique de la structure du corps humain*, Paris, 1732. Certains auteurs, comme Robert James, remarquent l'abondance des lymphatiques au niveau du parenchyme splénique : *Dictionnaire universel de médecine...*, Paris, **4**, 1746-1748. Paolo Mascagni décrit les lymphatiques spléniques dans son monumental traité : *Vasorum lymphaticorum corporis humani*, Sienne, 1787.

XIXème siècle : la rate, organe lymphoïde

Atto Tigri (1813-1875) met en évidence le reticulum de la pulpe splénique, en 1847. La structure réticulée de la pulpe blanche, individualisée par Malpighi : Nuova disposizione dell'Apparecchio vascolare sanguigno della milza umana, 1847 ; Della funzione della milza, 1849, et qui se continue, après une zone transitionnelle de tissu plus lâche, avec la pulpe rouge sera bien vue au microscope en 1861-1862 par Christian A.T. Billroth (1829-1894) sous l'aspect de cordons cellulaires anastomosés et séparés par des sinus veineux. L'histologie confirmera que chaque corpuscule de Malpighi a la même structure qu'un follicule clos lymphoïde : *Untersuchungen ueber die Entwickelung der Blutgefässe, nebst Beobachtungen aux der königlichen chirurgischen Universität-Klinik zu Berlin*, Berlin, 1856.

Hubert von Luschka décrit sous le nom de *margo intermedius* le bord interne de la rate, frontière entre ses faces gastrique et rénale : *Die Anatomie*

..nschen : in Rücksicht auf die Bedurfnisse der praktischen Heilkunde, T...gen, 1869.

Le larynx

Sa figure représente plus qu'autre chose la teste d'une flûte d'Allemand. Sa composition est de dix-huit muscles et de trois cartilages ... Finablement reste seulement sur ce propos, à considérer deux petites siniosités ou fissures lesquelles Nature a mises sous ledit épiglotte, devant le larynx, une de chaque côté, à fin que si de fortune quelquechose eschappoit du boire et manger dedant le dit larynx, il fust là retenu. Paré.

Fabrizzio d'Acquapendente donne six planches du larynx de l'homme et des animaux. Il ne comprend pas le rôle des cordes vocales et interprète le fonctionnement du larynx comme celui d'une flûte traversière dont le diamètre de l'ouverture et la longueur varient au gré de la volonté de l'instrumentiste. Il reconnaît quatre états de la glotte : l'état statique, triangulaire à base postérieure qui s'élargit à l'inspiration et se rétrécit à l'expiration ; l'état dilaté qui, à son maximum, dessine un losange à l'angle postérieur tronqué ; le resserrement de la glotte ; enfin, l'occlusion de la glotte : *Tractatus anatomicus triplex quorum primus de oculovisus organus secundusaure, auditus tertius laringe, vocis admirandam tradit historiam, actiones, utilitates ...*, Francfort, 1614.

Julius Casserius, son élève, décrit les cartilages et les muscles du larynx et corrige l'erreur de Vésale qui niait l'existence des cavités ventriculaires ; son ouvrage parait entre 1600 et 1601 : *De vocis auditusque organis historia anatomica*, Ferrare, 1600. Il est orné de très élégantes gravures sur cuivre d'une grande précision.

XVIIIème siècle : Santorini, Morgagni et leurs tubercules

Giovanni Domenico Santorini et Giovanni Battista Morgagni (1682-1771) décrivent et donnent leurs noms à deux petits cartilages aryténoïdiens qui limitent en arrière l'orifice supérieur du larynx : *Observationes anatomicae*, Venise, 1724.

Morgagni y ajoute la description des ventricules du larynx, diverticules à grand axe antéro-postérieur entre la corde vocale supérieure et inférieure : *De sedibus et causis morborum ...*, Venise, 1771.

Alexis Boyer (1757-1833), dans son excellent *Traité complet d'anatomie*, Paris, 1797-1805, localise la bourse séreuse qui porte son nom, au niveau du ligament thyro-hyoïdien médian en arrière et de la face postérieure de l'os hyoïde en avant.

XIXème siècle : l'invention du laryngoscope

Friedreich Henle : *Allgemeine Anatomie*, Leipzig, 1841 ; *Handbuch der systematische Anatomie des Menschen*, Brunswick, 1855-1872, décrit les ligaments du larynx. Il donne son nom aux muscles thyro-aryténoïdiens internes et externes (1855-1872). Il inaugure ainsi avec Johann Peter Müller : *Handbuch der Physiologie der Menschen*, Coblentz, 1833-1844, l'étude histologique et physiologique du larynx : cet ouvrage sera traduit par Jourdan et édité à Paris en 1845, illustré de 4 planches hors texte dépliantes expliquant les expériences de Müller sur la phonation.

Les travaux de Jean Czermak (1828-1873) : *Du laryngoscope et de son emploi en physiologie et en médecine*, Paris, 1860, puis de Ludwig Türck : *Méthode pratique de laryngoscopie*, Paris, 1861 feront aboutir leurs recherches avec l'application de la laryngoscopie, découverte en 1854 par le chanteur Manuel Garcia (1805-1906).

Auparavant, Filippo Bozzini (1773-1809) avait mis au point, dès 1807, un appareil à miroirs permettant l'examen du larynx et de la partie inférieure du pharynx : *Der Lichtleiter*, Weimar, 1807.

Karl Ludwig Merkel (1812-1876) décrit, en 1857, la fossette de la base de l'épiglotte située au-dessus de l'insertion des cordes vocales inférieures : *Anatomie und physiologie des menschlichen Stimm- und Sprach- Organs (Anthropophonik) : nach eigenen Beobachtungen und Versuchen wissenschaftlich begründet und für Studirende und ausübende Ärzte, Physiologen, Akustiker, Sänger und Gesanglehrer, öffentliche Redner, Pädagogen und Sprachforscher dargestellt*, Leipzig, 1857.

Friedrich Wilhelm Theile désigne comme muscle abaisseur de l'épiglotte (*reflector epiglottidis*), le muscle aryténo-épiglottique qui s'étend sur la partie supérieure des replis aryténo-épiglottiques (1884) : Gewichtsbewigungen zur Entwickelung des Muskelsystem und des Skelettes beim Menschen, *Verh. Leop. Carol. Akad. Naturf.* **46**, 1884.

En 1883, William Stirling (1851-1932) étudie l'innervation sensitive du larynx : A simple method of demonstrating the nerves of epiglottis, *Jour. of anat. a. physiol.*, 1883.

En 1884, Sigmund Exner (1846-1926), s'intéresse à l'innervation motrice : Die Innervation des Kehlkopfes, *S.B. Akad. Wiss. Wien, 1884.*

En 1887, Paul Julien Poirier (1853-1907), publie un fascicule de douze pages consacré à l'anatomie des lymphatiques laryngés, intitulé : *Vaisseaux lymphatiques du larynx. Vaisseaux lymphatiques de la portion sous-glottique. Ganglion pré-laryngé*, Paris, 1887 dans lequel il écrit *: Le système lymphatique du larynx est remarquable par son développement. Toutefois, au dire des anatomistes, tant Français qu'étrangers, il faut distinguer dans cet organe deux régions essentiellemnt différentes au point de vue du nombre et de l'importance des vaisseaux lymphatiques ; une région sus glottique dans la muqueuse de laquelle les lymphatiques s'étalent avec une* *prodigieuse richesse, et une région sous glottique où ces vaisseaux ne forment plus qu'un réseau délié à mailles assez larges.*

La thyroïde

Sous lesquels (les muscles de la face antérieure du cou) *se manifeste un corps glanduleux tout d'un costé que de l'autre, tant à l'entour de la partie antérieure de la trachée-artère, à l'endroit qu'elle se lie avec le larynx lequel corps glanduleux refère plustost une substance charneuse que nulle autre : iaçoit que ce soit une glandule, laquelle pour avoir esté arrachée par un Empirique es affection nommée escroüelle, apporta conséquence de perdition de voix d'un costé, pour l'évulsion du nerf Recurrens.* Paré.

Bartholomé Eustache et Gabriele Fallope la mentionnent tous deux.

XVIIème siècle : Wharton

En 1664, Thomas Wharton en donne une description dans le cadre de son ouvrage consacré aux glandes : *Adenographia sive glandularum totius corporis descriptio*, Londres, Nimègue, 1664, précédé d'une édition amsterdamoise en 1659.

Philippe Verheyen parle de la *glandula tiroidea* à laquelle il attribue un rôle lubrificateur : *Corporis humani anatomae liber primus in quo tam veterum quam recentorium anatomicarum invento...*, Louvain, 1693 ; *Supplementum anatomicum sive anatomiae corporis humani, liber secundus in quo partium solidarum libro primo descriptorum usus et munia explicantur,* Louvain, 1697.

Govert Bidloo (1649-1713) la représente fidèlement dans son *Anatomia corporis humani*, Amsterdam, 1685.

XVIIIème siècle : les vermisseaux de Jacopo Vercelloni (1676-?) et la pyramide de Lalouette

Il y a dans la partie inférieure du larynx aux côtés du cartilage annulaire & du premier anneau de la trachée, deux glandes lymphatiques qu'on appelle thyroïdes, qui ont la forme d'une poire dont la couleur est rouge & qui ont des veines & des artères communes avec le larynx. Ces glandes séparent un fluide destiné à humecter & à lubrifier les muscles du larynx. Ces quelques lignes extraites de l'article thyroïde du *Dictionnaire universel de médecine...*, Paris, **6**, 1746-1748, de James, montrent que les idées n'ont guère évolué depuis la Renaissance.

En 1743, Pierre Lalouette (1711-1792) étudie le prolongement qui se détache du bord supérieur de l'isthme et le dénomme pyramide : *De glandula thyroidea*, Paris, 1743.

On trouve dans la traduction de l'*Anatomie Chirurgicale* de Jean Palfyn par Antoine Petit (1722-1794) en 1753, cette phrase : *Vercelloni prétend que cette glande est un nid d'œufs de vermisseaux & qu'elle a des conduits très fins destinés à transmettre ces œufs dans l'œsophage, d'où ils vont se rendre dans l'estomac pour animer le chyle & aider la digestion.* Le célèbre anatomiste hollandais ajoute : *Son vaisseau excréteur étant inconnu, son usage par conséquent est incertain.*

Théophile de Bordeu (1722-1776) dans ses *Recherches sur les différentes positions des glandes*, Paris, 1752, décrit d'hypothétiques canaux thyroïdo-trachéaux.

XIXème siècle : Sébileau, l'homme de la tête et du cou

En 1805, Alexis Boyer signale l'isthme et la pyramide, identifie les vésicules parenchymateuses. Quelle est la fonction de la glande ? Lubrification ? Mais l'absence de voies de communication rend cette théorie douteuse : *Traité complet d'anatomie*, Paris, 1797-1805.

La thèse de doctorat d'Eugène Quintien le Gendre (?-?) : *De la thyroïde*, Paris, 1852 fait le point sur les connaissances anatomiques de l'époque et croit trouver un rapport entre la structure de la thyroïde et celle de la rate.

En 1888, Pierre Sébileau (1860-1953) s'attache à la description de la capsule de la thyroïde, dépendance des aponévroses du cou : *Démonstrations d'anatomie*, Paris, 1892.

Wenzel Gruber (1814-1890) y décrit trois ligaments : le ligament suspenseur, le ligament moyen et les ligaments latéraux en 1879, 1889 : *Beobachtungen aus der menschlichen und vergleichenden Anatomie*, Saint-Petersbourg, 1879-1889.

Le poumon, le médiastin et le diaphragme

Le poumon formé d'une substance molle, spongieuse, blanche au dehors et rose au dedans, est l'organe de la respiration et de la voix. Il voltige autour du coeur pour le rafraîchir et le protéger car il l'enveloppe et le sépare du sternum et du rachis dorsal comme un coussin d'air. Paré, dans la *Briefve Collection de l'administration anatomique ...*, Paris, 1549, décrivait ainsi les lobes pulmonaires : *Le poulmon enveloppant le cœur de ses cinq lobes, sçavoir est trois dans la partie dextre et deux à la senestre... le cinquième ne se trouve pas toujours en tous les hommes.*

Trois vaisseaux s'y implantent : la trachée qui apporte l'air de l'extérieur ; l'artère veineuse qui apporte cet air au coeur gauche ; la veine artériale qui le nourrit. Les deux poumons sont séparés par le médiastin, taye mitoyenne des poumons, cloison qui sépare les deux poumons et maintient le coeur dans sa position latéralisée à gauche. Deux autres membranes existent dans la poitrine : la plèvre qui tapisse les côtes, le médiastin et le diaphragme frontière entre les parties vitales et les parties nourricières.

La plèvre ou *pleura* est semblable au péritoine et tapisse les parois du thorax et les organes qu'il contient. Colombus, comme Galien, la considère comme double, ce que Vésale conteste.

Voici la description du médiastin donnée par Paré : *Quant à la figure dudit Mediastin, si nous l'adjoustons avec la Pleura, ils représenteront d'un chacun costé la figure d'un flacon de cuir, ayant pour sa partie platte le Mediastin, et pour la bossue la Pleura vers les costes : pour le fond la portion d'icelle estendu sur le diaphragme : pour l'orifice, l'extremité d'icelle qui est dessous les premières costes.*

Le diaphragme est un muscle rond et oblong terminant la partie inférieure du thorax. Il s'étend du sternum et des fausses côtes aux première et deuxième vertèbres lombaires. Il est troué en trois lieux pour bailler passage tant à la veine cave ascendante qu'à l'artère nommée aorta et œsophage. Il est le principal instrument de la respiration. Vésale lui consacre la septième planche de la *Fabrica.*

L'œsophage passe derrière le poumon accompagné de la grande artère ascendante et de la veine cave. Ils forment avec la trachée un tronc garni de membranes et de ligaments bien forts et d'une chair glanduleuse.

Realdo Colombo découvre le rôle essentiel du poumon, passage obligatoire du sang du coeur droit vers le coeur gauche, trajet au cours duquel il reçoit le pneuma : ... *L'artère veineuse* (veine pulmonaire des modernes) *a été fabriquée pour que le sang mélangé à l'air dans les poumons soit transporté au ventricule gauche : De re anatomica, libri XV,* Venise, 1559.

Ce souffle que Michel Servet assimile à l'esprit divin, permet à Dieu d'insuffler une âme dans le corps humain où elle diffuse y répandant la vie : *Restitutio christianismi*, Vienne, 1553, découverte de la petite circulation dans un contexte théologique.

XVIIème siècle : Malpighi découvre les capillaires

Marcello Malpighi, en 1661, examine la structure du tissu pulmonaire au microscope et découvre les capillaires sanguins. Il parachève ainsi la démonstration de William Harvey qui n'avait pu prouver, en 1628, comment le sang passe du système artériel au système veineux. Pour cela il injecte de l'eau dans l'artère pulmonaire et la voit ressortir par la veine pulmonaire, la dilution du sang par l'eau lui permettant de rendre visible le réseau capillaire. Alors que les anciens anatomistes pensaient que le poumon est un organe charnu où sang et air se mélangent, il démontre que ces deux fluides ne se mêlent pas mais sont séparés. Il remarque que la trachée se divise en une multitude de rameaux à l'extrémité desquels, au niveau des ultimes divisions, sont appendus d'innombrables lobules. Ces lobules sont constitués d'une infinité de vésicules orbiculaires semblables aux alvéoles d'une ruche d'abeille. Un réseau vasculaire entoure chaque alvéole, constitué par les derniers rameaux de l'artère pulmonaire et les premières arborisations de la veine correspondante. C'est en 1661, dans la seconde lettre à Borelli de ses *De pulmonibus observationes anatomicae* (Observations anatomiques sur les poumons) qu'il décrit les capillaires pulmonaires. Cette publication porta un coup fatal aux détracteurs d'Harvey. L'unique erreur de Malpighi, est d'avoir assimilé le tissu conjonctif inter-alvéolaire aux véritables alvéoles.

Thomas Willis confirme l'existence des lobules et des alvéoles. Ses injections de mercure lui montrent que les alvéoles ne communiquent pas entre elles et sont appendues sur les ramifications bronchiques comme des grains de raisin sur une grappe. Il admet, autour de chaque vésicule, des fibres musculaires qui contribuent à leur resserrement au moment de l'expiration : *Opera omnia*, Amsterdam, 1682.

La planche 52 de l'*Anatomia humani corporis*, Amsterdam, 1685, de Govert Bidloo, donne une remarquable représentation du diaphragme, dessinée et gravée par Gérard de Lairesse (1641-1711).

XVIIIème siècle : Haller

Jean Claude Adrien Helvetius (1685-1755), en 1718, compare la circulation de l'air dans les alvéoles à celui du sang dans les tissus érectiles. Il décrit deux feuillets pleuraux, l'un superficiel qui correspond à la séreuse proprement dite et l'autre profond, fibro-cellulaire. Au niveau du hile, ils se disjoignent. Le feuillet superficiel recouvre toute la surface du poumon. Le feuillet profond se prolonge sur les bronches et les vaisseaux pour constituer le tissu spongieux des lobules. Il nie formellement l'existence des fibres musculaires défendue par Willis qui a vu en réalité un tissu fibreux élastique. Helvetius reproduit donc l'opinion de Malpighi : *L'idée générale de l'oeconomie animale et observations sur la petite vérole,* Paris, 1722.

Albrecht von Haller, dans le tome trois de ses *Elementa physiologia*, 1756, se range à l'avis d'Helvetius mais réfute l'existence de communication entre les lobules, les prétendus pertuis interlobulaires étant selon lui des artefacts produits par l'insufflation d'air dans les bronches. Haller, comme Jean-Baptiste Sénac, souligne la différence de direction entre les bronches souches droite et gauche, cette dernière étant déviée par la crosse de l'aorte qui s'appuie sur elle en la contournant par le haut : *De partium corporis humani precipuarum Fabrica et functionibus opus quinquaginta annorum,* Berne, 1778, **I**, 35-42.

Frédérick Ruysch découvre l'artère bronchiale (artère bronchique) : *Opera omnia anatomico-medico-chirurgica*, Amsterdam, 1721-1737.

Paolo Mascagni signale et démontre, en 1787, en introduisant des liquides colorés dans la plèvre, la communication entre la séreuse pleurale et le réseau lymphatique qui la draine : *Vasorum lymphaticorum corporis humani historia et ichnographia,* Sienne, 1787, ouvrage illustré de 41 planches remarquables.

XIXème siècle : les fibres de Reissessen

François Daniel Reissessen (1773-1828), dès 1803, publie plusieurs études sur la structure anatomique fine du poumon accompagnées de planches en couleurs dans l'édition de 1822. On lui doit la description des fibres musculaires lisses des bronchioles. Son ouvrage avait été imprimé en même temps que celui de Samuel Thomas Soemmering, sur le même sujet et pour la première fois, dès 1808 : *De pulmonis structura ...*, Strasbourg, 1803 ; *Ueber die Struktur, die Verricchtungen und den Gebrauch des Lungen*, Berlin, 1808 ; Über den Bau der Lungen, *Eine von der königlichen Akademie der Wissenschaften ... gekrönte Preisschrift ; De fabrica pulmonum commentatio ... latine expressit*, Berlin, 1822, cet ouvrage bilingue comporte deux colonnes par page, une en allemand, l'autre en latin et des planches publiées pour la première fois.

François Magendie, en 1821, se livre à quelques travaux sur la structure du poumon : pour lui, les bronches et la muqueuse respiratoire s'interrompent à l'entrée des lobules ; les lobules sont constitués de multiples cellules (alvéoles) qui communiquent entre elles mais pas avec les lobules voisins ; les alvéoles n'ont pas de paroi propre mais sont constituées par les ramifications artério-veineuses : des scissures interlobaires avec les arcs costaux : Sur la structure du poumon de l'homme, sur les modifications qu'éprouve cette structure dans les divers âges, et sur la première origine de la phthisie pulmonaire, *Journal de physiologie expérimentale*, 1821, **1**, XXXII.

Karl Joseph Eberth (1835-1926), en 1862, démontre l'existence de l'épithélium pulmonaire : Über das Lungenepithelium.

En 1877, Jean Martin Charcot écrit à propos de l'agencement des acini pulmonaires : *Et, si vous voulez bien me permettre une comparaison, je vous dirai que la figure obtenue par une section longitudinale passant par l'axe médian du conduit, rappelle ces longs corridors des prisons modernes dans lesquels s'ouvrent des cellules latérales : Maladies des poumons et du système vasculaire* (1877), *Œuvres complètes,* **V**, Paris, 1888.

La même année, le système de fixation du dôme pleural est précisé par Emil Zuckerkandl (1849-1910) : Beitrag zur descriptiven und topographischen Anatomie des unteren Halsdreieckers, *Zeitsch. f. Anat. u. Entwickel.* **II**, 1877 puis, en 1891, par Pierre Sébileau : *Démonstrations d'anatomie*, Paris, 1892.

Le cul-de-sac formé inconstamment à droite par la plèvre entre l'œsophage et les corps vertébraux est vu par Christian Wilhelm Braune (1831-1892) : il justifie dès lors le choix du côté gauche dans l'abord du médiastin postérieur, après résection costale : *Topographische-anatomischer Atlas*, Leipzig, 1875.

Christopher Theodore Aeby (1835-1885), cinq ans plus tard, se consacre à l'étude minutieuse des ramifications des bronches intra-pulmonaires : il établit une nouvelle segmentation basée sur la distribution asymétrique des bronches droite et gauche, le poumon droit présentant un lobe qui n'existe pas à gauche. La bronche souche d'Aeby est également appelée tronc central ou axial : *Der Bronchialbaum des Säugethiere und des Menschen*, 1880, Leipzig.

En 1883, William Stirling décrit les fibres qui garnissent la face postérieure de la trachée dans sa portion dépourvue de cartilage : The trachealis muscles of man and animals, *Jour. of anat. a. physiology* **XVII**, 1883.

Joseph Grancher (1843-1907), en 1890, étudie la paroi alvéolaire, plus précisément sa doublure extérieure constituée d'un feutrage de fibres qui garnissent en anneau l'orifice infundibulaire ou se distribuent dans les cloisons interalvéolaires ou sur le fond de l'alvéole qu'elles renforcent en forme de corbeille : Note sur les lymphatiques du poumon, *Gazette médicale de Paris*, **9**, 1877 ; *Maladies de l'appareil respiratoire. Tuberculose et auscultation,* Paris, 1890. Parallèlement avec George Edouard Rindfleisch (1836-1908) en Allemagne, il précise l'architecture du poumon à l'aide d'injections permettant d'obtenir le moulage des alvéoles et de coupes sériées les reconstruisant dans l'espace : Die Muskulatur des kleinen Bronchien und des LungenparenchymsVoläufige Mittheil, *Medic. Centralblatt* **5**, 1872.

En 1897, Arnold Ludwig Gotthilf Heller (1840-1872) étudie l'éperon trachéal tantôt membraneux, tantôt cartilagineux : Die Carina tracheae. Ein Beitrag zur Kenntnisder Bifurcation der Luftröhre, *Denkschr. d. mathem.-naturwiss. Classe der Kais. Akademied. Wissenscha,* Wien, **LXIV**, 1897. Ses travaux sur les lymphatiques complètent ceux de Giulio Bizzozero (1846-1901) qui remontent à 1878.

Les organes digestifs

Les dents

Les dents sont les plus dures de tous les os, quelque peu creus au dedans, ayants des nerfs, de membranes et de chairs comme de liens, institués primitivement par la nature pour mascher et préparer les viandes que l'on mange ... Les dents sont conjointes aux mandibules, par une espèce de connexion qui est dite gomphosis, c'est-à-dire fichée dans les mandibules en certaines cavités appelées alvéoles : *Dix livres de chyrurgie avec le magasin des instrumens nécessaires à icelle*, Paris, 1564 ; Paré, Malgaigne, *Oeuvres complètes d'Ambroise Paré revues et collationnées sur toutes les éditions avec les variantes, ornées de 217 planches...*, le quatrième livre, Paris, **1**, 1840.

Les dents sont au nombre de trente-deux, seize sur chaque mandibule : quatre dessus et dessous, tranchantes et larges, nommés incisives ; deux nommées canines ou dents oeillères surtout pour celles de la mâchoire supérieure ; dix molaires ou maxillaires ou masticatoires.

Alors que Charles Etienne et Ambroise Paré admettent la structure osseuse des dents, dures comme des meules de moulin, Bartholomé Eustache, dans la première monographie consacrée au sujet, les distingue des os car elles n'ont pas d'ébauche cartilagineuse. Il observe les germes des dents chez le foetus correspondant à la première et à la deuxième dentition : *Opuscula anatomica* … Libellus de dentibus, Venise, 1564.

Gabriel Fallope fait connaître la structure des cavités des dents, leurs artères, leurs veines et leurs nerfs : *Observationes anatomicae*, Venise, 1561.

XVIIème siècle

Antonj van Leeuwenhoeck découvre en 1673 les canalicules qui parcourent la substance de l'ivoire depuis la cavité centrale jusqu'au voisinage de l'émail : An abstract of a letter … 1683, containing some microscopical observations, about animal in the scurf of the teeth, *Philosophical transactions*, **14**, 1684.

Clapton Havers, en 1691, interprète la membrane qui revêt la racine des dents comme appartenant à la muqueuse buccale et non comme du périoste : *Osteologia nova, or some new observations of the bones*, Londres, 1691.

Gaspard Bartholin établit une relation entre le nombre de dents et l'état général : *Le petit nombre de dents, est un signe de la disette de la matière nutritive & de la faiblesse de la force productrice ou formatrice. Il est cause aussi que les alimens ne peuvent être suffisamment préparés, d'où il arrive que la première et la seconde coction soient viciées* : *Institutions anatomiques de Gaspar Bartholin, augmentées et enrichies pour la seconde fois tant des opinions et observations nouvelles des modernes ... que de plusieurs figures ... par Thomas Bartholin ... et traduictes en françois par Abr. Du Prat*, ch. XII & XIII, Paris, 1647.

XVIIIème siècle

Exupère Joseph Bertin dans le *Traité d'ostéologie* de 1754 dont nous avons déjà parlé, identifie trois espèces de fibres dans l'émail dentaire : rayonnées, parallèles et obliques. Il compare la structure de la racine à un cône et décrit la dent de sagesse comme pourvue communément d'une seule très grosse racine. Il regarde les molaires comme constituées par la fusion de quatre canines et les prémolaires, de deux. Il fait remarquer que les incisives de la mandibule sont moins larges que celles du maxillaire supérieur, ce qui réduit l'arc de cercle qu'elles dessinent et le rend plus petit que celui du maxillaire supérieur. Leurs surfaces s'affrontent donc de sorte que la face externe des incisives inférieures glisse sur la face interne des incisives supérieures.

John Hunter publie son *Traité des dents* en 1771. Il confirme la différence entre os et dents en procédant à des injections dont il montre qu'elles n'atteignent pas l'émail et ne contractent aucune coloration par l'emploi de la garance. En interrompant puis en reprenant l'utilisation de ce colorant, il trouve dans la coloration variée des couches de l'ivoire les traces de cette alimentation : *Œuvres complètes*, Paris, **2**, 1839.

Thomas Berdmore (1740-1785) applique le premier le microscope à l'étude des dents en 1768 : il aura de nombreux émules au siècle suivant : *A treatise on the disorders and deformities of the teeth and gums ...*, Londres, 1768.

XIXème siècle : Magitot

En 1800, Christian Y.G. Schreger (1768-1833) signale l'existence des ondulations dessinées par les tubes de dentine à leur origine, tout près de la pulpe : Beiträge zur Geschichte der Zahne. Ueber den Zahnschmelz in Knochensubstanz der Zähne, *Beit. Zergliederrungskunzt,* **1**, 1800.

En 1839, Alexander Nasmyth (?-1848) décrit une des deux couches de l'émail dentaire : couche externe ou cuticulaire ou capsule persistante de Nasmyth : *Research on the development, structure and diseaseof the teeth*, Londres, 1839.

Dans l'épaisseur de l'émail, les lignes parallèles à la surface dentaire concentriques pigmentées sont appelées lignes brunes de Magnus Gustav Retzius (1842-1919) : *Biologischen Untersuchungen, IV,* Stockolm, 1892 ch. **VIII**, p. 65 : Zur Kenntnis der Nervendigungenin den Zähnen.

En 1848, William Sharpey décrit les lames concentriques parallèles à la surface de la pulpe reliant le périoste à l'os : *Elements of anatomy* ... edited by Richard Quain and William Sharpey, 1848.

John Tomes (1815-1895) étudie en 1853 les fibrilles spéciales contenues dans les canalicules de l'ivoire et en continuité directe avec la pulpe. Il montre que la destruction de la pulpe dentaire entraîne l'abolition de toute sensibilité au niveau de la dentine : On the presence of fibrils of soft tissue in the dentinal tubes, *Philosophical transactions*, **146**, 1856.

En 1865, Samuel Salter (1825-1897) met en évidence les solutions de continuité de la dentine : lignes incrémentales de Salter : On some points in the anatomy and physiology of the dentinal tubes, *Arch. dent.*, **1**, 1865.

En 1885, Louis Charles Malassez étudie les fibres reliant le cément à l'os maxillaire : ligament alvéolo-dentaire. Il signale sur différents points de ce ligament des débris épithéliaux, vestiges embryonnaires : Amas épithéliaux paradentaires, *Archives de physiologie*, **I, II**, Paris, 1885 ; Sur la structure du gubernaculum dentis et la théorie paradentaire, *Soc. de biologie*, 27 juin 1887.

Emile Magitot (1833-1897) pense que les rameaux nerveux pénètrent jusque dans les tubes de dentine. Ses nombreuses publications de 1857, date de sa thèse, à 1888, avec Charles Philippe Robin de 1859 à 1861, ont exploré pratiquement tous les domaines de l'anatomie stomatologique : article *Dent*, Dechambre, 1ère série, **27**, Paris, 1882.

La langue

La langue est de substance charneuse, rare, laxe, molle, et de toute diverse de l'autre chair, et principalement depuis quelque peu après l'origine de ses muscles : qui a esmein quelques uns à faire une quatrième espèce de chair propre à la langue, différente de la chair musculeuse, fibreuse, viscéreuse ... Sa figure est triangulaire, plus grosse et mieux exprimée en sa base qui est contre la racine de l'os hyoïde qu'en sa pointe ... : Paré, Malgaigne, *Oeuvres complètes d'Ambroise Paré revues et collationnées sur toutes les éditions avec les variantes, ornées de 217 planches...*, le quatrième livre, Paris, **1**, 1840.

Ses nerfs viennent de la troisième et de la septième conjugaison. Les nerfs sensitifs recueillent les saveurs appréhendées et retenues par la chair spongieuse de la langue imbibée de salive. Ses muscles sont au nombre de dix, cinq de chaque côté : le premier descend de l'apophyse styloïde ; le deuxième s'insère au niveau des molaires du mandibule ; le troisième s'insère à la partie interne du menton ; le quatrième sort de la base de l'hyoïde ; le cinquième, de la partie supérieure des cornes de l'hyoïde. André Vésale trouve dans la langue un enchevêtrement de fibres droites, obliques et transverses impossibles à décrire.

Julius Casserius : *De vocis auditusque organis historia anatomica*, Ferrare, 1600-1601 ; *Tabulae anatomicae, LXXIIX*, Venise, 1627, et Girolamo Fabrizzio d'Acquapendente : *Opera omnia anatomica & physiologica hactenus variis lovis ac formis edite ; nunc vero certo ordine digesta & in unum volumen redacta accessit index rerum et verborum locupletissimus* ..., Leipzig, 1687, différencient et décrivent les muscles glosso-épiglottiques.

XVIIème siècle : Bellini et Malpighi

Lorenzo Bellini, en 1663, désigne les papilles comme les véritables organes du goût et comme la terminaison des nerfs linguaux : *Gustus organum ... novissime deprehensum ; praemissis ad facilorem intelligentiam quibusdam de saporibus*, Bologne, 1665 ; *Exercitationes anatomicae duae de structura et usu renum ut et de gustus organo,* Leyde, 1711.

Marcello Malpighi, en 1665, étudie la morphologie des papilles. Il indique le lingual superficiel et note la présence de fibres transversales perpendiculaires et obliques dans le centre de la langue : *Tetras anatomicarum epistolarum de lingua, et cerebro* ..., Bologne, 1665.

Niels Stensen ou Stenon, en 1662, confirme l'existence de ces fibres longitudinales, obliques et verticales : *Observationes anatomicae quibus varia oris, oculorum, et narium vasa describuntur, novique salivae, lacrymarum et muci fontes deteguntur et novum nobilissimi Bilsii de lymphae motu et usu commentum examinatur et rejicitur*, Leyde, 1662.

Govert Bidloo en donne de nouvelles figures dans son *Anatomia corporis humanis*, Amsterdam, 1685.

Philippe Verheyen, en 1693, en détaille la structure musculaire : *Corporis humani anatomae liber primus...*, Louvain, 1693 ; *Supplementum anatomicum sive anatomiae corporis humani, liber secundus ...*, Louvain, 1697.

XVIIIème siècle

Frederick Ruysch étudie les vaisseaux sanguins linguaux en 1721 : *Observationum anatomico chirurgicarum centuria*, Amsterdam, 1721.

Bernhard Siegfried Albinus en observe précisément la structure en 1754 : *The explanation of Albinus's anatomical figures of the human skeleton and muscles ...*, Londres, 1754.

Albrecht von Haller suit le trajet du nerf lingual dans les papilles. Il distingue le chondroglosse de l'hypoglosse auquel on le rattachait abusivement : *Elementa physiologiae corporis humani ... cerebrum nervi musculi*, **4**, Lausanne, 1766.

Jakob B. Winslow décrit le faisceau musculaire qui va du pharynx à la symphyse mentonnière : muscle génio-pharyngien de Winslow : *Exposition anatomique de la structure du corps humain ...*, **2**, Paris, 1776.

XIXème siècle : histologie

Pierre Nicolas Gerdy présente à l'Académie Royale de Médecine en 1821 un mémoire sur la structure de la langue qu'il reprendra dans sa thèse inaugurale en 1823 : *Recherches, discussions et propositions d'anatomie, de physiologie, de pathologie, etc., 1° sur la langue, le cœur et l'anatomie des régions ; 2° sur la prononciation et la circulation 3° sur les rapports naturels des maladies etc. avec 13 figures d'anatomie,* thèse de doctorat, Paris, 1823. Il individualise neuf groupes musculaires : le lingual superficiel, les linguaux profonds, les linguaux transverses, les linguaux verticaux, les stylo-glosses, les hyo-glosses, les génio-glosses, les glosso-staphylins et les hyo-glosso-épiglottiques.

En 1823, Philippe Frédéric Blandin publie un mémoire sur la structure de la langue dans lequel il décrit de petites glandes situées dans l'épaisseur du stylo-glosse et du lingual inférieur dont les canaux s'ouvrent à la face inférieure de la langue, de chaque côté du frein : Mémoire sur la structure et les mouvements de la langue, dans l'homme, *Archive générale de médecine*, **1**, Paris, 1823.

On appelle improprement glande de Weber une grappe de petites glandes vues en 1827 par Ernst Heinrich Weber (1795-1878) et localisées à la partie postérieure du bord de la langue : Beobachtungen ueber die Structur einiger conglomerirten und einfachen Drüsen und ihre erste Entwickelung, *Arch. Anat. Physiol. Leipzig*, **2**, 1827.

Dès 1852, Robert R. Remak signale la présence de petits ganglions microscopiques étagés sur le trajet des rameaux des nerfs glosso-pharyngien et lingual : Ueber extracellular Enstehung thierischer Zellen und über die Vermehrung derselben durch Theilung, *Muller's Archiv.*, 1852.

En 1861, Ernst Axel Key (1832-1901) montre que les terminaisons des fibres nerveuses de la sensibilité générale se terminent non seulement dans les papilles dermiques mais également dans la couche épithéliale, travail publié en collaboration de M.G. Retzius : *Studien in der Anatomie des Nervensystems und des Bindegewebes* ... Stockholm, 1875-1876. Cet ouvrage de neuroanatomie comprend 39 illustrations reproduisant des pièces anatomiques injectées avec divers colorants qui confirment l'existence du foramen de Magendie et de Luschka et qui étudient la circulation du liquide céphalo-rachidien.

Les bourgeons du goût sont étudiés en 1868 par Gustav Albert Schwalbe (1844-1916) *Lehrbuch der Neurologie*, Erlangen, 1881 ; par Wilhelm J.-F. Krause de 1868 à 1871 : *Handbuch der menschlichen Anatomie*, Leipzig, 1899-1905.

Theodor Wilhelm Engelman (1843-1909) en fait la revue générale en 1872 : Onderzoeckingen gedaan in het physiologisch laboratorium der Utrechtsche Hoogeschool, *Derde Reeks. Deel,* **I-IX**, 1872-1884.

En 1873, Victor Ebner (1842-1925) remarque des glandes muqueuses qui s'abouchent dans l'intervalle des plis foliés et dans la rigole circulaire des papilles caliciformes : *Die acinösen Drüsen der Zunge und ihre Beziehungen zu den Geschmacksorgane*, Graz, 1873.

En 1874, Marie Philibert Sappey découvre les lymphatiques de la muqueuse linguale : *Anatomie, physiologie et pathologie des vaisseaux lymphatiques considérés chez l'homme et les vertébrés*, Paris, 1874-1885.

Enrico Sertoli (1842-1910), en 1874, Osservazioni sulle terminazionidei nervi del gusto, *Gazetta medico-veterinaria*, Anno **IV**, 1874, puis Louis Antoine Ranvier, en 1889, précisent la structure histologique des fibres nerveuses linguales, dont un contingent vertical se distribue aux couches superficielles de l'épithélium, et l'autre, horizontal, aux couches profondes : *Traité technique d'histologie*, Paris, 1889.

C'est Michael von Lenhossek (1863-1937) qui, en 1892, décrit la terminaison en hameçon de certaines fibres des bourgeons gustatifs : *Beiträge zur Histologie des Nervensystems und der Sinnesorgane*, Wiesbaden, 1894.

Paul Jacques (1869-1965), dans sa thèse inaugurale soutenue à Nancy en 1894, distingue trois catégories de fibrilles nerveuses destinées à la couche épithéliale et issues du glosso-pharyngien et du lingual : les fibres intergemmales qui cheminent entre les bourgeons du goût ; les fibres périgemmales qui forment un filet entourant la surface des bourgeons ; les fibres intragemmales contenues dans l'épaisseur même du bourgeon : *Les terminaisons nerveuses de l'organe de la gustation*, thèse de doctorat, Nancy, 1894.

Les amygdales

Ce sont deux glandules fort spongieuses, nommées tonsilles ou amygdales, une de chaque côté : lesquelles comme esponges succent et reçoivent perpétuellement tant du cerveau que d'ailleurs, un humeur aqueux et salival par lequel elles lubrifient et humectent continuellement non seulement la langue mais aussi toutes les autres parties de la bouche : Paré, Malgaigne, *Oeuvres complètes d'Ambroise Paré revues et collationnées sur toutes les éditions avec les variantes, ornées de 217 planches...*, Paris, **1**, 1840.

XVIIème siècle : on garde le statut de glande salivaire surnuméraire

Voici la description que Gaspad Bartholin donne des amygdales et de leur fonctionnement après avoir précisé que les latins les dénomment tonsilles ou amygdales et les Grecs paristhmia et antiades, *qui estans spongieuses & une de chaque costé, reçoivent l'humidité du cerveau, la convertissent en salive, dont la gorge, le larynx, la langue & l'œsophage sont arrousez, bien qu'elle serve au goût, qui ne peut se faire sans humidité* : *Institutions anatomiques de Gaspar Bartholin ... par Thomas Bartholin ... et traduictes en françois par Abr. Du Prat*, livre second, Paris, 1647.

XVIIIème siècle : découverte de l'amygdale pharyngienne

Jean Palfyn, dès 1718, pense que le suc amygdalien est extrait du sang et contribue à humecter le gosier et les parties voisines, conjointement avec la salive : *Anatomie Chirurgicale*, Paris, 1753.

En 1724, Giovanni Domenico Santorini observe le premier l'amygdale pharyngienne qui occupe la partie médiane de la voûte du pharynx : *Observationes anatomicae*, Venise, 1724.

Alexis Boyer assimile encore les amygdales en 1799 à des organes destinés à lubrifier les parties avoisinantes : *Traité complet d'anatomie ou description de toutes les parties du corps humain*, Paris, 1797-1805.

XIXème siècle : rattachement au système lymphatique

Perthus (?-?), *L'amygdale considérée dans ses rapports anatomiques, physiologiques et pathologiques*, thèse, Paris, 1824.

Dans son *Traité pratique d'anatomie descriptive*, Paris, 1858, J.N. Massé (1812-?) lui attribue toujours le rôle de sécréter une mucosité épaisse propre à faciliter le passage du bol alimentaire.

En 1848, Joseph Gerlach (1820-1896) laisse son nom à une autre amygdale, dite tubaire, située au niveau du pavillon de la trompe : *Handbuch der allgemeineund spizielle Geweblehre*, Mayence, 1848.

Ernst Brücke (1819-1892), le premier, les range parmi les glandes lymphatiques au même titre que le thymus ou la rate : *Über die Ausaugung des Chylus aus der Darmhöhle,* 1852

Marie Philibert Sappey, en 1857, identifie les acinis amygdaliens comme des follicules clos : Recherches sur la structure des amygdales, *Société de biologie*, 1855 ; *Traité d'anatomie avec figures intercalées dans le texte,* Paris, **4**, 1889.

Henry Schmidt (1823-1888) étudie, en 1868, les lymphatiques de l'amygdale, déjà signalés par Christian A.T. Billroth en 1858 : De l'épithélium de la langue de grenouille et de la strucure intime de l'épithélium cuylindrique et vibratile, et de ses rapports avec le tissu conjonctif, *J. Müller's Archiv*., 1858.

Gustav Bickel (?-?), en 1884, identifie un anneau lymphoïde inscrit à l'intérieur de celui de Waldeyer et formé par les amygdales linguales, palatines et les amas lymphoïdes inclus dans la muqueuse dorsale du voile du palais : Ueber die Ausdehnung und den Zusammenhang des lymphatischen Gewebes in der Rachengegend, *Virchows Arch*., **97**, 1884.

En 1886, Heinrich W. G. Waldeyer (1836-1921) individualise le grand cercle lymphatique du pharynx constitué par le tissu lymphoïde des amygdales pharyngiennes, tubaires, palatines, linguales, les îlots lymphoïdes répartis entre les amygdales : Ueber den lymphatischen Apparat des Pharynx, *Dtsch. med. Wschr*., **10**, 1884.

Les glandes salivaires

Après les oreilles, selon l'ordre anatomique, faut considérer et monstrer les glandes tant émonctoire du cerveau, nominées parotides (lesquelles sont situées et mises sous et aucunement derrière la partie basse de l'oreille) que celles qui sont au-dessous de la mandibule inférieure ... faistes de la nature à la fin de recevoir la matière vénéneuse et virulente, repoussée par le cerveau en icelle, par la multitude des veines et artères illec distribuées. Paré, Malgaigne, *Oeuvres complètes d'Ambroise Paré revues et collationnées sur toutes les éditions avec les variantes, ornées de 217 planches...,* Paris, **1**, 1840.

XVIIème siècle : Wharton, Stenon & Rivinus

Thomas Wharton identifie les canaux excréteurs de la sous-maxillaire en 1656 : *Adenographia sive glandularum totius corporis descriptio*, Londres, 1656.

Niels Stensen ou Stenon, en 1662, décrit le canal excréteur de la parotide sous le nom de conduit salival supérieur : *Observationes anatomicae, quibus varia oris, oculorum, et vasa narium describuntur*, Leyde, 1662.

Augustus Quirinus Rivinus (1652-1723), en 1678, découvre ceux des glandes sublinguales : *De dyspepsia*, Leipzig, 1678.

XVIIIème siècle : la parotide accessoire

Dans ses *Icones anatomicae*, Göttingen, 1743-1756, Albrecht von Haller donne la description de la parotide accessoire, prolongement de la glande principale le long du Sténon et parfois isolé d'elle.

Théophile de Bordeu, en 1752, attire l'attention sur le fait que les variations de formes de la loge parotidienne, à chaque mouvement des mâchoires, n'en diminuent pas le volume : *Œuvres Complètes*, Paris, **I**, 1818.

XIXème siècle : Béclard et Pirogoff

Pierre Augustin Béclard (1785-1825) s'intéresse aux rapports de la carotide externe avec la parotide : Extirpation de la parotide, pratiquée à l'hôpital de la Pitié, *Archives générales de médecine*, **4**, 1824, article dans lequel il William Sharpey signale une anomalie de son trajet qui fait que, chez certains sujets, elle n'est en contact avec la glande que par sa demi-circonférence externe. Le triangle, défini par Béclard, est cité par Auguste Bérard (1802-1846) dans sa thèse : *Des opérations que réclament les tumeurs développées dans la région parotidienne*, Paris, 1841. Ce triangle est limité par le bord postérieur de l'hypoglosse, le ventre postérieur du digastrique et la grande corne de l'os hyoïde. Il contient l'artère linguale et le nerf grand hypoglosse.

Dans la même région, Nicolaï J.V. Pirogoff, en 1852, distingue un autre triangle délimité en bas par le tendon intermédiaire du digastrique, en haut par le nerf grand hypoglosse, en avant par le bord postérieur du mylo-hyoïde. Il donne passage à l'artère linguale. De celle-ci, entre triangle de Béclard et de Pirogoff, se détache l'artère dorsale de la langue : *Anatome topographica sectionibus per corpus humanum congelatum triplici directione ductis illustrata*, Saint-Petersburg, 1852-1859.

Le pharynx

Or par le pharynx ou fauces nous est signifiée la partie intérieure et postérieure de la bouche, qui est mise devant l'entrée du larynx et œsophague, laquelle est appelée, pource que c'est un lieu anguste et estroit, pour ramasser et adapter l'air reçu dedans la bouche, ou viande, au trou du larynx ou de l'œsophague : Paré, Malgaigne, *Oeuvres complètes d'Ambroise*

Paré revues et collationnées sur toutes les éditions avec les variantes, ornées de 217 planches..., Paris, **1**, 1840.

XVIIème siècle : Riolan et son bouquet

Philippe Verheyen, en 1693, reconnaît deux muscles constricteurs de l'œsophage, les œsophagiens et les pharyngo-thyroïdiens, qui ont une insertion à la partie latérale du cartilage thyroïdien et une autre à la partie postérieure de l'œsophage. Jean Riolan fils en 1610, identifie un groupe de muscles s'insérant sur l'apophyse styloïde et comprenant le stylo-pharyngien, le stylo-glosse, le stylo-hyoïdien et le ligament stylo-maxillaire, c'est le bouquet de Riolan : *Anatomen corporis humani*, Paris, 1610.

XVIIIème siècle : Winslow & Chaussier : du compliqué au simplifié

Raphaël Bienvenu Sabatier donne une bonne description du pharynx qu'il appelle arrière-bouche ou gosier dans son *Traité complet d'anatomie*, Paris, 1777.

Jakob Benignus Winslow, en 1732, dénombre 14 muscles différents de chaque côté du pharynx : *Exposition anatomique de la structure du corps humain*, Paris, 1732.

François Chaussier en 1789, devant les connexions inextricables et les rapports intimes des différents faisceaux musculaires du pharynx, décide de les confondre en un seul et unique groupe musculaire : *Exposition sommaire des muscles du corps humain*, Dijon, 1789.

XIXème siècle : Rosenmüller & Luschka

En 1805, Johann Christian Rosenmüller met en évidence une dépression de la paroi latéro-antérieure du pharynx supérieur, en arrière du pli salpingo-palatin : la fossette de Rosenmüller : *Chirurgisch-Anatomische Abbildungen für Aertze und Wundärtzte*, Weimar, 1805.

En 1868, Hubert von Luschka décrit une invagination plus ou moins marquée de la muqueuse pituitaire, immédiatement en arrière de l'amygdale pharyngienne, à mi-distance entre l'arc antérieur de l'atlas et l'orifice postérieur des fosses nasales : récessus médian de la paroi supéro-postérieure du pharynx de Luschka : *Anatomie des Menschen, Erklärung der dritten Tafel*, Tübingen, 1863-1869.

L'œsophage

L'œsophage est nommé gueule par les latins, œsophage par les Grecs, mery par les Arabes, herbière par le peuple et estomac par certains auteurs : Nous conclurons donc que cette gueule ou œsophage n'est aultre chose qu'une voye ou conduict par laquelle passe la viande & le breuvage dont les corps recoipvent nourriture. Il est constitué à l'intérieur d'une membrane nerveuse, puis de fibres transversales et enfin, à l'extérieur, de fibres longitudinales, ce qui lui permet de se dilater aisément au passage des alimens. Charles Estienne, *Dissection des parties du corps humain, Paris,* 1549.

Ce que les Grecs appellent œsophage ... canal estant couché sous la trachée artère descend droit vers bas jusqu'à la cinquième vertèbre du thorax, là il s'incline un peu à droicte pour faire place à la grande artère ; & puis aussi tost couché il décline obliquement à gauche pour faire place au foye ; là passant à travers du diaphragme, il se termine à l'orifice supérieur du ventricule : *Toutes les œuvres de M. André Du Laurens*, Paris, 1613.

Les auteurs du XVIème siècle, dont André Vésale, Du Laurens et Ambroise Paré, décrivent, à la hauteur de la 5ème vertèbre dorsale, deux glandes de la taille d'une amande attachées à l'œsophage, parfois de très petite taille, qu'ils nomment glandes dorsales auxquelles ils attribuent la sécrétion d'un liquide lubrifiant le conduit œsophagien. Jusqu'au XVIIIème siècle on les considérera comme des glandes digestives alors qu'il s'agit de ganglions médiastinaux.

XVIIème siècle

L'œsophage, qui est nommé la gueule ou le gosier, & l'estomach, est le tuyau ou l'entonnoir du ventricule comme la trachée artère est celui du poulmon ... Son commencement est à la gorge, d'où il descend sous la trachée, au ventricule. Mais quand il est venu à la cinquième vertèbre du thorax, il se destourne à droite pour faire place à l'aorte qui marche par le milieu, & puis il monte à gauche sur la grande artère, & passant par le diaphragme, s'en va à la onzième vertèbre, jusques à l'orifice gauche du ventricule avec deux nerfs qui viennent de la sixième paire : *Institutions anatomiques de Gaspar Bartholin ...*, ch. XII, Paris, 1647.

On trouve dans *L'anatomie de l'homme* de Dionis, Paris, 1690, cette description de l'œsophage : *l'œsophage est un canal qui du pharynx porte le boire et le manger au ventricule ; il commence où finit le pharynx et finit à l'orifice supérieur de l'estomac étant aussi long qu'il y a d'espace entre ces parties* ... Il est cylindrique et constitué de trois membranes ce qui explique qu'il se dilate aisément. La première membrane est issue du péritoine. La deuxième est charnue, épaisse avec des fibres rondes et obliques ; la troisième est nerveuse et glandulaire, avec des fibres longues et droites, semblables à celle de l'estomac. Il est innervé par le nerf vague.

XVIIIème siècle

En 1712, Winslow publie ses Observations sur la membrane interne de l'œsophage dans les *Mémoires de l'Académie des sciences*.

Santorini consacre son *De pharynge* à l'étude de l'œsophage dans ses *Observationes anatomicae,* Venise, 1724 et dans ses *Septemdecim tabulae,* Parme, 1775, chef d'œuvre pictural en matière d'anatomie.

Albinus fait paraître un *De deglutitione*, à Leyde, en 1740.
Janus Bleuland fait éditer ses *Observationes medicae de sana et morbosa oesophagi structura,* Leyde, 1785, volume in-4° avec figures coloriées.

XIXème siècle

Edouard Sandifort étudie les mécanismes de la déglutition : *Deglutitionis mechanismus verticali sectione narium, oris, faucium illustratus*, Leyde, 1805.

Le *Traité d'anatomie descriptive* de Jean Cruveilhier paru à Paris en 1843 pour sa seconde édition, définit le terme œsophage à partir de ses racines grecques : je porte le manger. Ce tube *cylindroïde ... diffère du reste du canal alimentaire en ce qu'il est vide d'air et contracté sur lui même... L'œsophage a pour usage de porter rapidement les aliments du pharynx dans l'estomac. Il y concourt, 1° par ses fibres longitudinales qui le racourcissent ; 2° par ses fibres annulaires qui se contractent successivement de haut en bas dans la déglutition et de bas en haut dans le vomissement ou la régurgitation.*

Sappey dans le tome 3 de son *Traité d'anatomie descriptive*, Paris, 1857, donne une description de l'organe qui diffère peu de celle de Dionis vieille de plus de 150 ans : trois couches superposées : externe musculaire, moyenne celluleuse, interne ou muqueuse. Les glandes sont situées dans la couche celluleuse. L'innervation se fait par le pneumogastrique.

En 1872, Eugène Paulin Gillette signale l'existence chez certains sujets d'un faisceau aortico-oesophagien reliant la crosse de l'aorte à l'œsophage : Description et structure de la tunique musculaire de l'œsophage, *J. Anat. Paris*, **8**, 1872.

L'espace rétro-viscéral de Wilhelm Henke (1834-1896) est constitué par la zone comprise en arrière entre deux lames fibreuses détachées de la gaine celluleuse périoesophagienne et qui s'unissent d'avant en arrière à l'aponévrose prévertébrale. (1879-1883) : *Topographische Anatomie des Menschen in Abbildung und Bescreibung*, Berlin, 1879-1883.

En 1883, Edouard Laimer (?-?) décrit une membrane phréno-oesophagienne issue du dédoublement de l'aponévrose sous-diaphragmatique qui amarre le vestibule œsophagien au hiatus : Beiträge zur Anatomie des Oesophagus, *Med. Jahrb.* Vienne, 1883.

Tillaux renonce à décrire chacune des parties de l'œsophage en même temps que la région où elle est située, car sa longueur, sa direction, son calibre ne sauraient être scindés. Il se résoud à le considérer comme une région à lui seul. Situé dans le médiastin postérieur, l'œsophage répond en avant à la bifurcation des bronches, et principalement à la bronche gauche, qui laisse son empreinte sur la face antérieure du conduit ... Au dessous des bronches, l'œsophage est en rapport en avant avec le péricarde ; en arrière, il répond au canal thoracique, à la grande veine azygos, aux artères intercostales droites, à du tissu cellulaire lâche et à des ganglions lymphatiques qui le séparent de la colonne vertébrale ... Sur les côtés il répond : à droite, au feuillet droit du médiastin, à gauche à la crosse de l'aorte et aux branches qui en naissent : la carotide primitive et la sous clavière gauche : *Traité d'anatomie topographique, avec applications à la chirurgie*, Paris, 1887.

En 1888, Gustav Killian (1860-1921) étudie l'appareil musculaire de l'œsophage supérieur qu'il nomme bouche œsophagienne. Il souligne l'existence d'un losange limité en arrière par des fibres obliques, pharyngées en haut et œsophagiennes en bas. Au centre de ce losange passent les faisceaux les plus inférieurs du constricteur inférieur qui s'insèrent sur le cricoïde. C'est l'anneau chondro-musculaire ou *pars fundiformis* de Killian : Ueber die Bursa unt Tonsilla pharyngea, *Morph. Jb.*, **19**, 1888 ; La bouche de l'œsophage, *Ann. Mal. Oreil. larynx*, 1908.

On attribue le nom Wilhelm His junior à l'angle formé par le bord gauche de l'œsophage et la grosse tubérosité avec le sillon cardio-tubérositaire de His : ce serait Daniel John Cunningham (1850-1909) : *Textbook of anatomy*, Edimbourg, Londres, 1902, qui aurait introduit le terme dans la nomenclature anatomique, après la mort de His, ce qui exclurait His junior, mort en 1934 : il s'agirait donc bien de His senior disparu en 1904 ? A l'intérieur, le repère serait l'hypothétique valvule de Gubarow du nom d'Alexander Petrowitsch von Gubarow (1855-1931) : Ueber den Verschluss des menschlichen Magens an der cardia, *Arch. Anat. Physiol.* Leipzig, 1886-1887 signale le pli que forme le sphincter du cardia entre oesophage et estomac, notion contestée par la suite : *Topographisch-anatomischer Atlas*, 1875.

L'estomac

Le ventricule ou estomach est l'arche du corps pour recevoir la viande nécessaire à tous les membres, situé au milieu du corps pour digérer icelle viande. Fuchs, *Le trésor de la médecine, tant théorique, que pratique ... Œuvre fort singulière pour le secours du corps humain ...*, Poitiers, 1560.

Il a la forme d'une cornemuse. Il comprend seulement deux tuniques : une interne, membraneuse ; une externe, charnue et épaisse. La tunique interne, ridée, retient les aliments. La tunique externe, charneuse et donc chaude, en assure la cuisson. Il est en rapport intime avec la rate à gauche, avec le foie à droite. L'une et l'autre lui communiquent leur chaleur comme un feu allumé autour d'un pot : Paré, Malgaigne, *Oeuvres complètes d'Ambroise Paré revues et collationnées sur toutes les éditions avec les variantes, ornées de 217 planches...*, Paris, **1**, 1840.

En 1549, Charles Estienne dans la *Dissection des parties du corps humain*, rappelle *que le nom de ventricule, combien que par Galien ait été faict comun à plusieurs choses (ainsi que cy dessus avons desja touché) nous disons toutesfoys que sa signification propre et péculière se prend pour ce que le vulgaire appelle improprement estomac. Car à vray dire par ce mot estomach s'entend seulement l'entrée ou bouche d'enhault dudit ventricule laquelle les plus anciens médecins appeloient abusivement le cueur naturel : dont encore est demeuré ce mot cardialgie qui veult dire mal de cueur pour l'affection de ladicte entrée ou bouche de l'estomach : c'est à sçavoir quand en ce lieu l'on sent comme quelque mordication ou poincture.*

Selon Realdo Colombo, il possède quatre qualités naturelles : attraction, rétention, coction, expulsion. Sa position centrale en fait un magasin où puisent les différentes parties du corps pour se nourrir. L'estomac est relié à la bouche par l'œsophage, au coeur par les artères, au foye et à la rate par les veines. Il existe un vaisseau qui envoie l'humeur splénique dans l'estomac et, parfois, un conduit le reliant à la vésicule biliaire. Le pylore ou portier ou *portenier* ne s'ouvre que lorsque les aliments cuits sont transformés en chyle et peuvent passer dans le duodénum : *De re anatomica libri XV*, Venise, 1559.

Andrès de Laguna (1499-1560) estime que le pylore s'ouvre non pas au fond de l'estomac mais un peu au-dessus afin que les aliments n'arrivent pas trop rapidement dans l'intestin : *Anatomica methodus seu de sectione humani corporis contemplatio*, Paris, 1535.

XVIIème siècle

Fabrice d'Acquapendente écrit une anatomie du tube digestif chez l'homme et les animaux très empreinte de galénisme avec néanmoins une bonne description des valvules intestinales et une analyse précise des quatre cavités digestives des ruminants , *De gula, ventriculo & intestinis*, Padoue, 1618.

Glisson, *De ventriculo et intestinis*, Amsterdam, 1677, développe sa théorie de l'irritation, reprise par Haller au siècle suivant, et donne un rôle prépondérant à la fermentation dans le processus de la digestion.

Dionis, dans *L'anatomie de l'homme,* imprimée en 1690 précise que *le ventricule se divise en partie convexe, & en partie cave ; la première regarde les intestins, & l'autre le diaphragme. Outre ces deux parties on y comprend encore ses deux orifices et son fond. L'orifice supérieur est au côté gauche ; il est appelé par quelques uns la bouche du ventricule et par d'autres, l'estomac. Il commence où l'œsophage finit ; il est d'un sentiment exquis du fait de la quantité des nerfs qui l'environnent : il est plus ample que celui qui est au côté droit, parce que c'est lui qui reçoit les alimens, & leur donne entrée quoiqu'il ne soit quelquefois qu'à demi mâchéez : il est situé vis à vis l'onzième vertèbre du dos, il est exactement fermé par une infinité de fibres charnues & circulaires dans le tems qu'il ne reçoit point d'aliment, non seulement pour en mieux faire la coction, mais encore pour empêcher que les alimens ne regorgeassent dans la bouche, & que les fumées causées par la digestion ne montassent au cerveau. L'orifice inférieur est au côté droit, il est appelé le pylore, c'est à dire portier, parce que c'est lui qui laisse sortir les alimens du ventricule, après qu'ils ont été digéréz & changez en chile ...*

Thomas Willis soupçonne le premier que la quatrième tunique de l'estomac qu'il appelle glanduleuse et qui tapisse la cavité gastrique contient des glandes qui sécrètent un suc propre à dissoudre les aliments. Il désigne la portion horizontale du corps gastrique comme l'antre du pylore : *Opera omnia*, Genève, 1676-1680.

XVIIIème siècle

Heister, écrit dans *L'anatomie ... avec des essais de physique sur l'usage des parties du corps humain & sur le mechanisme de leur mouvement*, Paris, 1735 :

I. Le ventricule est une partie membraneuse, cave, figurée comme une corne-muse destinée à recevoir les aliments & à les digérer. Il faut y remarquer :

II. Sa situation oblique sous le diaphragme entre le foye et la rate.

III. Sa division en deux orifices et en fonds ...

IV. Sa grandeur varie ... il y a en général plus de capacité chez les hommes que chez les femmes.

V. Le ventricule est unique dans l'homme, en divers animaux il y en a plusieurs.

VI. Les vaisseaux sont les artères gastriques qui viennent de la coeliaque, les veines gastriques qui vont à la veine porte, les vaisseaux courts qui vont au rameau splénique, la veine coronaire qui environne l'estomac.

VII. Les vaisseaux lymphatiques qui vont au réservoir du chile.

IX. La substance du ventricule est composée de quatre tuniques : la premiere est membraneuse ; la seconde est musculeuse, elle est composée de plusieurs plans de fibres ..., la tunique cellulaire fait des rides, elle est accompagnée de beaucoup de vaisseaux, elle est accompagnée de glandes qui filtrent la liqueur stomacale ... la tunique veloutée est attachée à la précédente.

Croissant de Garengeot, dans la seconde édition de sa *Splanchnologie ou anatomie des viscères*, Paris, 1742, insiste sur le fait qu'il représente l'estomac sur sa huitième planche tel qu'il se montre lors des dissections et non comme le décrivent par erreur les anatomistes dans leurs ouvrages. Il se distingue également de ses collègues en décrivant le contingent externe de fibres charnues qui cravatent l'œsophage et qui sont séparées de la troisième enveloppe par un tissu celluleux qui se glisse entre leurs fibres. Cette membrane est constituée de fibres aponévrotiques et tendineuses qui se croisent obliquement. La quatrième tunique, enfin, d'aspect velouté, est constituée en fait de minuscules mamelons juxtaposés. Enfin, il décrit le maillage serré du réseau vasculaire constitué de gros vaisseaux qui se ramifient au niveau des minuscules mamelons muqueux.

XIXème siècle

A l'aube du siècle suivant, Bichat, dans le tome 3 de son *Traité d'anatomie descriptive*, Paris, 1802, ouvrage posthume publié par Buisson, parle de bords ou courbures de l'estomac pour désigner les endroits où les deux faces se réunissent. La grande courbure se termine à l'orifice pylorique dans la région du petit cul-de-sac. En revanche, à gauche, la grande courbure dessine une saillie importante : le grand cul de sac, qui ne répond pas au cardia, car situé au dessous de lui. Il est mitoyen de la face interne de la rate. La petite courbure, elle, correspond à la grande scissure du foie, lobe de Spigel. On voit se dessiner dans cette description ce que Blandin et Velpeau appelleront anatomie des régions ou anatomie topographique.

En 1857, Sappey dans le tome 3 de son *Anatomie descriptive* situe ainsi *cet organe qui constitue ... un des agents les plus actifs et les plus essentiels de la digestion* : *Cet organe est situé dans la partie supérieure de la cavité abdominale, au dessous du diaphragme et du foie, au dessus de l'intestin grêle et de l'arc tranverse du côlon, au-devant du pancréas, en arrière des fausses côtes gauches et de la paroi antérieure de l'abdomen, entre la rate qui correspond à son extrêmité gauche, et la vésicule biliaire qui répond à son extrêmité droite.*

Léon Labbé (1832-1916), en 1876, désigne la zone théorique au niveau de laquelle l'estomac est au contact de la paroi abdominale limitée en bas par la ligne horizontale passant par le bord inférieur du cartilage de la neuvième côte, à gauche par le rebord des fausses côtes, à droite par le bord antérieur du foie oblique en haut et à gauche jusqu'au point de jonction des cartilages costaux de la huitième et de la neuvième côte : *Académie de médecine*, séance du 25 avril 1876.

Le *Traité d'anatomie humaine* de Paul Julien Poirier paraît en 1899 à Paris. Il représente la quintessence des études anatomiques de cette fin de siècle. L'anatomie macroscopique y cotoie l'histologie et l'embryologie. L'auteur du chapitre consacré au tube digestif, Louis César Auguste Prenant (1861-1927), rédige une note du tome 4 qui détaille les divergences d'opinion des divers auteurs contemporains sur la description morphologique de l'estomac. Il écrit : *Ainsi, vais-je résumer les principales opinions :*

1° l'estomac est transversal ou très légèrement oblique de haut en bas, de gauche à droite et d'avant en arrière ; le fond est à gauche, le pylore à droite, la petite courbure en haut, la grande en bas, les faces sont antéro-supérieures et postéro-inférieures (E.H. Weber, C.F.T. Krause, W. Sharpey, W. Brinton, E. Huschke, Sabatier, Cruveilhier, Richet, Sappey, Tillaux, Morel et Duval, Quain, Ellis, His).

2° certains admettent une obliquité beaucoup plus prononcée en bas et à droite (K. Gegenbaur, Beaunis et Bouchard).

3° d'après Cloquet (Traité d'anatom.) l'estomac vide est transversal, très peu oblique ; lorsqu'il est rempli, son obliquité augmente et se rapproche de la verticale.

4° Luschka le premier soutient « que la plus grand portion de l'estomac, contenue dans l'hypocondre gauche, présente généralement une direction rigoureusement verticale, et ce n'est que la portion pylorique, longue de 6 cm. qui prend une direction presque transversale (Prager Vierteljahr, t. 101, 1869, p. 114). Dans un travail ultérieur, il ajoute « que le degré d'inclinaison de l'estomac peut être mesuré par l'angle que forme un plan suivant le trajet des artères coronaires avec un plan frontal (transversal). Cet angle mesure en moyenne 48°et reste toujours le même que l'estomac soit contracté ou dilaté. L'estomac ne subit pas de rotation en passant de l'état de vacuité à celui de plénitude ; les courbures stomacales ne changent pas de position » (die Lage der Bauch-Organe, Carlsruhe, 1873). Cette opinion admise avec certaines restrictions par quelques auteurs (Bess, Henle, Hessaft), je l'ai soutenue moi-même à deux reprises (Progrès médical 1889 et Gazette des hôpitaux 1891).-Fromont (thèse de Lille, 1890) sur 40 cas a trouvé l'estomac vertical dans son entier vingt fois ; vertical avec une partie (1/6) horizontale , quatre fois ; oblique en bas et en dedans, six fois ; oblique en bas et en dehors, sept fois ; et horizontal, trois fois.

Reignier et Souligoux (Bull. soc. anat. Paris, 1891, p. 700) disent que le véritable axe de l'estomac, celui qui va du sommet de la grosse tubérosité au pylore, est légèrement oblique, presque transversal. Quand l'estomac est plein, sa petite courbure se redresse et prend la forme d'une ligne droite ; alors il paraît vertical. Mais sa direction n'est pas sensiblement changée, car son grand axe ne varie que fort peu. Tout dépendrait donc, d'après ces auteurs, de la façon dont on comprend l'axe de l'estomac.

Les intestins

Les intestins qui sont nommez instrumens de distribution & excrétion, sont de substance & composition semblable à celle du ventricule, hormis que le ventricule a ses propres tuniques au contraire des intestins : car celle qu'il a au dehors, les intestins l'ont au dedans : & celle qu'il a au dedans, les intestins l'ont au dehors : Paré, Malgaigne, *Oeuvres complètes d'Ambroise Paré revues et collationnées sur toutes les éditions avec les variantes, ornées de 217 planches...*, Paris, **1**, 1840.

Le duodénum est appelé aussi *douzain* ou *ecohyse*.

De nombreux auteurs se disputent la priorité de la description de la valvule iléo-caecale. Salomon Alberti (1540-1600) dit l'avoir observée chez le castor puis chez l'homme : *Historia plerarumque partium humani corporis*, Wittemberg, 1583.

Jean Posthius (1537-1597) est également crédité d'une description de la valvule : *Observationes anatomicae*, Francfort sur le Main, 1590.

Constanzo Varole (1543-1575) revendique cette priorité : *Dans l'endroit où l'iléum se joint au côlon on aperçoit dans sa partie la plus profonde, une certaine membrane qui fixe comme les dernières limites de l'iléum qui s'étend jusque là ; c'est moi qui ai découvert le premier cette membrane, qui se nomme operculum ilei, le couvercle de l'iléon : Anatomiae sive de resolutione corporis humani libri quatuor,* Francfort, 1591, ouvrage posthume.

L'appendice a été décrit par Berengario da Carpi sous le nom de *aditamentum coli : Commentaria cum amplissimi additionibus super anatomia mundini* ..., Bologne, 1521.

XVIIème siècle : Peyer, Brünner, des éponymes pour l'éternité

Nous l'avons vu, Gasparo Aselli, en 1622, découvre les chylifères et s'exprime ainsi à propos des villosités intestinales : *Leur mode d'origine est celui que Galien attribuait aux veines mésaraiques. Ce sont de véritables veines qui s'ouvrent dans la cavité des intestins par de petites têtes spongieuses à la manière des sangsues. On pourrait les comparer à des racines qui s'enfoncent dans la cavité de l'intestin : De lactibus seu lacteis venis*, Milan, 1627. Il considère chaque villosité comme une pompe aspirante formée essentiellement par un chylifère. Son objectif est moins de décrire les villosités que d'expliquer le mécanisme par lequel le chyle passe dans les vaisseaux lactés. Cette explication, purement spéculative, survivra d'autant mieux qu'elle manque de toute base expérimentale. Aussi les médecins la récupéreront-ils en la modifiant mais sans rien y changer de fondamental.

Jean Riolan fils voit le premier les bandelettes musculaires longitudinales du côlon et conteste l'attribution à Bauhin de la découverte de la valvule iléo-caecale : *Il* (Bauhin*) se vante d'avoir aperçu en 1579, avant qu'aucun auteur en eût fait mention, la valvule placée à l'entrée de l'iléum ou du côlon. Mais il est certain que Varolius & beaucoup d'autres en avaient fait une exacte description longtemps auparavant : Anatomen corporis humani,* Paris, 1610.

Theodor Kerckring, en 1670, observe les replis permanents de la muqueuse intestinale qui font saillie dans la lumière du grêle sur la quasi totalité de sa surface interne : les valvules conniventes : *Opera omnia anatomica continentia specilegium anatomicum ; osteogeniam foetuum ; nec non anthropogeniae iconographiam*, Leyden, 1717.

Johann Conrad Peyer (1653-1712) décrit, en 1677, les amas de follicules lymphoïdes visibles au niveau de la muqueuse jéjuno-iléale sous l'aspect de plaques blanchâtres ovalaires de 5 à 6 centimètres de diamètre : *Exercitatio anatomico-medica de glandulis intestinorum, earumque usus et affectionibus*, Schaffhouse, 1677.

Marcello Malpighi, étudie les cryptes glandulaires qui s'ouvrent entre les villosités adjacentes du grêle : *De viscerum structura exercitatio anatomica*, Bologne, 1666.

Johann Conrad Brünner (1653-1727) découvre, en 1687, les glandes ramifiées situées dans la sous-muqueuse duodénale et qui portent son nom. En 1715, il cherche à démontrer que les chylifères ont leur origine dans les villosités : *En examinant avec attention sur un chien, la tunique interne des intestins encore chauds, je vis des filaments blancs, capillamenta albicantia, qui faisaient saillie sur la muqueuse et se continuaient avec les vaisseaux lactés. Sur un autre chien qui avait fait un copieux repas et que je sacrifiais cinq heures après, j'aperçus également ces mêmes filaments blancs, véritables prolongements des vaisseaux lactés, flottant entre les autres villosités*. Voici pour le point de départ. Pour le mode d'origine, il précise : *Ayant soumis à l'examen microscopique la surface interne du jéjunum d'un chien encore chaud, j'ai pu voir d'innombrables corpuscules tubulés, au sommet desquels le microscope m'a montré de petits trous concaves, semblables à autant d'infundibulum. Ces corpuscules n'étaient autres que les villosités*. Brünner pense que veines et artères s'ouvrent au sommet de chaque villosité et pour étayer son hypothèse constate le passage dans la lumière intestinale d'un liquide noir injecté dans la veine porte. Ce passage existe en effet, mais il est dû soit à la rupture des parois des vaisseaux soit à la diffusion passive du colorant à travers les tissus. Néanmoins cette erreur le conduit à formuler l'hypothèse que les villosités absorbent non seulement le chyle, mais aussi les sucs nutritifs. Avec beaucoup de sagacité, il fait remarquer que la muqueuse de l'estomac comme celle du côlon est dépourvue de villosités et de chylifères, ce qui explique leur rôle différent de celui du grêle dans le processus de la digestion : *Descriptio de glandulis in duodeno intestino detectis*, Heidelberg, 1687 ; *Physiologica de glandulis duodeni cogitata*, Heidelberg, 1687.

XVIIIème siècle : Santorini & Lieberkühn : eux encore

Albrecht von Haller décrit les plis radiés qui partent du bord frangé du cardia *ad stella similitudinem* : *Icones anatomicae*, Göttingen, 1743-1756 ; *De partium corporis humani precipuarum Fabrica et functionibus opus quinquaginta annorum*, Berne, 1778, **I**, 35-42.

Giovanni Domenico Santorini, dans ses *Observationes Anatomicae*, Venise, 1724, décrit la saillie que forme dans la lumière duodénale l'ampoule de Vater ou grande caroncule et une saillie identique au-dessus d'elle mais plus petite : la petite caroncule.

Johann Nathaniel Lieberkühn (1711-1756), en 1745, confirme la découverte de Malpighi concernant les cryptes glandulaires duodénales. En 1760, il reprend le travail de Brünner en le modifiant : pour lui les villosités ont à leur sommet une ampoule ouverte qui constitue l'origine d'un chylifère et contient une substance spongieuse. Des artères en nombre variable se ramifient à la surface de cette ampoule dans laquelle certaines s'ouvrent. Des veinules s'anastomosent en un seul tronc avant de la quitter, quelques-unes s'y abouchant. Il n'observe pas de filets nerveux, mais suggère leur présence. Enfin, il identifie une gaine muqueuse externe. Il donne deux planches représentant les vaisseaux villositaires : *Dissertatio de fabrica et actione villorum intestinorum tenuium*, Leyden, 1745.

William Cruikshank (1745-1800), en 1786, réfute plusieurs des erreurs trouvées chez Lieberkühn : *la formation spongieuse intra-ampullaire n'est en réalité que du tissu assurant la cohésion des éléments vasculaires et les orifices faisant communiquer les vaisseaux sanguins avec la surface villositaire n'existent pas*. En revanche, il reprend les idées de ses prédécesseurs en admettant que les vaisseaux chylifères se ramifient en arrivant au sommet des villosités pour s'ouvrir à sa surface par de multiples orifices béants : *The anatomy of absorbing vessels of the human body*, Londres, 1786, traduit en français en 1787.

Depuis Giovanni Battista Morgagni, on désigne comme frein de la valvule de Bauhin les deux brides membraneuses qui naissent des commissures antérieures et postérieures formées par l'union de la valve inférieure avec la valve supérieure et qui se perdent sans limite marquée sur les parois du caecum. (1719). Les replis en forme de nids de pigeon, curvilignes à concavité dirigée vers le haut à la partie basse du rectum et les colonnes qui les jouxtent portent également le nom du célèbre anatomiste. (1723) : *Adversaria anatomica omnia*, Leyden, 1723.

Janus Bleuland (1756-1838), auteur de plus de 2000 préparations anatomiques, publie, à la fin du XVIIIème siècle, plusieurs études sur la structure microscopique des muqueuses duodénales et jéjunales : *Icon tunicae villosae intestini duodeni*, Utrecht, 1789 ; *Vasculorum in intestinarum tenuium tunicis subtilioris anatomes ope detegendorum descriptio*, Utrecht, 1797.

XIXème siècle : Meckel, Houston, Gerlach

Johann Friedrich Meckel découvre, en 1809, un peu en amont de la valvule de Bauhin, le diverticule qui porte son nom, cul de sac vestigial du canal vitellin implanté sur le bord convexe de l'intestin à quatre-vingts centimètres, un mètre de la valvule : *Handbuch der menschlichen Anatomie*, 1820.

En 1830, John Houston décrit les plis transversaux semi-lunaires endo-rectaux : Observations on the mucous membrane of the rectum, *Dublin hospital reports*, **5**, 1830.

En 1847, Joseph Gerlach signale chez certains sujets une valvule circulaire ou semi-circulaire au niveau de l'abouchement de l'appendice dans le caecum : Beobachtung einer Tödtlichen Peritonitis, als folge einer Perforationdes Wormfortsatzes, *Z. rat. Med. Heidelberg*, **6**, 1847.

En 1861, Ernst Brücke décrit la muscularis mucosae qui, avec ses deux plans de fibres internes circulaires et externes longitudinales, sépare muqueuse et sous-muqueuse, précieux repère pour l'histologiste qui doit déterminer le degré d'envahissement d'un adéno-carcinome notamment au niveau de la paroi intestinale : Beiträge zur Lehre von der Verdauung, *S. B. k. Akad. Wiss.* Wien, **43**, 1861.

L'exploration du système nerveux intrinsèque du tube digestif, insoupçonné avant la mise au point des techniques histologiques, est inaugurée par Léopold Auerbach (1828-1897) qui décrit, en 1862, les plexus intra-muraux myentériques : *Ueber einen Plexus myentericus, eine bisher unbekannten ganglionervösen Apparat im Darm der Wirbeltiere*, Breslau, 1862.

En 1873, Arnold Ludwig Gotthilf Heller met en évidence la terminaison en rameaux étoilés des artères intestinales, minuscules vaisseaux se détachant des branches artério-veineuses de la muqueuse pour se distribuer aux villosités, follicules clos et glandes : plexus de Heller : Ueber die Blutgefässe der Dünndarmes, *Arb. physiol. Anst.* Leipzig (1872), **7**, 1873.

Rudolph P. Heidenhain, grâce aux nouvelles techniques histochimiques, identifie en 1888 les cellules bordantes et les cellules principales de la muqueuse gastrique : Beiträge zur Histologie und Physiologie der Dünndarmschleimhaut, *Arch. ges. Physiol.*, **43**, 1888. La même année, Joseph Paneth (1857-1890) voit les cellules pyramidales du fond des cryptes de Lieberkühn : Ueber die secernirenden Zellen des Dünndarm-Epithels, *Arch. mikr. Anat.*, **31**, 1887-1888. Adolphe Nicolas (1861-1939) en 1890 puis Nicolas Kultschitzky (1856-1925) en 1897 mettent en évidence au sommet des villosités du grêle la présence de cellules possédant une affinité tinctoriale spécifique pour les sels d'argent, premier pas vers la connaissance des sécrétions endocrines au niveau du tube digestif : Zur Frage ueber den Bau des Darmkanals, *Arch. mikr. Anat.*, **49**, 1897.

Le foie et les voies biliaires.

Le foie, jecur pour les latins, hepar pour les Grecs est la boutique ou officine du sang. Couché sur la face droite de l'estomac, il est suspendu au diaphragme par un ligament de forme triangulaire. Il est fait de sang épais et coagulé au milieu duquel se ramifient les branches de la veine porte qui l'ont amené grossier au niveau de la partie concave du foie. La veine cave le recueille au niveau de la partie supérieure ou gibbeuse de la glande hépatique, là où Etienne signale des valvules dont il explique la fonction conformément à la doctrine galénique universellement admise : *Elles sont nécessaires de peur que le sang qui se fait audict foie, par quelque inconvénient ne regorge quelquesfoys & engendre douleur ou deffault audict foye.*

Selon Paré, lui aussi en accord avec Galien, le foie est *autheur de la sanguification, source et origine des veines ... Il est divisé à aucune beste, en cinq lobes ou plus ... en l'homme ne s'en trouve quelquefois qu'un, quelquefois deux, autresfois trois, et peu séparés : lesquels embrassent la partie supérieure et cave du ventricule, pour l'eschauffer et aider à faire la concotion ... Il est composé de veines, artères et nerfs, tunique et propre substance, que nous avons appelée gros sang coagulé, dit des Grecs, Parenchyma. Œuvres complètes d'Ambroise Paré,* Malgaigne, **1**, Paris, 1840.

Giulio C. Arantius laisse son nom à la moitié postérieure du sillon longitudinal du foie qui contient chez le foetus le canal veineux ou canal d'Arantius reliant la branche gauche de la veine porte à la veine cave inférieure : *De humano foetu*, Bologne, 1564.

La vessie du fiel, si l'on en croit Paré, *est de substance nerveuse, et de magnitude et figure d'une petite poire, vulgairement nommée de certeau, à sçavoir, ronde et plus capable vers le fond, et oblongue et plus estroite vers ses orifices. Elle est composée de double tunique : une propre tissue de trois genres de fibres, et l'autre du péritoine : de veines et artères venant de la partie cave du foie, à sçavoir de la veine Porte ... et de l'artère qui vient en iceluy et d'une petite portion de nerf venant du nerf de la sixième conjuguaison.*

Les voies biliaires sont bien décrites, mais leur fonctionnement mal interprété : *Cystifellis est la mer du foie autrement dit qui est assis en la concavité pour recevoir la superfluité de la colère & l'envoyer aux boyaux pour l'évacuer avec la matière feccale, afin de nettoyer le sang d'icelle colère*. La vésicule du fiel, ou ciste ou follicule du fiel est attachée à la face inférieure, concave, du lobe droit du foie. Elle en extrait la bile par un minuscule conduit, semblable à une veine, qui la relie à la glande hépatique. Un autre conduit lui permet quand elle est pleine de s'évacuer dans le duodénum. Parfois ce conduit se dédouble et aboutit au fond de l'estomac.

Bien décrite par André Vésale qui lui donne encore un aspect rectiligne peu conforme à la réalité, sa paroi est constituée de fibres longitudinales et transversales, on la trouve représentée sur la planche *duodecima et decimatertia* du livre V de la *Fabrica* dans son édition originale de 1543.

Tout en admettant l'écoulement de la bile à travers le cystique dans le cholédoque et de là dans le duodénum, les anatomistes pensent dans leur grande majorité que la bile passe directement de la face inférieure du lobe droit dans la cavité vésiculaire par un ou plusieurs pertuis minuscules qui la conduisent directement du parenchyme hépatique à l'intérieur de la vésicule. Seul Gabriel Fallope conteste cette hypothèse et affirme, en 1571, que la bile va directement du foie dans le duodénum et que la vessie du fiel se remplit par regorgement de la bile par le canal cystique. Ce phénomène se produit entre les repas, lorsque l'abouchement du cholédoque dans le duodénum est obturé par les parois duodénales collabées en phase de jeûne. Pour lui les prétendus pertuis hépato-vésiculaires ne sont que des veines imbibées de bile extravasée sur le cadavre lors des dissections : *Observationes anatomicae*, Venise, 1561.

En 1596, Julius Jassolinus (1538-1622), dans le premier traité intégralement consacré aux voies biliaires, donne une nouvelle figure de la vésicule plus conforme à la réalité que celle d'André Vésale, individualisant bien le col et le fond vésiculaires. Il prend la défense de Galien et décrète, faute d'avoir pu démontrer l'existence des canalicules hépato-biliaires, que la vésicule est un organe sécréteur de bile au même titre que le foie lui-même et que cette humeur lui est apportée par les artères hépato-cystiques : *De poris choledochis & vesica fellea*, Naples, 1577.

XVIIème siècle : la carte du foie.

Adriaan van der Spieghel décrit à la face postérieure du foie, le lobe caudé, segment I, situé en arrière du hile, entre sillon d'Arantius et veine cave inférieure : *De humanis corporis fabrica libri decem Opus posthumum. Daniel Bucretius jussu authoris in lucem profert*, Venise, 1627.

Mais la glande hépatique a perdu depuis Harvey son statut d'organe de sanguification pour devenir une simple fabrique de bile. La structure polyédrique du lobule hépatique (prisme hexagonal) n'échappe pas à la sagacité de Marcello Malpighi, l'œil rivé au microscope, et qui découvre l'origine des canaux biliaires. En revanche, la disposition des lobules autour des réseaux vasculaires et biliaires lui échappe totalement : *Exercitationes de viscerum structura*, Londres, 1669.

Francis Glisson améliore la connaissance de la voie biliaire en signalant la présence de fibres musculaires circulaires à son abouchement dans le duodénum. On lui doit également, en 1654, celle de la capsule fibreuse du foie qui l'entoure sur toute son étendue se réfléchissant sur elle-même et remontant dans l'intérieur de la glande hépatique en formant des gaines cylindriques communes à tous les vaisseaux qui pénètrent dans le foie avec elle et qui portent son nom : *Anatomiae hepatis cui praemittuntur quaedem ad rem anatomica universe spectantia, et nonulla de lymphaeductibus subjiciuntur*, Londres, 1654.

XVIIIème siècle : biligraphie du foie.

On s'interroge toujours au siècle suivant sur le mode de remplissage de la vésicule biliaire. Jean-Baptiste Bianchi (1681-1761) décrit avec minutie d'imaginaires orifices par lesquels la bile se déverse directement du foie dans la vésicule. Il précise même que ces canaux hépato-cystiques ont une forme conique allant décroissant du foie vers la vésicule. Il complète sa démonstration en estimant que le cystique s'implante dans la voie biliaire selon un angle tellement aigu qu'il rend impossible le reflux de bile dans la vésicule : *Historia hepatica ...*, Genève, 1725.

La description par Lorenz Heister (1683-1758) des valvules du cystique apporte un nouvel argument en faveur de la théorie de Bianchi, les replis hélicoïdaux de ces valvules étant interprétés comme des obstacles à la remontée de la bile : *Compendium anatomicum veterum recentiorumque observationes brevissime complectens*, Altdorf, 1717.

Abraham Vater (1684-1751) décrit, en 1720, la cavité conoïde creusée dans la muqueuse du deuxième duodénum au fond de laquelle s'abouchent le cholédoque et le canal pancréatique et que nous appelons désormais l'ampoule de Vater : *Dissertatio anatomica qua novum bilis diverticulum circa orificium ductus choledoci valvulosam colli vesicae felleae constructionem ad disceptandum proponit atque singulari utriusque structurae eximiam utilitatem in via bili determinanda proponit*, Wittemberg, 1717.

Albrecht von Haller décrit une saillie à l'extrémité antérieure du lobe de Spiegel qu'il appelle *colliculus caudalus* ou lobule caudé de Haller : *Disputationes anatomicas selectae*, Göttingen, 1746-1752.

XIXème siècle : Kiernan et Oddi : l'alpha et l'omega des voies biliaires ; le lobule de Sabourin.

En 1833, Francis Kiernan (1800-1874) décrit le lobule hépatique comme une structure prismatique centrée par une branche de la veine sus-hépatique et bordée à ses angles par un territoire conjonctivo-vasculaire contenant un minuscule canal biliaire. Il donne son nom aux fentes étroites qui prolongent les angles des espaces portes entre les faces des différents lobules : fissures de Kiernan ou espaces stellaires ou espaces portes. Kiernan identifie sous le nom de veine intralobulaire l'élément vasculaire isolé : The anatomy and the physiology of the liver, *Philosophical transactions*, 1833, qu'Adolph Krukenberg (1816-1877) appellera veine centro-lobulaire en 1843 : Untersuchen ueber den feineren Bau des menschlichen Leber, *Anat. Physiol. Leipzig*, **44**, 1843.

En 1841-1842, Ernst Heinrich Weber distingue un réseau de canalicules ramifiés et anastomosés sur les ligaments triangulaires, au niveau du bord antérieur du foie et de l'attache hépatique du ligament suspenseur, au voisinage de la vésicule biliaire, et qui correspond à des canaux biliaires superficiels : les *vasa aberrantia* : Programmata, 1841-1843 ; Lettre à Rusconi sur la structure du foie, *Müller's Archiv für Anat.*, 1843.

Entre 1850 et 1855, Robert R. Remak, étudiant le lobule hépatique, remarque la disposition rayonnante des cellules hépatiques à partir du moyeu formé par la veine centro-lobulaire jusqu'au périmètre du lobule : cordons ou travées de Remak dans l'épaisseur desquelles circulent les canalicules biliaires : Histologische Bemerkungen über die Blutgefüsswande, *Müller's Archiv für Anat.,* 1850.

Ils sont injectés pour la première fois en 1859 par Julius Ludwig Budge (1811-1884) : *Ueber den Verlauf der Gallengänge (Gallencapillaren) in der Leber*. Quant aux travées de Remak, elles s'abouchent sans transition dans le passage de Hering, du nom de Karl Ewald Hering (1834-1918) qui le décrit, avec les canalicules biliaires dans une publication de 1872. Par groupes de trois ou quatre, elles convergent les unes vers les autres, donnant naissance aux canaux périlobulaires. Il y a continuité entre canalicules et conduit biliaire à travers le passage : Von der Leber, dans le *Handbuch der Lehre von den Geweben des Menschen und der Thiere,* Leipzig, 1869-1872 de Salomon Stricker (1834-1898).

Joseph Disse (1852-1912), en 1890, après avoir injecté du bleu de Prusse dans l'adventice d'une grosse veine hépatique voit se dessiner un réseau lymphatique qui lui permet de reconnaître dans la gaine péricapillaire qui entoure les capillaires radiés ou sinusoïdes du lobule hépatique, l'origine des lymphatiques : c'est l'espace présinusoïdal ou espace de Disse : *Grundrisse der Gewebelehre : ein compendium für Studirende*, Stuttgart, 1892.

Charles Sabourin (1849-1920), en 1881, dans une communication à la *Société de biologie de Paris*, propose de substituer une glande à centre biliaire à la glande à centre vasculaire. Il considère l'élément biliaire comme l'élément noble ayant à sa périphérie le système sus-hépatique. L'acinus hépatique prend alors la forme d'une pyramide que bordent les veines sus-hépatiques qui recueillent le sang du système porte, pyramide à la base de laquelle s'abouchent les éléments vasculaires et biliaires de la triade portale. Au lieu d'avoir un lobule veineux correspondant au bassin complet d'une veinule dont tout le sang est drainé par une même veine, il prend comme élément de base un lobule biliaire centré sur un espace porte et correspondant au bassin d'un canalicule biliaire d'une part, et, à tout le territoire irrigué par les vaisseaux d'une même arborisation de la triade portale d'autre part : Considérations sur l'anatomie topographique de la glande biliaire de l'homme, *Revue de médecine*, 1882 ; *Recherches sur l'anatomie normale et pathologique de la glande biliaire de l'homme ... avec 233 figures dans le texte*, Paris, 1888.

Ruggero Oddi (1864-1913) établit formellement en 1887 l'existence d'un sphincter cholédoco-duodénal auquel il laisse son nom : D'une disposition à sphincter spécial de l'ouverture du canal cholédoque, *Arch. ital. de biologie*, **8**, 1887.

Hugo Rex (1861-1936) publie, en 1888, Beiträge zur Morphologie der Säugerleber (Contribution à la morphologie du foie des mammifères), *Morphologisches Jahrbuch,* **14**, dans laquelle il envisage la configuration générale des rameaux de la veine porte et de la lobulation du foie, celle de l'arbre biliaire et de ses rapports avec le système porte. Son travail, considérable, fournit les éléments de l'architecture anatomique interne du foie en définissant quelques-uns de ses territoires segmentaires. Il établit la concordance entre les territoires hépatiques et la ramification porte : il laisse son nom à l'extrémité du trajet postéro-antérieur de la branche porte gauche : récessus de Rex qui se prolonge par le ligament rond contenant la veine ombilicale normalement obturée.

Jean-François Calot (1861-1944), en 1890, dans sa thèse inaugurale consacrée à la cholécystectomie, définit un espace où l'on peut opérer sans crainte de blesser aucun organe important, triangle pas exactement équilatéral, mais plutôt isocèle, les deux côtés, supérieur et inférieur, représentés par l'artère et le conduit cystique étant seuls égaux, et un peu plus longs que la partie du canal hépatique qui entre dans la constitution du triangle : *De la cholécystectomie (ablation de la vésicule biliaire),* thèse Paris, 1890.

Bernhard Moritz Carl Ludwig Riedel (1846-1916) donne son nom au lobe carré du foie, le segment IV, qui occupe la face inférieure de la glande hépatique entre le sillon de la veine ombilicale à gauche et la fossette cystique à droite. Allongé et s'amincissant d'avant en arrière, il recouvre la partie horizontale de l'estomac, le pylore et le premier duodénum, le segment prépancréatique du transverse : Ueber den zungenförmigen Fortsatz des rechtens Leberlappens und seine pathognostische Bedeutung für die Erkrankung der Gallenblase nebst Bemerkungenueber Gallensteinoperationen, *Berlin klin.Wschr.*, **25**, 1888 ; *Erfahrungen ueber die Gallensteinkrankheit*, Berlin, 1893

Le pancréas

On le considère au XVIème siècle comme une masse spongieuse vouée à un rôle accessoire de soutien. Vésale en donne une description sommaire dans la *Fabrica* en 1543 : *Glandulosi corporis portio, quod duodeno intestino subnascitu.* (Partie d'un corps glandulaire qui se trouve sous l'intestin duodénum).

Ambroise Paré est plus précis : ... *Il faut sçavoir que le pancréas est un corps glanduleux carniforme, lequel est appelé ainsi pource qu'il a par tout similitude de chair. Il est situé en la partie cave du foie, sous l'intestin nommé ecphyse, auquel il a grande connexion : et alentour de la veine porte, pour luy estre comme coussinet et conservateur de ses divisions, en remplissant les vacuités qui sont entre icelle et pour défendre ainsi que par violens mouuements ou cheutes, telles divisions ne soient rompues.*

Voici la description qu'en donne Etienne en 1546 sous le haut patronage de Galien : *La glande que l'on appelle pancréas qui vault autant à dire comme toute chair / est une substance glanduleuse assez congneue servant d'arrêt & fermeté aux divisions de la vene porte : de laquelle glande la situation est au hault du mésentère : comme sera plus abondamment déclaré au second livre / à la huictieme figure du ventre inférieur ... La substance charneuse & glanduleuse audict mésentère que les Grecs ont appellé pancréas, se trouve au dessoubz du fond de l'estomach, entre la ratte et le foye, vers le douzain lequel ceste glande environne de toute partz. Elle est garnye de plusieurs éminences qui apparoissent au dehors de sadicte substance : ausquelles éminences sont facilement confermées les venes & arteres de cet endroit. Tellement qu'il semble que ce soient plusieurs glandules conjoinctes & concrées ensembles retenant comme quelque façon de funge, tel qu'on voit croistre & attaché contre les arbres. Sa forme est longuette & en poire un peu touteffoys comprimée & estroite principalement vers ledict douzain. La production de laquelle figure est depuis l'endroit du fond du foie jusques vers la ratte : Ceste dicte glande oultre plusieurs aultres & offices tient encore ferme & lie la coeffe au girbe de peur qu'il ne se replye ou redouble incommodement ou qu'il ne chee & tumbe en abas (dit Galien) & en oultre conferme & asseure les divisions des venes & artères qui se trouvent en cet endroit : ainsy que font les autres glandes du corps.*

Nous avons vu à propos de sa physiologie, comment les anatomistes des siècles suivants découvrent peu à peu ses véritables fonctions.

XVIIème siècle : Wirsung

Johann Georg Wirsung : *Figura ductus cujusdam cum multiplicibus suis ramulis noviter in pancreate inventis in diversis corporibus humanis observati,* Padoue, 1642, puis François de le Boë jouent un rôle décisif dans la connaissance de l'anatomie et du fonctionnement de cette glande digestive que ce dernier auteur assimile aux glandes salivaires : *Opera medica tam hactenus inedita, quam variis locis & formis edita ; nuc vero certo ordine disposita, & in unum volumen redacta*, Amsterdam, 1680.

Regnier de Graaf détermine la nature alcaline du suc pancréatique au moyen de fistules sur des chiens : *De succi pancreatici natura et usu exercitatio anatomico-medica*, Leyde, 1664 ; *Tractatus anatomico medicus de succi pancreatici natura & usu*, Leyde, 1671.

Johann Konrad Brunner publie ses *Experimenta nova circa pancreas accedit diatribe de lympha & genuino pancreatis usu*, Amsterdam, 1683. Il tente de prouver, en extirpant une partie du pancréas chez le chien, le rôle du suc pancréatique dans la digestion des aliments, mais ses expériences n'aboutissent pas car, comme le dira Claude Bernard, plus d'un siècle et demi plus tard, *l'ablation du pancréas n'étant pas possible chez le chien* : *Leçons de physiologie expérimentale* ... **2**, Paris, 1856.

Govert Bidloo en donne une superbe représentation dans la planche XXXVI de son *Anatomia humani corporum*, Amsterdam, 1685, la figure 2 montrant l'arborescence des canaux pancréatiques.

XVIIIème siècle : Santorini, Winslow

Jakob B. Winslow souligne l'analogie de forme entre la glande et une langue de chien. Il décrit l'extrémité droite renflée et recourbée en crochet qu'il dénomme petit pancréas : c'est le crochet ou *processus uncinatus* du pancréas dit pancréas de Winslow : *Exposition anatomique de la structure du corps humain*, Paris, 1732.

Giovanni Domenico Santorini appelle col du pancréas la région amincie entre corps et tête pancréatique. Son nom reste attaché au conduit accessoire qui naît du conduit principal pour traverser la tête pancréatique et déboucher dans le duodénum, au-dessus de l'ampoule de Vater, au niveau de la petite caroncule : *Observationes anatomicae,* Venise, 1724.

XIXème siècle : de Claude Bernard à Langerhans et Laguesse

Le pancréas vit ses dernières années de glande salivaire intestinale (Bauchspeicheldrüse).

Claude Bernard baptise le canal de Santorini, canal récurrent en 1849 : *Mémoire sur le pancréas et sur le rôle du suc pancréatique dans les phénomènes digestifs, particulièrement dans la digestion des matières grasses neutres*, Paris, 1856.

Aristide Verneuil le nomme canal pancréatique azygos en 1851 et montre, en 1869, comment le pancréas céphalique engaine et recouvre partiellement le quart ou le tiers interne du tube intestinal, comme le pneu sur la jante : Nouvelle description anatomique du pancréas chez l'homme et quelques animaux, avec pièces nombreuses déposées au Musée de la Faculté de médecine pour le concours de prosectorat, 1851, *Mémoires de la Société de Biologie*, 1851.

Jean Cruveilhier compare les ramifications des canalicules excréteurs à un mille-pattes : *Traité d'anatomie descriptive*, Paris, 1834.

Wilhelm His senior (1831-1904) donne son nom à une saillie inconstante du bord supérieur du pancréas, en dedans de l'encoche duodénale : *tuber omental* ou tubérosité omentale de His, recouverte en avant par le petit épiploon. Le tubercule répond au tronc cœliaque : *Die anatomische Nomenclatur, Nomina anatomica*, 1895.

En 1868, Hans Theodor Alfons Kölliker décrit de petites glandes en grappe dans l'épaisseur de la paroi du Wirsung et de ses principales branches : *Eléments d'histologie humaine*, Paris, 1868.

En 1869, Franz Christian Boll (1849-1879) met en évidence les canaux ou tubes intercalaires de la glande exocrine pancréatique, premiers segments des canalicules qui vont des acini au Wirsung et qu'on retrouve dans les glandes salivaires : *Beiträge zur mikroskopischen Anatomie der acinösen Drüsen*, Berlin, 1869.

La même année, Théodor Langerhans (1839-1915) découvre des amas arrondis de cellules claires, nettement limités, disséminés dans le parenchyme pancréatique, sans avoir pu déterminer leur fonction : *Beiträge zur mikroskopischen Anatomie der Bauchspeicheldrüse*, Berlin, 1869.

Le lillois Gustave Edouard Laguesse (1861-1927) démontre, en 1893-95, qu'ils constituent les organes de la sécrétion interne du pancréas et leur donne le nom éponymique d'îlots de Langerhans écrivant : *Nous croyons donc pouvoir affirmer, plus nettement qu'en 1893, que les îlots de Langerhans sont les organites de la sécrétion interne du pancréas récemment étudiée par les physiologistes, et méritent bien le nom d'îlots endocrines que nous leur avions donné* : Développement du pancréas chez les poissons osseux, *C.R. de la Société de biologie*, 18 mai 1889 ; Note sur la rate et le pancréas du Protoptère et de la Lamproie, *C.R. de la Société de biologie*, 5 juillet 1890 ; Structure du pancréas et pancréas intra-hépatique chez les poissons, *C.R. de l'Académie des sciences*, 23 février 1891 ; Sur les bourgeons pancréatiques accessoires et l'origine du canal pancréatique chez les poissons osseux, *C.R. de la Société de biologie*, 15 avril 1893 ; Note sur l'histogénie du pancréas : la cellule centro-acineuse, *C.R. de la Société de biologie*, 10 juin1893 ; Sur la formation des îlots de Langerhans dans le pancréas, *C.R. de la Société de biologie*, 29 juillet 1893 ; Les bourgeons pancréatiques ventraux chez les vertébrés en général, et la théorie de l'hépato pancréas, *Bibliographie anatomique,* **2**, 1894 ; Sur quelques détails du pancréas humain, *C.R. de la Société de biologie*, 27 octobre 1894 ; Premiers stades du développement histogénique dans le pancréas du mouton : îlots primaires, *C.R. de la Société de biologie,* 26 octobre 1895 ; Le pancréas, Lyon, 1906.

Don Santiago Ramon Cajal démontre l'existence de terminaisons nerveuses au niveau des acini pancréatiques dont elles atteignent les cellules glandulaires *: Histologie du système nerveux de l'homme & des vertébrés,* **2**, Paris, 1911.

Pierre Wiart (1870-1946), en 1899, décrit l'échancrure du bord supérieur du pancréas qui contient le duodénum : encoche de Wiart : Recherches sur la forme et les rapports du pancréas, *Jour. Anat. Paris*, 1899.

Les reins

Du Laurens décrit ainsi les reins : *Leur figure est fort semblable au pois qu'on nomme phaséole, ou à ce légume que le vulgaire nomme febve du bresil, ou comme veulent aucuns à une demy-lune : car ils sont enfoncez par la part qu'ils regardent la veine cave, & gibbeux & longuets par dehors vers les iles : Hippocrate leur donne la forme d'un cœur, non point en considération de leur figure externe, mais entant qu'ils ont des cavitez comme le cœur : car de tous les visceres qui ont du sang, il n'y a que le cœur & les reins qui ayent des cavitez manifestes.*

Les reins sont posés de chaque côté de la veine cave inférieure, sous le foie à droite, sous la rate à gauche, le rein droit étant placé en général plus bas que le gauche. Leur chair est dense et épaisse : à leur niveau, l'urine est séparée du sang apporté par les veines émulgentes et se déverse dans la capacité intérieure du rein puis dans les uretères, canaux par lesquels elle s'écoule dans la vessie dont ils partagent la structure. Les uretères s'implantent dans la vessie par un petit couvercle semblable à un siphon destiné à empêcher tout reflux vésico-uretéral. Celle-ci est de structure nerveuse, sauf au niveau du col, où elle est charneuse et musculeuse. A l'extérieur, elle est recouverte par le péritoine. A l'intérieur, elle est filamenteuse. Le conduit et canal d'embas, l'urètre, est entouré d'une substance charnue et musculeuse qui engaine le col vésical et se nomme fermion ou sphincter de la vessie : *Toutes les œuvres de M. André Du Laurens*, Paris, 1613.

Giacomo Berengario da Carpi, en 1521, effectue quelques expériences sur le rein. Il injecte de l'eau dans la veine émulgente (veine rénale) et la voit sourdre par une incision pratiquée auparavant dans la corticale du rein : il conclut à la perméabilité de ses ramifications à travers tout l'organe. Il ouvre le bassinet et injecte à nouveau la veine émulgente : cette fois, il voit le liquide s'écouler par l'incision faite à la surface du rein et par celle du bassinet. Il ouvre plus largement le bassinet et voit l'eau s'écouler par le sommet des papilles. Il suit le trajet de l'eau à travers le parenchyme rénal et constate que la veine émulgente s'y ramifie en minuscules vaisseaux conduisant le liquide aux papilles. C'est la première observation des tubes urinaires : *Isagogae breves perlucidae ac uberrimae in anatomiam humani corporis a communi medicorum academia usitatam, a Carpo, in almo Boloniensi Gymnasio ordinariam chirurgiae docente, a suorum scholasticorum preces in lucem datae*, Bologne, 1523.

Gabriel Fallope, en 1561, mentionne l'existence de ces canaux mais sans les rattacher ni à la veine ni à l'artère rénale : *In renibus hoc observavi meatus rectos in substantiam ipsorum esse, atque per omnem renum carnem a circonferencia ad sinum medium ferri, qui sub oculis omnium patent.* (Dans les reins, j'ai observé des canaux rectilignes qui font partie de la substance même du rein et qui vont de sa circonférence jusqu'au sinus médian, évidents aux yeux de tout un chacun). Mais Fallope ne comprend pas leur signification et pense qu'il s'agit de structures musculaires ou nerveuses : *Observationes anatomicae*, Venise, 1561.

En 1563, Eustache les voit et en comprend la fonction : *Si vous divisez les caroncules* (papilles) *suivant leur longueur, vous reconnaîtrez l'admirable artifice à l'aide duquel la nature transmet l'urine au bassinet. Vous verrez certains canalicules, aussi déliés que des poils, très élégamment sculptés, que parcourt ce liquide pour arriver à l'uretère. Ces canalicules sont-ils un prolongement des toutes dernières divisions des artères ou des veines ? Sont-ils creusés dans la substance même du rein, ainsi que les trous existant sur les papilles ? La question est difficile à résoudre.* Il s'intéresse également à l'anatomie comparée du rein chez l'homme et l'animal. Il signale l'existence de calculs et d'abcès des reins chez l'homme : *Opuscula anatomica, nempe de renum structura, officio et administrationem...*, Venise, 1564.

Gabrielle Zerbi (1445-1505) reste persuadé qu'il existe une liaison vasculaire directe entre le rein, simple filtre mécanique, et le foie : *Liber anatomiae corporis humani & singulorumillius membrorum*, Venise, 1502.

Jean-François Fernel décrit les rapports du rein avec l'angle droit du côlon : *Medicina*, Paris, 1554.

Guillaume Rondelet (1507-1566), identifie les papilles mamillaires : *Tractatus de urinis, antehac non editus*, Francfort, 1610 ; *Opera omnia medica. Nunc ab infinitis quibus antea scatebant mendis, studio et opera Joannis Croqueri, Poloni, repurgata, et in gratiam medicinae studiosorum nitori suo restituta,* Genève, 1628.

André Vésale, dans la planche XXV de la *Fabrica*, reproduit le rein du chien qui ne comporte qu'une seule papille : *De humani corporis fabrica*, Liber V, Vigesima prima, secunda et tertia ... figura, Bâle, 1543.

Charles Etienne affirme l'analogie entre la sueur et l'urine, décrit les anomalies morphologiques telles que le rein en fer à cheval ou les uretères bifides. Tous représentent le rein droit plus haut que le gauche y compris Léonard de Vinci : *La dissection des parties du corps humain divisée en trois livres, faictz par Charles Estienne docteur en médecine, avec les figures et declaration des incisions composées par Estienne de la Rivière chirurgien*, Paris, 1546.

Quant aux uretères, on discute de savoir s'ils ont la même structure que les veines ou que les artères.

XVIIème siècle : Bellini

Nathaniel Highmore, en 1651, identifie deux substances dans le rein : l'une, externe, dépourvue de fibres et semblable au parenchyme hépatique ; l'autre, interne, constituée de fibres qui convergent vers le bassinet : *Corporis humani disquisitio anatomica ; in qua sanguinis circulationem in quavis corporis particula plurimis typis novis, ac aenigmatum medicorum succincta dilucidatione ornatum prosequutus est*, La Hague, 1651.

Lorenzo Bellini fait paraître ses recherches sur le rein en 1662. Il décrit la voûte vasculaire qui coiffe les pyramides de Malpighi et les artères radiées qui parcourent la substance corticale. Il démontre que la substance rénale est constituée par l'assemblage d'un grand nombre de canalicules dans lesquels l'urine s'écoule dans le bassinet. Il constate que les canalicules urinaires vont de la périphérie du rein vers le hile. Il s'appuie sur ce fait pour avancer que la substance du rein est une et non pas double : *Exercitationes anatomicae duae de structura et usu renum*, Florence, 1662 ; Leyde, 1711.

En 1666, Marcello Malpighi découvre que le rein est constitué par la réunion de plusieurs lobes, parfois indépendants chez certains mammifères et chez le foetus humain. Il identifie dans la substance externe ou corticale des tubes entortillés ressemblant à ceux qu'on voit dans le testicule. Ces canalicules, dès qu'ils arrivent au niveau des vaisseaux courbés en arc, deviennent rectilignes pour atteindre le bassinet puis se réunissent sous forme de papilles constituant ainsi des pyramides. Il observe, dans la corticale, de petites glandes sphériques qui reçoivent chacune une artère. Elles sont probablement en nombre égal à celui des canalicules. Elles donnent naissance à une veine : *Discours anatomiques sur la structure des viscères, sçavoir du foye, du cerveau, des reins, de la ratte, du polype du cœur, et des poulmons ... mis en françois par M ... seconde édition*, Paris, 1687.

Philippe Verheyen, en 1693, met en évidence à la surface du rein les veines interlobulaires constituées d'un réseau vasculaire de cinq ou six veines qui rayonne vers un centre et dont il souligne l'aspect étoilé : *Corporis humani anatomae liber primus...*, Louvain, 1693.

XVIIIème siècle : Bertin et Ferrein

Frederick Ruysch conteste les résultats de Malpighi et soutient avec Bellini que les tubes urinaires sont des prolongements des artérioles rénales : *Opera omnia anatomico-medico-chirurgica*, Amsterdam, 1721-1737.

En 1744, Exupère Joseph Bertin établit que la corticale non seulement recouvre la base des pyramides de Malpighi mais encore tout leur contour, constituant en s'adossant de véritables cloisons dans leur intervalle : les colonnes de Bertin : *Sur les reins,* Paris, 1744.

En 1749, Antoine Ferrein (1693-1769) achève la description du parenchyme rénal dans un mémoire à *l'Académie des Sciences* où il individualise la zone qui paraît prolonger les pyramides de Malpighi vers la surface rénale. Il décrit ainsi les pyramides du parenchyme rénal : *La surface extérieure du rein paraît composée d'une infinité de particules irrégulièrement rondes, carrées, pentagonales, hexagonales. J'ai observé que ces particules ne sont autre chose que les bases d'autant de petites formations blanchâtres qui composent par leur assemblage toute la substance de la glande. Elles vont de la circonférence de chaque rein simple jusqu'à la papille, où elles se terminent en pointe après avoir formé la substance corticale par leur portion la plus large et la substance médullaire par la portion la plus étroite.*

En 1783, à Strasbourg, Alexandre Schumlianski (?-?) consacre sa thèse inaugurale *De structum renum* à l'étude de l'anatomie fine du néphron. En injectant de l'air dans les tubes de Bellini et en le suivant jusqu'à son origine, il parvient à prouver la continuité du tubule avec les glandules (glomérules). Il écrit : *Chaque conduit serpentin continu avec le conduit rectiligne qui le précède vient s'attacher à son glomérule ; il existe par conséquent autant de conduits serpentins que de glomérules, et ceux-ci ne diffèrent pas des tubes droits, si ce n'est par leurs flexuosités destinées peut-être à retarder l'excrétion de l'urine.*

XIXème siècle : Bowman et Henle

Enfin, mieux que ne l'avait réalisé Ruysch vers 1700, William Bowman par la méthode des injections élucide la structure intime du néphron : il distingue la membrane hyaline sphérique qui renferme le paquet vasculaire du corpuscule de Malpighi. Il montre que cette enveloppe est constituée par l'évasement du tube correspondant : *On the structure and use of the malpighian bodies of the kidney*, Londres, 1842.

Friedrich Henle décrit le tube urinaire qui succède au corpuscule vu par Malpighi avec sa branche descendante ténue et sa branche ascendante large à laquelle succède le tube droit auquel Bellini a laissé son nom.

En 1864, Karl Friedreich Wilhelm Ludwig donne le nom de labyrinthe à la substance constituée de vaisseaux et de tubes urinifères qui comble les espaces entre les pyramides de Ferrein : *Beiträge zur Lehre vom Mechanismus des Harnsecretion*, Marburg, 1843.

Claude Bernard décrit le premier l'action du système nerveux sur la diurèse : *Leçons sur les propriétés physiologiques et les altérations pathologiques des liquides de l'organisme*, Paris, 1859.

Quinze ans plus tard, Rudolf Heidenhain identifie les cellules de l'épithélium du tube contourné : Versuche über den Vorgang der Harnabsonderung. *Pflüg. Arch. ges. Physiol.*, **9**, 1874.

Quelques découvertes d'anatomie descriptive complètent en cette fin de siècle les connaissances concernant la structure du rein : en 1877, Karl Toldt (1840-1920) décrit la lame celluleuse issue du péritoine qui double par endroits le fascia prérénal : *Lehrbuch der Gewebelehre mit vorzuweise Berücksichtdes menschlichen Körpers*, Stuttgart, 1877 ; en 1882-1883, Emil Zuckerkandl individualise le feuillet qui s'insinue entre rein et paroi abdominale postérieure, appliqué successivement sur le carré des lombes et le psoas pour s'insérer sur la partie antéro-latérale du rachis : Beiträge zur Anatomie des menschlichen Körpers. I Ueber den Fixation der Nieren. *Wien. med. Jahrb.*, 1883 ; en 1890, Théodore Tuffier (1857-1929) désigne sous le nom de capsule adipeuse du rein l'atmosphère cellulo-graisseuse de la loge rénale : La capsule adipeuse du rein au point de vue chirurgical, *Revue de chirurgie*, 1890.

La vessie et l'urètre

Selon Charles Etienne : *La vessie est faite à œuvre naturelle à cause des reins : à sçavoir pour recepvoir & retenir la superfluité séreuse du sang séparée et coulée dans les reins & envoyée selon les uretères susdictz en sa capacité : laquelle superfluité icelle vessie peult selon l'appétit & vouloir de l'homme tant de temps que besoing en est puis la renvoyer en bas par son conduict naturel qu'on appelle le col conjoint avec la partie pudende ou honteuse.* Ambroise Paré précise : *La vessie est de mesme substance que les uretères, à sçavoir nerveuse, afin qu'elle se peust mieux dilater. On la compare à une bourse qui s'ouvre ou se ferme, en réplétion ou en évacuation. De forme sphérique, elle comprend deux tuniques : l'une, épaisse, est constituée de trois sortes de fibres : droites à sa partie intérieure ; obliques à sa partie moyenne et transverses à l'extérieur. L'autre est commune avec le péritoine. Ces tuniques ont pour fonction d'attirer l'urine puis de la recueillir avant de l'expeller par son col. La vessie possède un sphincter analogue au sphincter anal, un fermoir qui siège au col vésical. Mais elle-même n'a pas de musculature propre et l'urine est expulsée par l'action du diaphragme.*

Girolamo Fabrizzio d'Acquapendente exprime l'opinion inverse et considère la tunique charnue vésicale comme un muscle : *Opera omnia anatomica & physiologica,* Strasbourg, 1687.

XVIIème siècle : Méry & Cowper

Jean Méry (1645-1722) signale en 1664 de petites glandes arrondies siégeant en arrière de la base du bulbe, dans l'angle que forme cette base avec la portion membraneuse de l'urètre : Observations anatomiques, *Mémoires de l'Académie des sciences de Paris*, **10**, 1666 ; *Journal des sçavans*, 1684.

William Cowper les redécouvre en 1684 : An account of two new glads and their excretory ducts, lately discovered in human bodies, *Philosophical transactions* (1699), 21, 1700.

XVIIIème siècle : Littré, Santorini, Lieutaud

Jean Palfyn remarque que les uretères, avant de pénétrer dans la vessie, se glissent entre ses membranes et s'abouchent à proximité de son col : *Beschrijving der Beendern va s'Menschen Lichaem,* Ghent, 1702.

En 1700, Alexis Littré (1658-1726), dans les *Mémoires de l'Académie des Sciences*, en 1719, expose sa découverte d'une nouvelle glande urétrale située en aval de la prostate.

En 1724, Giovanni Domenico Santorini décrit le volumineux plexus veineux situé légèrement au-dessous de la symphyse pubienne dans lequel se jettent les veines vésicales antérieures : *plexus pudendalis* : *Observationes anatomicae,* Venise, 1724.

Joseph Lieutaud donne son nom à la zone triangulaire de la base de la vessie répondant à la prostate chez l'homme, à la paroi antérieure du vagin chez la femme, trigone vésical dont chaque angle est percé d'un orifice : les orifices urétéraux aux deux angles postérieurs et l'orifice du canal urétral à l'angle inférieur. Il désigne sous le nom de luette vésicale une saillie située à l'entrée de l'urètre due au lobe moyen de la prostate qui soulève plus ou moins la paroi inférieure de l'orifice urétro-vésical : Observations anatomiques sur la structure de la vessie, *Mémoires de l'Académie royale des sciences*, Paris, 1753.

XIXème siècle : Retzius, Jarjavay, Albarran

En 1849, Andreas Adolph Retzius (1796-1860) donne son nom à l'espace prévésical ou *cavum Retzii*, nappe cellulo-graisseuse de la face antérieure de la vessie : Ueber das Ligamentum pelviprostaticum oder den Apparat durch welchen die Harnblase, die Prostata und die Harnröhre an der untern Beckenöffnung befestigt sind, *Arch. Anat. Physio.* Leipzig.

En 1853, Rudolph Virchow étudie les glandes urétrales de la femme et leurs concrétions lithiasiques : *Gesammelte Abhandlungen zur Wissenschäftlichen Medicin*, Francfort, 1856.

En 1856, Jean-François Jarjavay (1815-1868) identifie la glande de Littré comme un amas de glandes en grappe dans la portion musculeuse de l'urètre : *Recherches anatomiques sur l'urètre de l'homme*, Paris, juin 1856, illustré de sept planches lithographiées par Beau.

En 1880, Alexandre Johnston Chalmers Skene (1838-1900) découvre, chez la femme, des glandes identiques, en grappe, au nombre de deux disposées de chaque côté de l'urètre, entre musculeuse et muqueuse, et dont les canaux excréteurs s'ouvrent de part et d'autre du méat. Certains auteurs les considèrent alors comme représentant la prostate de l'homme : The anatomy and pathology of two important glands of the female urethra, *American Journal Obstet. Diss. Wom.*, 1880.

En 1869, Paulin Gillette étudie le système veineux vésical : Recherches sur les veines de la vessie, *Journal de l'anatomie*, 1869. Il décrit trois réseaux veineux superposés : un profond issu de la muqueuse par l'intermédiaire de troncs veineux à disposition radiée ; un réseau moyen inter-musculaire irrégulier et un réseau sous péritonéal.

Alors que Marie Philibert Sappey dans sa *Description et iconographie des vaisseaux lymphatiques*, datant de 1885, nie la présence de tout lymphatique dans la muqueuse vésicale, Joaquim Albarran (1860-1912) démontre cette présence en 1890. Il découvre également les papilles de la muqueuse vésicale fréquentes au niveau du trigone et du bas-fond et le lobe médian de la prostate. Il décrira en 1909 la glande d'Albarran, partie du lobe médian de la prostate jouxtant l'*uvula vesicae* (saillie de la muqueuse vésicale au bord postérieur de l'ostium interne de l'urètre) : *Les tumeurs de la vessie*, Paris, 1891 ; *Médecine opératoire des voies urinaires*, Paris, 1909.

Gustav Magnus Retzius, fils d'Andreas, met au point des colorations permettant d'objectiver les terminaisons nerveuses de la muqueuse vésicale, en 1892 : *Studien in der Anatmie des Nervensystemund des Bindegewebes*, Stockholm, 1875-1876 ; Biologische Untersuchungen, 2 Bde., Stockolm, Iéna, 1881-1882, N.F. 19 Bde. ib.1890-1921.

Les organes génitaux

Organes génitaux de l'homme

Les testicules sont de substance glanduleuse blanche, molle et laxe pour mesme raison que la ratte, à fin de pouvoir mieux recevoir la matière du sperme. On les désigne sous le nom de génitoires ou dydimes ou orchées. Une membrane ténue les sépare. Le sperme remonte dans les vaisseaux spermatiques. Une veine et une artère descendent de la région des reins pour nourrir les parties génitales. Plusieurs nerfs y sont envoyés venant de l'os sacré : Œuvres complètes d'Ambroise Paré, Malgaigne, **1**, Paris, 1840.

Giacomo Berengario da Carpi : *Isagogae breves perlucidae ac uberrimae in anatomiam humani corporis ...*, Bologne, 1523 et André Vésale : *De humani corporis fabrica*, Bâle, 1543, observent les vésicules séminales et parlent des *vas deferens*.

Arantius décrit la substance des testicules au chapitre 36 de ses *Anatomicorum observationum*, 1537, (Observations anatomiques), comme constituée d'une infinité de petits canaux semblables aux radicelles d'une plante et qui charrient la liqueur séminale. Ces canaux sont dispersés dans toute la substance des testicules, bouclés et tortillés comme les surgeons de la vigne et semblables à des cheveux blancs frisés. La prostate, ou parostate, est un corps glanduleux, rond ou oblongue, divisé en deux lobes, siégeant à la partie inférieure du col de la vessie. Elle reçoit le sperme produit par le testicule. Mal individualisée, elle est tout de même représentée dans la *Fabrica*. Nicolo Massa l'aurait décrite le premier. Le membre naturel de l'homme est dénommé queue, pénis ou verge virile. Il est constitué de ligaments, veines, artères et nerfs. Divers muscles participent à l'érection avec un double ligament creux et caverneux situé latéralement qui se gonfle d'esprit ou vent : *Anatomiae liber introductorius*, Venise, 1536.

XVIIème siècle : Ham & Vallisnieri

Nathaniel Highmore décrit, en 1651, un épaississement de l'albuginée au niveau du bord postéro-supérieur du testicule, à sa partie moyenne : *The history of generation ...*, Londres, 1651.

William Cowper attribue à Edward Tyson (1649-1708) la découverte des glandes sébacées balano-préputiales inconstantes qui portent son nom : An account of two glands and their excretory ducts lately dicovered in human bodies, *Philosophical transactions*, **21**, 1697.

Moritz Hoffmann publie *Structura partium corporis masculini*, Altdorf, 1674. Il identifie la partie de l'aponévrose périnéale profonde qui longe le rebord antérieur de la grande échancrure sciatique : *plica ischiatica* d'Hoffmann ou bandelette ischiatique de Bourgery.

En 1677, en Hollande, Louis Ham, publié par Leeuwenhoeck, dans A letter containing observations upon the seminal vessels, *Philosophical transactions*, XXVII, 1710-1712, découvre les spermatozoïdes en même temps qu'Antonio Vallisnieri (1661-1730) à Padoue : *Historia della generazione dell'uomo e degli animali, se sia da' vermicelli spermatici o dalle uova, con un trattato nel fine della sterilità, et dei suoi rimedj*, Venise, 1721.

XVIIIème siècle : hydatides et vas aberrans

Giovanni Battista Morgagni met en évidence deux petits appendices, l'un pédiculé, l'autre sessile, développés à la partie antérieure du testicule et de l'épididyme, les hydatides, organes vestigiaux embryonnaires : *Adversaria anatomica omnia*, Leyden, 1723.

Albrecht von Haller décrit le *vas aberrans*, diverticulum qui se porte en haut et en avant en se réunissant aux éléments du cordon après s'être détaché de l'épididyme ou de la portion initiale du canal déférent : *Obs. de vasis seminalibus*, Göttingen, 1745.

XIXème siècle : Jarjavay, un grand anatomiste oublié

En 1830, Astley Paton Cooper, étudiant les aponévroses abdominales, montre que la couche celluleuse doublant le dartos sur sa face profonde se confond, au niveau de l'orifice externe de l'anneau inguinal, avec l'aponévrose du grand oblique : *Observations on the structure and diseases of the testis*, Londres, 1830.

En 1834, Johann Peter Müller remarque le trajet flexueux des artères dans les tissus érectiles et, en raison de leur structure en tire-bouchon, les appelle artères hélicines : *Müller's Archiv für Anatomie*, 1834 ; *Manuel de physiologie*, Paris, 1845.

En 1836, Charles Pierre Denonvilliers (1808-1872) décrit la lame fibro-musculaire qui sépare la face postérieure de la prostate de la face antérieure du rectum sous le nom d'aponévrose prostato-périnéale : Anatomie du périnée, *Bull. Soc. Anat.* Paris, 1836.

Adolphe Gubler (1821-1879) consacre sa thèse inaugurale aux glandes bulbo-urétrales : *Des glandes de Mery et de leurs maladies*, Paris, 1849.

Jean-François Jarjavay dans ses *Recherches anatomiques sur l'urèthre de l'homme* en 1856 décrit des prolongements fibreux latéraux de la structure interne du gland se détachant de l'extrémité antérieure des corps caverneux de chaque côté d'une cloison fibreuse médiane. Il considère le gland comme un simple prolongement du corps spongieux, opinion partagée par Frederick Ruysch au siècle précédent.

Bartholomeo Panizza étudie le système lymphatique et notamment les lymphatiques de la verge : *Sopra el sistema linfatico dei rettili. Ricerche zoolomiche*, Pavie, 1833 ; *Sul raportotra y vasi sanguigni i linfatici dei rettili* ..., Milan, 1844 ; Osservazioni sopra i canali deferenti e le vesicole seminali, *Giorn. dell. Istit. Lomb.*, 1852. En 1844, il détermine le trajet des lymphatiques profonds, petits plexus constitués de réseaux sous-muqueux qui se dirigent vers les fossettes du frein : plexus de Panizza.

Gérard Marchant (1850-1903) souligne la similitude entre les flexuosités des lymphatiques et celles des artères hélicines, peut-être liées aux modifications de volume entre érection et flaccidité : *Recherches sur les lymphatiques des téguments des organes génitaux de l'homme*, Paris, 1889.

En 1859, Joachim A.C.C. Giraldes (1808-1875) désigne sous le nom de corps innominé une formation jaunâtre de la partie antérieure du cordon spermatique au-dessus de la tête de l'épididyme : Note sur un nouvel organe glanduleux situé dans le cordon spermatique et pouvant donner naissance à des kystes, *C.R. Soc. Bio.* Paris, 1859.

En 1870, Heinrich Wilhelm Gottfried Waldeyer l'appelle paradidyme : *Eierstock und Ei. Ein Beitrag zur Anatomie und Entwicklungsgeschichte des Sexualorgane,* Leipzig, 1870.

Organes génitaux de la femme.

Les vaisseaux qui nourrissent la matrice, vaisseaux spermatiques, sont identiques chez l'homme et la femme à cette différence qu'ils sont extérieurs chez l'un, intérieurs chez l'autre. On peut donc littéralement retourner comme un gant les organes virils pour figurer ceux de la femme : la région vulvaire correspond au prépuce, le gland au col de la matrice, le scrotum à l'utérus et les ovaires (les auteurs de l'époque parlent de testicules féminins) aux testicules mais de structure plus petite et plus humide car leur nature féminine est plus froide. De même que le sang apporte la semence aux testicules, il amène à la matrice le sang menstruel qui nourrit l'enfant. L'ovaire cuit la matière spermatique et la déverse dans les cornes de l'utérus par des canaux qui sont les homologues de l'épididyme. La matrice, située entre l'intestin droit (le rectum) et la vessie, est constituée de deux tuniques, l'une péritonéale, l'autre spécifique, constituée de fibres entrecroisées destinées à retenir la semence mais aussi à expulser quand il est besoin. Sa forme est celle de la vessie avec des cornes. Epaisse et dense en dehors de la grossesse, elle devient déliée pendant celle-ci. Bifide, mais sans cloison interne distincte, elle se termine par le col, percé d'un orifice. Les épididymes (les trompes) s'abouchent aux cornes et relient l'utérus aux testicules féminins : ils jouent le rôle des vaisseaux éjaculatoires chez l'homme. L'utérus bifide, répondant aux deux mamelles, décrit par Jean Gonthier d'Andernach ou comportant de multiples compartiments, n'est pas admis par Berengario da Carpi, André Vésale, Charles Etienne ou Ambroise Paré.

En revanche, André Vésale, Pierre Franco (1500-1561) et la plupart des auteurs contemporains cherchent systématiquement des analogies entre les organes génitaux féminins et masculins : les ovaires ressemblent aux testicules, le gland au col utérin, le pénis, de substance ligâmenteuse, au clitoris.

André du Laurens (1558-1609) récuse cette analogie, grossière selon lui, car rien ne ressemble moins à la peau du scrotum peu épaisse que le fond utérin charnu et musculeux et il n'y a rien de commun entre le gland percé du méat uréthral et le clitoris dépourvu de tout canal le reliant à la vessie. *Dechassons donc ces nuages de nos entendements & concluons que les parties féminines diffèrent des masculines ...* s'exclame-t-il.

Gabriel Fallope décrit l'artère caverneuse pénienne et les trompes utérines, *meatus seminares ... vel tubae* qu'il nomme ainsi en raison de l'aspect évasé de leur pavillon périphérique : *Observationes anatomicae*, Venise, 1561.

Les glandes mammaires sont constituées de substance glanduleuse blanche, rare et spongieuse selon Ambroise Paré et Charles Etienne qui en donne cette description : *A la poictrine sont attachées les mamelles que l'on dict aussi mammes ou tétins : desquelz le petit bout par où sort le laict s'appelle papille : envyronnée d'un petit rond & comme couronnée d'une trace ung peu noire aboutissant en une petite carnosité rouge servant aux femmes pour la nourriture de leurs petitz : La dissection des parties du corps humain divisée en trois livres...* , Paris, 1546.

XVIIème siècle : Bartholin, Méry, Cowper

Jan Swamerdam (1637-1680) publie son *Miraculum naturae sive uteri muliebris fabrica*, Leyde, 1672, (Miracle de la nature ou anatomie de l'utérus de la femme), illustré de trois planches, qui connaîtra de multiples éditions jusqu'en 1729 et donne une idée précise des rapports du foetus avec la cavité utérine.

Regner de Graaf découvre, en 1672, les vésicules arrondies situées à la surface de l'ovaire et contenant les ovules : *De mulierum organis generatione*, Leyde, 1672.

Anton Nück décrit les tuyaux laiteux de la mamelle et leurs anastomoses avant d'atteindre le mamelon. Il identifie chez le foetus un prolongement péritonéal qui accompagne le ligament rond dans toute l'étendue du canal inguinal et dont Jean Cruveilhier puis Emil Zuckerkandl montreront la persistance chez certaines femmes adultes : *Adenographia curiosa et uteri foeminei anatome nova*, Leyde, 1691.

Sous le nom de prostates ou glandes inférieures des parties de la génération chez la femme, Gaspard Bartholin décrit le premier en 1677, dans le *De Ovariis mulierum* (Des ovaires des femmes), les glandes du vagin qui portent son nom.

Jean Méry, en 1684, décrit les glandes bulbo-urétrales découvertes à nouveau par William Cowper, en 1697, qui portent désormais son nom : Observations anatomiques, *Mém. Acad. des sciences,* Paris, 1666.

XVIIIème siècle : description de l'ovule

James Douglas, en 1730, étudie les ligaments utéro-sacrés ou replis de Douglas, qui vont de la partie postéro-inférieure de l'utérus à la paroi postérieure du bassin. Entre utérus et rectum, le cul-de-sac de Douglas est situé au-dessous des replis qui entourent le rectum, et le limitent latéralement plus en avant : *A description of the peritoneum and of that part of the membranan cellularis which lies on its outside*, Londres, 1730.

Giovanni Domenico Santorini étudie la structure musculaire de l'utérus dans ses *Observationes anatomicae,* Venise, 1724.

Bernhard Siegfried Albinus dans son *Historia musculorum hominis*, Leyden, 1734, signale l'adhérence étroite du muscle releveur de l'anus à la paroi vaginale.

William Hunter (1718-1783) et son frère John Hunter publient en 1774 un remarquable atlas sur l'utérus gravide : *The anatomy of the human gravid uterus*, Londres, 1774.

William Cruikshank décrit l'ovule dans la trompe des lapines en 1797 : Experiments in which on the third day after impregnation the ova of rabbits were found in the Fallopian tube and on the fourth day after impregnation in the uterus itself, withe the first appearances of the fœtus, *Philosophical transactions*, **87**, 1797.

XIXème siècle : la ligne de Farr-Waldeyer

En 1865, Louis Théodore Helie (1804-1867) individualise les fibres longitudinales de la couche externe du muscle utérin : faisceau ansiforme de Helie : *Recherches sur la disposition des fibres musculaires développées par la grossesse,* Paris, 1865.

Ferdinand Franckenhauser (?-1894), en 1867, décrit un ganglion sympathique à la partie latérale du col, au voisinage de l'insertion du vagin, déjà vu en 1842, par Robert Lee (1793-1877) : *Die Nerven der Gebaermutter und ihre Endigung in den glatten Muskelfasern : ein Beitrag zur Anatomie und Gynäkologie*, Jena, 1867.

Karl Pawlik (1849-1914) met en évidence au niveau de la face antérieure du vagin et répondant à son homologue vésical, le trigone vaginal, zone triangulaire située à 30 mm au-dessous de l'orifice externe du col : Ueber die Sondirung der Ureteren der weiblichen Blase, *Arch. Gynaek.* ,1881.

Samuel Jean Pozzi décrit la bandelette longitudinale entre clitoris et méat urinaire : bride masculine du vestibule : De la bride masculine du vestibule chez la femme et de l'origine de l'hymen, *Mém. Soc. de biol.*, 1884 ; *Ann. de gyn.* 1884, 21, 1884.

Pierre Charles Huguier (1804-1874), auteur de nombreuses publications sur l'anatomie des organes génitaux féminins entre 1830 et 1850, décrit un cercle artériel inconstant constitué par l'anastomose sur les faces antérieures et postérieures de l'utérus, à l'union du col et du corps, des branches droites et gauches de l'utérine : Mémoire sur les appareils sécréteurs des organes génitaux externes chez la femme et chez les animaux, *Annales des sciences naturelles*, **XIII**, avril 1850.

Jean Victor Coste (1807-1873) : Recherches sur la génération des mammifères suivi de recherches sur la formation des embryons, Paris, 1835, découvre en 1837, la tache germinative dans l'oeuf des animaux : *Embryogénie comparée. Cours sur le développement de l'homme et des animaux, fait au Muséum d'histoire naturelle,* Paris, 1837, **1**, avec atlas.

William F. Montgomery (1797-1859) met en évidence des glandes apocrines aberrantes au niveau du mamelon : *An exposition of the signs and symptoms of pregnancy, the period of human gestation and the signs of delivery*, Londres, 1837.

En 1844, Georg Ludwig Kobelt (1804-1857) décrit un réseau veineux intermédiaire très dense entre les bulbes du vagin et le clitoris : *Die männlichen und weiblichen Wollust-Organe es Menschen und einiger Säugetiere in anatomisch-physiologischer Beziehung untersicht und dargestellt*, Freiburg.

En 1859, Arthur Farre (1811-1887) donne son nom à la ligne qui sépare, au niveau du hile de l'ovaire, l'épithélium ovarien de l'endothélium péritonéal : Rober Todd's *Cyclopedia of anatomy and physiology*, Supplementary volume, 1859.

Heinrich Wilhelm Gottfried Waldeyer lui consacre un travail en 1870 : *Eierstock und Ei. Ein Beitrag zur Anatomie und Entwicklungsgeschichte der Sexualorgane*, Leipzig. On parlera désormais de la ligne de Farre-Waldeyer.

Le péritoine

Péritoine est une membrane fort subtile, dure & légère, que les Arabes appellent siphach & les Grecs peritoneon, qui est estendu par dessus tous les vaisseaux de la nutrition, comme dit Galien & semblable aux toiles des araignes. Il couvre toutes les entrailles & vaisseaux qui se trouvent depuis le diaphragme jusqu'aux cuisses comme les intestins, artères, veines, nerfs, vessie, matrice & tous les viscères & parties du ventre inférieur, leur servant de tunique. Franco.

Son rôle est de réchauffer et d'humecter les intestins et de servir de réserve de nourriture en période d'abstinence. L'épiploon ou omentum est un pannicule composé de deux membranes subtiles produites du péritoine, denses, & subtiles, gisantes l'une sur l'autre, & de plusieurs artères et veines & aussi de beaucoup de graisse et tissu et entrelassé. Il est lié et attaché au fond du ventricule & assis un peu au-dessus. Aussi il adhère à la rate et à l'intestin nommé ecphysis & à l'intestin côlon. Il nage donc dessus ces parties comme il en a prins le nom grec. Car epiplein en grec signifie nager sus ... Sa figure est comme une gibbecière ou sac. Franco, *Traité des hernies contenant un ample déclaration de toutes leurs espèces & autres excellentes parties de la chirurgie, assavoir de la pierre, des cataractes des yeux & autres maladies, desquelles comme la cure est périlleuse, aussi estelle de peu d'hommes bien exercée : avec leurs causes, signes, accidens, anatomie des parties affectées, & leur entière guarison...*, Lyon, 1561.

Selon Jacques Sylvius, le péritoine est une taye issue du péricrâne c'est-à-dire des ligaments extérieurs des vertèbres : *Commentarius in Claudii Galenii de ossibus ad tyrones libellum ...*, Paris, 1561.

Pour Jean-François Fernel, une substance exsudée par les organes et qui les recouvre : *Ioan Fernelii ambiani universa Medicina ab ipso quidem authore ante obitum diligenter recognita, & quatuor libris nunquam ante editis, ad praximtamen perquam necessariis aucta*, Francfort sur le Main, 1578 (De partium corporis humani descriptione liber primus).

Ambroise Paré qui rappelle ses différentes dénominations : omentum, épiploon, coeffe, zirbus, le compare à un filet pour prendre les poissons : *Sa substance est adipeuse et spermatique. Sa quantité en profondeur est plus grosse ou plus déliée, selon le tempérament des hommes. Sa largeur est limitée par la partie antérieure et latérale des intestins. Sa figure est comme une gibbeciere à cause qu'il est double. Sa composition est de veines, graisses et artères, et d'une membrane qui descendant de la partie gibbeuse du ventricule et cave du duodénum et ratte sur les intestins se reflechit du petit ventre jusques au plus haut du colon.* Paré, Malgaigne, *Oeuvres complètes d'Ambroise Paré...*, Paris, **1**, 1840.

XVIIème siècle : statu quo

L'anatomie de l'homme de Dionis, Paris, 1690, nous enseigne toujours que le péritoine *est une membrane déliée, molle et qui s'étend facilement ; sa superficie interne est polie et enduite d'une humeur, afin de ne pas blesser les intestins et les autres parties qu'il touche. L'externe au contraire est fibreuse et inégale afin de mieux s'attacher aux muscles.*

Raymond Vieussens étudie les lymphatiques du péritoine : *Expériences et réflexions sur la structure et l'usage des viscères*, Paris, 1655.

George-Wolgang Wedel (1645-1721) écrit, parmi tant d'autres sur de multiples sujets, deux mémoires sur le péritoine : *De usu peritonei*, 1683 ; *Dissertatio de peritoneo*, Iena, 1696.

XVIIIème siècle : admission dans le club des séreuses

On considère le péritoine comme un sac membraneux composé de deux lames ou tuniques, l'une externe, l'autre interne. Ce vaste sac sans ouvertures chez l'homme, est percé chez la femme d'une étroite ouverture au niveau de la trompe de Fallope.

Lorenz Heister estime qu'il est perforé d'orifices comme les mailles d'un filet : *Compendium anatomicum veterum recentiorumque ...*, Altdorf, 1717, ce que contestent Frederick Ruysch et Croissant de Garengeot (1688-1759).

Jakob B. Winslow décrit en 1732 un étroit orifice ovalaire, limité en arrière par la veine cave inférieure et en avant par le hile du foie, auquel il laisse son nom, le hiatus de Winslow qui fait communiquer la grande cavité abdominale avec l'arrière-cavité des épiploons : *Exposition anatomique de la structure du corps humain,* Paris, 1732.

James Douglas individualise en 1730 le cul-de-sac vesico-rectal tapissé par le péritoine qui descend à la face postérieure de la vessie : *A description of the peritoneum and of that part of the membranan cellularis which lies on its outside*, Londres, 1730.

En 1799 François M.X. Bichat fait entrer le péritoine dans la classe des membranes séreuses aux côtés notamment de la plèvre et du péricarde, innovation que valideront l'histologie et l'embryologie au siècle suivant : *Anatomie générale appliquée à la physiologie et à la médecine*, Paris, An X (1802).

XIXème siècle : les deux feuillets

Mais la notion de feuillet pariétal et viscéral ne s'impose véritablement qu'avec les travaux de Charles Philippe Robin : *Anatomie microscopique des éléments anatomiques*, Paris, 1868 ; *Anatomie microscopique des tissus et des sécrétions,* Paris, 1869, et d'Alfred Armand Louis M. Velpeau : *Traité complet d'anatomie chirurgicale, générale et topographique, du corps humain, ou anatomie considérée dans ses rapports avec la pathologie chirurgicale et la médecine opératoire*, Paris, 1825-1826.

La connaissance de la topographie péritonéale est améliorée par Wenzel Treitz qui met en évidence, en 1853, un fascia cellulo-fibreux rattachant la région postérieure de la tête pancréatique à la veine cave inférieure : Ueber einen neuen Muskel am Duodenum des Menschens, ueber elastische Sehnen, und einige andere anatomische Verhältnisse, *Vjschr. prakt. Heil.* **37**, 1853 et par Karl Toldt : *Lehrbuch der Gewebelehre mit vorzugsweise Berücksicht des menschlichen Körpers*, Stuttgart, 1877, qui décrit un fascia d'accolement du méso-côlon droit et du feuillet postérieur du côlon au péritoine pariétal en continuité avec le fascia de Treitz. Il étudie également la *pars condensa* et la *pars flaccida* du petit épiploon.

Les nerfs

Les nerfs sont les voyes ou instruments ou organes de l'esprit animal et des facultés portés par iceux.

Du Laurens nous explique ce qui différencie les veines, les artères et les nerfs : *Tout ainsi que la faculté naturelle est portée avec un sang grossier &*

un esprit vaporeux par les veines : la vitale avec un sang subtil & un esprit deslié par les artères comme par les canaux & acqueducts dans toutes les parties du corps : ainsi l'animale sensitive & motrice est portée avec un esprit très-subtil seulement par les nerfs qui sont comme cordelettes aux parties capables de sentiment & de mouvement. Galien confondait sous la dénomination commune de nerfs, les tendons et les aponévroses, les ligaments et les nerfs proprement dits issus du cerveau et de la moelle épinière : *Toutes les œuvres de M. André Du Laurens*, Paris, 1613.

Charles Etienne : *La dissection des parties du corps humain divisée en trois livres...*, Paris, 1546 et Ambroise Paré : *Anatomie universelle du corps humain*, Paris, 1561, pensent qu'ils sont constitués de la double enveloppe des membranes cérébrales (pie-mère et dure-mère) renfermant la substance médullaire ou moëlleuse qui contient l'esprit animal. Les nerfs moteurs sont durs, les sensitifs, mous. Ils sont nourris par les veines et les artères capillaires. Du cerveau sortent sept paires ou couples de nerfs nommés conjugaisons :

La première paire, volumineuse, va aux yeux.

La seconde se distribue aux sept muscles de l'œil.

La troisième se divise en plusieurs rameaux destinés aux muscles de la face, aux dents, à la langue.

La quatrième innerve le palais.

La cinquième, double, envoie un rameau à l'oreille, un autre aux muscles temporaux.

La sixième est destinée à quelques muscles du cou et du larynx puis descend dans le thorax pour devenir le nerf récurrent ou reversif pour atteindre ensuite vessie et organes génitaux.

La septième anime les muscles de l'os hyoïde et de la langue.

Cette description, d'obédience galénique, est complétée par Gabriel Fallope qui précise la nomenclature des nerfs de l'oeil, découvre la quatrième paire, identifie les trois branches de la cinquième et désigne les stries blanches et transversales de la paroi antérieure du quatrième ventricule comme l'origine du : *Observationes anatomicae*, Venise, 1561.

Bartholomé Eustache dans ses *Opuscula anatomica, nempe de renum structura, officio et administrationem ; de auditus organo ; ossium examen ; de motu capitis ; de vaena quae azygos dicitur, et de alia, quae inflexu brachii communem profundam producit ; de dentibus,* Venise, 1564, orné de huit planches, décrit les VIIème, VIIIème et IXème paires crâniennes.

Avec Giulio Cesare Arantius, il admet l'existence d'un canal au centre du nerf optique ce qui permet au *spiritus visorus* de circuler jusqu'aux yeux. A l'époque on appelle l'amaurose goutte sereine car on l'attribue à l'introduction d'un fluide visqueux issu du cerveau dans ce canal optique, cette goutte d'humeurs visqueuses perturbant la sérénité de la vision : *Anatomicarum observationum liber,* Venise, 1587.

Au contraire, Giacomo Berengario da Carpi : *Isagogae breves nerlucidae ac uberrime in anatomiam humani corporis*, Bologne, 1523, André Vésale : la *Fabrica*, 1543, et Gabriel Fallope réfutent la structure tubulaire du nerf optique. Vésale décrit la double racine du trijumeau et fait remarquer que la racine grêle de cette troisième conjugaison paraît constituer un nerf à part (il s'agit de la Vème paire actuelle). Il distingue les nerfs sensitifs des nerfs moteurs : les nerfs moteurs sont figurés hachurés, les sensitifs blancs. Il dénombre sept paires crâniennes quand Gabriel Fallope en identifie huit.

Charles Etienne décrit le sympathique et les rameaux communiquant avec la moelle : *La dissection des parties du corps humain divisée en trois livres...*, Paris, 1546.

Constanzo Varole, comme Galien, situent l'origine de la première paire dans les couches optiques : *Anatomiae sive de resolutione corporis humani ...*, Francfort, 1591.

XVIIème siècle : dix paires crâniennes

Giovanni Alfonso Borelli suppose que les fibres des nerfs sont creuses. Aussi écrit-il dans son *De motu animalium*, 1691 : *Impossibile non est, fibros nervosos esse fistulas cavas, repletos subtantia quodam spongiosa et madida.* (Il n'est pas exclu que les fibres nerveuses soient creusées d'une cavité remplie d'une substance à la fois poreuse et humide).

Antonj van Leeuwenhoeck croit tout d'abord qu'elles sont pleines et constituées d'un agrégat de corpuscules. Mais, à la fin de sa vie, après examen microscopique d'une multitude de nerfs, il admet leur structure tubulaire agencée en faisceaux longitudinaux parallèles : il les dénomme *fistulae* (fuseaux) parce qu'il les croit formés de canaux très fins destinés à la circulation de la moelle nerveuse : *Ontledingenen ontdekkingen ...*, 6 volumes, Leyde, Delft, 1693-1718.

Seul Antoine Pacchioni (1665-1726) suggère que les nerfs servent de conducteur à des mouvements vibratoires analogues aux ondes sonores : *Dissertatio epistolaris ad Lucam Schroeckium de glandulis conglobatis durae meningis humanae, indeque ortis lymphaticis ad piam matrem productis*, Rome, 1705.

Raymond Vieussens décrit le rameau nerveux qui descend du ganglion cervical moyen pour cravater la face inférieure de l'artère sous-clavière droite, en avant du dôme pleural, en dedans du phrénique et en dehors du pneumogastrique : *Neurographia universalis ; hoc est omnium corporis humani nervorum, simul et cerebrimedullaeque spinalis descriptio anatomica*, Lyon, 1685.

Thomas Willis, en 1664, établit une nouvelle nomenclature des nerfs crâniens qui perdurera jusqu'à la fin du XVIIIème siècle : *Cerebri anatome, cui accessit nervorum descriptio et usu*, Londres, 1664 :

I -Olfactif

II -Optique
III -Moteur oculaire commun
IV -Pathétique
V -Trijumeau
VI -Moteur oculaire externe
VII -Facial et Auditif
VIII -Glosso-pharyngien, pneumogastrique et spinal
IX -Grand hypoglosse
X -Sous-hypoglosse

Pierre Dionis (1650-1718) y apporte quelques retouches en ajoutant le nerf intercostal qui, né des Vème et VIème paires, correspond au sympathique et se distribue au coeur, aux mamelles et aux parties naturelles : *L'anatomie de l'homme*, Paris, 1690.

C'est dans son *Exercitationum anatomico-chirurgicarum decades duae*, Leyde, 1708, que Bidloo décrit ses nombreuses expériences sur les nerfs qui lui permirent de contester la théorie du fluide nerveux.

XVIIIème siècle : douze paires crâniennes

Jakob Benignus Winslow parle le premier de grand sympathique pour désigner la chaîne latérale de ganglions du système nerveux autonome, que Dionis et les anciens anatomistes appelaient nerf intercostal et que Joseph Lieutaud nomme nerf vertébral : *Exposition anatomique de la structure du corps humain*, Paris, 1732, section IV.

On suppute toujours la structure intime de la fibre nerveuse.

Pour Giovanni Della Torre (1710-1782) la substance des nerfs est constituée de globules disposés en ligne et maintenue par un fluide visqueux (1776) : *Nuove osservazioni microscopiche*, Naples, 1776.

Pour Felice Fontana (1730-1805) elle ressemble à un tube coaxial comprenant une membrane externe enveloppant un cylindre membraneux rempli d'une humeur gélatineuse : il expose ces conceptions dans le célèbre *Traité du venin de la vipère*, Florence, 1781.

Albrecht von Haller imagine que le fluide nerveux circule à travers les nerfs selon une vis a tergo, force qui, par pression, chasse devant elle une humeur ne possédant pas d'organe moteur propre. On lui doit la découverte d'un rameau anastomotique reliant, à la sortie du trou stylo-mastoïdien, le facial au glosso-pharyngien, dans le ganglion d'Andersch : *Disputationes anatomicas selectae*, Göttingen, 1746-1752.

Carol Samuel Andersch (1732-1777) décrit ce ganglion dans un ouvrage consacré au nerf trijumeau, publié en 1791 : *Tractatio anatomico-physiologica de nervis humani corporis alignibus, quam edidit Ernst PH. Andersch,* Königsberg, 1797

Le ganglion du trijumeau porte le nom de Johann Laurentius Gasser (1757-?) : *Paris quinti nervorum encephali disquitio anatomica*, Vienne,

1765, qu'il ne faut pas confondre avec le médecin souabe Achille Gasser (1505-1577). Son élève, Antoine Hirsch, lui dédiera cet éponyme. C'est néanmoins Giovanni Domenico Santorini qui l'avait identifié le premier dès 1724 : *Observationes anatomicae*, Venise, 1724.

Johann Friedrich Meckel l'ancien, (1724-1774), décrit précisément en 1748 la cavité contenant le ganglion de Gasser à laquelle donne accès un orifice du bord postérieur de la tente du cervelet où passe le trijumeau : *Tractatus de quinto pare nervorum cerebri*, Göttingen, 1748.

Heinrich Wrisberg (1739-1808) découvre, sous le diaphragme, là où se termine le pneumogastrique droit dans un ganglion semi-lunaire, un tronc nerveux reliant ce ganglion au grand splanchnique. Cette arcade à concavité supérieure s'appellera désormais l'anse mémorable de Wrisberg : *Sylloge commentationum anatomicarum*, Göttingen, 1786.

Johann Ehrenritter (?-1790) voit et décrit le renflement du glosso-pharyngien avant qu'il ne s'engage dans le trou déchiré postérieur, au-dessus du ganglion d'Andersh : Ueber den Nervus glossopharyngeus, *Med. Chir. Zeit. Salzburg*, **4**, 1790.

Antonio Scarpa dans ses *Tabulae nevrologicae*, Turin, 1794, décrit le ganglion formé par la réunion des deux branches du nerf vestibulaire, homologue du ganglion spiral de la cochlée.

La classification des paires crâniennes s'élargit et compte désormais douze paires pour Félix Vicq D'Azyr (1748-1794) : *Traité d'anatomie et de physiologieavec planche coloriées représentant au naturelles organes de l'homme et des animaux*, Paris, 1786, et Samuel Thomas Soemmering : *Dissertatio inauguralis de basi encephalis et originibus nervorum cranio ...*, Göttingen, 1778 :

I - Olfactif
II - Optique
III - Moteur oculaire commun : nerf moteur des yeux
IV - Pathétique
V - Trijumeau
VI - Moteur oculaire externe : nerf dédaigneux
VII - Facial
VIII - Acoustique
IX - Glosso-pharyngien et spinal
X - Pneumogastrique Grand hypoglosse
XI - Spinal
XII - Hypoglosse

XIXème siècle : nerfs, cylindraxes et dendrites

En 1818, Ludwig Levin Jacobson (1783-1843) montre que le nerf tympanique, issu du glosso-pharyngien après sa sortie du noyau salivaire inférieur et son trajet à travers les ganglions d'Anderch et d'Ehrenritter, rejoint le ganglion d'Arnold après avoir traversé le canal tympanique : Supplementa ad otoiatriam, *Nova Acta Soc. Med. Hafn.*, **5**, 1818.

En 1823, Jean Frédéric Lobstein (1777-1835) découvre un ganglion accessoire du grand sympathique relié au plexus solaire. Ce ganglion, retrouvé le plus souvent à droite, se présente comme un renflement olivaire sous-diaphragmatique, à hauteur de la dixième ou de la onzième vertèbre dorsale : *De nervi sympathetici humani fabrica*, Paris, 1823.

En 1838, Friedrich Arnold décrit le ganglion optique annexé au nerf maxillaire inférieur, relai synaptique du nerf de Jacobson et du petit pétreux profond : *Bemerkung über der Bau des Hirnes und Rückenmarks,* Zurich, 1838.

Franz Joseph Gall et Johann Caspar Spurzheim identifient la racine inférieure du trijumeau : *Anatomie et physiologie du système nerveux* ..., Paris, 1804-1810, que décrira à nouveau Mathias Duval en 1877 : Recherches sur l'origine réelle des nerfs crâniens, *Jour. de l'anat.et de la physiol. de Ch. Robin*, nov. 1877 et janvier 1878.

Ludovic Hirschfeld (1816-1876) écrit dans son *Traité et iconographie du système nerveux* ... Paris, 1866 : *J'ai vu naître du facial et sortir par le trou stylo-mastoïdien, un rameau qui n'a pas encore fixé l'attention de tous les anatomistes et que j'ai décrit pour la première fois sous le nom de rameau lingual du facial.*

Christian Roller (1844-?) met en évidence, en 1880, la racine inférieure du VIII ou racine ascendante : Die centrale Verlauf des Nervus glossopharyngeus - Der Nucleus lateralis medius, *Arch. mikr. Anat.*, **19**, 1881. Pour la première fois, grâce à l'étude des tissus nerveux par des techniques de fixation et de colorations sophistiquées, la structure intime du nerf va être accessible.

François Marie Xavier Bichat croit encore en 1801 que le névrilème constitue pour chaque filet nerveux une gaine creuse renfermant une moelle, comme veines et artères renferment le sang, la seule différence étant que la moelle stagne quand le sang circule. En quelques décennies, l'anatomie microscopique va connaître des progrès décisifs qui aboutiront à l'identification du neurone comme constituant élémentaire du tissu nerveux : *Anatomie générale* ..., Paris, An X (1802).

Theodor Schwann identifie la fine gaine continue, semée de noyaux cellulaires, qui accompagne les fibres à myéline : Beiträge zur Anatomie der Nervenfaser. Regeneration und periphere Endigung derselben, *Mueller's Archiv*, 1836. Il attribue au système sympathique des mammifères les filets amyéliniques décrits en 1838 par Robert R. Remak *: Mikroskopische Untersuchungen ueber die Uebereinstimmung in der Struktur und der Wachsthum der Thiere und Pflanzen. Mit vier Kupfer Tafeln,* Berlin, 1839.

Maximilian Johann Sigismund Schultze interprète la cellule nerveuse comme un organe nutritif du nerf. On estime alors que les fibres nerveuses sont des structures individuelles douées d'autonomie : *Allgemeines Untersuchungen ueber die Strukturelemente des Nervensystems. Stricker's Handbuch der Lehre von den Gewebe des Menschen und der Thiere,* Leipzig, 1871.

Comme nous l'avons déjà dit, Otto Deiters établit le premier que le cylindraxe est le prolongement de la cellule nerveuse et que les nerfs sont constitués par la réunion en faisceaux de toutes ces fibres. Il substitue à la notion de fibres nerveuses indépendantes celle de l'unité anatomique et fonctionnelle représentée par le neurone et ses prolongements axoniques et dendritiques. Les astrocytes, cellules de la névroglie, perpétuent son nom : *Untersuchungen ueber Gehirn und Rückenmarks des Menschen und der Säugethiere*, Brunswick, 1865.

En 1872, Louis Antoine Ranvier, démontre que la gaine de myéline n'est pas continue et comporte des étranglements annulaires équidistants où elle est absente : Recherches sur l'histologie et la physiologie des nerfs, *Archives de physiologie* ; *Leçons sur l'histologie du système nerveux*, Paris, 1878.

Le bulbe et la moëlle épinière

La moelle de l'espine ou moelle allongée est comme un ruisseau coulant du cerveau ainsi qu'une fontaine, laquelle envoie par toutes les parties d'entour d'elle qui sont sous la teste, des nerfs pour leur bailler sentiment et mouvement les ramifiant ainsi qu'un tronc d'arbre en plusieurs branches qui sont au nombre de trente de chaque côté. Paré.

Comme la moelle épinière en pénétrant dans le crâne se continue sans transition avec le bulbe rachidien, on conçoit que les anciens auteurs l'aient rattachée à la moelle de l'espine. Ainsi André Vésale fait-il commencer la moelle aux couches optiques et y range les tubercules quadrijumeaux, la protubérance annulaire et le bulbe. Dans la *Fabrica*, la représentation de la moelle épinière elle-même est schématique. En revanche, Charles Etienne en donne deux figures qui rendent compte des sillons et des renflements cervicaux et lombaires.

Arcangelo Piccolomini signale le canal de l'épendyme : *Anatomicae praelectiones explicantes mirificamcorporis humani fabricam*, Rome, 1586.

XVIIème siècle : Blaes, un précurseur

Le hollandais Gérard Blaes (1626-1682) est l'auteur du premier ouvrage consacré à la moelle épinière : *Anatome medullae spinalis et nervorum inde provenientum,* Amsterdam, 1666. Il décrit l'arachnoïde et la substance grise centrale dont il remarque la structure cruciforme sur les coupes transversales de moelle épinière. Raymond Vieussens : *Neurographia universalis ...*, Lyon, 1685, et Thomas Willis : *Cerebri anatome ...*, Londres, 1664, englobent sous le nom de moelle allongée toutes les structures anatomiques reliées directement au mésencéphale et le mésencéphale lui-même.

XVIIIème siècle : Reil, un novateur

En 1796, Johann Christian Reil (1759-1813) individualise le faisceau sensitif profond constitué de fibres longitudinales situées en avant du canal épendymaire, en arrière des faisceaux pyramidaux, au-dessus des noyaux que décriront plus tard Burdach puis Goll. Nous verrons, à propos de l'architecture tissulaire du cerveau, qu'il est l'initiateur de l'anatomie fine du système nerveux : *Exercitationum anatomicarum fasciculus primus. De structura nervorum*, Halle, 1796.

C'est à partir des travaux de François Marie Xavier Bichat : *Traité d'anatomie descriptive*, **3**, Paris, An XI, 1802, de François Chaussier : *Exposition sommaire de la structure et des différentesparties de l'encéphale ou cerveau ; suivant la méthode adoptée à l'école de médecine de Paris, avec 6 planches,* Paris, 1807 et de Samuel Thomas Soemmering : *Tabulae baseos encephali*, Francfort, 1799 qu'on place le point de départ de la moelle épinière au niveau du sillon séparant la protubérance du bulbe. Pour Albrecht von Haller, elle a pour limite supérieure le trou occipital : *Disputationes anatomicae selectae*, Göttingen, 1746-1752.

XIXème siècle : les enfants de Reil

Entre 1819 et 1826, Charles Frédéric Burdach (1776-1847) dans un ouvrage copieux consacré à l'anatomie et à la physiologie du cerveau : *Vom Baue und Leben des Gehirn*, Leipzig, 1819-1826, décrit le noyau le plus externe du cordon postérieur dans le bulbe et le faisceau cunéiforme externe du cordon postérieur de la moelle, adossé au faisceau grêle, mitoyen du sillon médian postérieur, que décrira Friedrich Goll (1829-1903) en 1860 : Beiträge zur feineren Anatomie des menslicher Rückenmarks, *Denkschreib. med. chir. Zurich,* 1860.

Benedikt Stilling, anatomiste et chirurgien allemand dont nous reparlerons à propos de la colonne de Clarke, invente un procédé de coupe pour étudier la moelle épinière : il procède à des sections méthodiques selon différentes incidences à l'aide d'un couteau préalablement trempé dans l'alcool ; sur chaque segment, il repère la position des fibres ou des faisceaux nerveux puis reconstitue leur structure dans l'espace : *Untersuchungen ueber die Functionem des Rückenmarks und der Nerven*, Leipzig, 1842 ; *Ueber die Medulla oblongata*, Erlangen, 1843.

Jacob August Lockhart Clarke (1817-1880), neurologue anglais, auteur d'importantes recherches sur l'anatomie de la moelle épinière en 1851, signale un groupe cellulaire, déjà vu par Benedikt Stilling en 1843, et qui, situé à la partie interne de la base des cornes postérieures, constitue la colonne de Clarke qui s'étend du deuxième nerf lombaire en bas au huitième nerf dorsal en haut : Researches into the structure of the spinal cord, *Philosophical transactions*, **141**, 1851.

Otto Deiters laisse son nom au noyau le plus interne de la terminaison du VII dans la protubérance au niveau du tubercule acoustique du IVème ventricule (1865) : *Untersuchungen ueber Gehirn und Rückenmarks des Menschen und der Säugethiere*, Brunswick, 1865.

Maximilian Johann Sigismund Schultze, professeur d'anatomie à Bonn, laisse son nom, en 1871, au faisceau en virgule constitué de fibres des ganglions spinaux et de l'axe gris de la moelle : *Allgemeines Untersuchungen ueber die Strukturelemente des Nervensystems...*, Leipzig, 1871.

En 1876, Paul Emile Flechsig (1847-1929) découvre le cordon postérieur de la moelle lombaire, le centre ovale et le faisceau cérébelleux direct de la moelle épinière : *Die Leitungsbahnen in Gehirn und Rückenmark des Menschen auf Grund entwickelungsgeschichtlicher Untersuchungen*, Leipzig, 1876.

En 1877, Auguste Forel (1848-1931), observe la décussation du faisceau rubro-spinal au niveau du pédoncule cérébral, voie extra-pyramidale qui descend jusqu'à la moelle sacrée : Untersuchungen über die Haubenregion und irhe oberen Verknüpfungen im Gehirne des Menschen und einiger Säurenthieremit Beiträgen zu den Methodender Gehirnuntersaurung, *Archiv f. Psychiatr. u. Nervenkrank.*, **7**, 1877.

Le danois William Richard Gowers (1845-1915) publie à Londres en 1880 : The diagnosis of diseases of the spinal cord, où l'on trouve la description du faisceau ascendant antéro-latéral de la moelle épinière, en avant du faisceau cérébelleux direct et du faisceau pyramidal croisé : *The diagnosis of diseases of the spinal cord*, Londres, 1880.

A Zurich, en 1885, Constantin von Monakow (1853-1930) isole le constituant externe du noyau de Burdach qui permet la connexion entre bulbe et cervelet : Neue experimentelle Beiträge der Schleife, *Neurol. Zbl.*, **4**, 1885 ; *Gehirnpathologie*, Vienne, 1897.

A Breslau, en 1886, Heinrich Lissauer (1861-1891) étudie la zone d'entrée des racines postérieures de la moelle située dans le fond du sillon collatéral postérieur, entre l'angle externe du cordon postérieur et l'angle interne du cordon latéral, appelée après lui zone marginale de Lissauer : Beitrag zum Faserverlauf im Hinterhorn des menschlichen Rückenmarks und zum Verhalten derselben bei Tabès dorsalis, *Arch. Psychiat. Neurol.* **17**, 1886.

En 1887, Hans Christian Helweg (1847-1901) détermine le trajet d'un faisceau reliant la moelle épinière à l'olive bulbaire, dans le cordon antérieur de la moelle, en avant du faisceau de Gowers : Studien ueberden centralen Verlauf der vaso-motorischen Nervenbahnen, *Arch. Psychiat. Nervenkr.*, **19**, 1887.

La même année, Karl Friedrich Otto Westphall (1833-1890) décrit le noyau accessoire du nerf moteur oculaire commun, le III, situé dans la calotte pédonculaire, sous le noyau du pathétique, entre les deux noyaux latéraux du III : Ueber einen Fall von chronischer progressiver Lähmung der Augenmuskeln (*ophtalmoplegia externa*) nebst Beschreibung von Ganglienzellen gruppen im Bereiche des Oculomotoriuskern, *Arch. Psychiat.*, **18**, 1887.

En 1891, Alfred Eric Hoche (1865-1943) décrit la partie dorsale du cordon postérieur de la moelle épinière lombaire auquel fait suite le centre ovale que Flechsig avait localisé en 1876 : Ueber Verlauf und Endigungsweise der Fasern des ovalen Hinterstrangfeldes im Landenmarke, *Neurol. Zbl.*, **15**, 1896.

Le cerveau

C'est en termes dythirambiques que Du Laurens parle du cerveau : *Ce viscere est le plus haut élevé de tous & le plus prochain du ciel : c'est le chasteau où sont logés tous les sens, c'est la haute tour, le dongeon & le gouvernement de l'ame. Le cerveau n'est pas seulement le siège des sens, & l'autheur des mouvements volontaires, tirant non sans grande admiration, les lourdes masses des membres & les pesants corps des muscles avec des filets de nerfs comme avec des cordelettes : mais il est aussi le domicile de l'ame, de la memoire, la raison & des imaginations, par lesquels l'homme est rendu fort semblable à son Createur : Toutes les œuvres de M. André Du Laurens*, Paris, 1613.

Selon Loys Vasse, un élève de Jacques Sylvius, le cerveau, est : ... *Le domicile de l'âme rationatrice ou raisonnable & le principe où commencement des nerfs & de tous sentiments et mouvements volontaires ... sa substance ... est semblable à la substance des nerfs, sinon qu'il est plus mol que les nerfs car cela luy estoit convenable, pource qu'il reçoit tous les sens & sentiments & comprend toutes imaginations et intelligences : In anatomen corporis humani tabulae quatuor,* Paris, 1540.

Dans son tiers-livre de *La dissection des parties du corps humain*, Charles Etienne écrit à propos de l'anatomie du cerveau humain bien différente et plus parfaite que celle des animaux : *Dont s'ensuyt que ceulx-là faillent et s'abusent trop grandement qui requièrent et cherchent aux corps des autres bestes les vérités anatomiques avec les formes et secretz des parties du corps humain.*

Du moins, pour tous ces auteurs, les circonvolutions cérébrales ne présentent aucun intérêt et leur aspect est celui d'un plat de macaronis ou d'une vue générale de l'intestin grêle. Ambroise Paré écrit qu'elles ressemblent à des vers entortillés les uns avec les autres en diverses manières : *Les œuvres ... Avec les figures et portraicts tant de l'anatomie que des instruments de chirurgie, et de plusieurs monstres. Le tout divisé en vingt-six livres*, Paris, 1575.

On trouve dans l'ouvrage de Georg Bartisch (1535-1606), consacré à l'ophtalmologie, des planches gravées sur bois à plans superposés dont l'une montre les circonvolutions cérébrales grossièrement représentées : *Ophtalmoduleia. Das ist Augendienst*, Dresde, 1583.

De surcroît, beaucoup d'anatomistes décrivent chez l'homme un réseau vasculaire de la base du crâne qui n'existe que chez certains animaux, le *rete mirabilis*. Giacomo Berengario da Carpi en nie l'existence. André Vésale, sans y croire, le laisse figurer dans ses planches et, tout en rejetant les conceptions de Georg Reisch sur la structure du cerveau, ne s'intéresse qu'à l'anatomie des ventricules dont le rôle physiologique est considéré comme fondamental : *De humanis corporis fabrica*, 1543.

Tous les ouvrages consacrés au sujet reflètent cette emprise galénique. Les plus anciennes représentations imprimées du cerveau apparaissent dans un ouvrage de médecine populaire publié par Lorenz Fries (1490?-1532?) : *Spiegl der Arztny*, Strasbourg, 1519.

Johann Eichmann, Dryander, (1500-1560), en 1537, publie le premier livre d'anatomie illustré de dessins originaux exécutés d'après ses propres préparations. Sur les onze figures de cet ouvrage, huit sont des représentations du cerveau aux différentes étapes d'une dissection : *Anatomia capitis humani,* Marburg, 1536.

Hans von Gersdorf (?-?) fait imprimer des dessins du cerveau illustrant également le déroulement d'une vérification anatomique. Mais ses planches sont sommaires et sans légendes explicatives : *Feldtbuch der Wundartznei*, Strasbourg, 1517.

Arcangelo Piccolomini décrit la substance grise (cendrée) et la substance blanche : *Anatomicae praelectiones explicantes mirificam corporis humani fabricam*, Rome, 1586.

Giulio Cesare Arantius découvre les cornes d'Ammon. Il laisse une bonne description des ventricules cérébraux (ventricule d'Arantius), des plexus choroïdes et des sinus de la dure-mère de la base du crâne : *Anatomicarum observationum liber*, Venise, 1587.

Constanzo Varole décrit la protubérance annulaire : *De nervis opticis nonullisq. aliis praeter communem opinionem in humano capite observatis* ..., Padoue, 1573.

Julius Casserius précise la structure de l'arachnoïde, des corps calleux, de l'épiphyse, de l'aqueduc de Sylvius et des couches optiques : *Tabulae anatomicae LXVIII,* Venise, 1627.

XVIIème siècle : de Malpighi à Descartes : la matière grise réhabilitée

François de le Boë, persuadé dès 1660 que les esprits animaux sont fabriqués dans le cortex cérébral et cérébelleux et non dans les ventricules, donne la première description systématique d'une portion de la surface des hémisphères cérébraux. La postérité a retenu son nom latinisé, Sylvius, pour désigner l'une des scissures du lobe frontal et le canal longitudinal qui fait communiquer le quatrième ventricule avec le ventricule moyen du cerveau : *De spiritum animalium in cerebro cerebelloque confectione, per nervos distributione, atque usu vario*, Leyden, 1660.

Thomas Willis, pour qui la substance grise est génératrice du fluide nerveux que la substance blanche véhicule, partage la même opinion en désignant le corps strié comme réceptacle des sensations, le corps calleux comme siège de l'imagination et le cortex comme celui de la mémoire : *Cerebri anatome*, 1664.

On applique le microscope à l'étude du cerveau, Marcello Malpighi y voyant des ganglions : *Tetras anatomicarum epistolarum de lingua, et cerebro*, Bologne, 1665 ; Antonj van Leeuwenhoeck, des globules : *Opera omnia …*, Leyde, 1722-1730.

Frederick Ruysch, par d'habiles injections, en étudie la vascularisation et donne la priorité aux vaisseaux dans l'élaboration de l'influx nerveux : *Thesaurus anatomicus, I-X*, Amsterdam, 1701-1716.

Niels Stensen ou Stenon dans son *Discours sur l'anatomie du cerveau*, Paris, 1669, donne une représentation des circonvolutions cérébrales proche de la réalité. On trouve dans son ouvrage une bonne représentation de l'encéphale en coupe sagittale. Il ramène les supputations hasardeuses de Willis et de Descartes aux rangs des hypothèses invérifiables.

Raymond Vieussens, en 1684, publie sa *Neurographia universalis* qui ne tient pas compte de l'architecture réelle des circonvolutions : les anciens anatomistes donnaient le nom de *corpus album subrotundum* de Vieussens à une saillie mamelonnée de la face supérieure des couches optiques, perpétuant ainsi son souvenir.

Humphrey Ridley (1653-1708) dans *The anatomy of the brain*, Londres, 1695, décrit le sinus coronaire qui entoure la base du corps pituitaire, véritable double anastomose transversale entre les sinus caverneux.

Antonio Pacchioni, élève de Malpighi, distingue les villosités qui siègent au niveau de l'arachnoïde surtout le long du sinus longitudinal supérieur du cerveau. Il décrit le trou ovale de la tente du cerveau et considère la dure-mère comme un tissu musculaire : *Dissertatio epistolaris ad Lucam Schroeckium de glandulis conglobatis durae meningis humanae, indeque ortis lymphaticis ad piam matrem productis*, Rome, 1705.

XVIIIème siècle : l'apogée de l'iconographie

Giovanni Maria Lancisi (1654-1720), auteur d'une *Anatomia corporis humani*, Turin, 1711, laisse son nom à une lamelle de substance blanche appliquée sur le corps calleux, se continuant en arrière avec le *fasciola cinerea* et le corps godronné, contournant en avant l'extrémité antérieure du corps calleux.

Sauveur François Morand (1697-1773) fait part à l'Académie des Sciences, en 1744, de sa découverte d'un relief en cône de coloration blanche qu'il compare à un ergot. Située au-dessous du bulbe, occupant la totalité de la région antéro-postérieure de la corne occipitale, la face externe convexe de l'ergot de Morand bombe dans la cavité du ventricule latéral : Observations anatomiques sur quelques parties du cerveau, *Mémoires de l'Académie des sciences de Paris*, 1744.

Alexander Monro le jeune (1733-1817) décrit, en 1753, l'orifice qui fait communiquer le ventricule latéral avec le ventricule moyen bordé en arrière par le thalamus et en avant par le bord latéral du trigone : *Observations on the structure and fonction of the nervous system*, Edimbourg, 1783.

En 1782, Francesco Gennari (1752-1797) met en évidence le premier la structure lamellaire de l'aire striée du cortex visuel occipital : *De peculiari structura cerebri nonullisque ejus morbis*, Parme, 1782, qui comprend la strie décrite par Félix Vicq D'Azyr en 1786 : *Traité d'anatomie et de physiologie*, **1**, Anatomie et physiologie du cerveau, Paris, 1786.

Domenico Cotugno découvre en 1784 l'existence du liquide céphalo-rachidien : *De ischiade nervosa commentarius*, Naples, 1764.

Johann Christian Reil soumet les structures nerveuses à l'action de l'acide nitrique, ce qui lui permet de dissoudre le neurilemme et de mieux étudier les filets nerveux. Dès 1796, il laisse son nom à deux structures du cerveau : d'une part la gouttière séparant le lobe de l'insula des lobes voisins, au fond de la scissure de Sylvius ; d'autre part les fibres nerveuses allant du noyau caudé vers le centre ovale, connues sous le nom de couronne rayonnante de Reil : *Exercitationum anatomicarum fasciculus primus. De structura nervorum,* Halle, 1796.

A son apogée, la gravure anatomique nous offre les splendides atlas de neuro-anatomie de Santorini, de Soemmering, de Vicq d'Azyr puis de Gall :

Giovanni Domenico Santorini publie en 1724 ses *Observationes anatomicae*. Après sa mort sont éditées les *Septemdecim tabulae quas non primum edit ...*, Parmes, 1775, où l'on trouve de remarquables planches même si la reproduction des circonvolutions n'est pas aussi fidèle que celle de la base du cerveau.

Samuel Thomas Soemmering donne en revanche une excellente représentation des hémisphères cérébraux. Leur exactitude contraste avec un retour déconcertant de cet anatomiste renommé aux théories galéniques de la fonction ventriculaire : *De peculiari structuro cerebri nonnulisque morbis paucae aliae anatom. Observat. ...*, Parmes, 1782. Il décrit le *locus niger*, formation grise en croissant du pédoncule du cerveau, dans la région sous-optique, sous le corps de Luys.

Félix Vicq d'Azyr est l'auteur d'un atlas in-folio en couleurs dont seul sera publié le tome consacré à la neurologie : *Traité d'anatomie et de physiologie avec planches coloriées représentant au naturel les organes de l'homme et des animaux*, Paris, 1785. Il individualise les lobes cérébraux antérieurs, moyens et postérieurs. Il décrit les circonvolutions pré et post-centrales, l'espace situé entre la racine externe du nerf olfactif et la portion postérieure du nerf optique, à l'union de la grande fente cérébrale et de la scissure de Sylvius qu'il étudie à nouveau. Il identifie le faisceau mamillo-thalamique.

Dès 1798, Franz Joseph Gall, motivé par le besoin de répertorier à la surface du crâne des bosses correspondant à des aires spécialisées de la surface du cerveau, créé la phrénologie. Cette théorie, qui prétend déterminer les facultés morales et intellectuelles des individus, est un premier pas décisif dans la reconnaissance des fonctions du cortex cérébral. En effet, à partir de prémices intégralement fausses, il élabore une théorie d'avant-garde. Ses admirables planches reproduisent les circonvolutions conformément à la réalité, mais s'y inscrivent en chiffres romains d'imaginaires propriétés : *Anatomie et physiologie du système nerveux en général et du cerveau en particulier*, Paris, 1804-1810, publié en collaboration avec Johann Caspar Spurzheim.

XIXème siècle : la nomenclature cérébrale

Le XIXème siècle dans sa première moitié complète et précise les découvertes du siècle précédent. En revanche, dès 1840, les travaux de Leuret et Gratiolet puis de Baillarger inaugurent l'étude élaborée des structures cérébrales.

François Marie Xavier Bichat décrit le sillon en fer à cheval ouvert vers l'avant entre les hémisphères cérébraux et le mésencéphale : la fente de Bichat : *Anatomie générale*, Paris, 1802.

Charles Frédéric Burdach désigne sous le nom de capsule interne la lame de substance blanche qui jouxte la face supéro-interne du noyau lenticulaire en dedans et répond à la capsule externe qui le coiffe en dehors. Il dénomme *putamen* (coquille) le segment externe du noyau lenticulaire : *Vom Baue und Leben des Gehirns*, Leipzig, 1819-1826.

Dans son *Mémoire sur les plis cérébraux de l'homme et des animaux*, Paris, 1854, Louis Pierre Gratiolet (1815-1865) divise les différentes parties du cerveau en lobes frontaux, temporaux, pariétaux et occipitaux. Il différencie les circonvolutions en primaires et secondaires selon leur apparition phylogénétique. Il adopte une nomenclature déjà proposée en 1838 par Friedreich Arnold : *Bemerkungen über den Bau des Hirns und Rückenmarks*, Zurich, 1838.

Avec François Leuret (1797-1851), Gratiolet publie à Paris en 1839 puis en 1857, le premier traité novateur de neuro-anatomie : *Anatomie comparée du système nerveux* Paris, 1839-1857. Le premier volume est l'œuvre du seul Leuret, le volume 2, paru 18 ans plus tard ainsi que l'atlas sont écrits en collaboration avec Gratiolet et édités à titre posthume. C'est Leuret qui attribue le nom de Luigi Rolando à la scissure qui s'étend de la scissure de Sylvius jusqu'à la grande scissure inter-hémisphérique séparant verticalement le lobe frontal du lobe occipital. C'est Gratiolet qui décrit les plis de passage qui mettent le lobe occipital en relation avec les deux autres et laisse son nom au faisceau optique intra-cérébral : anse lenticulaire de Gratiolet.

Jules Baillarger (1809-1890), en 1840, observe la structure striée du cortex sur des coupes de cerveau : il dénombre six zones concentriques et démontre que l'écorce cérébrale est reliée par des fibres à la substance blanche : Recherches sur la structure de la couche corticale des circonvolutions du cerveau, *Mémoires de l'Académie de médecine de Paris*, **8**, 1840.

Achille Louis Foville (1799-1878) s'attache à l'étude de la protubérance annulaire et à la description des fibres qui unissent l'écorce cérébrale au noyau lenticulaire et à la bandelette semi-circulaire reliant noyau caudé et thalamus : *Traité complet de l'anatomie, de la physiologie et de la pathologie du système nerveux cérébrospinal*, Paris, 1844.

Johannes B.A. von Gudden (1824-1886) publie en 1870 ses *Recherches expérimentales sur le système nerveux central et périphérique*. Son nom reste attaché aux fibres commissurales situées au bord interne des bandelettes optiques au niveau du chiasma et dont la terminaison se fait dans la couche optique et le corps genouillé.

On donne à la circonvolution temporale le nom de Richard Heschl (1824-1881) : elle correspond à la partie moyenne du versant supérieur de la première temporale : *gyrus temporal transverse* (1855) : *Compendium der allgemeinen und speciellen pathologischen Anatomie*, Vienne, 1855.

Plusieurs constituants anatomiques du cerveau portent le nom de Pierre Paul Broca : la grande circonvolution limbique constituée par la réunion de la circonvolution du corps calleux et celle de l'hippocampe ; le pli falciforme qui unit l'extrémité antéro-externe de la circonvolution de l'hippocampe à la partie externe du lobe frontal ; la circonvolution post-rolandique au niveau de la pariétale ascendante : *Anatomie descriptive du corps humain*, Paris, 1865.

Jules Bernard Luys (1828-1897) dans ses *Recherches sur le système nerveux cérébro-spinal* ..., Paris, 1865, décrit un noyau de forme lenticulaire sous-thalamique, entre la *zona incerta* en haut et le *locus niger* en bas : le corps sous-thalamique ou corps de Luys. Quelques années plus tard, il publie *l'Iconographie photographique des centres nerveux*, Paris, 1873, premier atlas photographique de coupes du cerveau.

Theodor Hermann Meynert (1833-1892) identifie en 1868 un faisceau né dans la région des deux premières circonvolutions temporales et qui parcourt le pied du pédoncule pour aboutir aux noyaux du pont : Beiträge zur Kenntnis der centralen Projection der Sinnesoberflächen (1869), *S.B. Acad.Wiss. Wien.*, 1870.

Paul Emile Flechsig étudie le faisceau longitudinal supérieur des fibres commissurales intra-hémisphériques qu'il rattache aux radiations optiques de Gratiolet : *Die Leitungsbahnen in Gehirn und Rückenmark des Menschen auf Grund entwickelungsgeschichtlicher Untersuchungen*, Leipzig, 1876.

Auguste Forel s'attache à l'étude de la région sous-thalamique où il distingue trois couches de haut en bas : la couche dorsale, la *zona incerta* et le corps de Luys : *Beiträge zur Kenntnis des Thalamus opticus und der ihn umgebenden Gebilde bei den Säugethieren*, Zurich, 1872.

Jean Albert Pitres (1848-1928), dans sa thèse de 1877, détermine pour la première fois la topographie du centre ovale en effectuant sur chaque hémisphère six coupes obliques transversales parallèles à la scissure de Rolando : Note sur la nomenclature des différentes régions du centre ovale des hémisphères cérébraux, *Arch. physiol. norm. pathol.* **9**, 1877.

C'est également dans une thèse, en 1881, que Gilbert Ballet (1853-1916) étudie le faisceau sensitif dans le centre ovale : *Recherches anatomiques et cliniques sur le faisceau sensitif et les troubles de la sensibilité dans les lésions du cerveau*, thèse de doctorat, Paris, 1881.

Carlo Giacomini (1840-1898) donne son nom à la portion du corps godronné située en avant de l'uncus de l'hippocampe : bandelette de Giacomini (1883) : Fascia dentala del grande hippocampo nel cervello humano, *G. Accad. Med. Torino*, 1883.

Le nom de Karl Wernicke (1848-1905) reste associé au centre de la parole, partie inférieure de la zone du langage, au-dessous de la région de Broca, le long de la scissure de Sylvius, et qui correspond à la partie postérieure des première et deuxième circonvolutions cérébrales gauches (1874) : *Lehrbuch der Gehirnkrankheiten*, Cassel, Berlin, 1881-1883.

Au niveau de la couche optique, à sa partie inféro-postérieure, deux saillies ovoïdes, les corps genouillés externes et internes, sont identifiées par Auguste A. Rauber (1841-1917) en 1886. Il complète sa découverte par la description du petit faisceau blanc qui les unit l'un à l'autre : *Formbildung und Formstörung in der Entwicklung von Wirbelthieren*, Leipzig, 1880.

Emil Zuckerkandl présume qu'un faisceau ansiforme relie la corne d'Ammon avec le centre hippocampique : faisceau olfactif de la corne d'Ammon : *Atlas des topographischen Anatomie des Menschen*, Vienne, 1900-1904.

Don Santiago Ramon Y. Cajal met en évidence les fibres descendantes ou centrifuges de la voie olfactive qui vont du cerveau au bulbe olfactif. Il découvre, en 1893, l'existence d'une cinquième couche additionnelle aux quatre décrites par Vicq d'Azyr et Gennari au niveau des circonvolutions occipitales et en détermine la structure histologique. Il identifie le noyau interstitiel du mésencéphale voisin du noyau rouge en avant et du faisceau longitudinal en arrière : *Textura del sistema nervioso del hombre y de los vertebrados, estudios sobre el plan estructural y composition histologica de la centros nerviosos, adicionados de consideraciones physiologicas fundados en los nuevos descubrimentos,* Madrid, 1899-1904.

Jules Joseph Dejerine (1849-1917), en 1895, individualise la portion toute postérieure de la capsule interne qu'il désigne comme segment rétro-lenticulaire : *Anatomie des centres nerveux*, Paris, 1895-1901.

Le cervelet

Il est considéré comme la partie postérieure du cerveau.

Vésale l'a représenté dans la *Fabrica*, notamment sa face postérieure, montrant bien le vermis et les lobes latéraux.

Charles Etienne, qui le dénomme cérébelle, cervelin ou petit cerveau, lui attribue une importance considérable dans les fonctions cérébrales, car il recouvre le quatrième ventricule, réceptacle des esprits provenant des cavités cérébrales plus antérieures.

André du Laurens écrit à son sujet : *Il semble avoir esté crée de nature pour l'aide, & le soulagement du grand afin asçavoir de conserver l'esprit animal qui lui est envoyé des ventricules du cerveau, & de l'approprier et distribuerà la médulle spinale* : *Toutes les œuvres de M. André Du Laurens*, Paris, 1613.

XVIIème siècle : Willis et son incontournable cercle

Thomas Willis décrit les anastomoses entre, en avant, les deux carotides internes et, en arrière, les deux vertébrales. C'est le polygone artériel qui assure la vascularisation de l'encéphale dans sa totalité : *Cerebri anatome, cui accessit nervorum descriptio et usus*, Londres, 1664. Willis observe également, au niveau des pédoncules, des productions médullaires dont les premières montent de chaque côté, depuis le cervelet jusqu'aux protubérances orbiculaires moyennes et forment la grande valvule du cerveau. Les deux suivantes descendent vers la partie inférieure de la moelle allongée constituant le pont de Varole. Les dernières se dirigent vers l'arrière et se confondent avec la moelle l'allongée et la renforcent par des faisceaux de leurs fibres.

Jean Palfyn décrit l'apophyse *crista galli* de l'ethmoïde, les sinus frontaux et ethmoïdaux : *Beschrijving der Beenderen van s'Menschen Lichaem*, Ghent, 1702, traduit en anglais en 1730, puis en français en 1731 et 1753.

L'anatomiste westphalien Johann Vesling l'avait déjà représenté dans l'une des planches de son *Syntagma anatomicum*, Padoue, 1641, une vingtaine d'années auparavant.

Raymond Vieussens signale en 1685 la membrane nerveuse qui recouvre la moitié supérieure du quatrième ventricule et qui s'étend d'un pédoncule cérébelleux à l'autre : *Neurographia universalis* ..., Lyon, 1685.

XVIIIème siècle : Tarin, Malacarne et Vicq d'Azyr

Pierre Tarin décrit en 1750 les lamelles du cervelet séparant les amygdales cérébelleuses des pédoncules et reliant les deux lobules du pneumogastrique : *Adversaria anatomica, de omnibus corporis humani partium, cum descriptionibus, cum picturis. Adversaria anatomica prima de omnibus cerebri nervorum et organorum functionibus animalibus inservientium, descriptionibus et iconismis*, Paris, 1750.

Michel Vincent Hyacinthe Malacarne (1744-1816) donne, en 1776, la première description précise du cervelet et laisse son nom à une saillie du vermis inférieur. On l'appelle également éminence cruciale parce qu'elle émet à sa base quatre prolongements en forme de croix : deux latéraux qui, à droite et à gauche, s'enfoncent dans les hémisphères latéraux, l'axe vertical étant constitué par le vermis : *Nuove esposizione della vera struttura del cerveletto umano,* Turin, 1776.

Félix Vicq d'Azyr laisse son nom en 1786 au sillon circonférentiel le plus marqué du cervelet, concave en avant, qui sépare sa partie supérieure de sa partie inférieure et se termine en avant par l'émergence du pneumogastrique : *Œuvres recueillies et publiées avec des notes et un discours sur sa vie et ses ouvrages*, Paris, 1805.

XIXème siècle : Magendie et Marchi

Luigi Rolando dans ses Osservazioni sul cerveletto *Mem. r. Accad. Sci.* Torino, **29**, 1825, inaugure les prmières études sur la physiologie du cervelet.

François Magendie, en 1828, découvre l'orifice de communication entre la cavité du quatrième ventricule et l'espace sous-arachnoïdien : Mémoire physiologique sur le cerveau, *J. Phys. exp. path. Paris*, **8**, 1828.

Vittorio Marchi (1851-1908) individualise, en 1885, la voie extra-pyramidale constituée de fibres cérébelleuses issues du vermis et destinées à la moelle où elles se rendent mêlées aux constituants du cordon antérieur : Sulle degenerazioni consecutive alla estirpazione total e parziale del cerveletto, *Riv. sper. Fren. Med. leg.* **13**, 1887.

La peau

La peau qui est estendue sur toutes les parties du corps (dit Galien) *n'a esté aultrement appelée des grecz anciens que par ce mot Derme qui vault autant comme ce que nous appelons cuyr : par ce qu'on la peult escorcher & séparer des parties qu'elle enveloppe*, si l'on en croit Etienne. Du Laurens ajoute : *Or la peau est la membrane la plus grande & espaisse de toutes celles du corps, engendrée du meslinge de la semence & du sang ayant une température médiocre, pour servir d'organe à l'attouchement, & de couverture, defence & embellissement à toutes les parties : Toutes les œuvres de M. André Du Laurens*, Paris, 1613.

Le cuir est constitué, selon Paré, de deux parties : un vrai cuir et un non vrai. Le vrai ou derme peut être séparé des plans profonds sauf à certains endroits comme la face ; le non vrai ou épiderme, recouvre le vrai ; c'est la petite peau ou cuticule qui est en réalité du derme desséché. De nature excrémentielle, il provient de la superfluité excrémenteuse des nerfs, veines, artères et chair du derme. Il est poreux et donne passage à la transpiration. A travers lui, les artères attirent l'air pour refroidir et entretenir la chaleur interne. A travers lui, elles rejettent également les excréments fuligineux. Sous le vrai cuir, il y a le pannicule charneux : c'est une membrane large, plate et déliée, parfois mêlée à de la graisse. Elle contient nerfs, artères, veines mêlées à de la graisse ou à sa chair propre. Elle donne passage et protection aux vaisseaux et permet les mouvements du cuir sur les plans profonds. Sous le pannicule, il y a la graisse, *la gresse estant ... de substance oléagineuse, provenante de la partie du sang aërée et vaporeuse ... ladite vapeur oléagineuse est convertie en gresse par la froideur desdites parties.* Cette couche adipeuse est séparée des muscles sous-jacents par une tunique commune qui tire son origine du périoste. Elle se confond en certains points avec l'aponévrose des muscles : *Œuvres complètes d'Ambroise Paré*, **1**, Paris, 1840.

XVIIème siècle : et Malpighi devint un adjectif

Fabrice d'Acquapendente publie : *De totius animalis integumentis*, Turin, 1618, et Leeuwenhoeck : Microscopical observations about blood ... Cuticula, *Philosophical transactions*, p. 121, 1674.

En 1664, après avoir soumis à l'ébullition la langue d'un boeuf, Marcello Malpighi obtient deux lames, l'une superficielle, l'autre profonde : à celle-ci, la plus molle de l'épiderme, il donne le nom de *corpus mucosum, corpus reticulare seu cribrosum.* Pourquoi réticulaire et criblé ? Parce qu'il observe à sa surface une multitude d'orifices qui correspondent en réalité au sommet des papilles dépouillées par l'eau bouillante de leur revêtement muqueux le plus fin, celui-ci étant parti avec la lame superficielle. Il observe également au microscope les papilles sur la peau du bras et du dos de la main. Il conclut qu'elles occupent toute l'étendue du derme, d'autant plus nombreuses que la sensibilité est plus grande. Marcello Malpighi admet leur existence tout en soulignant l'extrême difficulté pour les examiner : *De extremo tactus organo, exercit epist.* Naples, 1665 ; *Epistola anatomica de lingua*, Bologne, 1665.

Francis Glisson estime que la peau est constituée de fibres tendineuses et membraneuses, très flexibles, mais enduites d'une matière propre, visqueuse et semblable à de la gomme. Cette substance remplit les interstices entre les mailles et les aréoles des fibres cutanées : *Opera omnia anatomico-medica*, Leyde, 1691.

En 1685, Govert Bidloo consacre la planche quatre de son *Anatomia corporis humani* au revêtement cutané et montre notamment une superbe empreinte digitale du pouce : *Anatomia humani corporis centum & quinque tabulis per artificiosiss. G. de Lairesse ad vivum delineatis, demonstrata, veterum recentiorumque inventis explicata plurimisque, hactenus non detectis, illustrata*, Amsterdam, 1685.

Niels Stensen ou Stenon mentionne le premier, en 1683, les glandes sudorifères qu'il surnomme *fontes sudori : Observationes anatomicae, quibus varia oris, oculorum et nariumvasa describuntur*, Leyde, 1662.

XVIIIème siècle : Albinus

En 1737, Albinus, avec sa minutie habituelle, corrige l'erreur de Malpighi. Il obtient la séparation des deux couches épidermiques par la macération. Il peut alors mettre en évidence le revêtement uniforme des papilles par la lame profonde. Il classe les papilles en trois catégories, grandes, moyennes et petites. Les grandes sont celles de la main et du pied. Les moyennes se trouvent sous les ongles. Les petites, sur tous les autres points de la surface du corps : Quaedam de modis quibus cuticula cum corpore reticulari de cute abscedit, *Annot. acad.*, **1**, Leyde, 1737 ; De cognatione et distinctione cuticulae et reticulae, *ibid.*, 1737 ; De vasis cuticulae, *Annot. acad.*, **7**, Leyde, 1737 ; *Dissertatio secunda de sede et causa coloris oethiopum et coeterorum hominum*, Leyde, 1737.

Frederick Ruysch représente dans ses planches les papilles de la surface du gland, de la vulve et du mamelon chez la femme, de la surface des lèvres. Il confond néanmoins les papilles avec le point d'émergence de chaque poil : *Opera omnia anatomico-medico-chirurgica*, Amsterdam, 1721.

Samuel Thomas Soemmering publie en 1784 à Mayence, son *Abhandlung über koerperliche Verschiedenheit des Mohren van Europaeer* (Traité sur la différence corporelle entre noirs et blancs). Il établit les différences de pigmentations entre noirs et européens en écho aux plaidoyers de Condorcet (1743-1794) et de l'abbé Guillaume Raynal (1713-1796) en faveur de l'égalité des races.

Herman Boerhaave : Epistle to Ruysch, 1722 ; *Perspiratio dicta Hippocratis per universum corpus anatomice illustrata*, Leyde, 1738 et Guichard Joseph Duverney : *Œuvres anatomiques*, Paris, **2**, 1761, étudient les glandes sudoripares et les appellent glandes miliaires.

Jakob B. Winslow, en 1732, signale leur conduit excréteur et les pores par lesquels ils s'abouchent à la peau, déclarant qu'on peut les distinguer à l'oeil nu sur la pulpe des doigts : *Exposition anatomique de la structure du corps humain*, Paris, 1732.

XIXème siècle : des empreintes digitales à la structure microscopique de la peau

François M.X. Bichat dès 1801, conçoit le corps réticulaire comme un système capillaire général, entourant l'organe cutané, et formant avec les papilles une couche intermédiaire au chorion et à l'épiderme. Ce système contient des fluides qui peuvent donner sa coloration à la peau : *Traité des membranes en général et diverses membranes en particulier*, Paris, an VIII, 1800 ; *Anatomie générale* ..., Paris, An X, 1801.

Friedreich Henle corrige cette erreur en 1841 et revient aux conceptions d'Albinus. Il décrit en la couche la plus externe qui comporte une seule assise de cellules à noyaux aplatis rapidement kératinisées. Il écrit : *Cette opinion a été adoptée par presque tous les modernes et il est devenu d'un usage général d'appeler réseau de Malpighi la couche interne non encore endurcie, de l'épiderme, celle qui se continue insensiblement avec l'épiderme proprement dit* : *Allgemeine Anatomie*, Leipzig, 1841 ; *Handbuch der systematischen Anatomie des Menschen,* Braunschweig, 1855-1871.

Dès 1823, Jan E. Purkinje signale la spécificité individuelle du tracé que dessinent les crêtes papillaires au niveau de la face palmaire des phalangettes : *Commentatio de examine physiologico organi visus et systematis cutanei*, Vratislava, 1823. Il donne la première description complète des glandes sudoripares, suivi par Gilbert Breschet qui, en 1834, les dénomme glandes hydrophores : Recherches anatomiques et physiologiques sur les appareils tégumentaires des animaux, *Annales d'histoire naturelle,* S.2, **2**, 1834 ; *Nouvelles recherches anatomiques sur la structure de la peau*, Paris, 1835. Dès 1845, Robert B. Todd (1809-1860) et William Bowmann étudient leur vascularisation : *Cyclopedia of anatomy and physiology*, Londres, 1835-1859.

En 1837, Daniel Frederik Eschricht (1798-1863) : Om haarenes Retningpaa det menneskelige Legeme (Über die Richtung der Haare auf den menschlichen Körper), *Joh. Müller's Archiv.*, 1837, puis en 1857, Christian August Voigt (1809-1890) : *Abhandlung ueber die Richtung der Haare am menschlichen Körper*, Vienne, 1857, examinent la disposition des poils à la surface du corps selon des lignes courbes continues régulières qu'ils nomment courants. Elles se développent à partir d'un point central appelé tourbillon.

La gaine épithéliale interne du poil comporte trois couches concentriques : on doit à Thomas Henry Huxley (1825-1895) la description, en 1845, de la couche intermédiaire constituée par des lamelles d'assez volumineuses cellules : On a hiterto undescribed structure in the human hair sheat, *London med. gaz.*, **36**, juil. 1845.

En 1857, Eusèbe Oehl (1827-1903) décrit le *stratum lucidum* : Indagini di anatomia microscopica per servire allo studio dell'epidermide e dell acute palmare della mano, *Ann. Univ. Med. Milan*, **160**, 1857.

En 1857, Jacob Antonius Moll (1832-1914) donne son nom à des glandes sudoripares dépourvues de glomérule qui siègent dans les paupières et s'abouchent à leur bord libre, entre les cils : *Dissertatio continens quaedam de anatomia et physiologia palpebrarum*, Utrecht, 1857.

Les piquants des cellules de Malpighi, ces filaments qui les lient les unes aux autres, sont vus pour la première fois par Otto Schrön (1837-1917) à Florence, en 1865 : *Contribuzione alla anatomia, fisiologia e patologia della cute umana*, Turin, 1865.

Maximilian Johann Sigismund Schultze, en 1867, émet l'opinion selon laquelle ces pointes s'engrènent les unes dans les autres comme les pièces d'un puzzle : Ueber Cuticularbildungen und Verhornung von Epithelzellenbei den Wirbelthieren, *Schultze's Archivf. mikr. Anat.*, **5**, 1867.

Giulio Bizzozero montre qu'il s'agit en réalité de soudures unissant les cellules : *Manuel de microscopie clinique ...*, Bruxelles, 1883.

Louis Antoine Ranvier enseigne que ces filaments sont continus et constituent des ponts d'union entre les cellules (tonofibrilles) : Nouvelles recherches sur les organes du tact, *C.R. de l'Académie des sciences*, **XCI**, 1880 ; On the terminaison of the nerves in the epidermis, *Quarterly journal of the microsc.* science, **XX**, 1880. Avec Joseph Louis Renaut (1844-1917) en 1894, il observe la structure du glomérule sudoripare.

En 1868, Paul Langerhans (1849-1888) isole dans l'épaisseur du corps muqueux des cellules ramifiées chargées de pigments mélaniques, et prenant fortement la coloration par le chlorure d'or : Ueber der Nerven des menschlichen Haut, *Archiv für path. Anat.*, **XLIV**, 1858.

En 1889, Karl Herxheimer (1861-1944) décrit des fibres spirales entre les cellules de la couche basilaire. Ces fibres qui pénètrent dans la membrane basale peuvent s'étendre jusqu'au stratum malpighien du corps muqueux : Demonstration eigenthümlicher Fasern in der Epidermis des Menschen, *Congrès de Prague*, 1889.

La vascularisation du derme périunguéal est étudiée par Joseph Louis Renaut en 1896 : *Traité d'histologie pratique*, Paris, 1896.

Louis Adolphe Bertillon (1853-1914) leur consacrera un ouvrage fondateur de la dactyloscopie : *Les signalements anthropométriques*, Paris, 1886.

Francis Galton (1822-1911) compare les empreintes du pouce de 2500 sujets et note leur remarquable fixité pour chaque individu : *Finger prints*, Londres, 1892.

En 1889, Jean Léon Testut écrit dans son *Traité d'anatomie humaine* : *Les empreintes digitales deviennent ainsi un excellent élément d'identification et peuvent acquérir une certaine importance en médecine légale, au même titre que la photographie du visage et les divers caractères fournis par l'anthropométrie.*

Marie Philibert Sappey estime à 15000 centimètres carrés la superficie de l'épiderme. Il dénombre 36 papilles par millimètre carré au niveau de la paume des mains et de la plante des pieds ; 75 à 150 partout ailleurs : *Manuel d'anatomie descriptive et de préparations anatomiques,* Paris, 1850-1857.

Dans la couche papillaire et dans l'épaisseur du derme, les histologistes de la seconde moitié de ce siècle vont identifier les dispositifs nerveux qui font de la peau un organe sensoriel particulièrement développé et spécialisé. Ils vont également en préciser l'architecture et les autres constituants microscopiques.

En 1840, Filippo Pacini (1812-1883) identifie dans le derme des structures nerveuses ayant l'aspect d'une massue centrale en continuité apparente avec la gaine de Schwann et entourée d'une couche conjonctive lamellaire. Leur fonction est de percevoir les pressions : *Nuove organi scoperti rel corpo umano*, Pise, 1840.

Georg Meissner (1829-1905) découvre des formations ovoïdes constituées de cellules névrogliques en continuité avec la gaine de Henle, d'une fibre principale à myéline et de fibres sympathiques. Ces corpuscules, qui occupent certaines papilles de la couche superficielle du derme, apprécient les déformations de la surface cutanée : Ueber Vorhandsein bisher unbekanneten eigenthümlicher Tastkörper in dem Gefühlwärzchen des menschlichen Haut und ueber die Endausbreitung der sensiblen Nerven, *Nachr.Ges. Wiss.* Göttingen, 1852.

En 1879, dans le derme et dans les tendons, Camillo Golgi : Della terminazeione dei nervi nei tendinie di un nuovo apparato nervoso terminale musculo-tendineo, *Atti della soc. ital. di scienze naturali,* **XXI**, Milano, 1879 ; puis Vittorio Mazzoni (?-?) en 1891 : Osservazioni microscopische sopre i cosi detti corpuscoli terminanli dei tendini dell'uomo e sopra alcune particolari piastre nervosi superficiali che si trovano nei medesimi tendini, *Mem. Accad. Sci. Bologna, S.* 6, **1**, Bologne, 1891, trouvent des corpuscules plus petits et plus superficiels que ceux de Pacini mais de structure identique.

Wilhelm J.-F. Krause, en 1878-1880, isole des corpuscules très semblables à ceux de Pacini qu'il assimile à des récepteurs du froid : Article « Haut » dans *Wagner's Handwörterbuch*, band II, p.127, 1844 ; *Handbuch des menschlichen Anatomie*, Hanovre, 1876, 1879, 1880.

En 1898, Angelo Ruffin (1874-1929) met en évidence dans la partie superficielle du conjonctif sous-cutané, mais aussi dans le lit unguéal, les capsules articulaires et les tendons, des formations allongées, entourées d'une mince capsule conjonctive contenant un fuseau de soutien avec un ou plusieurs axones : *Sulla presenza di nuove forme di terminazioni nervose nell strato papillare e subpapillare dell acute dell'uomo*, Turin, 1898.

La même année, Alexander J. Dogiel : Ueber die Nerven-endapparate in der Haut des Menschen, *Z. Wiss. Zool.*, **75**, 1903, montre l'existence à l'extrémité d'arborisations axoniques cutanées, de ramifications variqueuses dites en paniers. Ces terminaisons peuvent être des arborisations aux extrémités distales en grains : disques de Friedrich Sigmund Merkel (1845-1919) qui les identifia en 1880 : *Ueber die Endigungen der sensiblen Nerven in der Haut der Wirbelthiere,* Rostock, 1880.

Le nez, les fosses nasales et la membrane pituitaire

Du Laurens précise : *Comme les guettes montant en haut descouvrent de plus loin et jugent mieux les différences des objets visibles ; & comme les voix s'entendent mieux d'enhaut que d'enbas ; Ainsi le flair reçoit mieux la vapeur qui monte à raison qu'elle est de nature de feu, que celle qui descend. Tout ainsi donc que les organes de la veuë, & de l'ouye, asçavoir les yeux & les oreilles, se sont logés au lieu le plus éminent de tout le corps ; l'instrument du flair s'est semblablement placé au palais de la teste comme dans une forte citadelle* : *Toutes les œuvres de M. André Du Laurens*, Paris, 1613.

Reste maintenant à parler du nez, que les Grecs appellent Rhis, à cause que par iceluy coulent et fluent les excrémens des ventricules antérieurs du cerveau nous informe Paré, toujours pragmatique. Ces humeurs excrémentielles filtrent à travers les pertuis qui transpercent l'ethmoïde. Elles peuvent s'évacuer par les narines ou vers le palais par les choanes qu'on appelle aussi entonnoirs ou lacunes. Le nez est composé de cuir, muscles, os, cartilages, nerfs, veines et artères. Il comporte six cartilages dont l'utilité est de rendre plus souple et moins sensible aux traumatismes l'extrémité de l'appendice nasal, et quatre muscles, deux de chaque côté, un externe, l'autre interne. La tunique (muqueuse) qui revêt intérieurement les conduits du nez (fosses nasales) est une expansion de la dure-mère qui passe au travers de l'os spongieux ou cribleux (lame criblée de l'ethmoïde). La fonction du nez est de conduire l'air et les odeurs : *Et pour conclusion le nez a esté fait pour plusieurs causes, mais principalement pour l'odorement, qui n'est autre chose qu'un sentiment procédant d'une affirmation vaporeuse, sortant de la chose odorante.* L'air apporte l'odeur aux procès mamillaires (bulbes olfactifs) qui le communiquent aux ventricules antérieurs.

Realdo Colombo attribue au muscle pyramidal du nez une fonction de dilatation des orifices narinaires : *De re anatomica, libri XV,* Venise, 1559.

Dans son tiers-livre de *La dissection des parties du corps humain*, Charles Etienne écrit à propos de l'anatomie et des fonctions du nez : *Le nez sort de l'entredeux & confinité des sourcilz : assiz entre les deux yeux comme ung mur egalement interposé : de qui la partie inférieure cartilagineuse de costé et d'aultre appelle narine : & les Greczs les ailes du nez comme aussi la cartilag qui est entre les dictes ailes se nomme l'entredeux du nez. Toutesfoys qu'à vrayment parler quelques ungs tiennent que les narines doibvent estre appellées les pertuys dudict nez par lesquelz l'odeur &*

l'esprit & l'air extérieur ne cesse (comme le dict quelqu'ung) de naiger. Car par icelle est attiré l'air au cerveau et encore au cueur la bouche estant fermée, & semblablement par les mesmes conduictz est renvoyé ledict air hors du corps. Ces dictes ailes ou narines si par maulvaises conformations de nature sont ung peu raccouryes, & retirées en amont sont les camuz ; & si elles sont elargies ou dilatées plus que de rayson sont ceulx que les anciens appeloient silons: & que nous surnommons nez à pompettes.

Fabrice d'Acquapendente, en 1616, consacre son *Tractatus anatomicus triplex...* non seulement aux yeux et au larynx mais aussi à l'oreille.

XVIIème siècle : la membrane de Schneider

Conrad Victor Schneider (1614-1680) entame la publication d'une vaste étude consacrée à l'anatomie des muqueuses nasales et de leurs maladies. Cet ouvrage comprendra sept volumes. Il y démontre notamment que le mucus nasal loin de provenir du cerveau à travers la lame criblée de l'éthmoïde, est sécrété par la muqueuse elle-même. Il prouve que l'ethmoïde n'est perforé qu'à l'état de siccité et que, sur le vivant, il est tapissé par la muqueuse pituitaire qui le rend imperméable à l'air des fosses nasales et aux humeurs cérébrales. Il met en évidence les filets nerveux et les vaisseaux qui la traversent. Schneider étudie les vaisseaux et les glandes de la pituitaire ainsi que la composition du mucus nasal constitué selon lui de sérum et de lymphe épaisse : *Liber de osse cribriformis, & sensu ac organo odoratus, & morbis ad utrumque spectantibus, de coryza, de hemorragia narium, polypo, sternutatione, amissione odoratus*, Wittemberg, 1655 ; *De catarrhis libri quinque*, Wittemberg, 1660-1662.

Jean Méry dénie tout rôle aux nerfs olfactifs dans l'odorat et attribue au trijumeau la mission de transmettre les impressions olfactives : Journal des progrès de la médecine, 1697 ; Haller, *Bibliothèque anatomique*, **1**, 1774 ; *Œuvres complètes (anatomie, physiologie, chirurgie)*, Paris, 1888.

Govert Bidloo observe au microscope les poils narinaires (*crinium nasi*) et en donne une représentation très réaliste dans la planche IV de son *Anatomia corporis humani*, 1685.

Gaspard Bartholin le jeune publie le *De olfacto organo disquisitio anatomica*, Copenhague, 1679.

XVIIIème siècle

Frederick Ruysch dénombre neuf cartilages : celui, médian, de la cloison et quatre autres de chaque côté : *Opera omnia anatomico-medico-chirurgica*, Amsterdam, 1721.

Guichard Joseph Duverney décrit les deux faisceaux ligamentaires qui unissent ces cartilages entre eux et à la portion osseuse du nez : Sur le cerveau d'un homme et sur l'organe de l'odorat ; Comparaison des nerfs olfactifs dans l'homme et les animaux, *Mémoires de l'Académie royale des sciences*, **1**, 1666.

Joseph Lieutaud assimile la membrane pituitaire à de la peau dégénérée et affirme l'absence de toute glande à la surface de l'une comme de l'autre : *Essais anatomiques contenant l'histoire exacte de toutes les parties qui composent le corps de l'homme,* Paris, 1742.

Domenico Cotugno, en 1760, découvre un filet nerveux issu des rameaux sphéno-palatins provenant du nerf maxillaire supérieur, le nerf naso-palatin. Ce nerf se termine dans la muqueuse de la voûte palatine après avoir traversé obliquement toute l'étendue des fosses nasales le long de leur cloison : le nerf de Cotugnio : *De aquaeductibus auris humanae internae,* Naples, 1761.

En 1767, dans son *Traité des sensations*, Claude Nicolas Lecat identifie à la surface de la muqueuse pituitaire une multitude de villosités tellement ténues qu'elles échappent à toute description précise. Il les assimile à des glandules produites par l'épanouissement des nerfs.

En 1768, Toussaint Bordenave décrit l'orifice de communication du sinus maxillaire avec les fosses nasales, situé entre les deux cornets, plus proche du cornet supérieur, oblong, de direction oblique du fait d'un repli de la membrane pituitaire : Précis d'observations sur les maladies du sinus maxillaire, *Mémoires de l'Académie royale de chirurgie*, **IV**, 329.

Giovanni Battista Morgagni, en 1719 : *Adversaria anatomica quarta, quinta et sexta,* Padoue, 1719, et Albrecht von Haller en 1769, précisent l'anatomie du plancher des fosses nasales : *De partium corporis humani precipuarum Fabrica et functionibus opus quinquaginta annorum,* Berne, 1778, **I**, 35-42.

Antonio Scarpa en 1779, ne confirme pas les constatations de Lecat mais pense que les filets du nerf olfactif se ramifient et s'épanouissent jusqu'à constituer une sorte de membrane : *Anatomicarum annotationum liber primus : de nervorum gangliis et plexibus ...-Liber secundum : de organo olfactus praecipuo deque nervis nasalibus interioribus e pari quinto nervorum cerebri*, Turin, 1785.

En 1792, James Carmichael Smyth (1741-1821) introduit avant Pinel et Bichat la notion de tissu commun à différents organes en identifiant comme analogues les muqueuses qui tapissent les voies aériennes mais aussi le tube digestif, l'appareil urinaire ou les organes sexuels : On the different species of inflammation, and of the cause to whiche this differences are to be abscribe, *Medical communication*, **II**. Sa publication est mentionnée dans les *Medical commentaries for the year 1792*, vol VII, décade II, Account of new books.

XIXème siècle

En 1835, William Bowman met en évidence à la partie supérieure de la membrane pituitaire une zone jaunâtre répondant à la tache olfactive : *Cyclopedia of anatomy and physiology*, Londres, 1835-1859.

Emil Huschke (1797-1858), dans : *Schädel, Hirn und Seele des Menschen und der Thiere nach alter Geschlecht und Race dargestellt nach neuen Methoden und Untersuchungen*, Jena, 1854, décrit parmi les cartilages accessoires du nez les cartilages vomériens, petites lames longitudinales du bord postéro-inférieur du cartilage de la cloison. On les appelle aussi cartilages de Jacobson car ils possèdent chez l'animal des rapports fréquents avec un organe sacciforme de la partie inférieure de la cloison décrit par Ludwig Levin Jacobson en 1809 : Description anatomique d'un organe observé dans les mammifères, *Annales du muséum d'histoire naturelle*, **18**, 1809. Son homologue existe chez l'homme, particulièrement chez le foetus, sous forme d'une petite cavité tubulaire qui s'ouvre au-dessus du conduit naso-palatin : tube de Ruysch.

En 1871, Maximilian Johann Sigismund Schultze étudie la membrane olfactive et particulièrement les cellules olfactives elles-mêmes auxquelles il laisse son nom : *Allgemeines Untersuchungen ueber die Strukturelement des Nervensystems. Stricker's Handbuch der Lehre von den Gewebe des Menschen und der Thiere*, Leipzig, 1871.

En 1853, Marie Philibert Sappey consacre une étude approfondie aux glandes en grappe de la partie non olfactive de la membrane pituitaire : *Comptes rendus de la Société de Biologie*, **5**, p. 29 et suiv.

En 1882, Louis Antoine Ranvier lui apporte la contradiction en trouvant ces glandes franchement tubulaires : *Traité technique d'histologie*, Paris, 1889.

En 1850, Photinos Panas (1823-1903) consacre le sujet de sa thèse aux lymphatiques de la pituitaire. Il démontre que le canal nasal n'est qu'une dépendance du méat inférieur : *Anatomie des fosses nasales et des voies lacrymales*, Paris.

Emil Zuckerkandl, en 1886, montre que le réseau veineux du chorion de la muqueuse pituitaire présente des dilatations qui réalisent un véritable tissu caverneux. Il identifie également à ce niveau un tissu lymphatique absent de la région olfactive : *Normale und pathologische Anatomie der Nasenhöhle und ihrer pneumatischen Anhänge*, Vienne, 1882-1892.

Gustav Albert Schwalbe : *Lehrbuch der Neurologie*, in Hoffman's *Anatomie des Menschen*) Erlangen, 1881, Ernst Axel Key et Magnus Gustav Retzius publient : *Das Menschenhirn. Studien in der makroskopischen Morphologie*, Stockholm, 1896, et signalent l'existence de lymphatiques qui traversent la lame criblée de l'ethmoïde soit en suivant les rameaux de l'olfactif soit indépendamment de lui. Le même Retzius en 1891, précédé en 1890 par Don Santiago Ramon y Cajal, appliquera la méthode de la coloration argentique de Golgi à l'étude des terminaisons nerveuses au niveau du prolongement central des cellules olfactives.

L'anthropométrie fait son apparition dans les traités d'anatomie.

Pierre Paul Broca établit un indice nasal basé sur le rapport entre la largeur du nez multipliée par 100 sur sa longueur. Il définit ainsi, un peu artificiellement, les leptorhiniens ou caucasiques (indice entre 42 et 47) ; les mésorhiniens ou mongoliques (indice entre 48 et 52) ; les plathyrhiniens ou éthiopiques (indice entre 53 et 58). Il ajoute que l'indice nasal diminuant régulièrement à mesure que le développement s'accomplit, la persistance de cette largeur est l'indice d'un arrêt du développement : *Mémoires d'anthropologie*, Paris, 1871-1877.

Paul Topinard (1830-1912) en 1873 définit l'indice nasal transversal en mesurant avec un compas à glissière la hauteur et la largeur maximales de l'appendice nasal. Il attache une grande importance à la forme d'ouverture des narines déterminante selon lui pour déterminer les caractères raciaux : *L'anthropologie*, Paris, 1876.

Les oreilles

Les oreilles sont les organes et instruments du sens auditif qui distinguent des voix, des sons et des tons : composées de cuir et peu de chair, cartilages, veines, artères et nerfs selon ... Elles sont pliées et entotrtillées sans que pour cela elles souffrent aucun mal : pour ce questans aucunement molles et cartilagineuses, elles obéissent à ce que l'on met dessus, comme un chapeau ou bonnet, ou morion, ou autre accoutrement de tête. Et si nature les eust faites osseuses telle chose n'eust peu commodément, et fussent souventesfois rompues ... Or pour bien comprendre comme se fait l'ouye, il faut premièrement connoistre et considérer la structure et fabrication de la susdite anfractuosité dont se fait l'audition au moyen de la membrane qui est composée du nerf auditif, et est tendu intérieurement dans le trou de l'oreille comme la peau d'un tabourin ... Or tout cela n'est pas assez pour parfaire l'ouye, car encore pour mieux distinguer les sons et voix, Nature a produit trois petits osselets : l'un appelé uncus, l'autre malleolus, en nostre langue, enclume et marteau : et le troisième, stapes, pource qu'il représente un estrier d'un cheval Reistre, ou deltoïde, à raison qu'il ressemble à un delta des Grecs, situé derrière ladicte membrane : lesquels malleolus et incus estans meus et agités des inondations de l'air extérieur frappans ladite membrane, constituent les différences des sons et voix, ainsi que fait la corde qui est au travers de la peau postérieure d'un tabourin. Œuvres complètes d'Ambroise Paré, **1**, Paris, 1840.

Du Laurens, plus lyrique les envisage en philosophe : *Comme la vuë entre tous les sens est la plus nécessaire pour la douceur & pour la commodité de la vie, ainsi l'ouye emporte l'honneur pour comprendre les sciences & la sapience, d'où le philosophe l'appelle le sens de la discipline. Celle-là est nécessaire pour l'invention, & celle-ci pour la communication. C'est chose quasi incroyable combien ce sens esmeut merveilleusement l'âme qui est cause que Théophraste l'appelle le sens des passions ; & qu'Hérodote veut que la cholère habite aux oreilles.* L'organe récepteur est le tabourin, membrane composée du nerf auditif, tendue dans le trou de l'oreille comme la membrane d'un tambour. Trois osselets sont solidaires de cette membrane, l'incis (enclume), le malleolus (marteau) et le stapes (étrier) qui obture le foramen caecum (fenêtre ovale) : *Toutes les œuvres de M. André Du Laurens*, Paris, 1613.

Giacomo Berengario da Carpi donne cette description sommaire de l'oreille : *Il y a deux petits os contigus à cette membrane (le tympan) qui étant mis en mouvement par les ondulations de l'air se choquent mutuellement & excitent en nous par ce choc, ce que nous appelons le son. Telle est la structure de ces parties, que peu d'anatomistes ont observée, quoiqu'elle soit très remarquable : Isagogae breves nerlucidae ac uberrime in anatomiam humani corporis*, Bologne, 1523.

Bartholomé Eustache décrit, en 1562, le conduit qui relie la partie antérieure de la caisse du tympan à l'arrière cavité du pharynx nasal et qui passera à la postérité sous l'éponyme de trompe d'Eustache : *De auditus organis,* Venise, 1562.

Gabriel Fallope laisse son nom au canal du facial dans le temporal, aqueduc de Fallope, qui creuse dans l'épaisseur du rocher une trajectoire successivement horizontale, transversale puis verticale se terminant à l'orifice du trou stylo-mastoïdien (1562) : *Observationes anatomicae*, Venise, 1561.

Premier auteur d'une monographie sur l'oreille, Volcher Coiter consacre dix-sept pages de ses tables anatomiques intitulées *Externarum et internarum principalium humani corporis partium tabulae,* Nuremberg, 1572 à l'anatomie de l'oreille : *De auditus instrumento.*

Après Félix Platter : *De partium corporis humani structura et usu, libri III, tabulis methodice, explicati iconibusque accurate illustrati,* Bâle, 1583, Julius Casserius décrit les canaux semi-circulaires d'une part, les muscles des osselets de l'oreille moyenne d'autre part : *De vocis auditusque organis historia anatomica*, Ferrare, 1600.

XVIIème siècle : le siècle de Duverney

Cecilio Folli (1615-1660) décrit les osselets de l'oreille moyenne, les canaux semi-circulaires et la cochlée : *Nova auris internas delineatio*, Venise, 1645.

Niels Stensen, Sténon, décrit les glandes à cérumen : *Observationes anatomicae, quibus varia oris, oculorum, et vasa narium describuntur*, Leyde, 1662.

Guichard Joseph Duverney publie un ouvrage fondateur de l'otologie : *Traité de l'organe de l'ouïe, contenant la structure, les usages & les maladies de toutes les parties de l'oreille*, Paris, 1683. Il décrit la communication de la caisse du tympan avec les cellules mastoïdiennes ; il montre que la corde du tympan est une branche du trijumeau (Vème paire) qui s'anastomose avec le facial (VIIème paire) après avoir traversé la caisse du tympan d'avant en arrière. Il donne une bonne description de la cochlée et des canaux semi-circulaires et considère à tort ces derniers comme des organes de l'ouïe.

XVIIIme siècle : Valsalva

Augustus Quirinus Rivinus, en 1717, décrit la portion supérieure du tympan correspondant à un segment de sa circonférence en contact avec une zone du sulcus tympanicus dépourvue de bourrelet annulaire : *De auditus vitiis. Dissertatio*, Leipzig, 1717. C'est la membrane flaccide du tympan que verra à nouveau Henri J. Shrapnell (1814-1834) 115 ans plus tard : On the form and structure of the membrane of the tympanum, *Lond. Med. Gaz.*, **10**, 1832.

Antonio Maria Valsalva dans le *De Aure humana tractatus* ..., Bologne, 1705, (Traité de l'oreille humaine), décrit le muscle du tragus et le ligament antérieur de l'oreille, les glandes sébacées cutanées de la conque, le conduit auditif externe. Le premier, il divise l'oreille en trois parties : externe, moyenne et interne. Il avait démontré en 1687 que les cavités du labyrinthe ne sont pas remplies d'air mais d'une humeur rougeâtre chez le foetus puis limpide comme de l'eau chez l'adulte ; en 1794, Antonio Scarpa complète sa découverte et distingue le liquide endo-labyrinthique de celui qui l'entoure.

Johann Friedrich Cassebohm (1699-1743) fait paraître un important traité sur l'anatomie et l'embryologie de l'oreille, qui restera l'ouvrage de référence dans ce domaine jusqu'à la parution du traité de Huschke en 1854 : *Tractatus quatuor anatomici de aure humana* ..., Halae Magdeburgi, 1734-1735.

Dominique Cotugno découvre le liquide endolabyrinthique de l'oreille interne et explique les fonctions du limaçon et des canaux semi circulaires : *De aquaeductibus auris humanae internae dissertatio anatomica*, Naples, 1760. Ses travaux sur le liquide céphalorachidien précèdent de 50 ans ceux de Magendie : *De ischiade nervosa commentarius*, Naples, 1765.

XIXème siècle : histologie et physiologie de l'oreille

Gilbert Breschet observe à nouveau en 1836 les liquides de l'oreille interne. Il les dénomme endolymphe et périlymphe. Il appelle poussière auditive ou otoconies les cristaux qu'il a vus dans utricule, saccule et canaux semi-circulaires : *Recherches anatomiques et physiologiques sur l'organe de l'ouie*, Paris, 1836.

Joseph Toynbee (1815-1866), le pape de l'anatomie de l'oreille au XIXème siècle, aurait disséqué plus de 2000 oreilles. Il étudie, après Eustache et Albinus, le muscle tenseur, l'oreille moyenne et la trompe d'Eustache : On the structure of the membrana tympani in the human ear, *Philosophical transaction,* 1851.

Thomas Buchanan (1782-1853) dans *An engraved representation of the human ear...*, Londres, 1823, désigne comme fosse du conduit auditif l'excavation plus ou moins profonde au niveau du point où le tragus se poursuit par le conduit auditif externe.

Le pavillon de l'oreille a beaucoup intéressé les anatomistes des dernières décennies du siècle. La mode est à l'anthropométrie. Ainsi, Charles Robert Darwin, en 1871, sur les indications du sculpteur Thomas Woolner (1852-1892), consacre une observation à la saillie du bord libre de l'helix au niveau de sa partie postéro-supérieure, le tubercule de Darwin : A review of « The Descent of Man », by P.H. Pie-Smith, *Nature*, Londres, 6 avril 1871.

En 1874, Caesare Lombroso (1836-1909) considère les anomalies du pavillon de l'oreille comme signes extérieurs de prédisposition à la délinquance : l'oreille en anse : L'uomo delinquente, studiato in rapporto alla anthropologia, alla medicina legaleed alle discipline carcerarie, Milan, 1876. Maurice René Lannois (1856-1942) conteste ces résultats et démontre que cette anomalie n'est pas plus fréquente dans la population carcérale que chez les sujets non délinquants : *De l'oreille au point de vue anthropologique et médico-légal*, Lyon, 1887. Après Paul Topinard : *L'Anthropologie*, Paris, 1876, Gustav Albert Schwalbe définit un indice auriculaire applicable à l'homme et aux animaux et décrit l'*incisura terminalis*, échancrure constituée par le bord interne de la conque et le bord postérieur du cartilage du conduit auditif : *Lehrbuch des Anatomie der Sinnesorgane*, Erlangen, 1886.

Le faisceau musculaire triangulaire, plat, appliqué sur la face externe du tragus et se terminant en haut sur son bord libre, porte le nom de son inventeur, Karl Gustav Jung (1793-1864) qui l'avait appelé pyramidalis auriculae : Von den äussern Ohr und seinen Muskeln beim Menschen, *Vehrl. Naturf. Ges. Basel. Ber.*, **8**, 1849.

William Wilde (1815-1876), le père d'Oscar, décrit la caisse du tympan et le triangle lumineux que détermine l'éclairage du tympan à travers l'otoscope : *Practical observation on Aural Surgery and the nature and treatment of diseases of the ear*, Londres, 1853. Pour Adam Politzer (1835-1920), ce cône lumineux forme un triangle isocèle dont le sommet répond à l'ombilic du tympan et dont la base s'étend à la circonférence. Son apparition dépend de l'inclinaison du tympan : *Die anatomische und histologische Zergliederung des menschlichen Gehörorgans im normalen und kranken Zustände,* Stuttgart, 1889. Il mesure les dimensions du conduit auditif externe en 1889, précédé en cela par Anton Friedrich Troeltsch (1829-1890) en 1859 : Anatomische Beiträge zur Ohreheilkunde, *Virchow Arch.*, **17**.

Joseph Gerlach montre que la membrane tympanique est fixée dans le fond de sa rainure, le sulcus tympanicus, par une bande circulaire de tissu conjonctif qu'il appelle le bourrelet annulaire et qui s'interrompt en haut sur un sixième de sa circonférence : cet espace libre est nommé espace de

Rivinus : *Handbuch der allgemeine und spezielle Gewebelehre*, Mayence, 1848.

Peu de médecins ont donné autant d'éponymes anatomiques que Friedreich Henle. Au niveau de l'oreille, il décrit une rainure de la branche antérieure du cercle tympanal vu par sa face interne et qu'il dénomme sulcus malleolaris. S'y logent, l'artère tympanique, la corde du tympan, la longue apophyse et le ligament antérieur du marteau. Il laisse également son nom à l'une des crêtes qui limitent en haut et en bas ce sillon malléolaire, *crista spinarum* de Henle : *Allgemeine Anatomie*, Leipzig, 1841.

La face postéro-inférieure du temporal réunit sur une petite surface un grand nombre d'apophyses, tubercules, fosses, fossettes, facettes, scissures, orifices et trous : parmi ceux-là, Ludwig Levin Jacobson dédie son nom à l'orifice inférieur du canal tympanique et au nerf qui le parcourt. Ce canal de Jacobson se termine après un trajet ascendant au niveau de la paroi interne de la caisse du tympan : Supplementa ad otoatriam, *Nova Acta Soc. Med. Hafn.*, **5**, 1818.

Dans cette même région, riche en éponymes, Joseph Hyrtl décrit le muscle stylo-auriculaire en 1847 : *Handbuch der topographischen Anatomie, und ihrer praktisch medicinisch-chirurgischen Anwendungen*, Vienne, 1847.

L'anatomie intime de l'oreille interne est de mieux en mieux connue. Friedrich Christian Rosenthal (1780-1829) découvre en 1819 le canal continu et cylindrique contournant en spirale la partie corticale de l'axe osseux de la cochlée : canal spiral de Rosenthal. Il publie sa découverte dans les *Archives med. Erfahr de Berlin* : Versuch einer pathologie des Gehörs.

Alfonso Corti (1822-1888) étudie l'anatomie microscopique de la cochlée et publie ses recherches en 1851 : l'organe de Corti, est formé de l'adossement de deux formations épithéliales inclinées l'une vers l'autre comme deux versants d'un toit, ménageant entre elles un vide, le tunnel de Corti : Recherches sur l'organe de l'ouie des mammifères, *Z. wiss. Zool.*, **3**.

Ernst Reissner (1824-1878), en 1851 : *De auris internae formatione*, puis Benjamin Loewenberg (1836-1905), *La lame spirale du limaçon de l'oreille de l'homme et des mammifères*, Paris, 1864, complètent sa description : constituant du canal cochléaire, la membrane de Reissner forme sa paroi antérieure ou vestibulaire. Elle le sépare de la rampe vestibulaire du limaçon.

Victor Hensen montre qu'un petit canal unit la portion initiale du canal cochléaire au saccule : *Ueber die Ableitung der Umkehr der Kernblatter*, 1882.

LA MEDECINE

L'humorisme et la maladie

Nous l'avons déjà constaté à propos de la physiologie, le système des humeurs, bien que déroutant pour des esprits contemporains, est conforté par des théories philosophiques venues de l'Antiquité selon lesquelles l'homme forme un tout en étroite liaison avec la nature et doit être observé de façon synthétique sur le plan clinique, biologique, psychologique et astrologique. Comment les contemporains d'Hippocrate, de Galien, et leurs successeurs, auraient-ils pu concevoir une autre explication du monde que cette approche intuitive et analogique du réel où le symbole tient lieu de référence. De nos jours encore le langage courant reflète ces vieilles théories qui parlent à l'imagination : la mauvaise humeur, un tempérament de feu ou flegmatique, la froideur des sentiments, se faire de la bile, rester de glace, garder son sang-froid, être mélancolique, atrabilaire ou cacochyme.

L'humorisme régnera sans partage sur la médecine jusqu'aux années 1850. Hippocrate, cinq siècles avant Jésus-Christ, avait échafaudé sur lui un système basé sur l'observation et le respect des lois de la nature pour établir le diagnostic et fixer le traitement. Pour expliquer les aspects déconcertants et variables du fonctionnement de l'organisme, il admettait quatre éléments : terre, eau, air et feu dont l'équilibre ou le déséquilibre à l'intérieur du corps (homéostasie), en relation avec les phénomènes naturels (environnement), déterminait l'état de santé ou de maladie. Par exemple, le sang chaud et humide, augmente au printemps, saison tiède et pluvieuse. Deux siècles et demi plus tard, Galien, grec lui aussi, laissait une œuvre monumentale embrassant anatomie, physiologie, médecine et chirurgie, entièrement fondée sur l'humorisme hippocratique qui sera l'objet de la vénération des médecins jusqu'au dix-neuvième siècle.

Fernel définit ainsi la maladie et le rôle du médecin : *Les hommes n'eussent jamais appliqué leur esprit à la recherche ny à l'exercice d'aucun art, qui peust servir à la guérison des maladies & à la conservation de la santé, si la Nature eust sçeu maintenir elle mesme cette bonne disposition du corps qu'elle avoit premierement establie. Mais puisque c'est un arrest irrevocable que l'homme aussi bien que le reste des choses qui vivent icy bas, subisse quelque jour la mort, & soit cependant exposé aux diverses attaques des injures externes, qui l'environnent de tous costez, & l'agitent non moins qu'un foible vaisseau secöué des vents & des flots au milieu d'une Mer dangereuse & pleine d'orages : Le principal devoir d'un parfait Medecin, est de bien connoistre la disposition du corps, laquelle est si souvent & en tant de façons altérée, & n'ignorer aucune des maladies : La pathologie de Jean Fernel premier médecin de Henri II Roi de France,* Paris, 1655.

Le corps est donc constitué par quatre éléments : la terre (sécheresse), l'eau (humidité), l'air (fraîcheur), le feu (chaleur). Leur rapport est constant chez le bien portant. Leur déséquilibre détermine le tempérament. Quatre humeurs cardinales correspondent à l'association des éléments différents : le sang : chaud et humide (feu et eau) ; la pituite ou phlegme : froide et humide (air et eau) ; la bile ou cholère : chaude et sèche (feu et terre) ; la mélancholie ou atrabile, froide et sèche (air et terre).

Le sang provient de la transformation du chyle apporté au foie par les veines mésaraïques. Le foie purifie également le sang des humeurs en excès comme bile, pituite et atrabile.

La force anime et gère les différentes fonctions humorales. Elle est issue des esprits animaux, des esprits vitaux et des esprits naturels : les esprits animaux, issus du cerveau, distribués par les nerfs sont l'instrument de l'âme pensante et agissante ; les esprits vitaux, issus du coeur, distribués par les artères, sont l'instrument des passions de l'âme ; les esprits naturels, issus du foie, sont distribués par les veines et président aux fonctions de digestion.

La maladie provient soit d'un déséquilibre entre les quatre constituants de la matière, soit d'une perturbation des esprits. Le déséquilibre entre les quatre constituants de la matière peut-être dû à une trop grande quantité d'humeur : pléthore ou bien à une mauvaise qualité des humeurs : cacochymie.

Selon Nicolas Abraham de la Framboisière (1560-1636) : *La cause antécédente de la maladie est double, l'une est nommée pléthore, autrement plénitude, l'autre Cacochymie. Pléthore est une réplétion de toutes les humeurs également augmentées ou bien du sang seulement. Cacochymie est une réplétion de colère, ou de mélancholie, ou de phlegme* : *Les œuvres de N. Abraham de la Framboisière Conseiller et médecin du Roy où sont méthodiquement décrites l'histoire du monde, la médecine, la chirurgie et la pharmacie* ..., Lyon, 1669.

Les causes des maladies sont de deux sortes : les unes sont internes, naissant avec nous, prenant leur origine ou de la semence des parents, ou du sang de la mère ; les autres sont liées aux altérations que le temps et l'âge infligent à notre corps. Si une cause quelconque (la chaleur et la sécheresse de l'été par exemple) fait prédominer la bile dans une complexion déjà bilieuse, le patient tombe dans l'intempérie. En revanche, l'hiver faisant prédominer le froid et l'humide ramène l'équilibre chez les malades de tempérament sec et chaud, tout en provoquant des intempéries dans une complexion humide et froide.

Pour Fernel et ses contemporains, le rôle du médecin est donc de ramener l'harmonie en opposant les contraires (*contraria contrariis*) : une fièvre brûlante appelle les boissons rafraîchissantes. La qualité qui prédomine trop, appète son contraire. Il en est de même de nos passions, il faut savoir les tempérer. La modestie conditionne la santé et la sagesse n'est pas moins nécessaire que la médecine pour retrouver la santé. Vouloir forcer la nature est comme imiter les géants qui combattaient les dieux, comme l'enseigne Cicéron. L'art doit alors suivre et guider la nature en connaissant ses lois. Ainsi est rétablie la symétrie du bien-être et de la vigueur. L'équilibre est le plus sûr garant contre les maladies, mais il faut tenir compte de la complexion de chacun, le juste milieu n'étant pas le même pour tout le monde.

Equilibre, voilà le maître-mot de la médecine ancienne, en particulier hippocratique. L'harmonie doit régner chez les individus. Mais, comme le funambule sur son câble, nous sommes vulnérables et instables. Cette idée d'harmonie et d'équilibre définissant la santé rejoint la notion de justice et de bonté, corollaire de la beauté pour Platon. Elle ne se réalise jamais totalement, elle est limitée dans le temps. Nous avons vu à propos de Marcile Ficin combien ces conceptions favoriseront l'introduction en Europe des théories néo-platoniciennes venues de Constantinople.

La coction ou union des humeurs est nécessaire à la guérison : ainsi au début d'un coryza, l'humeur qui s'écoule du nez est ténue, fluide, irritante. A mesure que la maladie s'approche de sa guérison, elle devient jaune, visqueuse, épaisse et n'irrite plus les muqueuses. C'est le résultat de la coction qui transforme les humeurs au cours de la maladie et leur enlevant leur fluidité et leur pouvoir irritant, assume un travail identique à celui de la cuisson des substances alimentaires. Elle permet l'élimination par les reins, les intestins, l'estomac ou les poumons (urines, selles, vomissements et expectoration) ou par dépôt de matières solides ou liquides en divers points du corps. Jean-François Fernel limite la coction à une combustion des humeurs putrides permettant l'élimination des parties altérées. Guillaume de Baillou combat cette conception et attribue aux solides seuls l'altération des humeurs et la disparition de leur putréfaction : *Liber de urinarium hypostasi in quo continetur Galeni adversus Fernelium* in *Opera omnia in quartos tomos divisa* ..., **4**, Genève, 1762 ; *Gulielmi Ballonii medici parisiensis celeberrimi epidemiorum et ephemeridum libri duo studio et opera M. Jacobi Thevart...,* Venise, 1734.

Cette élimination, après coction, entraîne un mieux subit et complet : il s'agit des crises. Etymologiquement, le mot crise signifie choix et sentence. Pour les anciens auteurs, il traduit le résultat de la joute entre le malade et la maladie, un peu comme les plaidoiries de la défense et de l'accusation dans un prétoire : le verdict est soit la guérison soit la mort. Le praticien doit être attentif aux signes de coction qui lui permettent de prévoir le déclenchement de la crise : celle-ci se manifeste pour les fièvres, les quatrièmes, septièmes, onzièmes, quatorzièmes, dix-septièmes, vingt et unièmes et parfois trentièmes ou quarantièmes jours. Hippocrate recommande dans les maladies aiguës d'être vigilant au quatrième jour qui détermine ce que sera le septième et au dix-septième car c'est le quatrième après le quatorzième et le septième après le onzième. Galien va encore plus loin : il tient pour avéré que certains jours sont constamment favorables comme le septième, d'autres constamment néfastes comme le sixième qu'il appelle tyran cruel.

Cette croyance en la valeur prédictive des chiffres traduit vraisemblablement une influence égyptienne, chaldéenne et phénicienne transmise par Pythagore qui les investit d'un pouvoir et d'un symbolisme magique. Le sexe des nombres détermine leur propriété : les nombres impairs ou mâles sont plus puissants que les nombres pairs et femelles. Le nombre sept, le plus parfait, exerce un pouvoir sans partage sur les autres, car constitué des nombres trois et quatre, tous deux les plus parfaits dans leur catégorie. On pense ainsi que dans une existence humaine les années les plus dangereuses sont la soixante troisième et la quatre vingt unième car dans la première le nombre sept se trouve répété neuf fois et dans la seconde le nombre neuf, neuf fois. Il est dit que la conception se fait le septième jour, la naissance au septième mois de la grossesse, les premières dents au septième mois, les premiers pas à quatre fois sept mois.

Les crises doivent apparaître à certains moments privilégiés et désignés comme jour décrétoires ou encore judicatoires ou critiques : 7, 14, 20, 21, 27, 34, 40, 60, 80, 100 et 120. Les jours indicatoires ou contemplatifs sont ceux qui séparent la semaine en deux et annoncent ce qui se produira dans le quaternaire suivant (4, 11, 17, 24, etc.) Les jours intercalaires ou incidents ou provocateurs sont de mauvais pronostic lorsque les crises se manifestent (3, 5, 6, 9, 13, 19). Les jours vides ou non-décrétoires (2, 6, 8, 10, 12, 16, 18) sont à la fois néfastes et médicinaux car les seuls à permettre au thérapeute de prendre l'initiative d'un traitement sans tenir compte de la bonne nature médicatrice. Les Arabes adoptent sans réserves cette doctrine en y ajoutant une connotation astrologique impliquant la lune : ainsi une maladie débutant à la nouvelle lune connaîtra ses jours critiques le sept (premier quartier), puis le quatorze (nouvelle lune) et enfin le vingt et un (dernier quartier).

Fracastor (1483-1553) pense que chaque humeur a son mouvement particulier et que les particularités de chaque mouvement déterminent les symptômes des maladies de chaque humeur : ainsi la bile noire ou mélancholie qui se meut tous les quatre jours donne lieu à des quaternaires critiques : *Les trois livres de Jérôme Fracastor sur la contagion, les maladies contagieuses et leur traitement, traduction et notes par Léon Meunier,* Paris, 1891.

André du Laurens écrit à propos du septième jour : ... *La nature a choisi ce jour plutôt qu'un autre parce que Dieu le Père et le créateur de toute chose, lui a imposé cette loi, qu'il s'est voulu reposer de ses œuvres en icelui après avoir parachevé la création, et que partant la nature particulière comme chambrière et imitatrice de l'universel, fait en chaque septième des crises parfaites* : *Toutes les œuvres de M. André Du Laurens*, Paris, 1613.

Pour Paracelse, la crise dépend d'une part du firmament au moment de la naissance, d'autre part de l'entité naturelle définie pour chaque individu par les sept membres qui régissent ses fonctions vitales, eux-mêmes réglés sur les cours des sept planètes. Mars pour le fiel ; Jupiter pour le foie ; la lune pour le cerveau ; le soleil pour le cœur ; Saturne pour la rate ; Mercure pour les poumons et Vénus pour les reins. Il ouvre ainsi la première brèche dans le système et paie son audace par l'exil et les persécutions. A vrai dire, il substitue aux quatre éléments le soufre, chaud, qui correspond au feu ; le mercure, humide, qui correspond à l'eau et le sel, sec, qui correspond à la terre. La nouveauté réside plus dans la nomenclature que dans la découverte de nouveaux éléments. En revanche sa tentative de classifications par substances chimiques incitera les médecins à rechercher le principe actif des médicaments et à préciser leur mode d'action sur l'organisme. Sa chimie est une biologie déguisée. Quand il écrit à propos de la rouille et du vert-de-gris qu'ils sont les excréments des métaux ... *qui mangent et boivent plus que de raison dans le sein de la terre*, il interprète des phénomènes chimiques à la lumière de son expérience empirique de la digestion. La biologie scientifique renversera ce schéma d'explication en appliquant les lois de la chimie aux phénomènes de la vie : *Septem libri de gradibus, de compositianibus, de dosibus receptorum ac naturalium*, Bâle, 1568, ouvrage écrit en 1528, publié vingt ans après la mort de l'auteur, qui contient l'essentiel de son œuvre chimique et thérapeutique ; *Sämtliche Werke, traduction de Karl Sudhoff*, 14 volumes, Berlin, Münich, 1922-1933.

Johann Baptist van Helmont, médecin bruxellois, prolongeant son œuvre, va imaginer le rôle des ferments et des gaz (il est le créateur du mot qui en flamand signifie esprit : gas) dans le fonctionnement de l'organisme, rejetant comme absurde la théorie des quatre humeurs et faisant confiance à la chimie pour identifier les composants du corps. Pour lui il y a six digestions : la première s'effectue dans l'estomac à l'aide d'un ferment acide : chymification ; la seconde s'accomplit dans le duodénum : chylification ; la troisième a lieu dans les vaisseaux mésentériques et le foie : hématose veineuse ; la quatrième siège dans le coeur, l'aorte et les poumons : hématose artérielle qui transforme le sang grossier de la veine cave en un sang jaune et volatil ; la cinquième donne naissance à la suite d'une épuration complémentaire du sang, à l'esprit vital, semblable à l'esprit animal, souffle qui détermine sensibilité et motricité sous le contrôle de l'archée, principe immatériel, distinct de l'intelligence, vitalité propre à chaque organe et qui, durant la croissance fœtale, a dirigé la formation de l'organe où il réside ; la sixième enfin est la nutrition : chaque organe puise dans le sang son aliment après l'avoir modifié à l'aide de ferments élaborés par son archée spécifique : *Les œuvres de Jean Baptiste Van Helmont traitant des principes de médecine et de physique pour la guérison assurée des maladies* ..., Lyon, 1670.

Les autres médecins chimistes du dix-septième siècle vont élargir la voie ouverte par ces deux précurseurs et inventer des systèmes ingénieux mais bien éloignés de la réalité.

François de le Boë, dit Sylvius de Leyde, pressent le rôle des enzymes digestives en attribuant à la salive, au suc pancréatique, à la bile un rôle dans la fermentation des aliments permettant à ceux-ci de se transformer en chyle qui, lié à la lymphe, assure le renouvellement du sang. Celui-ci subit une nouvelle transformation (effervescence) dans les poumons. L'archée de van Helmont cède la place à des mécanismes purement chimiques où n'interviennent que des substances acides ou alcalines, intuition hasardeuse de l'équilibre acido-basique. La théorie des humeurs semble alors acquérir une base rationnelle, toute la pathologie se résumant à l'âcreté acide ou alcaline excessive des constituants de l'organisme : ainsi l'âcreté de la lymphe engendre la variole si elle est acide et la vérole si elle est rongeante. Les médecins remplacent un système erroné très complexe hérité de l'Antiquité par un autre tout aussi faux mais simplificateur : *Opera medica tam hactenus inedita, quam variis locis & formis edita ; nunc vero certo ordine disposita, & in unum volumen redacta,* Amsterdam, 1680.

René Descartes, insuffle ses esprits animaux issus du cerveau, aux quatre humeurs de l'organisme expliquant par un mécanisme de feed-back que les proportions du mélange de ces messagers du système nerveux avec la bile, la pituite, la cholère ou le sang déterminent la nature et la coloration de nos sentiments, priorité restant à la volonté de chacun : *l'humeur joyeuse est composée de la promptitude et de la tranquillité ; l'humeur triste est composée de la taedivité et de l'inquiétude, peut-être augmentée par la malignité et par la timidité ; l'humeur colérique est composée de la promptitude et de l'inquiétude. La malignité et la confiance la fortifient : Des passions de l'âme*, Amsterdam, 1649 ; *De homine figuris et latinitate donatus a Florentio Schuyl*, Leyde, 1662

Le rôle hématopoïétique du foie, nous l'avons déjà vu, sera battu en brèche par la découverte des lymphatiques par Gaspard Aselli en 1621 : *De lactibus seu lacteis venis*, Milan, 1627, puis surtout par la description du canal thoracique et de son abouchement dans la veine sous-clavière gauche par Jean Pecquet en 1647 : *Experimenta nova anatomica quibus incognitum hactenus chyli receptaculum et ab eo per thoracem in ramos usque subclavios vasa lactea ...*, Paris, 1651.

En 1628, William Harvey dans son *De Motu Cordis* achève de bouleverser le paysage immuable des quatre humeurs constitutives du corps humain en faisant du sang un liquide parcourant un circuit fermé et traversant le foie pour subir dans ses méandres un certain arrêt et y achever une transformation plus complète.

Ces découvertes et les progrès de la physique et des mathématiques vont permettre à Giovanni Alfonso Borelli de jeter les bases d'une explication scientifique des phénomènes physiologiques : ainsi la circulation obéit aux lois de l'hydraulique, le coeur, de nature musculaire, jouant le rôle de pompe, le mouvement musculaire obéit aux lois de la statique : *De motu animalium pars prima in qua copiose disceptatur de motionibus conspicuis animalium, nempe de externarum partium et artuum flectionibus, extensionibus, et tandem de gressu, volatu, natatu, et ejus annexis*, Rome, 1680 ; *Pars altera in quade causis motus musculorum, et motionibus internis atque humorum qui par vasa et viscera animalium fiunt*, Rome, 1681.

Santorio Santorio, dit Sanctorius (1561-1636), précurseur de la biophysique, étudie les phénomènes physiologiques et pathologiques à l'aide d'appareils de mesure tels la balance, le thermomètre et le métronome : *Methodus vivandorum errorum omnium, qui in arte medica contingunt*, Venise, 1602 ; *Commentaria in artem medicinalem Galeni*, Venise, 1612 ; *De medicina statica aphorismi*, Venise, 1614.

En revanche, la théorie de la coction persiste inchangée jusqu'au dix-huitième siècle : Thomas Sydenham (1624-1689) répète souvent : *Cocta non cruda, sunt medicanda.* (La matière après coction et non la matière crue, est médicatrice) et il ajoute : *La coction de la matière fébrile n'est autre chose que la séparation des particules morbifiques d'avec les particules saines.* Vers 1750, on la définit ainsi : *Il se fait aussi une coction de la matière morbifique, ou de la matière qui cause une maladie, quand, par les facultés vitales, ou par la force des médicaments, elle rentre dans son premier état, en sorte qu'elle ne peut plus nuire, ou quand on la dispose à être évacuée par une crise salutaire : Dictionnaire universel de médecine...*, James, Paris, **3**, 1746-1748. La notion d'intempérie reste également inchangée jusqu'au dix-huitième siècle. Les auteurs parlent alors de *dyscrasie, mauvais mélange des fluides dans le corps incompatible avec la santé.* La théorie des crises, dont seuls les excès sont remis en cause, résiste encore mieux aux modifications puis à la disparition du vieux système humoral sans doute du fait de son autonomie clinique.

Johann Baptist van Helmont est le premier à contester son interprétation médiévale : *Opera omnia novissima hac editione ab innumeris mendis repurgata, et indice rerum ac verborum locupletiori instructa ...* , Copenhague, 1707.

Il n'est rien de plus impertinent que la comparaison qu'on fait des crises avec un combat ; un vrai médecin doit nécessairement négliger les crises ... *Le vrai médecin est celui qui sait prévenir ou modérer la malignité des maladies mortelles et abréger celles qui doivent être longues, en un mot empêcher les crises* : Bordeu, *Œuvres complètes*, **I**, Recherches sur les crises, Paris, 1818.

Georg Ernst Stahl rejette même les jours médicinaux puisqu'il érige l'attentisme en principe thérapeutique, laissant à la nature médicatrice et à l'âme le soin d'expulser le principe morbifique après lui avoir résisté : *Theoria medica vera physiologiam et pathologiam tanquam doctrinae medicae partes vere contempltivas naturae et artis veris fundamentisintaminata ratione et inconcussa experientia sistens.* Halle, 1708.

En revanche, Frédéric Hoffmann par réaction contre l'animisme stahlien, écrit : *Il ne faut pas considérer la crise comme un principe spirituel ou idéal mais comme un effet mécanique qui survient dans le corps par suite de causes physiques et matérielles : Fondamenta physiologiae,* Halle, 1718.

Georges Baglivi assimile le mouvement du sang à la fermentation des boissons alcoolisées et avance l'hypothèse selon laquelle la survenue des crises est soumise aux mêmes influences qui régissent la vinification et qui bien évidemment sont différentes selon la constitution de l'année, la saison, le tempérament du sujet et la contrée qu'il habite. Il contribue également à affranchir la physiologie des théories galéniques concernant la bile et les autres humeurs : *Opera omnia medico-practica et anatomica,* Lyon, 1704 ; *Maladies traduites du latin de Baglivi auxquelles on a ajouté des remarques et des observations fondées sur la théorie la plus claire & la plus reçue & sur la plus saine pratique* par M.G. d'Aignan, Paris, 1757.

Hermann Boerhaave adopte totalement la théorie des crises qui résultent de la coction et traduisent un changement subit de la maladie suivi de la santé ou de la mort. Alors que pour les Anciens, la coction précède l'expulsion de l'humeur pathologique, pour Boerhaave la coction est l'action par laquelle l'humeur malade est rendue semblable à l'humeur naturelle. Il croit aux jours critiques mais se rallie à Baglivi en affirmant que la crise qui se fait en Norvège diffère de celle qui a lieu en Grèce, que celle des femmes diffère de celle des hommes : *Opera omnia medica*, Genève, 1740-1753 ; *Institutions de médecine de Mr Herman Boerhaave, seconde édition avec un commentaire par M. de la Mettrie*, Paris, 1743-1750.

Pierre Chirac est nettement interventionniste et sans rejeter la théorie des crises, la moleste sérieusement en utilisant purgations, émétisants et phlébotomies à tous les stades de la maladie dès qu'il en juge l'indication correcte. Il introduit un peu de rationalisme là où régnaient de vieux préjugés qui entravaient tout traitement efficace : *Dissertations et consultations médicales*, Paris, 1744-1755, ce qui fera dire à Bordeu : *C'est ainsi que nous dirigeons la nature qui s'égare, et que nous la relevons de ses chutes, sans attendre négligemment les crises.*

Gérard van Swieten (1700-1772) explique dans son *Commentaire sur la terminaison de la fièvre ardent*e que le pronostic ne repose sur aucune certitude mathématique et qu'on ne peut pas se baser sur la théorie des jours critiques pour établir une thérapeutique efficace ménageant à la fois un attentisme expectatif et un interventionnisme éclectique : *Commentaires sur les aphorisme d'Hermann Boerhaave de la connaissance et de la cure des maladies. Traité des fièvres*, **5**, **6**, Lyon, 1770.

Au début du dix-neuvième siècle, Gabriel Andral (1797-1876) fait de cette question le titre de sa thèse d'agrégation : *An antiquorum doctrina de crisibus et diebus criticis admittenda ?* Paris, 1824, (Doit-on admettre la doctrine des anciens à propos des crises et des jours critiques ?). Sa réponse reflète les connaissances cliniques contemporaines de Magendie ou de

Laënnec. Elles permettent tout de même de constater et de confirmer que l'évolution d'une typhoïde, d'une pleurésie ou d'une pneumonie est différente de celle de l'épilepsie, de l'hystérie ou d'une fièvre éphémère. Les crises existent bien mais ne doivent plus être rattachées à un principe ésotérique comme la providence divine. Plus simplement, elles obéissent aux lois physiologiques qui régissent les fonctions organiques. Les phénomènes qui caractérisent les crises sont la perte d'une humeur (sang, bile, mucus), la déperdition métastatique d'un liquide (résorption d'une sérosité péritonéale puis expulsion par les urines ou la sueur), le déplacement de l'inflammation (inflammation viscérale déterminant un abcès), le changement de lieu d'un mouvement fluxionnaire (sueur critique de la pneumonie), enfin l'élimination de la matière morbide mélangée à du sang (l'expérience sur l'animal montre que l'injection de pus dans le sang provoque son élimination par une diarrhée ou des urines épaisses). Les crises peuvent manquer même dans une maladie qui évolue favorablement. Parfois, elles se manifestent comme une aggravation. Elles sont souvent précédées d'une amélioration. On peut confondre la crise avec un symptôme spécifique de la maladie. Enfin, on ne doit pas attendre l'échéance présumée du calendrier des crises pour entreprendre la thérapeutique.

Jean Léon Rostan manifeste le même scepticisme en soulignant dans le tome trois du *Traité élémentaire de diagnostic, de pronostic et d'indications thérapeutiques,* Paris, 1826, la rareté des maladies se clôturant à jour fixe. Il en déduit que l'influence de ces dates fatidiques relève de l'exagération voire de la superstition et que toute maladie peut guérir n'importe quel jour.

Pierre Charles Alexandre Louis (1787-1872), en prouvant par des statistiques l'inutilité voire la nocivité de la saignée dans certaines maladies, introduit pour la première fois une méthode d'évaluation chiffrée d'une thérapeutique qui récuse l'utilisation arbitraire et empirique du calendrier des jours critiques : *Recherches sur les effets de la saignée*, Paris, 1835.

A la même époque, Auguste François Chomel dans la troisième édition de ses *Eléments de pathologie générale*, Paris, 1841, ne leur reconnaît pas la même importance. Il écrit : *les phénomènes critiques manquent dans beaucoup de maladies indépendamment de tout traitement et il est difficile de déterminer le rôle exact et l'influence des phénomènes critiques sur leur terminaison. On peut mettre en doute l'existence même des jours critiques et les confondre avec une nouvelle maladie survenue au déclin de la première.*

L'emploi dans la pratique médicale d'instruments de mesure comme le thermomètre ou les appareils d'enregistrement graphique du mouvement, apporte de nouvelles données immédiatement confrontées aux anciennes notions. Dans un premier temps, on s'aperçoit que les courbes de poids, de pouls et de température sont spécifiques à certaines affections et recoupent parfois les descriptions données par les médecins de l'Antiquité : les crises deviennent tout à coup mesurables et perdent tout contenu occulte. Ainsi on parle désormais de courbes de température défervescentes ou ascensionnelles, de rythme du pouls ou de tracés des mouvements respiratoires et cardiaques. De la lecture de ces documents, le praticien va établir un diagnostic et une thérapeutique.

On abandonne le plus souvent possible les traitements symptomatiques dans la mesure où existent des traitements spécifiques : *Agir à propos, s'abstenir quand on ne sait pas ce qu'on va faire ou lorsqu'une crise salutaire se montre, voilà la véritable médecine :* Bouchut & Despres, *Dictionnaire de médecine et de thérapeutique médicale et chirurgicale ...*, Paris, 1895.

L'ère pastorienne récupère la théorie des crises en l'expliquant par une neutralisation subite des toxines microbiennes, autrement dit par une immunité conférée aux cellules contre leur action : phénomène de sursaturation. Ainsi, tout comme il faut une sursaturation de l'organisme par les toxines pour que la maladie se déclare, il faut une sursaturation par les antitoxines pour que les troubles d'origine toxinique soient neutralisés. Enfin, dans le domaine de la biologie et des examens de laboratoire, Georges Hayem (1841-1933) décrit une crise hématique qu'il associe au retour des globules blancs à un taux normal après leur augmentation, à la disparition de l'anémie avec présence d'hématoblastes témoignant de sa réparation : *Du sang et de ses altérations anatomiques*, Paris, 1889 *; Leçons sur les maladies du sang,* Paris, 1900.

Les signes de la maladie

Le pouls : l'art de la sphygmique

Le pouls est produit par le choc du coeur qui ébranle la tunique externe de l'artère. Les modifications du choc ont pour résultat les modifications du pouls. Il s'agit donc d'un mouvement local qui comprend cinq composantes : la cause motrice, d'elle dépend la véhémence ou la faiblesse du pouls ; l'espace parcouru, de lui dépend la grandeur ou la petitesse du pouls ; le temps employé par l'artère à se dilater, il détermine la promptitude ou la lenteur du pouls ; le temps de repos, il détermine la fréquence et la rareté du pouls ; l'état de l'artère, il détermine la dureté ou la mollesse du pouls. Le pouls se prend à l'artère radiale droite. Il indique l'état du coeur et aide au pronostic. Il se modifie en fonction des mouvements du coeur, de l'affection de l'artère et de l'état des forces du malade.

Le grand pouls est marqué par la vigueur des systoles et des diastoles et souvent par sa fréquence : à sa force redoublée s'ajoute la vitesse. Le petit pouls indique le relâchement de la force du coeur et de l'artère, ce qui fait qu'il n'est jamais petit et rapide simultanément. Le pouls rare et lent indique la sécheresse de l'artère. La dureté du pouls correspond à la dureté de l'artère. La mollesse du pouls est due à l'humidité de l'artère : léthargie, inflammation du poumon, tumeur molle des viscères, leucophlegmasie. Le pouls véhément est de bon augure. Le pouls très languissant est très mauvais. Le pouls très lent et très rare, le très petit pouls le sont encore plus : dans ces cas, la nature manque de force à la suite d'une longue maladie. Le pouls intermittent puis défaillant (on le nomme asphyxique) est avant-coureur de la mort. S'il reste intermittent, il peut n'être pas mortel chez les vieillards ou les enfants atteints d'asthme ou de fièvre chronique. Le pouls partagé qui a deux battements pour une seule pulsation signifie une ardeur et une corruption externe des humeurs. Le pouls ondulant a plusieurs battements élevés et forts : il se voit quand les sérosités du sang sont abondantes : fièvres quotidiennes, sudorales, leucophlegmasie. Le pouls vermiculaire est semblable au pouls ondulant et ne s'en distingue que par sa petitesse. On le rencontre à la suite d'évacuations démesurées, quand le poumon est chargé de pus ou de sérosités. Le pouls formicant est un pouls vermiculaire affaibli : il amène la mort dans les fièvres qui ont épuisé les forces lentement et progressivement. Le pouls caprisant ou bondissant indique la force de la nature et la prochaine guérison. Le pouls hétique se soutient longtemps : il indique la sécheresse et la perversité de la maladie. C'est le pouls des phtisiques. Le pouls ferratile qui est poussé sous le doigt comme les dents d'une scie se voit lors de l'atteinte inflammatoire des parties nerveuses (phrénésie, épilepsie), les tubercules crus du poumon. Le pouls élancé ou turbulent dénote une grande inflammation ou une puissante obstruction. Le pouls tremblant, languissant et petit, présage syncope et mort.

On pense que la dilatation des artères correspond à celle du coeur et dépend d'une puissance qui siège dans leurs parois, celles-ci se comportant un peu comme un muscle : la notion de flux sanguin centrifuge propulsé par les contractions du coeur à l'intérieur des vaisseaux artériels vers la périphérie est inconcevable. Comment expliquer alors le retour de l'humeur sanguine ainsi propulsée en l'absence de communication entre artères et veines ! On multiplie donc les descriptions des différents pouls ce qui aboutit, comme pour la classification des humeurs pathologique ou des fièvres, à une sémiologie foisonnante et confuse *: La pathologie de Jean Fernel* … , Paris, 1655.

En 1555, Joseph Struthius (1510-1568) dans son *Sphygmicae artis seu pulsuu jam mille ducentosannos perditae & desideratae libri V,* Bâle, 1540 puis 1555 réduit le nombre des pouls et innove, en les représentant par des figures. Celles-ci traduisent la modification de la paroi artérielle sous la pulpe du doigt à chaque ondée systolique, véritables ancêtres de nos courbes graphiques. Capivaccio et Bauhin en donneront une ultime édition au tout début du XVIIème siècle : *Ars sphygmica seu pulsuum doctrina supra m. cc annos perdita, & desiderata, omnibus tamen medicinam cum nominis celebritate maximaque utilitate facere volentibus summe necessaria. Libri V. conscripta & jam primum aucta. Accessit Hieronymi Capivacci de puslsibus elegans tractatus : & Caspari Bauhini introductio pulsum synopsin continens*, Bâle, 1602.

Montanus, Giovanni Baptista da Monte (1498-1551), dit qu'il ne reconnaît pas *les nuances légères entre les pouls que Galien, victime de la subtilité naturelle des Grecs, s'évertue à décrire et qu'enfin les différences qu'il leur attribue peuvent être saisies par l'esprit mais certainement pas au toucher.* (James). *Medicina universa ... ex lectionibus, caeterisque opusculis tum impressis tum scriptis collecta & in tres tomos nunc primum decenti ordune digesta, studio & opera Martini Weindrichii ... cum indice trigemino ; uno capitum ; altero axiomatum ; tertio alphabetico, rerum & verborum memorabilium,* Francfort, 1587.

Plusieurs auteurs dont Pietro Salio Diverso (?-?), signalent qu'un pouls intermittent est annonciateur de syncope : *De febre pestilenti tractatus et curationes quorumdam particularium morborum quorum tratatio ab ordinariis practicis non habetur : atque annotationes in artem medicam de medendi humani corporis malis, a Donato Antonio ab Al tomari Neapolitano conditam* ..., Francfort, 1586.

XVIIème siècle : Santorio, l'innovateur

Santorio Santorio dans les *Commentaria primi libri canonis Avicennae*, Venise, 1625, (Commentaires sur le premier livre du Canon d'Avicenne), décrit son pulsilogium ou sphygmomètre, pendule dont on modifie l'amplitude des oscillations en réglant la longueur du fil jusqu'à leur parfaite synchronisation avec le pouls du patient. Une échelle graduée en regard du fil donne exactement le nombre de pulsations.

XVIIIème siècle : Solano, l'affabulateur

En Espagne, François Solano de Lucques (1685-1738) observe le pouls dicrote. Il croit établir une relation entre cette pulsation double et la survenue ultérieure d'une épistaxis. Il décrit par la suite le pouls intermittent précurseur de diarrhées, le pouls incident annonciateur des sueurs. Il publie ses observations dans un copieux in-folio intitulé : *Lapis Lydius Apolinis*, Madrid, 1731, (La pierre de touche d'Apollon). Le retentissement de l'ouvrage rend son auteur célèbre, en particulier après la traduction anglaise qu'en donne Jack Nihell, praticien irlandais exerçant à Cadix. Théophile de Bordeu le cite longuement dans ses *Recherches sur le Pouls par rapport aux crises*, Paris, 1754, et Henri Fouquet (1727-1806) en parle élogieusement dans son *Essai sur le pouls considéré par rapport aux affections des différents organes*, Montpellier, 1767, réédité à Montpellier en 1818, ... *augmenté d'un abrégé de la doctrine et de la pratique de Sorano, d'après les livres originaux et autres ouvrages espagnols, et d'une dissertation sur la théorie du pouls, traduite du latin de M. Fleming, membre du collège des médecins de Londres.*

XIXème siècle : De la Sphygmique à la sphygmographie

Le problème est résolu par l'introduction de mesures rigoureuses dans l'appréciation des phénomènes de la vie et l'invention d'appareils enregistreurs à indication continue permettant d'obtenir de véritables courbes graphiques des flux sanguins. Etienne J. Marey (1830-1904) en France et Karl von Vierordt en Allemagne inventent en 1853 et 1854 un appareil susceptible d'enregistrer la pression sanguine et de réaliser une courbe des pulsations artérielles. Nous l'avons déjà vu à propos de la physiologie de la circulation.

William Broadbent (1835-1907) publie à Londres, en 1890, un livre intitulé : *The pulse,* illustré de tracés de sygmographie dans certaines affections comme l'hypertension, les valvulopathies, les maladies organiques du cœur, les anévrismes, les néphropathies et les névropathies.

Le sang

Le sang est une humeur chaude, faite de la partie la plus tempérée du chyle. Il est de deux sortes : naturel, chaud et humide, de substance médiocre, de coloration rouge et de saveur douce, ou bien non naturel car modifié soit de lui-même sans adjonction d'une substance étrangère quand il se charge de mélancholie ou brûle sa partie la plus ténue ; soit par adjonction d'une autre humeur comme la pituite, la bile ou l'atrabile. C'est ainsi que se constituent les tumeurs.

Lors de la saignée, il faut recueillir le sang dans plusieurs récipients nommés palettes et comparer leurs contenus. Quand le sang, initialement tiré de la veine, est sain et, celui qui a coulé en dernier, est anormal, cela signifie qu'il reste encore dans l'organisme beaucoup d'humeurs mauvaises qu'il faudra évacuer par un traitement approprié. Le sang recueilli peut avoir divers aspects selon qu'il est fraîchement émis ou desséché : frais, il peut être visqueux, coulant lentement, collant aux doigts ; bon et médiocre, autrement dit, ni visqueux ni collant ; grossier, épais, riche en fibres, se caillant vite, cause d'obstruction ; délié, mettant longtemps à cailler ; aqueux ou pourri, il ne durcit pas même refroidi car ses fibres sont dissipées ou corrompues.

Desséché, s'il présente un surnageant important, c'est l'indice d'un excès de sérosité témoignant d'une maladie hépatique (hydropisie) ou d'une maladie rénale. Si le surnageant est gras, cela désigne un excès de graisse.

Durci, on peut également tirer enseignement de sa coloration : rouge sur le dessus, il est bon et profitable ; rouge luisant, il est ardent, tel le sang artériel ; rouge foncé, il est médiocre, comme le sang veineux ; citron, il contient un excès de bile ; blanc, un excès de pituite ; livide, un excès de bile noire.

Il est intéressant de couper le sang coagulé : si la tranche de section laisse apparaître des grains de sable, c'est l'indice de la lèpre ou du moins d'une prédisposition à cette maladie. On peut goûter le sang ou demander au malade qui l'a rejeté par la bouche d'en indiquer la saveur : douceâtre, c'est normal ; amère, c'est l'indice d'un sang bilieux ; aigre, d'un sang *mélancholique* ; insipide ou salée, il s'agit d'un sang pituiteux : *La pathologie de Jean Fernel …* , Paris, 1655.

L'histoire du sang est inséparable de celle de l'humorisme et peut-être est-ce le seul mérite de cette théorie que d'avoir permis l'essor de l'hématologie en soutenant contre le solidisme l'existence d'altérations des fluides.

XVIIème siècle : les globules du sang

Giovanni Alfonso Borelli remarque la présence d'éléments figurés dans le sang humain en 1656. Il les interprète comme des constituants des humeurs correspondant aux différents organes et s'y logeant électivement : *De motu animalium*, Rome, 1680-1681.

En 1658, Jan Swammerdam, aurait donné la première description des globules rouges. En effet, il parle de *sanguinis particulas a se mutuo sejungat, agitet, atque propellat* (particule sanguine qui mutuellement se disjoint, s'agite et se propulse) : *Tractatus physico anatomico medicus respiratione*, Leyde, 1667.

Antonj van Leeuwenhoeck décrit pour la première fois les globules rouges en 1674 : Microscopical observations concerning blood, milk …, *Philosophical transactions ; Arcana naturae detecta,* Delphis Batavorum (Delft), 1695, *Continuatio arcanorum naturae detectorum qua continetur quicquid hactenus ab Auctore lingua vernacula editum, & in linguam Latinam transfusum non fuit*, Delphis Batavorum (Delft), 1697.

Dans ses *Memoirs for the natural history of human blood, especially the spirit of that liquor*, Londres, 1684, Robert Boyle, fournit la première analyse chimique du sang, selon une méthode qui sera adoptée universellement.

XVIIIème siècle : morphologie et chimie du sang

John Huxham (1692-1768) constate la raréfaction des globules rouges dans l'anémie et leur surabondance dans la pléthore. Il pense que la chlorose, le scorbut, les anémies passives sont consécutives à leur état brisé et corrompu : *Essai sur les fièvres et sur les différentes espèces de fièvres*, Paris, 1752.

François Quesnay (1694-1774), dans son *Mémoire sur les vices des humeurs*, Paris, 1743, estime que la saignée diminue le nombre des globules et que la coagulation du sang est la conséquence de leur agglutination.

Vincenzo Menghini (1704-1759) découvre que les cendres d'un muscle, au préalable lavé, contiennent moins de fer que celles d'un muscle non lavé. Il isole le fer dans l'eau de lavage du muscle riche en globules rouges : De ferrarum particularum sede in sanguine, *Sci. Art. Inst. Acad. Comm.*, Bologne, 1746.

William Hewson (1739-1774) observe les hématies qu'il décrit comme des disques plats circulaires ou ovalaires, les lymphocytes et la coagulation, qu'il attribue à la fibrine, en 1771. Si l'on en croit Jacques Christophe Valmont de Bomare (1732-1807) et son *Dictionnaire raisonné universelle d'histoire naturelle,* paru en 1775, Hewson utilise un microscope simple et acquiert une grande habileté dans son maniement. Il conteste non seulement les descriptions de Leeuwenhoeck mais celles de la plupart des médecins de l'époque, dont celle d'Hoffmann, et affirme que les globules sanguins, loin d'être sphériques, sont plats. Il les étudie chez l'homme et divers animaux, poissons, batracins, oiseaux, mammifères. Il affirme que la forme plane de ces corpuscules du sang démontre qu'ils ne sont pas fluides. Il les décrit comme *une molécule solide contenue dans une vésicule plate, dont le milieu est rempli, la circonférence creuse, & dans un état de vacuité, ou pleine de quelque liqueur subtile. La substance de ces vésicules est plus solide & plus colorée chez l'homme & chez les quadrupèdes que chez les amphibiens ...* : *An experimental inquiryinto the properties of the blood ... Part III. A description of the red particles of the blood*, Londres, 1771.

William Charles Wells (1757-1817) démontre que la couleur rouge du sang n'est pas due au fer mais à une combinaison organique complexe, l'hématine : *Philosophical transactions*, **87**, 1797.

XIXème siècle : les premières analyses du sang

Dès 1842, Alfred Donne (1801-1878) avait publié son mémoire sur l'origine des globules rouges repris plus tard dans son *Cours de Microscopie*, Paris, 1842, accompagné en 1844 du premier atlas de microphotographies. Il y décrit les plaquettes qu'il appelle globulins.

Mais c'est à Jöns Jakob von Berzelius (1779-1848) : *Forsök till allmän osverblik af varmblodiga ...* (sur les fluides animaux), Stockholm, 1810, à Jean-Baptiste Dumas et Jean Louis Prévost : Examen du sang et de son action dans les divers phénomènes de la vie, *Annales de chimie*, Paris, **18**, 1821, à Charles Scudamore (1779-1849), *Essay on the blood ...*, Londres, 1824 et enfin à Michel Eugène Chevreul, *Mémoire sur plusieurs points de chimie organique*, Paris, 1829, que nous sommes redevables des premières analyses chimiques du sang et des premières recherches sur le rôle des globules rouges dans le transport de l'oxygène.

Prosper Sylvain Denis (1789-1863) s'intéresse à la coagulation et cherche à déterminer quantitativement les divers éléments du sang : *Recherches expérimentales sur le sang humain*, Commercy, 1830.

Louis René Lecanu (1800-1871) dans un mémoire sur l'hématosine en 1830 puis dans sa thèse inaugurale *Etudes chimiques sur le sang humain*, Paris, 1837, isole dans les hématies un principe colorant rouge contenant une proportion constante de fer correspondant aux sept centièmes de son poids.

En 1858, Emile Fernet (1829-1904) écrit dans la conclusion de sa thèse pour le grade de docteur ès sciences, *Du rôle des principaux éléments du sang dans l'absorbtion ou le dégagement des gaz de la respiration* : *Toutes les causes qui, en conservant aux globules leur intégrité et les empêchant de s'agglomérer, leur fournissent une nouvelle quantité d'oxygène ou leur enlèvent de l'acide carbonique, produisent une modification plus ou moins prononcée dans la couleur de ce corps.* Après avoir démontré le rôle des globules rouges dans la fixation et le transport de l'oxygène, il souligne la combinaison de l'acide carbonique avec le phosphate de sodium.

Claude Bernard en définissant le milieu intérieur puis en expliquant le mode de fixation de l'oxyde de carbone apporte deux éléments fondamentaux à la connaissance de la physiologie du sang : *Leçons sur les propriétés physiologiques et les altérations pathologiques des liquides de l'organisme*, Paris, 1859.

Elle est complétée par l'étude de ses éléments figurés avec les travaux de Gabriel Andral, de Jules Gavarret (1809-1890) et de Mamert Onésime Delafond (1805-1861). Ils signalent les variations du taux de fibrine et du nombre des globules rouges dans certaines maladies. Parues initialement dans les *Annales de Chimie et de Physique*, leurs diverses publications seront réunies par Andral dans son *Essai d'Hématologie Pathologique* en 1843.

Otto Funke (1828-1879), en 1851, découvre l'hémoglobine : Ueber das Milzvenenblut paru en en 1851 dans le *Zeitschrift rat. Med.*.

Ernst Hoppe-Seyler approfondit l'étude des pigments des hématies. On lui doit les noms d'hémoglobine et d'oxyhémoglobine. Il la cristallise et met en évidence son rôle dans le transport de l'oxygène dans le sang. En 1862, il procède à l'analyse spectrale de l'oxyhémoglobine et montre qu'elle présente un spectre d'absorption caractéristique : Ueber das Verhalten des Blutfarbstoffe in Spectrum des Sonnenlichtes, *Virchow Archiv. path. Anat.*, **23**, 1862, suivi deux ans plus tard, dans la même revue, de : Ueber den chemischen und optischen Eigenschaften des Blutfarbstoffs, *Virchow Archiv. path. Anat.*, **29**, 1864.

Il faut attendre 1868 pour que Giulio Bizzozero découvre que les globules rouges et certains globules blancs naissent dans la moelle des os : Sulla funzione ematopoietica del midollo della ossa, *R.C.R. Ist. Lomb.Sci. Lett.* 2 ser., **1**, ce que Franz Ernst Neumann avait signalé dès 1866.

Louis Charles Malassez met au point son compte-globule en 1874. Il s'agit d'un rectangle de verre gravé de 25 rectangles contenant 20 carrés. Cet appareil est construit de façon que si l'on y dépose une goutte liquide contenant entre 10 et 15 µl de cellules en suspension, on peut choisir un de ces rectangles quadrillés, et dénombrer les globules rouges en examinant successivement les 20 carrés : Nouvelle méthode de numération des globules rouges et des globules blanc du sang, *Archives de physiologie normale et pathologique*, **1**, 2ème série, 1874.

Paul Ehrlich (1854-1915) perfectionne, dès 1879, les procédés d'analyse du sang : Methodologische Beiträge zur Physiologie und Pathologie der verschiedenen Formen der Leukocyten, *Z. klin. Med.*, **1**, 1879-1880.

Nicolas Maurice Arthus (1862-1945) élucide le rôle du calcium dans la coagulation du sang en 1890 : Nouvelle théorie chimique de la coagulation du sang, *Archives de physiologie normale et pathologique*, **2** ; ses travaux sont complétés par ceux d'Alexander Schmidt (1831-1894) : *Zu Blutlehre*, Leipzig, 1892.

Georges Hayem publie chez Masson, à Paris, en 1889, son classique : *Du sang et de ses altérations anatomiques*. Onze ans plus tard, en 1900, dans son ouvrage *Du sang*, il décrit son dispositif pour numération. Il reproche au mélangeur de Potain ses applications limitées et au capillaire de Malassez d'être d'un jaugeage trop complexe. Son appareil, élaboré avec Nachet, est constitué d'une volumineuse pipette pour le sérum et d'une autre, plus petite, pour le sang. Celle-ci est plane d'un côté pour éviter les aberrations dues à la sphéricité. L'autre est cylindrique. On dilue le mélange dans le sérum iodé de Schultze, ou dans de l'urine de diabétique, ou dans du liquide amniotique. La cellule de Malassez est néanmoins utilisée pour dénombrer les éléments figurés du sang.

La saignée

Jusqu'à la fin du dix-huitième siècle, on attribue à la saignée trois effets : l'évacuation, la révulsion et la dérivation. Le premier effet, l'évacuation, diminue le volume sanguin : dans ce cas, peu importe l'endroit choisi pour pratiquer la phlébotomie. Le second effet, la révulsion, a pour but d'appeler la violence du sang des parties inférieures vers les supérieures : ainsi des règles trop abondantes ou un important saignement hémorroïdaire sont justifiables de la saignée au bras. Enfin, le troisième effet, la dérivation, est d'amener et d'attirer le cours du sang de la partie malade vers quelque autre partie convenable par laquelle elle est évacuée. Aussi doit-on ouvrir la veine du pied dans les affections spasmodiques du bas-ventre comme la suppression ou la diminution du flux menstruel ou hémorroïdal.

La saignée connaît dès l'époque hippocratique des indications précises : *on ouvrira la veine interne du bras du côté malade*, préconise le *Traité du régime dans les maladies aiguës*, dans les affections péripneumoniques et pleurétiques, si la fièvre est aiguë, s'il y a douleur dans un côté de la poitrine ou dans tous les deux, si le malade souffre pendant l'expiration, s'il tousse, si les crachats sont livides, rouillés, spumeux ou sanglants. La quantité de sang extrait sera proportionnelle à la constitution du corps, à l'âge, à la saison. Evacuer les humeurs est conforme à la théorie selon laquelle la maladie connaît trois mécanismes : défaut, excès ou dissociation des quatre humeurs constitutives. L'endroit du corps où se fixe l'une de ces humeurs peccantes détermine la dénomination de la maladie.

Hippocrate et Galien saignent du côté malade. Les Arabes, persuadés qu'on n'ouvre pas une veine sans attirer vers ce point une plus grande quantité de sang qu'il n'en sort, saignent du côté opposé, peut-être influencés par la vieille théorie de l'entrecroisement des veines de la poitrine. Tout dépend de l'interprétation du mot grec kat'izin ou kat'ixin qui pour certains signifie inciser dans l'axe de la veine, pour d'autres du même côté que la pleurésie et enfin pour quelques-uns le plus près ou le plus loin possible du siège du mal, du même côté ou du côté opposé. Pierre Brissot (1478-1522), nous l'avons vu, récuse cette théorie, écrivant : *Entendons-nous bien : selon que vous désirez soulager rapidement vos patients ou bien les tourmenter et retarder leur guérison vous suivrez Galien dans le premier cas et ouvrirez la veine du bras correspondant au siège la douleur. Ou, dans le cas contraire, resterez fidèle à Rhazes qui saigne et purge en même temps, ou bien à Avenzoar qui saigne au bras opposé.* Il va porter la polémique du terrain purement théorique à celui de l'anatomie du système veineux. Selon lui, il faut compter la distance en longueur prise sur les veines. Or la veine azygos, celle de la partie malade en cas de pleurésie, s'abouche dans la veine cave au-dessous du cœur, erreur que Brissot partage avec Galien. Donc, quel que soit le bras où l'on fait la saignée, la distance entre le coude et l'embouchure de l'azygos sera la même si on la mesure en longueur de veine : kat'ixin ne s'applique pas à la distance mais correspond à la structure fibreuse des veines. Or, ces fibres, dont la fonction est d'attirer le sang en un point donné en se rétractant se prolongent jusqu'à l'organe malade. Ainsi les fibres de l'azygos se prolongent sur la veine cave puis sur les veines du bras. En cas de pleurésie, il faut bel et bien saigner au bras. Comme les fibres issues de la plèvre gauche vont sur les veines du bras gauche et celle de la plèvre droite, au bras droit, il faut saigner le bras du côté malade et kat'ixin signifie selon la distribution des fibres des veines : *Petri Brissot doctoris parisiensis medici philosophiq ; proestantissimi apologetica disceptatio qua docetur per quae loca sanguis mitti debeat in visceru inflammationibus, praesertim in pleuritide*, Paris, 1525. Cet opuscule de 150 pages est publié trois ans après la mort de l'auteur et défend la méthode qui recommande de saigner toujours près de l'endroit malade.

Jean-François Fernel lui emboîte le pas, professant que l'incision veineuse ouvre une égale issue à toutes les humeurs a contrario de la théorie d'Avicenne, qui prétend qu'elle évacue le bon sang et laisse de reste le mauvais. Il écrit à ce propos son : *De vacuandi ratione liber*, Paris, 1545.

André Vésale conseille d'effectuer la phlébotomie au niveau de la veine axillaire droite, que nous dénommons veine basilique, quel que soit le siège de la pleurésie. En effet, la veine azygos longeant le versant droit du rachis dorsal, son confluent et celui du tronc brachio-céphalique droit dans la veine cave supérieure sont voisins. La voie d'évacuation la plus courte pour évacuer le sang en cas de pleurésie est donc bien la veine axillaire droite. Vésale complique encore le problème en imaginant trois sortes de fibres contractiles dans les veines : les longitudinales qui attirent le sang, les transversales qui l'expulsent et les obliques qui le retiennent.

Mais, devant l'opposition de Gabriel Fallope, partisan d'une structure fibreuse passive destinée à résister à la violence du flux sanguin, Vésale se remet en question et, après avoir repris l'étude des veines, par dissection, ébullition, abandonne son hypothèse au profit de celle de Fallope.

La polémique va rebondir à la suite de la découverte des valvules azygos par Amatus Lusitanus. Celui-ci, à court d'argument pour réfuter Vésale, se rappelle quatre ans plus tard de sa découverte. Il l'utilise pour affirmer que cette valvule ne laissant rien passer dans la veine cave, il est illusoire de pratiquer la saignée au niveau de la veine basilique droite. Il faut saigner au niveau des anastomoses des veines intercostales avec les veines du bras et du creux axillaire, du côté malade évidemment. Ces valvules ne sont pas toujours retrouvées par les anatomistes de l'époque. Elles siègent fréquemment à trois ou quatre centimètres en amont de l'embouchure de la veine cave supérieure et, souvent, échappent à l'observateur, ce qui augmente encore la confusion.

Botal (1530-1571) dans le *De curatione per sanguinis missionem*, Lyon, 1577, (Du traitement par émission sanguine), étend les indications de la saignée à toutes les altérations et à tous les excès des humeurs. Il l'estime moins nocive que la purgation et la trouve justifiée cinq à six fois par an chez les vieillards. Il étend ses indications aux jeunes enfants et aux femmes enceintes. La quantité de sang à tirer est chaque fois de deux à trois livres. La pneumonie, la dysenterie et la fièvre maligne avec épistaxis sont des indications formelles. Peu importe le siège de la veine, on choisit la plus grosse ! Il justifie ainsi son zèle phlébotomique : *Plus on tire l'eau croupie d'un puits, plus il en revient de bonne ; plus la nourrice est tétée par son enfant, plus elle a de lait. Le semblable est du sang et de la saignée.* Bonaventure Grangier, médecin parisien, (?- 1589), lui répond l'année suivante avec son De *Cautionibus in sanguinis missione adhibendis admonitio ad Leonardum Botallo Astensem*, Paris, 1577-1578, (Des précautions qu'on doit prendre dans les émissions sanguines, représentation à Léonard Botal, critiquant l'élargissement des applications de la phlébotomie).

Orazio Augenio (1527-1603) essaie de mettre bon ordre dans les indications de la saignée : *De ratione curandi per sanguinis missionem, libri XVII*, Genève, 1575, (De la méthode qu'il faut appliquer pour soigner par la saignée).

Paracelse renchérit et limite l'indication des émissions sanguines au traitement des vésanies puisque, dit-il dans le *Liber Paramirum* : *Considérons la folie. Est-il quelque chose qui la soulage, sinon la rupture de la veine ? Car ceci la rappelle à la santé. Donc l'arcane de celle-ci n'est ni le camphre, ni le nénuphar, ni la sauge, ni la marjolaine, ni les clystères, ni les rafraîchissements, ni ceci, ni cela, mais seulement la saignée.*

XVIIème siècle : de la saignée et de l'antimoine

Son disciple, Johann Baptist van Helmont mettant le siège des maladies dans l'archée rejette formellement la saignée comme inutile et nuisible car elle affaiblit la masse de l'esprit vital. Seul le mauvais fonctionnement de l'archée provoque pléthore ou congestion et développe diverses affections par l'intermédiaire d'un ferment acide. Chimiste adepte de l'antimoine, de l'opium, du mercure, il inaugure la querelle de l'antimoine dans laquelle, au dix-septième siècle, s'illustrera Guy Patin (1600?-1672), mais aboutira à son autorisation par le décret de 1666, au grand dam des inconditionnels de la saignée. Nous en parlons dans la biographie de Jacques Grévin adversaire de Loys de l'Aunay (?-?) et qui obtint son interdiction par le Parlement à la fin du siècle précédent[3] : *Les œuvres de Jean Baptiste Van Helmont traitant des principes de médecine et de physique pour la guérison assurée des maladies* ..., Lyon, 1670.

Les partisans de la saignée, on en trouve à foison durant le Grand Siècle. Emile Bertin décrit cet engouement dans l'article « Saignée » du Dechambre, en 1877 : *Malgré son antipathie pour la découverte de Harvey, Jean Riolan mettait à profit la circulation du sang pour en tirer à outrance ; avant lui Botal et après lui, Willis, annonçaient que la phlébotomie convenait à toutes les affections et guérissait tous les maux ; Guy Patin pratiquait à son confrère Mantel, pour le débarasser d'une fièvre continue, trente deux saignées consécutives, et, comme preuve d'une conviction plus profonde, encore, se faisait saigner lui-même sept fois pour un rhume ; « il ne se passait alors jour à Paris », ainsi que le racontait dans ses Lettres cet écrivain plus spirituel que censé, « qu'on ne fit saigner plusieurs enfants à la mamelle et plusieurs sexagénaires, qui singuli feliciter inde convalescunt* (qui tous illico guérirent opportunément) *et qui pouvaient en effet, se tenir pour heureux d'en guérir ».* Chirac en effet renchérissait encore sur cet inexplicable engouement, et par une sorte de prosopopée ridicule qui reste rivée à sa mémoire comme pour fixer le niveau de son jugement médical : *« Petite vérole,* s'écriait-il, *je t'habituerai bien à la lancette »* tandis qu'à défaut de cette difficile conversion, Silva, son élève, gagnait du moins à la pratique des saignées préventives jusqu'au sceptique auteur du Micromegas et de Candide. Aussi les protestations pleuvaient-elles de toutes parts, sous toutes les formes et dans tous les termes : Portius dirigeait un pamphlet qu'il intitulait Erasistrate contre Willis et ses imitateurs ; Bonaventure Grangier, de Courcelles, écrivaient des livres pour procrire leur pratique ; Guy de la Brosse les appelait les pédants sanguinaires ; un autre qualifiait la saignée, d'assassinat.

---

[3] R. Teyssou, *Dictionnaire des médecins, chirurgiens et anatomistes de la Renaissance*, Paris, 2009.

XVIIIème siècle : exquises saignées

Le siècle des lumières n'échappe pas à cet engouement. Il en réduit néanmoins la portée en limitant ses indications à la pléthore sanguine, à la distension des artères, à l'épaississement du sang, aux obstructions inflammatoires graves, à l'accélération ou aux ralentissements des mouvements humoraux, à l'excès de chaleur dans les vaisseaux, aux fluxions par impétuosité sanguine, aux maladies épidémiques de nature non déterminée, à l'âge, au sexe, au régime et au tempérament du patient, à la cacochymie, à l'administration de certains médicaments dont il faut faciliter l'entrée dans les vaisseaux. Les contre-indications deviennent plus nombreuses et concernent les maladies chroniques, le grand âge, le tempérament, les maladies épidémiques ou endémiques de nature connue, la crise spontanément résolutive, la faiblesse du malade, l'accouchement récent. On conclut à l'époque avec une certaine sagesse : *D'où l'on voit quel tort on a fait au genre humain en employant la saignée dans toutes sortes de cas*, suivant le conseil de Léonard Botal ou en la bannissant entièrement de la pratique comme le conseille Johann Baptist van Helmont.

Quesnay, dans son *Traité des effets et de l'usage de la saignée,* Paris, 1750, confirme ce scepticisme vis-à-vis de cette thérapeutique : *On a même reconnu que ce remède n'avance point la guérison de la plupart de ces maladies, & que dans plusieurs il est inutile, & souvent nuisible.*

XIXème siècle : Le triomphe des hirudinées, le déclin de la phlébotomie

Sans doute inspiré par les effusions sanguines de la Révolution et les carnages du premier Empire, François Joseph Victor Broussais puis Jean-Baptiste Bouillaud réhabilitent la saignée et consacrent la toute puissance de la sangsue médicinale qui bien souvent la remplace : *L'emploi des sangsues est maintenant si fréquent que leur apposition est presque devenue une profession. Ce sont des gardes-malades ou même des femmes qui ne font absolument que cela, qui vont poser en ville ces animaux* ... Au surplus, la fréquence de la saignée générale a diminué dans les mêmes proportions. *Il n'y a pas cinquante ans qu'il y avait dans Paris des saigneurs de profession qui s'enrichissaient à cette unique opération ; aujourd'hui on a bien de la peine à trouver quelqu'un qui veuille descendre à pratiquer la phlébotomie*, écrit Mérat : *Dictionnaire universel de matière médicale et de thérapeutique générale contenant l'indication, la description et l'emploi de tous les médicaments connus dans les diverses parties du globe,* Paris, 1829-1834.

Nous avons vu le bon usage qu'en fait Pierre Charles Alexandre Louis à qui vient l'idée en 1835 d'en évaluer l'efficacité par des statistiques. L'application de sa méthode numérique lui étant facilité par le nombre considérable de malades soumis à la phlébotomie pour pneumonie, il établit l'inefficacité de cette thérapeutique en comparant un groupe témoin de cent malades non soumis à la saignée à une centaine de patients traités par les évacuations sanguines : *Recherches sur les essais de la saignée dans quelques maladies inflammatoires et sur l'action de l'émétique et des vésicatoires ...*, Paris, 1835.

Peu à peu, grâce aux travaux de Saturnin Arloing (1876-1944), de Georges Hayem ou de Léon Frédéricq (1851-1935) les indications de la saignée se réduisent à proportion des progrès des connaissances physiopathologiques et thérapeutiques.

Les excréments

On dénomme ainsi les crachats, les déjections, l'urine et les sueurs.

Les crachats :

Les crachats les plus favorables sont ceux de couleur jaune ou jaunâtres et sanguinolents, d'apparition précoce. S'ils surviennent longtemps après le début de la maladie, ils sont dangereux. Les crachats entièrement blancs (pituite crue) et ceux qui sont petits, ronds et collants n'ont rien de bon. Ceux qui sont vert pâle le sont encore moins. Les crachats qui ne soulagent pas sont toujours mauvais. Les crachats purulents dès le début de la pleurésie annoncent la mort au troisième ou au cinquième jour. Si l'on passe ce terme, la suppuration du poumon survient au septième au neuvième ou au onzième jour. Il est rare qu'après avoir craché du pus au septième jour, ou auparavant, on passe le cap du quatorzième jour. On retrouve ici la notion de crise chère à Hippocrate : l'organisme fait subir aux humeurs en excès ou corrompues une transformation qui les mûrit en un temps variable mais fixe qui donne sa spécificité à chaque maladie. Un pain ne cuit pas dans le même temps qu'une soupe de légumes. Quand la matière des crachats est abondante et murmure dans les poumons ou lorsque le malade ne peut produire de crachats alors que les poumons sont remplis d'une humeur qu'on y entend bouillonner, la mort est certaine.

Les bruits émis par le thorax atteint d'une affection respiratoire attirent l'attention du médecin. Hippocrate conseille d'appliquer l'oreille contre le thorax. Il ne semble pas que ses successeurs aient suivi ce conseil. François Joseph Double (1776-1842) dans le troisième et dernier volume de sa *Séméiologie générale*, Paris, 1811-1822, consacre un long chapitre à l'examen des crachats interprété selon Hippocrate (notion de crise, de coction, pronostic reposant sur la consistance, la quantité ou le mode de l'expectoration). Il fait référence à Sydenham, Boerhaave ou van Swieten mais aucunement à Laënnec ni à la récente thèse inaugurale de Gabriel Andral : *Recherche sur l'expectoration dans les différentes maladies de poitrine*, Paris, 1821, qui étudie les crachats au moyen des réactifs chimiques et du microscope. Rappelons, en revanche, qu'il fait mention de l'auscultation. La thèse d'Andral ouvre la voie aux anatomo-pathologistes comme le suisse Anton von Biermer (1827-1892) qui publie *Die Lehre von Auswurf, Wurtzburg*, 1855, (Traité de l'expectoration) et aux bactériologistes comme André Victor Cornil (1837-1908) et Victor Babes (1854-1926) : *Les bactéries et leur rôle dans l'anatomie et l'histologie pathologiques*, Paris, 1885.

La déjection :

La déjection est bonne si elle est molle, liée, dense et roussâtre, si elle n'a point d'autre odeur que celle d'un homme sain, enfin si elle est d'une juste quantité par rapport aux repas que l'on a faits et si elle affecte pour sa sortie l'heure accoutumée durant la santé. Par contre elle est mauvaise si elle est trop solide, liquide, impérieuse, rouge (crudité), blanche (maladie bilieuse), verte (bile érugineuse), noire (atrabile), livide (fraîcheur des entrailles), écumeuse, spongieuse (ardeur des entrailles). Les selles extrêmement rouges sont mauvaises surtout si elles sont produites par une maladie du foie. Le sont également, les selles noires dont on sait qu'elles correspondent souvent à du sang digéré. Les matières blanches peuvent être dues à une obstruction du conduit biliaire qui empêche la bile de circuler dans l'intestin en cas de jaunisse notamment ou parce que la bile n'est pas séparée de la masse du sang par le foie. La mort peut survenir car la bile retenue dans le sang provoque une inflammation du cerveau et du foie.

Hippocrate n'aurait pas désavoué François Joseph Double qui écrit encore en 1822 que *les déjections restent la voie de solution que la nature privilégie dans les affections aiguës ou fébriles. Il faut les observer, car elles témoignent de ses efforts salutaires pour obtenir la guérison. Ainsi peut-on différencier les selles critiques ou salutaires abondantes, jaune tirant sur le brun mêlées à des fragments stercoraux des selles symptomatiques ou nuisibles, liquides, ténues, peu abondantes, inodores ou fétides*. Jöns Jakob von Berzelius effectue les premières analyses chimiques des selles : *Forsök till allmän osverblik af varmblodiga ...* (sur les fluides animaux), Stockholm, 1810. Les progrès de la chimie et l'emploi du microscope là encore, vont amener un changement radical.

Henri de Blainville (1777-1850), professeur d'anatomie comparée au Muséum, créé la coprologie en faisant entrer l'étude des fèces dans l'anatomie générale : *Traité zoologique et physiologique sur les vers intestinaux de l'homme*, Paris, 1824. Il traduit de l'allemand le *Traité zoologique sur les vers intestinaux de l'homme* de J. G. Bremser (1767-1827) la même année avec des notes.

Charles Philippe Robin consacre le dernier chapitre de ses *Leçons sur les humeurs*, Paris, 1867, à leur examen chimique, fonctionnel et parasitologique.

E.F.I. Hoppe Seyler consacre un ouvrage aux analyses des différents composés organiques du corps humain, utilisant notamment les méthodes optiques de recherches (spectroscope, saccharimètre, polaristrobomètre, etc.) : *Traité d'analyse chimique appliqué à la physiologie et à la pathologie, guide pratique pour les recherches cliniques*, Paris, 1877, dont les dernières pages concernent notamment la coprologie.

Les physiologistes s'interrogeront longtemps sur l'origine des fermentations intestinales : ainsi Johann Baptist van Helmont croyait à l'existence d'un ferment stercoral dans l'appendice d'où il se déversait sur le contenu du grêle issu de la valvule iléo-caecale. La bactériologie apportera la réponse à travers l'étude des micro-organismes du contenu colique développée notamment par les auteurs allemands tels Rudolf Virchow : *Virchow's Archiv,* **5**, 278,1853 ; **52**, 52, 558, 1871, et Carl Y. Nothnagel (1841-1905) : *Beiträge zur Physiologie und Pathologie des Darmes*, Berlin, 1884.

Rudolf von Jaksch (1855-1947) y consacrera un long chapitre de son *Klinische Diagnostik*, Vienne, 1888, traduit en français la même année : *Manuel de diagnostic des maladies internes, par les méthodes bactériologiques, chimiques et microscopiques*, Paris, 1888.

Le lavement ou énéma :

Le lavement ou énéma occupe une place prépondérante non seulement comme nous venons de le voir dans les maladies des entrailles mais aussi dans l'arsenal thérapeutique du médecin et du chirurgien. On croira très longtemps à la légende colportée par Pline L'Ancien (23-79) qui affirmait que l'ibis s'administrait à lui-même un clystère à l'aide de son long bec toutes les fois qu'il était malade, ce qui aurait donné aux égyptiens l'idée du lavement thérapeutique.

A l'origine, on emploie une vessie adaptée à une canule en sureau introduite dans l'anus. Ambroise Paré considère le clystère comme une ablution de l'intestin destinée à traiter de multiples affections aussi diverses que variées pouvant atteindre l'estomac, la rate, les reins et la vessie, la tête. Le lavement sert à administrer pratiquement tous les médicaments d'origine végétale, animale ou minérale. Pour l'administrer on emploie une *syringe* munie d'une canule droite ou angulée inventée, semble-t-il, par Marco Gatinara (?-1496), seringue à piston à l'extrémité de laquelle Regner de Graaf aura l'ingéniosité de fixer un tube flexible en 1668. On confectionne également des canules très longues dont l'extrémité courbée à angle droit permet au malade de s'administrer lui-même son lavement.

XVIIème siècle : on lave son intestin comme on prendrait une douche

L'engouement pour les clystères atteint son paroxysme au XVIIème siècle et fournit à Molière l'occasion de moquer la médecine et les médecins. On prétend que la dauphine s'en fait subrepticement administrer un par sa servante au cours d'une réception donnée par Louis XIV. Le Roi Soleil lui-même, sur les prescriptions d'Antoine Vallot (1594-1671) et de Guy Crescent Fagon (1638-1718) en prend des quantités effarantes.

William Sydenham préconise les lavements de petit-lait dans la dysenterie, la diarrhée ou le choléra ; les lavements astringents dans la lyenterie des fièvres continues ; les lavements narcotiques dans la gravelle goutteuse.

XVIIIème siècle : lavements nutritifs et médicamenteux

Frédéric Hoffmann écrit à leur sujet : *Roborantes clysteres virtute sua non modo intestinis, sed et aliis partibus atonia laborantibus dicata sunt.* (Les lavements sont réputés pour leur qualité fortifiante non seulement au niveau de l'intestin lui-même mais aussi au niveau de toutes les parties organiques atteintes d'atonie) : *La médecine raisonnée*, **IX**, Paris, 1743.

Jean Adrien Helvetius (1661-1727) propose, en 1694, d'administrer le quinquina par la voie intestinale : *Ces differens usages nous ont fait naître la pensée d'ordonner des lavements avec la racine d'ipecacuana dans les dysenteries ; & avec le quinquina dans les fièvres intermittentes, rebelles au même spécifique pris par la bouche* : *Traité des maladies les plus fréquentes ; et des remèdes pour les guérir avec la méthode de s'en servir pour l'utilité du public et le soulagement des pauvres*, **1**, Paris, 1734.

XIXème siècle : raffinement technologique

La seringue, inventée par Marcus Gatinara au XVème siècle : *De curis aegritudinum particularium in nomum Almansoris practicae uberrima,* Lyon, 1532, connaîtra de subtiles sophistications grâce au constructeur Frédéric Charrière (1803-1876) qui, en 1839, la munit d'un piston à double parachute évitant l'introduction de bulles d'air ou la régurgitation intempestive du liquide injecté, clysopompe à double action, aspirante et refoulante.

La pompe de Naudinat constituée d'une pompe aspirante et foulante représente l'ultime perfectionnement technique avant l'irrigateur du gynécologue Maurice Eguisier (1813-1851) cylindre où coulisse un piston poussé par un ressort qu'on remonte comme celui d'une pendule et qui propulse mécaniquement la colonne liquide du lavement : *Bulletin de l'Académie de médecine*, 1848-1849, **XIV**, 314.

Le physiologiste anglais Marshall Hall (1790-1857) évalue à 5 litres le volume d'eau maximum injectable dans le côlon : il pratique des expériences sur le cadavre et sur le vivant et conclue que la valvule iléo-caecale n'est jamais franchie et l'iléon jamais injecté.

Les praticiens administrent des lavements simples pour combattre la constipation ou des affections aussi diverses que la néphrite, le typhus abdominal, la dysenterie, le choléra, la fièvre typhoïde, les invaginations intestinales. Les lavements médicamenteux ont le double objectif d'agir directement comme topiques de la muqueuse ou d'introduire un principe actif médicamenteux dans l'organisme, dans l'économie comme on dit à l'époque. On peut ainsi administrer le camphre, la quinine, le tanin, le rathania, les sels de plomb, la teinture d'iode, le nitrate d'argent, le calomel, l'opium, la belladone, la valériane, l'asa foetida, le musc, même le vin ou les solutions nutritives : Brochin, article : *Lavement, Dechambre,* 2ème série, **2,** Paris, 1876.

Les urines :

Les symptômes qui traduisent un trouble de la sécrétion urinaire sont l'ischurie, la strangurie, la dysurie et l'incontinence.

L'ischurie, qui est la suppression totale des urines, peut être de deux sortes : légitime ou vraie, et dans ce cas la vessie est pleine ; fausse ou bâtarde, et dans cet autre cas la vessie est vide rien n'y descendant des reins ; la strangurie est une envie fréquente d'uriner dans laquelle on ne peut rendre l'urine que goutte à goutte : elle correspond également à une légère ischurie quand elle ne s'accompagne pas de douleurs ; la dysurie est une difficulté d'uriner accompagnée de douleurs, de chaleur et de cuisson ; l'incontinence enfin est l'écoulement d'urine sans efforts, sans que la volonté y participe.

On tire de précieuses indications sur l'état de l'appareil urinaire et la qualité des humeurs à partir du mirage des urines.

L'urine est normale lorsque sa couleur est celle de l'or, proportionnelle en quantité à la boisson, peu chargée en substances, laissant un sédiment blanc, léger et plus élevé au milieu. Aqueuse et limpide, elle indique la crudité ou l'obstruction des voies urinaires. Elle annonce le délire ou la frénésie dans les fièvres aiguës. Aqueuse et limpide de longue date, elle annonce des maladies froides du cerveau : vertige, apoplexie, épilepsie ou paralysie et goutte. L'urine blanchâtre, laiteuse, diaphane, au début d'une fièvre, est l'indice de l'abondance des matières corrompues. Si elle persiste, elle précède un abcès des organes sous-diaphragmatiques. Jaunâtre, citrine ou rousse, elle est signe de coction. Rouge, transparente, elle signe une fièvre ardente ou une chaleur excessive du foie. Rouge, épaisse et obscure, elle est due à un vice ou à une obstruction du foie. Couleur de gros vin, elle marque la bile recuite. Couleur de raisin sec, le sang brûlé : sa persistance présage la jaunisse. L'urine verte est le fait d'une bile vitrée qui annonce la convulsion. Elle est consécutive à la chaleur qui altère la bile jaune et la fait virer au vert. L'urine bleue, est produite par une humeur froide et sèche. L'urine livide, témoigne de la langueur, de la chaleur naturelle : elle se voit à la suite des traumatismes et indique l'abolition de la calorification. L'urine noire rendue après une urine rouge ou verte, est due à une extrême chaleur. Par contre, l'urine noire après l'urine bleue ou livide indique un défaut extraordinaire de chaleur. L'urine sanglante marque le froissement des reins par quelque pierre qu'ils contiennent. Lorsque le sang provient de la vessie et en sort avec douleurs, il dépose avec des grumeaux. En revanche, celui qui provient des reins est abondant et reste fluide après avoir précipité, selon Heurnius cité par James.

Il faut considérer la substance des urines : ténue, elle indique la crudité, l'obstruction (fièvre quarte), la coction est absente ; épaisse, elle marque l'abondance des humeurs crues et indigestes dans le foie, l'estomac, les intestins. Dans les maladies aiguës, plus l'urine est épaisse, plus elle est pernicieuse.

La quantité d'urine doit être observée : elle est abondante dans le diabète et l'hydropisie ; elle l'est peu dans les obstructions, notamment par la pierre.

L'odeur des urines est variable : fétide et purulente elle signe un ulcère aux reins ou une pierre dans la vessie. Si la mauvaise odeur (*féteur*) coïncide avec des urines rouges, elle vient d'une corruption des parties supérieures du corps.

Nous verrons que Paracelse envisage les maladies dissolues ou flux comme la conséquence d'une déficience du système digestif qui n'assume plus son rôle. Au nombre de ces flux, à côté des diarrhées et des vomissements, figurent les flux urinaires. Ils sont au nombre de trois : l'urine sanguinolente émise sans douleur, due à un excès de chaleur avec évacuation urinaire de substances irritantes ; l'urine laiteuse ou diarrhée urinaire, également indolore qui se voit quand il y a insuffisance de digestion avec évacuation de substances non assimilables ; l'urine aqueuse ou mandragorée abondante, qui s'écoule sans titillation. Il y a déficit de chaleur et coction insuffisante. Sel et soufre n'arrivent pas jusqu'à la vessie. Seul le mercure est éliminé.

XVIIème siècle : Deckers

Le hollandais Frederik Deckers (1648-1720) écrit en 1673 un traité de diagnostic et de thérapeutique dans lequel les maladies sont classées en fonction des traitements qui leur sont appliqués. Il préconise l'emploi de substances chimiques mélangées aux urines pour établir le diagnostic : *Exercitationes practicae circa methodum medendi observationibus illustratae*, Leyde, 1673, (Exercices pratiques sur la méthode de soigner enrichis d'observations).

Davach de la Rivière, dans *Le Miroir des Urines par lesquelles on voit et connaît les différens tempéramens, les humeurs dominantes, les sièges et les causes des maladies d'un chacun*, Paris, 1696, énumère cinq éléments constitutifs des urines : l'esprit, le souphre, le sel, le phlegme et la terre. Il décrit cinq couleurs principales ; blanc, jaune ou noir quand le froid domine ; rouge, vert quand le chaud domine. Les urines vertes ou noires sont de mauvais augure.

XVIIIème siècle : peu de progrès

Le très copieux et savant *Dictionnaire universel de médecine... traduit par MM. Diderot, Eidous et Toussaint. Revue, corrigé et augmenté par M. Julien Busson*, Paris, 1746-1748, restitue fidèlement la doctrine humorale d'Aristote, d'Hippocrate et de Galien concernant l'examen des urines. Les travaux de Guillaume François Rouelle : Observations sur l'urine humaine, *Journal de médecine, de chirurgie et de pharmacie*, **40**, 1773 et de Charles Guillaume Scheele : Undersökning om blasesstenen, *Kongliga Svenska Vetenskapsakademiens Handligar*, **37**, 1776 n'ont pas dépassé la porte des laboratoires et les cliniciens ignorent encore l'intérêt diagnostique des dosages de l'urée et de l'acide urique.

XIXème siècle : première apparition du laboratoire

En 1821, Mérat dans l'article Uromancie du *Dictionnaire des Sciences Médicales de Panckoucke*, dénonce les derniers charlatans qui prétendent résumer toute la médecine dans l'examen des urines. Les travaux de Michel Eugène Chevreul sur l'urine des diabétiques : Note sur le sucre de diabetès, *Ann. chim.*, Paris, **95**, 1815 et la thèse de Matteo José Bonaventure Orfila (1787-1853) *Nouvelles recherches sur l'urine des ictériques*, Paris, 1811, ouvrent la voie à l'analyse chimique des urines que nous avons développée à propos de la physiologie rénale.

Les sueurs :

Les sueurs sont bénéfiques si elles apparaissent au déclin des accès de fièvre intermittente, dans les fièvres contenues quand elles succèdent à la purgation du ventre. Les sueurs froides sont pernicieuses : signe mortel dans la fièvre aiguë, elles indiquent la prolongation des maladies mineures. La sueur légère qui humecte seulement le front dans la syncope indique la mort prochaine quand le pouls se perd. Les sueurs abondantes, froides marquent la puissance du mal ; chaudes elles sont signe de moindre gravité.

Lazare Riviere affirme : *Les sueurs, si elles ne sont pas critiques, mais symptomatiques, & qu'elles abattent beaucoup les forces, seront arrêtées en rafraîchissant l'air, en répandant par la chambre de l'eau froide, & des feuilles de saule, & de vigne, & s'il est nécessaire, en ouvrant les fenêtres, en éventant un peu le corps sous de légères couvertures, & en tirant de son lit la plume. En jetant aussi souvent de l'oxycrat contre la face, & enfin en usant des médicaments froids et astringeans ... Il ne faut pas sécher la sueur, mais la laisser, afin que s'arrêtant & desséchant aux pores de la peau, elle empêche une autre sueur d'en écouler. La pratique de médecine avec la théorie ...*, **2**, Paris, 1723.

XVIIème siècle : Santorio se fait suer

Santorio Santorio évalue à 1 litre 1/2 la quantité de liquide évaporée au niveau de la peau : il parle de perspiration insensible et, selon qu'elle est excessive ou insuffisante, lui attribue diverses pathologies. Il publie ses travaux dans sa *Statica Medica*, Venise, 1614, (Pesée médicale), qui connaîtra un prodigieux succès. Une traduction en français sera éditée à Lyon : *Science de la transpiration ou Médecine Statique, c'est-à-dire la manière ingénieuse de se peser pour conserver et rétablir la santé par la connaissance exacte du poids de l'insensible transpiration ...*, Lyon, 1694. Thomas Sydenham considère la sueur ou le défaut de sueur comme un signe distinctif entre fièvres intermittentes saisonnières ou pestilentielles dans lesquelles la peau des patients est sèche, et fièvres de la petite vérole ou de la dysenterie accompagnées de sueurs profuses.

XVIIIème siècle : bienfaisante sudation

Robert James, énumère cinq critères pour définir une sueur salutaire : apparaître quand la maladie est en période de coction, survenir dans un jour de crise, succéder à un frisson critique, être diffuse, copieuse et chaude, se manifester sous forme de gouttes ou de vapeurs enfin, délivrer le malade de la fièvre. Tous ces signes sont hippocratiques et galéniques : *Dictionnaire universel de médecine*... Paris, **6**, 1746-1748.

Jean Charles de Grimaud (1752-1789) affirme que la sueur est la seule évacuation qui soit commune à toutes les fièvres et le grand moyen de guérison des fièvres ardentes. En évacuant les produits de la coction, elle élimine la cause matérielle des maladies changées et élaborées par les facultés digestives. On peut aider la nature en prescrivant des sudorifiques comme le camphre, la serpentaire de Virginie, l'opium : *Cours complet de fièvre, par feu Mr M. de Grimaut ...*, Montpellier, 1791.

Ici encore l'apport de Lavoisier est déterminant : *La machine animale est principalement gouvernée par trois facteurs principaux : la respiration qui consomme de l'hydrogène et du carbone et qui produit du calorique ; la transpiration qui augmente ou diminue, suivant qu'il est nécessaire d'emporter plus ou moins de calorique ; enfin, la digestion qui rend au sang ce qu'il perd par la respiration et la transpiration* : Premier mémoire sur la respiration des animaux, *Histoire de l'Académie des sciences*, Paris (1789), 1793.

XIXème siècle : diaphorétiques et sudorifiques

François Joseph Double, en 1822, ne s'exprime pas différemment lorsqu'il écrit : *De toutes les voies de solution que la nature sait si bien ouvrir dans le vaste champ des sécrétions, pour la terminaison heureuse des maladies, les sueurs sont sans contredit la plus avantageuse.* Il ajoute un peu plus loin *qu'elles participent également à toutes les crises salutaires.* Il consacre plus de quarante pages de sa *Séméiologie* à l'étude de la quantité, de la température, de la consistance, de la couleur, de l'odeur et de la saveur de la sueur citant de larges extraits des *Epidémies d'Hippocrate*. On discute encore pour savoir si transpiration et perspirations sont un seul et même phénomène.

Henri Milne-Edwards les différencie encore l'une de l'autre : *Leçons sur la physiologie et l'anatomie comparée de l'homme et des animaux faites à la Faculté des sciences de Paris*, Paris, **1**, **2**, 1857. On maintiendra longtemps en thérapeutique la distinction entre les substances diaphorétiques qui favorisent la perspiration et les sudorifiques qui déclenchent la sudation.

Le Traité de diagnostic et de sémiologie, Paris, 1883, d'Eugène Bouchut (1818-1891) décrit en six pages les signes fournis par le mode d'excrétion de la sueur.

En revanche, l'article *Sueur* de François-Frank, dans le tome XIII de la troisième série du Dechambre (1884) en occupe 170 : *L'étude de la sueur au point de vue physiologique comporte trois grande divisions : 1° l'examen de la composition chimique du liquide secrété avec les déductions physiologiques qui en découlent ; 2° l'étude des conditions physiques qui influent sur la sécrétion et sur l'évaporation de la sueur, avec les applications physiologiques qu'on peut en tirer ; 3° l'exposé critique des notions acquises sur la fonction sudorale elle-même considérée comme attribut direct du système nerveux ... il est nécessaire qu'on ne doit plus aujourd'hui conserver la distinction arbitraire si longtemps admise entre la sueur et la perspiration cutanée.*

Les fièvres

La fièvre n'est donc autre chose qu'une intempérie chaude et sèche excitée et enflammée au coeur et du cœur communiquée à tout le corps par les veines et les artères : *Œuvres complètes d'Ambroise Paré*, **3**, Paris, 1841.

Rappelons que l'intempérie est la traduction d'un déséquilibre du tempérament, lui-même reflet d'un mélange plus ou moins proportionné des quatre principales humeurs : la pituite, le sang, la bile ou l'atrabile ou de quatre qualités analogues à ces humeurs : l'humide, le chaud, le sec ou le froid, ou des quatre éléments, l'eau, l'air, le feu et la terre. Le siège de la chaleur est dans le sang. *Le coeur est le centre de la vie et de la chaleur : C'est dans le coeur qu'est le principe de la vie, c'est en lui qu'est l'origine et la source de chaleur innée, sans laquelle nul animal ne peut vivre ; donc le coeur tient un rôle important ; grâce à lui, la chaleur native est répartie dans toutes les parties du corps proches ou lointaines, et revient à son centre, sorte de va-et-vient nécessaire à la vie et au mouvement ... ainsi pas de chaleur, pas d'homme.* Galien. La théorie galénique veut que la fièvre associe l'élévation de la température à un trouble général des fonctions. Elle peut-être également éphémère ou humorale. La fièvre est due à une intempérie de la chaleur naturelle, à un excès de chaleur. La variété des fièvres correspond à la nature de la substance altérée et du mouvement de la chaleur. Il faut donc rechercher quel est l'organe malade et caractériser le mouvement de la chaleur. La fièvre peut-être diffuse à tout l'organisme ou bien rester interne et ne pas affecter la surface du corps qui reste froide.

Selon qu'elle affecte les humeurs, les esprits ou les solides, on définit différentes fièvres. La synoque correspond à une inflammation du sang et à la pléthore. Elle est continue et siège dans les grosses veines proches du coeur. La synoque simple dure quatre à cinq jours. Elle affecte le pléthorique et s'achève par une crise sudorale ou un flux de sang. Il faut purger au moment de la crise sinon saigner, lavementer avec des substances émollientes et administrer des juleps rafraîchissants. La synoque putride est due au pourrissement partiel du sang. La chaleur augmente et le pouls reste égal. Les urines sont rouges troubles et fétides. La crise apparaît au septième jour. Il existe parfois une inflammation cutanée pourprée. Il faut saigner, lavementer et purger vers le huitième jour.

La bilieuse correspond à une inflammation de la bile et s'exacerbe tous les trois jours (fièvre tierce). Les fièvres bilieuses ou tierces putrides provoquent des maux de tête très vifs, une chaleur âcre de la peau, des angoisses extrêmes, une bouche desséchée, un pouls accéléré, une grande oppression de poitrine, des rêves effrayants, le délire. La crise cède en général vers le septième jour mais peut récidiver surtout en cas d'écart de régime. Le délire est parfois violent. Il existe un hoquet, un assoupissement profond et même des syncopes. Certains auteurs rattachent à cette famille de fièvre le trousse-galant, attribué à une exposition prolongée au froid ou à l'humidité, correspondant à une grippe ou à une typhoïde. La fièvre double tierce fait partie des fièvres bilieuses : la bile pourrit en deux endroits différents des grands vaisseaux.

La pituiteuse est due à une inflammation de la pituite et se manifeste de façon journalière. La fièvre pituiteuse ou *quotidiane* peut être légitime (phlegme douce, insipide) bâtarde (phlegme salée, acide ou vitrée). Les fièvres *hémitritées* sont des fièvres intermittentes composées d'un accès ayant le type de tierce et d'un autre ayant le type de quotidienne. Cette fièvre est grave car il s'agit d'une pourriture simultanée de la pituite et de la bile.

La mélancolique est causée par une inflammation de la *mélancholie* : fièvre quarte. La fièvre mélancolique ou quarte est liée à une insuffisance du fonctionnement de la rate, la fin de l'accès est annoncée par des urines noires. On peut saigner mais si le sang est noir il faut arrêter. Il faut préférer la veine médiane ou la veine salvatelle. La variété grave de fièvre quarte est la quarte continue : elle est guérie s'il y a un vomissement noir. Il faut pour cela que le vaisseau *vas breve* qui va de la cavité de la *ratte* à l'orifice de l'estomac en constreignant et ridant le dit orifice par le moyen de l'*acerbité* et de l'acidité qui est en elle et dont se fait l'appétence, évacue l'humeur mélancolique dans l'estomac.

La fièvre des esprits, dite fièvre éphémère, est due à une excessive chaleur ou sécheresse atmosphérique, à des bains froids, à des aliments chauds, aux passions de l'âme. Son pronostic est bénin : elle se termine par une crise sudorale. Son traitement associe les bains d'eau froide et la diète.

Les fièvres des solides ou fièvres hectiques, stables, difficiles à guérir, occupent les parties solides de notre corps. La chaleur provenant du coeur, lorsqu'elles l'atteignent de manière permanente, l'organisme est frappé de dépérissement progressif. Elles peuvent être de trois sortes : dans la première, elles consomment l'humidité des parties solides ; dans la deuxième elles dévorent les parties charneuses ; enfin dans la troisième elles détruisent et consomment ces parties solides et provoquent la mort, : *Tout ainsi que la flamme d'une lampe consomme premièrement l'huile, en après la propre humidité du lumignon, et en fin le corps du lumignon mesme : ce qu'estant, il n'y a plus de moyen ni d'espérance de le pouvoir rallumer, bien que vous luy donniez l'huile à regorger.* Paré. On en distingue deux : la fièvre hectique simple ou primitive ou encore fièvre habituelle ou lente nerveuse ; la fièvre hectique secondaire ou consécutive à une autre maladie antécédente ou symptomatique d'une autre maladie actuelle : ulcération grave, vomique, abcès, dégénération des viscères. Elle est due à l'inflammation des éléments solides du coeur. Parfois c'est une fièvre humorale mal soignée. Elle s'accompagne éventuellement de dysenterie et d'émaciation de tout le corps.

Alpinus suggère de traiter la fièvre par les bains : un bain chaud qui dilate les pores, un bain tiède qui humecte la peau et enfin un bain froid qui referme les pores de la peau et retient l'humidité : *De medicina methodica libri tredicim*, Padoue.

Pour Guillaume Rondelet, tout comme il y a trois sortes de chaleurs fébriles, il existe trois sortes de fièvres : la chaleur âcre (fièvre putride), la chaleur peu intense sans acrimonie (fièvre éphémère), la chaleur peu apparente (fièvre hectique). Une mauvaise ventilation du corps est responsable de la fièvre persistante, par la rétention des fumées chaudes. Le sang n'est pas ventilé à cause de la constipation de la peau : *Methodus curandorum omnium morborum corporis humani in tres libros*, Lyon, 1583.

Selon Fernel, *la fièvre est une chaleur contre nature, laquelle partant du cœur, se répand par tout le corps. Quant au frisson & tremblement qui survient ès fièvres intermittentes, bien que ce soit un commencement de l'accès, cela neantmoins ne peut estre estimé fièvre, dautant que la chaleur n'est pas encore éprise. Le froid qui dans une fièvre mortelle saisit les extremitez du corps, n'est plus de l'essence de la fièvre : & n'y a fièvre aucune qui puisse avec raison estre nommée froide, veu qu'il n'y en a point qui generalement ne provienne de chaleur.* Il dénombre trois sortes de chaleurs contre nature, la première est un excès de chaleur naturelle qui devient vicieuse ; la seconde est provoquée par matière putride et la troisième, maligne et pernicieuse, provient d'une matière pestilente et vénéneuse : *Universa medicina,* Francfort, 1581.

Selon Guillaume de Baillou, la fièvre est utile à la guérison. Il ne faut, en aucun cas, la faire tomber. Les fièvres sont des maladies serrées (*adstrici morbi*) dont les accès correspondent à l'altération puis à l'expulsion d'une des quatre humeurs du corps. Comme le corps contient plus de pituite que de bile et de bile que de mélancholie, la fréquence plus ou moins rapprochée des accès selon l'atteinte de l'une ou l'autre de ces *humeurs correspond à leur quantité respective dans l'organisme : Gulielmi Ballonii medici parisiensis celeberrimi epidemiorum et ephemeridum libri duo studio et opera M. Jacobi Thevart ...,* Venise, 1734.

Pour Paracelse, *La fièvre est une chaleur putréfaicte, avec tremblement, par son opilation de la matière enclose dans les pores fermez, par vertu stiptique.* A propos du *tartare*, il dénombre trois espèces de fièvres : de l'estomac, du foie et des reins. Elles peuvent être internes et prennent alors leur origine dans les nutriments. Elles peuvent être externes et dans ce cas provenir de l'opilation, elle-même provoquée par un tartre pourri. Celui-ci devient bouillant et commence à se digérer en dégageant des vapeurs qui obstruent les voies d'élimination. Il en résulte froid et tremblement qui s'étendent à tout le corps jusqu'à évacuation ou consommation de cette matière. La fièvre quarte procède du soufre ; la fièvre tierce, des sels et la quotidiane, de l'alun : *Sämtliche Werke, traduction de Karl Sudhoff,* 14 volumes, Berlin, Münich, 1922-1933.

La fièvre est le symptôme le plus voyant du désordre des humeurs. Elle permet une classification nosologique cohérente en référence au système qui la régit. Elle nous est aussi étrangère qu'une courbe de température pourrait l'être à un praticien du seizième siècle. Pour lui, la fièvre est la maladie et non pas une donnée résultant d'examens complémentaires. Nous verrons comment s'opérera peu à peu son glissement progressif du cadre nosologique vers celui de la sémiologie.

XVIIème siècle : van Helmont et son indignation fiévreuse ; Stahl l'expectant

Selon Daniel Sennert (1572-1637), la fièvre, chaleur contre-nature, viciée et intempérée, naît dans le coeur d'où elle diffuse par l'esprit et le sang à travers veines et artères qui la répandent dans le corps entier. Les organes les plus chauds sont les plus atteints comme le foie, la rate, les muscles, les reins, les poumons, les veines, les artères et la graisse. En revanche, les os et les cartilages, les tendons et les nerfs, la moelle et le cerveau, organes froids, sont moins exposés : *Disputatio de febribus*, Wittemberg, 1628 ; *Practicae medicinae* Wittemberg, 1652-1664.

Lazare Rivière, au début du dix-septième siècle, dénombre trois fièvres simples : les fièvres éphémères, les fièvres *synoques*, spécifiques au pléthoriques et les fièvres *hétiques*, siégeant dans les parties spermatiques, semblables à la fièvre hectique. Il y ajoute les fièvres pourries continues ou intermittentes dues à des vapeurs putrides ou à une chaleur contre-nature qui attaquent le coeur de façon constante ou par intervalles. Enfin, il place à part les fièvres pestilentielles, contagieuses, contractées par l'air, les aliments ou le contact avec les malades. Il précise que la fièvre pourrie, c'est le vin changé en vinaigre alors que la fièvre pestilentielle c'est le vin tourné et totalement corrompu : *Methodus curandarum febrium*, Paris, 1648 ; *Les observations de médecine ... qui contiennent quatre centuries de guérisons très remarquables ...*, **2**, Lyon, 1724.

Cette théorie humorale est combattue par divers auteurs. Johann Baptist van Helmont estime que la chaleur animale est produite par les réactions chimiques qui ont lieu dans les profondeurs des organismes. Il considère la fièvre comme une indignation de l'archée contre une substance non vitale et étrangère introduite dans un organisme : *Ce seront les esprits qui s'échauffent et s'irritent & s'effarouchent contre la matière occasionnelle de la fièvre qu'ils agitent et tachent d'expulser... ce qui est aisé de comprendre par l'épine fichée au doigt qui n'est ni chaude ni froide, néanmoins elle est bien tôt après suivie d'un battement d'artères, d'inflammation, d'enflure et de douleur* : *Ortus medicinae*, Amsterdam, 1648 ; *Les oeuvres ... traittant des principes de médecine et physique pour la guérison assurée des maladies ; de la traduction de Mr Jean le Conte,* Paris, 1670.

Hoffman, dans le *Tractatus de febribus*, Tubingue, 1660, explique ainsi les poussées fébriles : *Si l'augmentation considérable de la contraction du cœur, & des artères, fait circuler le sang avec vitesses, & impétuosité dans tout le système vasculeux, ce mouvement s'appelle fébrile, & se connoit à une chaleur immodérée, & la vitesse du pouls* : *La médecine raisonnée,* Paris, **3,** 1739-1743.

Thomas Willis voit dans la fièvre une modification physique subie par le sang qui fait effervescence dans les vaisseaux. Son mouvement et sa chaleur dépendent du juste mélange de ses parties constituantes où sel et soufre sont prépondérants, et d'un ferment siégeant dans le cœur : de cette fermentation résulte la chaleur. Pour la fièvre intermittente, il admet l'intervention d'un facteur extérieur ayant pénétré dans le sang : *Diatribe de febribus. Diatribae de febribus examen auct. E. de Meara*, Amsterdam, 1667.

Thomas Sydenham complique encore cette classification en introduisant la notion de fièvre saisonnière : fièvre d'automne, fièvre de printemps. Cette constitution climatique est chère aux auteurs de l'époque, les intempéries du corps reflétant celles de l'environnement : *Observations circa morborum acutorum historiam et curationem, seu methodus curandi febres*, Londres, 1666, 1668, 1676.

Richard Morton (1637-1698), qui a lu van Helmont, explique la fièvre par un conflit entre esprits animaux et poisons morbifiques, qu'ils proviennent de l'intérieur du corps lui-même ou du dehors comme un miasme aérien ou un venin introduit par une morsure : *Pyretologia seu exercitationes de morbis universalibus acutis*, Londres, 1692.

Pierre Chirac, dès 1694, en se basant sur le résultat de nombreuses dissections, estime que les fièvres sont le résultat d'une inflammation du cerveau et du tube digestif. Le premier peut-être, il a décrit ce qui était vraisemblablement une fièvre typhoïde : *Traité des fièvres malignes et des fièvres pestilentielles qui ont régné à Rochefort,* Paris, 1742 ; *Dissertations et consultations médicales*, Paris, 1744-1755.

Georg Ernst Stahl considère que la fièvre non seulement n'est pas la cause de la maladie mais qu'elle traduit la réponse adéquate opposée par l'organisme aux assauts du mal. Elle reflète une certaine lutte entre la nature et la maladie. En aucune façon elle n'est spécifique d'une pathologie. Ainsi le quinquina est inutile et même nuisible car en faisant disparaître un symptôme, il égare le médecin : *Dissertatio febrium therapia in genere*, Halle, 1704 ; *Dissertatio de methodo febres secundum rationemet experientium rite tractandi*, Halle, 1708. Son attitude attentiste restera incomprise jusqu'à ce que les progrès en thérapeutique justifient sa réticence à prescrire les médicaments de son époque inefficaces et souvent toxiques.

Du XVIIIème siècle (Boissier de Sauvage, Lavoisier), au XIXème siècle : de la maladie au symptôme

Les médecins se préoccupent surtout d'expliquer par la mécanique ou la chimie et de classer selon les idées de Linné. Pour Hermann Boerhaave, la fièvre est due à la résistance offerte par les vaisseaux à un sang visqueux, le coeur excité cherchant à surmonter les obstacles à la circulation : *Institutions de médecine de Mr Herman Boerhaave, seconde édition avec un commentaire par M. de la Mettrie*, **2**, Paris, 1743-1750 ; pour Frédéric Hoffmann, elle est une affection spasmodique du système nerveux et du système vasculaire : *La médecine raisonnée,* **1** à **9**, Paris, 1739-1743.

François Boissier de Sauvage (1706-1767), dans le cadre de sa nosologie inspirée de Linné, en dénombre trois grandes catégories (continues, rémittentes et intermittentes) qu'il subdivise en une multitude de variétés. Continues : éphémères, synoches, synoques, typhiques, hectiques. Rémittentes : oscillantes *amphimérines* (rémission quotidienne), *tritéophies* (tous les trois jours) et *tetratophies* (tous les quatre jours). Intermittentes : *quotidianes* (tous les jours), tierces (un jour de répit), quartes (deux jours de rémission), erratiques (tous les quatre jours ou plus) : *Nosologie méthodique* ..., **2**, Lyon, 1772.

Pour William Cullen la température normale du corps humain correspond à 98° Farenheit (36°7 centigrades). La fièvre est un spasme des extrémités des petits vaisseaux déclenché par une irritation du coeur et des artères. *Ce n'est qu'au bout d'un certain temps*, précise-t-il, *que le malade éprouve lui-même une sensation de froid, qui commence communément dans le dos, et bientôt se communique à tout le corps ; alors la peau paraît chaude au toucher.* Il préconise le froid comme traitement, par voie interne en donnant des boissons et des aliments froids, par voie externe en l'appliquant à la surface externe du corps : *First lines of the physic for the useof students in the university of Edinburg*, Edimbourg, 1778.

Insensiblement l'édifice imposant, foisonnant mais confus des fièvres est démantelé par Antoine Laurent Lavoisier qui sème les premiers doutes en démontrant que la chaleur n'est pas comme le croyaient les Anciens un élément extérieur indépendant de l'organisme dont elle symboliserait l'âme mais le résultat d'une combustion.

Les attaques les plus fondées viennent ensuite de ceux qui veulent rattacher la fièvre à la lésion d'un organe particulier tels Georges Baglivi, qui l'attribue à des lésions de l'estomac et des intestins : *Opera omnia medico practica et anatomica*, Lyon, 1704. Il déconseille les purgatifs ou les remèdes violents au début des fièvres car la coction des matières qui l'entretiennent n'étant pas achevée, on évacue ce qui ne doit pas l'être, ou on augmente la fièvre ou l'on perd son malade !

Johann Georg Roederer et Carl Gottlieb Wagler (?-1778) qui soulignent, dès 1762, la corrélation entre fièvre et atteinte de l'intestin : La première édition : *De morbo mucoso*, Göttingen, 1762 sera traduite en français au début du XIXème : *Traité de la maladie muqueuse, ... recorrigé, augmenté d'une préface relative aux tricurides nouveau genre de vers, et orné de figures mis au jour par Henri Auguste Wrisberg ...* , Paris, 1806. Les auteurs décrivent bien la typhoïde mais la confondent avec la dysenterie et les fièvres intermittentes.

Philippe Pinel (1745-1826), assure que dans les fièvres il y a toujours atteinte de l'encéphale. Il établit un catalogue inédit contenant des fièvres gastriques ou méningo-gastriques sans localisation spécifique : *Nosographie philosophique*, **1**, Paris, An VI.

Il faut attendre le début du dix-neuvième siècle pour que la classification humoriste des fièvres disparaisse.

C'est d'abord François Joseph Victor Broussais qui affirme l'origine inflammatoire des fièvres et désigne le tube digestif comme leur siège organique. Dans sa thèse de doctorat, *Recherches sur la fièvre hectique*, Paris, 1803, il fait de celle-ci un symptôme commun à toutes les lésions et non spécifique d'une lésion particulière, susceptible d'être provoquée soit par une maladie (dysenterie), soit par des variations de température extérieure, ou par un phénomène physiologique (lactation), ou par une indisposition (dyspepsie), prémonition de l'existence de phénomènes organiques réagissant de manière univoque à des agressions variées.

Prost, Louis, Bretonneau, Petit et Serres suppriment définitivement la distinction entre fièvre essentielle et fièvre symptomatique en montrant l'association de la fièvre à des lésions spécifiques de l'intestin grêle dans la typhoïde appelée fièvre pestilente, maligne, putride, bilieuse, muqueuse ou grave par les auteurs du seizième au dix-septième siècle.

Nous verrons à propos de la fièvre intermittente comment peu à peu le paludisme se détachera du cadre imprécis des fièvres des marais pour devenir fièvre à quinquina puis maladie parasitaire transmise par le moustique.

L'étude analytique du mouvement fébrile aurait pu débuter dès le XVIIème siècle, les praticiens disposant du thermomètre qui leur aurait permis une mesure objective de la température du corps. Ainsi Giovanni Alfonso Borelli, précurseur de l'école iatro-mécanicienne, mesure la température du coeur et des viscères d'un cerf récemment sacrifié : *De motu animalium*, Rome, 1680-1681.

Santorio Santorio emploie le premier le thermomètre pour la mesure de la température du corps humain : *Commentaria in artem medicinalem Galeni*, Venise, 1612. Mais pour l'un comme pour l'autre, bien ancrés dans leur iatro-mécanicisme teinté de galénisme, la fièvre est un trouble circulatoire en tout point conforme aux théories en vigueur. Et le thermomètre tombe dans l'oubli.

Un siècle plus tard, Hermann Boerhaave dans son aphorisme 573 écrit : *Calor febribus thermoscopia externus, sensi rubore urinae internus cogniscitur.* (On reconnaît la fièvre à l'extérieur par le thermomètre, à l'intérieur par le stade de la maladie et la rougeur de l'urine) : *Institutions de médecine de Mr Herman Boerhaave, seconde édition avec un commentaire par M. de la Mettrie*, Paris, 1743-1750.

Son élève, Gérard van Swieten ajoute ce commentaire : *Omnium ergo certissima caloris mensura habetur pes thermoscopia qualia hadic pulcherrima habentur & Portatilia quidem, Fahrenheitiana dicta a prima inventor : a curatissima inprimis illa sunt, quae argentum vivum loco alterius cujuscumque liquidi continent.* (Aussi dispose-t-on aujourd'hui pour la mesure la plus exacte de la température, de thermomètres très perfectionnés et portatifs, farenheitiens, du nom de leur premier inventeur, les meilleurs étant ceux qui contiennent du vif-argent, préférable à tout autre liquide) : *Commentaria in Hermanni Boerhaave aphorismos, de cognoscendis et curandis morbis,* Paris, Leyde, 1765-1776. Une traduction en français par Moublet en six volumes, paraît en 1770 : *Commentaire sur les aphorismes d'Hermann Boerhaave, de la connaissance et de la cure des maladies : Traité des fièvres*, Lyon, 1770. Le *Discours préliminaire du traducteur* souligne la difficulté du sujet : *La fièvre est la maladie la plus générale, la plus commune, la plus difficile de l'art de guérir, puisqu'elle intéresse tous les organes du corps humain, se fait sentir dans toutes ses parties, & attaque le centre même du mouvement animal. Considérée dans cette universalité, il semble d'abord impossible d'en pénétrer l'origine, d'en découvrir les causes physiques, d'en déduire les effets propres, & d'en discerner les rapports immédiats avec les autres maux. Aussi il n'y a point de matière en Médecine, dont la théorie aît été obscurcie d'erreurs, sujette à plus de préjugés, & cause de plus de malheurs.*

Anton de Haen (1704-1776), un autre élève du grand Boerhaave, utilise la mesure thermométrique sur une vaste échelle. On la prend dans la bouche ou le creux axillaire et après plusieurs minutes d'application. Il n'a pas l'idée de définir la fièvre à partir des chiffres recueillis. Cependant, il remarque la défervescence du matin, l'exacerbation du soir, la discordance entre les sensations subjectives du patient et les résultats objectifs de la mesure, la dissociation entre rythme du pouls et température. Ses travaux n'attirent pas l'attention du monde savant : *Ratio medendi*, Vienne, 1759.

C'est Georges Martine (1702-1741), médecin écossais, qui écrit le premier ouvrage scientifique sur la mesure de la température du corps humain : *De similibus animalibus et animalium calore libri duo ...*, Londres, 1740, traduit en français en 1751. Il soutient que la chaleur des organismes vivants est directement proportionnelle à la vitesse du flux sanguin et à la section du vaisseau qu'il parcourt. Le calibre des artères étant variable, la chaleur dépendra des modifications de leur diamètre, première approche des phénomènes vasomoteurs.

Etape décisive, Charles Blagden (1748-1820), en 1774, montre que la température du corps humain reste constante et invariable dans un environnement chauffé jusqu'à cent degrés : Experiments and observations in a heated room, *Philosophical transactions*, 79, 1775.

John Hunter prouve que les animaux résistent au froid extérieur en produisant eux-mêmes de la chaleur. Il fait dépendre la chaleur animale d'un principe spécial, indépendant de la circulation, de la sensation et de la volition, autrement dit d'une force vitale capable de détruire la chaleur en excès et qui siège dans l'estomac : *Œuvres complètes*, **1**, Paris, 1839.

Les recherches d'Antoine Laurent Lavoisier confirment les constatations du chirurgien londonien et les expliquent : La machine animale est gouvernée par trois grands régulateurs : la respiration qui consume l'oxygène et le carbone et produit de la chaleur ; la transpiration qui, selon les besoins, diminue et soustrait le calorique ; et la digestion qui restitue au sang ce que la respiration et la transpiration lui ont fait perdre : Mémoire sur la chaleur, *Histoire de l'Académie royale des sciences*, Paris (1780), 1784 ; avec Armand Seguin (1768-1835) : Premier mémoire sur la respiration des animaux, *Histoire de l'Académie e des sciences*, Paris (1789), 1793.

Barthez et son école, dans les *Nouveaux elémens de la science de l'homme*, en 1806, pensent que la chaleur animale résulte des mouvements et des frictions des liquides et des solides de l'organisme, suscités par le principe vital. Chez les homéothermes, c'est ce même principe qui module et stabilise la température interne en fonction de la température de l'environnement.

William Fréderic Edwards (1776-1842), frère aîné de Henri Milne Edwards (1800-1885), édite en 1824, *De l'influence des agents physiques sur la vie,* dans lequel il démontre le rôle de la lumière sur l'organisme et met de l'ordre dans les matérieux épars recueillis par les auteurs du XVIIIème siècle. Il écrit notamment : *Dans les climats où la nudité n'est pas incompatible avec la santé, l'exposition de toute la surface du corps à la lumière sera très favorable à la conformation régulière du corps : cette application par une observation de M. de Humboldt ... : Hommes et femmes ont le corps très musculeux mais charnu, à formes arrondies ... il est superflu d'ajouter que je n'ai vu aucun individu qui ait une difformité naturelle ...* Edwards ajoute : *Nous ne saurions douter que l'action de la lumière sur toute la peau n'y contribue.* Il attribue une importance considérable à l'influence de l'environnement sur la transpiration : air sec, humide, eau très chaude. Il attribue à la transpiration le pouvoir de réguler la température du corps. L'évaporation, pour lui, est déterminante, lorsque l'organisme est exposé à de fortes températures, pour maintenir l'homéothermie. Dans l'air saturé en humidité, le refroidissement est moindre que dans celui qui est sec, mais l'évaporation y est plus importante, donc le refroidissement aussi. Edwards établit que la température de l'homme et des animaux à sang chaud peut varier selon la saison mais qu'elle est différente selon l'âge et qu'elle est plus basse chez les enfants. Il faut donc les abriter du froid. Il pense que le froid agit sur la mortalité aux différents âges de la vie et conseille d'étudier scientifiquement les rapports des individus avec le milieu extérieur, domaine dans lequel jusqu'ici le seul guide a été l'instinct ou l'observation empirique. Il s'élève contre ces comportements : *L'instinct porte les mères à tenir leur enfant chaudement. Des philosophes, par des raisonnements plus ou moins spécieux, les ont engagées à différentes époques et dans divers pays, à s'écarter de ce principe, en leur persuadant que le froid extérieur fortifierait la constitution des enfants comme il fortifie celle des adultes.* Il constate que les animaux qui viennent de naître supportent bien mieux un abaissement de la température que ceux qui ont quelques mois et ont acquis la faculté de développer de la chaleur. Pour Edwards, la qualité de l'air au niveau duquel se font tous ces échanges, est déterminante : *Nous devons, d'après tout ce qui précède, envisager l'influence vivifiante de l'air, celle qui appartient exclusivement à ce fluide sous deux points de vue, son action directe sur le système nerveux par le contact ; son action sur le sang par le changement qu'il y opère.* On peut le considérer comme un précurseur de l'écologie par l'intérêt qu'il porte à l'action réciproque de l'environnement et du monde du vivant l'un sur l'autre.

Les publications de Reinhold August Wünderlich (1815-1877) vulgariseront la thermométrie médicale dès 1850 et l'on verra les premières courbes de température illustrer les traités médicaux. Frédéric Labadie-Lagrave (1844-1917) traduit en français son ouvrage *Das Verhaltendes Eigenwärmein Krankheiten*, Leipzig, 1868, en 1872, édition préfacée par Jaccoud, promoteur de la méthode en France : *Si donc il est vrai de dire que l'auscultation et la percussion ont inauguré le diagnostic physique, il n'est pas moins vrai d'affirmer que l'observation thermométrique a créé le diagnostic mathématique.*

Claude Bernard, en 1876, publie les *Leçons sur la chaleur animale, sur les effets de la chaleur et sur la fièvre*, Paris. Après avoir rappelé *que les conditions de manifestations de la vie sont purement physico chimiques*, il souligne le rôle déterminant du système nerveux végétatif dans la régulation de la température : *Dans l'organisme, tous ces phénomènes frigorifiques et calorifiques ne se produisent pas d'une façon anarchique et désordonnée. La vie serait impossible dans de pareilles conditions. Ils sont au contraire associés, maintenus dans des relations réciproques, harmonisés, afin de réaliser pour l'animal des conditions déterminées indispensables à l'accomplissement de ses fonctions.* Il montre le rôle important du système nerveux végétatif dans la régulation de la température et celui non moins nécessaire des nerfs vaso-moteurs qui modifient les circulations locales. Il introduit ainsi en physiologie la notion si féconde de régulation.

Les maladies contagieuses, les épidémies

Jérôme Fracastor, sans doute stimulé par l'observation de la syphilis épidémique, hautement contagieuse à l'époque, écrit le premier traité consacré à la contagion : *De sympathici et antipathici rerum liber unus. De contagione et contagiosis morbis et curatione*, Venise, 1546, (Un livre sur l'affinité ou l'opposition entre les choses. De la contagion et du traitement des maladies contagieuses). Il la distingue des poisons, de l'infection et de la putréfaction (miasmes).

Pendant des siècles, les épidémies seront attribuées au courroux des dieux et la notion de germe épidémique naîtra de ces superstitions populaires. Les médecins les imputent à un élément extérieur, force d'impulsion qui communique aux maladies une virulence particulière et explique la diversité de leurs manifestations selon le lieu et l'époque. Ce sont les constitutions, ensemble de circonstances aléatoires liées à la géographie, au climat, aux astres. Elles impriment à une maladie d'un même pays ou d'une même région, un caractère commun.

La Bible reconnaît l'existence de maladies contagieuses : Moïse (-13ème) dans le *Lévitique* donne des préceptes pour empêcher la transmission de la gonorrhée et de la lèpre. En revanche Hippocrate reste muet sur ce point. Thucydide (-470?/-400?) décrivant l'épidémie de peste d'Athènes, insiste sur le fait qu'aucun individu sain ne pouvait approcher d'un malade sans contracter la maladie. Aristote serait le premier auteur à s'être interrogé sur la contagion, se demandant pourquoi la peste affecte surtout ceux qui côtoient les pestiférés, pourquoi la phtisie, l'ophtalmie et la gale se transmettent des individus malades aux individus sains, à l'exclusion des autres maladies.

Contemporain de l'Empereur Auguste, l'historien Denys d'Halicarnasse (-1er siècle), dans sa relation des deux pestes qui affligèrent Rome, fait remarquer que tous ceux qui touchaient les corps des malades, ou qui séjournaient avec eux contractaient la maladie et que de surcroît les gens des campagnes, se répandant au loin avec leurs brebis et leurs troupeaux la communiquaient à tous ceux qui avaient affaire avec eux.

Diodore de Sicile (1er siècle), rapportant l'épidémie pestilentielle qui décima l'armée carthaginoise en Sicile, dit que : *Tous ceux qui assistèrent les malades furent pris de leur maladie de telle sorte que personne ne voulut leur porter secours.*

Arétée (120?-200?) parle de la contagiosité de l'éléphantiasis, précisant bien qu'il est aussi dangereux de vivre et de prendre ses repas avec un éléphantiaque qu'avec un pesteux.

Galien reconnaît comme contagieuses la peste, la gale, l'ophtalmie et la phtisie. Il y ajoute la rage canine qui correspond à une telle corruption des humeurs que la seule salive, si elle touche le corps d'un individu sain, lui donne la rage. Celse (1er siècle ?), à propos de cette maladie est le premier auteur à utiliser le mot virus, au sens large puisqu'il ajoute un peu plus loin que toute morsure a son virus.

Les médecins arabes allongent la liste des affections contagieuses en y ajoutant la variole et la rougeole : Avicenne (980-1037) pense que certains ont une prédisposition à contracter une maladie contagieuse. Rhazes (850-932) reprend tout simplement la liste de Galien. Avenzoar enfin ne cite que la lèpre.

Fracastor innove en décrivant trois espèces de contagions : par contact direct ; par contact indirect ou par *fomites* (objet contaminé) ; par propagation à distance, cette dernière espèce de contagion dépendant de semences invisibles répandues dans l'air. Il précise sa pensée en écrivant : *Ce qui caractérise les fièvres pestilentes ce n'est pas la putridité plus grande, ni la localisation autour du coeur, c'est quelque chose de spécial, ce sont des infiniment petits qui ne tombent pas sous nos sens qui, ou naissent dans notre corps, ou y sont apportés du dehors et l'infectent et vont reproduire* (germes de la contagion) *une maladie absolument semblable chez un autre.* En d'autres termes, il définit l'équivalent de ce que nous appelons un micro-organisme pathogène contagieux, responsable des maladies infectieuses et de leurs épidémies et dont l'action se traduit par la corruption et la génération de certains éléments : *Les premiers germes qui ont adhéré aux humeurs voisines à celles qui ont pour eux une affinité génèrent d'autres germes identiques à eux, les propagent et ceux-ci à d'autres, jusqu'à ce que la masse toute entière des humeurs en soit infectée.*

Entrevoyant l'immunité de certains vis-à-vis de l'infection, il écrit : *Parmi les humains, les uns seront inévitablement atteints, d'autres, non. C'est ainsi que des gens vivent indemnes parmi les pestiférés et que d'autres ne le peuvent pas ... l'accoutumance est possible, qui s'oppose à toute réceptivité.*

Il range parmi les maladies contagieuses : la variole, la rougeole, les fièvres pestilentielles, la suette anglaise, la fièvre pétéchiale, la vraie peste, la phtisie, la rage, la syphilis, l'éléphantiasis, la lèpre, la gale. Il indique leur traitement dans un chapitre à part. A contre-courant des idées contemporaines, Fracastor connaîtra le sort des grands précurseurs peu écoutés, vite oubliés et très vite contestés : *De sympathici et antipathici rerum liber unus. De contagione et contagiosis morbis et curatione*, Venise, 1546.

En effet, seuls Gian Filippo Ingrassia et Alpinus (1553-1617) adopteront son point de vue.

Julien le Paumier de Grentemesnil dit Palmarius (1520-1588), auteur d'un traité sur les maladies infectieuses, réduira à quatre les maladies contagieuses : syphilis, éléphantiasis, rage et fièvre pestilentielle : *De morbis contagiosis libri septem*, Paris, 1578.

Un médecin de Gênes, Sylvain Facio (1550-1596), à propos d'une maladie pestilentielle apparue dans cette ville, écrit un opuscule dans lequel il affirme que la peste n'est pas nécessairement contagieuse ; que les habits des pestiférés ne sont pas infectés de *contagium*, puisqu'ils sont portés ensuite par une foule d'individus sans leur communiquer la maladie, que dans la même maison quelques individus restent sains au milieu de ceux qui sont affectés de la peste et que la quarantaine est inutile. Son ouvrage : *Paradossi della pestilenza*, Gênes, 1584, sera traduit en français sous le titre : *Paradoxe de la peste où il est montré clairement comme on peut vivre et demeurer dans les villes infectées sans crainte de la contagion*, Paris, 1620.

Gerolamo Mercuriale (1530-1606) à la fin du siècle, s'il rend hommage à Fracastor, réfute son hypothèse du germe porteur de la contagion et préfère l'expliquer par un empoisonnement par des venins. Son contemporain, Jérôme Perlinus (?-?) combat ses idées faisant dépendre la transmissibilité de l'influence épidémique et de l'hérédité. Il récuse la contagiosité de la rougeole et de la variole et pense que la syphilis et la rage ne sont communicables que fortuitement, par accident : *Declaratio adversus morborum contagionem hujusque auctores, Hanoviae*, 1613, (Réfutation de la contagiosité des maladies et de ses partisans).

XVIIème siècle : vermicules, animalcules, miasmes ou émanations putrides

Daniel Sennert, une des illustrations de la médecine allemande de ce siècle, croit à la contagion et à sa transmission par un organisme minuscule véhiculé par l'air notamment : *Etenim interdum atomorum & minimorum corpusculorum modo per aerem spargitur & hinc inde vagatur, quo modo pestilentiae semini longelateque diffundutur.* (Et c'est vraisemblablement parfois par l'intermédiaire de corpuscules ou de petits organismes qu'elle se dissémine dans l'air et se répand de proche en proche, et c'est ainsi que la semence de l'infection se propage en tous lieux). Il attribue ce mode de transmission à la tuberculose et à l'ophtalmie. Pour la gale et la vérole, il évoque *l'existence d'une particule contagieuse incrustée dans les vêtements ou adhérant à des objets et se transmettant par contact à d'autres individus* : *Practicae medicinae* Wittemberg, 1652-1664.

La notion de contagion reste vivace en Italie : Paolo Zacchias (1584-1659), évoque ce problème au sujet d'une femme désireuse de se séparer de son mari phtisique et de lui refuser l'acte conjugal par crainte de la contagion : *Questiones medico-legales*, Rome, 1621-1661.

Le jésuite Athanase Kircher, en 1658, attribue l'épidémie de peste à des vers non visibles à l'oeil nu, mais qui peuvent être observés dans toute matière putride à travers le microscope *Scrutinium physico medicum contagiosae luis quae pestis dicetur*, Rome, 1658 (Recherche physico-médicale sur la maladie contagieuse nommée peste). Ces vermicules se multiplient très rapidement dans le corps, en sortant par tous les orifices et sont transportés par l'air et les vêtements des malades.

Nous verrons à propos des maladies parasitaires que le médecin allemand Auguste Hauptmann (1607-1674) partageait déjà cette opinion en 1650.

Le chimiatre, Marchmont Nedham (1620-1678), faisant référence à Kircher, évoque la théorie des germes en 1665 : *Medela medicinae. A plea for a free profession, and a renovation of the art of physick, out of the noblestand most authentick writers,* Londres, 1665.

Johann Baptist van Helmont admet également l'existence de la contagion qu'il attribue à des émanations terrestres issues de minéraux du sol : *Ortus medicinae*, Amsterdam, 1648 ....

Thomas Sydenham évoque à propos de la grande peste de Londres en 1665-1666 l'existence d'un miasme ou virus transmis d'un malade à l'autre par l'air respiré. *Médecine pratique de Sydenham avec des notes ; ouvrage traduit en français sur la dernière édition ... par feu M. A. JAULT,* Paris, 1784.

Ettmuller reprend, sans ambiguité aucune, les thèses de Fracastor quand il écrit, évoquant au passage Sennert et son livre 4 concernant les fièvres : *La contagion est lors que ce levain écoulé d'un malade passe dans un autre où il fermente & produit la même maladie ... La cure des maladies contagieuses & épidémiques consiste à ôter le levain morbifique & à calmer la fermentation qu'il a excitée dans le sang.* Il précise un peu plus loin comment il imagine ces micro-organismes : *Nous entendons par le mot de levain un agent d'un volume très petit, subtil, pénétrant, très-mobile, volatile, spiritueux, extrémément actif, qui altère facilement les humeurs & les esprits, moyennant l'impression d'un mouvement déterminé qu'il leur donne, & qui se multiplie en même temps.* Il souligne la spécificité de cet agent causal soit pour l'animal soit pour l'être humain, soit pour tel individu du fait de prédispositions souvent héréditaires : *Nouveaux instituts de médecine*, Lyon, 1693.

XVIIIème siècle : la contagion expliquée par la physique et la chimie

La plupart des médecins vont privilégier l'intervention de circonstances extérieures liées à l'environnement plutôt que l'action d'organismes infectieux autonomes et spécifiques, pour expliquer la transmission de certaines maladies, consacrant l'abandon des conceptions de Fracastor. Ces miasmes, issus de la putridité de l'atmosphère viciée et provenant de la décomposition des animaux, des égouts, des cimetières, de l'homme sain ou de l'homme malade, communiquent leur putridité à l'organisme. Ainsi la pourriture d'hôpital, liée à l'encombrement, cause le typhus ou la fièvre puerpérale tandis que le méphitisme tellurique émanant des entrailles de la terre, provoque le choléra ou la peste.

En 1762, Marcus Anton von Plenciz (1705-1786), élève de Morgagni, reprend les idées d'Athanase Kircher et de Leeuwenhoeck, et pense que l'infection est due à un germe vermineux vecteur de la maladie : *Opera medico-physica in quatuor tractatus digesta*, Vienne, 1762.

François Quesnay ouvre le premier volume des *Mémoires de l'Académie Royale de Chirurgie* en 1743 par un article consacré aux Vices des humeurs : il y traite longuement de la contagion dont il distingue deux types : le premier, comme la variole, correspond à la communication de la maladie d'un organisme à l'autre ; le second, comme le levain fait fermenter la pâte, correspond à un mouvement spontané qui s'étend d'un corps à l'autre.

Jean Tuberville Needham (1713-1781), chanoine de Soignies, encensé par Buffon qui le cite à propos de ses travaux sur la génération spontanée, sera ridiculisé par Voltaire (1694-1778) qui traite de chimère sa prétention à faire naître des anguilles avec de l'infusion de blé ergoté dans des bouteilles. Ses théories sont vivement réfutées par Lazzaro Spallanzani qui, expérimentalement, montre que la vie ne peut se manifester sans la présence préalable de germes : *Nouvelles recherches sur les découvertes microscopiques et la génération des corps organisés ... traduit ... Spalanzani ... 1ère partie, Londres,* Paris, 1769.

Richard Mead (1673-1754), à l'occasion de la peste de Marseille en 1719, propose des mesures de police sanitaire pour prévenir l'introduction de la maladie en Grande Bretagne : quarantaines, lazarets, mesures de purification de l'air : *A short discourse concerning pestilential contagion, and the methods to be used to prevent it,* Londres, 1720.

John Pringle (1707-1782) préconise dans les fièvres contagieuses d'aérer et de désinfecter la chambre des malades auxquels on peut administrer des médicaments alexitères à dose légère pour combattre les mauvais effets des miasmes. Ce sont des mélanges de substances dégageant des vapeurs réputées désinfectantes comme le sel d'Angleterre associant sel d'ammoniaque et carbonate de potassium. Le premier il établit de façon expérimentale une classification des remèdes antiputrides en mélangeant avec diverses substances putrescibles des liquides médicamenteux et en notant ceux qui retardent ou empêchent la putréfaction : *Mémoire sur les substances septiques et antiseptiques*, 1750.

XIXème siècle : de Bassi à Davaine, Rayer et Pasteur

François Emmanuel Foderé (1764-1835), encore empreint des idées du siècle précédent, admet des infections contagieuses sporadiques indigènes ou exotiques. Pour lui, la contagion s'effectue par contact direct, par l'air, par l'intermédiaire de diverses substances transportées de l'un à l'autre et véhiculant le principe contagieux : *Leçons sur les épidémies et l'hygiène publique*, Paris, 1822-1824.

En 1822, Marie Y.B. Gaspard (1788-1871) fait les premières expériences sur l'infection purulente, en injectant des liquides putrides dans les veines des animaux. (Amédée Dechambre) : Mémoire physiologique sur les maladies purulentes et putrides, *Jour. de physiol. expé. patho.*, **2**, 1822-1824.

Agostino Bassi (1773-1856) démontre l'origine parasitaire de la maladie des vers à soie et désigne le premier un champignon comme agent pathogène de la maladie. Il publie ses résultats en 1835. Dès 1810, ses travaux s'appliquent à vérifier la théorie selon laquelle les agents responsables des maladies chez les plantes et les animaux sont des micro-organismes. Il écrit : *Alors que beaucoup pour ne pas dire presque tous les savants croyaient et croient encore que les substances contagieuses sont d'un genre particulier, ce sont des substances vivantes, c'est-à-dire des parasites animaux ou végétaux.* (Castiglioni). : *Del mal del segno calcinaccio malattia che affligge i bachi da seta e sul modo di liberamele bigattaje anche le piu infestate*, Lodi, 1835-1836.

En 1837, Pierre François Olive Rayer (1793-1867) dans un copieux mémoire, *De la morve et du farcin chez l'homme*, démontre que le contagium morveux est transmissible du cheval à l'homme et inversement, et reproduit chaque fois des lésions identiques, semblables entre elles mais différentes de toute autre affection connue auparavant.

La même année, Theodor Schwann apporte la preuve que la putréfaction est produite par des micro-organismes et découvre l'existence des levures : Vorläuf Mittheilung betreffend Versuche über der Weingährung und Fäulniss, *Ann. Phys. Chem., Leipzig*, **41**, 1837.

Charles Cagnard de Latour (1777-1859), ingénieur et physicien français, est sans doute le premier à utiliser le microscope pour étudier les fermentations vineuses. En examinant les grains responsables de la fermentation, il constate qu'ils se reproduisent par bourgeonnement et démontre que cet accroissement explique l'augmentation du poids de la levure initialemnt utilisée : Mémoire sur la fermentation vineuse présentée à l'Académie des sciences le 12 juin 1837, *Annales de physique et de chimie*, **68**, 1838.

Jakob F.C. Henle critique la position de Schwann sur l'origine vivante des phénomènes de fermentation. Il écrit en 1840 : *Es nahert sich in dieser Hinsicht dem Peststoffe und ist ein Parasit des Blutes in dem Sinne, wie wir den Peststoff und ist ein Parasite des Lymphe genannt haben* (C'est un point de vue que de croire que l'agent responsable de la peste est un parasite du sang, tout aussi vraisemblable que si nous disions que c'est un parasite de la lymphe). Pour lui, l'évolution d'une maladie est comparable à celle d'un être vivant. La *matière morbide* susceptible de se développer chez un individu en bonne santé est comme la semence végétale ou animale : elle se multiplie et ses rejetons à leur tour donnent naissance à plus de *matière morbide*. Pour lui, *le germe de la maladie n'était pas quelquechose de superposé au malade et d'indépendant de lui, c'était quelquechose de lui, lui empruntant une sorte de vitalité pathologique, et pouvant la transporter ailleurs*. Entre le moment de la contamination et celui où se déclare la maladie se place la phase d'incubation. Le sujet atteint est alors contagieux. Ainsi se développent les épidémies : *Von dem Miasmen und Kontagien und von miasmatisch Kontagiösen Krankheiten* (1840), Leipzig, 1910. Mais il manquera à Henle l'idée d'un germe indépendant du malade, *cultivable et modifiable en dehors de l'organisme*, tel que le concevra Pasteur : Duclaux E., *Pasteur, Histoire d'un esprit*, Paris, 1896.

Pierre Adolphe Piorry (1794-1879) se préoccupe dès 1833 de l'éventuelle transmission d'une maladie par des instruments souillés. Il l'écrit dans sa *Clinique Médicale de l'Hôpital de la Pitié* : *Or, j'attache la plus grande importance à la propreté de la lancette dont je me sers : elle est lavée et essuyée après la phlébotomie et immédiatement avant de faire une nouvelle signée, elle est de nouveau nettoyée.*

En 1837 Louis de la Berge (?-?) et Edouard Monneret (1803-1868) pensent que la salive, le sang, les insectes peuvent propager les miasmes contagieux. La nature de ces derniers reste hypothétique : hydrogène sulfureux, azote, vers, insecte, ferment ? : *Compendium de médecine pratique*, **2**, Paris, 1836-1846.

Peu après, en 1850, Casimir Joseph Davaine (1812-1882) découvre dans le sang de moutons charbonneux de minuscules bâtonnets filiformes inertes qu'il considère comme un épiphénomène. Mais, en 1863, à la suite des publications de Pasteur sur le vibrion butyrique, il reprend ses travaux et comprend que ces micro-organismes sont en fait l'agent causal de la maladie : Recherches sur les infusoires du sang dans la maladie connue sous le nom de sang de rate, *C.R. Acad. des Sc., Paris*, **57**, 1863 ; Recherches sur la nature et la constitution anatomique de la pustule maligne, *C.R. Acad. des Sc., Paris*, **60**, 1865.

A Montpellier, Raymond Joseph Charles Anglada (1809-1878) publie un *Traité de la contagion pour servir à l'histoire des maladies contagieuses et des épidémies,* Paris, 1853, **1**, 12. et Alexis Jacques Alquié (1812-1865), un Mémoire sur la pourriture d'hôpital observée dans l'Hôtel-Dieu Saint Eloi sur les blessés de l'armée d'Orient pendant les quadritrimestres de juillet-novembre 1855 et mai-juillet 1856, *Annales cliniques de Montpellier*, **5**, 1857-1858. Ils étudient les modalités de transmission des maladies contagieuses. Anglada s'intéresse dès 1832 à la contagion dont il fait le sujet de sa thèse de doctorat puis à la transmission de la morve du cheval à l'homme en 1845. Il publie en 1853 un *Traité sur la contagion* dans lequel il rejette la théorie qui fait des fermentations l'origine de la contagion. Il soutient que toutes ces infections résultent de l'activité de virus spécifiques à chaque maladie comme la variole, la rage ou la vérole. Il tente en vain de les identifier par le microscope. Il considère la contagion comme étant *la transmission d'une affection morbide à un ou plusieurs individus, par l'intermédiaire d'un principe matériel, qui, étant le produit d'une élaboration morbide spécifique, provoque chez ceux qu'il atteint, d'une manière immédiate ou médiate, pourvu qu'ils soient convenablement prédisposés, une maladie semblable à celle dont il provient.* Alquié suit à peu près la même piste. Il pense que les maladies sexuellement transmissibles sont dues à des virus, ainsi que la vaccine, la variole, la peste ou la gangrène, dite pourriture d'hôpital, à laquelle il s'intéresse tout particulièrement quand l'armée envoie dans son service à l'hôpital Saint-Eloi de Montpellier, deux mille blessés de la guerre de Crimée qui en sont atteints. Ils sont soignés avec succès, Alquié n'ayant pas oublié les préceptes enseignés par Delpech.

Le médecin militaire Jean Antoine Villemin (1827-1892) en inoculant à des lapins la matière prélevée dans des adénopathies tuberculeuses, reproduit chez l'animal les lésions spécifiques de la phtisie, prouvant sa contagiosité en 1865 : *Études sur la tuberculose, preuves rationnelles expérimentales de sa spécificité et de son inoculabilité,* Paris, 1868. *Le soldat tuberculeux est à son compagnon de chambrée ce que le cheval morveux est à son voisin d'écurie*, affirme-t-il, ajoutant : *La tuberculose est une affection qui se développe et se propage dans des conditions communes aux maladies zymotiques (zumé : ferment). Elle a les analogies les plus grandes avec la syphilis et surtout avec la morve-farcin :* Dumesnil René, *Histoire illustrée de la médecine*, Paris, 1935, 239.

Jean-Baptiste Biot, en 1812, avait montré que certains composés organiques peuvent dévier la lumière à droite ou à gauche : *Sur les modifications qui s'opèrent dans le sens de la polarisation des rayons lumineux lorsqu'ils sont transmis à travers des milieux liquides ou solides,* Extrait du Journal des savants, 1846, Paris, Imprimerie Royale, 1846. Louis Pasteur (1822-1895), en mélangeant molécule à molécule l'acide tartrique droit et gauche obtient l'acide paratartrique ou racémique dont les sels sont sans action sur la lumière polarisée. Il en conclut que cette particularité est spécifique de la matière vivante. Il introduit des levures de fermentation dans une solution de paratartrate et montre que ce micro-organisme choisit invariablement le tartrate droit et laisse intact le gauche :

-Etudes des phénomènes relatifs à la polarisation rotatoire des liquides. Application de la polarisation rotatoire des liquides à la solution de diverses questions de chimie, 1847.

-Mémoire sur la relation qui peut exister entre la forme cristalline, la composition chimique et les sens de la polarisation rotatoire, Académie des sciences, 1848.

-Mémoire sur les acides aspartiques et maliques, 25 août 1851.

-Note sur l'acide racémique : 3 janvier 1853.

-Mémoire sur la fermentation appelée lactique, *C.R. Acad. des Sc., Paris*, **45**, 3 août et 30 novembre 1857 : première démonstration de la corrélation entre la fermentation et l'activité de micro-organismes vivants.

-Mémoire sur la fermentation alcoolique, *C.R. Acad. des Sc., Paris*, **45**, 21 décembre 1857

-Mémoire sur la fermentation de l'acide tartrique, *C.R. Acad. des Sc., Paris*, **46**, 29 mars 1858.

Physicien et chimiste de formation, il va abandonner ses recherches de cristallographie entreprises dès 1848 pour se consacrer à la biologie :

-Recherches sur les germes anaérobies en 1861.

-Animalcules infusoires vivants vivant sans gaz oxygène et déterminant des fermentations, *C.R. Acad. des Sc., Paris*, **52**, 25 février 1861.

-Expériences et vues nouvelles sur la nature des fermentations, *C.R. Acad. des Sc., Paris*, **52**, 17 juin 1861.

-Examen du rôle attribué au gaz oxygène atmosphérique dans la destruction des matières animales et végétales après la mort, *C.R. Acad. des Sc., Paris*, **56**, 20 avril 1863.

-Sur la génération spontanée en 1864 : *Revue des cours scientifiques*, **1**, 23 avril 1864.

-Sur les maladies du vin en 1865 : Etudes sur les vins : *C.R. Acad. des Sc., Paris*, **57**, 7 décembre 1863.

-Sur la pébrine du ver à soie en 1869 : *Etudes sur la maladie des vers à soie*, Paris, 1870.

-Sur la bière en 1873 : *C.R. Acad. des Sc., Paris*, **77**, 17 novembre 1873.

-Sur la septicémie due au charbon : Charbon et septicémie, *C.R. Acad. des Sc., Paris*, **87**, 1877, premiers pas dans la connaissance de l'antibiose, cette rivalité entre les différentes espèces de bactéries.

-Charbon et septicémie, mémoire dans lequel, avec J.F. Joubert, il signale, dans les cultures, l'antagonisme entre le *Bacillus anthracis* et les autre bactéries, sur la théorie microbienne appliquée à la pathologie en 1878, *C.R. Acad. des Sc., Paris*, **86**, 29 avril 1878.

-Sur le streptocoque responsable de la fièvre puerpérale : Septicémie puerpérale, *Bull. de l'Académie de médecine*, 1879, 2ème série, **VIII**.

-Sur l'étiologie du charbon : *Bull. de l'Académie de médecine*, 11 nov. 1879, 2ème série, **VIII**.

-Sur la vaccination dans le choléra des poules en 1880. Sur les maladies virulentes et en particulier sur la maladie appelée vulgairement choléra des poules, *C.R. Acad. des Sc., Paris*, **90,** 26 octobre 1880.
Il effectue la première vaccination contre le charbon le 5 mai 1881 à Pouilly le Fort : *C.R. Acad. des Sc., Paris*, **92,** 21 mars 1881 et inaugure la prophylaxie et le traitement de la rage en 1884-1885 : *C.R. Acad. des Sc., Paris*, **XCVIII,** 25 février 1884, puis *C.R. Acad. des Sc., Paris*, **CI,** 26 octobre 1885 et 1886, **CII & CIII.**
Ces travaux vont ouvrir la voie à la bactériologie et à l'immunologie Il dira plus tard : *Dans le champ de l'observation, le hasard ne favorise que les esprits préparés.*

Lorsqu'il succède à Littré, fervent positiviste, à l'Académie française, le 27 avril 1882, lui, l'ardent spiritualiste, n'hésite pas à reconnaître : *La science expérimentale est essentiellement positiviste, en ce sens que, dans ses conceptions, jamais elle ne fait intervenir la considération de l'essence des choses, de l'origine du monde et de ses destinées. Elle n'en a nul besoin. Elle sait qu'elle n'aurait rien à apprendre d'aucune spéculation métaphysique. Pourtant elle ne se prive pas d'hypothèses. Nul au contraire plus que l'expérimentateur n'en fait usage ; mais c'est seulement à titre de guide et d'aiguillon pour la recherche et sous la réserve d'un sévère contrôle. Il dédaigne et rejette ses idées préconçues, dès que l'expérimentation lui démontre qu'elles ne correspondent pas à des réalités objectives.* Pasteur a été animé toute sa vie par ce dieu intérieur qu'on appelle enthousiasme et tempéré par ce gardien vigilant qu'est la clairvoyance.

La typhoïde

Longtemps confondue avec l'ensemble des maladies fébriles, elle a été dénommée fièvre inflammatoire, muqueuse, putride, bilieuse, pituiteuse, maligne, adynamique, ataxique, pestilentielle, lente, nerveuse.
Fracastor la distingue cependant et lui trouve quelques traits spécifiques : *Les gens atteints sont le plus souvent dans l'état de veille mêlée à des intervalles de sommeil ; le pouls est comme dans les autres (fièvres contagieuses) plus rare et plus petit que semble le demander la maladie. Les urines sont troubles ou blanches ou semblables à celles des gens bien portants. Les déjections sont corrompues, liquides, sentent mauvais ... comme cette contagion se gagne très rapidement, il faut penser que les germes de ces fièvres sont très actifs et très subtils et qu'ils ont de l'analogie surtout pour les esprits et les choses spirituelles ou les humeurs bilieuses. Il faut éviter la saignée. En revanche on peut purger avec de la casse, de la rhubarbe. On combattra la contagion par de l'eau de cuscute, de chicorée, de nénuphar ou de lichen* : *Les trois livres de Jérôme Fracastor sur la contagion, les maladies contagieuses et leur traitement.* Traduction et notes

par Léon Meunier, Docteur en médecine, Paris, Société d'éditions scientifiques, 1893, 132.

Guillaume de Baillou partage cette opinion surtout quand apparaissent des signes d'adynamie, les pétéchies et les ecchymoses. Il ajoute : *Credo omnes pene febres (symptomaticas quasdam excludo), causam habere in mesenterio ... superficies intestinorum aestuat (De urinar. hypostasi).* (Je crois que presque toutes les fièvres (j'en excepte quelques symptomatiques), ont leur cause dans le mésentère ... la surface des intestins est enflammée.) : *Gulielmi Ballonii medici parisiensis celeberrimi epidemiorum et ephemeridum libri duo studio et opera M. Jacobi THEVART...,* Venise, 1734 ; *Opera omnia in quartos tomos divisa ...*, **4**, Genève, 1762.

Leonardo Botallo dit Botal saigne au début de la fièvre dans l'espace de trente-six heures à deux jours, trois ou quatre fois : *De curatione per sanguinis missionem*, Paris, 1583.

XVIIème siècle : fièvre continue et lésions intestinales

Thomas Willis semble avoir vu des ulcérations intestinales au cours des fièvres continues. Il les compare aux pustules et aux inflammations cutanées de certaines maladies. Il décrit une épidémie de typhoïde dans ses *Diatribae duae medico-philosophicae, quarum prior agit de fermentatione de motu intestino particularum in quovis corpore, altera de febribus sive de motu earundum in sanguine animalium*, La Haye, 1659, (Deux discussions ...).

Adriaan van der Spieghel aurait signalé en 1624 le sphacèle de l'iléon dans certaines fièvres : *De semitertianalibri quatuor*, Francfort, 1624.

Thomas Sydenham, observateur vigilant des épidémies, remarque la nature particulièrement inflammatoire de certaines de ces fièvres : *Methodus curandi febres*, Londres, 1666.

Giorgio Baglivi attribue la maladie à une inflammation des viscères ou à un engorgement des glandes mésentériques : *De praxi medica ad priscam observandi rationem revocandi*, Rome, 1696.

XVIIIème siècle : Roederer et Wagler

Pierre Chirac dans son *Traité des fièvres malignes et des fièvres pestilentielles qui ont régné à Rochefort en 1694*, Paris, 1742, expose le résultat de nombreuses autopsies et conclut que les fièvres ont leur origine dans le cerveau et l'appareil digestif.

Dans son *Recueil d'observations de médecine des hôpitaux militaires*, Paris, 1766-1772, François M.C. Richard de Hantesierck (1703-?) rapporte deux observations de Claude Nicolas Lecat décrivant des lésions de l'intestin grêle très évocatrices d'ulcérations des plaques de Peyer.

Michel Sarcone (1732-1797) décrit, lors de la fièvre épidémique de Naples en 1764, un grand nombre de lésions intestinales correspondant à celles de la typhoïde : *Historia ragionota dei mali osservati in Napoli*, Naples, 1764, (Histoire raisonnée des maladies observées à Naples).

Théophile de Bordeu souligne l'existence de l'assoupissement, du délire. *Cette maladie est des plus nerveuses*, écrit-il dans ses *Recherches sur le pouls*, Paris, 1756.

Johann Georg Roederer et Carl Gottlieb Wagler dans leur *De morbo mucoso*, Göttingen, 1762, (De la maladie muqueuse), donnent la première description anatomopathologique des lésions de la typhoïde qu'ils confondent avec la dysenterie. Leur livre sera traduit en français en 1806 : *Traité de la maladie muqueuse*.

XIXème siècle : Petit et Serres, Bretonneau, Louis puis Eberth

Le XIXème siècle apporte un tribut décisif à la connaissance de la maladie favorisée par l'urbanisation. L'étude d'un grand nombre de cas est facilitée par les cohortes de malades regroupés dans les hôpitaux généraux de l'époque.

Novateur et cependant nostalgique du passé, Philippe Pinel, resté fidèle à l'esprit classificateur des médecins du siècle précédent, continue à décrire cinq ordres de fièvre dans les éditions successives de sa *Nosographie Philosophique* en 1798, 1802, 1807 puis 1818.

Pierre Antoine Prost (?-1832), dès 1805, est le premier à combattre les idées de Pinel. Il montre que les membranes digestives sont inflammatoires dans les fièvres ataxiques : *La médecine éclairée par l'observation et l'ouverture des corps,* Paris, 1804.

Marc Antoine Petit (1762-1840) et Etienne René Antoine Serres (1788-1866) découvrent la localisation lésionnelle de la maladie : on trouve dans leur *Traité de la fièvre entéro-mésentérique*, Paris, 1813, une planche en couleurs montrant des plaques de Peyer ulcérées. A la différence des auteurs allemands, ils désignent clairement leur fièvre comme une affection *sui generis* distincte de toutes celles décrites jusqu'ici et différente des fièvres ataxiques ou adynamiques.

Joseph Récamier préconise le bain froid dans les fièvres continues, tout particulièrement dans la typhoïde : *Recherches sur le traitement du cancer par la compression méthodique simple ou combinée et sur l'histoire générale de la même maladie suivies de notes 1° sur les forces de la dynamétrie vitale, 2° sur l'inflammation et l'état fébrile,* Paris, **2**, 1829. A propos d'une malade deshydratée avec gastralgies et importante altération de l'état général, Récamier préconise le traitement suivant : *La malade fut placée dans un drap, comme dans un hamac ; ses pieds furent mis dans l'eau à 34° Réaumur environ ; et ensuite au moyen d'une casserole on lui répandit sur le corps, de haut en bas, de l'eau à 20° Réaumur pendant trois minutes et demi ... cette médication associée à l'administration de poudre d'arrow-root (féculent originaire des Indes et des Antilles) guérit peu à peu la malade.*

Pierre Fidèle Bretonneau (1778-1862) dès 1818, contre l'opinion de F.J.V. Broussais qui niait la spécificité, soutient le premier que la typhoïde est une affection spécifique contagieuse dont la lésion a son siège exclusif dans le tube digestif : Notice sur la contagion de la dothienentérie, *Archives générales de médecine*, **XXI**, 1829. Son livre sur le sujet, resté à l'état de manuscrit, ne sera publié qu'en 1922 sous la direction du docteur Louis Dubreuil-Chambardel : *Traité de la dothinentérie et de la spécificité.*

Pierre Charles Alexandre Louis publie ses *Recherches anatomiques, pathologiques et thérapeutiques sur la maladie connue sous les noms de gastro-entérite, fièvre putride, adynamique, ataxique, typhoïde, etc., etc., comparée avec les maladies aiguës les plus ordinaires*, Paris, 1829, qui confirment et complètent les travaux de Bretonneau sur le plan statistique notamment.

William Budd (1811-1880) établit en 1873 que la maladie se propage par l'intermédiaire d'un agent infectieux contenu dans les déjections des malades. Il conclut son ouvrage : *Typhoid fever, its nature, mode of spreading, and prevention*, Londres, 1873, par ces vers de Friedrich von Schiller (1759-1805) :

L'automne a mûri sa semence.
Porté sur l'aile du vent,
Un essaim de germes s'élance
Aux quatre coins du firmament.
Sur mille, un trouve un sol propre et fructifie,
Tout le reste retourne aux communs éléments.
Mais cet un représente un type de la vie
Qui persiste par lui dans l'espace et le temps.

Sa première publication dans le *Lance*t, date de 1856.

Karl Joseph Eberth isole la Salmonella Typhi en 1880 : Die organismenin den Organen bei Typhus abdominalis, *Arch. f. Pathol. Ananatomie und Physiol.und f. klin. Med. von Rud. Virchow*, **LXXX**, 1880.

Emile Charles Achard et Raoul Bensaude (1866-1938), identifient l'agent microbien responsable de la paratyphoïde B en 1896 : Infections paratyphoïdiques, *Bull. soc. méd. hôp. Paris*, 3ème série, **13**, 1896.

La même année, Fernand Widal (1862-1929) : Recherche de la réaction agglutinante dans le sang et le sérum, desséchés des typhiques et dans la sérosité des vésicatoires, *Bull. Soc. Méd. Hôp. Paris*, 3ème série, 13, 1893, découvre la réaction d'agglutination spécifique dans le sang des patients typhoïdiques.

A. Edward Wright (1861-1947) : Remarks on the result which have been obtained by the antityphoïd inoculationd, *Brit. Med. jour.*, **1**, 1900, pratique la première inoculation chez l'homme : *Lancet*, **2**, 1896.

Là encore les partisans de la spécificité triomphent.

Le choléra

Selon Hippocrate, était choléra toute maladie caractérisée par des déjections ou des vomissements bilieux, ce qui peut correspondre à de mutiples pathologies : intoxication, dysentérie, péritonites ... et qui se manifeste en été, en même temps que les fièvres intermittentes. Arétée de Cappadoce le décrit ainsi : *Dans le choléra, maladie extrêmement aiguë, tout le tube alimentaire éprouve un commencement de répulsion tel que les matières amassées dans l'estomac sont violemment rejetées par le vomissement et celles de l'intestin chassées par l'anus. Les matières des vomissements deviennent liquides, blanchâtres et celles qui sortent par le fondement sont fétides, pituiteuses et quelquefois bilieuses. Bientôt surviennent des tensions abdominales, des douleurs du creux de l'estomac, des coliques violentes ; il se manifeste des spasmes généraux et des contractions douloureuses des muscles des jambes et des bras ; les doigts se recourbent, les ongles deviennent livides et extrêmement froids ; il y a des syncopes, des vertiges, de l'oppression, du hoquet ; l'urine ne coule plus, la voix s'éteint, le pouls devient extrêmement petit et lent, et le malade meurt accablé de douleurs violentes ou au milieu des convulsions les plus cruelles.*

Garcia da Orta (1501-1568) donne la première description du choléra asiatique dans son *Colloquios dos simples, e drogas he causas medicinais da India* paru à Goa en 1563 : *Chez nous c'est la cholerica passio ... elle tue en vingt-quatre heures ... le pouls est imprenable, le malade a très froid et sa transpiration est glaciale, il ressent une brûlure et une soif intenses, il ne dort plus, il vomit beaucoup, il a de terribles diarrhées, il est très faible et n'a plus rien à vomir. Il se plaint de crampes dans les membres inférieurs.* Le traitement consiste à prescrire des vomitifs, des clystères, du bouillon de volailles, du pain trempé dans du vin à la cannelle, de la thériaque, de la pierre de bézoard, de la racine de costus. On peut faire des fomentations de vin bouilli avec du cumin, les oindre avec de l'huile de nard et de mastic. Matthiole recommande la racine d'angélique.

Pour Joost van Lomm, le choléra est une éruption par le haut et par le bas d'une bile ténue, jaune pâle au début, ensuite plus foncée, verte ou même noire. De violentes douleurs abdominales et un ballonnement accompagnent ces évacuations. La soif est intense, le pouls accéléré, la transpiration profuse. Des spasmes musculaires se manifestent dans les membres. La faiblesse devient intense, bientôt suivie de pertes de connaissance qui précèdent de peu la mort. C'est une affection qui survient à l'été ou à l'automne. Elle atteint souvent les enfants chez lesquels elle est moins funeste que chez l'adulte. La soif est intense et de mauvais pronostic. En revanche, le sommeil est bénéfique et si les vomissements cessent, on peut espérer la guérison. Une infection urinaire peut survenir. Le mal est désespéré s'il s'accompagne de syncopes et de vomissements fétides, semblables aux évacuations intestinales, ou bien si le vomissement est très abondant et dure trop longtemps : *Tableau des maladies où l'on découvre leurs signes et leurs évènements traduit du latin de Lommius ...*, Paris, 1712.

XVIIème siècle : la clairvoyance de Sydenham

Lazare Rivière le décrit comme une évacuation violente d'humeurs bilieuses âcres ou corrompues. Les vomissements et la diarrhée sont incoercibles. Ce mal est fait de bile jaune et d'une mauvaise humeur séreuse et pituiteuse. Galien situe son origine dans l'estomac dont la faculté *expultrice* lésée et irritée l'emporte sur la faculté *rétentrice*. La coction ne se fait plus et favorise l'accumulation d'humeurs mauvaises et viciées. On prescrit des clystères de lait, huile rosat, beurre. On donne des infusions de pourpier, de plantain, du sirop de coing, de roses séchées, du sel de prunelle. Les narcotiques occupent la première place : thériaque, laudanum : *La pratique de médecine avec la théorie ...*, **1**, Paris, 1723, dont la première édition latine avait été imprimée en 1640-1644 à Lyon : *Praxis medica cum theoria.*

Michael Ettmuller attribue le typhus à l'effervescence d'excréments âcres. Il situe le siège de cette irritation au niveau du duodénum, là où s'abouchent le cholédoque et le canal pancréatique dont les sucs agissent comme des échauffants. L'autre cause, c'est la fermentation *véhémente et corrompue* du sang provoquée par un levain *vicieux et étranger* ce qui explique l'abondance des déjections, bien supérieures au volume d'aliments et de boissons ingérés, et qui proviennent nécessairement du sang. C'est finement vu. Bien sûr, il incrimine certains aliments comme le melon, le raifort, le lait, les concombres, le moût, le vin nouveau, la bière nouvelle, mais aussi les purgatifs drastiques à base d'antimoine, de mercure, d'arsenicaux. Ettmuller prescrit de la menthe, du pourpier, du scordium, du plantain, les quatre semences froides (chicorée, endive, laitue, pourpier), la noix de muscade, la grenade, la groseille, l'épine vinette, le corail, le coing, le sel de prunelle, l'esprit de vitriol. Bien sûr, la terre sigillée, la terre solaire, le cristal préparé font partie de l'arsenal. Evidemment, l'opium est omniprésent : diascordium de Fracastor, conserve de menthe additionnée de laudanum et de terre sigillée. Le petit lait figure en bonne place et des mixtures associant de l'eau de plantain ou de fenouil, du diascordium, du sirop de pavot blanc. Les clystères de lait dans lesquels on dissout de la thériaque sont aussi indiqués : *Pratique générale de médecine de tout le corps humain*, Lyon, 1791.

Thomas Sydenham considère le choléra comme une maladie épidémique survenant fin août et persistant un mois : elle fut particulièrement virulente en 1669. Elle est la conséquence de l'abus de nourriture et de boisson. Elle se traduit par des vomissements incoercibles, des déjections humorales corrompues, par des selles impérieuses. Douleurs abdominales et distension gazeuse, soif ardente, cardialgies et tachycardies, augmentation de la température, anxiété, nausées, sueurs profuses et mort fréquente en vingt-quatre heures. Le traitement ne doit comporter aucun purgatif, aucun astringent. Il faut faire boire au malade du bouillon de poulet ou du petit lait. La décoction de poulet sera ingérée tiède, en plusieurs grands verres qu'on pourra additionner de sirop de violette, de laitue, de nénuphar, de pourpier, per os ou en lavement. On peut prescrire la potion suivante qui associe : eau de primevère, eau admirable, laudanum. Sydenham écrit, et il avait compris qu'il fallait hydrater les cholériques : *La méthode que je propose de détremper les humeurs guérit beaucoup plus surement et promptement cette dangereuse maladie que ne sont les purgatifs et les astringents, dont on se sert d'ordinaire ; car les purgatifs augmentent le tumulte & bouleversent tout : au contraire les astringents empêchent l'évacuation de l'humeur, & la fixent au dedans : Médecine pratique de Sydenham avec des notes ... traduit en François ... par feu M.A.F. Jault ...*, Paris, 1784.

XVIIIème siècle : Joseph Lieutaud

Tissot qui désigne la maladie comme *trousse-galant, ou choléra morbus,* la décrit comme *une évacuation prompte, abondante & douloureuse par les vomissemens & par les selles... Cette maladie, qui dépend toujours d'une bile devenue excessivement âcre, a lieu ordinairement à la fin du mois de juillet & dans le mois d'août sur-tout s'il a fait de grandes chaleurs, & s'il n'y a pas eu des fruits d'été dont l'usage tempère l'acreté putrescente de la bile* : *Avis au peuple sur sa santé*, **1**, Paris, 1761.

Joseph Lieutaud fait une description effrayante de la maladie qu'il considère comme plus redoutable que la passion iliaque (appendicite). Ses symptômes sont formidables : douleurs et brûlures intestinales, tension abdominale, cardialgies, hoquet, lipothymies, soif intense, pouls intermittent, convulsions, crampes, sueurs froides et refroidissement des extrêmités, Il ajoute : *Les gens les plus robustes y succombent quelquefois dans les vingt-quatre heures, ou en deux ou trois jours : les évacuations bilieuses, jaunes, porracées, érugineuses, noires, &c.* Il l'attribue également à l'alimentation : melon, concombres, champignons, etc. et à la canicule. Mais les laxatifs drastiques et les poisons peuvent aussi la provoquer. Les personnes de tempérament bilieux y sont le plus exposées. Quant au traitement, il déconseille la saignée dans la majorité des cas. Il bannit les évacuants et les astringents, suivant en cela les préceptes de Sydenham. Il prescrit le petit lait, l'eau de poulet, les limonades, l'eau pure froide ou tiède. Les remèdes délayants (boissons aqueuses, lavements, bains), rafraîchissants (endive, laitue, chicorée ...) ou adoucissants (lait, émulsifiants, plantes mucilagineuses) sont recommandés et l'on peut donner du laudanum, des gouttes anodines, du castoreum. Les yeux d'écrevisse peuvent être bénéfiques comme tous les crustacés (à base de carbonate de calcium). On ne donnera la thériaque ou la confection d'hyacinthe que sept à huit heurs après le début de la maladie : *Précis de médecine pratique*, **2**, Paris, 1776.

XIXème siècle : John Snow ; la réhydratation.

La dernière grande pandémie de choléra en France, celle de 1832, a fait 100000 morts. Bouillaud lui consacre un ouvrage, *Traité pratique, théorique et statistique du choléra morbus,* Paris, 1832, dans lequel il énumère les remèdes utilisés. Le moins qu'on puisse dire, c'est qu'ils devaient faire trépasser rapidement l'infortuné malade auquel on les administrait : opium, ratanhia, sulfate de soude, julep au sirop de diacode, lavements au laudanum. Le régime lacté est universel. La saignée et les purgatifs sont de rigueur dans le choléra inflammatoire avec tachycardie. S'il y a bradycardie, une seule saignée et prescription d'excitants (thé, café, sideritis, thym, camomille, mélisse, punch) à fortes doses. Quand le pouls est imprenable : ipecacuhana, esprit de Mindérérus (acétate d'ammoniaque), laudanum, ether camphré. Si ces moyens échouent, sinapismes aux membres et au rachis, affusions d'eau à 15 degrés. Si le pouls se rétablit … on saigne aussi copieusement que possible ! Enfin, si l'état s'améliore (on peut en douter), donner de l'eau de riz et de gomme puis régime lacté, potages et consommés. On est effaré de l'aveuglement doctrinal qui fait saigner les cholériques, selon les préceptes de Broussais, qui voyant dans la maladie une inflammation, lui applique imperturbable sa thérapeutique antiphlogistique !

Ce traitement délétère, qui en déshydratant le malade hate sa mort, n'empêche pas certains praticiens de comprendre que le mécanisme physiopathologique qui tue le malade, c'était la réduction de la masse sanguine. Un nom figure en tête de ces pionniers, celui de l'Ecossais Thomas Latta (1796-1833). L'idée d'introduire un liquide dans les veines lui vient lors des épidémies de 1830 à 1832. La composition du liquide injecté est la suivante : chlorure de sodium, bicarbonate de soude. Il préconise des injections massives, 3 litres et plus. Il publie son expérience dans le *Lancet,* 1831-1832 : Letter from to th secretary of the central board of health, London, affording a view of the rational and results of his practice in the treatment of cholera by aqueous and saline injections. L'audace du procédé fait qu'on y renonce et que la méthode tombe dans l'oubli pendant plus de cinquante ans. Il faut qu'en 1884 le choléra reparaisse en France, pour que Georges Hayem, fasse résolument des perfusions à tous ses cholériques algides. Voici la composition du liquide injecté : eau distillée, chlorure de sodium, sulfate de soude. Il introduit dans les veines 2 litres à 2 litres ½, en trois ou quatre séances. Il s'en explique dans son *Traitement du choléra* publié à Paris en 1885.

Alexandre Moreau de Jonnès (1778-1870), statisticien, officier et haut fonctionnaire, est l'auteur en 1831, d'un *Rapport au conseil supérieur de santé sur le choléra morbus pestilentiel.* Il est persuadé que la maladie n'est pas épidémique mais très contagieuse et que sa transmission se fait entre individus par des principes morbifiques, des germes vénéneux dont nous ignorons tout sauf leurs effets pathogènes et *qui tirent leur origine d'un principe sui generis, d'un germe dont la nature intime est inconnue mais qui possède le pouvoir de se développer et de se reproduire, comme les êtres organisés, sous des conditions spéciales et qui se propage par une transmission médiate ou immédiate, d'un individu malade à un individu sain.*

John Snow (1813-1858), est persuadé que, contrairement aux théories admises, le choléra n'est pas transmis par l'air ou les miasmes diffusés par les malades. Il met en évidence la transmission hydrique de la maladie et publie ses résultats dans trois articles parus dans *The London medical gazette* en 1849 sous le titre collectif : *On the pathology and mode of communication of cholera*. En 1854, il a l'idée d'établir une relation, à partir des registres de décés, entre le domicile des malades et les pompes à eau qui alimentent leur quartier. Il s'aperçoit que la majorité des sujets atteints habitent à proximité de ces points d'eau. Il incrimine une compagnie de distribution d'eau de Londres dont les approvisionnements sont contaminés par les égoûts. La même année il publie son travail sous la forme d'un livre. La seconde édition de cet ouvrage, parue en 1855 sous le titre : *On the mode of communication of cholera*, contient un exposé remarquable de la théorie bactérienne de la maladie qu'il attribue à un micro-organisme d'origine fécale qui, par voie digestive, se multiplie dans l'organisme des gens contaminés.

Rudolf L.K.Virchow en 1848, Félix A. Pouchet (1800-1872) en 1849, avaient trouvé d'innombrables vibrions dans les selles des cholériques. Pas plus que Davaine ne l'avait fait en découvrant des bacilles dans le sang de moutons morts du charbon, ils ne pensèrent à leur attribuer une quelconque spécificité ni la moindre responsabilité dans la maladie qu'ils étudiaient. En 1835, Ludwig Boehm (1811-1869), à Berlin, pensa même avoir découvert l'agent responsable du choléra dans un champignon présent dans quelques graminées de l'Inde : *Die kranke Darmschleimhautin der asiatischen Choleramikroscopisch untersucht,* paru en 1838.

Presque trente ans avant Koch, dès 1854, Filippo Pacini ayant constaté, lui aussi, dans les déjections de ces malades la présence de très nombreux micro-organismes mobiles, fut intrigué par la desquamation très importante présentée par la muqueuse intestinale de ces malades. Il eut l'idée d'attribuer ces lésions de désintégration épithéliale à l'activité microbienne et d'expliquer ainsi l'excès de transsudation aqueuse qui en résultait. Il publia ses premiers résultats sous le titre : Osservazioni microscopiche deduzioni patologiche sul cholera asiatico, dans la *Gazzetta med. ital. fed. tosc.*, en 1854, ainsi que le relatent Cornil A.V., Babes V., dans leur ouvrage : *Les bactéries et leur rôle dans l'étiologie, l'anatomie et l'histologie pathologiques des maladies infectieuses*, Paris, 1890.

Koch identifie le vibrion cholérique en 1884, bacille en virgule, et démontre sa transmission par l'eau de boisson, les aliments et les vêtements souillés : Ueber die Cholerabakterien paru dans le *Deutsche medizinische Wochenschrift* cette même année.

Waldemar M.W. Haffkine (1860-1930), quand une pandémie de choléra désole l'Europe et l'Asie, produit une souche atténuée de la bactérie, et, le 18 juillet 1892, se l'inocule à ses risques et périls. Il publie ses résultats à la Société linnéenne de Londres, mais l'accueil enthousiaste des médias de l'époque est tempéré par celui plus réservé des milieux scientifiques. En 1893, il émigre aux Indes, est accueilli avec réticence et échappe à une tentative d'assassinat par des islamistes. Après avoir vacciné 25000 volontaires sans accident, il contracte le paludisme et retourne en Europe. Il défend son bilan devant le Collège royal de médecine de Londres puis revient aux Indes où il vaccine en sept mois, 30000 personnes. On admet aujourd'hui que la vaccination classique n'apporte qu'une protection de l'ordre de 60%.

Dujardin-Beaumetz propose de perfuser ces malades déshydratés : Des injections d'eau et de solutions salines dans les veines, dans le traitement de la période algide et ultime du choléra, *Bull. de la soc. méd. des hôpitaux,* octobre, 1873.

Hayem rappelle *que la lésion intestinale est le point de départ d'un processus complexe dans lequel l'altération du sang et des éléments anatomiques jouent un rôle très important ... La vie se trouve alors menacée d'une manière immédiate par la suspension de toutes les grandes fonctions ... par le fait de la déshydratation générale ... Il importe donc au point de vue thérapeutique de faire cesser cet état dans le plus bref délai possible. L'injection intra veineuse permet d'écarter rapidement ces dangers* : Dechambre, *Dictionnaire encyclopédique des sciences médicales*, troisième série, **18**, 1885.

Le typhus

Cette maladie nommée pourpre par les français, tabardillo par les espagnols, petecchie par les italiens et fleckfieber par les Allemands, est caractérisée par une éruption ressemblant à des piqûres de puces. On prescrit une diète légère, des boissons d'eau vinaigrée. Si l'air contient quelque virus, on le purifie avec des fumigations ou des irrigations. La saignée doit être évitée. Il faut purger avec modération : manne, aloès, casse. On favorise la sudation avec des décoctions de fenouil ou de figues sauvages. On administre avec avantage la terre de Lemnos, le bol d'Arménie, la corne de cerf et de licorne, les perles, les coraux, les hyacinthes, les saphirs.

Voici comment Fracastor décrit la fièvre lenticulaire ou puncticulaire ou péticulaire ou typhus, dans le chapitre six du deuxième livre du *De sympathia et antipathia rerum liber unus. De contagione et contagiosis morbis et curatione*, Venise, 1546 : *Cette fièvre est donc contagieuse, non rapidement, ni par foyer et à distance, mais seulement par le commerce avec le malade. Comme au début toutes les fièvres pestilentes sont calmes et douces, celle ci a une période d'invasion tellement calme que c'est à peine si les malades veulent voir le médecin ; ... mais bientôt apparaissent les signes de la fièvre maligne ... de la courbature par tout le corps, de la lassitude comme à la suite d'une course fatigante ; le décubitus était dorsal, la tête s'alourdissait, les sens étaient hébétés, et après le quatrième ou le septième jour le malade perdait toute connaissance ... puis autour du quatrième et du septième jour sortaient aux bras, sur le dos et sur la poitrine des taches rouges souvent pourprées, semblables à des piqûres de puce, comme des lentilles, d'où le nom qu'on leur a donné.*

Cardan soupçonne la transmission parasitaire du typhus par les piqûres de puce, *morbus pulicaris* (maladie relative aux puces) : *De malo recentiorum medicorum medendi usu libellus,* Venise, 1536.

Francisco Bravo (1530?-1594?), né en Andalousie, à Ossuna, et qui exerçait au Mexique, décrit, parmi les premiers, le tabardillo ou typhus espagnol ou mexicain. Il publie ses travaux dans ses *Opera medicinalia*, Mexico, 1570. Il s'agit du premier ouvrage médical publié dans le Nouveau Monde.

Les épidémies ont été abondamment décrites.

Jacques des Parts (1380?-1458) signale celle de Tournay en 1450 : *Explanatio in Avicennam una cum textu ipsius Avicennae a se castigato & exposito*, Lyon, 1498.

En 1489, les troupes de Ferdinand et Isabelle la Catholique qui assiègent Grenade, sont décimées par une fièvre contagieuse caractérisée par des manifestations nerveuses et une éruption de taches rouges cutanées identifiables comme les symptômes du typhus exanthématique. De nombreux praticiens authentifient la maladie à l'occasion de ces épidémies qui déferlent sur l'Europe. Cardan la décrit à Pavie en 1536, Nicolo Massa, à Venise en 1540 : *De febre pestilentiali, petechiis, morbillis, variolis, et apostematibus pestilentialibus, ac eorumdem omnium curatione : necnon de modo, quo corpora a peste preservari debeant. In quo omnes modi possibiles sanandi ipsum, mira quamdum et artificiosam doctrinam continentur. Addita est epistola ad Thom. Cademustum in quam quam plurima, ad perfectionem operis totius, et multorum aliorum aegritudinum curam leguntur,* Venise, 1536, 1540, 1556.

L'épidémiologiste Thomas Jordan (1539-1585) en 1560 observe la maladie parmi les soldats de l'empereur Maximilien II, pendant les campagnes contre l'Empire Ottoman en Hongrie : *Pestis phoenomena seu de iis quae citram febrem pestilentem apparent exercitatio. Accedit bezoar lapidis descriptio, et ejusdem auctoris ad Laurentii Jouberti, paradoxon VII, decadis II, responsio*, Francfort, 1576.

Le tabardillo comme l'appellent les Espagnols, force Charles Quint à lever le siège de Metz en 1552.

Durant les années 1550-1554, en Toscane, une famine chasse les paysans dans les villes déjà surpeuplées où éclate bientôt une épidémie de fièvre pétéchiale qui, selon Charles Murchison (1830-1879), aurait fait 100000 morts.

En 1558 Jean Coyttard (?-1590), de Poitiers, attire l'attention sur cette fièvre accompagnée de taches rouges ou noirâtres et fréquemment confondue avec la peste, à l'occasion des épidémies du Poitou en 1557 : *De febre purpura epidemiali et contagiosa libri duo*, Paris, 1578.

En 1580, Vérone connaît une épidémie de typhus rapportée au siècle suivant par Pierre de Castro (?-?) dans son *Febris maligna puncticularis*, Vérone, 1650.

Peter van Forest (1522-1597) observe aux Pays Bas en lutte contre l'occupant espagnol, une fièvre épidémique accompagnée de typhomanie et d'une éruption cutanée semblable à des grains de poivre : *Observationum et curationum medicinalium libri XXXII*, Leyde, 1584-1610.

XVIIème siècle : un précurseur, Kober

Tobias Kober (1570?-1612?) soupçonne le rôle des poux dans la transmission de la maladie : *Observationum Castrensium*, Francfort, 1606. (Observations dans les camps).

Lazare Rivière raconte l'épidémie développée à Montpellier pendant le siège de 1623 : *Riverii opera omnia*, Lyon, 1663 ; Thomas Sydenham rapporte la grande épidémie de Londres en 1665 : *Médecine pratique de Sydenham ...*, Paris, 1784 ; François de le Boë celle de Leyde en 1669 : *Opera medica tam hactenus inedita...*, Amsterdam, 1680 et Bernardino Ramazzini (1633-1714), celle de Modène en 1692 : *Opera omnia medica & physiologica ...*, Genève, 1717.

XVIIIème siècle : Boissier de Sauvage, Pringle, Tissot

C'est à François Boissier de Sauvage qu'on doit le choix du mot typhus pour désigner cette fièvre accompagnée de stupeur et de délire : les vieux auteurs parlaient de typhomanie : *Nosologia methodica sistens morborum classes juxta sydenhami mentem & botanicorum ordinem,* Venise, 1772.

Quant à Samuel Auguste André Tissot (1728-1797) dans son *Avis au peuple sur sa santé*, **1**, Paris, 1761, un grand succès de librairie de l'époque, il donne une excellente description de la maladie au chapitre des fièvres malignes : *La peau est souvent ni chaude, ni sèche, ni humide ; elle se couvre souvent de taches pétéchiales, (ce sont de petites taches d'un rouge livides) sur-tout au cou, autour des épaules, au dos ; d'autres fois ce sont de grandes taches brunes, comme après des coups de baton ... Les forces se perdent entièrement, le cerveau s'embarasse tout à fait, le malade étendu sur le dos meurt souvent avec des convulsions, une sueur prodigieuse & la poitrine embarassée. Quelquefois ce sont des hémorragies qui tuent ; elles sont presque toujours mortelles dans cette maladie.*

John Pringle décrit l'épidémie dont est frappée l'armée anglaise de 1742 à 1745, traçant un tableau clinique complet de la maladie et proposant une meilleure aération des locaux pour la prévenir : *Observations on the diseases of the army, in camp and in garnison*, Londres, 1752.

XIXème siècle : Hildenbrand

Giovanni Rasori (1766-1837) consacre un ouvrage à l'épidémie de Gênes : *Storia dell'epidemia di Genova negli anni 1799 e 1800 ; aggiuntivi cenni sull'origine della petechial*, Milan, An IX-1801. Disciple de John Brown, dont il modifie la terminologie, il parle de stimulation et non plus de sthénie. Il est partisan du tartre stibié et de la saignée.

Au début du siècle, c'est un auteur allemand, Johann Valentin von Hildenbrand (1763-1818), qui donne l'ouvrage le plus complet : *Ueber den ansteckenden typhus*, Vienne, 1810, traduit en français un an plus tard : *Du typhus contagieux suivi de quelques considérations sur les moyens d'arrêter ou d'éteindre la peste de guerre ...*, Paris, 1811. Il écrit *: Le typhus est toujours produit par contagion, c'est-à-dire par communication d'une matière qui, comme les autres miasmes contagieux, occasionne chez un homme sain, une fièvre particulière pendant laquelle se développe de nouveau le germe d'une maladie semblable. Tout miasme contagieux a les propriétés 1° de reproduire son analogue dans une maladie qu'il a occasionnée, 2° de se répandre et de s'élever à l'infini en vertu de ce développement secondaire, c'est-à-dire aussi longtemps qu'il existe une matière propre à recevoir le miasme et à en produire un nouveau. Ces deux propriétés lui sont communes avec les germes des animaux et des plantes.* (Murchison).

John Abercrombie (1781-1844) : *Suggestions on the malignant cholera*, Edimbourg, 1833, Robert Perry (1783-1848) : Observations on continue fever, as it occurs in the city of Glasgow hospitals, *Edinb. med. surg. J.*, **45**, 1836 ; *Facts and observations on the sanitory state of Glasgow during the last year : with statistical tables othe late epidemic, shewing the connection exiting between poverty, disease and crime*, Glasgow, 1844, puis William Jenner (1815-1898), en 1849, différencient typhus et fièvre typhoïde : On typhoid and typhus fever, an attempt to determine the question of their identity, by an analyse of the symptoms, and of the appearences found after the death in 66 fatal cases observed at the London fever hospital from jan. 1847-fev.1849, *Monthly J. med. Sc.*, **9**, 1849.

Wilhelm Griesinger (1817-1868) tout en les réunissant sous la dénomination commune d'affections typhoïdes, distingue l'iléo-typhus ou typhoïde du typhus exanthématique pour lequel il aimerait qu'on adopte le terme de fièvre pétéchiale : *Handbuch der speziellen Pathologie und Therapie : Infektionkrankheiten*, 1857, traduit en français : *Traité des maladies infectieuses, maladies des marais, fièvre jaune, maladies typhoïdes, fièvre pétéchiale ou typhus des armées ...*, Paris, 1868, 1877.

Charles Murchison dans *A treatise on the continued fevers of Great Britain*, Londres, 1862, consacre le chapitre XIV à la distinction entre typhus et typhoïde. Cet ouvrage sera traduit en français avec une préface d'Henry Gueneau de Mussy en 1878.

L'article de Maurice Nielly (1834-1888) dans le *Dechambre* de 1885 nous éclaire sur l'état des connaissances concernant la maladie à la fin du XIXème siècle : on parle de causes nécessaires : l'encombrement et la malpropreté, et de causes accessoires : la faim, le froid, les antécédents pathologiques, la misère sociale, les chagrins, l'humidité et l'infection du sol. Certes, on dit que la maladie est due au développement dans l'organisme d'un parasite spécial que le microscope n'a pas encore détecté … et Nielly de rétorquer que : *Ces lignes sont la traduction d'une espérance, et rien de plus !* Il faudra, en effet, attendre un quart de siècle avant que ne soit identifiée la bactérie intracellulaire responsable, une rickettsia, du nom de son inventeur.

Pendant les campagnes de l'Empire puis celles de la guerre de Crimée ou de la guerre Russo-Turque de 1877, la maladie sévira, toujours associée à la guerre, à la famine et à la misère. On estime que le typhus tuait parfois plus de 30% des personnes infectées.

Les travaux d'Howard Taylor Ricketts (1871-1910) de 1906 à 1910 permettront l'identification du micro-organisme responsable du typhus et Charles Jules Henri Nicolle (1866-1936) recevra le prix Nobel en 1928 pour ses recherches sur sa transmission par le *Pediculus corporis*.

La rage

La fureur qui est produite par la morsure d'un chien enragé a beaucoup de rapports avec (la manie). *Nous la nommons frayeur de l'eau, hydrophobie, déplorable maladie, où la soif, l'horreur de l'eau & la rage travaillent cruellement le malheureux qui en est atteint.* (Lomm). *Le germe de la rage a, selon Girolamo Fracastor, une affinité avec les solides tels que les nerfs, puisqu'il progresse lentement mais aussi avec les humeurs épaisses comme la phlegme et la bile noire car la fureur des enragés ressemble à celle des mélancholiques.* (Fracastor).

Jean Bauhin (1541-1612) est l'auteur de la première monographie consacrée entièrement à la rage : *Histoire notable de la rage des loups advenue l'an MDXC, avec les remèdes pour empescher la rage qui survient après la morsure des loups, chiens et autres bestes enragées. Le tout mis en lumière par Jean Bauhin, médecin de très illustre Prince Monsieur Friedrich, comte de Wirtemberg* ..., Montbéliard, 1591.

On pense depuis l'Antiquité (Celse) que la morsure dépose sur la plaie un venin et qu'il convient à titre préventif, de la cautériser ou de l'exciser ou de lui appliquer la succion buccale à condition que les muqueuses de la personne qui la pratique soient indemnes de toute excoriation, ou même les sangsues. Une fois la maladie déclarée, des thérapeutiques aléatoires sont proposées comme l'immersion brutale dans de l'eau glacée obligeant le malade à boire, ou bien l'ingestion du cerveau et du foie de l'animal enragé par le patient ou bien encore un pèlerinage à la chapelle de Saint-Hubert dans les Ardennes. Les remèdes devront purger l'humeur bilieuse comme la cendre d'écrevisse brûlée, la poudre de gentiane, l'encens, la petite garance.

XVIIème siècle : confusion nosologique

Daniel Sennert dans le livre VI de ses *Practicae Medicinae*, 1654, réunit diverses affections consécutives à une viciation interne des principales humeurs telles que l'épilepsie, la chorée, la manie, le scorbut, la colique et la dysenterie maligne, la suffocation utérine et l'hydrophobie ou rage canine qu'il attribue à l'action de poisons.

XVIIIème siècle : poison ? virus ?

Robert James, cent ans plus tard, est persuadé que la rage est provoquée par l'introduction d'un poison d'un corps dans un autre, poison qui, comme pour la syphilis, reste caché quelque temps avant de se manifester. Il propose de traiter par le mercure : *Dictionnaire universel de médecine*, (Hydrophobia), Londres, **4**, 1743-1745.

Richard Mead : *Recueil des oeuvres physiques et médicinales* ... traduction françoise ... par M. Coste, Bouillon, 1774, et Gérard van Swieten : *Commentaria in Hermanni Boerhaave aphorismos, de cognoscendis et curandis morbis*, Paris, **3,** 1771, écrivent sur la maladie mais sans innover.

Giovanni Battista Morgagni lui consacre, aux côtés de la manie et de la mélancolie, la huitième lettre du *De sedibus et causis morborum* ..., Venise, 1771. Il privilégie l'hypothèse d'un virus affectant le système nerveux.

XIXème siècle : 6 juillet 1885

Au début du siècle, George Gottfried Zinke (?-?) démontre que l'injection de la salive de chien enragé à des animaux indemnes leur communique la maladie : *Neue Ansichten der Hundswuth*, Iena, 1804, (Nouvelles opinions sur la rage).

Le vétérinaire Henri Bouley (1814-1885), s'inspirant du livre de M. Fleming paru à Londres en 1872 *: Rabies et hydrophobia,* retrace l'histoire de la rage à travers le temps et l'espace dans son article de 150 pages consacré à cette maladie dans le Dechambre, 3ème série, **2**, 1877. Après avoir souligné que la rage tue moins de cent personnes par an en France mais qu'elle inspire une terreur que ne provoquent ni la tuberculose, ni la typhoïde, ni le choléra, responsables cependant de milliers de morts en temps d'épidémie. Il dénombre des épisodes en 1586 en Flandres, en Autriche, en Hongrie et en Turquie puis celui de Montbéliard dont Bauhin fera le récit en 1590. Au XVIIème siècle, il ne mentionne qu'une grande vague de rage canine, à Paris, en 1604. En revanche, les épizooties sont innombrables au XVIIIème et atteignent tous les continents : entre 1712 et 1785, on trouve plus de 15 foyers en Europe, en Amérique du Nord et du Sud, aux Caraïbes. Dès 1803, cette épizootie ravage l'Europe : apparue en décembre dans le Jura, elle essaime en Allemagne, infestant notamment les renards. D'autres pays sont atteints par d'autres vecteurs animaux : poules, blaireaux, renards, loups, porcs, chiens etc… Aucun continent n'est épargné. Bouley s'interroge sur le cours des épidémies tantôt rares, tantôt fréquentes, néanmoins liées aux mesures sanitaires de confinement des chiens, empêchés de divaguer. Tout en admettant la contagion, Bouley n'exclut pas le développement spontané de la rage : les travaux de Pasteur le feront changer d'avis et il deviendra son ami et son fidèle soutien.

Victor Galtier (1846-1908) prouve la transmissibilité de la maladie entre chien et lapin puis immunise une brebis par injection de salive contaminée : Etudes sur la rage, *Ann. De méd. vétér.* **28**, 1879 ; Les injections de virus rabique dans le torrent circulatoire ne provoquent pas l'éclosion de la rage et semblent conférer l'immunité. La rage peut être transmise par l'ingestion de la matière rabique, *C.R. Acad. des Sc., Paris*, **93**, 1881.

Les travaux de Louis Pasteur de 1881 à 1885 aboutissent à la vaccination du jeune Joseph Meister (1876-1940) le 6 juillet 1885. L'idée de laisser vieillir à l'air une moelle épinière infestée par le virus rabique viendrait de Roux. Cette moelle rabique perdait de sa virulence en se desséchant et le virus au bout de 14 jours devenait inoffensif même aux doses les plus fortes. Emile Duclaux (1840-1904) explique la procédure qui permet d'immuniser les chiens et qui sera bientôt appliquée à l'homme : *Un chien qui reçoit cette moelle de 14 jours, puis le lendemain celle de treize jours, puis celle de 12 jours et ainsi de suite jusqu'à la moelle fraîche, ne prend pas la rage et il est devenu réfractaire contre elle.* Cette découverte contribuera puissamment à la popularité de Pasteur et permettra d'ouvrir une souscription qui sera à l'origine de la fondation de l'Institut Pasteur : *Pasteur, Histoire d'un esprit*, Paris, 1896.

La peste : les épidémies, la maladie

Les épidémies :

Initialement, selon Oribase (325-403), la peste est décrite par Rufus d'Ephèse (2ème siècle), qui mentionne les bubons, le développement épidémique et sa fréquence en Syrie et en Egypte. La première relation précisément répertoriée concerne l'épidémie de 542 qui dévaste l'Empire romain pendant une soixantaine d'années et reste dans les mémoires sous le nom de peste de Justinien.

Les épidémies du seizième siècle sont plus limitées que celles du quatorzième. La terrifiante peste noire, partie de Chine en 1334, envahit l'Inde, la Perse, la Russie, l'Allemagne, la France, l'Italie, l'Espagne puis l'Angleterre et la Scandinavie. (1334-1351). Elle fait vingt-cinq millions de morts en Europe sur une population totale de cent millions d'habitants.

Giovanni Boccacio, Boccace s'exprime ainsi à propos de l'épidémie de Florence dans le premier chapitre du *Décaméron* : *Que la peste fût l'œuvre des influences astrales ou le résultat de nos iniquités, et que Dieu, dans sa juste colère, l'eût précipitée sur les hommes en punition de nos crimes, toujours est-il qu'elle s'était déclarée, quelques années avant, dans les pays d'Orient, où elle avait entraîné la perte d'une quantité innombrable de vies humaines. Puis, sans arrêt, gagnant de proche en proche, elle s'était pour nos malheurs, propagée vers l'Occident. Toute mesure de prophylaxie s'avéra sans effet. Les agents spécialement préposés eurent beau nettoyer la ville des monceaux d'ordures. On eut beau interdire l'entrée de la ville à tout malade et multiplier les prescriptions d'hygiène. On eut beau recourir, et mille fois plutôt qu'une, aux suppliques et prières qui sont d'usage dans les processions, et à celles d'un autre genre dont les dévots s'acquittent envers Dieu. Rien n'y fit. Dès les jours printaniers de l'année que j'ai dite (1348), l'horrible fléau commença de façon surprenante, à manifester ses ravages douloureux.*

Le seizième siècle connaît six pandémies européennes qui dureront trois ans (1539-1541) pour la première, quatre ans (1550-1553) pour la seconde, deux ans (1563-1564) pour la troisième et ce sera la grande peste objet de la correspondance à propos de l'épidémie bâloise de 1563 entre Félix Platter et Conrad Gesner (1516-1565). Les trois dernières dureront respectivement trois ans (1576-1578), deux ans (1593-1594) et encore deux ans (1594-1595). D'autres, sporadiques, atteindront quelques grandes villes européennes : Padoue en 1555 décrite par Gabriel Fallope ; Paris, en 1568, observée par Julien le Paulmier (1520-1588) ; Vicence en Vénétie commentée par Alexandre Massaria (1515-1598) ; à nouveau Padoue, en 1576, étudiée par Gerolamo Mercuriale et Girolamo Capivaccio (1523-1589).

Dès cette époque les observateurs suivent la marche de la maladie depuis son point de départ en Orient. On sait que les épidémies occidentales ne sont que la répétition de celles d'Asie Mineure, de Syrie, d'Arménie, d'Egypte, de Constantinople, de Smyrne, d'Alep, du Caire et d'Alexandrie.

Pour elle, les médecins admettent la contagion : dès lors les cités et les états appliquent les dispositifs de prophylaxie basés sur des doctrines qui persistent et se renforcent jusqu'à la fin du dix-huitième et le début de dix-neuvième siècle du moins en Occident. Les pouvoirs publics prennent des mesures : transport des ordures loin des centres habités et enfouissement profond, propreté des points d'eau, des rivières, interdiction de la vente des aliments avariés, fermeture des bains publics, destruction des chiens et des chats. Un corps de médecins et d'apothicaires spécialisés est créé pour se consacrer au traitement de ces malades, consignés dans leurs maisons qui sont marquées. L'interdiction de sortie est parfois sanctionnée par la peine de mort si elle est transgressée. En Angleterre, à Windsor, en 1563, on pend les pestiférés qui s'échappent de Londres. Les villes contaminées sont cernées par la troupe qui empêche toute entrée et toute sortie. Des quartiers entiers sont fermés par des chaînes. La surveillance des étrangers est très étroite : viennent-ils d'un pays atteint ? On chasse les malfaiteurs qui propagent la maladie ce qui donne lieu à des persécutions. Des processions de flagellants parcourent la ville. La Vierge, saint Roch et saint Sébastien font l'objet d'un culte fervent.

XVIIème siècle : Lyon innove en matière de prévention

La peste de Bâle en 1604, celle de Nimègue en 1637 puis d'Amsterdam en 1657, les pestes qui frappèrent successivement Besançon (1634), Nancy (1637) et Arras (1654), enfin les terribles pestes de Londres en 1665 puis 1688, celle de Vienne en 1675, enlevèrent parfois jusqu'à cinquante pour cent des habitants de ces villes. Néanmoins, elles coïncidèrent avec les dernières épidémies de peste bubonique dans les grandes villes d'Europe et amorcèrent leur déclin.

De 1623 jusqu'en 1630, portée par les Turcs en Pologne, la peste va se répandre dans toute l'Europe qu'elle ravage. En 1628, une épidémie particulièrement virulente survient à Lyon. A cette occasion est créé le Bureau de Santé, véritable état-major de lutte contre l'épidémie, édictant des ordonnances obligeant à nettoyer maisons et rues, à isoler les malades dans des hôpitaux spécialisés, à mettre leur famille en quarantaine. Les commissaires nommés par cet organisme ont pouvoir d'interdire la vente des vêtements et du linge des pestiférées, d'organiser les inhumations et de faire appliquer la peine de mort aux contrevenants. Ils veillent à l'application de la désinfection des maisons des pestiférés et de leur famille, au respect de la fin de la quarantaine passée dans des cabanes construites à la hâte à la périphérie des villes.

Michel Chicoyneau (?-1701) décrit l'épidémie de Montpellier en 1629 ; Ysbrand van Diemerbroeck, celle de Nimégue en 1635. En 1649, elle atteint Marseille apportée par un navire venu du Levant. De Naples à Rome, de Gênes à Rieti, l'Italie est touchée de 1656 à 1657. En 1664, partie de Toulon, elle se propage à nouveau en Italie, et, pour certains auteurs, est à l'origine de celle qui dépeuple Londres où elle tue 70000 personnes entre 1665 et 1666. Elle laisse un souvenir apocalyptique car elle s'accompagne d'un gigantesque incendie qui ravage la ville pendant trois jours.

XVIIIème siècle : De la peste de Marseille aux Pestiférés de Jaffa

Importée de Syrie par le navire Le Grand Saint Antoine, la peste de Marseille débute en juillet 1720. Les mesures sanitaires insuffisantes font qu'elle s'étend à toute la Provence. On dénombrera 87659 morts. L'évêque de la ville, Xavier de Belsunce (1671-1755), s'y illustre par son dévouement.

L'Egypte à la fin du XVIIIème et au début du XIXème siècle est le principal foyer pesteux : 21 épidémies entre 1782 et 1844 dont celle de Saint-Jean-d'Acre, en 1799, débutée au siège de Jaffa. Elle coûte 2000 hommes à l'armée française. Dominique Jean Larrey (1766-1842) en rend compte dans le tome I de ses *Mémoires de Chirurgie Militaire*, Paris, 1817. Antoine Jean Gros (1771-1835) en fait le thème de son tableau *Les Pestiférés de Jaffa*, en 1804.

XIXème siècle : le reflux européen

La première moitié du XIXème siècle voit la maladie se retirer progressivement d'Europe où elle devient sporadique alors qu'elle est endémo-épidémique au Moyen-Orient et en Afrique du Nord ou dans le Caucase d'où, selon l'épidémiologiste Joseph Désiré Tholozan (1820-1897) elle se serait propagée vers la Russie au nord, vers Contantinople, les rivages de la mer noire et la Méditerranée au sud et enfin vers Bagdad où elle tue 30000 personnes en 1830. Fin 1845, les épidémies semblent éteintes en Europe mais aussi en Orient pour connaître une brève recrudescence en 1867 puis en 1878 et 1879 en Russie.

En revanche, l'Extrême-Orient sera à l'origine d'une nouvelle poussée épidémique qui, par voie maritime, gagnera le monde entier dans les premières années du XXème siècle.

La maladie :

Selon Ambroise Paré, *Peste est une maladie venant de l'ire de Dieu, furieuse, tempestative, hastive, monstrueuse, espouvantable, contagieuse, terrible ... Les causes favorisantes de la peste sont au nombre de deux : l'altération des humeurs par mauvaise hygiène d'une part, les troubles de l'âme d'autre part.*

Quant aux causes immédiates, il faut chercher leur origine dans la corruption de l'air par des vapeurs putrides émanant des égouts, des cadavres, des rivages au moment des marées, dans la poussière, dans la conjonction maléfique des astres. L'air pestilentiel inspiré convertit en sa qualité vénéneuse les humeurs qui ne sont plus aptes à recevoir un tel venin. Il faut en connaître les signes prémonitoires : les grandes pluies, le vent du sud, l'été chaud, les comètes, les étoiles filantes, l'abondance des champignons et de la vermine, la fréquence des avortements, l'abandon des nids par les oiseaux, les épizooties.

Marsile Ficin déconseille les lieux malodorants proches des étangs, des marais, des plantations de choux ou de végétaux aux odeurs méphitiques. Il recommande d'ouvrir les fenêtres des maisons orientées au sud et de calfeutrer celles orientées au nord. Le séjour proche des charniers ou des sépultures est prohibé, celui en altitude est proscrit car l'air pestilentiel a tendance à monter : *Contro alla peste Il consiglio di messer Marsilio Ficino. Il consiglio di messer Tommaso del Garbo* ..., Florence, 1523.

Il existe diverses sortes de peste : elle peut être bubonique si le bubon apparaît avant la fièvre. C'est de bon pronostic. Elle peut-être pulmonaire et dans ce cas l'évolution est fatale. Elle prend de multiples aspects selon les malades : chaleur interne brûlante et froideur des téguments, vomissements, flux de ventre, crachements de sang, hébétude des sens. C'est pourquoi on la désigne sous divers noms : fièvre pestilente, suette, trousse-galant, coqueluche, bosse, charbon, pourpre, coquesangue.

Le traitement est médicamenteux et diététique. On prescrit le Mithridate ou la Thériaque qui agissent contre le venin qui n'est ni froid, ni chaud, ni sec, ni humide mais comme ayant une propriété occulte, le bol d'Arménie, l'antimoine qui provoquent d'abondantes évacuations. Il faut mettre le malade dans une chambre chaude où l'on fait brûler des substances aromatiques. On peut administrer des potions de gaïac ou de squine, appliquer des épithèmes sur le foie et le coeur, pratiquer des fomentations. La saignée locale se fait aux artères temporales. Il faut donner des repas fréquents et peu abondants : pain, veau, agneau, poulet, sauce vinaigrée. Ces repas seront arrosés de cidre, de bière, d'oxymel ou d'hypocras. Si le malade est incapable de s'alimenter seul on lui donnera de la gelée de veau ou de chapon.

Johann Lange (1485-1565) dans son *Medicinalium epistolarum miscellanea*, Bâle, 1554, (Recueil de lettres médicales), préconise ce schéma thérapeutique encore recommandé au XVIIIème siècle : *décharger le ventre avec un suppositoire ou un lavement léger. Donner ensuite un alexipharmaque sudorifique. Appliquer un épithème sur le coeur. Six heures après la sudation, saigner après avoir donné un bouillon pour restaurer les forces. Ensuite, matin et soir, pour fortifier le coeur et permettre à l'organisme de résister au venin, administrer des potions altérantes préparées avec du citron, de l'orange, de l'oseille, de l'alléluia (oxalis) mêlés à du vinaigre et à du sucre. Sur la fin de la maladie, administrer des purgatifs : rhubarbe, agaric, casse, manne ou tamarin.*

Si les bubons et charbons persistent, il faut attirer le venin avec des ventouses ou des emplâtres de levain, de Thériaque, de farine, d'oignons cuits sous la cendre ou de moutarde additionnés d'opoponax ou de galbarum eux-mêmes dissous dans du vinaigre très fort. On scarifie le bubon avant qu'il ne soit mûr, on l'ouvre et on le cautérise. Pour d'autres auteurs, le bubon doit être ouvert et pansé avec de la térébenthine, de la résine de mélèze, de la myrrhe, de l'encens.

La prévention repose sur des prescriptions d'une efficacité douteuse. Eviter tout contact avec les malades et ceux qui les côtoient, habiter des vallées humides et froides, des pays bas et marécageux, ne pas faire d'excès, dormir dans une chambre au nord ou à l'est. On peut élever un bouc dans la maison d'habitation (Paré, Fernel). On préconise une poudre composée de sel de nitre et de vitriol, de baies de genièvre, de feuilles de sabine, de rue, d'absinthe, de myrrhe.

Peter van Forest écrit : *Obligé de visiter les pestiférés, j'avais soin de me garantir de la contagion par ces moyens, surtout par un courage ferme & en mâchant une tranche de citron* : *Observationum et curationum medicinalium libri XXXII*, Leyde, 1584-1610.

XVIIème siècle : la peste principe malin contagieux, ire de Dieu ?

Nicolas Abraham de la Framboisière donnait le conseil suivant en cas d'épidémie : *Cito, longe, tarde par lequel on avertit quand on voit la peste venir, de tost partir, bien loing fuir et tard revenir,* excellent conseil suivi avec empressement par ceux qui avaient la possibilité de l'observer !

Ysbrand van Diemerbroeck dans son *Tractatus de peste*, Amsterdam, 1665, (Traité de la peste), la définit toujours comme une affection très commune, très aiguë, très pernicieuse, hautement contagieuse, issue d'un principe malin et invisible tirant son origine d'immondices très pestilentes qui provoquent des lésions de tous les viscères et des fonctions du coeur.

Thomas Sydenham, à propos des pestes de 1665-1666, reprend à son compte la notion de peste châtiment de Dieu, estimant que si la providence divine prive le médecin des moyens de la guérir, c'est qu'elle est expédiée au genre humain pour le punir de grands crimes. Donc, pour la traiter, nul besoin de suivre la nature, il faut saigner et saigner très abondamment ! Néanmoins, il tempère son propos en ajoutant : *Cependant nous avons de grandes actions de grâce à rendre à la bonté et à la miséricorde divine de ce qu'elle a voulu que les constitutions de l'air qui produisent la peste, c'est à dire la plus terrible & la plus pernicieuses de toutes les maladies, arrivassent beaucoup plus rarement que celles qui causent d'autres maladies moins funestes. De là vient qu'en Angleterre il n'y a guère plus souvent de peste que tous les trente ou quarante ans, du moins de peste qui soit furieuse, & qui fasse des ravages extraordinaires.* Humour anglais ? : *Médecine pratique de Sydenham* ..., Paris, 1784.

Un autre praticien londonien consacre un ouvrage à la grande peste de Londres : Nathaniel Hodges (1638-1684). Il est un des rares à rester dans la ville pour combattre l'épidémie et en donnera une description détaillée dans son *Loimologia sive pestis nuperae apud populum londinensem grassantis narratio*, Londres, 1675.

Le prélat romain Jérôme Gastaldi (?-1685) est nommé commissaire général des hôpitaux pendant la peste de 1656 à Rome. Il en tire un ouvrage dans lequel il décrit minutieusement les mesures prophylactiques et thérapeutiques adaptées au fléau : *Tractatus de avertenda et profliganda pestis*, Bologne, 1684, (Traité sur la manière d'éviter et de combattre la peste).

XVIIIème siècle : phlegmasie miasmatique exotique

Frédéric Hoffmann la définit comme une fièvre aiguë *Qui vient d'un miasme ou d'un virus contagieux apporté ordinairement des pays du Levant et qui est mortelle, à moins que le virus ne soit promptement en dehors par la force des mouvements vitaux au moyen des bubons ou des charbons.*

François Boissier de Sauvage la cite parmi ses phlegmasies exanthématiques : *Le nom de peste, dans le sens qu'on l'emploie communément a quelque chose d'effrayant, & signifie une maladie épidémique mortelle ... & tous les Modernes conviennent aujourd'hui que le vrai caractère de la peste consiste dans les bubons, de même que celui de la petite vérole dans les pustules. En effet, la peste, de même que la petite vérole, est quelqufois sporadique & bénigne comme cela conste par les observations des médecins de Montpellier qui ont traité les pestiférés de Marceilles et d'Alais : Nosologie méthodique,* **3**, Paris, 1772.

Philippe Pinel la dénomme fièvre adéno-nerveuse : A propos des efforts du corps médical pour combattre l'épidémie, louables pour sa grande majorité, Pinel déplore *les écueils pour l'homme présomptueux et enflé de ses succès équivoques ! Mesures fausses ou précaires, abus d'une certaine autorité d'opinion dont on est investi, misérables conflits d'amour-propre, disputes interminables élevées par l'intrigue, l'amour de la célébrité ou de vains préjugés de l'école ... Que de progrès solides aurait fait la médecine, si, marchant toujours dans la ligne droite de l'observation et de l'expérience, elle n'avait jamais été entraînée dans des écarts par l'esprit d'intrigue, la prévention et l'autorité des noms célèbres, ou bien le désir de fixer l'attention publique par quelque opinion paradoxale ! : Nosographie philosophique*, **1**, Paris, An VI (1798).

Jean-Baptiste Bertrand (1670-1752) adopte la même attitude courageuse qu'Hodges lors de la peste de Marseille en 1720. Il voit sa famille décimée et lui-même atteint survit de justesse. Il lui consacre un ouvrage : *Relation historique de la peste de Marseille*, Cologne, 1720.

L'ouvrage de François Chicoyneau (1672-1752) écrit en collaboration avec Soulier et Verney de Montpellier et intitulé *Traité des causes, des accidents et de la cure de la peste*, Paris, 1744, donne une bonne description de la maladie étayée par de nombreuses autopsies. Les auteurs défendent sa non contagiosité.

En 1722, Antoine Deidier (?-1746) injecte à des chiens de la bile recueillie sur des cadavres de pestiférés. Les animaux meurent tous d'accidents infectieux divers. Contagioniste, Deidier estime que la maladie ne peut se transmettre que par un contact immédiat et proche avec les malades ou leurs vêtements : *Expériences sur la bile des cadavres des pestiférés, faites par M. Antoine Deidier, ... accompagnées de lettres dudit Deidier, ... de M. Montresse, ... et de J.-Jac. Scheuchzer*, Zurich, 1722.

Adam Chénot (1721-1789) originaire du Luxembourg, est considéré par ses contemporains comme le meilleur spécialiste de la peste à l'étude de laquelle il consacre toute son activité et de nombreux ouvrages. Médecin des épidémies à Hermannstadt, aujourd'hui Sibiu en Roumanie, il y étudie les épidémies de 1755-1756 puis de 1770-1771 : *Tractatus de peste, Vienne, 1766 ; Historia pestis Transylvanicae, Ofen, 1799.*

XIXème siècle : solution de l'énigme

Le XIXème siècle, finissant avec Yersin et Ogata, le XXème débutant avec Bacot et Martin élucideront les derniers mystères entourant la cause et les agents vecteurs du redoutable fléau.

Paolo Assalini (1759-1840) dans ses *Observations sur la maladie appelée peste*, Paris, 1801 puis Savarési, en 1802 : Mémoire sur la peste ou recherches ..., *Recueil de mémoires et opuscules physiques et médicaux sur l'Egypte*, Paris, 1802, et François Emmanuel Fodéré (1764-1835) dans le *Dictionnaire des sciences médicales de Panckouke* en 1820, s'entendent pour la définir comme une affection épidémique et contagieuse qui tue deux malades sur trois.

En revanche, Antoine Barthélémy Clot Bey (1796-1868) nie encore sa contagiosité dans un ouvrage intitulé : *La peste observée en Egypte*, Paris, 1840.

Entre l'hypothèse de Fracastor puis de Kircher et la découverte du bacille pesteux (Pasteurella pestis) par Alexandre Yersin (1863-1943) lors de l'épidémie de Hong- Kong en 1894, aucune théorie n'approche la vérité.

La relation entre le rat et la peste n'est pas établie. On retrouve cependant une tradition du dieu rat dispensateur de maladies dans le panthéon indien et il est possible que l'Antiquité ait établi une relation entre les rats et la peste : ainsi Apollon Sminthien (mot grec signifiant rat), représenté avec un rat à ses pieds, est invoqué au début de l'Iliade pour enrayer la peste dans le camp des Achéens.

Quant à la transmission à l'homme par la puce du rat, (*Xenopsylla cheopis*), elle ne sera évoquée qu'en 1897 par Masanori Ogata (1852-1919), Ueber die Pestepidemie in Formosa, *Zentralblatt für Bakteriologie*, **21**, 1897. Sa découverte sera confirmée par Paul Louis Simond (1858-1947) un an après : La propagation de la peste, *Annales de l'Institut Pasteur,* **12**, 1898 et démontrée par Arthur William Bacot (1866-1922) et Sir Ch. James Martin (1866-1955) en 1914 : Observations on the mechanism of the transmission of plague by fleas, *Jour. hyg. Cambridge*, **3,** 1914.

Le tétanos

Ambroise Paré le définit ainsi : *Spasme ou convulsion, est rétraction et mouvement involontaire des nerfs et par conséquent des muscles et parties, qui autrement se meuvent à nostre volonté vers leur origine qui est le cerveau ... or il en est de trois sortes et différences : la première est dite en grec tétanos qui se fait lorsque tout le corps se tient droit ... la seconde, opisthotonos, qui se fait lorsque tout le corps teste et col, se retire en la partie postérieure. La troisième, empisthotonos, qui se fait lorsque tout le corps, teste et col, se retire en la partie antérieure.* Il connaît trois causes : la réplétion quand toutes sortes d'humeurs gorgent et imbibent les nerfs qui finissent par rompre ; l'inanition, quand une fièvre ardente dessèche l'humidité substantifique des nerfs ; enfin, la compassion quand une douleur extrême par piqûre ou morsure provoquent une rétraction des nerfs vers le cerveau. Certains chirurgiens pensent que la ligature en masse des artères et des nerfs lors des amputations est un facteur favorisant.

Le traitement est adapté à la cause. Le spasme par réplétion appelle purgations, saignées et remèdes résolutifs, diète, sudation, application sur le cou et la colonne vertébrale d'huiles de renard, de laurier, de camomille, de lombric, de térébenthine, de cottus ou de castor. Le spasme par inanition à l'inverse nécessite un régime humectant à base de viandes engendrant un bon suc, de conserves (pates de fruits et de plantes), de buglosse, violes, fleurs de bourrache et nénuphar, de lavements émollients et humectants confectionnés avec des pieds et des têtes de moutons additionnés de guimauve. Quand le spasme est consécutif à la douleur d'une plaie, il faut débrider et traiter localement par des dessiccatifs liquides comme la Thériaque ou le Mithridate dilués avec du mercure dans de l'eau de vie. Il faut prévenir les morsures de la langue dues au trismus en plaçant un bâton ou un écarteur dans la bouche : *Œuvres complètes d'Ambroise Paré …*, Paris, **1**, **2**, 1840.

Alessandro Benedetti (1452-1512) rapporte un cas de tétanos prévenu, semble-t-il, par une abondante saignée : *De re medica opus insigne et candidatis apprime utile, ad Maximilianum Caesarem Augustum imperatorem, hoc ordine digestum : omnium a vertice ad calcem morborum signa indicationes et remediorum compositiones, untendique rationes generatim libri XXX conscripta. Praeterea aphorimorum de medici atque aegri officio lib. I. De pestilentiae causis, praeservatione, et auxiliorum materia liber. Humani corporis anatome tractata lib. V,* Venise, 1535. Cet ouvrage récapitule la plupart des écrits de l'auteur.

Marianus Sanctus (1488-1577) estime que les plaies proches des jointures favorisent autant le tétanos que les piqûres des nerfs : *Commentaria in Avicennae textum de apostematibus calidis : de contusione et attrisione ; de casu et offensione ; de calvariae curatione. Ejusdem Mariani. Compendium in chirurgia. Libellus in lapide renum. Libellus aureus de lapide vesicae per incisionem extraendo Libellus de quid-ditatibus, de modo examinandi medicos chirurgicos,* Venise, 1543 et Jean Tagault (?-1546) établit une relation entre les plaies accompagnées de tumeur et la rareté du tétanos dans cette éventualité : *De chirurgica institutione libri quinque*, Paris, 1543.

XVIIème siècle : statu quo

Daniel Sennert conserve les trois définitions données par Ambroise Paré (emprosthotonos, opisthotonos et tétanos). Il signale la conservation de la conscience. Il évoque dans les causes un dessèchement ou un engorgement des nerfs. Pour lui, le signe clinique essentiel est la contracture spasmodique invincible. Douleurs et fièvre sont fréquentes : *Practicae medicinae* Wittemberg, 1652-1664.

Marc Aurèle Séverin (1580-1656) confond encore la maladie avec certains spasmes musculaires rachidiens : *De efficaci medicina Lib III*, Francfort, 1646.

Wilhelm Fabry von Hilden (1560-1634) observant le trismus en déduit que le tétanos est particulièrement fréquent dans les plaies céphaliques (De tetano & spasmo cynico, ex vulnere capitis orto : ubi inquiritur, an vulnera bregmatum, secundum mentem Realdi Columbi, sint lethalia ?), in *Opera observationum et curationum medico chirurgicarum*, Francfort, 1646.

XVIIIème siècle : impuissance thérapeutique

On distingue toujours trois sortes de tétanos selon que contraction et convulsions provoquent une flexion de la tête en avant (emprosthotonos), en arrière (opisthotonos) ou rectiligne (tétanos). Les causes sont identiques dans les trois cas : plaies des nerfs, des muscles ou des membranes, fausses couches, traumatismes cervicaux, grand froid. Les symptômes associent tension au rachis, aux tendons, aux muscles de la mâchoire et du thorax. Il y a un spasme laryngé et une difficulté à respirer. L'évolution est mortelle.

Herman Boerhaave attribue la maladie à des secousses qui propulsent alternativement le fluide liquidien nerveux dans les muscles convulsés. Il évoque la responsabilité d'une matière irritante étrangère siégeant dans la plaie elle-même et suggère de multiples causes siégeant dans le sang, les artères, les méninges, le cerveau, les nerfs : *Le tetanus ou rigidité est une convulsion violente involontaire des muscles destinés à fléchir & à etendre une partie ; elle est donc universelle en ce qu'elle affecte tous les muscles, ou particulière à certains membres : Institution de médecine de Mr Herman Boerhaave, seconde édition avec un commentaire de M. de la Mettrie*, **7**, Paris, 1743-1750 ; *Aphorismes de chirurgie, commentés par Van Swieten*, **1**, Paris, 1753.

Pierre Camper propose l'opium pour traiter les convulsions : Dissertatio chirurgica de somni etvigiliae indole, atque usu, in morbis, qui manu curantur., *Prix de l'Académie de chirurgie*, **5**, 2ème partie, 1781.

Vaclav Trnka (1739-1791), élève de van Swieten, publie une revue générale basée sur 200 cas, revue bibliographique plus que travail original, qui énumère notamment les pommades, fomentations, cataplasmes employés contre la maladie, et préconise le mercure plutôt que l'opium qu'il prescrit néanmoins à doses croissantes et de plus en plus rapprochées : *Commentarius de tetano*, Vindobona, 1777.

XIXème siècle : le curare ; Arthur Nicolaïer

Au début du chapitre XIV sur le tétanos de ses *Etudes sur le système nerveux,* Jobert de Lamballe écrit : *Les contractions qui caractérisent l'affreuse maladie connue sous le nom de tétanos ne sont que symptomatiques d'une affection du système nerveux. Mais quel effroi ne doivent-elles pas inspirer quand leur effet mortel vient à abolir les fonctions d'un muscle essentiellement nécessaire à la vie, comme les intercostaux, le diaphragme,* et ses paroles reflètent la terreur qu'inspirait encore la maladie au début du XIXème siècle.

Le *Dictionnaire de médecine* de Nysten, Littré et Robin de 1858 considère le tétanos comme un symptôme, car on ignore quels sont le siège et la nature intime de la maladie.

Dans la première moitié du siècle, les observations de Dominique Jean Larrey : *Relation historique et chirurgicale de l'armée d'Orient en Egypte et en Syrie*, Paris, 1803, de Guillaume Dupuytren : *Clinique chirurgicale*, 2ème éd., **5**, Paris, 1839 et d'Antoine J. Jobert (1799-1867) : *Etudes sur le système nerveux*, Paris 1838, cherchent l'origine de la maladie dans les centres nerveux sous-thalamiques, bulbaires et médullaires.

Claude Bernard, à la suite de ses travaux sur le curare : Action du curare et de la nicotine sur le système nerveux et sur le système musculaire, *Mém. Soc. Biol.,* décembre 1850 (C.R.) ; Analyses physiologiques des propriétés des systèmes musculaires et nerveux au moyen du curare, *Comp. rend.,* **XLIII**, 1856 ; *Leçons sur les substances toxiques ...,* Paris, 1857, en 1859, suggère son emploi thérapeutique lorsqu'on désire atténuer l'action des nerfs moteurs : Sur l'emploi du curare dans le traitement du tétanos : réponse à des remarques de M. Velpeau sur le fait rapporté par M. Vella, *Comp. rend.* **XLIX**, 29 août 1859 ; Remarques à l'occasion d'une communication de M. H. Gintrac sur un cas de tétanos traumatique traité sans succès par le curare, *Comp. rend.* **XLIX**, 21 novembre 1859 ; Etudes physiologiques sur quelques poisons américains ; Le curare, *Revues des deux mondes* 1er septembre 1864 ; très nombreux articles sur le curare publiés dans la *Revue des Cours scientifiques* (**IV-V, VIII-IX, XIX-XXV, XXXV**) ; Action du curare et de la strychnine sur les grenouilles, *Revue scientifique*, **IX**, 1875.

Très rapidement des essais sont pratiqués dans le cas du tétanos avec plus ou moins de succès par Edouard Chassaignac (1805-1879) notamment : *Traité pratique de la suppuration et du drainage chirurgical*, Paris, 1859.

Les chirurgiens, à la suite de Joseph Lister (1827-1912), de Christian A.T. Billroth : *Eléments de pathologie chirurgicale générale*, 27ème leçon, Paris, 1878 et d'Aristide Verneuil : *Mémoires de chirurgie, commotion, contusion, tétanos, syphilis et traumatisme*, **5**, Paris, 1888, soupçonnent peu à peu l'origine infectieuse de la maladie. Verneuil, en 1888, admet l'origine tellurique du virus tétanique, sa fréquence chez le cheval et son mode d'action analogue à celui d'un poison convulsivant : *La théorie microbique,* *instinctivement adoptée par plusieurs chirurgiens de premier ordre, Billroth, Rose, Lister, etc., tend à prévaloir aujourd'hui ... L'origine terrestre du virus tétanique et peut-être l'emprunt de ce virus fait par l'homme au cheval ; d'autre part les analogies du tétanos et de la rage peuvent faire croire que l'agent pathogène du premier peut résider comme celui de la seconde dans le système nerveux, etc.*

Celui-ci n'est démontré que bien plus tard en 1884, par Antonio Carle (1854-1927), en Italie, qui inocule au lapin du pus d'origine humaine : Studio experimentale sull'eziologia del tetano, *Giornale r. Accad. Med. Torino*, 1884.

Arthur Nicolaïer (1862-1942), en Allemagne, isole le bacille : Ueber infektiösen Tetanus, *Deutsche medizinische Wochenschrift,* 1884, et Shibasaburo Kitasato (1852-1931) le cultive en 1889 : Ueber den Tetanusbacillus, *Zeitschrift für Hygiene und Infektionkrankheiten,* 1889. Avec Emil von Adolph Behring (1854-1917), il publie leur travail sur les antitoxines tétaniques et diphtériques inaugurant la sérothérapie de ces deux affections : Ueber das Zustandekommen des Diphterie-Immunität und der Tetanus-Immunität bei Thieren, *Deutsche medizinische Wochenschrift,* 1890.

La syphilis

Récente, son histoire commence avec les dernières années du quinzième siècle. Peu de maladies ont porté autant de noms différents que la vérole. Jean Lemaire des Belges (1473-1525?) les énumère dans son poème *Le triumphe de très haulte & puissante Dâme Verolle, Royne du Puy d'Amour,* Lyon, 1539 :

Ne ne sceut onc lui bailler propre nom
Nul médecin, tant il eut de renom.
L'ung la voulut Sahafati nommer
En Arabie ; l'autre à peu estimer
Que l'on doibt dire en latin Mentagra ;
Mais le commun quand il la rencontra,
La nomma gorre ou vérole grosse,
Qui n'épargna ne couronne ne crosse ;
Pocken dit les Flaments & Picquarts ;
Le Mal François la nomment les Lombards
Si encore eut d'autres noms plus de quatre ;
Les Allemands l'appellent Groittre Blatre ;
Les Espagnols Las Buas l'ont nommée.
Et dit-on plus que la puissante armée
Des fors François, à grand peine et souffrance,
En Naples l'ont conquise & mise en France ;
Dont aulcuns d'eulx le souvenir la nomment,

Et plusieurs faicts sur ce comptent & somment
Les savoysiens la Clavela la nomment.

Jean-François Fernel la définit ainsi : *La vérole est un mal contagieux, qui sort et s'élève souvent en divers endroits, avec ulcère ou douleur fort grande. La cause qui la produit est une qualité maligne et un venin pernicieux qui infecte quelque partie du corps que ce soit, à laquelle il s'attache premièrement et de là se répand par tout le corps ... La vérole est une maladie contagieuse ... Elle se contracte principalement par l'acte vénérien. Celle que quelques-uns apportent du ventre de leur mère est auparavant provenue par la contagion des parents. Le mal étant bien souvent fort invétéré, cache et couve son levain au-dedans.*

Fracastor en donne la meilleure description : *Le mal commençait sans contagion ; chez d'autres, et c'était le plus grand nombre, il était transmis par contagion. Tout espèce de contact ne suffisait pas pour lui donner naissance ; il fallait pour cela que deux corps se fussent échauffés ensemble, ce qui arrive notamment dans le coït. C'est aussi par le coït que la plupart fut infectée. Cependant bon nombre d'enfants contractaient la maladie en tétant leur mère ou bien leur nourrice. Le mal ne se transmettait pas à distance. Il ne se manifestait pas tout d'abord, mais quelques fois au bout d'un mois, ou de deux, ou même de quatre. Certains signes annonçaient déjà que le mal existait en germe. Les malades étaient tristes, las et abattus : ils avaient le visage pâle ; il venait à la plupart des chancres aux parties honteuses. Ces chancres étaient opiniâtres, quand on les avait guéris dans un endroit ils paraissaient dans un autre et c'était toujours à recommencer. Il s'élevait ensuite sur la peau des pustules avec croûtes, elles commençaient dans les uns par attaquer la tête, et c'était le plus ordinaire, dans les autres elles paraissaient ailleurs. D'abord elles étaient petites, ensuite elles augmentaient peu à peu jusqu'à la grosseur d'une coquegland, dont elles avaient la figure, d'ailleurs assez semblables aux croûtes de lait des enfants. Dans quelques-unes les pustules étaient petites et sèches ; dans d'autres elles étaient grosses et humides ; dans les uns livides, dans les autres blanchâtres et un peu pâles ; dans d'autres dures et rougeâtres. Elles s'ouvraient toujours au bout de quelques jours et rendaient continuellement une quantité incroyable d'une liqueur puante et vilaine. Dès quelles étaient ouvertes, c'était autant de vrais ulcères phagédéniques qui consumaient non seulement les chairs mais même les os. Ceux dont les parties supérieures étaient attaquées avaient des fluxions malignes qui rongeaient tantôt le palais, tantôt la trachée-artère, tantôt le gosier, tantôt les amygdales ; quelques-uns perdaient des lèvres, d'autres le nez, d'autres les yeux, d'autres toutes les parties honteuses. Venaient à un grand nombre, dans les membres, des tumeurs gommeuses qui les défiguraient et qui étaient souvent de la grosseur d'un oeuf ou d'un petit pain. Quand elles attaquaient pratiquement les bras et les jambes, quelquefois elles s'ulcéraient ; d'autres fois elles demeuraient calleuses jusqu'à la mort. Mais, comme si cela n'eût pas suffi, il survenait encore dans les membres de grandes douleurs en même temps que des pustules, quelquefois plus tôt et quelquefois plus tard. Ces douleurs qui étaient longues et insupportables se faisaient principalement sentir la nuit et n'occupaient pas proprement les articulations, mais le corps des membres et des nerfs.*

Quelques-uns néanmoins avaient des pustules sans douleur, d'autres des douleurs sans pustules, la plupart avaient des pustules et des douleurs. Cependant tous les membres étaient dans un état de langueur ; les malades étaient maigres et défaits, sans appétit, ne dormaient pas, étaient toujours tristes et de mauvaise humeur, et voulaient toutjours demeurer couchés.

Tels étaient les symptômes de la maladie à son origine, mais je parle d'autrefois car aujourd'huy quoique la maladie soit encore en règne, elle paraît néanmoins différer de ce qu'elle était alors. On voit depuis environ 20 ans moins de pustules et plus de tumeurs gommeuses, tout au contraire des premières années ... Depuis environ 6 ans, la maladie a encore notablement changé : on ne voit maintenant de pustules que chez peu de malades presque point de douleurs ou des douleurs bien plus légères, mais beaucoup de douleurs gommeuses. Une chose qui a étonné tout le monde, c'est la chute des cheveux et des autres poils du corps, cela donne un air ridicule. Les uns n'ont point de barbe, les autres point de sourcils, les autres ont la tête chauve : d'abord on attribuait ces accidents aux remèdes, surtout au mercure, même quand on a été mieux instruit ; il arrive encore maintenant pis, les dents branlent à plusieurs et même à quelques-uns.

Le traitement de Fracastor est, selon la mode du temps, polypharmaceutique à souhait. Comme il s'agit d'une affection proche de celles que détermine une pituite sordide et épaisse à cette nuance près que la phlegme contient ici les semences de la contagion : *In quo seminaria contagionis continentur*, il faut appliquer trois principes thérapeutiques : le premier impose de lutter contre les germes de la maladie dès le début de la contagion ; le second, si la maladie est plus ancienne, oblige à traiter également la matière corrompue ; le troisième exige d'évacuer les humeurs nocives.

Le traitement de début repose sur la lutte contre les germes récemment inoculés : il faut alors nettoyer les organes génitaux avec une décoction de verdet (vert de gris ou acétate basique de cuivre) et d'alun ou bien avec un onguent fait d'écume de bois de gaïac, comme nous le verrons plus loin. Par la bouche on administre la Thériaque et l'élixir de Mithridate. Le traitement de la matière corrompue vise, d'une part à la dissoudre, et d'autre part : Toujours à tuer si possible ou à briser ou à expulser les germes : *Sed semper aut itermi (si potest), aut frangi, aut educi*, objectif qu'il ne faut jamais perdre de vue. Certains pensent qu'il suffit d'évacuer la pituite épaisse par l'oxymel, le miel rosat, le sirop d'origan, d'hysope, de bétoine, de calamente, de mousse croissant autour du thym, de houblon lesquels on additionne d'eau d'iris, d'aunée, d'aigremoine, d'ache, de chardon bénit, de cuscute, de germandrée. L'usage de décoctions de ces mêmes plantes est également conseillé. Enfin on applique un onguent constitué de Thériaque, d'encens, de poivre, d'axonge, de moelle de veau, de beurre frais, d'huile de camomille et d'iris sur les bras et les jambes pour digérer la matière. Ceci pratiqué, la dissolution de la matière morbifique obtenue, on passe à la dernière étape du traitement : l'évacuation. On administre alors la coloquinte, les hermodactes, l'ellébore, l'agaric, l'aloès, mêlés à des substances qui liquéfient et dissolvent en même temps : orchis, bdellium, opoponax, gomme ammoniaque, myrrhe. On peut prescrire à ce stade des médicaments qui provoquent concoction et évacuation : tels les sirops de séné, d'ellébore, d'agaric ou d'hermodacte.

Quelle est la place du Gaïac et de la sudation ? *Ce bois diminue les écoulements de pus, les détourne ou les tarit d'une manière complète ; il aide d'une façon merveilleuse la cicatrisation des ulcères & chasse le germe morbide profondément caché*, selon Ulrich von Hutten. Mais l'échec de cette thérapeutique est fréquent lorsque la maladie est ancienne : il faut alors recourir à des traitements plus énergiques dont le mercure est le plus efficace. Donc, avant de prescrire les frictions de vif-argent, on essaie les décoctions de bois comme celui de genévrier, de cyprès, de citron ou mieux de gaïac. Cet arbre résineux originaire d'Amérique possède la double propriété de s'opposer à la putréfaction et à la contagion. Il est préférable d'utiliser le vieux bois qui dissout, liquéfie et subtilise mieux que le bois plus jeune. Il faut en obtenir une poudre en le limant. On met une livre de cette poudre à infuser vingt-quatre heures dans une marmite contenant douze livres d'eau. On chauffe à feu doux. On récupère et on met de côté l'écume. On filtre cette première décoction et, avec la poudre recueillie dans la passoire on en fait une seconde qu'on fait réduire jusqu'au quart. On peut ensuite l'administrer au malade une ou deux fois par jour avec un intervalle de six heures, pendant trente jours. L'écume recueillie à la surface est utilisée pour oindre les lésions cutanées. Enfin le gaïac est utilisable dans le traitement des enfants contaminés par leur mère ou leur nourrice. Certains privilégient le traitement par sudation : ils emploient alors les sudorifiques comme les racines de squine, d'iris, de gentiane en infusions.

Et le mercure ?

Le mercure, ou vif-argent, dont l'usage a été répandu par les empiriques, est cependant d'application rationnelle car il brûle les germes. On l'utilise en frictions associé à des corps gras qui ramollissent la matière et à des remèdes qui détergent, liquéfient et s'opposent à la contagion : on peut proposer la préparation suivante : axonge de porc, beurre récent, térébenthine, styrax liquide, encens, myrrhe, mastic, iris, aristoloche, gentiane, ellébore, soufre, nitre, suc d'aunée et d'opium, huile de laurier rose, vinaigre et mercure un huitième du tout, mêlés dans un mortier de fer. Avant la friction, on purge et on saigne. On oint tout le corps excepté la tête, la poitrine et les aisselles puis on emmaillote le malade dans de l'étoupe. On renouvelle ces frictions une ou deux fois par jour pendant dix jours. On interrompt de toute façon le traitement dès l'apparition des ulcérations buccales et de l'hypersalivation. Le traitement mercuriel peut également s'administrer par fumigation : on installe le malade dans une sorte de caisse en protégeant son visage par des linges. Ensuite on brûle à l'intérieur de cette enceinte close du cinabre mêlé à de l'encens. Les sphacèles, les gommes, les ulcères, les douleurs siégeant aux jambes ou aux bras sont la meilleure indication de ce procédé.

Les douleurs de la tête peuvent être calmées par un onguent fait de suc d'aunée, de broyne, de styrax liquide, de térébenthine, de gomme élémi, de graisse d'ours et d'oie, de beurre, d'encens, d'iris et d'huile d'iris, de mercure dans la proportion d'un huitième du tout. On applique cet onguent sur la veine céphalique.

Certaines gommes résistent aux applications d'écume de gaïac : on peut les traiter avec les fumigations mais aussi avec l'emplâtre suivant : racine de concombre et d'iris, ammoniaque serapis, galbanum, styrax liquide, graisse d'ours, beurre et mercure, un quart du tout. Les ulcérations de la bouche et de la gorge, parfois associées à des lésions osseuses, appellent des gargarismes de décoction de troène, de plantain, de grenade, de lie de vinaigre, d'alun mêlés à du bol d'arménie ou à de la terre sigillée. On peut également dissoudre ces deux terres bolaires dans un alcool résultant de la distillation d'un mélange de Thériaque, de vinaigre et d'eau de vie et l'utiliser en collutoire ou en topique sur les lésions du système pileux.

Le traitement mercuriel est universellement appliqué. Déjà employé pour le psore ou la gale, on l'utilise d'abord de façon empirique contre la vérole. Thierry de Hery en est le principal propagateur. Les avis sont partagés sur son utilité : Paré en est partisan. Fernel lui est hostile : *Invention du charlatanisme, cet agent pallie le mal, il ne le guérit pas.* Gaspard Torella (1452-1520) dont les illustres patients Alphonse et Jean Borgia ont mal toléré les effets secondaires, partage cette opinion.

Francisco Lopez de Villalobos (1473-1549) n'utilise pas le mercure en frictions comme le font les empiriques car cette façon de faire chasse les humeurs les plus ténues, et laisse se dessécher dans l'organisme les plus grossières, qui ensuite ne peuvent plus être expulsées. Il faut donc tout d'abord les évacuer par la saignée, les lavements d'infusion de plantes aromatiques et la prescription d'une infusion dans du petit-lait de fumeterre et de buglosse pendant les huit premiers jours. On prescrit ensuite des minoratifs, tels le miel, la manne, la casse qui purgent énergiquement. On peut alors administrer tous les trois jours de la Thériaque dissoute dans du petit-lait et traiter localement les pustules en appliquant un onguent fait, à parties égales, de limaille d'argent, de litharge, de céruse, de calcanthe (sulfate de cuivre), de mercure et d'aloès pilés dans un mortier avec de l'axonge, de l'huile de laurier rose et du vinaigre. Un autre onguent plus actif est constitué de cendre d'aulx, de myrrhe, d'encens, de nielle, d'aloès, d'onguent mercuriel, de jus de citron et d'huile auxquels on a mélangé de l'arsenic, de l'ellébore noir, du soufre, de la résine de pin en parties égales.

On calme les douleurs articulaires avec un emplâtre à base de térébenthine, de nitre d'Alexandrie, d'euphorbe, de fénugrec, d'iris, d'opoponax et d'huile.

Ulrich von Hutten (1448-1523) est farouchement hostile au mercure dont il a subi les redoutables effets secondaires. Il veut lui substituer le gaïac auquel on ajoute parfois de l'eau d'iris, de fenouil, de cuscute et d'origan. On le prend en décoction, chaque jour, pendant quarante jours de jeûne. On propose également : la racine de squine, la salsepareille, le genièvre, l'aristoloche.

XVème, XVIème siècle : mal européen ou américain ?

Maladie connue déjà dès l'Antiquité pour les uns, ou ramenée du Nouveau Continent par les navigateurs européens au seizième siècle pour les autres, le mal français apparaît en Europe entre 1484 et 1494 selon les auteurs. L'absence d'épidémie analogue dans le passé embarrasse alors les praticiens, leur suggère que leurs prédécesseurs ont commis des erreurs et les incite à se forger une opinion personnelle.

On émet les hypothèses les plus diverses sur la nature de la syphilis et tout le monde écrit sur le sujet : nous retiendrons les ouvrages les plus importants dans leur ordre de parution chronologique.

1496 : première iconographie

Joseph Grünpeck (1473-1532) publie en 1496 son *Tractatus de pestilentiali scorra à Leipzig* (Traité de la maladie pestilente), ouvrage illustré d'une gravure représentant la Vierge Marie entourée de deux femmes et d'un homme dont le corps est couvert de pustules syphilitiques. Dans cet ouvrage paru à Leipzig, il décrit les phases primaires et secondaires de la maladie : *C'est une nouvelle espèce de maladie odieuse à la nature que Dieu a fait tomber d'abord sur les français, et dont personne n'avait ouï parler, que nul homme n'avait jamais vue, et qui était presque entièrement inconnue.* L'astrologie lui permet de fixer l'apparition du fléau au 25 novembre 1484 à six heures quatre minutes.

1497 : la vérole, nouvelle maladie

Nicolo Leoniceno (1428-1524) fait paraître un ouvrage intitulé *De epiderma, quam Itali morbum Gallicum, Galli vero Neapolitanum vocant*, Venise, 1497, (De la maladie cutanée qu'on nomme mal français en Italie et mal napolitain en France). Il décrit l'éruption différente de toutes celles déjà vues par les anciens médecins : *Des pustules d'abord apparues aux parties honteuses se répandent ensuite à l'ensemble du corps, surtout au visage, accompagnées de douleurs.* C'est lui qui, selon Fracastor, tranche le débat entre partisans de l'apparition récente de la vérole et ceux qui l'assimilent soit à l'éléphantiasis, soit au lichen, soit au saphate des Arabes. Jean Heindenberg, Trithemius (1462-1516), écrivain, moraliste et historien religieux vers la même époque annonce qu'une maladie nouvelle, la vérole, a pris naissance en Espagne et s'est étendue en France et en Italie pour passer peu après en Allemagne.

1497-1499 : le pèlerinage de Saint-Mein

Gaspard Torella, en 1497, dans le *Tractatus cum consiliis contra pudendagrum sive morbum gallicum*, Rome, 1497, (Traité avec des conseils contre la maladie honteuse nommée mal français) dédié à César Borgia puis dans le *Dialogus de dolore cum tractatu de ulceribus in pudendagra evenire solitis*, Rome, 1499, (Dialogue sur la douleur avec un traité des ulcères habituels survenant dans les maladies honteuses) situe l'apparition de la maladie en Auvergne en 1493. Il donne une bonne description du chancre d'inoculation suivi de douleurs diffuses et d'une éruption : *Illi aderat ulcus in virgo cum quodam duritié, longe tendente versis inguina ad modum radii cum sorditie et verulentia post sex die ulcare semisanato, arreptus put ab intenssionis doloribus capitis, colli, spatularum, brachorium, tibiarum et cestorum. Elapsis postea decem diebus apparuorunt multae pustulae in capite facie et collo.* (A cet endroit survenait une ulcération de la verge avec induration suscitant à distance une tuméfaction dans la région de l'aine comme une olive, témoignant d'une corruption et d'une pestilence. Six jours après, l'ucération est presque cicatrisée. Apparaissent ensuite de violentes douleurs à la tête, au cou, aux omoplates, aux bras, aux jambes, aux os iliaques. Dix jours passés, de nombreuses pustules apparaîtront au visage, à la tête et au cou). Il décrit les syphilides sèches, squameuses, le psoriasis palmaire et plantaire. Il préconise une surveillance des prostituées qui seront transférées dans des hôpitaux spécialisés.

Torella rappelle l'existence du pèlerinage breton de Saint-Mein, à Saint-Jean-de-Gaël, près de Saint-Malo. Les vérolés s'y rendent portant comme signe distinctif deux grandes mains d'étoffe cousues l'une sur la tête, l'autre sur la poitrine : *Hujus sancti corpus in Britannia existit in maxima veneratione. Peregrini hoc morbo infecti ut ab aliis evitent duas manus ex panno laneo confectos et magnas portant, unam in capite, aliam in pectore.* (En Bretagne, on vénère grandement les reliques d'un saint. Les pèlerins atteints de la maladie portent en évidence, afin qu'ils soient évités par les autres, confectionnées dans un tissu de laine, deux grandes mains, l'une sur la tête, l'autre sur la poitrine).

1497-1502 : le mercure et ses dangers

Alessandro Benedetti dit Benedictus, médecin dans l'armée vénitienne ayant participé à la bataille de Fornoue (la furia francese) en 1495, est du même avis. Ayant pratiqué des autopsies, il trouve des lésions de périostite et d'ostéite chez une femme. Bon observateur de la pandémie syphilitique, il distingue parfaitement les aspects trompeurs et multiples que peut offrir la maladie. Il mentionne le traitement par les onctions mercurielles dont la pratique est antérieure pour lui à l'apparition du mal français et signale leurs principaux accidents : tremblements, paralysie : *Veronensis physici historiae corporis humani*, 1497-1502.

1498 : la vérole versifiée ; iconographie dermatologique

François Lopez de Villalobos est l'auteur du premier ouvrage paru en Espagne entièrement consacré aux maladies vénériennes : *El sumario de la medicina ; con une tratado sobre la pestiferos bubas*, Salamanque, 1498, (Abrégé de la médecine avec un traité de la pustule pestilente) appendice d'un traité en vers castillans des Canons d'Avicenne.

Bartholomé Steber (?-1506) indique l'année 1484 comme celle du début de l'épidémie et précise que cela s'est produit à l'entrée de mars sous le signe du bélier dans la huitième maison qui est celle de la mort. Son livre *A malo francesos, morbo gallarum, preservatio à cura*, Vienne, s.d. 1498 ? (Du mal français, morbo gallarum, prévention et traitement) représente deux malades, un homme et une femme, couverts de pustules syphilitiques.

1500 : Charles VIII n'est pas responsable

Pedro Pintor (1423-1503), médecin du pape Alexandre VI, fait imprimer un ouvrage intitulé *De morbis foedo et occulto his temporibus affligenti*, Rome, 1500, (De la maladie pestilente et cachée, fléau de ce temps), dans lequel il affirme que la maladie est apparue à Rome dès 1494 donc avant l'expédition de Charles VIII en Italie.

1500-1501 : la polémique entre Pistor et Pollich

Simon Pistor (1453-1523), premier auteur allemand à traiter du sujet, place la vérole dans les pustules et les exanthèmes. Pour lui ce n'est pas une maladie nouvelle et elle dépend des influences astrales. Sa controverse avec Pollich illustre bien l'opposition entre les tenants de l'arabisme et ceux du modernisme : *Declaratio defensiva cujusdam positionis de malo franco nuper doctorem Symonem Pistoris disputate*, Leipzig, 1500, (Manifeste en défense contre l'opinion à propos du mal français récemment exprimée par le docteur Simon Pistor). En effet, Martin Pollich (1450?-1513), partisan de Nicolo Leoniceno, soutient que la syphilis est une maladie récente inconnue des auteurs de l'Antiquité : *Responsio Martini Mellerstadt in super-additos errores Simonis Pistoris in medicina ad honorem almi gymnasii Lipcensis*, Leipzig, 1501, (Réponse de Martin Mellerstadt aux erreurs répétées de Simon Pistor en charge de l'enseignement de la médecine à l'université de Leipzig).

1502 : quand Saturne flirte avec le Bélier

Jean Almenar (?-?) dans son *Libellus ad evitendam et expellendam morbum gallicum*, Venise, 1502, (Livre pour éviter et chasser le mal français) incrimine l'entrée de Saturne dans le Bélier.

1506 : la syphilis est un avatar de la lèpre

Sébastien Aquilano (?-1543) pense qu'elle est identique à l'éléphantiasis : il s'agit d'une transmutation de la lèpre en syphilis. Il préconise le traitement par le mercure. *De morbo gallico*, Lyon, 1506.

1507 : description des syphilides

Antonio Benivieni (1440-1502), en 1502, estime qu'elle a commencé à Florence en 1496, qu'elle est nouvelle et vient d'Espagne. Il décrit les syphilides expliquant qu'ils apparaissent d'abord aux organes génitaux puis au niveau de la tête et de l'ensemble du corps, prenant soit un aspect squameux plane soit un aspect pustuleux parfois ulcéreux : les auteurs contemporains de Fournier y reconnaîtront les syphilides simulant le psoriasis, l'acné, les ulcères tuberculeux : *De abditis nonnullis ac mirandis morborum et sanatorium causis*, Florence, 1507, (Sur quelques causes surprenantes et cachées de maladies et de leurs guérisons).

1514 : l'emplâtre de Vigo

Wendelin Hock von Brackenau (?-?) situe l'apparition de la maladie en 1494 mais estime que le mal a réellement commencé en octobre 1483 quand Jupiter, Mars, le Soleil et Mercure, se rencontrent au signe de la Balance dans la maison de la maladie. Son ouvrage s'intitule : *Mentagra, sive tractatus de causis, preservativis, regimine et cura morbi gallici vulgo malafrancosz* ..., Cologne, 1514, (Sur la mentagre ou traité des causes, du régime préventif et du traitement du mal gaulois communément appelé mal français).

Jean de Vigo (1460-1525) distingue les formes récentes de syphilis des anciennes, préconise le mercure en application externe ou par voie orale : c'est dans sa *Practica in arte chirurgica copiosa*, Rome, 1514, (Pratique complète de l'art chirurgical) qu'il donne la formule de l'emplâtre hydrargirique qui porte son nom. Cet ouvrage connaîtra jusqu'au dix-huitième siècle de multiples éditions et sera traduit dans toutes les langues d'Europe.

1519 : le champion du gaïac

Ulrich von Hutten écrit : *Il a plu à Dieu de faire naître en notre temps des maladies qui, suivant les apparences, étaient inconnues de nos ancêtres. L'an 1494, ou environ, un mal très pernicieux commence à se faire sentir, non pas en France, mais premièrement à Naples. Le nom de cette maladie vient de ce qu'elle commença à apparaître dans l'armée française qui faisait la guerre dans ce pays-là* ... Il est l'ardent propagateur du traitement par le bois de gaïac ramené récemment par Oviedo d'Amérique : *De guaiaci medicina* ..., 1519.

1525 : relation circonstanciée des origines américaines de la vérole

Juan Gonzalo Fernandez Oviedo (1478-1557) affirme la provenance américaine de la vérole. Envoyé par Ferdinand V (1452-1516) d'Espagne en Haïti en 1513 en qualité d'Intendant et d'Inspecteur Général du Nouveau Monde, il en ramène le bois de Gaïac.

Alors qu'il séjourne à la cour de Ferdinand et d'Isabelle (1451-1504), en 1513, il interroge les compagnons de Colomb (1451-1506) au retour de la première expédition du marin génois : *Colomb revint en Espagne en 1496, et depuis cette époque, j'ai rendu visite et parlé à quelques-uns de ceux qui arrivèrent alors avec lui en Castille comme le Commandant Pierre Margarit, et les commandants Arroïo, Gallego, Gabriel de Léon, Jean de la Vega, Pierre Navarro et d'autres attachés à la cour du roi catholique. Par eux, j'ai appris beaucoup de choses qu'ils avaient vues et souffertes dans le second voyage comme j'en avais déjà entendu beaucoup sur le premier par Vincent Pinzon, un des principaux pilotes qui accompagnèrent Colomb la première fois : comme j'en fus plus amplement informé par le pilote Fernando Perez Mateo qui vit encore dans cette cité et qui se trouve au premier et troisième voyage que Colomb fit aux Indes. Sur cette île, j'ai encore beaucoup de renseignements que je dois à Jean de Rogias et Alphone de Valentis, qui vivent encore dans cette cité et qui firent le second voyage, et à beaucoup d'autres témoins oculaires. Mais, plus qu'un autre, le commandant Pierre Margarit, homme principal de la maison royale, m'informa complètement. Alors Pierre Margarit se lamentait et souffrait, et je crois qu'il éprouvait lui-même les douleurs habituelles à ceux qui sont affectés de cette maladie.*

Quelques mois après, dans le milieu de l'année 1496, cette affection commença à se faire sentir sur quelques courtisans. Mais, dans le principe, elle sévissait sur des personnes de basse extraction et de peu d'autorité, et l'on pensait qu'elle provenait de rapprochement avec des prostituées. Elle affecta ensuite des gens notables, et cela au grand étonnement de ceux qui la voyaient, autant parce que le mal était horrible et contagieux que parce que les malades ne mouraient pas en grand nombre. La maladie était nouvelle, les médecins ne la comprenaient pas, ne savaient pas la guérir et ne donnaient aucun conseil aux malades. Alors il arriva que le grand capitaine Gonsalve de Cordoue fut appelé en Italie, avec une grande et belle armée, en faveur du roi Ferdinand de Naples, contre le roi Charles de France, surnommé Grosse Tête, et, sauf les espagnols qui composaient cette armée, aucun n'avait cette maladie. Elle se transmet par le moyen des femmes aux italiens et au français : ni les uns ni les autres n'avaient ressenti pareille maladie. Les français commencèrent à l'appeler le Mal de Naples, croyant qu'elle était propre à ce royaume, et les Napolitains l'attribuant aux français, l'appelèrent le Mal Français. La vérité est que la maladie est arrivée de l'Isle Espagnole en Europe. Extrait de : *De la natural historias de los indias*, Tolède, 1525.

1527 : un titre bien édifiant pour un mal bien profane

Le rouennais Jacques de Bethencourt (?-?), qui situe l'introduction de la maladie dans le royaume de France quelques années après la conquête de Naples par Charles VIII en 1495, invente le terme de maladie vénérienne pour désigner la syphilis. Son ouvrage, *Nova poenitentialis quadragesima necnon purgatorum in morbos gallicos sive venereum*, Paris, 1527, (Nouveau carême de pénitence et purgatoire d'expiation à l'usage des malades affectés du mal français ou mal vénérien), indique par son titre la diète qu'impose aux vérolés le traitement par le gaïac et non quelque mortification religieuse.

1530 : le pastoureau de Fracastor

Jérôme Fracastor, à Vérone en 1530, a l'idée de publier un poème consacré au mal français : *Syphilis sive morbus gallicus* où il décrit la vérole qu'il appelle syphilis, du nom du berger atteint de l'horrible maladie qu'Apollon lui a envoyée, outragé par ce pâtre maladroit qui ose comparer ses troupeaux de brebis au cheptel clairsemé qui pâture dans le champ zodiacal.

Fracastor réfute l'origine américaine de la maladie et explique son apparition brutale par un influx céleste qui réveille le fléau après de longs siècles d'oubli. Il décrit l'incubation silencieuse et sournoise puis les manifestations locales et généralisées, mais le chancre d'inoculation lui échappe. En revanche, les formes malignes, infantiles, héréditaires ou acquises sont décrites avec rigueur même si la formulation nous paraît fantaisiste. Il distingue le traitement des formes récentes de celui des formes invétérées, celui des formes avec atteinte osseuse ou nerveuse de celui des formes à dominante cutanée ou douloureuse ou gommeuses. L'âge, le sexe, la complexion, l'année ou la saison doivent également être considérés.

1532 : première mention de la syphilis nerveuse

Jacopo Cataneo (?-?), médecin génois, publie un traité, le *De morbo gallico,* Turin, 1532, (Du mal français) dans lequel il souligne la nature hautement contagieuse du mal transmis par le coït et recommande les onguents mercuriels.

Nicolo Massa donne une description de syphilis nerveuse et des premières gommes : *Liber de morbo gallico*, Venise, 1532, (Le livre du mal français). Il écrit à propos des adénopathies satellites des lésions syphilitiques : *Il parait très souvent des ulcères malins et il vient des pustules autour des partis honteuses ... Cela est suivi de tumeurs aux aines qui emportent le mal si elles suppurent.*

1533 : Dioscoride ignorait le mercure

Matthiole (1501-1577) préconise le traitement mercuriel : *Morbi gallici novum et utilissimum opusculum ...*, Bologne, 1533, (Petit traité très utile sur le mal français).

1537 : Gaïac d'abord, vif-argent ensuite

Le chirurgien Alphonse Ferri (1515-1595) surtout connu pour son traité sur les plaies d'armes à feu, estime qu'on doit réserver le gaïac aux véroles invétérées et que le mercure ne doit être prescrit qu'après deux ou trois échecs du gaïac : *De ligni sancti*, Rome, 1537, (Du bois saint).

1539 : observation princeps ?

En Espagne, Ruiz Diaz de Islan (1462-1542), chirurgien de Barcelone, pense que l'épidémie provient d'Haïti (1539). Il est le témoin le plus compétent de l'épidémie et son opinion rejoint celle d'Oviedo : à l'Hôpital de Tous les Saints de Lisbonne, il décrit les premiers cas de syphilis dont sont atteints les marins de Colomb. Il les rassemble dans un ouvrage dédié au roi du Portugal Manoel I dit Emmanuel le Fortuné (1469-1521) : *Tratado contra il mal serpenterio*, 1539, (Traité du mal serpentin). Il écrit notamment : *D'une très grande et certaine expérience, il s'ensuit que lorsque cette île fut découverte et trouvée par l'amiral Dom Cristobal Colon, et qu'il s'engagea une connivence et des relations avec des indiennes, la maladie, car elle est contagieuse, fut transmise aisément à l'équipage et qu'elle fut sur-le-champ dans l'escadre sur un pilote de Palés appelé Pincon et sur d'autres qui furent atteints de ce mal, et, plus loin : Sur tout cela j'ai une grande expérience parceque j'ai soigné des personnes parties de ladite première expédition qui découvrit ce pays et sur laquelle revinrent beaucoup de malades atteints de ce mal et parce que je traitais à Barcelone des malades qui souffraient de ce mal avant que le roi Charles de France n'entrât dans Naples : je pourrais donner de cela beaucoup de preuves mais c'est inutile.*

1540 : François Ier est un vilain

Antoine Lecoq (?-1550) exprime la même opinion dans son *De ligno sancto non permiscendo*, Paris, 1540, (Du bois saint pur) : *Quelquefois le virus se jette sur les aines et tuméfie les glandes ; si la tumeur suppure, c'est souvent un bien.*

On raconte qu'appelé au chevet de François Ier atteint de vérole, il aurait prescrit le mercure contre l'avis de Fernel en s'exclamant : *C'est un vilain qui a gagné la vérole ... frottetur comme un autre et comme le dernier de son royaume, puisqu'il s'est gâté de la même manière.*

1542 : Gaïac = 0

A l'inverse, Michel-Ange Biondo (1497-1565), célèbre chirurgien vénitien, combat ce point de vue et affirme l'inefficacité du gaïac : *De partibus ictu sectis citissime sanandis et médicamento aquae nuper invento. Idem in plurimorum opinionem, de origine morbi gallici, deque ligni Indici ancipiti proprietate*, Venise, 1542, (De la nécessité des interventions chirurgicales très rapides lors d'un traumatisme et du traitement récemment trouvé par l'eau. En outre et de l'avis de plusieurs, sur l'origine du mal français, et aussi de l'efficacité douteuse du bois indien).

1551 : la syphilis héréditaire

Amatus Lusitanus, en 1551, dans ses *Centuries*, rapporte deux observations, l'une d'un malade traité par les frictions mercurielles, l'autre d'un cas de syphilis héréditaire.

1552 : Béni soit Charles VIII !

Thierry de Héry (1500-1599) dans la *Méthode curatoire de la maladie vénérienne*, Paris, 1552, premier ouvrage rédigé en français sur le sujet, décrit le chancre d'inoculation et distingue trois périodes : primaires, secondaires et tertiaires. On raconte cette anecdote à son sujet : le voyant agenouillé, en prière, devant la tombe de Charles VIII, on lui demandait ce qui justifiait une telle dévotion. Il aurait répondu : *Je lui dois ma fortune, car c'est lui qui a ramené la vérole d'Italie.*

1553 : Gonorrhée et syphilis : un même coup de pied de Vénus ?

En Allemagne, Théophraste Paracelse, qui confond syphilis et gonorrhée, situe l'apparition de la maladie au siège de Naples sous l'influence de la planète Vénus. Il connaît la syphilis héréditaire et utilise volontiers le mercure : *Von der fransözischen Kranckheit* ..., Francfort, 1553, (Du mal français).

1553 : de la nourrice au nourrisson et vice versa

Antonio Musa Brassavole (1500-1555) fait coïncider l'apparition de la syphilis avec l'entrée des troupes de Charles VIII en Italie en 1494. Il récuse toute influence astrale. La contamination se fait par un ulcère siégeant sur la verge et apparaissant après le coït. Le virus responsable remonte vers l'aine où il provoque l'apparition d'une tuméfaction, le bubon. Il gagne ensuite le foie, se répand dans le sang qui l'élimine en faisant des éruptions cutanées sur toute la surface du corps. Arthralgies, indurations, tumeurs dures, perte de poids, chute des ongles et cécité surviennent ensuite. Brassavole signale la contamination de la nourrice par l'enfant ou de l'enfant par la nourrice. Il décrit les trois périodes de l'affection : la première du vingt-cinquième au quarante-cinquième jour suivant le chancre jusqu'à la première éruption ; la deuxième, accompagnée de pustules et la troisième, caractérisée par les accidents consécutifs. Ce sont les périodes primaires, secondaires et tertiaires décrites à nouveau au dix-neuvième siècle. Il serait le premier à avoir utilisé le gaïac à Ferrare. Son traité sur la vérole est inclus dans un livre intitulé : *Examen omnium loch, idest linctuum, suffuf, idem pulverum, aquarum, decoctionum, olearum quorum apud Ferrariensis pharmacopolas usus est, ubi de morbo gallico diligentissime copiosoque tractatus*, Venise, 1553. (Examen de tous les lochs c'est-à-dire linctus, espèces, c'est-à-dire poudres composées, des eaux, des décoctions, des huiles dont fait usage la pharmacopée de Ferrare suivi d'un traité exact et copieux sur le mal français).

1554 : vive le gaïac, à bas le mercure !

Une origine exotique est également évoquée par Montanus, Giovanni Baptista da Monte, de Vérone, qui situe son point de départ aux Nouvelles-Indes où elle est aussi commune que la gale en Europe. Il pense que le mercure est aussi néfaste dans le traitement de la syphilis que le gaïac est bénéfique : *De excrementis ... de foecibus ... de urinis ... Tractatus etiam utilissimus, de morbo gallico*, Venise, 1554. (Des excréments ... des fèces ... des urines ... Traité le plus indispensable sur le mal français).

1563 : de l'usage militaire des filles de joie

Pour Gabriel Fallope la maladie est nouvelle et le traitement par le mercure nocif. Il pense que les espagnols ont envoyé dans l'armée française des courtisanes syphilitiques pour répandre l'infection chez les assiégeants. Il écrit dans son *De morbo gallico*, Venise, 1563 : *Colomb fut un génie rare, avec trois caravelles, il découvrit les Indes Occidentales ; il en rapporta quantité d'or et de perles et en même temps la vérole, car les roses ne furent pas sans épines.*

1563 : un grand saigneur de la vérole

Botal *De venerae curandae ratio*, Paris, 1563. (Précis de thérapeutique de la vérole).

1566 : première revue générale

Luigi Luvigni (1526-?) rassemble les publications les plus importantes concernant la syphilis parues jusqu'à lui, dans son recueil collectif *De morbo gallico quae omniae extant*, Venise, 1566-1567. (Tout ce qui existe sur le mal français).

1579 : le mal français traduit en anglais

En Grande-Bretagne, après que Thomas Gale (1507-1586) eut fait mention de la syphilis dans son *Traité de Chirurgie* en 1563, le chirurgien élisabéthain Guillaume Clowes (1544-1604) publie le premier traité consacré au sujet paru en Angleterre : *A short and profitable treatise touching the cure of the morbus gallicus*, Londres, 1579. (Un bref et utile traité concernant le traitement du mal français).

1579 : première description du tabès ?

Jean-François Fernel, en France, pense que le virus se communique par contact avec les parties du corps dépouillées de téguments. Il décrit l'ulcère d'inoculation et quatre degrés d'infection : chute des cheveux, atteinte cutanée, lésion des muqueuses, lésion des os, des ligaments et des aponévroses. Il semble qu'il ait entrevu le tabès : *De luis venereae curatione perfectissima liber*, Anvers, 1579. (Le livre du traitement le meilleur de la maladie vénérienne). Nous avons dit son hostilité au mercure.

Publications tardives d'un clinicien illustre : Guillaume de Baillou souligne la difficulté du diagnostic différentiel : *il existe une ulcération de la verge et des bubons de l'aine qui ne sont pas d'origine syphilitique.* Il conseille de rechercher les antécédents syphilitiques si on ne parvient pas au diagnostic. Ses œuvres ne seront éditées qu'au dix-septième siècle.

XVIIème siècle : le mercure roi

Jean Vigier (?-?) dans sa *Grande chirurgie des ulcères*, Lyon, 1609, propose une autre origine étymologique au mot syphilis : *Fracastorius l'appelle syphilis, mot qui est composé de sus qui signifie truye & Phylos qui signifie amour en grec, comme s'il voulait dire amour de truye, parce que cette indisposition vient par la hantise des femmes mal nettes, publiques & qui se prostituent à toutes espèces d'hommes ...*

Beaucoup plus tard, le siècle presque achevé, un praticien écossais David Abercromby (1621-1695) soupçonne qu'un parasite provoque la maladie et conseille la modération dans l'emploi du mercure qu'on peut diluer dans du vin blanc par exemple : *Opuscula medica hactenus edita. De luis venereae absque salivatione mercuriali curatione*, Londres, 1687. (Opuscule médical récemment mis à jour. Du traitement du mal vénérien par le mercure sans salivation).

XVIIIème siècle : syphilis et blennorragie : Bell contredit Hunter

Jean Astruc, convaincu de l'origine américaine de la syphilis, pense que la maladie est destinée à disparaître totalement par atténuation de son agent causal au fil des temps : *De morbis venereis*, Paris, 1 736. (Des maladies vénériennes). Il préconise comme Abercrombie un usage modéré du mercure.

François Chicoyneau dénonce l'hypersalivation mercurielle inutile pour la guérison de la maladie.

John Hunter considère le virus syphilitique comme un poison responsable d'une irritation génératrice d'une matière purulente qui transmet la maladie soit sous forme de chancre, soit sous forme de gonorrhée : *Si l'on conservait des doutes sur l'identité de nature des deux maladies, le chancre et la gonorrhée, on les verrait se dissiper en considérant que la matière produite dans les deux cas a les mêmes caractères et les mêmes propriétés ; on en trouve la preuve dans ce fait que le pus de la gonorrhée produit indistinctement une gonorrhée, un chancre ou la syphilis constitutionnelle.*

Benjamin Bell (1749-1806) combat cette fâcheuse conception uniciste des maladies vénériennes et recommande un traitement spécifique pour chacune d'entre elles : *J'ajoute enfin que si ces deux maladies étaient de même nature et produites par la même contagion, les remèdes avantageux dans l'une devraient l'être également dans l'autre ... Et le mercure n'a aucune action sur la gonorrhée, alors qu'il est le seul à être actif contre la syphilis.*

Le débat sur l'origine de l'épidémie est loin d'être clos.

Christophe Girtanner (1760-1800) pense qu'importée d'Amérique, elle a été introduite en Europe par les équipages de Colomb. Il dénombre et analyse mille neuf cent douze publications parues à ce jour : *Abhandlung über die venerische Krankheiten*, Göttinguen, 1788-1789. (Traité des maladies vénériennes). Philippe Gabriel Hensler (1733-1805) nuance cette conception estimant que la maladie si elle était endémique selon les témoignages des contemporains à Hispaniola (Haïti) existait néanmoins en Europe mais de façon sporadique : *Geschichte der Lustseuche*, Altona, 1783-1789. (Histoire des maladies vénériennes épidémiques). Kurt Srengel (1766-1833) quant à lui combat résolument l'origine américaine et se range du côté des partisans de l'origine ancienne.

Giovanni Battista Morgagni s'attache à décrire minutieusement les lésions qu'il découvre chez les vénériens au niveau de l'origine de l'aorte, de sa crosse et de sa portion descendante. Il écrit dans la 58ème lettre du *De sedibus et causis morborum* ..., Venise, 1771 : ... Dans la maladie vénérienne ... l'aorte se vicie et se dilate en un anévrysme.

XIXème siècle : Ricord, Fournier

René J.Y. Bertin (1757-1828), en 1810, parle le premier de syphilis héréditaire, terme remplacé plus légitimement par celui de syphilis congénitale après le foisonnement d'innombrables dystrophies attribuées abusivement à l'hérédo-syphilis : *Traité de la maladie chez les enfans nouveaux-nés, les femmes enceintes et les nourrices*, Paris.

Abraham Colles recommande les doses réduites de mercure : *Practical observations on the venereal disease and of the use of mercury*, Londres, 1837. Guillaume Wallace (1791-1837), en 1835, publie dans le *Lancet* la fameuse leçon où il propose l'iodure de potassium comme traitement de la syphilis, première innovation après l'utilisation du gaïac. Il inocule des sujets sains pour prouver la contagiosité des accidents secondaires de la maladie : Treatment of the venereal disease by the hydriodate of potasch, or iodide of potassium, *Lancet*, 1835-1836, **2**. Philippe Ricord (1800-1889) conteste ses résultats mais souligne l'activité de la nouvelle molécule sur les accidents tertiaires. Il rénove la description du chancre et des trois stades chronologiques de la maladie. Il établit que la syphilis avec adénopathie satellite d'emblée n'existe pas ; que seule elle est suivie d'accidents constitutionnels ; qu'elle rend le sujet réfractaire à une seconde inoculation ; que son remède spécifique, le mercure, est inactif contre les autres maladies vénériennes : *Traité pratique des maladies vénériennes*, Paris, 1838 suivi, treize ans plus tard, du *Traité complet des maladies vénériennes, clinique iconographique de l'hôpital des vénériens, recueil d'observations suivi de considérations cliniques sur les maladies qui ont été traitées dans cet hôpital,* Paris, 1851.

Joseph Pierre Rollet (1824-1894), dès 1838, accumule les preuves cliniques de la forte contagiosité des lésions secondaires : chancre des verriers, chancre buccal du nourrisson allaité par une nourrice syphilitique : *Traité des maladies vénériennes*, Paris, 1865. Il différencie le chancre d'inoculation de la syphilis de celui du chancre mou.

Rudolph Virchow, en 1858, souligne la propagation de l'infection à tout l'organisme dès le stade primaire et l'atteinte viscérale ultérieure par voie sanguine. Il montre l'identité histologique des lésions gommeuses et du chancre induré. Il s'intéresse aux relations entre syphilis et altérations des parois des artères : Ueber die Natur der constitutionell-syphilitischen Affectionen, *Virchows Archiv. path. Anat.*, 1858, **15**.

Etienne Lancereaux (1829-1910), publie en 1866 : *Traité historique et pratique de la syphilis*, Paris, 1866. On lui doit la description de la myocardite tertiaire scléreuse et gommeuse et la notion d'une topographie régionale et segmentaire de l'artérite. Il souligne les deux complications les plus fréquentes : la thrombose et sa conséquence, l'accident vasulaire cérébral, les anévrysmes notamment celui du tronc basilaire.

André Victor Cornil et Louis Antoine Ranvier, en 1869, étudient également l'artérite syphilitique responsable des gommes et des atteintes viscérales disséminées : *Manuel d'histologie pathologique*, Paris, 1881, **1** et **2**.

En 1871-1872, Jules Marie Parrot (1839-1883) décrit l'ostéochondrite du nourrisson syphilitique : Sur une pseudo-paralysie causée par une altération du système osseux chez les nouveaux-nés atteints de syphilis héréditaire, *Archives de physiologie normale et pathologique,* 1871-1872, **4**.

Jean Alfred Fournier (1832-1914) démontre en 1876 l'origine syphilitique du tabès : *De l'ataxie locomotrice d'origine syphilitique*, Paris, et consacre sa thèse, en 1878, à la paralysie générale *: De la pseudo paralysie générale d'origine syphilitique*. Plus tard, il décrit la consistance cartonnée de la base du chancre d'inoculation, étudie les glossites, les lésions ano-rectales. Il découvre l'action du bismuth et définit les indications respectives du traitement mercuriel ou ioduré potassique. La parution en 1880, de *Syphilis et mariage*, réédité en 1890, aura un retentissement sur la législation du mariage. En 1886, il montre l'aspect incurvé en lame de sabre du tibia dans la syphilis congénitale tardive. En 1896, à Paris, il publie *La syphilis héréditaire tardive*, puis, en 1897*, Les chancres extra génitaux.*

Il faudra attendre 1905 pour que Fritz Richard Schaudinn (1871-1906) et Erich Hoffmann (1868-1959) identifient le spirochète responsable de la maladie : le *treponema pallidum* : Vorläufiger Bericht über das Vorkommen von Spirochaetenin syphilitischen Krankheitsprodukten und bei Papillomen, *Arbeiten aus dem Kaiserlichen Gesundheitsamte*, Berlin, 1905, **22**. En 1910, les arsénobenzènes (606) et en 1921, les sels de bismuth compléteront l'arsenal thérapeutique. Enfin, Jean F. Mahoney (1889-1957), en 1943, utilisera la pénicilline avec le succès que l'on sait contre l'ennemi sournois venu d'ailleurs.

Car, n'en déplaise à Karl Sudhoff (1853-1938) de Leipzig : *The earliest printed literature on syphilis. Being ten tractes from the years 1495-1498*, Florence, 1925, partisan moderne de l'origine européenne de l'épidémie, des lésions osseuses syphilitiques ont été constatées en Amérique, sur des squelettes inhumés antérieurement à la découverte de Christophe Colomb et la virulence de la syphilis en Europe est très évocatrice du contact initial d'une population avec un agent infectieux auquel elle n'avait jamais été exposée jusque-là.

La gonorrhée

La gonorrhée est un écoulement excessif de semence, involontaire, hors de l'acte vénérien. Ce mal est commun aux hommes et aux femmes. Il est dû à la débilité des parties spermatiques qui ne cuisent et n'épaississent pas assez les humeurs. La gonorrhée sale et virulente appelée chaudepisse est une sorte de vérole qui transforme en matière virulente et maligne tout ce qui s'accumule dans les vaisseaux spermatiques et les testicules frappés de faiblesse. Cette matière devient infection. Elle ulcère et écorche le conduit de la verge ce qui provoque une douleur acrimonieuse lors de l'érection ou de la miction. Elle peut durer plusieurs années. La cause en est un virus dont les vapeurs atteignent les prostates, les testicules, l'utérus et même, par les veines, artères et nerfs, les parties nobles de l'organisme.

Le traitement repose surtout sur le régime : suppression du vin qu'on remplace par du lait, abstinence sexuelle, pratique d'exercices violents, injections urétrales d'huile ou de lait, pilules au camphre, onctions des parties génitales avec du cérat de Galien (santal et térébenthine). On peut laver l'urètre avec une sonde, y introduire des bougies de cire (Fernel, Paulmier).

Jusqu'à l'apparition de la syphilis en Europe, on décrit la gonorrhée comme une maladie à part, locale et sans rapport avec la vérole. On la considère comme une maladie sexuellement transmissible et comme un signe de débauche.

Antonio Musa Brassavole confond gonorrhée et syphilis vraisemblablement à cause de leur coïncidence fréquente. On pense que la gonorrhée a son siège dans la prostate et non dans les reins. Elle est due à la contagion sexuelle *De calefactione et fetiditate virgae propter decubitum cum muliere foetida.* (De la brûlure et de l'infection de la verge à la suite d'un rapport avec une femme infectée) dit déjà Guy de Chauliac. Certains auteurs attribuent la gonorrhée à une pléthore sanguine due à une continence exagérée. On connaît la complication principale qui est la sténose de l'urètre.

XVIIème siècle : gonorrhée n'est pas spermatorrhée

Théodore Turquet de Mayerne (1573-1655), en 1619, attribue la gonorrhée à une ulcération de l'urètre. Jusqu'à lui, on pense qu'il s'agit d'un écoulement de semence. *De gonorrhaeae inveteratae et caronculae ac ulceris in meatu urinario curatione epistola*, Oppenheim, 1619. (Lettres sur le traitement de la gonorrhée récidivante, de la tumeur et de l'ulcère du méat urinaire).

Pierre Martin la Martinière (?-?) décrit le rhumatisme blennorragique dans son *Traité de la maladie vénérienne, de ses causes & des accidens provenans du mercure*, Paris, 1664.

XVIIIème siècle : Swediaur : de la gonorrhée à la blennorragie

Pour William Cockburn (1669-1739), la maladie ne siège pas dans la prostate ou les vésicules séminales mais dans les lacunes muqueuses du canal urétral : *Virulenta gonorrhoeae, symptomata, natura, causa et curationes*, Leyde, 1716.

Thomas Gataker (?-1769) réfute Turquet de Mayerne et affirme, en 1754, que non seulement il n'y a pas ulcération urétrale mais encore que l'écoulement est constitué de mucus et non de pus : *Observations on veneral complaints, and on the methods recommended for their cure*, Londres, 1755.

John Hunter s'inocule le pus d'un malade atteint de gonococcie mais aussi de syphilis et contracte la vérole. Il affirme dès lors que les deux affections ne font qu'une : *A treatise on the venereal disease*, Londres, 1786 ; *Œuvres complètes*, **II,** Paris, 1840.

Son autorité va retarder l'identification des deux maladies, malgré les travaux de Benjamin Bell qui les différencie : *A treatise on the gonorrhoea virulenta, and lues venerea,* Edimbourg, 1793, traduit en français par Bosquillon : *Traité de la gonorrhèe virulente …*, Paris, An X, 1802.

La querelle à propos de l'unicité de la syphilis et de la blennorragie opposera les médecins jusqu'aux travaux de Johann Clemens Tode (1736-1806) qui montre l'inefficacité du mercure dans la blennorragie : *Vom Tripper in Ansehung seiner Natur und Geschichte,* Copenhague, 1774, (De la blennorragie dans la perspective de sa nature et de son histoire.) et de Francis Balfour (?-1818) qui distingue les deux maladies : *De gonorrhea virulenta*, Edimbourg, 1767. (De la gonorrhée virulente).

En 1798 François Xavier Swediaur (1748-1824) opte le premier pour le terme de blennorragie en remplacement de gonorrhée car il signifie flux muqueux alors que gonorrhée veut dire flux de semence : *Traité complet sur les symptomes, les effets, la nature et le traitement des maladies syphilitiques ...,* **1**, Paris, An VI, 1798.

XIXème siècle : Neisser, de la gonorrhée à la gonococcie

C'est en recherchant l'agent infectieux responsable de la gonorrhée, et qu'il croit avoir identifié comme tel, qu'Alfred Donné découvre le *Trichomonas vaginalis* dont il admettra plus tard la nature de commensal des voies génitales : Animalcule observé dans les matières purulentes et le produit des sécrétions des organes génitaux de l'homme et de la femme, *Comptes rendus de l'Académie des sciences,* **3**, Paris, 1836.

Jean-François Hernandez (1769-1835) publie au début du siècle une revue générale exhaustive où il expose les arguments pour ou contre l'identité des deux maladies : *Essai analytique sur la non identité des virus gonorrhoïques et syphilitiques*, Toulon, 1812.

Philippe Ricord réaffirme définitivement leur dualité : *Traité pratique des maladies vénériennes ou recherches critiques et expérimentales sur l'inoculation appliquée à l'étude de ces maladies, suivies d'un résumé thérapeutique et d'un formulaire spécial*, Paris, 1838.

En 1872, Emile Noeggerath (1827-1895) individualise les formes asymptomatiques de blennorragie chez la femme : *Die latente Gonorrhoe im weiblichen Geschlecht,* Bonn, 1872.

En 1879, Albert Ludwig Sigmund Neisser (1855-1916) isole le gonocoque : Ueber eine der Gonorrhoe eigentümliche Micrococcusform, *Zbl. med. Wiss.*, **17**, 1879.

La variole[4], la varicelle, la rougeole

La variole :

La variole est due à un mélange de sang, de pituite, de matières grasses et visqueuses. La cause de la variole est la même que celle de la rougeole : il s'agit d'une inflammation du sang. La variole, c'est du sang mêlé à de la bile.

La variole, au seizième siècle, suit un chemin inverse de celui de la syphilis : les espagnols l'importent au début du seizième siècle en Haïti puis au Mexique. A cette date elle est endémique en Europe. Guillaume de Baillou décrit en 1573 l'épidémie de Paris ; Peter van Forest, en Hollande, les épidémies de Delft et d'Alcmar qui atteignent les enfants mais épargnent les adultes.

La varicelle :

Pour les praticiens de l'époque, la varicelle est une forme bénigne de variole. On fait suppurer les pustules par des onctions de beurre frais ou des fomentations de figues, de racines de guimauve, d'oignons de lys ou de semences de lin. On ouvre ensuite les pustules à l'aide d'une aiguille métallique. Gian Filippo Ingrassia décrit une variole bénigne sous le nom de : *Cristelli*, que déjà Rhazes avait identifiée comme une fausse variole ne protégeant pas de la variole elle-même : *De tumoribus praeter naturam,* Naples, 1553.

Guido Guidi quelques années plus tard la distingue nettement de la variole dans son *Ars modernae medicinae*, Francfort, 1596. (Art de la médecine moderne) : *Sunt, qui praeter duo species quae, commemoravimus crystallinae adjiciant, sic nempe appelant quae dum veluti vesiculas plenas aquae instar crystalli splendentes, quibus cutis variis locis distinguitur : hac nunc vulgo nominaris ravaglione. In qua non ita occurent omnes homines sicut in variolas et in morbillos neque subipsis ita graviter afficientur, quamobrem non videntur tamquam tertia species morbilli e varioli pustulae adjiciendae.* (Certains ajoutent aux deux sortes (d'éruptions) dont nous avons parlé, les cristallines, nom sous lequel ils désignent des vésicules remplies d'eau limpide comme du cristal et qu'on observe en différents endroits de la peau : on les appelle communément aujourd'hui vérole volante, auxquelles tous les individus ne sont pas autant exposés qu'à la petite vérole ou à la rougeole, ni n'en sont aussi gravement affectés. En cela ces pustules ne semblent pas devoir être considérées comme une troisième forme particulière de variole ou de rougeole).

La rougeole :

---

4 R. Teyssou, *Variole : Théodore Tronchin et la grande aventure de l'inoculation,* Editions L'Harmattan, 2019.

La rougeole est faite d'une matière subtile, bilieuse qui ne laisse pas de cicatrices à l'inverse de la petite vérole : l'éruption reste plane alors que celle de la petite vérole croît, blanchit avant que de venir en crouste. On peut passer de la variole à la rougeole selon la nature des humeurs mises en cause par la maladie. Le début de la maladie est marqué par la rougeur du visage de l'enfant dont les yeux sont brillants et qui se plaint de courbatures. L'éruption apparaît au quatrième jour. La rougeole est due à une sorte de crise, qui, chez l'enfant sépare son propre sang de celui qui lui vient de l'infection menstruelle maternelle. Il faut donc aider la nature dans son travail d'expulsion et prescrire des médications ouvrant les pores de la peau et rendant la matière plus ténue : décoctions de figues grasses et sauvages, de fenouil, de carvi. On préconise la saignée en période fébrile, les purgatifs avec modération, les boissons fraîches et l'aération de la chambre du malade. Il faut donner des potions sudorifiques, des décoctions chaudes. Les poudres sternutatoires (errhines) sont recommandées : tabac, arnica, poudre de bétoine, de marjolaine, d'euphorbe. Fracastor, *De sympathia et antipathia rerum liber unus. De contagione et contagiosis morbis et curatione*, Venise, 1546.

XVIIème siècle : la variole et la rougeole

C'est dans les constitutions épidémiques de 1667 à 1669 que Thomas Sydenham donne la meilleure description de la variole : *Observationes medicae circa morborum acutorum historiam et curationem,* 4ème éd., 1685.

Hermann Boerhaave dira plus tard à ce propos : *Cujus quidem adeo accurata Sydenhami descriptio, ut decies legi merenti pauca modo addenda habeam, unde pateat & has ad eandem simplicitatem, ut praecedentes morbos, reduci posse, & aliquidin ordine medendi desiderati hactenus* (La description qu'a donnée Sydenham est tracée avec tant de soins que je n'ai pu y faire que des additions peu importantes, quoique je la relise pour la dixième fois) : *Commentaria in Hermanni Boerhaave aphorismos, de cognoscendis et curandis morbis*, **5,** 1379**,** Paris, 1773.

Richard Morton contribue également à en détailler les symptômes, les formes cliniques, les complications, le pronostic et le traitement : *Opera Medica in tres tomos*, Genève, 1698.

Daniel Sennert étudie la rougeole apparue en France en même temps que la variole, peut-être apportée par les invasions arabes. Il explique l'éruption morbilleuse par des impuretés issues du sang menstruel qui persistent et contaminent l'enfant in utero. Cette hypothèse avait déjà été formulée par Rhazes qui attribuait la contagion à un levain venant de la mère et contaminant les foetus dans la matrice : *Practicae medicinae* Wittemberg, 1652-1664.

Thomas Sydenham donne une bonne description de la rougeole à l'occasion de l'épidémie de 1670 : il a bien observé le catarrhe oculo-nasal, la toux, la diarrhée, l'altération de l'état général qui précédent l'éruption débutant au visage. Il signale comme fréquente les complications respiratoires : péripneumonie. *Observationes medicae circa morborum acutorum historiam et curationem,* Londres, 1676.

XVIIIème siècle : la rougeole, la variole, le cow pox et la varicelle

La maladie continue de passionner les médecins mais l'auteur de référence reste Rhazes que cite intégralement le *Medicinal Dictionary* de Robert James paru de 1743 à 1745.

En 1730, dans son *Exanthomatologia,* Thomas Fuller (1654-1734) écrit : *The measle and the Small-pox differ not in Degree only (as many Authors have said), but in Essence also, as is manifest from hence, that one of them never breeds the other.* Il fournit même treize arguments permettant de distinguer les deux affections : douleurs dorsales, qui sont moins fortes dans la rougeole que dans la variole ; douleurs thoraciques et dyspnée plus importantes dans la rougeole que dans la variole ; toux opiniâtre, énanthème buccal et raucité de la voix, catarrhe oculaire et nasal au début de la rougeole ; lenteur de l'apparition de l'éruption dans la variole et relief des pustules.

Divers auteurs publient sur le sujet. Richard Mead : *De variolis et morbillis*, Londres, 1747, ouvrage qui est un plaidoyer pour la saignée, que recommande également William Heberden.

John Huxham publie *An essay on fever,* Londres, 1750, consacré à la thérapeutique.

Domenico Cotugno est l'auteur du : *De sedibus variolarum*, Naples, 1769 et d'une lettre sur l'épidémie napolitaine de 1764 adressée à Michel Sarcone qui la publiera dans *Istoria ragionata dei mali osservati in Napoli nel corso dell'anno 1764*, Naples, 1764.

Herman Boerhaave, Gérard van Swieten, Anton de Haen se consacrent à d'importants travaux sur la variole.

Deux événements vont modifier radicalement l'attitude thérapeutique vis-à-vis de cette affection : au début du siècle, l'inoculation, prophylaxie à partir d'une variole bénigne et dont le plus illustre propagateur sera Théodore Tronchin (1709-1781) est la règle.

A la fin du siècle, la vaccine, utilisation de l'immunité croisée entre le virus de la variole et celui du cow-pox, maladie bénigne de la vache, est introduite par Edward Jenner (1749-1823) qu'elle rendra mondialement célèbre. L'inoculation était pratiquée de temps immémoriaux dans les régions voisines de la Caspienne : de Circassie elle se répandit dans toute la Turquie.

Dès 1701, Giacomo Pilarino (1659-1718) commence ses recherches sur la variolisation : *Nova et tuta variolas excitandi per transplantationem methodus ; nuper inventa et in usum tracta*, Venise, 1715. Emmanuele Timoni (?-1718) adresse à John Woodward une lettre sur l'inoculation, lue à la Royal Society en 1714 et publie : An account, or history, of the procuring of the small-pox by incision or inoculation, as it has for sometimes be practise at Constantinople, *Philosophical transactions*, **29**, 1714-1716 publient leur expérience de l'inoculation de la variole. Ces médecins, installés à Constantinople, se font les propagandistes de la méthode. Mais on accueille avec méfiance l'inoculation byzantine et c'est vraisemblablement la femme de l'ambassadeur d'Angleterre en Turquie, Lady Wortley Montagu, qui introduit l'inoculation en Europe : elle fait inoculer son fils à Constantinople en 1718 et sa fille, à Londres, en 1721. L'aristocratie britannique est bientôt acquise à la méthode. Les dernières réticences européennes cèdent quand le médecin genevois Théodore Tronchin, soutenu par Voltaire, inocule les deux enfants de Louis Philippe Joseph d'Orléans (1747-1793). Louis XVI (1754-1793), sans doute inspiré par la mort de Louis XV (1710-1774) victime de la variole, se fait inoculer en même temps que ses frères. Le succès est tel que la mode s'en empare : il est de bon ton de se faire inoculer surtout par Tronchin.

Mais l'inoculation a de nombreux adversaires qui peuvent lui reprocher à juste titre de communiquer d'autres infections comme la syphilis, la rougeole ou de provoquer localement des abcès ou même d'être à l'origine d'une variole sévère.

Edward Jenner, après vingt ans de recherches, rend vaine ces polémiques en pratiquant le 14 mai 1796 la première vaccination antivariolique. Il publie, deux ans plus tard, *An inquiry into the causes and effects of the variole vaccination a disease discovered in some of the western counties of England particulary Gloucestershire, and known by the name of cow-pox ...*, Londres, 1798, où il établit la valeur protectrice du cow-pox et souligne la similitude entre la variole inoculée et les phénomènes produits par l'inoculation accidentelle du virus vaccal.

George Pearson (1751-1828) confirme en tous points, dès 1798, les travaux de Jenner : *Observations on Dr. Pearson's Examination of the Report of the Vaccine Pock Committee of the House of Commons, concerning Dr. Jenner's claim for remuneration,* Bath, 1803.

William Woodwille (1752-1805) inaugure les grandes campagnes de vaccination : *Rapport sur le cowpox ou La petite vérole des vaches, et sur l'inoculation de cette maladie, considérée comme pouvant être substituée à la petite vérole, suivi de remarques sur la nature et les effets de ce virus, par W. Woodwille [sic],... ouvrage traduit de l'anglais, augmenté d'un précis de ce qui a été fait sur cette maladie et de notes historiques, par A. Aubert,* Paris , 1799.

En 1764 ou 1772, Rudolf Augustus Vogel (1724-1774) considère encore la varicelle comme une forme atténuée de la variole : *Historia materiae medicae*, Leyde, 1764 ; *Academicae praelectiones de cognoscendis et curandis praecipuis corporis humani affectibus, Göttingen*, 1772. Tissot en donne une édition à Lausanne en 1781 accompagnée d'un index.

En 1767, William Heberden (1710-1801) participe à la campagne d'inoculation en Angleterre : *Plain instructions for inoculation in the small-pox : by which any person may be enabled to perform the operation, and conduct the patient thorugh the distemper,* Londres, 1759, et identifie la varicelle, la distinguant de la variole : On the chicken pox, *Med. trans. coll. phys*, 1768, **1.**

XIXème siècle : variole et petite vérole volante

Les derniers échos de la polémique entre partisans et adversaires de l'unicité de la variole et de la varicelle vont s'éteindre peu à peu. Henri Eichorn (1796-1832), qui publie entre 1826 et 1829 de nombreux travaux sur la variole et son vaccin, estime que les varicelles ne produisent jamais que des varicelles par inoculation ou contagion et résultent d'un contagium spécifique différent de celui de la variole : Ueber das primäre Fieber ... bei den Kuhpoccken, *Horn Archiv*, 1826.

Jean Baptiste Borsieri (1735-1785) dans ses *Intitutiones medicinae practicae,* Milan, 1785-1789, expose avec minutie et précision les symptomes de la variole. Il rappelle les travaux de ses prédécesseurs attestant d'une profonde érudition et d'une grande connaissance des publications sur le sujet.

Pierre François Olive Rayer soutient l'opinion inverse et le dictionnaire de Nysten, Littré et Robin de 1858 réunit lui aussi les deux maladies dans la même rubrique : *Traité théorique et pratique des maladies de la peau fondé sur de nouvelles recherches d'anatomie et de physiologie pathologiques*, Paris, 1827.

En 1861, Armand Trousseau (1801-1867), démontre dans une brillante leçon clinique que tout différencie la varicelle de la variole ou de ses formes atténuées : *L'invasion plus brève, le siège de l'éruption, ses caractères anatomiques, son évolution, l'allure oscillante de la fièvre et l'évolution des éléments cutanés qui sèchent en sept jours. Enfin : Jamais aucun médecin n'a vu mourir de la petite vérole volante à moins d'une complication* : *Clinique médicale de l'Hôtel Dieu de Paris*, **1**, Paris, 1861.

La scarlatine

La scarlatine est distinguée de la rougeole par Gian Filippo Ingrassia en 1553 : *Certains estiment que la scarlatine et la rougeole sont une même maladie, mais nous avons souvent constaté de nos propres yeux qu'il s'agit de 2 affections différentes et nous ne partageons pas simplement l'opinion inverse.* Les symptômes les plus évocateurs pour lui sont les céphalées, la rougeur conjonctivale, l'inflammation de la gorge, la fièvre, le délire, le rash cutané au deuxième ou au troisième jour. Il ne mentionne ni la desquamation ni la leucophlegmasie : *De tumoribus praeter naturam*, Naples, 1522.

Jean Coyttard de Poitiers observe sous le nom de fièvre pourprée épidémique et contagieuse ce qui semble être la scarlatine : *De febre purpura epidemiali & contagiosa libri duo*, Paris, 1578. (Deux livres sur la fièvre pourpre épidémique et contagieuse).

XVIIème siècle : Sydenham et la scarlet fever

Daniel Sennert en donne une description plus complète à la suite d'une épidémie à Wittenberg en 1619. Il signale la desquamation et l'anasarque ainsi que les manifestations rhumatismales : *De febribus libri IV*, Venise, 1641.

Il cite Michel Doering (?-1644) qui, à la même époque, décrit une épidémie en Pologne et signale des symptômes cérébraux, le délire, la tuméfaction des pieds et des mains et l'anasarque : *De febrium malignarum euratione in genere*, Bâle, 1610.

Mais c'est Thomas Sydenham qui en fait une entité morbide autonome et lui donne le nom qu'elle porte encore : lors des épidémies de Londres en 1661 et 1675, il énumère parmi les symptômes l'exanthème, l'angine, le délire, l'œdème des pieds et des mains : *Observationes medicae*, Londres, 1676.

En revanche, Richard Morton confond scarlatine et rougeole qu'il interprète comme deux degrés de la même maladie : *Opera Medica in tres tomos*, Genève, 1698.

XVIIIème siècle : premières descriptions des complications

Les épidémies sont fréquentes telles celles observées par Nils Rosen (1706-1773) à Uppsala et à Stockholm qui lui donne l'occasion de décrire l'anasarque scarlatineux : *Traité des maladies des enfans*, Paris, 1778.

John Fothergill (1712-1780) établit le diagnostic différentiel entre angine scarlatineuse et angine diphtérique : *An account of the sore throat attended with ulcers*, Londres, 1748.

Jean-Baptiste Borsieri identifie le rhumatisme scarlatineux : *Institutiones medicinae practicae*, Milan, 1785-1789.

William Withering (1741-1799) étudie l'épidémie de Birmingham en 1778 : *An account of the scarlet fever and sore throator scarlatina anginosaparticulary as it appeared at Birmingham in 1778,* Londres, 1779.

Johann Peter Franck (1745-1821) donne une description complète de la maladie dans son *De curandis hominum morbi epitome*, Mannheim, 1794, (Abrégé de thérapeutique en pathologie humaine).

XIXème siècle : découverte du streptocoque

Le siècle suivant va poursuivre l'étude des complications de la maladie. Dès 1801, Gaspard Vieusseux (1746-1814), médecin genevois, précise les caractères de l'anasarque et insiste sur les signes distinctifs de la desquamation selon sa date d'apparition, sa durée et son importance : Mémoire sur l'anasarque à la suite de la fièvre scarlatine, *Recueil périodique de la société de médecine* de Paris, An VII, **6, 7** ; *Journal de médecine, de chirurgie et de pharmacie*, An X, **3**.

Il semble que Peter Kruckenberg (1788-1865) ait vu le premier la péricardite dans ses *Jahrbücher der ambulatorischen Klinik zu Halle*, Halle, 1820-1824. (Annales de la clinique ambulatoire de Halle).

Armand Trousseau décrit minutieusement le rhumatisme scarlatineux *Clinique médicale de l'Hôtel-Dieu*, Paris, **1**, 1861, et, tout comme François Louis Isidore Valleix (1807-1855), en attribue l'étiologie à un germe infectieux contagieux : *Guide du médecin praticien ou résumé général de pathologie interne et de thérapeutique appliquée*, **10**, Paris, 1847,

Mais il faut attendre 1893 pour qu'André Bergé (1863-1924) désigne le streptocoque : Sur la pathogénie de la scarlatine, *C.R. de la Société de biologie*, **45**, Paris, 1893, ce que confirmeront en 1924 les travaux de Georges Dick (1881-1967) et de son épouse Gladys (1881-1963) : The etiology of scarlet fever, *Jour. Americ. medic. Assoc.*, **82**, 1924.

La suette : *sudor anglicus*

L'histoire de cette endémie tient en une période de soixante sept ans et correspond à cinq épisodes survenant à intervalles inégaux dont le premier date de 1485, la seconde de 1507, la troisième et la quatrième, très meurtrières, de 1518 et 1529, cette dernière atteignant l'Europe continentale du nord. L'ultime épidémie date de 1551 et sera décrite par l'historien Caïus Britannicus (1510-1573) : *A boke, or conseill against the disease commonly called the sweate, or sweatyng sickness,* Londres, 1552. Elle clot l'histoire de la suette anglaise.

La suette anglaise est caractérisée par des sueurs profuses, des brûlures épigastriques, une soif intense, des maux de tête, une agitation générale bientôt suivie de collapsus puis d'un coma précédant la mort. L'atteinte respiratoire se manifeste par une dyspnée qui aboutit à l'asphyxie. La convalescence est marquée par la persistance de la fatigue et des troubles cardiaques … Nec carbunculo, nec exanthematesolo sudore prorumpens … : Fernel, *Universa medicina*, Francfort, 1554, livre **II**, chapitre XII ; Fernel, Houlier et Sylvius, *Consilium LXIX ad pestem anglic, pro legato anglico*, 1679.

Pierre Forest : *Observationum et curationum medicinalium de febribus ephemeris et continuis libri duo*, Liège, 1589. Quant à l'étiologie, il invoque dans la survenue du fléau *post jam tot orbis tumultus, post bella, post caedes, post opinium dissidia post rerum omnium inopiam et raritatem* (la survenue de désordre dans l'univers, de guerres, de massacres, de conflit d'opinion et d'événement inopinés et inhabituels).

On traite en faisant transpirer le malade, en l'enfermant dans des chambres chauffées nuit et jour, en le recouvrant de couvertures avec interdiction de les enlever. On prescrit également du sirop de Kermès obtenu à partir de l'expression d'une espèce de cochenille, très apprécié des Arabes comme cordial stimulant et fortifiant. On utilise le bol d'Arménie et la terre sigillée, les électuaires d'hyacinthe et de centaurea benedicta. Le sommeil étant considéré comme le signe infaillible de la mort imminente du malade, on le maintient éveillé par des bruits de toutes sortes ou des stimulations au moyen d'ammoniaque ou de vinaigre.

Le déclenchement de l'épidémie est mystérieux. Cette maladie venue de nulle part, surgit brusquement à l'extrémité occidentale de l'Europe, envahit en 1485 les Iles Britanniques ce qui lui vaudra le nom de *Pestis Britannica* ou *Sudor Anglicus*. Elle est décrite par Francis Bacon : *Historia regni Henrici septimi*, 1622 ; Kaye, Fernel, Sennert : *Opera omnia*, Lyon, 1676, **1**, liber 2, ch. 12, qui la distinguent bien évidemment de la peste bubonique.

Euricius Cordus, dit Henri Urbanus, (?-1538) la reconnaît en 1529 à Marburg : *Ein Regiment wie man sich von der neuen Plague der englische Schweiss genannt, bewahren soll*, Nuremberg, 1529, (Un régime qu'on doit observer dans la nouvelle peste appelée sueur anglaise) et Joachim Schyller (?-?) en 1529 à Bâle : *De peste britannica*, Bâle, 1531, (De la peste britannique).

Très meurtrière, elle est mortelle en moins de vingt-quatre heures. On l'attribue à l'humidité : l'année 1485, particulièrement pluvieuse, voit de nombreuses inondations en Angleterre. Les épidémies en 1527, 1528 coïncident avec des pluies torrentielles.

L'épidémie s'étend à l'Europe en 1529 et notamment à Anvers où l'on incrimine le brouillard. Jean Kaye (1510-1573), *A boke, or counseill against the disease commonly called the sweate, or sweatying sickness*, Londres, 1552, (Un livre, ou consultation pour se prémunir de l'affection appelée couramment sueur ou suette), souligne l'affinité de la maladie pour la race anglaise : *Cette maladie nous suit comme notre ombre dans tous les pays.* Ainsi en 1518, à Calais, seuls les Anglais sont atteints. Cette immunité des autres populations est vite démentie en 1529 quand l'épidémie s'étend à toute l'Europe du nord.

La suette semble avoir disparu : peut-être s'agissait-il d'une grippe causée par un virus polymorphe tel celui des épidémies grippales contemporaines. Elle diffère de la suette miliaire caractérisée par un syndrome infectieux fébrile brutal accompagné, après cinq à huit jours d'évolution, d'une éruption ressemblant à l'érythème de la scarlatine ou de la rubéole puis se transformant en vésicule ressemblant parfois au sudamina.

Le catarrhe épidémique, grippe ou influenza

Le catarrhe fébrile ou fièvre catarrhale ou catarrhe épidémique, ou céphalagie contagieuse, ne sera désigné comme grippe ou influenza qu'à partir du XVIIIème siècle. Le *Lexicon Medicum*, 1595, de Castelli donne cette définition du catarrhe : ... *Est multorum humorum delatio ex cerebro per palati foramina & nares*. (C'est le débordement d'abondantes humeurs du cerveau à travers les orifices du palais et des narines). Le catarrhe est le maître-symptôme de l'influenza ou grippe, mais, dès le XVIème siècle, son caractère épidémique le définit le plus constamment ainsi que sa prédilection pour le sujet adulte. Ce n'est que tardivement avec la découverte, en 1941, de la réaction de George Hirst (1909-?), qu'on rejettera du cadre de l'influenza de multiples viroses respiratoires ou catarrhes saisonniers étiquetés abusivement grippe.

Lommius (1500-1564) établit des degrés de gravité : la maladie est bénigne si l'écoulement reste uniquement nasal ; elle est sérieuse si l'humeur tombe sur la gorge et la trachée ; elle est pernicieuse quand elle se décharge sur les poumons ; elle est compliquée quand le catarrhe se jette sur les parties sous diaphragmatiques provoquant des troubles digestifs, parfois même des corrosions des membranes gastriques, atteignant côlon, veines, mésentère, foie et rein : *Observationum medicinalium libri tres quibus omnium morborum signa, & quae de his haberi possunt praesagia, accuratissime pertractantur* ..., Amsterdam, 1560. Ce best seller fut édité jusqu'à la fin du XVIIIème siècle (1759) et traduit en anglais et en français : *Tableau des maladies où l'on découvre leurs signes et leurs évènements ... avec des remarques, ouvrage qui renferme les observations les plus importantes pour acquérir une parfaite connoissance de tous les maux du corps humain, en prévoir les suites, en pénétrer les causes, & s'assurer de leurs remèdes*, Paris, 1712 puis 1716, le privilège du Roy étant dédié au docteur Le Brethon, Jean-Baptiste (?-1715), médecin spagyriste, traducteur de l'ouvrage et auteur de : *Les Clefs de la philosophie spagyrique*, Paris, 1722.

Etienne Pasquier (1529-1615), avocat au Parlement et célèbre adversaire résolu des Jésuites, relate, dans ses *Recherches sur la France*, Paris, 1561, l'épidémie de catarrhe fébrile de 1557 : *Tout ainsi que nous vismes en l'an 1557 en plein esté, s'eslever par quatre jours entiers un reume qui fût presque commun à tous, par le moyen duquel le nez distillait sans cesse comme une fontaine, avecques un grand mal de teste, et une fièvre qui durait aux uns douze et aux autres quinze heures, que plus que moins ; puis soudain sans œuvre de médecin, on estait guéri*.

Gaspard Torella, spécialiste en son temps de la vérole, s'exprime en ces termes sur l'épidémie qui régna en Italie et en Espagne en 1505 : *Paucis pepercit, senibus maxime cum raucedine gravedine, molesta tussi distilationibusque per superiora, comitante febre*. (Elle n'en épargna pas beaucoup, surtout les plus âgés, avec un enrouement catarrheux, une toux pénible et des écoulements par le haut accompagnés de fièvre) : *De regimine seu praeservatione sanitatis, de esculentis et potulentis dialogus*, Rome, 1506.

Ecrivant au siècle suivant, Daniel Sennert décrit ainsi l'épidémie de 1510 : *Communis illa porro omnibus decantata gravido anhelosa anno*

1510, in omnes fere mundi regiones debacchata, cum febre, summa capitis gravitate, cordis pulmorumque angustia atque tum ; quonquam multi plures attigit quam jugulavi. (Cette grippe commune à presque tous se répandit pratiquement au monde entier pendant l'année 1510, accompagnée d'un essoufflement, de délire, de fièvre, d'une grande lourdeur de tête puis d'une gêne cardiaque et respiratoire ; néanmoins elle en toucha beaucoup plus qu'elle n'en terrassa) : *Opera*, Lyon, 1676.
François Valleriola (1504-1580) dépeint la maladie comme une fièvre accompagnée de violents maux de tête, de frissons, d'enrouement, de toux et d'essoufflement. Au commencement, la toux est sèche ; à partir du septième jour, elle s'accompagne de crachats visqueux coïncidant avec la fin de l'essoufflement. Perte d'appétit, fatigue, inquiétude font partie des symptômes. Le traitement doit associer les loochs, sortes de sirops épais, et des potions pectorales atténuant la toux et favorisant l'expectoration. La saignée et les purgatifs sont contre-indiqués : *Ennarationum medicinalium libri sex...*, Lyon, 1554.

Pietro Salio Diverso : *De febre pestilenti tractatus et curationes quorumdam particularium morborum quorum tratatio ab ordinariis practicis non habetur ...*, Francfort, 1586, et Johann Wier (1515-1588) : *Medicarum observationum rariorum liber unus ...*, Amsterdam, 1557, ont étudié l'épidémie de 1580 dont ils soulignent l'étendue et la bénignité. L'association fièvre, toux et coryza caractérisent les épidémies qui atteignent l'Italie en 1590 et 1591, la France en 1593, Naples et l'Allemagne en 1597.

XVIIème siècle : l'Europe s'enrhume

Thomas Willis relate l'épidémie londonienne de 1657-1658, accompagnée de coryza, toux, mal de gorge, fatigue, courbatures, troubles de la conscience. Les vieillards et les sujets déficients succombent souvent à des complications respiratoires : *Opera omnia*, Genève, 1676.

Ettmuller écrit à propos de l'épidémie de 1669 en Hollande et en Allemagne : *Les symptômes généraux étaient la toux, l'enchifrènement, la céphalalgie gravative, les douleurs aux lombes et dans tous les membres, avec fièvre plus ou moins ardente ; cette maladie n'était point dangereuse ; les jeunes gens prenaient des saignements de nez ; d'autres éprouvaient des diarrhées, et la maladie se jugeait ordinairement par des sueurs : Pratique générale de médecine de tout le corps humain,* **2**, Lyon, 1691.

Les *Ephémérides des Curieux de la Nature* signalent l'épidémie de 1675 survenue à Presbourg en Hongrie.

Thomas Sydenham rend compte de celle apparue en Allemagne et en Angleterre en 1676, caractérisée par des maux de tête puis souvent compliquée de pneumonie : *Observationes medicae*, Londres, 1676.

La Hongrie est à nouveau atteinte en 1695 puis l'Autriche, la Suisse, les pays rhénans et enfin Rome et Paris.

Opiacés et légers diaphorétiques constituent la base du traitement. La saignée est nocive.

XVIIIème siècle : 1742 : la grippe est née

Frédéric Hoffmann, Giovanni Battista Morgagni décrivent les mêmes symptômes que les auteurs des siècles précédents : coryza, oppression respiratoire, enrouement et toux, douleurs des membres. Ils insistent sur les complications nerveuses : délire, obnubilation, somnolence, lipothymies. La phlébotomie est en faveur ainsi que les diaphorétiques.

En 1729, toute l'Europe est touchée : 60.000 personnes sont atteintes à Vienne notamment.

En 1742-1743, Hollande, Angleterre, France et Italie sont concernées. Pour la première fois, en France, la maladie qui associe des symptômes nerveux et, surtout chez les vieillards, respiratoires, est dénommée grippe par François Boissier de Sauvage : *Nosologie méthodique*, Paris, 1772, **6**.

En 1762 la maladie parcourt l'Europe d'est en ouest. En Allemagne, un dixième de la population est atteint. En France on l'appelle baraquette, petite poste, petit courrier ou folette et Jean Razoux (1723-1798) en distingue trois espèces : encéphalique légère, encéphalique intense, et thoracique : Mémoire sur les épidémies, *Soc. Roy. de Méd. de Paris,* 1786.

C'est d'Espagne que part l'épidémie de 1767.

Louis Lepecque de la Cloture (1736-1804) l'observe en Normandie. Les symptômes sont encéphaliques et thoraciques avec parfois un fort essoufflement et des troubles nerveux. Il prescrit le quinquina : *Observations sur les maladies épidémiques ...*, Paris, 1776 ; *Collection d'observations sur les maladies et constitutions épidémiques, ouvrage qui expose une suite de quinze années d'observation*, Paris, 1778.

Maximilien Stoll (1742-1788) s'est intéressé à celles de 1775 et de 1776 en Allemagne et semble avoir le premier prescrit du quinquina dans cette indication : *Médecine pratique de Maximilien Stoll ...* Paris, 1809, **1**.

La même année John Fothergill la décrit en Angleterre : Sketch of the epidemic disease which appeared in London in the end of 1775, *Medical observation and inquiries,* 1775, **6.**

Elle donne l'occasion à Charles Jacques Saillant (1747-1804) de rédiger son *Tableau historique et raisonné des épidémies catarrhales vulgairement dites la grippe depuis 1519 jusqu'à 1780*, Paris, 1780.

Celle de 1782 frappera l'imagination des contemporains car coïncidant avec une augmentation brutale de la température à Saint-Petersbourg où le thermomètre passe en une nuit de -35° à +5° : 40.000 cas sont dénombrés. L'épidémie gagne l'Allemagne, l'Autriche, la Hollande, la France pour devenir une pandémie mondiale.

Les médecins observent régulièrement l'atteinte rhino-pharyngée et pulmonaire, la prostration et les courbatures, la gravité chez le vieillard, l'asthmatique et le phtisique.

Les épidémies de Paris et de Vienne sont attribuées aux brusques sautes de température pendant l'année 1788.

En Russie, 1799 marque la dernière épidémie du siècle.

XIXème Siècle : Pfeiffer, en attendant le siècle suivant

En 1802-1803, l'Europe est de nouveau grippée : Russie France, Lombardie. Des cas sporadiques sont signalés entre 1803 et 1812. L'épidémie de 1831 dépasse les frontières européennes et atteint l'Extrême-Orient et l'Amérique. Celle de 1837 est une des mieux observée : elle commence à Londres en janvier, s'étend à tout le Royaume-Uni puis envahit les pays scandinaves, la France, la Suisse et l'Allemagne. La symptomatologie est immuable : lombalgies, arthralgies, toux, prostration, sévérité des complications respiratoires parfois fatales.

Marc Hector Landouzy (1812-1864) écrit dans son *Mémoire sur l'épidémie de grippe de 1837*, Paris, 1837 : *C'est ici surtout qu'il est convenable de faire de la médecine des symptômes, et que les doctrines de l'éclectisme médical peuvent être rigoureusement appliquées.*

Les épidémies de 1848-1851, 1870-1875 précèdent celle de 1889-1890, très meurtrière, qui débute en Asie pour atteindre l'Europe puis l'Amérique.

En 1892, alors qu'on polémique encore sur les modes de transmission de la maladie, Richard P.F. Pfeiffer (1858-1949) découvre le bacille *Hémophilus Influenzae* qu'il croit à tort être l'agent infectieux responsable de la grippe : Vorläufige Mittheilungen über die Ereger des influenza , *Deutsche medizinische Wochenschrift, Stuttgart,* 1892, **18**.

Ce n'est que bien plus tard, après la grande pandémie mondiale de 1918-1919 qui fit 2.000.000 de morts en Europe, que Richard Shope (1901-1966), en 1931, puis Wilson Smith (1897-1965), en 1933, prouveront l'origine virale de l'affection.

La coqueluche

Le terme de coqueluche est attribué au fait que les malades recouvrent leur tête d'un capuchon ou coqueluchon, à moins que ce ne soit parce que la toux ressemble au chant du coq. La coqueluche est restée longtemps synonyme de toux. A partir du quinzième siècle on commence en France à la décrire comme une maladie spécifique.

Elle est caractérisée par des accès de toux revenant toutes les cinq heures, très violents, accompagnés de vomissements parfois sanglants, de saignements de nez, de fièvre grave et véhémente. Elle touche surtout les enfants chez lesquels elle provoque une intense gêne respiratoire et une mortalité importante.

On administre une potion pectorale destinée à calmer la toux et à faciliter l'expectoration. On emploie pour la traiter le coquelicot avec la purgation, la saignée, le camphre, l'eau de chardon bénit, le lapis bézoard.

On écrit beaucoup sur la coqueluche.

Jean Coyttard de Thaire dit Coytarus dans le *Discours de la coqueluche et autres maladies populaires qui ont eu leur cours à Poitiers*, brochure, 1580, déjà cité à propos de la scarlatine, rapporte une épidémie qui se répand dans toute l'Allemagne, appelée Hühneruch ou mal de poule, les malades émettant un son analogue à celui du chant du coq.

Luis Mercado, (1513?1525?-1599), parlant de l'épidémie de 1557 s'exprime ainsi : *Une certaine constitution pestilentielle se répandit sur presque tout le monde entier avant l'automne 1557 ; c'était une fluxion catarrhale à type double tierce, marquée par des symptômes tellement pernicieux, que peu s'en fallut qu'elle ne fît périr la majorité des malades* : *De int. morb. cur.*, 4-1, in-folio, 1604. Ses *Opera omnia* ont été éditées en 3 volumes in-folio à Valladolid en 1605, 1611 et 1613 ; à Francfort, en 1608, 1614 et 1620.

François Valleriola dans son *Loci medicinae communes, tribus libri digesti. Quibus accessit appendix universa complectens ea, quae ad totius operiis integritatem deesse videbantur*, Lyon, 1562, (Lieux communs de médecine, réunis en trois livres. Auxquels on ajoute un appendice abordant l'ensemble de tout ouvrage qu'il faut connaître intégralement) ; *Appendix ad tres sup. locor. med. comm. lib.*, 1589. A propos de la même épidémie, rapporte les symptômes suivants : douleur gravative à la tête, respiration difficile, raucité de la voix, frisson, fièvre, et toux véhémente menaçant de suffocation. Les premiers jours la toux est sèche et ce n'est qu'après le septième ou le quatorzième jour que survient une expectoration visqueuse ; dès lors la toux et la gêne respiratoire diminuent. Les malades se plaignent ensuite de lassitude, de perte de l'appétit, d'inquiétude, de langueur et d'insomnie. La terminaison est marquée chez les uns par la diarrhée, chez les autres par la sueur.

Cardan en Lombardie : *Opera omnia*, Genève, 1620, 10 volumes in-folio ; Gian Filippo Ingrassia en Sicile : *Raggionamento fatto sopra l'infermita epidemica dell'anno 1558*, Palerme, 1560 ; Peter van Forest : *Observationum et curationum medicinalium de febribus ephemeris et continuis libri duo*, Liège, 1589 et Rembert Dodoens (1517-1585) en Hollande : *Medicinalium observationum exempla rara, recognita et aucta*, Cologne, 1581 ; Gaspard Bauhin à Bâle, en donnent une description identique : *Epidémie de Bâle*, 1563.

La plus précise reste celle de Guillaume de Baillou sous le nom de *tussis quintana* et concernant l'épidémie de 1578. Elle sévit surtout chez les enfants qui meurent souvent avec de gros troubles respiratoires. Les accès de toux reviennent toutes les cinq heures. La toux est si violente que les malades rendent du sang par le nez ou par la bouche et vomissent souvent. Dans l'intervalle des accès, une matière morbifique s'accumule dans les bronches et provoque à nouveau des paroxysmes de toux. La fièvre est toujours présente : elle est grave et véhémente. Si la diarrhée survient, elle calme un peu la violence de la toux. D'autres fois, elle conduit le malade à l'émaciation et à la consomption. Prosper Yvaren en donnera une excellente édition en 1858 : *Epidémies et éphémérides* de Guillaume de Baillou dans laquelle on peut lire : *Je ne sais comment, sous l'influence du vent du sud, ou sous toute autre influence atmosphérique, une sérosité maligne et dépravée s'était engendrée dans la tête, qui donnait des marques de sa virulence, sur quelque organe qu'elle se portat, sur quelque partie qu'elle se fixât. Fluxionnait-elle la gorge et la trachée artère, elle provoquait une toux violente, un certain chatouillement dans la poitrine et un besoin de tousser sans expectoration.*

Une nouvelle épidémie se répand en Europe en 1580, notamment en Italie où, selon Marcello Donati (1538-1602), elle fut plus meurtrière à Faenza et dans les Etats du Pape, ainsi qu'à Mantoue : *De medica historia mirabili*, Mantoue, 1586.

XVIIème siècle : premières études épidémiologiques

Thomas Y. Willis, dans sa *Pharmaceutica Rationalis sive diatriba ...*, Oxford, 1675, (Pharmacopée rationnelle), au chapitre sur la phtisie, la désigne par le nom de *tussis convulsiva, seu suffocatione nostro idiomate chin cough vulgo dicta.* (Toux convulsive ou suffocante désignée vulgairement dans notre langue comme coqueluche).

Lazare Rivière décrit dans l'observation IX de ses *Observations de médecine ...*, Lyon, 1680, l'épidémie de Nîmes de juillet 1557 avec forte toux, inflammation, fièvre continue, maux de tête, douleurs rénales et lombaires et intense coryza avec gêne respiratoire.

Daniel Sennert, en 1610, mentionne une épidémie caractérisée par une fièvre ardente, une perte d'appétit, du délire, des douleurs gastriques et rénales, une toux : *De febribus libri quatuor, Wittemberg, 1619 ; Opera omnia,* Venise, 1645, in folio.

Thomas Sydenham, dans sa réponse à Robert Brady 1627-1700) sur les maladies épidémiques depuis l'an 1675 jusqu'à l'an 1680, donne les signes et le traitement de la coqueluche ou toux convulsive des enfants signalant la violence des quintes souvent accompagnées de vomissements, maladie qu'il soigne par purgations et saignées car consécutive à des vapeurs sanguines brûlantes et subtiles responsables de la toux et qu'il faut détourner des poumons : *Epistola responsoria ad R. Brady. Epistola responsoria secunda ad H. Paman de morbis epidemicis & lue venerea*, Londres, 1680.

XVIIIème siècle : extension de l'épidémie. Rosen

La maladie gagne le Mexique et le Pérou de 1732 à 1733 puis se manifeste en Europe par de grandes épidémies comme celle de Vienne en 1746 observée par Anton de Haën (1704-1776) qui dure de 20 à 30 jours et s'accompagne fréquemment d'épistaxis : *Ratio medendi in nosocomio practico ...* , Vienne, 1758-1773 ; celle de Paris, de 1751 à 1760, relatée par

François Boissier de Sauvage : *Nosologie méthodique*, Paris, 1772, **6**. ; celle de Suède de 1749 à 1764 au cours de laquelle, selon Nils Rosen, quarante mille enfants auraient été atteints en l'espace de quinze ans. (Amédée Dechambre) : Underrettälser. om barn-sjukdomar och deras botemedel Stockolm, *Kongliga Wet. Acad.*, 1764 ; *Traité des maladies des enfans*, Paris, 1789.

Différents auteurs lui consacrent des monographies comme Michel Alberti (1682-1757) : *De tussi infantum epidemica*, Halle, 1728, (De l'épidémie de toux des enfants), Jean Godefroy Brendel (1712-1758) : *Program. de tussi convulsiva*, Goettingen, 1747, (Publication sur la toux convulsive).

Jean-Baptiste de Basseville (?-?) soutient une thèse à Paris : *Puerorum clangosae vulgo coqueluche, ergo tussi emesis*, 14 février 1752. (A propos de la clange des enfants provoquée par la toux émétisante), recueillie par Haller dans le tome 2 de ses *Disputationes morborum*, Lausanne, 1757, où l'auteur développe des considérations historiques sur la maladie.

Hoffmann : *Dissertatio de tussi convulsiva*, Halle, 1732

En 1767, John Fothergill, dont nous parlons à propos de la diphtérie, propose l'antimoine comme traitement : *Letter on the cure of the chin-cough*, Londres, 1767 ; Sketch of the epidemic disease which appeared in London in the end of 1775, *Medical observation and inquiries*, 1775, **6.**

Michael Underwood publie son *Treatise on the diseases of children*, Londres, 1784, traduit en français, *Traité des maladies des enfans*, Paris, 1786, dans lequel il décrit la coqueluche comme Cullen dans son *Traité de médecine pratique*, Paris, 1786.

XIXème siècle : Robert Watt

On va débattre au début du siècle pour savoir si la coqueluche n'est qu'une variété de bronchite, ce que soutiennent Robert Watt (1774-1819) en 1813 : *Treatise on the history, nature, and treatment of chincough : including a variety of cases and dissections*, Glasgow, 1813. François Boisseau (1791-1836) en 1822 : *Nosographie organique*, Paris, 1828, **2**, et Jean Léon Rostan en 1826 : *Traité élémentaire de diagnostic, de pronostic d'indications thérapeutiques ou cours de médecine clinique*, Paris, 1826, ou bien une variété de catarrhe pulmonaire convulsif comme le propose René T.Y. Laënnec (1781-1826) dans la seconde édition de son ouvrage sur l'aucultations : *Traité de l'auscultation médiate et des maladie des poumons et du cœur*, Paris, 1826 ou même autre chose qu'une affection purement respiratoire comme Walter Y. Walshe (1812-1892) le suggère en écrivant en 1851 : *La coqueluche semble une maladie virulente, dans laquelle le poison se porte d'une manière élective sur le nerf pneumogastrique et probablement sur les parties des centres nerveux avec*

lesquelles il est en connexion : *Traité clinique des maladies de la poitrine*, Paris, 1870.
Anton von Biermer, en 1865, cherche à établir que le contage est contenu dans l'air expiré par le malade et dans les sécrétions laryngées et bronchiques : *Krankheiten der Bronchien und des Lungen-Parenchym*, Erlangen.

Ernest Cadet de Gassicourt (1826-1900) dans la deuxième édition de son *Traité clinique des maladies de l'enfance*, Paris, 1887, écrit : *Le microbe de la coqueluche, s'il existe, est encore à trouver*.

En 1906, Jules Bordet (1870-1961) et Octave Gengou (1875-1959) identifieront l'*Hemophilus pertussis*, coccobacille responsable de l'affection : Le microbe de la coqueluche, *Annales de l'Institut Pasteur*, 1906. Le premier vaccin sera mis au point en 1939 aux Etats Unis.

Les maladies de la gorge et la diphtérie

On distingue quatre sortes de maladies de la gorge : une inflammation cachée qui emporte le malade soudainement par suffocation ; un phlegmon des muscles intérieurs du larynx et de la gorge ; une atteinte du dedans de la gorge et du col, qui est enflé, rouge et douloureux ; une atteinte limitée à l'extérieur du cou.

On parle de squinancie ou d'esquinancie selon que la maladie enflamme les muscles internes ou externes du larynx. La caractéristique de cette maladie qui prend au cou est une gêne à déglutir et à respirer. Elle est causée par les aliments irritants, le froid, le brouillard ou une chaleur excessive. On risque l'étouffement ou l'atteinte du poumon. Cette maladie bouche la gorge. Elle est consécutive à une fluxion sanguine ou bilieuse qui tombe sur la gorge par les veines jugulaires, provoquant un érysipèle ou un phlegmon.

La voix enrouée peut être soignée par du vin où ont cuit raisins, figues, cannelle et girofle. La toux est calmée par de l'eau dans laquelle ont bouilli de l'hysope, des raisins de Cabas, des figues de Marseille, jusqu'à réduction au tiers. On en fait boire deux fois par jour.

On peut donner du sirop de réglisse et d'hysope ou du sirop violat et jujube. On peut oindre la poitrine d'huile de lys ou d'amande douce.

En cas de tumeur suppurée, il faut inciser avec une lancette recourbée ou un bistouri.

Les autres affections de la gorge sont la paralysie de la langue, le bégaiement, l'altération ou la dépravation du goût, la tuméfaction de l'amygdale et celle de la luette.

Les paralysies de la langue, partielles ou totales, dues à une atteinte des nerfs qui procèdent de la septième conjugaison du cerveau, précèdent souvent l'apoplexie. Les malades perdent la parole.

Le bégaiement est provoqué par une langue trop courte, trop épaisse ou vitiée par quelque autre conformation naturelle ou par un excès d'humeur qui y tombe d'un cerveau trop humide ou pour avoir bu trop de vin.

L'altération du goût est provoquée par une atteinte des nerfs qui sortent de la troisième conjugaison du cerveau : soit qu'ils soient refroidis, bouchés, soit que la partie du cerveau dont ils sortent soit malade. La dépravation du goût est due à l'inhibition de la langue par une humeur mauvaise et corrompue. Cette humeur se mêle aux aliments puis pénètre dans la langue par les nerfs, les infecte et dénature leur goût. Elle provient soit des parties inférieures, soit du cerveau.

La tuméfaction des amygdales est la conséquence d'une fluxion d'humeurs froides ou inflammatoires qui s'abcèdent puis s'ulcèrent après évacuation du pus notamment dans la vérole.

La luette peut s'allonger au point de tomber dans la gorge et sur l'orifice supérieur de l'œsophage provoquant une gêne pour celui qui tente en vain de l'avaler. D'autres fois elle enfle au point de provoquer une suffocation.

Amatus Lusitanus désigne les aphtes comme des ulcères de la bouche appelés alcholae par les Arabes et *lactusimen* par les latins. Jean-François Fernel considère les aphtes comme des ulcères creux et rongeant ; Ambroise Paré signale leur fréquence chez le petit enfant mais décrit peut-être le muguet.

La diphtérie est distinguée assez rapidement des angines banales. Elle est désignée sous le nom d'ulcère syriaque ou égyptiaque dès le règne de Vespasien par Arêtée de Cappadoce (120?-200?).

Peter van Forest en observe une épidémie caractérisée par des maux de gorge avec ulcérations amygdaliennes puis atteinte des voies aériennes supérieures et détresse respiratoire à Alcmar, en Hollande, en 1557. Il en fait la relation dans son : *Observationum et curationum medicinalium, de febribus publice grassantibus : cum morbis epidemiis, deque febribus malignis, contagiosis, pestilentibus*, Leyde, 1588, (Observations et traitements médicaux, concernant les fièvres notoirement aiguës : et à propos des maladies épidémiques notamment fièvres malignes, contagieuses, pestilentes).

Dans son : *Medicarum observationum rariorum liber unus. De scorbuto, de quartana, de pestilentiali angina*, Amsterdam, 1557, (Un livre d'observations médicales rares. Du scorbut, de la fièvre quarte, de l'angine pestilentielle), Johann Wier décrit la diphtérie sous le nom d'angine pestilentielle.

Le portugais Thomas Rodriguez de Veiga (1513-1579), professeur de médecine à Coïmbra, aurait proposé le premier la trachéotomie en 1548.

Guillaume de Baillou, en 1578, décrit l'épidémie de Paris dans le second livre de ses *Epidémies et Ephémérides*. Il signale une fausse membrane dans la trachée d'un enfant mort dans un tableau d'asphyxie. Il préconise la trachéotomie : *Quaestio est, an non tuto in angina conclamatis omnibus, in gutture foris sectio fieri possit ? Periculosum id quidem. Sed dummodo in fiat a perito artifice, qui norit nervos recurrentes vitare, id periculo vocat, certare autem salutem pollicetu.* (La question est de savoir si quand tout a échoué on peut tenter l'ouverture du larynx ? Certes l'opération n'est pas dépourvue de dangers, mais, si elle est pratiquée par un habile opérateur qui sait éviter les nerfs récurrents, peut-être n'offre-t-elle pas de danger et donne-t-elle des chances de guérison).

En Espagne et en Italie, de 1583 à 1613, on souligne le caractère suffoquant de l'affection : *Enfermedad del garotillo, morbus strangulatosius* ou encore *male in canna* (mal de la trachée), la confondant sans doute parfois avec certaines laryngites striduleuses. On traite par les gargarismes, éventuellement la trachéotomie. Si l'angine est abcédée, il faut inciser pour évacuer le pus.

Luis Mercado, dit Mercatus, médecin de Philippe II (1527-1598) et de Philippe III (1578-1621) d'Espagne, la dépeint comme une fièvre très maligne avec douleurs à la déglutition et gêne respiratoire, bien différente des autres angines : *Libellis de essentia causis signis et curatione febris malignae*, Cordoue, 1574, (Lettres sur la nature, les causes, les symptômes et le traitement de la fièvre maligne).

XVIIème siècle : l'épidémie espagnole

Cristobal Perez de Herrera (1558-1620) dans son *Brevis et compendiosus tractatus de essentia, causis, notis, praesagio, curatione et precautione faucium et gutturis anginosorum ulcerum morbi suffocantis garotillo hispane appelati,* Madrid, 1615, décrit les fausses membranes qui enduisent amygdales, piliers du voile du palais et pharynx. Il différencie bien cette affection des autres angines contrairement à son compatriote Francisco Perez Cascales (?-?) qui traite de la même façon angine et diphtérie avec l'alun et le sulfate de cuivre en gargarismes : *Liber de garotillo*, Madrid, 1611.

Enfin, Pedro Miguel de Hérédia (1579-1655) décrit les formes suffocantes et observe la paralysie vélo-palatine : *De angina maligna*, 1690, **3**.

Wilhelm Fabry von Hilden rapporte dans l'observation X de ses *troisièmes Centuries*, en 1614, un cas de croup survenu chez l'enfant de Rodolphe d'Erlach (?-1507), magistrat suisse.

Nicolas Habicot (1550-1624), son collègue parisien, écrit un plaidoyer en faveur de la trachéotomie dans son meilleur ouvrage : *Question chirurgicale dans laquelle il est démontré que le chirurgien doit assurément pratiquer l'opération de la bronchotomie vulgairement dite laryngotomie ou perforation de la flûte ou tuyau du poumon*, Paris, 1620. On y trouve une description détaillée du larynx, inspirée de Riolan.

Giovanni Battista Carnevale (?-?) décrit dans un ouvrage publié à Naples en 1620, l'épidémie de juin 1618 dans cette ville et la dénomme maladie strangulatoire car elle suffoque le malade, le passage de l'air étant empêché par l'ulcération ou par l'inflammation : *De epidemico strangulatorio affectu, in Neapolitanam urbem grassante, & per regna Neapolis, & Sicila vagante*, Naples, 1620.

François Thévenin (?-1656 ?1658 ?) décrit avec précision le mode opératoire et ajoute : *Pourveu que cette opération soit faite à temps, & à heure, rien n'empesche qu'elle ne succède fort bien, & que le malade n'en eschappe* : *Œuvres de maistre François Thévenin ... contenant un traité des opérations de chirurgie, un traité des tumeurs, & un dictionnaire étymologique des mots grecs servans en médecine,* Paris, 1669.

Francesco Nola (?-?) en 1620, à propos de la même épidémie, remarque la couenne blanche qui envahit rapidement le larynx et la trachée : *De epidemio phlegmone anginosa grassante Neapoli ad illustrissimum Andream Cappelum Reipublicae Virum Patritium ...*, Venise.

Grégoire Horstius (1578-1636) en 1625 : *Observationum medicinalium libri quatuor* ..., Ulm, 1625 ; Jacob Bontius (1592-1631) en 1642 : *De medicina indorum libri quatuor*, Leyde, 1642 ; Nicolas Tulpius (1593-1674) en 1641 : *Observationum medicarum libri tres,* Amsterdam, 1641 ; Michel Ettmuller en 1685 : *Opera omnia theoretica & practica* ..., Lyon, 1685, décrivent des affections suffocantes avec fausses membranes évoquant des cas de diphtérie.

XVIIIème siècle : au tour des Anglais

Le XVIIIème siècle est surtout marqué par les travaux des auteurs anglais tels George Martine, partisan de la trachéotomie, John Fothergill qui étudie l'épidémie d'angines de Londres en 1748 sans différencier diphtérie et scarlatine et surtout de Francis Home (1719-1813) qui donne la première description complète de la diphtérie à Edimbourg en 1765. Il la dénomme croup mais établit malheureusement une distinction artificielle entre les fausses membranes laryngo-trachéales (croup proprement dit) et l'angine maligne, faisant accroire qu'il s'agirait de deux affections distinctes et non de la localisation différente d'une seule et même maladie. Néanmoins, c'est la publication de son mémoire qui attire l'attention sur le croup considéré comme une maladie spécifique et non plus comme le stade d'une angine particulièrement maligne. John Huxham publie à Londres en 1757, une troisième édition de son traité des fièvres, dans laquelle il consacre une étude inédite au croup. Cet ouvrage sera traduit en français sous le titre *Essai sur les différentes espèces de fièvres ... on y a joint deux autres essais : l'un sur la manière de nourrir et d'elever les enfans ... l'autre sur leurs différentes maladies ... Nouv. éd. augmentée d'une dissertation du même auteur sur les maux de gorge.* On y trouve cette description : *Souvent l'enflure du col, des parotides, &c. augmentoit si subitement & avec tant de violence, qu'elle menaçoit de suffoquer le malade ...* Dans cet essai Huxham développe un important chapitre sur la diphtérie et décrit une épidémie qui, chez tous les malades, se manifeste par une phlegmasie précédant le gonflement des amygdales, les adénopathies et les taches diphtériques. Il n'admet pas la distinction que Bretonneau établira entre l'angine maligne et la scarlatine. La première édition parue en 1750 à Londres, *An essays on fever* sera traduite en français deux ans plus tard à Paris : *Essai sur les différentes espèces de fièvres en tant qu'elles dépendent des différentes constitutions du sang* ... ne comportait pas cette dissertation contrairement à ce qu'indique le Morton.

En France, en 1768, Antoine Louis (1732-1792) est l'auteur d'un mémoire présenté à l'Académie Royale de Chirurgie dans lequel il envisage la bronchotomie dans le croup suffocant. Il souligne le risque d'asphyxie particulièrement menaçant dans l'esquinancie inflammatoire. *C'est une maladie des plus communes*, précise-t-il, *dont on a distingué fort soigneusement les espèces, suivant les différents sièges de l'inflammation, & la nature des fonctions lésées : la difficulté de parler ou d'avaler, & celle de respirer dans l'inflammation de la gorge, se montrent en différents cas comme des variations exclusives* ... Van Swieeten le compare au garotillo infligé en Espagne aux condamnés à mort, mais aussi au phénomène de l'apoplexie. Mais finalement c'est l'engorgement du poumon qui tue le malade. La bronchotomie est le seul recours et, souvent, on la pratique trop tard. Elle est moins dangereuse que la saignée et préférable à l'introduction d'un tuyau dans la gorge pratiquée par Asclépiade (124-40 av. J.-C.). Arétée lui était opposé. Les chirurgiens arabes, Avicenne, Rhazès notamment, ne la pratiquaient qu'en dernière extrêmité. Habicot la préconisait dans le croup dès 1620. Jean Muys (1654-?), dans la septième décade de sa *Praxis chirurgica rationalis* imprimée à Leyde en 1681, *s'étoit déclaré cinq ans auparavavnt en faveur de l'opération de la Bronchotomie dans les esquinancies désespérées*. Juncker la préconisait dans la véritable esquinancie avec menace d'asphyxie, dans les corps étranges trachéaux et dans les noyades, indications confirmées par Heister. Louis accompagne son mémoire d'une planche inspirée de Casserius, montrant la technique opératoire de la bronchotomie. Il s'indigne de la frilosité de certains praticiens : *Depuis Guillaume de Salicet, il y a cinq cens ans, on sçait qu'on guérit sans difficultés les plaies considérables à la trachée, & pour sauver la vie à un homme, pour le tirer des bras d'une mort certaine, on hésiteroit, par timidité, à lui faire une petite incision méthodique à cette partie, cela n'est pas concevable.* Il signale deux bronchotomies pratiquée avec succès, en 1748, par un Maître en chirurgie de Vannes, le docteur Bauchot, chez un homme de 23 ans et une femme de 72, cas rapportés dans le tome troisième des *Mémoires de l'Académie royale de chirurgie* en 1757.

La même année, dans le même volume des *Mémoires de l'Académie Royale de Chirurgie*, on trouve, précédant la communication de Louis, le Mémoire sur l'esquinancie inflammatoire de Recolin, un des membres de l'Académie, qui compare les troubles circulatoires de l'esquinancie à ceux qu'on voit dans les embarras du cerveau : ils entraînent un engorgement du foie qui pose l'indication de la saignée aux bras et aux jugulaires, au pied avec prudence. Il faut éviter les répercussifs (plantain, roses rouges, bol d'Arménie) et inciser tout abcès dès son apparition. Pas un mot de la bronchotomie.

L'italien Martino Ghisi (1714-1794) retrace l'épidémie de Crémone de 1748-1749 et différencie l'angine à fausses membranes de la banale amygdalite, ses constatations cliniques s'appuyant sur les lésions découvertes lors des autopsies : *Lettere mediche del D. Martino Ghisi medico cremonese, la prima tratta di mali vari cura iti col mercurio crudo ; la secunda contiene l'istoria delle angine epidemiche degl'anni 1747 e 1748,* Cremone, 1749.

En 1784, le genevois Gaspard Vieusseux remporte le prix du concours ouvert par la *Société Royale de Médecine* : Mémoire sur cette question : la maladie connue en Ecosse et en Suède sous les noms *angina membranacea seu polyposa*, existe-t-elle en France ? Certes couronné par la *Société royale de médecine de Paris* en 1784, le travail de Vieusseux ne sera jamais imprimé, ce qui lui permettra d'écrire 24 ans plus tard : *Ce Mémoire auroit dû donner l'éveil sur une maladie aussi grave, mais il demeura inédit, et je ne crains pas de dire qu'on peut faire un reproche à l'ancienne Société de médecine, de n'avoir pas publié des observations qu'elle avoit demandées ...* Ce sera seulement en 1812, qu'il paraîtra en Suisse sous le titre : *Mémoire sur le croup ou angine trachéale, qui a obtenu la première mention honorable au concours,* Genève, 1812. Il décrit trois stades de croup : inflammatoire simple, mortel ou guéri, croup compliqué, prolongé, nerveux puis chronique. Il pratique la trachéotomie mais avec réticence, jugeant qu'on manque de recul pour en apprécier l'efficacité : *La trachéotomie ne présente que peu ou point de ressource, parce que dans le commencement de la maladie, où elle pourroit être utile, on ne l'employera jamais, les autres moyens étant plus sûrs ...*

XIXème siècle : Bretonneau de Tours

Comme pour la tuberculose et la typhoïde, c'est le XIXème siècle qui apporte le plus d'éléments nouveaux dans la connaissance anatomo-clinique et épidémiologique de la diphtérie grâce aux travaux de Pierre Fidèle Bretonneau commencés en 1818 et réunis dans son traité *Des inflammations spécifiques des tissus muqueux et en particulier de la diphtérite*, Paris, 1826. Il y écrit notamment : *Je vois dans cette inflammation couenneuse une phlegmasie spécifique aussi différente d'une phlegmasie catarrhale que la pustule maligne l'est du zona, une maladie plus distincte de l'angine scarlatineuse que la scarlatine elle-même ne l'est de la petite vérole, enfin une affection morbide sui generis.* Il expérimente la trachéotomie sur des animaux puis la pratique chez les plus gravement atteints de ses jeunes patients en utilisant une canule d'argent de gros calibre fabriquée selon ses indications. Son ouvrage aurait peut-être été oublié si Armand Trousseau, partisan de la trachéotomie : Mémoire sur un cas de trachéotomie dans la période extrême du croup, *Journal des connaissances médico-chirurgicales*,

1, 1833, n'avait évoqué son vieux Maître tourangeau tout au long des cent quinze pages qu'il consacre à la diphtérie, le mal égyptiaque, dans ses *Cliniques médicales de l'Hôtel Dieu*, Paris, **1**, 1862. Le grand clinicien montre que les formes purement pharyngées de la maladie peuvent tuer également en déterminant une espèce d'empoisonnement général.

Théodor Klebs (1834-1913) : Ueber Diphterie, *Verh. Congr. inn. Med.*, **2**, 1883, puis Friedreich Löffler (1852-1915) : Untersuchungen über die Bedeutung der Mikroorganismen für die Entstehung der Diphterie beim Menschen, bei der Taube und beim Kalbe, *Mitt. k. Gesund. Amte*, **2**, 1884, confirment ce point de vue en démontrant en 1884 que la diphtérie est due à un bacille produisant une toxine létale bientôt isolée par Pierre Paul Emile Roux (1853-1933) et Alexandre Yersin en 1889 et 1890 *: Contribution à l'étude de la diphtérie, Annales de l'Institut Pasteur, **2**, 1888 ; **3**, 1890*.

Emile Adolf von Behring découvre la sérumthérapie à partir de leurs travaux en 1890 puis 1893 : Ueber das Zustandekommen der Diphterie-Immunität und der Tetanus-Immunität bei Thieren, *Dtsch. med. Wschr.*, **16**, 1890.

Bela Schick (1877-1967) invente le test intradermique qui consiste à injecter de la toxine diphtérique à un sujet pour évaluer son état immunitaire vis-à-vis du bacille diphtérique. Si la réaction est négative, il est immunisé : Kutanereaktion bei Impfung mit Diphterietoxin, Münch. med. Wschr., 1908, **55**.

Les autres maladies

Les maladies pulmonaires :

La pneumonie et la pleurésie

Les poumons peuvent être atteints de simple intempérie, d'obstruction et de fluxion, de péripneumonie, de pleurésie, de vomique et de phthisie.

L'intempérie (sèche ou froide ou simple) rend la trachée *aspre* et provoque une toux sèche ne ramenant aucune humeur.

L'obstruction, fréquente, s'accompagne de toux, d'oppression, de difficultés à respirer. Elle résulte de l'abondance, de la viscosité et de la grossièreté des humeurs, de la *gresse*, de la pierre et du *tubercule crud.*

La fluxion lorsqu'elle est petite et légère est accompagnée de symptômes légers. En revanche, quand elle est grande et forte et qu'elle tombe tout à coup, elle s'accompagne d'une difficulté à respirer, d'une respiration fréquente et d'une pesanteur dans la poitrine qui se projette dans le dos. Quand l'humeur qui occupe le poumon et son artère (la trachée) est grossière et visqueuse, elle provoque une toux sèche et véhémente par laquelle on a peine à cracher : la respiration est difficile et en respirant, il se fait un certain ronflement ou sifflement, à cause de cette humeur qui s'attache opiniastrement au lobe des poulmons, et resserre les conduits par où passe le vent. Elle peut se compliquer d'asthme comme nous le verrons plus loin.

La péripneumonie est une inflammation des poumons tantôt en forme de phlegmon tantôt en forme d'érysipèle. La respiration est difficile. Les joues sont rouges, enflammées. Les yeux sont enflés. Il y a une oppression des entrailles, de toute la poitrine. La toux ramène un crachat jaune. Cette maladie est la suite de la squinance ou de la pleurésie quand les humeurs se portent de la gorge ou des côtés sur les poumons.

La pleurésie est un phlegmon de la membrane étendue sous les côtes. Il ne faut pas confondre la douleur due à l'atteinte de cette membrane avec celle due à l'atteinte des muscles intercostaux. Parfois une humeur séreuse peut emplir le thorax chez les hydropisiques. La pneumonie et la pleurésie sont en fait une seule et même maladie. Seuls leurs symptômes sont différents : en effet la pleurésie est une maladie thoracique aiguë avec point de côté. Elles ont en commun l'essoufflement, la fièvre, la toux. Dans ces maladies, il faut saigner. Pour les uns, partisans des Arabes, au niveau des veines éloignées du point douloureux : le pied. Pour les autres, hostiles aux Arabes, au niveau des veines du bras du côté malade. C'est le cas de Brissot et de Matheo Corti (1475-1542).

La vomique est un petit abcès et une collection de pus amassé en certaines parties du poumon. Elle se voit souvent chez les phtisiques. Elle peut être inopinée, inaugurale et amener la mort : l'autopsie découvre la soudaine ouverture d'une vomique creusée dans les poulmons, le pus de laquelle s'étant jeté sur le coeur, en avait esteint et estouffé la vertu.

Nous traiterons de la phthisie un peu plus loin.

Jusqu'aux travaux de Laënnec et de Grisolle, pleurésie, péripneumonie et son synonyme, pneumonie, seront considérées comme une seule et même maladie. Le système humoral apportait une explication simple aux constatations d'autopsies et les dépôts fibrineux pleuraux ou médiastinaux étaient attribués à la coagulation post mortem d'une sérosité visqueuse épanchée dans le parenchyme pulmonaire, dans la plèvre et le péricarde du fait de la stase sanguine elle-même consécutive à l'épaississement du sang.

Dodoens, dans ses *Medicinalium observationum exempla rara*, Cologne, 1581, (Exemples rares d'observations médicales avec commentaires), donne des détails anatomiques sur les pneumonies épidémiques.

Guillaume de Baillou distingue les péripneumonies des pleurésies sèches qu'il attribue à une inflammation très violente, erratique, imprévisible, engendrée par une sérosité âcre, subtile, maligne, délétère, rebelle au travail d'expulsion et de coction et qui frappe les poumons de sydération prompte. Il différencie la bronchite des autres affections respiratoires. A propos d'une femme enceinte atteinte de pleurésie aggravée dans les suites de son accouchement et miraculeusement sauvée par la saignée, il s'exclame : *C'est le cas de répéter ce que l'on dit des femmes qu'elles ont quatre âmes : Opera omnia in quartos tomos divisa* ..., **1**, Genève, 1762.

XVIIème siècle : pneumonie, pleurésie : même maladie

Lazare Rivière dénombre sept maladies de poitrine : l'asthme, la pleurésie, la péripneumonie, l'empyème, l'hydropisie, le crachement de sang et la phtisie. Voici son opinion concernant la péripneumonie : ... *La péripneumonie a la même essence que la pleurésie & n'est distinguée que de la partie malade, en ce que celle-ci est l'inflammation du poumon & celle-là de la membrane qui revêt les côtes* ... Il conseille la saignée du ou des côtés malades, de donner des lavements émollients et d'oindre le thorax avec de l'huile Violat ou d'amande douce, voir de beurre : *La pratique de médecine avec la théorie* ..., **1**, Paris, 1723.

Thomas Sydenham distingue bien la bronchite qu'il appelle *peripneumonia natha* (fausse pneumonie) de la pneumonie proprement dite : *Médecine pratique de Sydenham avec des notes ; ouvrage traduit en français sur la dernière édition ... par feu M.A. Jault,* Paris, 1784.

Ettmuller parle de pleuropneumonie ascendante ou descendante selon les veines dans lesquelles le retour du sang est entravé. La première est localisée aux trois premiers espaces intercostaux, la seconde, entre les quatre intervalles des cinq dernières côtes. Elle est bénigne ou maligne. Elle est vraie et s'accompagne alors de fièvre, l'atteinte correspondant à la moitié du poumon et de la plèvre homolatérale ou fausse, correspondant à trois types d'atteintes : inflammation des muscles intercostaux ; douleur intercostale ; pleurésie proche de la véritable, due à des vapeurs malignes émanant des régions inférieures du thorax avec nécrose des veines, crachements de sang, dyspnée, fièvre : *Pratique générale de médecine de tout le corps humain,* **2**, Lyon, 1691.

XVIIIème siècle : pneumonie, pleurésie, même maladie

Au siècle suivant, Jean-Baptiste Borsieri exprime un même point de vue encore plus uniciste : *Les deux espèces d'inflammations pulmonaires, la péripneumonie et la pleurésie, ne se distinguent ni par le siège ni par la nature mais seulement par leur symptôme ; si on tient absolument à établir une distinction, l'intensité et la continuité du point de côté dans la pleurésie constituent la seule différence : Institutiones medicinae practicae, Milan,* 1785-1789, 8 volumes.

Frédéric Hoffmann : *La médecine raisonnée de Mr Fr Hoffmann, premier médecin du roi de Prusse &c ... traduite par M Jacques-Jean Bruhier*, Paris, **6**, **7**, **9**, 1739-1743, Herman Boerhaave *Institutions de médecine de Mr Herman Boerhaave, seconde édition avec un commentaire par M. de la Mettrie*, Paris, **7**, 1743-1750 et Gérard van Swieten, s'ils distinguent bien anatomiquement le siège exclusivement pleural de la maladie, en rattachent néanmoins les symptômes, l'évolution et le pronostic à la pneumonie :

Commentaria in Hermanni Boerhaave aphorismos, de cognoscendis et curandis morbis, **3**, Paris, 1765-1773, *Supplément* : 1776.

Giovanni Battista Morgagni écrit dans la XXIème lettre du *De sedibus*, 1771 : *Je ne nie pas les observations qui ne sont point douteuses relativement à de grandes et graves lésions de la plèvre, le poumon restant intact dans la pleurésie, mais je dis qu'elles sont certainement très rares si on les compare au nombre infini des autres dans lesquelles le poumon est affecté* : *Recherches anatomiques sur le siège et les causes des maladies... traduit du latin par Mrs A. Désormeaux ... et J.P.Destouet,* Paris, 1820-1824, lettres XX & XXI.

Même la découverte de la percussion par Léopold Avenbrugger (1722-1809) ne modifie pas cette façon de voir jusqu'à la fin du siècle. Néanmoins, dans la préface de sa *Nouvelle méthode de reconnoître les maladies internes de la poitrine*, traduite en français en 1770, il écrit le 31 décembre 1760, à Vienne : *Voici, mon cher Lecteur, une nouvelle méthode pour reconnoître les maladies de poitrine : elle consiste dans la percussion de cette capacité, & à tirer certaines conséquences des différentes espèces de son que cette percussion produira ... Je suis persuadé qu'il reste sur la matière que j'ai traitée beaucoup de vérités à découvrir qui seront très utiles pour connoître, prévoir & guérir, les maladies de la poitrine.*

La seule innovation thérapeutique vient de John Brown qui propose l'alcool à haute dose car l'affection est due à un défaut d'incitation de l'organisme : *Elementa medicinae*, Edimbourg, 1780, traduit en français : *Élémens de médecine ... avec des additions et des notes de l'auteur d'après sa traduction anglaise, et avec la table de Lynch*, Paris, An XIII (1805). Son opinion reflète néanmoins celle des médecins de son siècle : *Les caractères de la péripneumonie (et sous ce titre je comprends la pleurésie et la cardite idiopathique) sont une douleur en quelque point du thorax, laquelle change souvent de place, une respiration difficile, de la toux, au moyen de laquelle sont rejetés des crachats et quelquefois du sang.*

XIXème siècle : la pneumonie est une chose, la pleurésie en est une autre

Philippe Pinel, le premier, décrit la pleurésie comme une maladie distincte de celles avec lesquelles on l'avait confondu jusqu'ici et la classe parmi les inflammations des membranes séreuses : *Nosographie philosophique*, **1**, Paris, An VI (1798) ; *La médecine clinique rendue plus précise et plus exacte par l'application de l'analyse ou recueil et résultats d'observations sur les maladies aiguës, faites à la Salpêtrière*, Paris, An X, 1802.

Charles Badham (1780-1845) consacre deux ouvrages à la bronchite, en 1808 puis en 1814, dans lesquels il définit la lésion spécifique de la maladie comme une atteinte des membranes muqueuses respiratoires : *Observations on the inflammatory of the affections of the mucous membranes of the bronchiae*, Londres, 1808.

René T.Y. Laënnec définit la péripneumonie comme une inflammation du parenchyme pulmonaire pouvant évoluer en trois stades : engouement, hépatisation puis infiltration pulmonaire. Il rappelle que les travaux de Philippe Pinel ont bien montré qu'elle est distincte de la pleurésie, inflammation spécifique de la plèvre : *De l'auscultation médiate ou traité du diagnostic des maladies des poumons et du cœur fondé principalement sur ce moyen d'exploration,* Paris, 1819. Dans cet ouvrage, il avait souligné l'intérêt de l'auscultation médiate : *Les signes donnés par l'auscultation médiate, dans les maladies du poumon et de la plèvre, se tirent des variations que présente le bruit respiratoire, la résonnance de la voix et celle de la toux dans la poitrine, ainsi que du râle et de quelques autres bruits accidentels qui peuvent se faire entendre dans cette cavité ... Les précautions générales que demande l'auscultation consistent : 1° à appliquer exactement et perpendiculairement le stéthoscope, de manière à ce qu'il n'y ait point de hiatus entre les contours de son extrêmité et les parois de la poitrine ; 2° à éviter de presser trop fortement, surtout lorsque le cylindre est dégarni de son obturateur, et que la poitrine du malade est très maigre, la pression serait alors douloureuse.*

On a oublié l'importance que revêtaient pour les médecins de cette époque les informations procurées par leurs organes sensoriels. Ainsi Piorry indique les signes plessimétriques qui permettent de constater avec plus de précision la quantité, le siège, la mobilité des épanchements pleuraux : *De la percussion médiate et des signes obtenus à l'aide de ce nouveau moyen d'exploration dans les maladies des organes thoraciques et abdominaux,* Paris, 1828. Il dessine à l'extérieur la plupart des organes explorés par la percussion. Pour ce faire, il utilise un crayon de plombagine trempé auparavant dans des huiles grasses. Il se base sur la sonorité obtenue par la percussion et la résistance au doigt *le défaut d'élasticité correspondant à chaque organe*, et il indique sur ses schémas par des teintes de plus en plus foncées le caractère plessimétrique le plus accentué : les os, la portion du foie la plus proche de la paroi sont figurés par des nuances plus noires que les muscles ou la rate ; en revanche, les espaces blancs correspondent à des points sonores et élastiques : poumons, poche à air gastrique. Les zones grisâtres concernent des organes dont la sonorité se situe entre tympanisme et matité. On parle de son ostéique (os), myosique (muscle), entérique (intestin), colique (colon), hydrique (liquide). Bien entendu on mesure les dimensions de viscères explorés.

Augustin Grisolle (1811-1869), en 1841, la considère comme une maladie infectieuse due à un agent morbide occulte : *Traité pratique de la pneumonie* .... Paris, 1841.

En 1842, Skoda publie, en bon nihiliste thérapeutique dans la tradition viennoise de l'époque, un traité clinique et anatomopathologique sur la pleurésie et la péricardite intitulé : *Ueber die Pleura und Hertzbeutelergüsse.*

Complétant les travaux de Laënnec dont nous avons vu qu'ils avaient éclairci les différences sémiologiques et anatomiques entre pneumonie et pleurésie, Louis Y. Damoiseau (1815-1890), dès 1843, décrit une courbe correspondant sur la paroi externe du thorax à la limite supérieure de matité de l'épanchement pleural : Recherches cliniques sur plusieurs points des épanchements pleurétiques, *Archives générales de médecine*, **3**, 1843 ; *Du diagnostic et du traitement de la pleurésie*, thèse Paris N° 35, 1845.

Guido Baccelli (1832-1916) définit les caractéristiques stéthacoustiques de la pectoriloquie aphone : *Sulla trasmissione dei suoni attraverso i liquidi endopleurici ...*, Rome, 1875.

Theodor von Jurgensen (1840-1907) partage l'opinion de Grisolle : *La pneumonie croupale (franche) est une maladie générale, non une maladie locale. L'inflammation du poumon n'est que le symptôme capital ; elle ne suffit pas à expliquer les phénomènes morbides. Il faut nécessairement admettre l'intervention d'un agent spécifique* : Kruppöse Pneumonie Katarrhalpneumonie dans le *Manuel de pathologie et de thérapeutique spéciale* de Von Ziemssen, 1874.

Carl Friedlander (1847-1887), imagine identifier l'agent responsable de la pneumonie en isolant la *Klebsiella Pneumoniae* en 1882. Mais c'est Albert Fraenkel (1848-1916) qui désignera, en 1886, le pneumocoque, déjà isolé par Louis Pasteur, comme le responsable le plus fréquent de la pneumonie.

En France la saignée, jusque-là prônée par tous les vieux auteurs et encore proposée par F.J.V. Broussais : *Histoire de phlegmasies*, **1**, Paris, 1816, et Jean-Baptiste Bouillaud : *Clinique médicale de l'hôpital de la Charité*, **2**, Paris, 1837, est remise en question par François Magendie : *Phénomènes physiques de la vie ...*, **4**, Paris, 1842 et Théodore Biett (1781-1840) : *Abrégé pratique des maladies de la peau ...*, Paris, 1828 : *Parmi les moyens généraux, les uns tels que les évacuations sanguines peuvent être considérés comme accessoires ...*

Joseph Dietl (1804-1878) en Allemagne est l'auteur en 1849 d'une étude comparative intitulée *Der Aderlass in der Lungenentzündung*, (De la saignée dans l'inflammation du poumon), dans laquelle il sélectionne trois séries de patients atteints de pneumonie et traités par la saignée ou le tartre stibié ou l'expectation : la mortalité s'élève à 20% dans les deux premiers groupes contre 7% dans le dernier. Le tartre stibié, survivant de la querelle de l'antimoine, figure en bonne place dans la pharmacopée de l'époque. Il est concurrencé par les antipyrétiques comme le sulfate de quinine à la dose de 2 g par jour, le rhum dilué à moitié dans de l'eau est prescrit à raison d'une cuillerée à soupe toutes les heures ou mieux les bains froids introduits par Karl Wunderlich (1815-1877) : *De la température dans les maladies ...* traduit de l'allemand par F. Labadie-Lagrave, Paris, 1879.

La thoracocentèse ou empyème

La thoracocentèse ou empyème est proposée très tôt dans le traitement des épanchements pleuraux.

André Vésale décrit minutieusement l'opération de la thoracocentèse en 1562 dans une lettre de consultation que Gian Philippo Ingrassia publiera dans sa *Questio de purgatione per medicamentum*, Venise, 1568 : *Pro magni et illustr. Terranovae Ducis fistula, ex levi axilla in thoracis concavum pervia ...*

Ambroise Paré propose, pour les évacuer, *De faire l'ouverture entre la troisième et la quatrième des vrayes côtes, commençant à compter par embas : laquelle ouverture se doit faire à distance de six ou sept doigts de l'espine, par le cautère actuel ou potentiel, ou par le rasoir, lequel doit avoir double tranchant comme nos bistories, et faut couper peu à peu, conduisant la pointe vers la partie inférieure de la coste de peur de couper la veine, artère et nerf qui accompagnent chacune coste ... Ainsi sera évacuée la sanie peu à peu, faisant clore et le nez et la bouche du malade, afin que le diaphragme et les muscles qui sont entre les côtes puissent expeller la matière contenue dans le thorax*. Paré a sans doute voulu dire supérieure, comme il le précise dans l'édition parisienne de 1575 et de 1579 de ses *Œuvres Complètes.*

Amatus Lusitanus, fidèle à la méthode hippocratique, préconise également d'effectuer l'intervention soit entre la deuxième et la troisième, soit entre la troisième et la quatrième côte (en comptant de bas en haut), pour faciliter le drainage, sans risque d'atteindre le diaphragme. Il l'explique dans la *1ère centurie*, page 61 en précisant : *Dans mes arguments, je me suis davantage appuyé sur l'expérience anatomique elle-même que sur les conceptions d'Hippocrate : Curationem medicinalium centuriae septem,* Venise, 1566.

Girolamo Fabrizzio d'Acquapendente regrette qu'elle soit tombée en désuétude du fait de l'ignorance des chirurgiens en anatomie et recommande sa pratique dans les inflammations du poumon et de la plèvre qui évoluent vers la suppuration ainsi que dans l'hydropisie de poitrine : *Et veu qu'il faut faire l'incision entre la cinquième & sixième coste, & qu'en cet espace il y a le bord inférieur de la cinquième, & le supérieur de la sixième, puis qu'il faut éviter le bord inférieur de la coste, il faudra faire l'incision en tirant vers le bord supérieur de la sixième d'autant que par le bord inférieur de la cinquième ... passent l'artère, la veine & le nerf, car ainsi faisant nous n'évitons pas seulement ces parties, mais aussi tous leur rameaux : mais rien de tout cela ne se trouve au bord supérieur de la sixième coste, sur lequel on fait l'incision avec toute asseurance, pourveu que par l'incision l'on ne touche ni ne découvre la coste* : *Œuvres chirurgicales de Guillaume Fabrice d'Acquapendente ... divisées en deux parties ...*, 2ème partie, Ch. XLVI, Lyon, 1674.

XVIIème siècle : unanimité en faveur de la thoracocentèse

Abraham Zacutus Lusitanus enseigne qu'elle doit être appliquée à l'hydrothorax et à l'empyème quand les autres procédés ont échoué : *Zacuti Lusitani Medici, & Philosophi praestantissimi ... de medicorum principum historia* ..., Lyon, 1667.

Marc Aurèle Séverin lui est favorable : *De efficaci medicina libri III*, Francfort, 1646.

Pierre Dionis : *Cours d'opérations de chirurgie démontrées au jardin royal*, Paris, 1707 et Mathias Gottfried Purmann (1649-1711) : *Chirurgia curiosa* ..., Francfort, 1694 la préconisent dans tous les épanchements thoraciques de pus, de sang ou de sérosité.

Paul Barbette (1623-1666) la juge irremplaçable dans l'hydrothorax et l'empyème. Elle est moins risquée que la ponction d'ascite : *Opera omnia medica et chirurgica, notis et observationibus* ..., Genève, 1683.

Johann Scultet (1595-1645) la recommande dans les plaies du thorax avec épanchement pleural. Il utilise parfois une *syringue* munie d'un tuyau droit ou courbe pour aspirer les liquides épanchés ou pour injecter des liqueurs médicamenteuses. Cet instrument est décrit par Paré sous le nom de pyoulcos : *L'arcenal de chirurgie de Jean Scultet, médecin et chirurgien de la République d'Ulmes. Ouvrage posthume ... Mis en françois par Mr. François Deboze*, Lyon, 1672.

XVIIIème siècle : avis partagés

Quelle que soit la nature du liquide pleural évacué, on parle d'empyème pour désigner la paracentèse du thorax bien que le mot désigne initialement un épanchement de pus.

Lorenz Heister en établit les règles : incision et non ponction de trois doigts de long à gauche, entre la deuxième et la troisième fausse côte ou à droite, entre la troisième et la quatrième, en commençant à compter par le bas. On marque l'endroit à inciser avec de l'encre. On peut utiliser un trocart, instrument pointu de section triangulaire contenu dans une canule laissée à demeure dans la plaie un temps limité : on lui substitue ensuite une canule souple en plomb ou en argent mince. On la maintient par des cordons noués autour du thorax : *Chirurgie in welcher alles was zur Wund-Arztnei gehöret, nach der neuesten und besten Art,* Nuremberg, 1718.

En 1753, Sauveur François Morand, à propos d'un cas personnel de guérison d'une patiente à la suite d'une ponction pleurale, défend la méthode et déplore qu'elle ne soit pas plus souvent pratiquée : *Opuscules de chirurgie*, Paris, 1768, 1772.

En revanche, Samuel Sharp (1700-1765) et d'autres chirurgiens regardent cette intervention comme inutile et préjudiciable au patient : *Treatise of the operations of surgery ; with a description and representation of the instrument of wounds, abcsesses, and ulcers*, Londres, 1739.

XIXème siècle : le grand retour de l'empyème

Samuel Cooper (1781-1849) dans *A dictionary of practical surgery*, Londres, 1810, définit l'empyème comme une incision pratiquée au thorax pour procurer l'issue au pus amassé dans la cavité de la plèvre ou de tout fluide qui y est contenu ou épanché, tel que du sang, un fluide aqueux ou même de l'air. Lors de l'incision, l'opérateur doit prendre garde d'éviter le bord inférieur de la côte supérieure où passe l'artère intercostale.

L'ensemble des chirurgiens est favorable à cette intervention.

En 1832, Alfred Armand Louis M. Velpeau la défend : *On y a trop rarement recours, et il est encore à démontrer selon moi, que l'espèce d'anathème dont les modernes l'ont frappé soit légitime et juste en tous points : Nouveaux éléments de médecine opératoire, 3 volumes et un atlas,* Paris, 1832.

Alexis Boyer : *Traité des maladies chirurgicales et des opérations qui leur conviennent*, Paris, 1814-1826, Dominique Jean Larrey : *Clinique chirurgicale, exercée particulièrement dans les camps et le hôpitaux militaires depuis 1792 jusqu'en 1829*, cinq volumes et un atlas, Paris, 1829-1836, Jacques Lisfranc : *Clinique chirurgicale de l'hôpital de La Pitié*, Paris, 1841-1843 ; *Précis de médecine opératoire*, Paris, 1845, 1846 et 1847, Philippe Frédéric Blandin : *Des accidents qui peuvent survenir pendant des opérations chirurgicales et des moyens d'y remédier*, Paris, 1841, lui sont unanimement favorables.

Joseph Claude Anthelme Récamier (1774-1856), en 1829, perfectionne le mode opératoire de l'empyème : Recherches sur l'opération de l'empyème purulent, *Rev. méd.* Il préconise l'ouverture directe de la plèvre au point le plus sensible de la fluctuation. Il utilise un trocart courbe dont l'extrémité externe plonge dans un récipient rempli d'eau pour éviter l'entrée de l'air dans la plèvre. Il participe aux discussions qui ont lieu entre novembre et décembre 1836 à l'Académie de médecine, notamment avec Velpeau, Larrey, Lisfranc, à propos d'une thoracocentèse pratiquée par J.-P. Roux : *Bulletin de l'Académie de médecine*, **1**, 110 à 191.

Charles Emmanuel Sédillot (1804-1883) en fait son sujet de thèse pour la chaire de médecine opératoire en 1841. Il n'est pas nommé, mais démontre l'utilité de l'empyème discrédité car mal connu, mal apprécié et mal exécuté : *De l'opération de l'empyème, concours pour une chaire de médecine opératoire.*

On réhabilite l'aspiration pratiquée au seizième et dix-septième siècles à l'aide des *pyoulcos* ou *pyulques*, seringues munies d'un trocart : Georges Dieulafoy (1840-1911) y prend l'idée de l'aspiration telle qu'il l'expose à l'Académie de Médecine en novembre 1869 : *Utilisation du vide et de ses forces aspiratrices pour l'extraction des collections liquidiennes et particulièrement dans le traitement des épanchements de la plèvre*. Pierre Carl Potain (1825-1901) perfectionne son appareil : Des injections intrapleurales d'air stérilisé dans le traitement des épanchements pleuraux consécutifs au pneumothorax, *Bulletin de l'Académie de médecine*, 2ème série, XIX, 1888.

L'Asthme

Lorsque la pituite grossière et plastreuse reste après plusieurs fluxions réitérées dans les voies respiratoires, apparaît un vray asthme qui s'accompagne d'une grande peine à respirer obligeant à tenir le cou droit comme ceux qui sont atteints de squinancie. L'humeur visqueuse se coagule en gresse et finalement en calcul que l'on trouve parfois en disséquant les poumons. Certains ont la consistance d'un vieux fromage et d'autres, qui commencent à durcir, ont la consistance de la pituite plâtreuse : Fernel, *La Pathologie* ..., Ch X, Paris, 1655.

L'asthme est une grande & fréquente respiration, dans laquelle le diaphragme, les muscles intercostaux, & ceux de l'abdomen sont violentés dans leur action, accompagnée de ronflement, & de sifflements ; car dans le véritable, & qu'on appelle proprement asthme, les bronchies du poûmon sont farcis d'une humeur pituiteuse, laquelle, ainsi qu'il a été dit, étant agitée avec l'air, fait un semblable bruit : Lazare Rivière, *La pratique de médecine avec la théorie,* **1**, Paris, 1723.

L'asthme ou courte haleine est une difficulté à respirer : une pituite trop épaisse remplit les poumons qui perdent beaucoup de leur mouvement de dilatation et de contraction.

Le temps humide favorise la crise d'asthme en humectant ces matières accumulées dans les poumons. Il se produit alors une orthopnée ou une dyspnée qui peut étouffer le malade.

Cette affection atteint en général les gens qui ont la poitrine enfoncée et de faible capacité ou ceux qui sont trop gras et ne font pas assez d'exercice.

La maladie qu'on appelle aussi anhélation se traduit par le bruit de l'air dans les poumons et un sifflement dans la trachée artère, une douleur aux hypocondres, une petite toux. Certains malades expectorent ces concrétions pierreuses.

Le traitement vise à dissoudre les humeurs grossières et à lever les spasmes. L'accumulation de ces humeurs dans les conduits respiratoires, ou de vapeurs humides qui descendent de la tête, nécessite la prescription d'évacuants comme les purgatifs ou les vomitifs, d'antispasmodiques tels le castoreum et la gomme ammoniaque. On doit faire respirer au malade des vapeurs excitantes comme la sandaraque d'Avicenne qui est la résine de plantes aromatiques comme le genévrier et qu'il ne faut pas confondre avec la sandaraque des Grecs à base de sulfure rouge d'arsenic. Certains recommandent les bouillons de vieux coq, le poumon de renard ou de lièvre. Paracelse distingue l'asthme sec de l'asthme humide. Sec, il est dû à une matière figée qui obture les canules du poumon. Humide, il est provoqué par une pituite superflue responsable de crachements abondants. Dans les deux cas on prescrit du soufre, du vitriol rouge tiré du sulfate de fer. Il attribue la maladie à l'obstruction de voies respiratoires par le tartre et inclut dans cette pathologie non seulement l'asthme mais aussi que la phtisie et la fièvre hectique : *Opera omnia medico-chemico-chirurgica, tribus voluminibus comprehensa. Editio novissima et emendatissima, ad germanica & latina exemplaria accuratissimè collata : variis tractatibus & opusculis summâ hinc inde diligentiâ conquisitis, ut in voluminis primi præfatione indicatur, locupletata : indicibusque exactissimis instructa. Volumen* ***primum****, opera medica complectens.* Genevæ, 1648.

XVIIème : le médecin asthmatique et la jument poussive

Johann Baptist van Helmont conteste cette interprétation humorale et attribue la maladie à un principe violent qui déclenche une contraction des conduits aérifères provoquant une épilepsie des poumons : *Jam sat demonstratur reor, a capite nil decidere in laryngem vel pulmonem, quod frequenter et copiose tamen, per tussim excreatur quia quid tussis ejecit, id fieri in cannis pulmonis, vitio proprio* (Je pense qu'il est assez démontré que rien ne tombe de la tête dans le larynx ou les poumons de ce qui est copieusement et fréquemment excrété par la toux. Tout ce qu'elle repousse est formé dans les tubes pulmonaires par leur propre affection) : *Ortus medicinae id est initia physicae inaudita progressus medicinae novus in morborum ultionem ad vitam longam, Astma et tussis*, Amsterdam, 1648.

Willis et Floyer vont privilégier le côté spasmodique de la maladie asthmatique alors que Lazare Rivière et Daniel Sennert s'en tiennent au rôle de la sérosité et de son effervescence. Ils classent l'affection dans les catarrhes traités par les oxymels à base d'hysope, de véronique, de marrube, d'origan, de pouliot, de scabieuse, de chardon bénit.

Thomas Willis renchérit et lui assigne une origine nerveuse. Il en distingue trois espèces : la première consécutive à l'obstruction ou à la contraction des bronches réduisant leur calibre ; la seconde, due à la paralysie de l'action des organes respiratoires par un afflux de matière morbifique issue des différentes régions de l'organisme et enfin la troisième, consécutive à un facteur nerveux surajouté : *J'ai vu survenir des attaques très violentes d'asthme sans aucune lésion appréciable des poumons ; c'est ce qui m'a fait croire que cette maladie est parfois de nature convulsive. Lorsque le paroxysme est terminé, la respiration est égale, il n'y a pas de toux et les poumons paraissent exempts de toute maladie* : *The remaining medical works of that famous and renowned physician Dr Thomas Willis ... : With large alphabetical tables for the whole, and an index for the explaining all the hard and unusual words and terms of art, derived from the Latine, Greek, or other languages, for the benefit of the meer English reader, and meanest capacity. With eighteen copper plates*, Londres, 1681 ; On the convulsive cough and asthma dans *Practical of physics*, XII, Londres, 1684.

John Floyer (1649-1734), lui-même asthmatique, dans *A treatise of asthma*, Londres, 1698, traduit en français à Paris, en 1761 : *Traité de l'asthme contenant la description, les causes et le traitement de cette maladie,* distingue l'asthme continuel qui dépend de la compression des veines, des bronches, des vésicules pulmonaires ou des nerfs, de l'asthme périodique qui dépend de l'état intrinsèque des bronches et des vésicules pulmonaires. Il y voit : *Une respiration laborieuse, avec élévation des épaules et enrouement, provenant de la compression ou obstruction ou resserrement de quelques rameaux bronchiques et de quelques lobes de vésicule du poumon.* On trouve à la fin de son traité un *Rapport sur la dissection d'une jument poussive* où il donne la première description de l'emphysème : *Le dehors du poumon paraissait couvert de tubercules, mais en les pressant et en les ouvrant, je trouvais que ce n'était autre chose que des vésicules très distendues par l'air.*

XVIIIème : le spasme l'emporte

Les médecins du XVIIIème font l'amalgame de ces différentes théories et le *Dictionnaire universel de médecine*, **1**, Londres, 1743-1745, de Robert James dénombre trois catégories d'asthme : l'asthme spasmodique provoqué par la surabondance du sang ; l'asthme convulsif causé par une matière âcre, subtile, caustique, parfois virulente et enfin l'asthme suffocant consécutif à des concrétions polypeuses formées aux environs du coeur.

William Cullen range l'asthme dans les maladies spasmodiques et admet d'une part un asthme idiopathique pléthorique ou exanthématique ou spontané et d'autre part un asthme symptomatique. Il rapporte le cas d'une femme de pharmacien chez laquelle survenait une crise d'asthme chaque fois qu'on pulvérisait de l'ipéca dans un lieu même distant de ses appartements : *Elemens de médecine pratique*, **2**, Paris, 1787.

Johann Peter Franck divise l'asthme en deux espèces : la première qui dépend d'une altération locale (fracture de côte, paralysie de muscles thoraciques, anévrisme cardiaque, épanchement de la poitrine) ; la seconde qui relève d'une affection générale (apoplexie, fièvre intermittente, péripneumonie) : *Traité de médecine pratique*, **2**, ..., Paris, 1842.

John Millar (1733-1805) distingue, en 1769, sous le nom d'asthme aigu, une affection trouvée chez les enfants de 1 à 13 ans, caractérisée par une dyspnée d'apparition brutale dans un tableau infectieux avec détresse respiratoire, raucité de la voix et correspondant vraisemblablement à une laryngite striduleuse. On parlera d'asthme de Millar. *Observations on the asthma and on the hooping cough*, Londres, 1769.

Les dissertations de Frédéric Hoffmann en 1707 : *De asthmate convulsivo cum hydrope pectoris* ..., Halle, 1707, de Rudolf Augustus Vogel en 1773 ajoutent l'hydrothorax et l'ossification des cartilages costaux aux causes de l'asthme : *Prog. de asthmate singulari ex cartilaginum costarum ossescentia*, Göttingen, 1773.

XIXème siècle : l'allergie s'annonce, le spasme s'installe.

Jean Léon Rostan décrivant l'asthme cardiaque en 1817 croit d'abord tenir l'explication de la maladie alors qu'il décrit une nouvelle entité jusqu'ici confondue avec la maladie asthmatique proprement dite : Mémoire sur cette question : l'asthme des vieillards est-il une affection nerveuse ? *Nouv. jour. de méd.*, **3**, 1818.

René T.Y. Laënnec se rallie à l'interprétation spasmodique de la maladie proposée par Cullen dans l'édition originale de son ouvrage *De l'auscultation médiate* ..., **2**, Paris, 1819. Mais il envisage le rôle déterminant d'un spasme bronchiolaire et s'appuie pour confirmer son hypothèse sur la découverte récente (1804) par Franz Daniel Reisseissen (1773-1828) : *Über den Bau der Lungen, in den Vossischen Buchhandlung*, Berlin, 1808 d'un plan de fibres circulaires complètes autour des ramifications bronchiques. Laënnec en parle dans la seconde édition de son traité sur l'auscultation : *M. Reissessen a reconnu, comme nous l'avons dit, un plan de fibres circulaires complètes autour des ramifications bronchiques, à commencer du point où les cerceaux cartilagineux disparaissent ... Or on conçoit très bien que la contraction spasmodique de ces fibres puisse être portée assez loin pour étrangler les conduit aériens ... : Traité de l'auscultation médiate ..., seconde édition,* **2**, Paris, 1826. Il décrit l'expectoration constituée de crachats perlés *(sputa margaritacea*) dans le tome 1 de cette même édition à propos du catarrhe sec.

Amédée Lefèvre (1798-1869), celui-là même qui découvrira l'étiologie saturnine de la colique sèche ou *colica pictorum* de Sydenham, écrit en 1847 : *L'asthme est dû à une contraction spasmodique des bronches par toutes les causes qui agissent soit d'une manière directe, soit d'une manière sympathique : De l'asthme, recherche médicale sur la nature, les causes et le traitement de cette maladie,* Paris, 1847.

Henry Hydne Salter (1823-1871) est le premier à soupçonner son origine allergique en observant le déclenchement des crises consécutif à un contact avec le cheval ou le chat. Lui aussi, comme John Floyer souffrait de la maladie. Son ouvrage s'intitule : *On asthma, its pathology & treatment*, Londres, 1860.

En 1862, Armand Trousseau remarque le rôle déclenchant de certaines plantes (maïs, avoine, riz, foin), de la plume, de divers parfums et de l'hérédité notemment les familles d'asthmatiques. Comme beaucoup d'auteurs contemporains, il attribue la maladie à une diathèse, prédisposition de l'organisme à produire chez un individu un certain mode de métabolisme et diverses pathologies d'origine commune : ainsi l'asthme accompagne-t-il dartres, rhumatismes, goutte, hémorroïdes, gravelle, migraine qui peuvent s'y substituer. Il décrit parfaitement la bradypnée expiratoire, le rythme de la respiration étant ralenti, une dizaine de respirations par minute, et inversé, inspiration brève, expiration pénible, prolongée, bruyante et sifflante : *Chez l'asthmatique l'inspiration est plus lente, plus profonde, que chez l'individu qui respire librement, tandis que l'expiration, au lieu de se faire passivement comme cela a lieu physiologiquement, en vertu de la seule force élastique des poumons, et du relâchement des muscles qui ont été mis en mouvement pendant l'inspiration, l'expiration est active, plus violente. Malgré cet effort, l'air est expulsé plus lentement en raison de l'obstacle opposé à son passage par la constriction spasmodique des bronches qu'il traverse* : *Clinique médicale de l'Hôtel-Dieu de Paris*, **1**, Paris, 1861.

On abandonne alors la polypharmacie au profit des substances antispasmodiques comme la belladone, la jusquiame, l'opium, la ciguë, le fenouil d'eau, l'aconit, le datura stramonium, la lobélie, la noix vomique, l'asa foetida, la teinture arsenicale de Fowler.

La Phtisie

Selon Fernel : *C'est une ulcération de poulmon par laquelle le corps va consommant peu à peu. Le crachat souvent ... infecte par son expiration contagieuse, ceux qui ne s'en donnent pas garde ... ceux qui sont nés d'une race phthisique sont tous nécessairement sujets à la phthisie ... C'est étonnant en effet de voir dans certaines familles, jusqu'à la cinquième ou sixième génération, tous les membres mourir dans les mêmes conditions de consomption et quelques-uns au même âge.* Il privilégie l'hérédité d'une part et des humeurs âcres tombées de la tête qui ulcèrent les poumons sans provoquer la moindre douleur. Il décrit la vomique et l'évolution sournoise de la maladie : *La vomique est un petit abcez du poulmon, & une collection de pus amassé en certaines parties d'iceluy ... les phtisiques y sont fort subjet ; voire mesme il arrive souvent que cela se fasse sans phtisie, lorsqu'il est sorti du sang de quelque veine ouverte, rompue ou rongée, lequel s'estant jetté en quelque petit recoin du poulmon, se pourrit là, & peu à peu se convertit en pus, qui se desséchant à la surface se fait une enveloppe. A dire le vray, ce vice est grandement couvert & caché ; ny le malade, ny le Médecin n'en connoissent rien bien souvent ; le malade ne laisse point pour cela de faire ce qu'il avoit accoustumé, et ne pense pas même avoir aucune maladie, de sorte que sans le sçavoir il couve dans sa poictrine la cause de sa mort* : Fernel, *La Pathologie* ..., Ch X, Paris, 1655.

Fracastor souligne le rôle important de la contamination directe entre individus et indirecte par les vêtements ou la literie des phthisiques où l'agent de la contagion très résistant peut subsister plusieurs années. C'est elle qu'il faut combattre pour éviter la propagation de la maladie : *Il peut se faire que quelqu'un qui n'est atteint d'aucun catarrhe, qui n'a pas eu de veine rompue, qui n'a aucun ulcère autour de la poitrine, qui n'a pas eu de pleurésie, qui, en somme, n'a eu aucune maladie mais est parfaitement sain, puisse contracter cette affection par un commerce habituel, par la vie en commun avec un phthisique ou encore par l'intermédiaire d'un foyer, car il est étonnant de voir avec quelle ténacité et pendant combien de temps ce virus peut rester dans un foyer, puisque nous avons vu des vêtements portés par des phthisiques avoir pu donner la contagion après deux années. Les chambres, les lits de repos, les grands lits où sont morts des phthisiques peuvent en faire autant. Il faut penser qu'il n'est pas resté autre chose dans ce foyer que les germes de la contagion* : *Les trois livres de Jérôme Fracastor sur la contagion, les maladies contagieuses et leur traitement.* Traduction et notes par Léon Meunier, Docteur en médecine, Paris, Société d'éditions scientifiques, 1893.

Félix Platter dit encore qu'elle est due à une plaie des poumons consécutive à la rupture des vaisseaux et suivie immédiatement de crachements de sang puis, ultérieurement, d'un ulcère de la partie malade. Il distingue la phtisie due au catarrhe des poumons, à la rupture de certaines veines, au dépôt de sanies consécutifs aux pleurésies, aux péripneumonies, de la phtisie contagieuse. Celle-ci est due soit à un ulcère du poumon d'où s'échappe de la sanie, soit à des pituites converties en sanies. Le poumon, s'il n'est pas ulcéré, se putréfie : *Felicis Plateri... praxeos medicae tomi tres ... editio quarta, De consumptione,* **3**, Bâle, 1736.

Le signe le plus évident de la phtisie est la consomption et le crachement de sang. On trouve chez les phtisiques des tubercules remplis d'une matière visqueuse constituant le commencement des abcès qui ne sont autre chose que des ulcères de différentes grosseurs, enveloppés dans des membranes particulières. Les apostèmes, quand ils sont petits, s'évacuent quelquefois par le crachat à l'aide de la toux, mais lorsqu'ils sont gros et qu'ils s'ouvrent en dedans du corps, il se forme des abcès et des ulcères ; on rend des crachats sanguinolents mêlés avec du phlegme et pour lors la phtisie est confirmée. Quelquefois aussi, ces nœuds skirrheux, qui demeurent longtemps cachés au point de n'exciter qu'une toux sèche, dégénèrent, en raison de la matière âcre qu'ils contiennent, en ulcères chancreux, fistuleux, phagédéniques et fétides, qui consument et corrompent les parties voisines à un tel point que les malades ont souvent rendu en toussant des portions de la trachée-artère : Forestus, *Observationum et curationum medicinalium, sive medicinae theoricae & practicae, libri XXVIII .. in quibus eorundem caussae, signa, prognoses & curationess graphice depinguntur ... auctiores & limatiores, cum universali rerum, locorum, observationum, morborumque indica,* XVI, De pectoris pulmonisque vitiis & morbis, Francfort, 1634.

On traite la phtisie au début par des inhalations d'orpiment (sandaraque), par des décoctions d'arum, par l'iris, le scordium, le dictame de Crète, le Diascordum et la Thériaque. Plus tard, quand la matière est collectée, on utilise les résines : térébenthine, myrrhe, styrax, résine de mélèze ou de larix ou la racine de squine. En cas d'acrimonie, on administre la potion suivante : sucre rosat 11 onces, bol d'Arménie 1 drachme, sirop de pomme. Si la matière corrompue se manifeste par des crachats jaunes ou livides, on prescrit une décoction de tête d'iris, de racines de tussilages, de dracumenlus, de pierre hématite, de terre de lemnos, de bol d'Arménie, de grande consoude et de guimauve, de bois de gaïac. La phtisie est améliorée par la gomme de pêcher et d'amandier, l'eau distillée d'escargot, la pomme de pin et nécessite le repos, la suralimentation, le séjour à la montagne.

Les écrouelles posent un problème particulier. Parmi les tuberculoses extra-pulmonaires, elles sont les plus anciennement connues, mais pas toujours rattachées à la phtisie pulmonaire. On se contente le plus souvent d'incriminer une phlegme salée et pourrie. Selon Paré, *elles sont faites et engendrées de pituite gypsée, grosse et visqueuse et lors qu'il s'y mesle de l'humeur mélancholique, s'eschauffent et deviennent malignes, et font ulcères corrosives et chancreuses, qui rongent la substance des glandes et des parties voisines, et adonc sont incurables.* Le traitement des écrouelles ou scrophules, nécessite une diète restrictive permettant la digestion des humeurs surabondantes. A l'extérieur on utilise des onguents contenant de la térébenthine, du mercure ou des emplâtres de farine de lin. *Le chirurgien peut les ouvrir mais sans hâte, à la phase de collection et de suppuration, autrement le reste demeurera crud et par conséquent difficile et long à guérir.* Paré, Malgaigne, *Oeuvres complètes d'Ambroise Paré revues et collationnées sur toutes les éditions avec les variantes, ornées de 217 planches...*, Paris, **1**, 1840.

Le roi de France a le privilège de guérir les écrouelles : *Je te touche et Dieu te guérit.* Ces paroles sont prononcées au cours d'une cérémonie qui remonte aux origines de la royauté française et qui est liée au sacre au moyen du chrême apporté du Ciel par une colombe dans une ampoule qui a servi pour la première fois au sacre de Clovis.

Les candidats sont d'abord examinés par le premier médecin du roi, par les autres médecins et par ses chirurgiens. On fait un tri conservant les uns, renvoyant les autres. Enfin, les scrophuleux, à genoux, les mains jointes et levées au ciel, priant et suppliant, se prosternent aux pieds du roi et implorent de lui la guérison divine. Le roi, assisté des princes du sang, des principaux prélats de l'église et du grand aumônier, adresse une prière spéciale à Dieu, puis s'étant signé, s'approche des malades. L'archiatre royal saisit la tête des scrophuleux et la présente au roi qui touche le visage de haut en bas puis en travers selon le signe de la croix en prononçant les paroles que nous avons déjà citées. Les malades reçoivent une aumône.

François Ier, le 14 août 1528, touche dix-neuf scrophuleux ; le lendemain quarante-sept autres ; le 8 septembre il en guérit deux cent cinq à Notre-Dame.

Charles IX (1550-1574), le 29 mai 1560, traite trois cent soixante-quinze écrouelleux.

André du Laurens croit apparemment à ce miracle et l'un de ses ouvrages comporte une gravure qui en reproduit le cérémonial. Médecin d'Henri IV (1553-1610), il lui est difficile de taxer de superstition une prérogative divine attachée à la royauté, au moment où l'on reproche au roi, fraîchement converti, son récent passé huguenot : *De mirabilis strumas sanandi vi solis christianissimis divinitus galliae regibus concessa liber unus. Et de strumarum natura, differentiis causis, curatione fit arte & industria medica. Liber alter*, Paris, 1609.

Gabriel Fallope, lui, ne se gêne pas pour parler de contes de bonnes femmes et attribue les quelques guérisons au voyage qu'on offre et aux quelques écus qu'on remet aux scrophuleux avant de retourner chez eux : *Opera omnia, in unum congesta, & in medicinae studiosorum gratia excusa : volumen tam excellens tantaque doctrina refertum, ut omnes, qui ejusmodi scriptis sese applicuerint, in morbis et dignoscendis & curandis non parvam gloriam adepturi sint. Omnia multo accuratus nunc denuo edita, & praeter indicemcapitum in limine positum, altero etiam indice alphabetico adaucta. Cui nunc demum accessit tomus secundus cum suo peculiari titulo, duplicique indice cum capitum, tum aliarum rerum maxime notabilum miro modo locupletatus,* Francfort, 1600.

Les royaumes voisins de la France telles l'Angleterre ou l'Espagne assurent que leur propre souverain possède également le pouvoir de guérir les écrouelles. Edouard le Confesseur (1004?-1066) guérit ainsi une jeune malade de ses écrouelles et de sa stérilité : la jeune femme, affirme-t-on, met au monde deux jumeaux neuf mois plus tard.

Mais il faut attendre la dissection des cadavres et les premiers travaux anatomopathologiques pour obtenir des observations dignes d'intérêt. Ambroise Paré décrit une ascite tuberculeuse : les écrouelles ont gagné le péritoine et se retrouvent également au niveau du foie, de l'intestin et de la rate au cours de l'autopsie. Il cite l'observation de Gian Filippo Ingrassia concernant la découverte de multiples tumeurs scrophuleuses mésentériques au cours d'une vérification anatomique : *De tumoribus praeter naturam ...*, ch. 1, livre 1, Naples, 1553.

Pour Paracelse, la maladie est consécutive au déséquilibre entre le feu et les trois autres humeurs qu'il consume car elles sont beaucoup trop affaiblies pour le circonscrire. C'est donc une affection sèche dont la siccité consume l'organisme. Sa cause, d'origine céleste, détermine une production excavée par le soleil du microcosme qui consomme toute l'humidité du corps. Pour combattre ce phénomène, il faut prescrire des médicaments humidifiants comme le corail, le camphre, la semence de laitue en électuaires ou bien de la graisse de mulot, de la moelle de boeuf, du vin rouge en onguent. Quant aux écrouelles, elles sont dues à un nitre excrémenteux et corrompu qui tuméfie les glandes : *Opera omnia medico-chemico-chirurgica, tribus voluminibus comprehensa. Editio novissima et emendatissima, ad germanica & latina exemplaria accuratissimè collata : variis tractatibus & opusculis summâ hinc inde diligentiâ conquisitis, ut in voluminis primi præfatione indicatur, locupletata : indicibusque exactissimis instructa. Volumen* ***primum****, opera medica complectens,* Genevæ, 1648.

XVIIème siècle : Sylvius et Sydenham

François de le Boë, Sylvius, voit leur origine dans le gonflement de petits ganglions invisibles chez le bien portant et qui augmentent peu à peu de volume (comme chez les strumeux et les scrophuleux) pour devenir apparents et déterminer des vomiques lors de leur fonte purulente : *Vidi non semel, glandulosa pulmonibus tubercola minora ; vel majora in quibus aliquando pus varium continueri sectio manifestavi.* (J'ai vu non seulement des glandes tuberculeuses de plus petite taille aux poumons, mais aussi de plus volumineuses contenant parfois un pus différent à la section) : *Opera medica tam hactenus inedita...,* Amsterdam, 1680.

Thomas Willis explique ainsi la nature des lésions du parenchyme pulmonaire et minimise la gravité de l'affection : *Il se forme quelquefois une ou deux cavités dans les poumons, dont les parois sont calleuses ce qui empêche la matière qui s'y est amassé, de passer dans la masse du sang, de sorte qu'elle s'évacue tous les jours par la bouche, si grande que soit sa quantité. Les personnes qui sont dans cet état ont pour ainsi dire, une espèce de cautère dans les poumons ; & bien qu'elles rendent tous les matin une grande quantité de salive épaisse ou jaune, & même purulente, qui diminue pendant tout le reste du jour, elles jouissent à tous autres égards, d'une santé parfaite elles respirent librement, elles dorment aussi bien qu'on puisse le souhaiter, elles jouissent d'un embonpoint suffisant, ou du moins elles sont favorisées d'une bonne habitude, à laquelle elles sont souvent redevables de leur guérison. Aussi a-t'on vu des personnes affligées de la phthisie pendant trente ou quarante années, sans que leur vie en aît été abrégée* : *Pharmaceutice rationalis ; sive Diatriba de medicamentorum operationibus in humano corpore*, Oxford, 1674 ; James, *Dictionnaire universel de médecine...* **5**, Paris, 1748.

Certains auteurs, plus perspicaces, rattachent les écrouelles à la phtisie, tel Johann Scultet qui en porte témoignage : *L'arcenal de chirurgie de Jean Scultet, médecin et chirurgien de la République d'Ulmes. Ouvrage posthume ... Mis en françois par Mr. François Deboze,* Lyon, 1672.

Jean Riolan écrit que *les écrouelles ne paraissent jamais à la surface du corps, que le mésentère n'en soit tout farci* : *Manuel anatomique et pathologique, ou abregé de toute l'anatomie... nouvelle edition corrigée & augmentée de la sixième partie...* Lyon, 1672.

Thomas Sydenham se prononce catégoriquement en faveur de la similitude à défaut d'identité entre écrouelles et phtisie : *Opera universa, editio tertia,* Londres, 1705.

Richard Morton dans sa *Phtisiologia, seu exercitatione de phtisi*, Londres, 1698, fait état de plusieurs cas de tuberculose pulmonaire. Il y décrit diverses consomptions dont une correspond à l'anorexie mentale. Il comprend que les ganglions hilaires des tuberculeux sont des ganglions lymphatiques tuméfiés : *Phtisis pulmonaris est cunsumptio partium universalis a morbo affectu seu infarctione, tumore, inflammatione et ulceratione pulmonum primum orta, indeque tussi, dyspnoia aliisque ejusmodi symptomacis thoracicis ab ipso initio stipata, et cum febre primium lenta et hectica, dein inflammatoria et tandem putrida intermittente conjuncta* (la phtisie pulmonaire est une maladie de consomption assez fréquente qui se traduit par un infarcissement, une tumeur, une inflammation et une ulcération initialement pulmonaires accompagnés de toux, de dyspnée et d'autres manifestations respiratoires associés à une fièvre lente et hectique au début, vite suivie d'une fièvre putride intermittente).

Le Sepulchretum, 1679, de Théophile Bonet (1620-1689) réunit 150 observations anatomo-cliniques de tuberculoses dont une disséminée : *Sepulchretum sive anatomica practica ex cadaveribus morbo denatis proponens historias et observationes...cum indicibus necessariis ... Editio altera, quam novis commentariis et observationibus ... Johannes Jacobus Mangetus,* Genève, 1700.

Charles Leigh (1662-1701) publie un ouvrage de médecine régionale *Phtisiologia Lancastriensis, cum tentamine philosophico de mineralibus aquis in eodem comitatu observatis*, Londres, 1694, (Phtisiologie du Lancastre avec un essai philosophique sur les eaux minérales étudiées dans ce même comté), où l'on peut lire *: sibilus continuus in pectore auris pecutit.* (l'oreille perçoit une sibilance permanente dans le thorax).

Jusqu'au début du dix-neuvième siècle, la phtisie est toujours cette affection qu'Hippocrate définit comme le dépôt dans les poumons d'humeurs pituiteuses et bilieuses qui s'organisent en conglomérats de matière purulente et qui provoquent crachats de sang spumeux, toux violente. La mort survient le plus souvent en sept à neuf ans dans un tableau d'altération progressive de l'état général. Elle va devenir endémique en Europe connaissant son maximum d'extension entre 1780 et 1830, tout particulièrement en Angleterre.

XVIIIème siècle : Morgagni et Avenbrugger

Les travaux de Giovanni Battista Morgagni vont améliorer la connaissance des lésions anatomiques et des signes évolutifs de la maladie. La parution du *De sedibus et causis morborum per anatomen indagatis*, lettre XXII, Venise, 1761. (Recherches anatomiques sur le siège et les causes des maladies), inaugure une nouvelle méthode pour étudier les maladies pulmonaires en général et la phtisie en particulier : pour la première fois, c'est l'autopsie effectuée selon un protocole bien réglé qui établit la relation entre les lésions anatomiques et leur traduction clinique du vivant du malade.

Gérard van Swieten évalue la phtisie acquise comme moins grave que la phtisie héréditaire : *Commentaria in Hermanni Boerhaave aphorismos, de cognoscendis et curandis morbis*, **4**, Leyde, 1765-1776.

Le béarnais Pierre Desault (1675-1737) affirme que la présence de tubercules est la seule cause de la phtisie. Il croit que le mercure est plus efficace pour guérir la rage ou la tuberculose que la syphilis : *Dissertation sur les maladies vénériennes contenant une méthode de les guérir sans flux de bouche, sans risque et sans dépense avec deux dissertations, l'une sur la rage, l'autre sur la phthisie et la manière de les guérir radicalement*, Bordeaux, 1733 ; en anglais : *A treatise on the venereal distemper containing a method of curing it without salivation, danger, or great expence with two dissertations ; the first on madness from the bite of mad creatures ; the second on consumption with a method of curing them radically ...*, Londres, 1738 ; en Italien : *Dissertazione sopra la tisichezza pulmonare presentata ...*, Macerata, 1781.

François Boissier de Sauvages situe la phtisie dans le premier ordre (maigreur) de la classe des cachexies : *Nosologie méthodique ...*, **9**, Lyon, 1772, et William Cullen, dans la classe des hémorragies, entre hémoptysie et hémorroïde : *Elemens de médecine pratique ... traduit de l'anglais sur la 4è et dernière édition ... par M. Bosquillon*, Paris, 1785-1787.

Rudolf Augustus Vogel l'associe à la chlorose, l'ictère, l'anasarque, l'ascite dans le groupe des cachexies : *Academicae praelectiones de cognoscendis et curandis praecipuis corporis humani affectibus*, Göttingen, **2**, classis VIII, cachexiae, tabès, rachitis, 1772 ; seconde édition préfacée et corrigée par Tissot, en 1789, à Lausanne.

Joseph Raulin (1708-1784), en 1782, admet la forte contagiosité de la maladie. Il pense que les tubercules crus du début de l'infection se caséifient tardivement. En revanche, il croit encore que la tuberculose peut être la métastase aux poumons d'autres affections comme les hémorroïdes, l'aménorrhée, l'arrêt de la lactation, les fleurs blanches, le pus des ulcères et la matière des tumeurs, les dartres et la lèpre : *Traité de la phthisie pulmonaire avec la méthode préservative et curative de cette maladie fondée sur des observations,* Paris, 1782.

Léopold Avenbrugger dans son *Inventum novum ex percussione thoraci humani ut signo abstrusos interni pectori morbos detegendi,* Vienne, 1761, (Nouvelle méthode tirée de la percussion du thorax humain destinée à détecter les maladies cachées de l'intérieur de la poitrine par leur symptôme), paru la même année que la dernière œuvre de Morgagni, jette l'esquisse d'une sémiologie basée pour la première fois sur une méthode d'exploration objective, la percussion.

Jean-Jacques Manget (1652-1742), dans l'édition genevoise du *Theatrum Anatomicum*, 1717, décrit un cas de granulations tuberculeuses diffuses chez un jeune homme décédé de tuberculose.

Jean-Baptiste Thimothé Baumes (1756-1828) publie deux volumes consacrés à la phthisie à Montpellier en 1795 puis en 1805, où, en vitaliste élève de Paul Joseph Barthez, il défend une position totalement étrangère à celle de la nouvelle école anatomopathologique : *Mais qu'importe la connaissance du siège d'une maladie qu'on n'a pu guérir, ce qui n'est qu'une opération en quelque sorte mécanique des sens, à côté de la connaissance des causes de cette maladie, qu'il fallait découvrir, ce qui est une opération ingénieuse de l'entendement : Traité de la phthisie pulmonaire, connue vulgairement sous le nom de maladies de poitrine*, Paris, 1805.

La distinction entre scrophule et tuberculose est encore admise par Pierre Lalouette : *Traité des scrophules*, Paris, 1782, Thomas Reid (1739-1802) : *Essay on the nature and cure of the phtisis pulmonalis*, Londres, 1783, et Antoine Portal : *Observations sur la nature et le traitement de la phthisie,* Paris, 1792, qui, tout en reconnaissant le caractère familial de la tuberculose, distinguent la phtisie proprement dite qu'ils appellent originaire, de la scrophule qu'ils nomment phtisie scrophuleuse.

Théophile de Bordeu ne partage pas cette façon de voir. Il le dit dans sa Dissertation sur les écrouelles, 1753 : *Il existe donc dans la nature une sorte de miasme scrophuleux qui est sans doute formé quelquefois par les révolutions qui arrivent aux différentes humeurs, et qui peut fort bien, en passant d'un sujet à l'autre aller, comme le levain dans la pâte, gâter des humeurs saines*. Il fait remarquer que l'autopsie des écrouelleux montre souvent une atteinte ganglionnaire diffuse notamment au niveau des viscères abdominaux. Il ajoute : ... *Nous regardons les écrouelles comme une maladie générale du suc nourrissier...* : Dissertation sur les écrouelles où l'on tâche de déterminer le caractère des tumeurs scrophuleuses, leurs espèces, leurs signes & leur cure ..., *Recueil de pièces qui ont concouru pour le prix de l'Académie royale de chirurgie*, **3**, Paris, 1759.

XIXème siècle : de Laënnec à Roentgen ; de Villemin à Koch

En 1810, Gaspard Laurent Bayle (1774-1816) confirme l'importance des tubercules, formations particulières et spécifiques communes aux divers types de phtisie et pouvant essaimer hors des poumons. Il identifie les granulations grises (miliaires) mais ne les considère pas comme le stade premier du tubercule. Il affirme sans ambiguïté l'unicité de la maladie appuyant son hypothèse sur de nombreuses vérifications anatomiques : *Recherches sur la phthisie pulmonaire. Ouvrage lu à la Société de la Faculté de Médecine de Paris dans diverses séances en 1809 et 1810*, Paris, 1810.

Particulièrement contributive aux diagnostics des épanchements pleuraux, des condensations ou de certaines tumeurs pulmonaires de grande dimension, la percussion connaîtra un grand développement grâce aux travaux de Jean Nicolas Corvisart (1755-1821) qui la tire de l'oubli en 1808, de Pierre Adolphe Piorry et de Joseph Skoda (1805-1881).

Dès 1815, l'auscultation médiate découverte par René T.Y. Laënnec va parachever l'ouvrage en créant une méthode anatomo-clinique basée sur la sémiologie objective que lui procure le stéthoscope et qui lui permet de confirmer l'unicité de la tuberculose. Laënnec établit que les lésions tuberculeuses correspondent aux différents stades d'évolution d'une seule et même maladie et qu'elles se présentent soit sous forme de tubercules, soit sous forme d'infiltration : *L'existence des tubercules dans le poumon est la cause et constitue le caractère anatomique propre de la phthisie pulmonaire.* Ce que les anciens auteurs appelaient ulcère du poumon correspond en réalité au caséum ramolli puis expulsé par les bronches et laissant à sa place une excavation tuberculeuse.

Il se heurte à François Joseph Victor Broussais qui consacre un chapitre de la seconde édition de son *Examen des doctrines médicales*, Paris, 1821, à réfuter les conceptions développées dans *L'auscultation médiate*, Paris, 1819. Il conclut que ... *L'ouvrage du Dr Laënnec offre une histoire curieuse des altérations cadavériques des organes contenus dans la poitrine ; mais que les signes de ces lésions sont loin d'avoir toujours l'exactitude qu'il a voulu leur donner ; qu'il a créé plusieurs entités morbides factices ... enfin que par cette méthode il a ouvert un nouveau champ à l'arbitraire.*

Pierre Charles Alexandre Louis confirme les conclusions de Laënnec et montre le premier l'atteinte apicale pulmonaire initialement prédominante : *Recherches anatomico-pathologiques sur la phthisie,* Paris 1825.

Joseph Grancher : *De l'unité de la phthisie* et Louis Albert Thaon (1846-1886) : *Recherches sur l'anatomie pathologique de la tuberculose*, défendent dans leur thèse inaugurale, en 1873, l'unicité de la maladie. Ils se fondent pour cela sur les travaux récents de Theodor Langhans (1839-1915) qui avait décrit en 1868 la cellule géante alors considérée comme élément morphologique spécifique : Kernen in Tuberkeln und die fobröse Form des Tuberkels, *Virchow's Archiv*, Bd. 42, 1868.

Benno E.H. Reinhardt (1819-1852), qui mourra de tuberculose à 33 ans, étudie les tubercules au microscope et les identifie comme des exsudats inflammatoires siégeant dans les alvéoles pulmonaires. Dès lors, la phtisie se résume en une pneumonie lobulaire chronique intra-alvéolaire, le tubercule et la pneumonie intersticielle en étant les éléments constitutifs : *Etude sur l'identité des dépôts tuberculeux avec les produits inflammatoires*, 1852.

Rudolph Virchow conteste cette interprétation. Pour lui la granulation tuberculeuse, grise, semi-transparente, miliaire, mérite seule ce titre. Il en donne la définition suivante : *Une granulation tuberculeuse, un tubercule, est une nodosité, généralement arrondie, formée de petites cellules pressées les unes contre les autres et offrant en son centre une zone de dégénesrescence, et à sa périphérie une zone de prolifération* : *Pathologie des tumeurs*, **3**, Paris, 1867, Paradoxalement, l'avènement de nouvelles techniques histologiques qui permettent d'identifier les lésions microscopiques de la tuberculose, l'incite, en 1847, à distinguer d'une part des lésions inflammatoires non spécifiques, d'autre part les granulations seules pathognomoniques ; il reproche à Bayle et à Laënnec d'avoir considéré comme tuberculeux tout ce qui est caséeux.

En France, Sigismond Jaccoud (1830-1913) : *Traité de pathologie interne*, **2**, Paris, 1871, et Etienne Lancereaux : *Distribution géographique de la phtisie pulmonaire*, Paris, 1877, adoptent ce point de vue.

Le Danois Fritz Waldemar Rasmussen (1834-1881) signale en 1868 l'anévrisme artériolaire en saillie sur les parois des cavernes pulmonaires tuberculeuses dont la paroi fragile peut être le siège d'hémorragies : On haemoptyse navnlig den lethale, i anatomisk og klinisk Henseende, *Hospitalstidende*, **11**, 1868.

Les étapes suivantes seront à la fois radiologiques et bactériologiques. Dans la nuit du 8 novembre 1895, Guillaume Conrad Roentgen (1845-1923) découvre un rayonnement différent du rayonnement cathodique car il traverse le papier noir qui enveloppe un tube de Crooks pour illuminer une fluorescence et impressionner une plaque photographique protégée de la lumière : Ueber ein neue Art von Strahlen (Vorläufige Mittheilung), *Sitzber. phys.-med Ges.* Würzburg, 1895 ; Ein neue Art von Strahlen. II ? Mitheilung, *Sitzber. phys.-med Ges.* Würzburg, 1896.

Antoine Béclère (1856-1939) va faire ensuite pour la radiologie ce que René T. Y. Laënnec avait fait pour l'auscultation et permettre le diagnostic précoce des tuberculoses latentes et le dépistage de masse. Il inaugure l'enseignement de la radiologie à Tenon : *Les rayons de Röntgen et le diagnostic de la tuberculose*, Paris, 1899.

Jean Antoine Villemin établit en 1865 le caractère contagieux de la maladie : *Etude sur la tuberculose preuves rationnelles expérimentales de sa spécificité et de son inoculabilité,* Paris, 1868.

Robert Koch (1843-1910) isole le bacille en 1884 : Die Aetiologie der Tuberkulose, *Berliner klinische Wochenschrift*, 1882.

La fin du siècle est marquée par un progrès thérapeutique important : la mise au point en 1882 par Carlo Forlanini (1847-1918) de la collapsothérapie qui sauvera la vie de milliers de tuberculeux : A contribuzione della terapia chirurgica della tisi : ablazione del polmone ? pneumotorace artificiale ?, *Gazz. Osp. Clin.*, **3**, 1882.

Les Pasteuriens Albert Calmette (1863-1933) et Camille Guérin (1873-1961) franchiront un pas décisif en obtenant par atténuation du bacille le vaccin BCG utilisé pour la première fois en 1921 à l'Hôpital de la Charité : Vaccination par bacilles biliés, *Académie des sciences*, 28 décembre 1908, 2 novembre 1909 ; *L'infection bacillaire et la tuberculose chez l'homme et chez les animaux : processus d'infection et de défense étude biologique et expérimentale*, Paris, 1920.

Les maladies du cœur et des vaisseaux :

Le coeur est atteint d'intempérie, de phlegmon, d'érysipèle, de tumeurs contre-nature, plus rarement d'ulcère ou de plaie.

L'intempérie chaude associe le pouls fréquent et *viste*, quelquefois grand, la respiration rapide, souvent de la fièvre, l'haleine chaude. L'intempérie froide, quand elle est humide, rend le pouls plein, mal et languide et quand elle est sèche, petit, tendu, dur. L'intempérie du cœur, quand elle s'étend aux parties similaires, les dessèche ou les échauffe ou les refroidit ou encore les gorge de beaucoup d'humeurs, provoquant peu à peu la mort.

Les maladies de l'orifice de l'estomac (cardia) causent une forte syncope, dite stomachique. L'érysipèle, la componction de bile et d'humeurs vénéneuses, émanant d'un bubon ou de viscères comme la matrice ou l'intestin dégagent une vapeur maligne en l'orifice du ventricule ou sur le coeur. Les autres maladies du coeur (phlegmon, érysipèle, tumeur, plaie) sont difficiles à déceler : quand elles provoquent des syncopes grandes et fréquentes, la mort subite ne tarde pas. Tout ce qui détruit et dissipe la chaleur naturelle et les esprits, cause la syncope.

Les signes des maladies du coeur sont la syncope et la palpitation.

La syncope est une soudaine défaillance des forces. Pouls absent ou extrêmement rare et obscur. La surface du corps devient froide. La sueur perle aux tempes, à la nuque, au thorax. Toutes les maladies du coeur la provoquent mais également les fortes émotions, les douleurs atroces, le jeûne, les évacuations immodérées. Les autres causes sont l'inflammation, l'érysipèle, la componction de bile, l'humeur vénéneuse soit adhérant au coeur, soit émanant d'un bubon, de la matrice, des intestins ou d'autres viscères d'où s'échappe une vapeur maligne en l'orifice du ventricule ou sur le coeur.

La palpitation doit ses effets fâcheux à la violence du diastolé et systolé qui peut rompre des côtes, provoquer des anévrismes. Cette maladie atteint surtout les hypocondriaques mélancoliques et ceux dont la rate est enflée par une bile noire. *Elle vient d'une bile bruslée qui, ne s'évacuant pas, se répand dans les artères après s'être accumulée dans les entrailles et surtout dans la rate. Le coeur, tout proche, repousse les vapeurs malignes et noires qui s'élèvent vers lui de la rate par un battement plus véhément. Elle est consécutive à l'abondance du sang ou à une humeur fort copieuse enclose sous le péricarde. Elle est aggravée par l'exercice immodéré, les bains, l'acte vénérien, la crapule* (débauche), *le vin trop fort, la fascherie.*

Les médicaments du coeur peuvent être des cardiaques froids ou des cardiaques chauds.

Les cardiaques froids sont : le buglosse actif contre la syncope, la violette et le nénuphar qui dissipent les maux de coeur, réveillent les esprits et dissipent les vapeurs noires, le suc du citron, de la grenade, de l'orange qui combattent la pestilence, les poisons et les faiblesses des parties nobles, le suc de pomme ou de coing qui fortifie le coeur. On peut y ajouter l'os du coeur du cerf ou crux cervi, la corne de licorne, l'ivoire, les feuilles d'or aux propriétés fortifiantes. Les perles, le saphir, l'émeraude, le corail et l'ambre qui le préservent de la peste et des venins. Le camphre, qui éteint les vapeurs malignes.

Parmi les cardiaques chauds, on compte la mélisse qui combat la syncope froide, le daronicum ou arnabo de Paul d'Egine qui fortifie le coeur et combat les palpitations, la semence de basilic souveraine contre ses défaillances. Autres médicaments chauds : l'aloès et le clou de girofle, l'ammonium, le safran, le musc, efficaces contre les syncopes ; l'écorce de citron et la cannelle, indiquées contre la pourriture et les venins qui le menacent.

On administre ces substances sous forme de sirops, confitures, électuaires ou bien en les additionnant à de la Thériaque, à du Mithridate ou à une poudre ainsi composée : prendre corne de cerf et de licorne, perles luisantes, limaille d'ivoire, six grains de chaque finement pulvérisés. Délayer cette poudre dans du vin blanc et de l'eau de buglosse. On peut mêler deux drachmes de cette poudre à trois onces de sucre blanc dissout dans de l'eau de rose pour en faire des tablettes nommées manus Christi ou lui adjoindre un peu d'électuaire de pierres précieuses : saphir, émeraude, corail : *La pathologie de Jean Fernel,* XII, Paris, 1655.

Rivière adopte la même classification mais ajoute à la syncope et à la palpitation, l'abattement des forces qui se traduit par un pouls faible et ralenti au point d'abolir les mouvements sans la moindre atteinte cérébrale ou musculaire. Ceci est consécutif à la diminution de la chaleur naturelle et des esprits dont dépendent la vie et les forces des différents organes : *La pratique de médecine avec la théorie,* **1**, III, Paris, 1723.

Les observations de cardiopathies ou d'atteintes vasculaires rapportées par les médecins du XVIème siècle sont des faits isolés, trouvailles d'anatomistes auxquelles manquent les bases physiologiques pour être correctement interprétées et rattachées les unes aux autres.

Antonio Benivieni décrit des polypes du cœur : il s'agit de thromboses intracardiaques post mortem. Il rapporte dans sa trente-cinquième et dans sa quatre-vingt-neuvième observation des lésions cardiaques évoquant une nécrose du myocarde : *De abditis nonnullis ac mirandis morborum et sanatorium causis*, Florence, 1507.

Thomas Linacre (1461-1524) semble avoir observé des troubles du rythme cardiaque dans son *De pulsum usu*, 1523, (La pratique du pouls).

Jean Duret (1563-1629), fils de Louis, cité par Baillou, place la cause de toute palpitation cardiaque ou dans une oppression ou dans une secousse. Elle existe lorsque le mal est dans le coeur même ou autour du coeur, comme lorsque trop d'eau s'est accumulée dans le péricarde ou que le péricarde adhère au cœur : *Interprationes et enarrationes in magni Hippocratis coacasproenotiones,* Paris, 1588.

Pietro Salio Diverso dans le *De febre pestilente tractatus*, 1586, (Traité de la fièvre pestilente), écrit : *Deux signes indiquent l'imminence d'une syncope cardiaque et d'une mort subite : d'abord une sensation de resserrement brutal de la région du coeur accompagnée de perte de connaissance, de pâleur, de sueurs. Ensuite l'apparition fréquente chez ces patients d'un pouls intermittent, si l'intermittence va au-delà d'une pulsation, un grand danger menace et cela veut dire que la syncope est imminente. Cette intermittence, tout comme la sensation d'étouffement, n'est liée à rien d'autre qu'à une accumulation de sang épaissi qui bouche et gêne les vaisseaux et les organes internes.*

Léonard de Vinci attribue l'artériosclérose à la sénilité. Dans ses études anatomiques, il observe et dessine l'épaississement des parois et la réduction du calibre des vaisseaux sanguins : *Dell'anatomia flogli A*, Paris, 1898 ; *Dell'anatomia flogli* B, Turin, 1901 ; Manuscrit C, six volumes, Oslo, 1911-1916.

Fallope découvre au cours de l'autopsie d'une femme âgée, des artères ossifiées et, au cours d'une autre dissection, une ossification complète de l'aorte : *Observationes anatomicae*, Venis, 1561.

Jean-François Fernel parle des anévrismes et les attribue à la seule dilatation des tuniques de l'artère : *Medicina*, Paris, 1554, traduit en français en 1646, 1650, 1655 et 1660 : *La pathologie de Jean Fernel.*

Antoine Saporta (?-1573) en donne une description au niveau de l'aorte en 1554, mais son travail ne sera publié qu'en 1624 *: De tumoribus praeter naturam.*

Ambroise Paré rapporte une observation d'anévrisme de l'aorte chez un patient qui de son vivant avait un très grand battement de toutes les artères et disait sentir une extrême chaleur par tout le corps, et souvent tombait en défaillance de coeur. Cet homme mort en jouant à la paulme est autopsié par Paré qui découvre du sang dans le thorax, et le *corps de l'artère dilatée jusqu'à y mettre le poing et sa tunique interne tout osseuse*. Cette ossification est signalée par de nombreux auteurs de la Renaissance. Paré note également que la solidification du sang en un thrombus entraîne de violents griefs *: Œuvres complètes d'Ambroise Paré …*, Paris, **1**, 1840.

Guillaume de Baillou donne la description d'un anévrisme cardiaque : *Un homme respirait difficilement, il était essoufflé, il avait maigri. Tout le monde accusait les poumons. A l'ouverture du cadavre, on ne trouva rien de remarquable dans le poumon. Le coeur, chose étonnante, égalait la grosseur d'une tête un peu volumineuse : il avait tellement grossi que le concours et l'afflux de sang se faisait vers lui : Les observations de médecine ...*, Paris, 1724.

Jusqu'à ce que les anatomistes identifient le péricarde, les anciens auteurs parlent de coeur velu ou hérissé de poils en présence des péricardites : Amatus Lusitanus chez trois malades atteints de palpitations et de syncopes morts à la suite de ces troubles, découvre à l'autopsie des signes de péricardite peut-être tuberculeuse : *Curationum medicinalium centuriae septem*, Venise, 1566.

Pierre André Matthiole préconise, dès 1580, le muguet pour fortifier le cœur : *Commentaires de M. Pierre André Matthiole sur les six livres de Ped. Dioscor. Anarzeeben de la matière médicinale ... mis en françois sur la dernière édition latine de l'autheur par M. Iean des Moulins*, Lyon, 1579.

XVIIème siècle : poursuite d'inventaire. Lower

Au fil des siècles, cette mosaïque d'observations se complète notamment sous l'influence des travaux de Harvey.

Annibal Albertini (?-?) écrit une des premières monographies consacrées exclusivement à la cardiologie : *De affectionibus cordis libri III*, Venise, 1618. Il y distingue les vraies et les fausses palpitations.

Ercole Sassonia (1551-1607) décrit, en 1604, les symptômes d'un bloc de branche : *De pulsibus*, Francfort, 1604.

Lazare Rivière, une sténose de l'aorte : *Opera medica universa*, Francfort, 1674.

Johann Jacob Wepfer (1620-1695) en 1658, les accidents vasculaires cérébraux : *Observationes anatomicae, ex cadaveribus eorum, quos sustulit apoplexia*, Shaffhouse, 1658.

John Mayow, un rétrécissement mitral : *Opera omnia medico physica tractatibus quinque comprehensa*, Hagae-Comitum (La Haye), 1681.

Richard Lower, dans son *Tractatus de corde*, Londres, 1669, (Traité du coeur), traduit en français en 1679, étudie les effets des épanchements au niveau du péricarde et attribue les épanchements séreux à un obstacle à la circulation des veines. Il décrit l'insuffisance cardiaque, l'asystolie par péricardites constrictives, la tamponnade, les signes des syndromes de restriction et d'obstruction pulmonaires, les obstructions artérielles, l'insuffisance veineuse et l'hypertension intra-crânienne. Il réussit la première transfusion sanguine en mettant en communication l'artère d'un chien avec la veine d'un autre chien.

On considère les indurations artérielles comme le résultat d'une évolution normale et, à la fin du siècle, on pense avec Jean Riolan fils qu'elles ont pour effet de maintenir ouvertes les artères à un âge où la puissance des contractions du coeur faiblit, cette rigidité facilitant la circulation du sang : *Les oëuvres anatomiques revues et augmentées d'une cinqième partie en ceste édition ... le tout rangé, corrigé, divisé, noté & mis en français par M. Pierre Constant*, Paris, 1628-1629.

XVIIIème siècle : les *Lumières* appliquées à la cardiologie

Le dix-huitième siècle ébauche une synthèse de ces observations éparpillées.

Raymond Vieussens, dans son magistral *Novum vasorum corporis systema*, Amsterdam, 1705, (Nouveau système des vaisseaux du corps), pose les premiers jalons de la pathologie orificielle du coeur, décrit les anévrismes intrathoraciques, précise l'anatomie des coronaires, affirme également l'origine inflammatoire de la péricardite, signale les irrégularités du pouls chez l'un de ses patients atteint d'une maladie des valvules aortiques, anticipant de plus d'un siècle sur la description classique de l'insuffisance aortique par Dominic John Corrigan (1802-1880) en 1832.

Giovanni Maria Lancisi décrit l'hypertrophie cardiaque et en fait une cause de mort subite. Il décrit le premier les végétations des valvules du cœur et inaugure une sémiologie compréhensible des cardiopathies : *De subitaneis mortibus libri duo*, Rome, 1707.

John Floyer, abandonnant enfin les spéculations hasardeuses de ses prédécesseurs, mesure pour la première fois le pouls à l'aide d'une montre qui compte les minutes et quantifie le rythme cardiaque : *The physician's pulse watch, to explain the art of feeling the pulse, and to compare with the help of a pulse watch*, Londres, 1707-1710, (La montre de médecin à compter le pouls, pour expliquer l'art de sentir le pouls et pour le comparer à l'aide de la montre à compter le pouls).

Hippolyte François Albertini (1662-1738), élève de Malpighi, maître de Morgagni, écrit, en 1726, une monographie publiée en 1748 dans le : *De Bononiensi scient. et art. instituto atque Acad. Commentarii* intitulée : Animadversiones super quibusdam difficilis respirationis vitiis a laeso cordis et praecordiorum structura pendentibus. (Réflexions sur quelques difficultés respiratoires consécutives à une défaillance ou à une lésion du coeur et des structures thoraciques avoisinantes). Il signale l'essoufflement et *l'hydrops pectoris* (hydropisie de la poitrine) qui accompagnent parfois l'insuffisance cardiaque et recommande dans ce cas de palper la pointe du coeur.

Giovanni Baptista Morgagni consacre la lettre III du *De sedibus et causis morborum per anatomen indagatis*, Venise, 1761, à la description princeps du rétrécissement mitral et du bloc de branche.

Jean-Baptiste Sénac rédige un des grands classiques de la cardiologie, le *Traité de la structure du coeur, de son action et de ses maladies*, Paris, 1749, où il esquisse la relation entre la lésion et le symptôme et développe particulièrement l'étude des maladies du péricarde dont il étudie les malformations, les plaies et les épanchements. On y trouve une bonne description des troubles du rythme, de l'essoufflement et des œdèmes d'origine cardiaque, des crachements de sang. Malheureusement sa thérapeutique reste sommaire : saigner, purger, donner l'émétique. On lui doit néanmoins la réintroduction de la scille, utilisée dès l'Antiquité, dans le traitement des cardiopathies. Il emploie le quinquina dans les palpitations : *De tous les remèdes stomachiques, (c'est) celui dont les effets m'ont paru les plus constants & les plus prompts en beaucoup de cas. Des palpitations rebelles et longues ont cédé à ce fébrifuge, secondé d'un léger purgatif.* Il préconise la ponction dans l'hydropisie du péricarde : on plonge un trois-quarts, dit-il, dans la poitrine, au niveau de l'espace qui est entre la 3ème et la 4ème côte, du côté gauche ; il faudrait porter la pointe de cet instrument à deux pouces du sternum, le pousser obliquement vers l'origine du cartilage xiphoïde, le conduire le long des côtes, c'est-à-dire qu'on doit s'en éloigner le moins qu'on pourra ; en marchant par cette voie on ne blessera ni l'artère mammaire, ni le coeur, ni le poulmon.

L'emploi de la digitale, décrite par Leonhardt Fuchs en 1542, est dû à l'anglais Guillaume Withering, en 1785, qui en précise les modalités de prescription, l'action diurétique et les effets indésirables : *An account of the foxglove and some of its medicinal uses with practical remarks on dropsy and other diseases*, Birmingham.

John Hunter observe un anévrisme aortique en 1757 : *Œuvres complètes*, **III,** Paris, 1840.

La connaissance de la pathologie des coronaires s'améliore considérablement :

Johann Friedrich Crell (1707-1747) dans le *De arteria coronaria instar ossis indurata observatio*, 1757, (Observation d'artères coronaires indurées comme par ossifications) pense que les plaques calcifiées des coronaires ne correspondent pas à une ossification mais à une infiltration par une substance tophacée issue d'une suppuration qui s'insinue entre la tunique moyenne et la tunique interne des artères pour se calcifier ultérieurement.
William Heberden décrit l'angine de poitrine en juillet 1768 devant le Royal College of Physician : *Some account of a disorder of the breast* et l'attribue à un spasme. Caleb Hillier Parry (1755-1822), publie *An inquiry into the symptoms and causes of the syncope anginosa, or angina pectoris ; illustrated by dissections,* Londres, 1797. En 1799, lors d'une communication à la Gloucester Medical Society, il la rattache de façon explicite à un spasme coronarien, alors que John Fothergill, s'il dépeint exactement la crise angineuse, l'attribue faussement à une accumulation de graisse dans la poitrine et autour du coeur. Il recommande un régime végétarien, les eaux ferrugineuses, le fer, l'abstention de toute boisson alcoolisée. Il conseille d'éviter les émotions violentes : *The works of John Fothergill, M.D.* ... London, 1783, **2,** (Case of an angina pectoris with remarks ; Further account of angina pectoris).

Frank Nicholls (1699-1778) donne la première description de dissection d'un anévrysme de l'aorte dont son illustre patient, le roi Georges II mourut : Observation concerning the body of his late majesty, october 26, 1760, *Philosophical Transaction*, **52**, 1762.

XIXème siècle : naissance de la cardiologie moderne

Jean Nicolas Corvisart avec son *Essai sur les maladies et les lésions organiques du cœur*, Paris, 1806, met un peu d'ordre dans les observations des Anciens que le hasard leur présentait ... *avec comme objectif que le but désirable cependant, le seul but de la médecine pratique doit être non pas de rechercher, par une stérile curiosité, ce que les cadavres peuvent offrir de singulier, mais de s'efforcer à reconnaître ces maladies à des signes certains, à des symptômes constans.* C'est ainsi qu'il est tout naturellement amené à traduire, en 1808, l'ouvrage d'Avenbrugger sur la percussion, l'*Inventum Novum*, Vienne, 1761, pourtant passé inaperçu à sa parution malgré sa traduction en français par Rozière de la Chassagne (?-?) en 1770. Il comprend l'importance de cette méthode d'exploration qu'il adopte dans sa pratique quotidienne et manque de peu la découverte de l'auscultation puisqu'il écrit à propos des signes spécifiques du rétrécissement mitral : *De ce nombre* (de signes) *est un bruissement particulier difficile à décrire, sensible à la main appliquée sur la région précordiale, bruissement qui provient, sans doute, de la difficulté qu'éprouve le sang à passer par un orifice qui n'est plus proportionné à la quantité de fluide à laquelle il doit donner passage.* Mais il ne cherche pas à pousser plus loin et laisse s'éteindre son intuition en ajoutant : *Quelques auteurs assurent avoir entendu dans certaines maladies du coeur, le bruit produit par les battements violents de ce viscère même à une certaine distance du lit du malade ; je n'ai jamais eu l'occasion, je le répète, de vérifier ces observations bien rares sans doute : j'ai seulement entendu ces battements en approchant l'oreille de la poitrine du malade.*

Il décrit l'endurcissement cartilagineux ou osseux des valvules sygmoïdes et en trace le tableau anatomo-clinique.

René T. Y. Laënnec, dès 1815, avec son cylindre de bois appliqué sur le thorax de ses malades apporte l'instrument qui permettra l'élaboration d'une véritable sémiologie des maladies thoraciques puis à partir de signes acoustiques objectifs, celle d'une nosologie, base de la cardiologie contemporaine même si la qualité de son travail sur le coeur n'égale pas celle de son étude des affections respiratoires. A la suite de Corvisart, il décrit le frémissement cataire du rétrécissement mitral dont on donnerait une idée assez exacte en le comparant au murmure de satisfaction que font entendre les chats quand on les flatte de la main. Dans la quatrième édition du *Traité de l'auscultation médiate*, Paris, 1837, Gabriel Andral souligne les insuffisances du livre de Laënnec dans la description des bruits du cœur. Il décrit les déformations des valvules, le raccourcissement des cordages tendineux qui se portent aux valvules tricuspides ou mitrales, les végétations qui se développent à la surface de ces valvules, leur destruction, leurs déchirures, leurs adhérences, leurs malformations congénitales. Les foyers de l'auscultation cardiaque commencent à être connus : à la pointe, c'est l'orifice mitral ; à ma base, l'orifice aortique.

Les découvertes sémiologiques et nosologiques vont jalonner le siècle.

En 1809, Allan Burns, dans ses *Observations on some of the most frequent and important diseases of the heart*, Edimbourg, 1809, décrit les sténoses de la valvule mitrale et la péricardite.

En 1810, Antonio Giuseppe Testa (1756-1814) publie un traité : *Della malattie del cuore*, Bologne, 1810, ouvrage d'érudition réédité en 1823 à Florence en trois volumes.

En 1811, Joseph Hodgson (1788-1869), écrit un essai sur les maladies des vaisseaux sanguins qui sera imprimé sous le titre de *Treatise of the diseases of the arteries and veins*, Londres, 1815. Ces deux volumes sont accompagnés, uniquement pour l'édition originale en anglais, d'un atlas de huit planches : *Engraving intended to illustrate some of the diseases of arteries accompanied with explanations.* Hodgson détaille les lésions valvulaires aortiques, les anévrismes de l'aorte, ignorant ceux d'origine syphilitique, et décrit la dilatation simple non anévrismale de l'aorte thoracique qui porte son nom.

En 1818, John Cheyne (1777-1836) signale un rythme respiratoire nouveau chez un patient hémiplégique et publie son observation dans le *Dublin Hospital Reports.* Cette anomalie du rythme de la respiration sera appelée plus tard respiration de Cheyne-Stokes car elle est observée à nouveau par William Stokes (1804-1878), en 1846, chez un malade qui présente une dyspnée périodique sans doute consécutive à une insuffisance ventriculaire gauche : *The diseases of the heart and aorta.*

En 1827, Robert Adams (1791-1875) décrit l'insuffisance tricuspide et le bloc cardiaque : Cases of diseases of the heart, accompanied with pathological observations publié dans le *Dublin Hospital Report.* Stokes y associe une fois de plus son nom pour l'avoir identifié en 1846.

En 1835 puis 1836, Jean-Baptiste Bouillaud reconnait les lésions orificielles du coeur qu'il rattache au rhumatisme articulaire aigu et qu'il distingue des lésions congénitales : loi de coïncidence de l'endocardite et de la péricardite avec le rhumatisme : *Traité clinique des maladies du cœur*, Paris, 1835 puis *Nouvelles recherches sur le rhumatisme articulaire aigu en général et spécialement sur la loi de coïncidence ...* 1836.

En 1826, Victor Collin (?-?), élève de Laënnec, compare au craquement du cuir neuf le bruit stéthacoustique de la péricardite chronique : *Des diverses méthodes d'exploration de la poitrine et de leur application*, Paris, 1824.

L'athérome, de mieux en mieux connu, occupe une place grandissante dans la pathologie cardio-vasculaire.

James Hope (1801-1841), dès 1829, identifie les lésions artérielles de l'artériosclérose et souligne la suppléance par circulation collatérale en cas d'obstruction artérielle. Il améliore la connaissance des signes sthétacoustiques dans les rétrécissements de la valvule mitrale : *A treatise of the diseases of the hearth and great vessels*, 1831.

Jean Frédéric Lobstein définit en 1833 l'épaississement des artères comme l'artériosclérose. Il l'attribue à une nutrition pervertie suivie d'une plasticité morbide mais en aucun cas à une inflammation : *Traité d'anatomie pathologique*, Paris, 1833, tome **2**. Dans ce même volume, il décrit une maladie héréditaire caractérisée par une fragilité des os responsable de mutiples fractures, associé souvent à une hyperlaxité ligamentaire : *osteogenesis imperfecta syndrome*, maladie des os de verre.

Joseph Skoda publie à Vienne, en 1839, son *Abhandlungüber Perkussion und Auscultation,* traduit en français par Aran, en 1854. Il est l'auteur d'un traité sur les péricardites et les pleurésies. Son nom reste attaché au skodisme, sonorité élevée du thorax à la percussion.

En 1842, Norman Chevers (1818-1885) étudie la péricardite constrictive : Observations on the diseases of the orifice and valves of aorta, publié dans le *Guy's Hospital reports*.

Carl von Rokitanski (1804-1878), en 1846 puis en 1852, l'attribue au dépôt dans la paroi des artères d'une substance anormale présente dans le sang : le cholestérol. *Handbuch der pathologischen Anatomie*, 1842-1846.

En 1856, Joseph Honoré Simon Beau (1806-1865) trace le tableau de l'asystolie : *Traité expérimental et clinique d'auscultation appliquée à l'étude des maladies du poumon et du Coeur.*

En 1862, Paul Louis Durozier (1826-1897) publie un article sur le rythme pathognomonique du rétrécissement mitral dont il détaille le roulement présystolique et le dédoublement du deuxième bruit : Essai sur les maladies du coeur. Du rythme pathognomonique du rétrécissement mitral, *Archives Générales de Médecine, 1862*. Selon l'auteur : *Dans le rétrécissement mitral, on entend un rhythme que pour sa fréquence, on pourrait appeler rhythme du rétrécissement mitral, et qu'on peut représenter ainsi :* ***ffout-ta-ta-roû****, ce dernier ronflement se reliant avec le premier souffle, de manière à produire un bruit continu.*

La même année, la thèse de Maurice Raynaud (1834-1881) : *De l'asphyxie locale et de la gangrène symétrique des extrémités*, Paris, 1862, fait progresser la compréhension des mécanismes de la pathologie vasculaire. Alors que Rudolph Virchow attribuait toute gangrène à une oblitération artérielle anatomique, Raynaud souligne le rôle des spasmes artériels, orages vasomoteurs sous la dépendance du système nerveux autonome.

En 1866, Adolf Kussmaul (1822-1902) décrit la périartérite noueuse : Über eine bischer nicht beschriebene eigentümliche Arterienerkrankung (Periarteritis nodosa) ..., *Deut. Arch. Klin.*

En 1876, Pierre Carl Potain, dans l'insuffisance ventriculaire, entend le redoublement du premier bruit qui simule le rythme à trois temps du galop d'un cheval : Du rythme cardiaque appelé bruit de galop, de son mécanisme et de sa valeur sémiologique, *Bulletin de la société médicale des hôpitaux de Paris*.

En 1879, Henri Roger (1809-1891), identifie la communication interventriculaire congénitale : Recherches cliniques sur la communication congénitale de deux cœurs par inocclusion du septum interventriculaire, *Bulletin de l'Académie de médecine*, Paris.

En 1883, Michel Peter (1824-1893), dans son *Traité clinique et pratique des maladies du coeur*, énumère les accidents gravido-cardiaques chez les femmes enceintes atteintes de lésions valvulaires.

En 1885, William Osler (1849-1919), décrit l'endocardite bactérienne : *On malignant endocarditis*, et présente son travail aux Gulstonian lectures, institution rattachée au Royal college of physician de Londres.

En 1888, Etienne L.A. Fallot (1850-1911), laissera son nom à la tétrade associant sténose pulmonaire, communication interventriculaire, dextroposition aortique et hypertrophie ventriculaire droite : Contribution à l'anatomie pathologique de la maladie bleue (cyanose cardiaque), **25**, *Marseille médical*, 1888.

En 1889, Léon Bouveret (1850-1929), individualise un type de tachycardie spécifique : De la tachycardie essentielle paroxystique parue dans la *Revue de médecine.*

En 1895, Walter Broadbent (1868-1951) publie dans le *Lancet* un article consacré au signe qu'il estime caractéristique de la péricardite adhésive : *rétraction systolique ou permanente de la paroi thoracique et dépression systolique de la paroi postérieure du thorax*, publié dans le *Lancet* de 1895 : An unpublished physical sign. William Henry (1835-1907) et John Broadbent (1865-1946) dans leur *Heart disease*, Londres, 1897, donnent une description classique de la péricardite adhésive.

En 1896, René Marie (1868-1952) consacre sa thèse inaugurale à l'infarctus du myocarde *sous le titre : L'infarctus du myocarde et ses conséquences* (ruptures, plaques fibreuses, anévrysmes du cœur) thèse, Paris, N° 88. Son excellente mise au point anatomique, après les travaux de Jean Cruveilhier puis de Maurice Letulle (1853-1929), souligne combien le diagnostic est impossible à faire du vivant du malade. La *Gazette hebdomadaire de médecine et de chirurgie* lui consacre une analyse dans sa Revue des thèses, en 1897 : *L'infarctus du myocarde résulte de l'arrêt de la circulation dans une des branches des artères coronaires dû le plus souvent à un thrombus formé au niveau d'un point où la coronaire est rétrécie par une plaque d'athérome. Le territoire atteint correspond le plus fréquemment à la paroi antérieure du ventricule gauche, avec participation de la pointe et de la cloison interventriculaire. Moins souvent, l'infarctus siège sur le bord gauche de la paroi postérieure du ventricule gauche, et plus rarement encore sur le ventricule droit. Au point de vue anatomique, l'infarctus du myocarde peut présenter, pour M. René Marie : a/: une forme non hémorragique, nécrotique ; b/ une forme hémorragique, apoplexie cardiaque. La caractéristique microscopique est la formation de foyers de nécrose. Les fibres musculaires subissent diverses dégénerescences dont les transformations granulo pigmentaires et granulo graisseuses semblent être le terme ultime. Les voies lymphatiques intersticielles sont inondées de leucocytes migrateurs et de granulations graisseuses. Le foyer nécrosé tend à la réparation et parcourt pour y arriver différents stades représentés par 1° L'état alvéolaire ; 2° La sclérose molle ; 3° La sclérose dure et la calcification. Les conséquences de l'infarctus du myocarde sont de plusieurs ordres 1° La mort subite : terminaison exceptionnelle. 2° La rupture dite spontanée du cœur, terminaison la plus fréquente des infarctus étendus. 3° Les plaques fibreuses localisées en certains points du myocarde, qu'on doit considérer comme les cicatrices d'infarctus ancien. 4°/ L'anévrysme pariétal, présentant des rapports intimes avec les plaques fibreuses, et relevant de la même pathogénie.*

Henri Huchard (1844-1910) confirme ce constat et ne consacre à l'infarctus que quelques lignes dans le tome 2 de la troisième édition de son *Traité des maladies du cœur*, Paris, 1899.

La mesure de la tension artérielle passe rapidement du laboratoire de physiologie à l'hôpital et au cabinet du médecin, de même que les méthodes graphiques. La cardiologie devient plus précise et rigoureuse dans ses observations, plus spécifique et plus efficace dans sa thérapeutique. Nous en avons déjà parlé à propos de la physiologie de la circulation et de la sphygmomanométrie. Rappelons simplement les premières étapes qui feront de la mesure de la pression artérielle au lit du patient un geste de pratique courante : Samuel S. von Basch (1837-1905), met au point un appareil à tension simplifié : Ueber die Messung des Blutdrucks am Menschen, *Z. klin. Med.*, **2**, 1881 ; Pierre Carl Potain, dès 1863, invente un sphygmomanomètre et publie ses résultats en 1889 : Du sphygmomanomètre et de la mesure de la pression artérielle chez l'homme à l'état normal et pathologique, *Archives de physiologie normale et pathologique*, **1**, 5 sér. 1889 ; Scipione Riva-Rocci (1863-1936) perfectionne le tensiomètre : Un nuovo sfigmomanometro, *Gaz. med. Torino*, **47**, 1896.

Les progrès thérapeutiques sont également notables : Georg Franck Merck (1825-1873) isole la papavérine: Eine neue organische Base im Opium, *Ann. Phys. Chem.*, Leipzig, **66**, 1848.

Dans l'angine de poitrine, Benjamin Richardson (1828-1896) préconise un des premiers l'emploi du nitrite d'amyle découvert par Antoine Jérôme Balard (1802-1876) en 1844 : Original researches on nitrite of amyl ..., *Transactions of the brit. assoc. for advanc. of sc.,* 1864. Il est suivi par Thomas L. Brunton (1844-1916) en 1867 : On the use of nitrite of amylein angina pectoris, *Lancet,* **2**, 1867. Brunton est l'auteur d'un traité de pharmacopée : *A textbook of pharmacology, therapeutics and materia medica, Londres*, 1885, traduit en français : *Action des médicaments Leçons de pharmacologie et de thérapeutique professées à l'hôpital Saint Bartholomew ...* Paris, 1901.

Augustin Eugène Homolle (1808-1875) isole un principe actif de la digitale : Mémoire sur la digitale pourprée, *Journal de pharmacie et de chimie*, 3ème sér., **7**, 1845, que Claude Adolphe Nativelle (1812-1889) obtient à l'état pur en 1869 : *Découverte de la digitaline cristallisée ... seul principe actif pur et défini de la digitale, ses avantages thérapeutiques*, Paris, 1872.

Julien Marie Hardy (?-?) et François Gallois (1831-1896) découvrent la strophantine : *Bulletin de thérapeutique,* 1877, étude complétée treize ans plus tard par Thomas R. Fraser (1841-1919) : Strophantus hispidus its natural history, chemistry and pharmacology, *Trans. Roy. Soc. Edinb.*, **35**, 1890.

Alfred Houdé (1854-1919) isole la spartéine en 1885 : *Comptes rendus hebdomadaires des séances de la Société de biologie*, **40**, 1885.

Albert Arnaud (1853-1915) découvre l'ouabaïne : *Comptes rendus des séances de l'Académie des sciences*, juillet et décembre 1888.

Le sang et ses maladies :

Les maladies du sang sont étudiées de façon fragmentaire. Amatus Lusitanus décrit un purpura dans ses *Curationum médicinalium centuriae quatuor*, Bâle, 1556, (Des traitements médicaux centuries quatre).

Johann Lange donne la première description de la chlorose qu'il attribue à la suppression des règles au moment de la puberté dans ses *Medicinalium epistolarum miscellanea*, 1554. (Mélange de lettres médicales) livre I, lettre 21 : *Au tems de la puberté la nature pousse (le sang) d'elle même & par la disposition seule des parties organiques, du foie, dans les cavités et dans les veines de la matrice. Lorsque ce sang ne peut se faire un passage, soit parce que l'orifice de ces veines est trop étroit, soit parce que des humeurs visqueuses y forment obstruction, soit parce que le sang lui-même est trop épais ; il regorge vers le coeur, vers le foie, vers le diaphragme et dans les veines contenues dans les hypocondres par les ramifications de la veine cave et de la grande artère ; il en revient la plus grande quantité à la tête et de là naissent les violents symptômes dont ces viscères sont affectés comme la difficulté de respirer, les palpitations de coeur, le gonflement des hypocondres, le dégoût de tout aliment & la cardialgie.*

Jean Varandal (1563-1617), dans le premier chapitre de son traité des *Maladies de femmes*, dépeint également la chlorose qui donne un vilain teint aux jeunes filles. Il préconise la thérapeutique martiale sous forme de limaille d'acier, *squamam ferris vel chalybis*, et rappelle que ce traitement était déjà connu d'Aëtius (502-575), de Paul d'Egine et d'Avicenne. Il recommande la potion décrite par Gabriel Fallope : racines de câpres, semences de carotte, d'oseille et de persil, électuaire diarrhode à base de roses, cannelle, nard, safran, limaille de fer préparée dans du vinaigre sucré, le tout dilué dans du vin blanc. Des potions analogues seront longtemps prescrites sous le nom d'extrait de mars, de vinaigre martial ou chalybé : *Opera omnia ad fidem codicum ipsius authoris manuscriptorum recognita et emendata postrema ac editionemutis tractatibus nunquam antea editis auctiora Cura studio Henri GRAS doctorem medici monspeliensis.* (De morbis mulierum, tribus libris comprehensus*)*, Lyon, 1658.

XVIIème siècle : Leeuwenhoeck

Ce commis drapier de Delft qui fabrique lui-même ses microscopes simples et dont chaque modèle correspond à un grossissement différent, décrit le premier les hématies. Son mémoire est présenté en 1674 devant la Royal society de Londres et publié dans les *Philosophical transactions* en septembre de la même année. Il ébauche même une mesure des globules rouges, précisant que le diamètre de 100 d'entre eux l'un à côté de l'autre correspond au diamètre d'un grain de sable moyen, ce qui n'est pas loin d'être exact !

L'hématologie va naître avec l'invention du microscope composé dont celui de Robert Hooke est le plus représentatif : il comprend trois lentilles biconvexes mais ne permet l'observation qu'à la lumière réfléchie. Bichat les qualifiera de microscopes à puces et il faudra l'apparition des premières lentilles achromatiques pour accéder à des images non altérées par la réfraction : *Micrographia : or some physiological descriptions of minute bodies made by magnifying glasses. With observations and inquiries thereupon,* Londres, 1665 : néanmoins la qualité et la précision des gravures d'insectes notamment, illustrant ce volume donnent tort à l'illustre auteur du *Traité des membranes*. Ce sera le mérite d'un opticien londonien, John Dollond (1706-1761) qui, en 1757, a l'idée de combiner deux lentilles constituées de verres différents, l'un convexe, l'autre concave. La première est en *crown*, verre moins réfringent que le *flint* utilisé pour la seconde lentille concave. Le *flint* contient du plomb qui lui procure une forte densité et une grande réfringence. Giovanni Battista Amici, en 1818, construit le premier microscope à lentilles achromatiques : *De microscopj caradiottrici memoria*, Modène, 1818.

Les médecins qui se sont intéressés au sang, notamment les chimiatres, tel Franz de la Boë (1614-1672), ont connu les errements où les avait conduit, à la suite de Paracelse, la dénomination des constituants de la matière par des métaphores, le mercure désignant l'esprit, car il était volatile, le soufre, tout ce qui était inflammable, le sel tout ce qui pouvait être incinéré, la terre, tout ce qui était sec et épais, le phlegme, tout ce qui était aqueux : *Opera medica tam hactenus inedita...,* Amsterdam, 1680.

Robert Boyle émettra des doutes sur la réalité de l'existence des composants chimiques admis par ses contemporains. Dans son *Histoire naturelle du sang humain* (*Apparatus ad historiam naturalem sanguinis humani*, Londres, 1684) il obtient par dessication du sang, les premiers résultats chiffrés sur sa composition : *De quatre once cinq gros de sang, il a tiré une once, trois gros, trente quatre grains de substances solides*. Il mettra en demeure les alchimistes de confirmer par l'expérience leurs assertions fantaisistes et de justifier ainsi les applications qu'ils en font en thérapeutique. Eloy lui rend justice en ces termes : *Boyle est presque le premier auteur qui aît débarassé l'examen des liqueurs animales de tous ces grands mots vides de choses, que la théorie Galénique y avoit fait entrer. Son travail eut un but d'autant plus utile, qu'il ne s'y laissa conduire que par l'expérience. Il détermina le poids spécifique du sang, & de sa sérosité,*

& il ouvrit par là le chemin aux recherches qu'on a faites pour perfectionner les siennes.

De son côté, Thomas Sydenham manifestera le plus grand dédain pour les extravagances des iatrochimistes et opposera à leurs spéculations hasardeuses les résultats de ses traitements basés sur l'observation. Il sera suivi en cela par des générations de médecins dont Théophile de Bordeu. Celui-ci, qui ne rejette ni l'humorisme, ni le solidisme, se garde aussi des chimistes et des physiciens auxquels il reproche d'étudier de la matière morte en soumettant le sang à leurs réactifs et à leurs balances. Il suffit de relire le *Dictionnaire de médecine* de Robert James pour comprendre sa réticence. En bon vitaliste, Bordeu pense que le sang doit être étudié vivant, animé, chaud, liquide.

XVIIIème siècle : Hewson

Martin Schurig (1656-1733) est l'auteur d'un ouvrage consacré à l'hématologie, publié en 1744, dans lequel, selon Eloy, parmi des observations qui lui sont personnelles, on trouve des remarques qui dénotent une grande crédulité et bien peu de circonspections : *Haemathologia, hoc est sanguinis consideratio.*

Thomas Schwenke (1693-1767) publie à La Haye, en 1743, son *Haematologia sive sanguinis historia*. Andral le mentionne en ces termes dans son *Essai d'hématologie pathologique*, en 1843 : *Il y a maintenant un siècle qu'un auteur peu connu aujourd'hui, publia, sous le titre d'Hématologie, un traité aussi complet qu'il pouvait l'être alors, sur le sang considéré dans l'état de santé et de maladie.*

William Hewson donne les premières descriptions des globules blancs, entrevus par Leeuwenhoeck, et montre que le fibrinogène est l'agent responsable de la coagulation : *Experimental inquiries : Part the second. Containing a description of the lymphatic system in the human subjects and in other animals. Together with observations on the lymph, and the change with it undergoesin some diseases,* Londres, 1774.

Les anciens auteurs ne parlent pas d'anémie mais de cachexie, qui est une *corruption* de la nutrition causée soit par la dépravation du suc nourricier (mauvais aliments), le vice des vaisseaux destinés à le recueillir (oisiveté, hypersomnie ...) ou la défaillance de la *faculté* qui doit s'appliquer aux solides (asthénie, hypersthénie, liqueurs altérées).

Il est surprenant de voir Joseph Lieutaud décrire une seule et même maladie *consécutive à de grandes abstinences* ou *à de grandes pertes de sang* sous le nom d'*anémie* dans la seconde édition de son *Précis*, en 1761, puis sous le nom d'*inanition des vaisseaux* dans la quatrième, en 1776, comme si, étant le premier à utiliser ce terme, la nouveauté du mot l'avait effarouché au point de lui substituer une circonlocution. Mais en réalité, c'est probablement parce que, étymologiquement, anémie signifiait absence de sang et que cela aurait correspondu à une vacuité des vaisseaux sanguins.

Friedrich Hoffmann est l'auteur d'une description classique de la chlorose, en 1731 : *De genuina chlorosis indole, origine et curatione.* En fait, il s'agit de la thèse d'un de ses élèves, dissertation la plus complète à l'époque sur le sujet et vraisemblablement écrite par Hoffmann lui-même puisqu'elle figurera dans le second supplément de ses œuvres paru à Genève en 1753. On trouve cette description des hématies dans le chapitre qu'il consacre au sang humain dans le premier volume de sa *Médecine raisonnée* : *Le sang examiné avec le microscope paroit comme de l'eau dans laquelle nage une infinité de petits globules rouges, qui ne sont autre chose que la partie gélatineuse & sulphureuse du sang qui prend la figure globuleuse, à cause de la division que son mouvement, & son agitation intérieure lui donne. Car tous les corps hétérogènes qui sont contenus et battus dans un fluide étranger, prennent la figure sphérique.* Etrange interprétation qui assimile l'hématopoïèse à la confection d'une vinaigrette et qui est réfuté par Hewson.

XIXème siècle : Gabriel Andral ; retour en force de l'humorisme

En 1835, dans l'avant-dernier tome du *Dictionnaire de médecine et de chirurgie pratiques*, Gabriel Andral signe avec Forget, l'article traitant de la pathologie du sang. L'idée dominante à l'époque est que le sang, chargé des diverses substances que lui apportent la digestion, la respiration et les parties interstitielles de l'organisme, fournit à son tour les matériaux nutritionnels et constitutifs des tissus. Alors que la paroi des gros vaisseaux l'isole des régions qu'il parcourt, les ultimes ramifications capillaires lui permettant les échanges de fluides avec les tissus qui l'environnent. La dichotomie qui existait autrefois, entre liquides et solides, n'avait plus lieu d'être car toute altération des solides se traduit par des modifications de la composition du sang et toute lésion des solides se répercute sur la composition du sang. Mais cette mutation radicale, conforme à *la marche de l'esprit humain, dont la destination est d'osciller longtemps avant d'atteindre la vérité*, n'a pu se réaliser qu'avec le progrès de la chimie. Rouelle, Bucquet, Berzélius, Brande, Vauquelin, Chevreul, Prévost, Dumas avaient tous apporté leur contribution à une meilleure connaissance de la composition du sang. Malheureusement, les analyses sanguines sont trop peu nombreuses et trop variables encore, *démontrant cependant ... que ce fluide contient les éléments de la plupart des tissus et des produits de sécrétion.* Et Andral déplore l'absence de travaux récents sur le sang dans *les états morbides*. On sent poindre chez lui le projet qu'il réalisera cinq ans plus tard de faire de l'étude du sang une spécialité totalement autonome.

Lors de sa séance du 27 juillet 1840, l'Académie des sciences a écouté la première communication de messieurs Andral et Gavarret intitulée *Recherche sur les modifications de proportions de quelques principes du sang.* L'objectif est : *Déterminer les changements de proportion que quelques principes du sang, savoir, la fibrine, les globules, les matériaux solides du sérum et l'eau, peuvent éprouver dans les maladies.* Les résultats ont été obtenus à partir de l'étude de 360 saignées pratiquées à l'hôpital de la Charité chez 200 malades, d'octobre 1839 à juillet 1840. Le sang, recueilli dans deux capsules d'une capacité de 180 g d'eau, est analysé selon la méthode de Prevost et Dumas. On pèse donc la fibrine sèche, le sérum déshydraté puis le caillot desséché. On obtient ainsi le poids sec de fibrine, de sérum et de globules, et celui de l'eau. Pour séparer les matières organiques du sérum des substances inorganiques, après sa totale dessiccation, on pèse le résidu pour obtenir le poids de matériaux solides puis, on l'incinère dans un creuset de platine, la masse blanche résiduelle représentant les matériaux inorganiques. Les auteurs établissent une fourchette de résultats quantitatifs normaux s'établissant ainsi, comparés au poids de 1000 parties de sang : albumine 67, matières grasses, salines et colorantes 10, eau 790, fibrine 3, globules 130.

Les résultats pathologiques permettent de distinguer quatre grandes classes de maladies :
1/ celles au cours desquelles la fibrine augmente comme dans les inflammations aiguës et dans certains stades de la tuberculose ou du cancer. 2/ celles que caractérisaient un taux de fibrine normal ou abaissé et une augmentation des globules, comme dans les fièvres (pyrexies), dans les congestions ou les hémorragies cérébrales, une fibrinémie basse favorisant l'extravasation du sang dans les tissus conformément aux résultats de Magendie. 3/ les anémies marquées par une baisse des globules contrastant avec une fibrinémie normale, comme dans la chlorose. 4/ les maladies du rein et leur hypoalbuminémie bien décrite par Bright.

Deux cas particuliers retiennent l'attention, celui des pertes de sang consécutives aux saignées, le chiffre de globules rouges passant parfois de 123,1 à 81,8 entre la première et la sixième phlébotomie et celui de la chute des globules lors de la privation d'aliments, le cancer de l'estomac en offrant le meilleur exemple, l'intolérance alimentaire qui l'accompagne réduisant le malade à la famine.

Magendie intervient à la fin de cette communication pour féliciter ses auteurs et rappeler qu'il travaille sur le même sujet. L'auteur des *Phénomènes physiques de la vie* avait consacré la totalité du quatrième tome de cet ouvrage à l'étude du sang et de ses altérations pathologiques ; il en avait fait le thème de ses leçons au Collège de France du 15 décembre 1837 au 6 avril 1838.

En 1842, sous le titre *Recherches sur la composition du sang de quelques animaux domestiques dans l'état de santé et de maladie*, Andral et Gavarret, avec la collaboration du vétérinaire Delafond, publient les résultats de leurs études sur l'animal. Ce travail élargissait et confirmait le précédent, présenté à l'Académie des sciences en 1840. Les auteurs le présentent ainsi : *Ce mémoire a pour but d'exposer quelles sont les proportions diverses de la fibrine, des globules, des matériaux solides du sérum et de l'eau dans le sang de plusieurs espèces d'animaux à l'état de santé et de maladie.* Il étudie le sang de 222 saignées infligées à 155 animaux. Une véritable arche de Noë : 22 chiens, autant de chevaux, 80 ovins, 2 chèvres, 22 bovins et 7 porcs! Alors que la moyenne de la fibrinémie chez l'homme était de 3, chaque espèce animale affichait des chiffres bien différents : ainsi le porc avait une fibrinémie à 4,6 alors qu'elle était de 3 chez les ovins et de 2,1 chez le chien. Les animaux à fort taux de fibrine comme le porc ont un taux de globule faible : 107. A l'inverse, le chien, à faible taux de fibrine, a un taux de globules de 148,3. Le taux d'albumine le plus faible est trouvé chez le chien, le plus fort, chez le mouton. Les résultats des études des faits pathologiques chez l'animal recoupent ceux observés chez l'homme. La fibrine s'élève en cas d'inflammation, les globules baissent en cas d'anémie. La pourriture du mouton ou cachexie aqueuse pose un problème particulier car il s'agit d'une anémie (60 à 14 pour une normale de 100) avec une chute de l'albumine, cause d'une hydropisie chez l'animal atteint, et avec une fibrine stable. Andral essaye de rapprocher cette zoonose, due à la douve du foie, de la chlorose et incrimine une alimentation trop humide. Il souligne la spécificité des constantes biologiques propres à chaque espèce : les herbivores ont plus de fibrine, plus d'eau et moins de globules que les carnivores. Les globules, plus abondants pendant les 24 heures succédant à la naissance, baissent les derniers temps de la gestation pour remonter au moment du vêlage. Il existe une corrélation constante entre l'augmentation des globules et l'énergie de la constitution de l'animal. En 1855, Delafond confirmera cette élévation de la fibrine dans les inflammations chez l'animal, celle-ci pouvant atteindre des taux dépassant *le double et le triple du poids normal dans la péripneumonie contagieuse des bêtes bovines, la morve et le farcin aigus chez les solipèdes.*

Forget, Mandl et Hatin vont remettre en question les théories et les résultats d'Andral et de Gavarret. Charles Forget, connu pour sa verve polémique, a été piqué au vif par une remarque d'Andral qui lui aurait reproché d'ignorer *ce que tout le monde sait*, en l'occurrence que l'étude du sang repose avant tout sur la chimie et le microscope. Furieux, il a qualifié de *savantes élucubrations* ces propos le concernant et de *machiavélisme scientifique* les allusions qu'ils contenaient. Il est d'autant plus mortifié qu'il a écrit dans son ouvrage sur la fièvre typhoïde : *Tout en nous défiant un peu du microscope (ajoutez : et des analyses chimiques organiques) dans ses applications à la pratique, nous acceptons franchement les résultats de MM. Andral et Gavarret,* stipulant néanmoins : *Mais on nous permettra de les examiner avant de brûler notre manuscrit.* Forget, peut-être excessif dans la critique comme dans l'éloge devait néanmoins écrire dix ans plus tard à propos de l'*Essai d'hématologie pathologique* : *Ce livre n'est pas seulement un progrès, c'est une révolution dont nous aurons à signaler les caractères et à déterminer la portée.*

Pour répondre à ces attaques, Andral et Gavarret publient, en 1842, chez Fortin et Masson, place de l'École de Médecine à Paris, un opuscule de 87 pages intitulé *Réponse aux principales objections dirigées contre les procédés suivis dans les analyses du sang* pour réfuter les *critiques qui ont été dirigées contre les procédés que nous avons suivis* et pour démentir celles *plus spécialement adressées à quelques-uns de nos résultats.* Pour eux, l'albumine, substance organique qui coagule à 75°, est proche de la fibrine qui, elle, coagule spontanément. La perte de cette propriété en fait tout simplement de l'albumine. Les globules, qui mesurent 1/125ème de mm (8 microns), sont eux-mêmes composés d'une trame albuminoïde et d'hématosine. Les auteurs de la *Réponse aux principales objections* justifient donc le choix de leur méthode de dosage par le fait que les trois constituants du sang appartiennent *à une seule substance organique* et relèvent de la même technique d'analyse car ce n'est pas leur composition élémentaire qui les distingue mais un état physique propre à chacun. En conséquence, il faut, pour ne pas altérer leur forme, *parvenir à opérer une séparation toute mécanique.* Et la meilleure méthode pour atteindre ce résultat est celle de J.B. Dumas.

C'est précisément ce que conteste Louis Mandl (1812-1881) qui la juge *insuffisante, inexacte, source intarissable d'erreurs grav*es ! Selon lui, la fibrine n'est pas totalement récupérée par la méthode, trop grossière à ses yeux, du battage du sang avec un fouet de cuisinier. Andral rétorque qu'on n'en retrouve jamais dans le liquide filtré. Mandl objecte ensuite que ladite fibrine perd du poids en séjournant dans l'eau et se transforme en gélatine, ce à quoi Andral réplique que le temps de séjour est bien trop bref pour permettre cette transformation. Mais, objecte Mandl, de toute façon, le dessèchement de la fibrine n'est pas total et il y subsiste des traces d'humidité. Pas du tout, répond Andral, car nous avons effectué une pesée après chaque dessiccation. Autre argument de Mandl, les globules blancs qui sont, selon lui, constitués de fibrine, passent à travers les mailles du filtre et faussent le dosage. Andral lui objecte que rien ne prouve la nature fibrineuse des globules blancs. Enfin, affirme le micrographe autrichien, vos chiffres moyens de fibrinémie, 3, diffèrent de ceux des autres chercheurs. Cet ultime argument est facilement démenti par les taux moyens, fort proches de ceux d'Andral et Gavarret, indiqués par Denis qui annonce : 3, Otto Nasse : 2,55, Fourcroy : 2,8, Le Canu : 2,9. Paradoxalement, alors que Mandl argumente les résultats obtenus par Andral et Gavarret sur leur propre terrain, l'opinion médicale française reste réticente sur l'objet même de ces recherches bien plus que sur les méthodes qu'elles utilisent. En témoigne ce commentaire du *Journal des Connaissances Médico-Chirurgicales* qui reflète bien ce déplorable état d'esprit. Il concerne précisément la parution de la *Réponse aux principales objections contre les procédés suivis dans les analyses de sang* : *Nos objections à nous,* dit le journaliste, *porteraient moins sur le choix des procédés que sur l'importance peut-être extrême qu'on va attacher à ce genre d'observation qui n'est, en résumé que l'anatomie pathologique se jetant sur les liquides avec toutes les difficultés des analyses chimiques et* *microscopiques. Tous ces travaux appellent attention et prudence.* Elle est également illustrée par cette étonnante péroraison d'Etienne Pariset (1770-1847) parlant du métabolisme du sang à l'occasion de l'éloge funèbre de Michel Edme Joachim Bourdois de la Motte (1754-1835) : *Pour suivre le jeu de ces transsubstantiations perpétuelles, c'est une nécessité pour la médecine et la chimie de multiplier les investigations et les analyses. Celles que l'on a essayées jusqu'à Rouelle ont été souverainement imparfaites ; et, malgré les admirables travaux des modernes expérimentateurs, peut-être le seront-elles toujours* ? Jusqu'ici, admettons que le discours soit sensé en une époque où la biologie en est à ses balbutiements. La suite est ahurissante et reflète l'attitude du corps médical en cette première moitié du XIXème siècle. Evoquant les analyses de sang, l'honorable secrétaire perpétuel ajoutait : *J'oserai les comparer à celle que ferait sur les poèmes d'Homère et de Virgile, un rhéteur qui décomposerait ces divins ouvrages en points, virgules, voyelles, consonnes, et se vanterait d'avoir analysé l'Iliade et l'Enéide. Où est l'ensemble, l'ordre, la pensée, l'harmonie, la passion, le mouvement, la chaleur ? ... La force qui les fait naître est inhérente au sang ... et ne sera jamais saisie par des réactifs. Les réactifs ne font que détruire ses ouvrages et en disperser les éléments.* Ce n'était même plus raisonner par analogie, c'était mélanger imaginaire et réalité, poésie et science, c'était une démarche surréaliste avant l'expression du terme. Autre contestataire, Felix Hatin (1805-1862) qui mène le combat autour de la fameuse couenne, ce résidu blanc qui se dépose sur le caillot lorsqu'on laisse reposer dans un récipient le sang d'une saignée, résidu qu'il interprète comme un signe pathognomonique de l'inflammation, ce que Andral et Gavarret contestent vigoureusement. Pour eux, il n'existe pas de relation formelle entre la couenne et le taux de fibrine car celui-ci peut être augmenté en valeur absolue en cas de phlegmasie ou en valeur relative, en cas d'anémie, du fait d'une diminution des globules. Ils reprochent à Hatin de ne pas avoir fait la distinction entre la *couenne imparfaite* constituée par une pellicule gélatineuse et verdâtre laissant voir le caillot sous-jacent que cet auteur considère comme un signe de typhoïde et la *couenne parfaite, la crusta phlogistica* (couenne inflammatoire), membrane opaque résistante, blanche ou jaunâtre, élastique qui caractérise, seule, les *circonstances pathologiques bien déterminées* comme des anémies confirmées ou des phlegmasies aiguës avec prédominance nette de la fibrine sur les globules. Querelles d'un autre temps.

En 1843, Andral et Gavarret reprennent les expériences de Justus von Liebig qui prétend avoir obtenu des globules sanguins en précipitant l'albumine du sérum avec un acide dilué. Leur travail fera l'objet d'un mémoire communiqué à l'Académie des sciences dans la séance du 30 janvier 1843 et inséré dans le huitième tome des *Annales de chimie et de physique*, en août 1843. Ils montrent que le chimiste allemand a interprété les spores de *penicillium glaucum* comme des constituants du sang et a en fait obtenu sans le vouloir une culture de ce champignon microscopique, l'albumine du sang acidifié ayant favorisé la pousse de cette moisissure. Ils ensemencent de l'ovalbumine, du liquide d'ascite, de phlyctène, d'hydrocèle, du pus filtré au préalable acidifiés, avec les mêmes résultats. Ils constatent que le mycelium a besoin d'oxygène pour croître et que son développement s'arrête dans une atmosphère d'acide cabonique ou d'hydrogène pur. Les *Recherches sur le penicillium glaucum sous l'influence de l'acidification dans les liquides albumineux normaux et pathologiques*, Paris, 1843, exposent donc une des premières tentatives d'hémoculture sur un milieu spécifique (*Ann. chim. phys.*, août 1843, **8**, 385, 1 planche h.t.).

La démarche méthodologique adoptée par Andral et Gavarret ne diffère guère de celle des auteurs du XVIIIème siècle. Ainsi nous trouvons chez Robert James *une analyse du sang tant dans l'état de santé que dans les fièvres ardentes* qui fait appel à la distillation, à l'action de diverses substances chimiques (acide sulfurique, nitrate d'argent, sirop violat), et conclut que les proportions de parties salines et sulfureuses sont augmentées chez les malades atteints de fièvres aiguës : *On peut, à l'aide d'un feu et d'une distillation convenables, forcer la nature à nous découvrir les secrets qu'elle tient cachée, et, quoique le volume et la configuration des parties sulphureuses et salines reçoivent une altération considérable de la part du feu, cet élément ne saurait augmenter soit diminuer les proportions des différents principes du sang ; & l'on peut par conséquent en les séparant et les pesant avec soin, & observant les différentes proportions qu'ils gardent entre eux acquérir une connaissance aussi utile pour expliquer quelques-uns des phénomènes qu'on observe dans la maladie, que propres à nous diriger dans la cure. Il n'est pas moins utile que satisfaisant de pouvoir assujettir les parties constituantes du sang, à la mesure et au poids & j'ose me flatter qu'aucun curieux ne trouvera ma recherche vaine : Dictionnaire universel de médecine*, **5**, Londres, 1743-1745.

Louis René Le Canu (1800-1871) dans sa thèse de doctorat montre bien comment on évalue à l'époque la proportion des globules rouges du sang, mais il introduit un nouveau procédé chimique de filtration qui lui permet de doser l'hématosine (hémoglobine) seule.

Le procédé de Jean Baptiste Dumas et Jean Louis Prevost (1790-1850), quant à lui, consiste à mesurer la différence de poids entre le résidu sec du caillot et le résidu sec du sérum provenant du même sang. C'est la méthode adoptée par Andral mais également, en plus élaborée, par Prosper Sylvain Denis de Commercy (1799-1863).

En dosant la fibrine et en signalant son augmentation en cas d'inflammation, Andral a raison. Il a identifié une des protéines qui contribue à l'accélération de la vitesse de sédimentation. En revanche, quand il récuse l'utilité du microscope pour apprécier le nombre de globules, il se trompe. Il a néanmoins écrit, avec Gavarret : *Parce qu'il y a par le monde des hommes qui commettent des erreurs en se servant de mauvais microscopes, s'ensuit-il qu'il faille à tout jamais renoncer à l'emploi de cet instrument.* Il a pourtant observé la microcytose dans le sang des chlorotiques et le retour à la normale après traitement par le fer. Le stéthoscope lui a permis d'identifier le souffle anémique, que son collègue Bouillaud appelle le *bruit du diable*, chez quatre-vingt-huit malades. A l'époque d'Andral, l'objectif est de créer une anatomie chimique des tissus ou des humeurs. On ignore encore la structure cellulaire des tissus vivants et l'utilisation du microscope, si elle permet de vérifier l'intégrité des hématies dans le sang défibriné, n'incite guère à en faire le décompte. Il faudra attendre 1852 pour que Vierordt conçoive une méthode fiable d'analyse microscopique du sang, et 1874 pour que Louis Charles Malassez invente l'hématimètre.

Enfin, en 1843, parait chez les mêmes éditeurs, l'*Essai d'hématologie pathologique,* petit volume de 186 pages, premier traité moderne consacré au sang et à ses pathologies. Andral se félicite de l'abandon des trois systèmes qui s'étaient disputés la primauté pendant des siècles : l'humorisme, le solidisme et le vitalisme. Il se place donc au-dessus d'une mêlée qui, quoi qu'il en ait dit, était loin d'être achevée. Andral approuve la défiance de ses prédécesseurs. Il ajoute qu'*il était important d'éviter les écueils des systèmes outrés et excessifs. Nous sommes demeurés attachés à ce dogme mixte et composé, qui a été du goût de beaucoup de bonnes têtes, et qu'on désigna autrefois par le nom de secte éclectique.* Pour ce qui était du temps présent, Andral déplore le peu d'intérêt manifesté par ses confrères pour l'hématologie pathologique et pour les recherches de Magendie dans ce domaine. Pour lui et sans contestation possible, le microscope, la physique et la chimie sont les auxiliaires inséparables et incontournables de l'étude du sang. Il détaille ensuite les trois classes d'altérations constatées par l'examen chimique et microscopique. D'une part, les modifications des proportions normales des divers constituants : globules, fibrine, albumine, matières organiques dont les graisses, et matières inorganiques (les alcalis libres, les sels, l'eau) ; d'autre part les modifications de la morphologie ou du volume des globules visibles au microscope ; enfin, l'apparition de nouveaux éléments sans équivalents physiologiques mais décelés par le microscope, comme le pus, qu'il sait distinguer des leucocytes décrits ainsi : *Lorsqu'on place au foyer du microscope, entre deux lames de verre, une goutte de sang au moment où elle sort des vaisseaux, à côté des globules proprement dits, on aperçoit facilement des corpuscules blancs arrondis de 1/500 de mm de diamètre dont tous les observateurs ont constaté l'existence.*

Du sang dans la pléthore, dans l'anémie et dans le saturnisme

La première manifestation pathologique dont il décrit les signes cliniques et biologiques sera la pléthore. Cette affection constitutionnelle est caractérisée par une respiration ample, un cœur aux battements forts, des acouphènes, des éblouissements, des bouffées de chaleur, des épisodes fébriles considérés comme *angioténiques* par Pinel. Le pléthorique est exposé aux congestions, aux hémorragies et à la fièvre. Sur 31 saignées, le taux moyen de globules est de 141, celui de la fibrine oscile autour de 2,7. L'eau a un taux abaissé. Le caillot large et volumineux est dépourvu de couenne, car l'abondance des globules, *surabondance de vie*, s'accompagne d'une diminution de la fibrine. Inversement, dans l'anémie spontanée ou par spoliation, ce sont les globules qui seront diminués. Dans les 16 cas d'anémie latente, leur taux est de 109 ; mais il a chuté en moyenne à 65 pour les 24 malades atteints d'anémie confirmée, avec un taux le plus bas de 28. La fibrine et les autres éléments peuvent diminuer à la longue.

Dans le saturnisme, l'exposition au plomb renouvelée ou prolongée, entraîne une diminution des globules sans atteintes des autres paramètres. Qu'en est-il de l'altération du globule lui-même ? Andral observe la microcytose et décrit des *hématies comme brisées et disséminées comme des espèces de fragments dans le champ du microscope.* Le caillot est ferme avec une couenne épaisse qui reflète l'abondance de la fibrine. Les symptômes associent une faiblesse musculaire, une asthénie, des troubles neurologiques et psychiques, une dyspnée, de la tachycardie, ces troubles pouvant précéder la pâleur ou l'accompagner. Enfin le souffle artériel carotidien observé 88 fois est tantôt continu, tantôt intermittent. Ce bruit, qualifié, nous l'avons vu, de *bruit du diable* apparaît systématiquement quand les globules ont assez baissé pour être au-dessous du chiffre 80. La température reste entre 37° et 38°, chiffres normaux selon Andral.

Du sang dans les pyrexies et dans les phlegmasies

Et dans les fièvres ? Encore faut-il s'entendre sur ce que recouvrent ces pyrexies, *cette grande classe de maladies aiguës qu'on a vainement cherché à faire disparaître des cadres nosologiques, pour les rejeter toutes dans l'ordre des simples inflammations.* Pour Andral, ce sont en réalité des maladies à part avec leurs signes et leurs lésions spécifiques, à ne pas confondre avec les phlegmasies et l'analyse de sang permet précisément d'éviter cette confusion. Les phlegmasies, ou inflammations, atteignent toujours les solides et les liquides. Pas les pyrexies : *La fièvre qui accompagne les pyrexies ne reconnaît ni dans les solides ni dans le sang, aucune altération constante qui puisse en rendre compte.* Chez elles, la fibrine n'augmente pas. Les globules peuvent varier en tous sens. En revanche, la fibrine est toujours abaissée dans ce que les Anciens appellent affections putrides dont la cause est l'adynamie pour les vitalistes, le relâchement de la fibre pour les solidistes, ou la putridité des humeurs pour les humoristes. Le sang devenant moins consistant et opérant une espèce de dissolution, il en provient un état putride, adynamique ou typhoïde, la peste et le typhus en offrant les exemples les plus accomplis. On observe alors au niveau du sang tiré de la veine que le caillot, certes volumineux, est néanmoins peu consistant, grumeleux, sans cohésion, la fibrine moins abondante n'enserrant plus dans ses mailles les globules plus nombreux. Il ne présente pas de couenne, celle-ci nécessitant pour se former une fibrine en excès par rapport aux globules. Selon Andral, la destruction de la fibrine dans la typhoïde est le résultat d'*une véritable intoxication.* Ces phénomènes favorisent les hémorragies car il est vraisemblable qu'*une certaine diminution de la matière spontanément coagulable ait pour effet de permettre aux globules d'abandonner plus facilement les vaisseaux qui les contiennent.* Magendie arrive aux mêmes conclusions en 1837. Andral attribue la splénomégalie qui accompagne la typhoïde à l'hypofibrinémie. En revanche, la fièvre élevée qui est associé à ce phénomène biologique ne lui est pas imputable. En effet, des chiffres de température très élevés, jusqu'à 42°, observés dans certaines phlegmasies aiguës, coïncident avec un taux normal ou considérablement élevé de fibrine. A ce propos, quelle est la composition du sang dans les phlegmasies ? Ce terme *vague et insuffisant* de phlegmasie correspond cependant à une *remarquable et constante coïncidence* entre l'accroissement quantitatif du taux de fibrine et des manifestations systématiquement identiques au niveau des solides, constatations qui ont incité les nosologistes de toutes les époques à les rassembler en une seule et même famille avec un soupçon de réserve toutefois : les altérations découvertes dans les organes offrent un éventail d'anomalies infiniment plus variées que celles observées au niveau des éléments du sang.

Meckel définit l'inflammation comme *une congestion avec tendance à une production nouvelle.* La validité de cette définition ne fait aucun doute pour Andral qui cite l'exemple de la pneumonie au cours de laquelle la consistance de la couenne contraste avec la texture du caillot dont l'aspect rappèle une gelée de groseille mal prise. Au microscope, on y trouve tous les globules agglutinés alors que la couenne en était presque totalement dépourvue. Celle-ci, à fort grossissement, offre à l'observateur un aspect réticulaire qui se densifie peu à peu pour ne plus constituer qu'un feutrage dense qui, perdant progressivement toute structure identifiable, ne représente plus qu'une masse amorphe. Après action du sulfate de sodium sur le sérum, on retrouve cette même architecture filamentaire, ce même maillage filamenteux. Andral a observé chez trois chiens qu'il a soumis à une privation totale ou partielle de boisson et de nourriture, d'une part l'augmentation de la fibrinémie, d'autre part l'apparition d'ulcères gastriques consécutifs à *la désorganisation phlegmasique dont il* (l'estomac) *peut devenir le siège lorsque, depuis un certain temps, ce viscère ne reçoit plus d'aliments ou n'en reçoit que d'insuffisants.* Dans quelles maladies voit-on les fibrinémies les plus élevées, c'est-à-dire à des taux avoisinant 10 ? Essentiellement dans la pneumonie et le rhumatisme articulaire aigu : sur 84 cas de pneumonie, l'analyse du sang produit par les saignées montre un taux de fibrine égal ou supérieur à 5 dans plus de 90% des cas. Les inflammations des muqueuses bronchiques ou digestives donnent des résultats également élevés : fibrine entre 6 et 9. En revanche, dans la typhoïde, cette élévation est absente si les lésions se limitent aux organes lymphoïdes de l'intestin grêle. A propos de 4 observations de stomatites mercurielles, il a relevé des chiffres respectivement de 3,5, 4, 4,5 et 5,8 ce qui montre qu'il s'agit d'une inflammation comme les autres et invalide la prescription du mercure pour combattre les phlegmasies, notamment la péritonite. Quant à l'analogie établie par certains entre la stomatite mercurielle et celle du scorbut, elle est dénuée de tout fondement car ce dernier déterminait une congestion hémorragique là où le mercure donne lieu à une authentique inflammation. Une fibrinémie élevée accompagne aussi certaines atteintes cutanées, comme l'érésipèle ou les brûlures étendues. Les inflammations des séreuses, méningites, pleurésies, péritonites, péricardites, rhumatisme articulaire aigu en poussée, provoquent également une élévation de la fibrine, ainsi que les adénites cervicales, les néphrites aiguës, certaines apoplexies. Andral ne pense pas que l'augmentation de la fibrine est un signe avant-coureur de l'altération des solides. Il n'a été le témoin *que de la naissance simultanée de ces deux faits.* Le début de l'inflammation est brutal ou progressif. Dans le premier cas, la phlegmasie obéit à trois modes de début : soit une douleur ou un accident local inauguraux sans manifestations générales, soit un frisson qui peut durer une demi-heure à une heure, soit, enfin, un accident local isolé, et c'est le cas le plus fréquent, notamment lors des brûlures étendues. Les accidents qui leur succèdent laissent penser à Andral que c'est *consécutivement à l'altération du solide que le sang vient dans cette circonstance à se modifier dans sa composition.* Et il élargit cette notion au concept de diathèse. En effet pour les adeptes de cette théorie, dont Giacomo Tommasini (1768-1846) est un éminent représentant, toute lésion locale déclenche un processus de participation de l'ensemble de l'organisme qui diffuse partout l'inflammation. Pour l'auteur de l'*Essai d'hématologie pathologique,* c'est exactement ce qui arrive lorsque l'organisme fabrique de la fibrine en excès, *représentation matérielle de ce que Tommasini nomme la diffusion de la phlogose*, intéressante anticipation des réactions allergiques ou anaphylactiques, et de leurs traductions humorales identifiées au siècle suivant.

Lors des trois derniers mois de la grossesse, la fibrinémie s'élève pour atteindre des taux situés entre 4 et 4,8 pour une normale égale à 3. Par ailleurs, on sait les femmes enceintes plus exposées aux affections inflammatoires que le reste de la population féminine. De là à imaginer que parfois, contrairement à ce qu'il a affirmé, l'état phlegmasique peut précéder les lésions des solides, il n'y a qu'un pas que l'éclectisme de l'auteur l'incite à franchir sans qu'il ne le manifeste nettement, quitte à se contredire à quelques lignes d'intervalle.

Selon Andral, deux substances caractérisent le processus pathologique de l'inflammation, la fibrine et le pus qui en est vraisemblablement issu. La fibrine participe au processus de cicatrisation en déposant une matière réticulaire au niveau des zones enflammées. Le pus est une manifestation de la vitalité des tissus cherchant à éliminer les éléments dévitalisés de l'organisme : il est donc bien constitué de fibrine modifiée et non de globules altérés. En effet, au contact de l'ammoniaque, un mélange de pus et de sang voit les globules se dissoudre mais pas les corpuscules du pus. L'action de l'acide nitrique ou de l'alcool sur le même mélange, fait apparaître un conglomérat de plaques granitées tandis qu'une fois de plus les constituants du pus restent intacts. Examinées au microscope, les particules de la matière purulente semblent constituées d'un amas de molécules juxtaposées, aspect peu compatible avec une origine globulaire qui aurait eu une apparence homogène. Andral sait identifier les globules blancs et les distinguer des globules purulents. En revanche, il n'arrive pas à expliquer comment ces mêmes globules parviennent à pénétrer dans les vaisseaux. Intuitivement, il a deviné l'action toxique systémique de certaines substances libérées par les foyers purulents dans l'ensemble de l'organisme. Voici comment il explique cette intoxication. Ayant observé que le pus tiré récemment d'un abcès ne provoque aucune altération au niveau d'un caillot constitué peu après une saignée mais que, en revanche, le même pus vieilli détruit ce même caillot, il attribue cette lyse à l'ammoniaque libéré par la putréfaction du pus, ce même ammoniaque qui souille la pointe d'un bistouri *qu'on a plongé dans un corps putréfié* et qui détruit la fibrine et les globules. C'est par un mécanisme analogue que l'inflammation, caractérisée dans un premier temps par une augmentation de la fibrine qui épaissit le sang, peut, en faisant communiquer une collection purulente avec la circulation, provoquer dans un second temps une liquéfaction sanguine par destruction de cette même fibrine. C'est, nous le verrons plus loin, ce que les Anciens appelaient un *état de dissolution du sang*.

Du sang dans les hémorrhagies et dans les hydropisies

C'est donc la fibrine qui, aux yeux d'Andral, lorsqu'elle est abaissée, favorise les saignements. Dans la pléthore, cette diminution est relative, le déficit en fibrine étant consécutif à l'excès de globules. Mais le résultat est proche de celui observé dans le scorbut. Ici la chute des taux de fibrine a pour conséquence la fluidification du sang et un syndrome hémorragique caractéristique de la maladie dont Andral rapporte une observation de scorbut édifiante sur les conditions de vie des classes défavorisées de son époque : *Dans le courant d'avril 1841, un journalier, âgé de 41 ans, entra dans mes salles de l'hôpital de la Charité. Depuis trois ans, il s'épuisait à faire tourner chaque jour une manivelle dans un lieu obscur et humide, le dos appliqué à un mur d'où l'eau découlait sans cesse. Toutes les trois semaines environ, il faisait un excès de vin au point de s'enivrer. Il couchait avec sept camarades dans une chambre petite, mal éclairée et encore plus mal aérée.* Entré avec une importante altération de l'état général, des saignements de nez, une gingivite, des taches rouges sur tout le corps (purpura), un taux de fibrine à 1,6 et de globules à 119, le malade a été rétabli au bout de cinq semaines d'un régime adapté. Avec Gavarret, Andral a dosé les alcalis libres (ammoniaque) dans le sang des scorbutiques et constaté qu'ils y sont en excès. Il attribue à la présence dans le sang de substances virulentes et miasmatiques la diminution de la coagulabilité sanguine, comme cela se voit avec les venins de vipère. Il pense avoir donné un support scientifique aux théories de Boerhaave et d'Huxham qui parlent d'état putride, d'état dissous du sang pour désigner des affections dont il montre qu'elles sont la conséquence d'un effondrement de la fibrinémie.

Les hydropisies, ou du moins certaines d'entre elles peuvent s'expliquer par un phénomène de déplétion en certains éléments constitutifs du sang, mais qui ne concerne jamais la fibrine. De même, l'hydroémie (raréfaction des globules) entraîne certes une infiltration palpébrale, un oedéme des malléoles, mais jamais d'ascite ou d'anasarque, même dans des cas extrêmes de déglobulisation intense comme on les voit lors du saturnisme, de la *phthisie* avancée, de la chlorose ou du cancer de l'utérus. Qui plus est, même dans les déperditions sanguines brutales, saignées abondantes, grandes hémorragies spontanées, aucun signe d'hydropisie n'apparait. Ce n'est plus le cas lorsque cette diminution touche l'albumine comme on le constate dans les maladies du parenchyme rénal, fréquentes dans les suites d'une scarlatine notamment. Mais on voit aussi survenir des hydropisies au cours de certaines disettes alimentaires comme celle qui avait sévi dans le centre de la France en 1816 (kwashiorkor). Dans ces hypoalbuminémies par carence protidique, Andral évoque à l'origine de ces oedèmes un mécanisme d'exosmose. Le dosage de l'albumine dans la sérosité des épanchements de ces malades, révèle qu'elle en contient moins que leur sang. Il établit que la quantité d'albumine dans les épanchements d'origine inflammatoire est plus importante. Il fait donc déjà la distinction entre un transsudat et un exsudat.

Du sang dans quelques maladies vulgairement appelées organiques et dans les névroses

Ayant remarqué l'absence d'élévation de la fibrine dans les cardiopathies hypertrophiques sans inflammation, comme dans les maladies avec *dépôts* (tubercules, squirrhes, encéphaloïdes ou hydatides), Andral conclut que l'altération de la nutrition à l'origine de l'hypertrophie, tout comme le processus pathologique qui créé les différents produits accidentels, n'est pas de même nature que celle qui fait l'inflammation. Pour que la fibrine augmente, il faut qu'une phlegmasie coïncide avec l'apparition d'une cardiopathie, comme dans le rhumatisme articulaire aigu, ou qu'une nécrose traduisant un travail d'élimination se produise au niveau d'un tubercule ou d'une masse cancéreuse. Il est donc évident que le mécanisme de formation des tubercules, des cancers et autres hydatides n'est pas de nature *phlegmasique*.

Au cours de la tuberculose, l'anémie est la règle et ce, depuis le début, pour atteindre un maximum au stade de l'excavation, mais elle reste modérée, les taux les plus bas étant de 72 alors que les poumons sont pratiquement détruits, que la fibrine est au plus haut et que la fièvre atteint 40°. L'aspect du caillot est caractéristique. Petit et dense, il diminue de volume à mesure que la maladie évolue et se couvrant d'une couenne d'autant plus épaisse et bien formée qu'on est à un stade avancé de la tuberculose. Cela reflète la hausse de la fibrine concomitante avec la baisse des globules.

Andral a étudié l'aspect microscopique du sang au cours des cancers. Il a décrit chez 4 cancers gastriques, des globules de pus et des *lamelles elliptiques, granitées à leur surface, d'un volume beaucoup plus considérable que les globules de pus et d'une forme beaucoup plus régulière que celles des simples plaques albumineuses*. Il s'interroge sur leur nature et se demande s'il ne s'agit pas de fragments du cancer primitif, évoquant ainsi la dissémination de la lésion primitive par voie sanguine.

Les névroses sont considérées par Andral et par ses contemporains comme *une classe de maladies inconnues dans leur nature organique, et signalées par des manifestations symptomatiques que le raisonnement conduit à rapporter à quelque dérangement du système nerveux ou d'une partie de ce système* (Foville). Mais il part du principe qu'elles succédent *à un certain degré d'affaiblissement de la constitution* et que le sang doit refléter cet état de fait. En pratique, sachant que l'augmentation ou la diminution du nombre de globules sanguins marque la force ou la faiblesse de l'organisme, il est évident que tout ce qui favorise l'anémie comme les saignées ou les privations alimentaires, facilite le développement des névroses. On doit donc administrer du fer à ces malades, leur assurer une alimentation roborative et, de fait, cette thérapeutique est souvent couronnée de succès, mais pas toujours. Parfois le sang du névrosé posséde sa quantité normale de globules, circonstance qui oblige à chercher une autre étiologie et à trouver une autre thérapeutique. Andral conclut ainsi son *Essai d'hématologie* : *Tous ces faits ne s'excluent pas les uns les autres ; ils répandent seulement un nouveau jour sur une des vérités les plus importantes de la médecine, savoir, que deux maladies identiques par leurs symptômes, peuvent bien ne pas l'être par leur nature, et qu'il peut arriver que toutes semblables qu'elles paraissent, elles réclament cependant des médications diverses, parce que des conditions fort différentes de l'organisme les ont fait naître ou les entretiennent.* Ce qui sous-entend que l'étude microscopique et chimique des constituants du sang peut devenir un auxiliaire puissant pour permettre cette difficile distinction. Dans une communication du 28 juin 1847, Andral enrichit ses travaux d'hématologie d'un cas de scorbut chez un de ses malades. Cet exposé fait suite à celui de Becquerel, paru le 21 juin de la même année. Intitulé *Composition du sang dans le scorbut*, il contredit les résultats d'Andral et ceux de Magendie. En effet, alors que Magendie établit que le scorbut s'accompagne d'une diminution de proportion de la fibrine, ce que corroborent les résultats d'Andral, et d'une élévation des sels alcalins, les seules anomalies constatées par Becquerel sont une baisse considérable de la densité du sang, une raréfaction des globules rouges, une hypoalbuminémie, alors que la fibrine est normale ou augmentée.

Les publications d'Andral et de Gavarret sur l'hématologie auront un grand retentissement. En 1846, on peut lire dans le *Compendium de médecine pratique* sous la plume de Monneret et Fleury : *C'est à MM. Andral et Gavarret que l'on doit les recherches les plus complètes et les plus exactes que nous possédions sur les modifications de la fibrine et des globules du sang dans l'état de maladie. Les résultats les plus remarquables obtenus ou confirmés par ces observateurs sont : 1° la loi de l'augmentation de la fibrine pendant la grossesse ; 2° la loi de l'augmentation de la fibrine dans les phlegmasies ; 3° la détermination exacte des quantités dont les globules augmentent ou diminuent dans la pléthore, la chlorose, sous l'influence de l'alimentation, des martiaux, de la diète, des saignées ; 4° le maintien ou l'abaissement de la fibrine dans les pyrexies. Les travaux de MM. Andral et Gavarret ont ouvert une voie nouvelle aux observateurs et ont montré ce que doit être désormais l'humorisme.*

En 1851, Forget, tout en reconnaissant l'importance de l'apport d'Andral à la connaissance des composants du sang au cours de certaines maladies, est obligé de reconnaître que *sur plus de quarante éléments qu'on admet aujourd'hui dans le sang, il en est à peine sept ou huit dont nous sachions apprécier les modifications* ... et il ajoute quelques lignes plus loin : *nous ne savons le tout de rien ... les maladies les moins graves sont celles que nous guérissons le mieux.* Le scepticisme du corps médical vis-à-vis de l'utilité de l'hématologie persista encore quelques années puisque Eugène Woillez (1811-1882) écrit en 1862 : *Malgré les importants progrès réalisés dans ces dernières années dans l'étude du sang, par les recherches remarquables de MM. Andral et Gavarret, Becquerel et Rodier, Denis (de Commercy), Lecanu, Nasse, Prévost et Dumas, Lehman, etc., l'analyse chimique du sang ne saurait être employée pour éclairer le diagnostic clinique.*

Lors de la séance du 19 juin 1848, Andral expose, devant la docte assemblée, en pleines journées révolutionnaires, le résultat de ses recherches sur *l'état d'acidité ou d'alcalinité de quelques liquides du corps humain dans l'état de santé et de maladies.* Il insiste sur la stabilité *infiniment plus grande qu'on aurait pu le supposer* des constituants acides et alcalins humoraux, préfigurant les travaux de Claude Bernard sur le milieu intérieur.

La séance du 6 décembre 1869, sous la présidence de Claude Bernard, est l'occasion pour Andral de rappeler ses travaux sur la thermométrie clinique et de tenter d'établir une corrélation entre l'élévation de la température et celle du taux de fibrine sanguin. Son travail concerne surtout les pneumopathies aiguës dont il souligne la nature *phlegmasique*, autrement dit inflammatoire. Mais cette élévation manque dans d'autres syndromes fébriles comme la typhoïde, la variole ou la morve, donc, il n'y a pas de rapport de causalité entre ces deux manifestations, puisque dans ces affections, la température mesurée sous l'aisselle, dépasse parfois 42°. Cette absence de correspondance se retrouve avec la quantité de globules rouges en cas de fièvre, les variations de leur nombre ne modifiant en rien *la chaleur animale*. En revanche, ses tentatives pour trouver une relation entre le taux d'urée urinaire et la fièvre n'aboutissent pas. Cette communication n'entraînera aucune remarque de la part de l'illustre président de la séance. Seul Bouillaud fait remarquer que la prise de température sous l'aisselle donne les mêmes chiffres dans son service, et que les fièvres les plus fortes, jusqu'à 43°, se voient dans les inflammations, leur manifestation biologique la plus évidente étant l'augmentation de la fibrine qui se traduit en pratique par l'apparition de la couenne inflammatoire, *antique expression que j'ai cru devoir remplacer par celle de pseudo-membrane du sang*. Au terme de son intervention, Bouillaud confirme sa communauté de vue avec Andral.

Velpeau, en 1827, donne la première définition de la leucémie : il rapporte le cas d'un fleuriste présentant une asthénie, une hyperthermie, une importante splénomégélie accompagnée d'une hépatomégalie. Il remarque que le sang du malade a un aspect de gruau. Il étudie également la présence de pus dans les vaisseaux en 1825 dans son Mémoire sur les altérations du sang dans les maladies cancéreuses publié dans la *Revue Médicale*, puis il rédige de nombreux mémoires sur le même sujet en 1826 et en 1827. Il écrit : *En 1820, époque à laquelle je commençais mes premières recherches sur les altérations du sang, toute la médecine était assise sur le solidisme le plus absolu ... Quelques obervations, recueillies à l'hôpital de Tours en 1818, avaient déjà fait naître chez moi des doutes sur la justesse des doctrines régnantes ; les expériences auxquelles je me livrais dès lors me premirent bientôt d'attaquer de front ces doctrines et de prouver qu'une foule de maladies reconnaissent pour cause ou comme point de départ une altération des humeurs.* Il donne la première définition de la septicémie dans son Mémoire sur les altérations du sang, à la suite des blessures compliquées de suppuration, publié dans les *Archives générales de médecine* en 1827 *: Je me suis attaché à démontrer matériellement que le pus, par exemple, formé à la surface des plaies, peut rentrer dans les veines de même qu'il peut être secrété à la surface interne de ces vaisseaux ; qu'il se mêle au sang ; qu'en circulant avec le sang, il le dénature, et infecte toute l'économie ; qu'il en résulte partout des inflammations de mauvaise nature, des épanchements dans les diverses cavités séreuses du corps, des abcès multiples dans les principaux viscères.*

John Bennet (1812-1875), dans *l'Edinburgh medical and surgical journal* de 1845, est l'auteur d'un article intitulé : Case of hypertrophy of the spleen and liver, in which death took place form suppuration of the blood. C'est, après celle de Velpeau, une description explicite de la leucémie à laquelle il consacrera en 1852 un ouvrage illustré de planches représentant l'aspect microscopique du sang dans cette affection.

Les travaux de Virchow sur la leucémie datent de 1846 à 1853. Dans l'édition française de sa *Pathologie cellulaire*, 1861, on peut lire : ... *le point capital et constant était l'augmentation des globules blancs s'accompagnant toujours de la diminution des globules rouges du sang ; si bien qu'à la plus simple inspection, on voit quelques propriétés très singulières, et avec l'aide du microscope on peut reconnaître que les premiers et les seconds sont presque en nombre égal. Tandis que dans le sang normal, il y a trois cents globules rouges pour un blanc, dans le sang leucémique on voit un globule blanc pour trois rouges, ou même deux pour trois...* Ernest Neumann (1834-1918), dans *Archiv der Heikunde* en 1870, publie Ein Fall von Leukämie mit Erkrankung des Knochenmarke : le premier, il remarque les modifications de la moelle osseuse qui accompagnent la leucémie.

Karl Friedrich Mosler (1831-1911) préconise l'étude de la moëlle osseuse dans la leucémie : *Pathologie und Therapie des Leukämie. Klinische Bearbeitet*. Berlin, 1872 ouvrage suivi d'autres articles dont notamment celui intitulé Klinische Symptome und Therapie der medullaren Leukaemie, parue en 1876...*Berliner klinische Wocheschrift*.

Wilhelm Ebstein (1836-1912), parle de leucémie aiguë ou lymphémie pour les distinguer des formes moins agressives : Das chronische Rückfallsfieber, eine neue Infektionkrankheit, *Berliner klinische Wochenschrift*, **24**, 1887.

Otto Naegeli, distingue les leucémies myéloïdes des leucémies lymphoïdes : *Blutkrankheiten und Blutdiagnostik*, Leipzig, 1907-1908.

Anton von Biermer, en 1868, décrit l'anémie pernicieuse, déjà vue par James S. Combe (1796-1883) en 1824 : History of a case of anemia, *Transactions of the medico-chirurgical society of Edinburgh*, **1**, 1824, puis par Addison en 1849 : Anaemia ; disease of the supra renal capsules, *The London medical gazette*, **43**, 1849. L'article de Biermer est intitulé Eine eigenthumliche Form von progressiver perniciöser Anämie est publié dans le *Korrespondenz-Blätter schweiz. Ärtz.* en 1872. Il y décrit les hémorragies rétiniennes conséquences de la baisse des plaquettes et du taux de prothrombine.

1877 : Paul Ehrlich propose l'analyse chromatique des tissus et des cellules sanguines par les colorants vitaux. Il permet ainsi le diagnostic différentiel entre les différentes hémopathies sur des arguments uniquement histologiques : *Farben analytische Untersuchungen zur Histol. und Klinik des Blutes*, Berlin, 1891. Bezançon et Labbé, dans leur *Traité d'hématologie* paru en 1904 écriront : *Par le procédé d'Ehrlich, les noyaux sont bleu verdâtre, les hématies sont brunâtres ou cuivrées, les granulations acidophiles et les granulations neutrophiles, rouge violet, les granulations des mastzellen* (mastocytes contenant de nombreux médiateurs chimiques) *restent claires et incolores*.

Otto Kahler (1849-1893) décrit le myélome multiple en 1889, affection de la moelle osseuse caractérisée par une prolifération incontrôlée des plasmocytes : Zur Symptomatologie des multilplen Myeloms. Beobachtungen von Albuminurie. *Praguer. Medicinische Wochenschrift.*

En 1892, Edoardo Maragliano (1849-1940), décrit l'hémolyse des hématies dans un sérum sanguin allogène : *Dans certains cas, la propriété hémolytique du sérum humain se manifeste vis-à-vis des globules rouges provenant d'un autre individu,* signalent Bezançon et Labbé, rappelant que Maragliano *avait signalé le fait que le sérum de quelques malades était capable d'altérer in vitro les globules d'un individu sain, en donnant au sérum une teinte verdâtre, sans que l'on constatât d'hémolyse proprement dite : Congrès de médecine interne,* Milan, 1892, **V**, 41 ; Bezançon Fernand, Labbé Marcel, *Traité d'hématologie*, Paris, 1904.

Virchow publie beaucoup sur les sarcomes qu'il différencie des fibromes, des gliomes et des psammomes (tumeurs calcifiées). Il dénombre six variétés de sarcomes : le fibro-sarcome ; le myxo-sarcome ; le glio-sarcome ; le mélano-sarcome ; le chondro-sarcome et enfin, l'ostéo-sarcome : *Die krankhaften Geschwülste*, 1-3, Berlin, 1863-1867.

Hans Kundrat (1845-1893), en 1893, décrit le lymphosarcome dans le *Wiener klinische Wochenschrift.* Sous ce nom, selon Bezançon et Labbé, qui citent Kundrat, *on désigne une variété de sarcomes qui nait dans le tissu lymphoïde (ganglions, rate, amygdales, follicules clos), et qui est susceptible de se généraliser à tout le système lymphatique, comme les tumeurs lymphadéniques.*

Le scorbut :

Le scorbut ou grande ratte est une espèce de cachexie mélancholique : *en effet l'atrabile acquiert quelquefois un tel degré de corruption, partant de la rate dans les vaisseaux, qu'elle infecte l'habitude du corps de son levain pernicieux. Voici les signes qui découvrent cette cachexie scorbutique : la bouche & l'haleine sentent mauvais, les gencives se gâtent, deviennent livides ou noirâtres & si on les presse tant soit peu avec le doigt, il en sort une sanie épaisse : elles sont si lâches qu'elles quittent les dents qu'on peut ôter très aisément de leurs alvéoles. On sent quelques douleurs aux hypocondres et à la tête & l'on a un grand dégoût pour les alimens.* Lommius, *Tableau des maladies où l'on découvre leurs signes et leurs évènements traduit du latin ...*, Paris, 1712. Toujours selon Lommius, la maladie s'accompagne d'asthénie, d'amyotrophie, d'hémorragies et d'ulcères aux jambes.

Jean Echt (1515?-1554) est l'auteur du premier traité consacré exclusivement au scorbut : *De scorbuto vel scorbutica passione epitome*, Wittenberg, 1541. Il attribue la maladie à une nourriture grossière et malsaine et à l'altération du sang. Il donne une bonne description des symptômes.

En 1557, Johann Wier, lui consacre une partie de ses *Medicarum observationum rariorum liber unus*, Amsterdam, 1557. Grand voyageur, il possède une bonne connaissance du scorbut et connaît l'effet préventif des aliments végétaux frais en général. Sa description des symptômes de la maladie est si précise que les auteurs qui ont suivi l'ont copieusement plagié, selon Lind.

En 1564, Baudewijn Ronss (1525-1597) propose la consommation d'oranges comme traitement préventif et curatif du scorbut. En revanche, il préconise la saignée parce qu'il croit à l'existence d'une maladie de la rate : *De magnis Hippocratis lienibus Plinique stomacace, ac sceletyrbe, scorbuto seu vulgo dicto, libellus,* Anvers, 1564.

Rembert Dodoens dans ses *Medicinalium observationum exempla rara cum scholiis,* Cologne, 1581, attribue la maladie à une mauvaise alimentation. Il traite avec du cresson, de la cochléaire et de la véronique beccabunga, plante utilisée au siècle suivant par Ettmuller.

Severinus Eugalenus (1535-?) publie à Vienne en 1588 son *De scorbuto morbo cum observationibus* ..., très lu au XVIIème siècle, encore édité à Amsterdam en 1720. Il étend démesurément la pathologie scorbutique et y inclut une foule de maladies qui lui sont totalement étrangères. Il croit observer que le sang tiré de la veine des scorbutiques est de coloration grise et verdâtre. Il attribue la maladie à la consommation d'aliments grossiers.

Salomon Alberti pense que les hémorragies excessives contribuent autant à l'apparition du scorbut que la suppression des évacuations. Car les humeurs se corrompent et croupissent autant par défaut que par excès de sang : *Scorbuti historia*, Wittenberg, 1594.

Deux grands navigateurs en témoignent. Vasco de Gama (1469?-1524) apporte la première relation historique de l'apparition du scorbut à bord d'un navire : en 1498, lors de son voyage vers les Indes par le cap Bonne Espérance, plus de 100 marins de son équipage meurent de la maladie sur un effectif total de 160. Jacques Cartier (1491-1557?) donne une description très réaliste du mal qui frappe ses compagnons lors de son exploration du Saint-Laurent en 1535 : *La maladie commença entour de nous d'une merveilleuse sorte et de la plus inconnue ; car les ungs perdaient les substances et leur devenaient les jambes grosses et enflez, et les nerfs retirez et noircis comme charbons, et à aucuns toutes semées de gouttes de sang comme pourpre, puis montait ladicte maladie aux hanches, cuisses et espaulles, aux bras et au col, et à tous venait la bouche si infectée et pourrye par les gencyves, que toute la chair en tombait jusqu'à la racine des dentz, lesquelles tombaient presque toutes, et tellement se esprint de ladicte maladie à nos trois navires, qu'à la my-février, de cent dix hommes que nous estions, et il n'y en avait pas dix sains, et pour ce que la maladie nous était incogneue, feist le capitaine ouvrir le corps pour voir si nous aurions cognaissance d'icelle pour préserver, si possible estait, le persus, et fût trouvée qu'il avait le coeur blanc et flétry, environné de plus d'un gros pot rosse comme dacte, le foie beau, mais avait le poumon tout noirci et mortifié et s'estait retiré tout son sang au-dessus de son coeur, pareillement avait la rate par-devers l'eschine ung peu entamée environ deux doigts, comme si elle eust esté frottée sur une pierre. La décoction de l'écorce d'un arbre nommé Améda ou Aunéda sauva les survivants.*

XVIIème siècle : le scorbut, maladie du sang

Alexis de Abreu (1568-1630) décrit le scorbut et propose de le traiter par le lait et les sirops antiscorbutiques dont le sirop de roses : *Tratado del las siete enfermedades, de la inflammacion universal del higado, zirbo, pyloron, y rinones, y de la obstruction, de la satiriasi, de la terciana y febre malignia, y passion hypocondriaca. Llieva otros tres tratados del mal de Loanda, de guzano, y de las fuentes y sedales*, Libonne, 1623.

John Woodhall (1570-1643), en 1617, fait état de l'action thérapeutique des oranges contre ce qu'on appelle désormais la peste de la mer : *The surgion mate*, Londres, 1617.

Daniel Sennert édite en 1624 un *Tractatus de scorbuto,* compilation des écrits d'Eugalenus dans lequel il propose comme traitement la chicorée, l'endive, l'oseille, les sucs de citron et d'orange.

Philippe Hoechstetter (1579?-1635) rapporte des cas de scorbut survenus dans les camps militaires à la prise d'Augsbourg par les Suédois et parmi leurs troupes en 1631 : *Rariorum observationum medicinalium decades sex,* Francfort, 1674.

Lazare Rivière, dans sa *Praxis medica* 1640-1644, le considère comme une maladie hypocondriaque consécutive à la corruption de *l'humeur mélancholique* produisant une malignité particulière qui s'y cache. Le diagnostic repose sur l'existence des signes suivants, la présence d'un seul suffisant pour identifier le mal : les lésions des gencives ; les lésions cutanées, taches cutanées rouges ou livides ou noires apparaissant aux membres inférieurs ; la dyspnée ; l'asthénie intense ; le pouls, faible ; les douleurs, diffuses ; la diarrhée, fréquente ; la cachexie enfin. Il traite par du suc de cresson, de fumeterre ou d'oseille.

Ettmuller, dans sa *Pratique générale de médecine*, 1691, partage cette opinion : pour lui, c'est une maladie hypocondriaque contagieuse qui résulte de la volatilisation dans le sang et la lymphe des acides vitiés des humeurs des *mélancholiques*. Dès lors, le mal diffuse et répand hors du malade des corpuscules fermentatifs et contagieux. La propagation se fait par la salive ou l'haleine, contaminant les proches du malade. Ces conjectures pouraient être une anticipation de l'association au scorbut des rickettioses que décriront deux siècles plus tard Möller et Barlow.

Thomas Willis, dans le *De scorbuto* de ses *Opera omnia*, 1667, partage l'opinion des anciens auteurs : le scorbut est consécutif à une interruption de la circulation du sang et à une destruction des solides, ce qui entraîne une modification de la vitesse de circulation des humeurs. Elles s'épaississent, ne peuvent plus passer dans les capillaires et acquièrent une impureté qui dégénère en scorbut. Une frayeur soudaine, les passions de l'âme peuvent en être responsables.

Nicolas Venette (1633-1698) dans son *Traité du scorbut et de toutes les maladies qui arrivent sur mer*, La Rochelle, 1670, entrevoit l'origine carentielle de la maladie.

William Cockburn, en 1696, range le scorbut au premier rang des affections des gens de mer et l'attribue à la privation de végétaux frais : *An account of the nature, causes, symptoms and cure of the distempersthat are incidentin seafaring people ...*, Londres, 1696.

XVIIIème siècle : James Lind, un grand médecin naval

La tendance amorcée deux siècles auparavant par Eugalenus s'accentue : on range dans les affections scorbutiques la cachexie, la goutte, la dyspnée, la paralysie, l'érysipèle, la colique, l'atrophie, le rhumatisme. En réaction, d'autres nient jusqu'à l'existence du scorbut, en faisant une manifestation de l'hystérie ou de l'hypocondrie.

Hermann Boerhaave estime qu'il résulte de la séparation de la sérosité du sang d'avec la partie rouge. Ceci affaiblit la cohésion des parties solides qui deviennent vulnérables aux causes les plus légères. Son traitement repose sur les amers et les astringents (absinthe, rhubarbe), les aromatiques (cardamome, menthe, fenouil) ou les plantes âcres (ail, oignon, raifort, poireau). Il attribue le scorbut non seulement à une alimentation carencée mais aussi à l'abus du quinquina. Il se perd dans des considérations humorales sans aucun intérêt pour conclure que le médecin doit s'appliquer à distinguer toutes les sortes d'acrimonies qui provoquent la maladie. Il propose néanmoins dans sa matière médicale, des fruits frais : agrumes, cerises, fraises, groseilles, abricots, pêches, prunes, framboises, baies de sureau, airelles ... : *Commentaria in Hermanni Boerhaave aphorismos, de cognoscendis et curandis morbis*, **3**, Leyde, 1765-1776.

Pour John Huxham, il est consécutif à une altération des globules rouges qui se brisent et déterminent des hémorragies. Pour prévenir la maladie, il recommande d'embarquer à bord des navires du cidre et des pommes qui se conservent deux ou trois mois, ainsi que des citrons ou des oranges : *Essai sur les fièvres et sur les différentes espèces de fièvres*, Paris, 1752.

James Lind (1716-1794) publie un ouvrage remarquable sur le scorbut : *A treatise of the scurvy*, Londres, 1753, dans lequel il affirme que cette maladie a fait perdre plus de marins à la flotte anglaise que les combats contre les Français et les Espagnols. Il préconise le jus d'oranges à titre préventif. Dans le *Compendium de médecine pratique* de Monneret et Fleury, Paris, 1846, on peut lire cette appréciation flatteuse de l'œuvre de Lind pourtant écrite en 1752 : Le traité de Lind est *un de ces livres rares que les progrès incessants de la médecine n'ont point fait vieillir ; écrit depuis un siècle environ, ce traité renferme encore des documents les plus complets que nous possédions aujourd'hui.* Lind consacre une grande partie de son ouvrage à l'historique du scorbut.

Gilbert Blane (1749-1834) retrace l'histoire du scorbut qui décima les équipages anglais entre 1778 et 1783 dans la mer des Caraïbes. Il obtient de rendre obligatoire l'utilisation de jus de fruits sur les navires et en fait un des articles du règlement des flottes anglaises : *Observations on the diseases incident to seamen*, Londres, 1785.

XIXème siècle : le scorbut est un genre particulier d'inanition

On continue à chercher dans une altération du sang la cause de la maladie.

François Magendie, en 1837, pense que le sang des scorbutiques est hypocoagulable parce qu'il contient moins de fibrine. Il croit reproduire le scorbut chez des animaux auxquels il injecte du sang défibriné ou une solution de sous-carbonate de sodium ou de potassium : *Phénomènes physiques de la vie*, **4**, Paris, 1842 : Du sang et des altérations de ce liquide dans les maladies graves.

Gabriel Andral : *Clinique médicale*, **1**, Paris, 1823 ; article Scorbut du *Dictionnaire de médecine et de chirurgies pratiques*, **14**, 1835 ; *Essai d'hématologie,* Paris, 1843, et Jules Gavarret confirment ces résultats : *On peut aussi rappeler que dans le sang devenu moins coagulable que de coutume, d'individus morts de fièvre grave ou de scorbut, quelques auteurs affirment avoir trouvé une quantité surabondante de substances alcalines. Dirai-je enfin que les recherches que je poursuis actuellement avec Mr. Gavarret sur les variations que les matériaux inorganiques du sang peuvent présenter relativement à leurs proportions, j'ai trouvé entre autres fait que le sang qui contenait le maximum d'alcali libres appartenait au scorbutique dont j'ai un peu plus haut raconté l'histoire.*

Julius O.L. Möller (1819-1887) publie en 1859, dans le *Königsburg med. Jb.* un article intitulé Ueber akute Rachitis, dans lequel il décrit une forme aiguë de rickettsiose associée au scorbut.

Le siège de Paris en 1871 donne à Georges Hayem l'occasion d'observer et de décrire le scorbut dans ses deux traités d'hématologie : *Du sang et de ses altérations anatomiques*, Paris, 1889, *Du sang*, Paris, 1900, infirmant les résultats de ses prédécesseurs : il n'y a pas de troubles de la coagulation et la fibrine est normale ou augmentée. Pour lui, le scorbut appartient à un genre particulier d'inanition.

En 1883, Thomas Barlow (1845-1945), dans un article des *Med. Chir. Trans.,* intitulé : On cases of described as scurvy rickets, individualise de façon définitive le scorbut du nourrisson et le distingue du rachitisme avec lequel on le confondait.

Dès lors, le scorbut dans les traités de pathologie médicale va quitter le chapitre des maladies du sang pour intégrer celui des maladies de la nutrition.

Le diabète :

Le diabète est un flux excessif, un écoulement immodéré de l'urine par lequel on rend le breuvage sans qu'il ait été modifié. Il résulte de trois causes : l'intempérie sèche et chaude, l'humeur bilieuse âcre et salée et un venin pernicieux qui attaquent les reins.

Le patient souffre d'une douleur poignante et mordante avec une soif intense si la cause du diabète est chaude. Dans ce cas l'urine est claire car elle ne séjourne pas dans le foie mais est attirée par la chaleur excessive du rein et de la veine, avant toute concoction.

Le diabète apparaît après l'abus des choses trop chaudes et diurétiques, après un grand travail immodéré. Il est consécutif à une inflammation du foie, du poumon, de la rate, des reins, de la vessie ou bien à un vice de tout le corps comme la crise d'une maladie clôturée par un flux d'urine : *Œuvres complètes d'Ambroise Paré* ..., Paris, **2**, 1840.

Le traitement sera différent selon la cause. Si la cause vient du chaud il faut donner de l'eau froide coupée éventuellement d'un gros vin astringent, appliquer sur les fosses lombaires des cataplasmes ou des liniments associant pavot, jusquiame, mandragore, vinaigre, graine de pourpier et laitue. Si la cause vient du froid il faut supprimer les remèdes froids et remplacer la viande bouillie par de la viande rôtie. On conseille le lait, les viandes grasses cuites avec de la laitue ou de l'oseille. On peut attirer les boissons vers d'autres émonctoires que les reins en utilisant lavements, laxatifs, sudations, repas peu épicés et boissons peu abondantes. (Platter). Beaucoup d'auteurs signalent la polydipsie : Wilhelm Fabry von Hilden : *Opera observationum et curationum medico-chirurgicarum, quae extant omnia*, Francfort, 1682, a vu un malade boire dix livres d'eau en une nuit et Amatus Lusitanus jusqu'à quatre-vingt-dix livres.

Paracelse, qui le considère comme une maladie du rein, a peut-être pressenti l'existence de la glycosurie en décelant la présence d'une substance anormale dans les urines des diabétiques : *Opera omnia medico-chemico-chirurgica, tribus voluminibus comprehensa. Editio novissima et emendatissima, ad germanica & latina exemplaria accuratissimè collata ... Volumen* ***primum****, opera medica complectens,* Genevæ, 1648.

XVIIème siècle : Brünner et la première pancréatectomie

Michel Ettmuller distingue trois sortes de diabètes : le véritable, le faux et le flux cœliaque d'urine. Le véritable, assimilé à la diarrhée, est celui où l'urine passe sans être changée ; le faux diabète, lui, est caractérisé par une quantité énorme d'urine chez un malade tourmenté par la soif, abattu, qui maigrit, ressent une chaleur brûlante dans les reins. Il y a une fièvre lente continue et même des symptômes de consomption présageant une fin prochaine ; le flux cœliaque, enfin, est caractérisé par la miction de chyle pur mêlé aux urines.

Les causes du diabète sont le surmenage, les abus vénériens, les fièvres chroniques et l'usage immodéré des spiritueux.

Les urines des diabétiques sont ordinairement douces.

Le traitement prescrit par Ettmuller associe un émétique puis la saignée. On peut donner la terre sigillée et l'eau de chaux, le lait calybé : *Pratique générale de médecine de tout le corps humain ...*, Lyon, 1691.

Thomas Sydenham écrit que *dans le diabète les aliments sortent non digérés par les urines, que le malade perd ses forces et maigrit. Il y a colliquation* (fonte) *des graisses et de la chair qui passent par la voie des urines.* Il proscrit la saignée et les purgatifs : *Médecine pratique de Sydenham avec des notes ; ouvrage traduit en français sur la dernière édition ... par feu M.A. Jault,* Paris, 1784.

Martin Lister (?-1711) consacre le chapitre II de ses *Exercitationes Medicinales*, Londres, 1694, au diabète.

Thomas Willis identifie le sucre dans l'urine de certains diabétiques distinguant ainsi le diabète mellitus du diabète insipide dans les urines duquel cette saveur est absente : *Pharmaceutice rationalis sive diatriba de medicamentorum operationibus in humano corpore,* Londres, 1674-1675.

Le rôle du pancréas est soupçonné par Johann Conrad Brünner qui, en 1683, après ablation du pancréas chez le chien note l'apparition d'une polydipsie et d'une polyurie : *Experimenta nova circa pancreas*, Amsterdam, 1683.

XVIIIème siècle : Rollo et le premier régime pauvre en sucre

Dans sa *Nosologie méthodique* traduite en français en 1772, éditée à Lyon, François Boissier de Sauvages identifie sept catégories de diabètes : le diabète légitime ou vrai flux simple accompagné d'une polyurie massive et d'un amaigrissement considérable ; le diabète anglais, qui présente le même flux urinaire excessif mais va de pair avec la présence de sucre dans l'urine ; le diabète hystérique spécifiquement féminin ; le diabète artificiel observé chez le chien dont on a ligaturé les vaisseaux spléniques ; le diabète du vin, causé par l'abus de cette boisson ; le diabète arthritique goutteux dans les formes graves de la maladie goutteuse ; le diabète fiévreux chez les vieillards trop saignés et trop purgés.

Le diabète mielleux, pour Richard Mead, s'accompagne d'une soif extrême, d'une fièvre hectique et d'émaciation. Contrairement à ses collègues, il affirme que le diabète n'est pas une maladie du rein mais bien une affection du foie et doit son origine à une bile viciée. Cette maladie *attaque principalement ceux qui faisant peu d'exercice, & abusant des liqueurs spiritueuses, cherchent, à force de boissons rafraîchissantes, à se débarasser de la soif que celles-ci leur a procurée, Recueil des œuvres physiques et médicinales*, Bouillon, 1774.

Pour William Cullen, le diabète consiste dans une évacuation d'urine beaucoup plus considérable que de coutume et il le considère comme une affection spasmodique des vaisseaux ou accompagnant d'autres maladies spasmodiques : *Elémens de médecine pratique*, Paris, 1787. Autrement dit, il le situe entre la diarrhée et l'hystérie, parmi les névroses : une diarrhée urinaire en quelque sorte. Il n'admet que deux sortes de diabète : le diabète mielleux et le diabète insipide.

John Rollo (?-1805), chirurgien général de l'artillerie anglaise, écrit *An account of two cases of the diabete mellitus*. Londres, 1797, (Une contribution à propos de deux cas de diabète sucré) où il suggère l'origine métabolique de l'affection et conseille le premier une alimentation pauvre en hydrates de carbone. Il considère la maladie comme une modification morbifique des puissances naturelles de la digestion résultant d'une altération particulière des sucs gastriques qui décomposent les végétaux. Rein, tête et peau sont affectés secondairement. La polyurie est expliquée par la faculté décuplée de l'absorption des poumons et de la peau. Le traitement découle logiquement de cette théorie : suppression des aliments végétaux, régime exclusivement animal à l'issu duquel Rollo constate une diminution de la glycosurie.

Matthew Dobson (1745-1784) retrouve la présence de sucre dans l'urine des diabétiques en 1776 : Experiments and observations on the urines in diabetes, *Med. Obs. Inqu.*, **5**, 1776.

En 1788, Thomas Cawley (?-?) soupçonne le rôle du pancréas dans le diabète notamment après un traumatisme : A singular case of diabetes, consisting entirely in the quality of the urine ; with an inquiry into the differents theory of that disease, *London medical Journal*, **9**, 1768.

Johann Peter Franck identifie le diabète insipide. Il défend une hypothèse selon laquelle le diabète est une maladie des lymphatiques, provoqué par un virus issu de l'organisme lui-même ou venant du dehors : *De curandis hominum morbis epitome liber V*, Mannheim, 1794.

XIXème siècle : de Bouchardat à Von Mering et Minkowski

Appolinaire Bouchardat réactualise les prescriptions diététiques de Rollo. Il inaugure une longue série de travaux remarquables par son *Mémoire sur la nature du diabète et sur son traitement* en 1838, travaux qu'il réunira en 1875 dans le traité : *De la glycosurie ou diabète sucré ; son traitement hygiénique*, Paris, 1875. Il établit la relation entre le sucre ou les aliments farineux ingérés et le glucose contenu dans les urines. Il souligne le rôle du sucre de canne et du lait. Il conseille le travail au grand air qui agit sur l'utilisation par l'organisme des féculents absorbés par les diabétiques ainsi que le sport, la marche, le jardinage. Il préconise l'emploi du pain au gluten, la substitution des aliments gras et alcooliques aux féculents et aux sucres. Il autorise toutes les viandes à condition de n'être pas accompagnées de sauces farineuses. Il signale l'association du diabète et de la tuberculose, la fréquence de l'albuminurie, de l'atteinte oculaire sensorielle, de la cataracte, de l'impuissance, de l'alcalose.

Wilhelm Petters (1820-1875) découvre la présence de corps cétoniques dans les urines des diabétiques : Untersuchungen über die Honigharnruhr publiées dans le *Vierteljahrschrift für die praktische Heikunde*, 1857.

Adolf Kussmaul décrit la dyspnée ample et profonde caractéristique de l'acidose diabétique : Zur Lehre vom diabetes mellitus, *Deutsche Archiv klin. Med.*, 1874.

En 1850, Claude Bernard avait obtenu une glycosurie transitoire en piquant le plancher du IVème ventricule chez le chien : Chiens rendus diabétiques, *Compte-rendus de la Société de Biologie de Paris*, 1850. Il fait l'historique de ses recherches dans les *Annales de chimie et de physique* en 1876 puis en 1877 et, la même année, il fait paraître chez Baillière à Paris, les *Leçons sur le diabète et la glycogenèse animale*. Quand il publie cet ouvrage, l'auteur de *l'Introduction à la médecine expérimentale* a derrière lui une longue suite de travaux s'étendant de 1848, date de la découverte de la fonction glycogénique du foie, à 1855, 1857, où il publie les propriétés physiques et chimiques de la matière hépatique préexistante au sucre, qu'il nomme glycogène, et où il démontre que le glycogène se transforme en sucre sous l'action d'un enzyme présent dans le parenchyme hépatique, ce qui l'amène à comparer la formation du sucre chez l'animal et chez le végétal, le glycogène étant l'homologue de l'amidon.

Etienne Lancereaux établit le premier et de façon définitive la relation de cause à effet entre l'atteinte pancréatique et le diabète : Notes et réflexions à propos de 2 cas de diabète sucré avec altération du pancréas, *Bulletin de l'Académie de médecine*, Paris, **6**, 1877.

Les travaux de Joseph von Mering (1849-1908) et Oscar Minkowski (1858-1931) de 1886 à 1892, établissent le rôle du pancréas dans la genèse du diabète. Ils obtiennent la guérison du diabète d'un chien au préalable pancréatectomisé par greffe de son propre pancréas. Comme le dit Jean Thiroloix, en 1892, dans son ouvrage, *Le diabète pancréatique, expérimentation, clinique, anatomie pathologique* : *Toutes les expériences faites jusqu'en 1889 pour élucider la question du rapport des lésions du pancréas et du diabète sont imparfaites, contradictoires*. Les publications de Claude Bernard ne permettent pas d'établir une assise étiologique précise. Von Mering et Minkowski prouvent que les chiens deviennent diabétiques après pancréatectomie totale, la glycosurie devenant maximum 24 à 48 heures après l'extirpation. Après une semaine d'inanition, la présence de sucre dans les urines est encore patente. Les animaux présentent la polydypsie, la polyphagie et la polyurie, caractéristiques des formes sévères du diabète chez l'homme. Puis apparaissaient les corps cétoniques. Ces travaux sont présentés pour la première fois au 62ème Congrès des médecins allemands d'Heidelberg en 1889, et paraissent dans le *Berliner klinische Wochenschrift*. Les publications se succèdent dans les *Archiv für experimentelle Pathologie und Pharmakologie*, Leipzig, notamment : Diabetes mellitus nach Pankreasextirpation, **26**, 1890, travail résultant de la collaboration de Mering et de Minkowski, et qui ouvre la voie aux recherches des physiologistes du siècle suivant dont Bernard Naunyn qui consacre sa vie à l'étude des fonctions du foie et du pancréas. Il est l'auteur d'un ouvrage classique sur le diabète : *Der Diabetes mellitus*, Vienne, 1898.

Les autres maladies endocrines :

André du Laurens différencie les diverses tumeurs de la région du cou dont le goitre qu'il range parmi les maladies contagieuses justiciables du toucher royal : *Toutes les oeuvres de Mr André du Laurens ...* Paris, 1613. Paracelse remarque la coïncidence entre le goitre et le crétinisme endémique dans les régions montagneuses. Il préconise l'ingestion de fragments de testicule pour restituer la virilité et la semence de grenouille pour stimuler la fécondité. Il veut extraire des organes glandulaires la quintessence en les desséchant et en les soumettant à des opérations chimiques : *Opera omnia medico-chemico-chirurgica, tribus voluminibus comprehensa. Editio novissima et emendatissima, ad germanica & latina exemplaria accuratissimè collata ... Volumen* ***primum****, opera medica complectens ...*, Genevæ, 1648.

XVIIème siècle : le levain pubertaire

Michel Ettmuller suppose que les testicules déversent au moment de l'adolescence un levain qui détermine la puberté. La même opinion est partagée par ses collègues concernant les ovaires. Il affirme : *Au reste on ne peut douter qu'il n'y ait dans les vaisseaux des testicules un levain particulier qui soit l'auteur de ce changement singulier, lorsqu'on remarque ce qui arrive au corps quand la semence commence à s'engendrer. Elle leur inspire certaine vigueur mâle, elle pousse la barbe, elle müe la voix &c. ce qui n'arrive pas aux Enuques ... A quoi attribuer ce phénomène sinon à un levain qui se réveille au tems de la puberté, altère le sang &, lui imprime ainsi qu'à la lymphe qui retourne des testicules, sa vertu fermentative ... : Nouveaux instituts de médecine,...*, ch. XXIII, Lyon, 1693.

Les glandes dépourvues de canal excréteur posent une énigme que ne résoudront ni Marcello Malpighi ni Thomas Willis.

XVIIIème siècle : la géniale intuition de Théophile de Bordeu

Théophile de Bordeu écrit dans ses *Recherches sur les maladies chroniques*, Paris, 1775 : *Ce que je crois certainement, c'est que chaque organe tenant son coin comme je viens de le dire, et vivant de sa propre vie (pompée et renouvelée dans la masse, comme tout animal pompe et renouvelle sa vie dans l'air), chaque organe aussi ne manque pas de répandre autour de lui dans son atmosphère, dans son département, des exhalaisons, une odeur, des émanations qui ont pris son ton et ses allures, qui sont enfin de vraies parties de lui-même.*

Caleb Hillier Parry, en 1786, fait pour la première fois, le rapprochement entre le goître et la cadiomégalie accompagnée de tachycardie. Son travail ne paraîtra qu'en 1815 : *Elements of pathology and therapeutics.*

XIXème siècle : de Cl. Bernard à Brown-Séquard et D'Arsonval

Cette prémonition de Théophile de Bordeu anticipe d'un siècle sur Claude Bernard qui écrira 1855 : ... *Il y a des sécrétions internes, c'est-à-dire des sécrétions dont le produit au lieu d'être déversé à l'extérieur, est transmis directement dans le sang ...*

En 1849, Arnold A. Berthold (1803-1861) démontre chez le coq castré que la greffe de gonades à l'animal opéré abolit les effets de l'ablation : Transplantation der Hoden, publié dans *Archiv für Anatomie, Physiologie und wissenschaftliche Medicin.*

En 1855, Thomas C. Curling (1811-1888) identifie le myxœdème de l'enfant consécutif à l'absence de thyroïde : Two cases of absence of the thyroïd body, publié dans *Medico chirurgical transactions.*

En 1855, Thomas Addison décrit le tableau désormais classique de l'insuffisance surrénale avec mélanodermie et anémie pernicieuse consécutive à l'altération des capsules surrénaliennes, ouvrage qui fait suite à l'article paru en 1849 dans *The London medical gazette,* paru à Londres six ans plus tôt et intitulé *On the constitutional and local effect of diseases of the suprarenal capsules.*

En 1856, Thomas Schiff (1825-1896) montre que la thyroïdectomie est mortelle chez le chien : Untersuchungen über die Zuckerbildung in der leber und den Einfluss des Nervensystemsauf die Erzeugungdes Diabetes publié dans *le Schweizerische Mschr. prakt. Med.*

Friedrich Daniel von Recklinghausen (1833-1910) publie sur les altérations osseuses dans l'hyperparathyroïdie avancée : Die fibröse oder difformierende Osteitis, *Fortschrift R. Virchow*, Berlin, 1891, article dans lequel il décrit les déformations osseuses, l'ostéomalacie, les fractures, les désordres du métabolisme phospho-calcique consécutifs à l'hypersécrétion de parathormone.

Jacques Louis Reverdin (1842-1929) arrive à la même conclusion chez l'homme : Accidents consécutifs à l'ablation totale du goître, dans la *Revue médicale de la Suisse romande*, 1882, complété en 1887 par Contribution à l'étude du myxoedème consécutif à l'extirpation totale ou partielle du corps thyroïde, publié dans la même revue.

En 1891, Charles Edouard Brown-Séquard et Arsène d'Arsonval (1851-1940) définissent la sécrétion interne comme la production d'une substance par une cellule pour en influencer une autre à distance, les rendant solidaires l'une de l'autre sans intervention du système nerveux. Dans les *Archives de physiologie,* Brown-Séquard écrit, en 1891 : *Ces produits solubles spéciaux pénètrent dans le sang et viennent influencer, par l'intermédiaire de ce liquide, les autres cellules ou éléments anatomiques de l'organisme. Il en résulte que les diverses cellules de l'économie sont ainsi rendues solidaires les unes des autres et par un mécanisme autre que celui des actions du système nerveux.* Cette idée originale de Brown Séquard est nouvelle et représente un jalon important dans la connaissance des mécanismes physiologiques fonctionnels, si l'on en croit Gley et son *Traité des élémentaires de physiologie*.

Dans les dernières années du siècle, ce même Marcel Gley (1857-1930) met en évidence les parathyroïdes et leur rôle dans les accidents consécutifs à la thyroïparathyroïdectomie : Sur les fonctions du corps thyroïde, *Compte-rendus de la Société de Biologie*, 1891.

Les rhumatismes :

Le mot rhumatisme vient de rhéô, je coule en grec, symbolisant le catarrhe qui s'écoule hors des veines répandant des déchets qui proviennent des parties internes.

XVIème siècle : Jean-François Fernel, Guillaume de Baillou

La goutte ou arthritis est due pour les uns *au dépôt dans les articulations d'une matière virulente accompagnée de quatre humeurs qui distillent goute à goute sur les iointures*, pour les autres à *l'accumulation dans les articulations d'une pituite issue du cerveau.*

Il existe différents types de goutte : la goutte mélancolique, apanage de la vieillesse qui atteint les jointures, leur donne une couleur livide et fait souffrir tous les quatre jours ; la goutte pituiteuse, qui survient surtout en hiver chez les vieillards et qui se caractérise par des douleurs nocturnes au niveau d'articulations froides ; la goutte sanguine, qui arrive au printemps, frappe les sujets jeunes, provoque des douleurs matinales et une vive inflammation des jointures ; la goutte bilieuse, caractérisée par l'aspect jaunâtre des jointures et une douleur toutes les douze heures. La goutte est due au dépôt des quatre humeurs associé à une matière virulente dans les articulations. Aux mains on parle de chyragre ; aux pieds, de podagre ; au cou, de trochelara. La goutte s'accompagne parfois de dépôt gypseux et crayeux au niveau des articulations. Elle peut se compliquer de paralysie si la matière obture les pores des nerfs, de colique, de fièvre si elle subsiste dans les grands vaisseaux ou d'inflammation du poumon ou du foie.

La sciatique est une forme particulière de goutte due à la compression des nerfs, des vaisseaux et des muscles de la cuisse par la tête fémorale chassée de sa cavité articulaire par les humeurs.

Le traitement associe les émollients contre les tophi, les fomentations et les frictions des jointures, les purgations de l'intestin et des reins, une diététique sévère supprimant le vin et toutes les viandes à l'exception du veau et de l'agneau. L'abandon du colchique par les auteurs de la

Renaissance est sans doute dû au respect de l'opinion de Dioscoride classant le colchique dans les poisons et à l'hostilité vis-à-vis des botanistes arabes pourtant plus précis que l'auteur grec lorsqu'ils insistent sur la technique de récolte et de conservation des bulbes de colchique, méthodes qui permettent d'obtenir une efficacité thérapeutique maximum pour une moindre toxicité. Aussi le traitement par le colchique ou hermodacte n'est-il préconisé que par les empiriques : *Œuvres complètes d'Ambroise Paré* ..., **3**, livre XXI, de la maladie arthritique vulgairement appelée goutte, Paris1840.

Gabriel Fallope s'exprime ainsi à propos du colchique : *Il y a deux sortes d'hermodactes : l'hermodacte dont la racine est longue et ressemble à un doigt, c'est celui de Paul d'Egine ; l'hermodacte rond, c'est l'éphémère ou colchique de Dioscoride, celui dont on se sert dans les officines. Bien qu'en Colchide ce soit un poison, ce n'en est pas un dans nos pays ... On l'emploie rarement en décoction ou en infusion. Les empiriques, au contraire, approuvent l'usage de l'hermodacte, puisqu'ils en donnent la poudre dans le mal français, et même en font un certain vin. Mais je n'ai jamais vu aucun homme docte en user ... Opera tam practica quam theorica*, Venise, 1584.

L'analogie de forme entre la racine de colchique et celle d'une main tordue par les rhumatismes explique son adoption en médecine populaire très attachée à la théorie des signatures qui veut que certaines plantes soignent spécifiquement l'organe auquel elles ressemblent.

On préconise également les diurétiques comme la racine de l'oseille, le persil, l'asperge, le fenouil, les pilules de rhubarbe, d'agaric et de colchique, de scamonnée. On peut créer un ulcère avec un cautère et le maintenir ouvert pour que les humeurs s'écoulent, prendre régulièrement de la Thériaque notamment dans la sciatique selon les conseils de Jean-François Fernel et d'Ambroise Paré.

Les traumatismes au niveau des articulations, la suppression des règles ou des saignements hémorroïdaires, les excès alimentaires ou vénériens, peuvent favoriser la goutte. *Héréditaire, elle passe du père au fils dans plusieurs générations plus qu'aucune autre maladie*. On en décrit trois : celle des mains ou chyragre, celle des pieds ou podagre et enfin la sciatique qui est la plus douloureuse, la plus invalidante et la plus difficile à guérir : Lommius, *Tableau des maladies où l'on découvre leurs signes et leurs évènements traduit du latin* ..., Paris, 1712.

Fernel donne de la sciatique une description plus conforme à la vérité : *Ischias omnium vehementissima sedem habet non in eo articulo quo femoris caput in coxendicem insentur, sed altius ad summam natem, qua nervi a lumbi et ab osse sacro emergentes feruntur in crura. Dolor atrox non in sola est coxendice, sed in femur quoque et in suram et in extremum pedem exponigitur quocumque nimium affecta coxendice*. (La sciatique qui est la plus sévère de toutes, est située non pas dans l'articulation où se loge la tête fémorale dans l'os de la hanche, mais plus haut au sommet de la fesse par où les nerfs qui sortent des lombes et de l'os sacré passent dans les cuisses. La douleur est violente non seulement dans la hanche mais aussi dans la cuisse et dans la jambe et atteint le bout du pied, partout où va le nerf qui part de la hanche) : *La pathologie de Jean Fernel,* Paris, 1655.

Guillaume de Baillou corrige les conceptions médiévales du rhumatisme en distinguant le rhumatisme lui-même et l'arthritis. Le rhumatisme provoque une fausse paralysie : la douleur est intense au niveau des articulations, la maladie est diffuse à tout le corps, le sang est corrompu et dissous dans une sorte de sérosité putride. Les muscles, les membranes fibreuses et les jointures sont atteints. L'arthritis ou podagre en revanche est limité aux articulations. Il épargne les enfants et les femmes encore réglées : *Opera omnia*, **4**, Liber de arthritide, Genève, 1762.

Dominique Burgauer (?-?), publie un petit ouvrage consacré à la goutte : *Ob dos podagra*, Strasbourg, 1534. Il décrit l'atteinte élective du gros orteil mais reste fidèle aux théories humorales du moment.

Pour Paracelse, la goutte n'est pas la podagre ou la chiragre mais une paralysie consécutive au dépôt de la synovie séparée du membre où elle doit être. Cette paralysie se porte au coeur, au foie, au poumon ou dans toute autre partie de l'organisme altérant ses forces, entraînant trois types de syndromes : la paralysie, l'apoplexie et la contraction des membres : *Opera omnia medico-chemico-chirurgica, tribus voluminibus comprehensa. Editio novissima et emendatissima, ad germanica & latina exemplaria accuratissimè collata ... Volumen* ***primum****, opera medica complectens ...,* Genevæ, 1648.

XVIIème siècle : Sydenham et la goutte

L'histoire de la rhumatologie est dominée par la personnalité de Thomas Sydenham qui donne une description magistrale de la goutte dont il était lui-même atteint et dont il reste persuadé, comme ses contemporains, qu'elle siège dans les muscles. Il adopte également la doctrine hippocratique selon laquelle la matière humorale s'écoule de la tête pour se déposer sur les articulations affaiblies par diverses causes. Il ajoute : *Et cependant (ce qui peut être une consolation pour moi et pour ceux qui souffrent de la maladie, bien que médiocrement pourvu des dons de l'intelligence et de la fortune), combien ont ainsi vécu et sont morts, de grands rois, de potentats, de commandants de flottes et d'armées, de philosophes et d'autres leurs pareil. Assurément cette maladie articulaire (j'oserai à peine l'affirmer d'aucune autre) tue plus de riches que de pauvres et plus d'intelligents que d'imbéciles.* L'hérédité de la maladie ne fait aucun doute mais elle frappe surtout ceux qui abusent des plaisirs vénériens, qui n'ont pas assez d'exercice physique et qui sont grands mangeurs et gros buveurs : *De podagra et hydrope*, Londres, 1683 *; Le traité de la goutte de Sydenham ... traduit par le Professeur Charles Lasègue*, Paris, 1882.

Daniel Sennert assimile l'arthritis à la goutte et décrit la douleur du gros orteil, l'évolution sporadique due à l'accumulation de la matière dans l'organisme et à son dépôt dans les jointures. La douleur s'accompagne d'impotence. Si elle persiste longtemps, elle engendre des tophis et des nodosités au niveau des articulations. S'ils s'ouvrent, il en sort une matière parfois semblable à du plâtre. La maladie est due à une humeur salée, âcre, subtile et rappelant le plus souvent la nature des esprits de sel qui est produite par une disposition vicieuse du foie de la même façon que la gravelle l'est par le rein : *Tractatus de arthritide*, Wittemberg, 1631.

Conrad Victor Schneider, conteste cette interprétation, reprise de Fernel, selon laquelle le rhumatisme est causé par l'écoulement d'humeurs pituiteuses retenues d'abord dans le cerveau, qui s'en échappent ensuite pour aller se déposer sur les articulations, celle du gros orteil étant leur cible préférée. En effet, ses observations anatomiques lui montrent l'absence de communication au niveau des membranes pituitaires entre la boîte crânienne et les fosses nasales, la lame criblée de l'ethmoïde n'étant perméable que sur les préparations d'os sec : Dissertatio de arthritide, Wittemberg, 1662 ; *Liber de arthritide, podagrâ, chiragrâ atque de horum morborum enratione denique anacephaloecosis qua affectu catarrhorum cephalicorum repetita magis perspicuae facultatis concicitur*, Wittemberg, 1664 ; *Dissertatio de spasmorum causis et arthritide*, Wittemberg, 1677.

XVIIIème siècle : Boerhaave, van Swieten, Hoffmann, Cullen

La goutte

Guillaume Musgrave (1657-1721) s'attache aux complications de la goutte et à ses manifestations viscérales. Ses principaux ouvrages *Dissertatio de arthritide symptomatica*, Oxford, 1703, puis le *De arthritide*, Oxford, 1707, seront réédités avec les œuvres complètes de Sydenham.

Georg Ernst Stahl considère que la goutte est un mouvement spasmodique douloureux qui tire son origine des hémorroïdes internes et de la compression variqueuse du sang : *De podagra nova pathologica disputatio*, Halle, 1704.

Herman Boerhaave et Gérard van Swieten rangent les rhumatismes dans les affections par fluxion, *qui morbi materiam impellebant in quamdam partem cum dolore magno, licet in hac non appruerit antea notabile vitium.* (qui poussent la matière morbifique dans les parties avec grande douleur et sans qu'il y ait auparavant aucune lésion appréciable). Le flux catarrhal des jointures est assimilé par van Swieten au coryza, à l'angine, au catarrhe respiratoire : *Commentaria in Hermanni Boerhaave aphorismos, de cognoscendis et curandis morbis*, **4**, Leyde, 1765-1776.

Frédéric Hoffmann différencie rhumatisme et goutte par leur localisation : dans le rhumatisme, la sérosité âcre et saline s'attaque aux muscles et aux ligaments alors que dans la goutte, elle s'infiltre dans les articulations : *Quod arthriticus a sero tartareo acri, intra juncturas articulorum obhaerescente, proficiscatur ; in rhumatico vero materia illa serosa salino caustica, membranis musculorum & ligamento articulorum exterius potuius insideat.* (C'est pourquoi l'accès goutteux est provoqué par la fixation dans les jointures des articulations d'une mauvaise sérosité âcre ; alors que dans le rhumatisme la matière séreuse caustique par salinité, s'insinue dans les membranes des muscles et les ligaments des articulations de préférence le plus à l'extérieur) : *De remedio doloris podagrici genuino et simplicissimo*, Halle, 1697 ; *De podagra retrocidente in corpus*, Halle, 1700.

William Cadogan (1711-1797) est l'auteur d'un traité sur la goutte qui connaît un grand succès bien que l'auteur rejette l'hérédité de la goutte et considère qu'elle est facile à traiter. Il place dans l'étiologie l'oisiveté, les chagrins et l'intempérance : *A dissertation on the gout and all chronic diseases*, Londres, 1771.

William Cullen distingue bien goutte et rhumatismes qu'il attribue à une phlegmasie provoquée par le froid agissant par astriction sur les vaisseaux : *Elémens de médecine pratique* ..., Paris, 1787.

Par contre, Johann Peter Franck réunit et arthritis dans la même classe avec cette nuance que la goutte seule est héréditaire : *Traité de médecine pratique de Jean-Pierre Frank*, traduit du latin par J.M.C. Goudareau ..., Paris, 1842.

William Hyde Wollaston (1766-1828) est le premier à démontrer, en 1797, que le tophus est composé d'acide urique : On gouty and urinary concretions, *Philosophical transactions*, **87**, 1797.

Le rhumatisme articulaire aigu

On trouve dans le *Traité d'anatomie pathologique du corps humain* de Baillie, publié en Angleterre en 1793, traduit en français en 1803, une courte phrase qui laisserait envisager que le neveu de William Hunter ait précédé Bouillaud : *Les causes de cet accroissement morbifique du cœur sont peu connues. Il est possible cependant que le rhumatisme en soit la cause. Une note renvoit à Pitcairn ...*

David Pitcairn (1749-1809), praticien du Saint Bartholomew's hospital, a observé cette coïncidence à plusieurs reprises affirme Baillie ... ce qui en ferait le découvreur de la cardite rhumatismale. En effet, dans une conférence, il signale, en 1788, la corrélation entre certains rhumatismes et les cardiopathies.

Plus surprenant encore, ce serait à l'été 1789 que Jenner aurait fait une communication, dont le manuscrit aurait disparu, intitulée Remarks on a disease of the heart following acute rheumatism, illustrated by dissection.

XIXème siècle : Garrod, Bouillaud

Goutte et acide urique

William Heberden dans ses *Commentarii de morborum historia et curatione*, Londres, 1802, décrit les nodules articulaires digitaux de l'arthrose interphalangienne distale, dûs à des exostoses.

Paul Joseph Barthez affirme encore dans son *Traité des maladies goutteuses*, Paris, 1803, que la maladie rhumatismale, tout en étant proche de la goutte, siège dans les parties musculaires qui sont situées entre les articulations.

Les vues de Philippe Pinel, François Xavier Bichat ou F.J.V. Broussais sur le sujet ne dissipent pas la croyance selon laquelle le rhumatisme musculaire doit être considéré comme le rhumatisme par excellence.

Alfred B. Garrod (1819-1907), dès 1848, met en évidence l'hyperuricémie goutteuse et ouvre la voie aux recherches sur les anomalies du métabolisme des purines. Il invente une méthode astucieuse qu'il dénomme l'épreuve du fil (thread test) : il verse quelques millilitres de sérum dans un verre de montre. Il ajoute quelques centigrammes d'acide acétique. Il y laisse tomber un fil de lin. Au bout de 48 heures, il peut constater au microscope que des cristaux rhomboédriques d'acide urique se sont implantés sur le fil immergé de manière à rappeler la disposition bien connue du sucre candi. Il publie *The nature and treatment of gout and rheumatic gout*, Londres, 1859, dans lequel il décrit la polyarthrite rhumatoïde signalée par Charcot dans sa thèse soutenue à Paris en 1853 : *Etude pour servir à l'histoire de l'affection décrite sous les noms de goutte asthénique primitive, nodosité des jointures, rhumatisme articulaire chronique (forme primitive).* Jean Martin Charcot annote l'édition française de son ouvrage en 1867.

André Victor Cornil donne une description des lésions rénales de la goutte dans sa thèse, en 1864 : *Mémoire sur les lésions anatomiques du rein dans l'albuminurie.*

Rhumatisme articulaire aigu et les salicylés

1805 : John Haygarth (1740-1827) publie à Londres *A clinical history...*, dans laquelle il décrit pour la première fois le rhumatisme articulaire aigu avec une grande précision sans faire la moindre allusion aux atteintes cardiaques.

En revanche David Dundas (1749-1826) rapporte neuf cas d'endocardites rhumatismales : An account of a peculiar diseases of the heart, publié dans les *Medico-chirurgical traansactions,* en 1809.

Charles Scudamore, en 1827, dans son *Treatise on rheumatisme*, fait la distinction entre les rhumatismes chroniques et le rhumatisme aigu inflammatoire.

Jean-Baptiste Bouillaud implique les séreuses articulaires : *Les synoviales qui tapissent les gaines des tendons partagent le plus souvent le travail inflammatoire rhumatismal dont les synoviales articulaires ou le tissu cellulaire musculaire peuvent être le siège.* Dans le rhumatisme de Baillou se profile ce que Bouillaud, précédé de façon plus imprécise par van Swieten et Cullen, appellera le rhumatisme articulaire en soulignant la loi de coïncidence ou de non coïncidence avec l'atteinte cardiaque en 1835. Evidemment, Bouillaud se trompe quand il affirme l'affinité exclusive de la maladie pour les tissus fibro-séreux, à l'exclusion du myocarde, dont l'atteinte ne sera mise en évidence qu'en 1913 par Otto Josué (1869-1923) : La myocardite rhumatismale, *La Clinique,* Bruxelles, 18 avril 1913. Néanmoins, la rigueur et la pertinence de ses observations justifient que le RAA porte son nom.

Le traitement par les salicylés sera introduit en Angleterre par Thomas John Mac Lagan (1838-1903) en 1876 : *Lancet*, 4 et 11 mars, 28 octobre 1876 puis : The treatment of rheumatism by salicilin and salicylic acid, *Lance*t, 21 juin 1879 et enfin : *Le rhumatisme, sa nature, son traitement*, traduit par Brachet, Paris, 1883 ; en Allemagne par Hermann Senator (1834-1911) : *Centralblatt für die medicinischen Wissenschaften*, Berlin1876, S. 241 et, en France, par Germain See (1818-1896) : Etude sur l'acide salicylique et les salicylates, traitement du rhumatisme aigu et chronique, de la goutte et des diverses affections du système nerveux sensitif par les salicylates, *Bulletin de l'Académie de médecine* n° 26, 27, 28, juin-juillet 1877 ; *Académie des sciences,* juillet-août 1877. L'écorce du saule blanc, le *Salix alba*, était employée contre les fièvres intermittentes depuis les travaux du Pasteur Edmond Stone (?-?) en 1763.

En 1899, Heinrich Dreser (1860-1925) propose son succédané, l'acide acétyl salicylique : Pharmakolisches über Aspirin (acetylsalicylsäure), *Pflügers Archiv für die gesamte Physiologie des Menschen und der Tiere*, Berlin, **76**, 1899, étudié par Charles Frédéric Gerhardt (1816-1856), dès 1853 : Mémoire : Recherches sur de nouvelles combinaisons salicyliques, *Compte-rendus de l'Académie des sciences*, 9 janvier 1854 ; Recherches sur de nouvelles combinaisons salicyliques, *Annales de chimie et de physique*, **XLV**,1855 .

Autres pathologies rhumatismales

En 1877, Simon Duplay (1836-1924) consacre une leçon de ses *Conférences de clinique chirurgicale à la périarthrite scapulo-humérale avec calcification de la bourse séreuse sous-acromiale* dont il avait déjà donné la description en 1872.

Pierre Marie (1853-1940) individualise l'ostéo-arthropathie hypertrophiante pneumique en 1890 : *Revue de médecine* et décrit la spondylarthrite ankylosante en 1898 dans la même revue, à la suite d'Ernst Strumpell (1853-1925) en 1884, dans son *Lehrbuch der speciellen Pathologie und Therapie der innern Krankheiten*, Leipzig, puis de Vladimir Mikhailovitch Bekhterev (1857-1927) à Saint-Petersbourg en 1892 : Oderevenielost pozvonochnika iskrivleniyem yevo, kak osobayazabolievanyia (Ankylose vertébrale avec courbure comme manifestation pathologique spécifique), *Vraē*.

Heinrich Höck (?-?), en 1893, identifie les rhumatismes gonococciques : Ein Beitrag zur Arthritis blennorhoica, *Wiener klinische Wochenschrift* ; Antonin Poncet (1849-1913), en 1897, les rhumatismes tuberculeux : Polyarthrite tuberculeuse simulant des lésions rhumatismales chroniques déformantes, *Gazette de hôpitaux,* Paris ; Henri Triboulet (1864-1920), et

Armand Coyon (1871-1928), les streptococciques, en 1898 : Bactériologie du rhumatisme articulaire. Endocardite végétante mitrale provoquée chez le lapin par inoculation intra-veineuse d'un cocco-bacille en points doubles extraits du sang du rhumatisme articulaire aigu de l'homme, *Compte-rendus de la Société de Biologie.* On identifiera les arthroses dégénératives et les arthrites inflammatoires que les progrès de la biologie et de l'imagerie médicale confirmeront plus tard. Là encore, comme en pneumologie, l'application des rayons X apportera sa contribution et modifiera l'approche des maladies rhumatismales plus que ne l'avait fait l'histologie et presque autant que le fera la biologie.

Les maladies de la tête et des nerfs :

Les maladies de la tête sont produites par des causes où la chaleur a peu de part quoique les fonctions de l'âme y soient également atteintes.

La léthargie est un assoupissement insurmontable et une fièvre lente dont la chaleur est faible. Elle s'accompagne de délire et d'absence de mémoire. Tout le corps est languissant et lourd en particulier la tête. Le hoquet survient quelquefois. Le pouls est grand et mou comme dans l'inflammation du poumon mais plus tardif, moins fréquent et moins inégal, plutôt intermittent qu'intercurrent. La respiration est rare et faible. S'il survient un tremblement, c'est de mauvais augure de même que la sueur froide autour de la tête. La suppuration de poitrine et l'abcès critique auprès de l'oreille succèdent fréquemment à cette maladie. *Le caros survient dans une grande fièvre contrairement à la léthargie qui elle, la provoque. Si c'est un accident accompagnant une puissante maladie, alors que dans la léthargie le malade peut répondre aux questions, dans le caros, il est plongé dans un sommeil si profond qu'il est inutile de l'interroger. Si la respiration est libre et dégagée, il guérit.* (Lommius). *Le caros arrive souvent au début des fièvres intermittentes.* La catalepsie prive brutalement le corps de la présence de l'esprit, du sentiment et du mouvement de telle sorte qu'il conserve la même posture où cet accident l'a surpris. Les membres conservent la posture qu'on leur donne. En l'absence de traitement, la mort survient par un froid qui vient de la privation des esprits qui donnaient aux liqueurs le mouvement élastique si nécessaire à la vie. *Le coma est un assoupissement où le patient dort continuellement la bouche ouverte. Si on l'éveille, il parle, ouvre les yeux et les referme aussitôt pour se replonger dans le sommeil. Il s'agit du coma somnolentum. Le coma vigile est caractérisé par l'arrêt du fonctionnement de l'esprit et des sens quoique le malade ait les yeux ouverts et, par ses mouvements, paraisse éveillé. La respiration excite un murmure dans le gosier ... on avale très difficilement la boisson ... il découle des narines une pituite ténue ; les selles et les urines sont supprimées ....* La migraine est une affection bénigne. La douleur ne tient que la moitié de la tête droite ou gauche. Elle provient des veines ou artères du cerveau ou des méninges mais aussi du cuir chevelu ou des vapeurs putrides qui montent de la matrice ou de l'estomac. On la traite par des instillations de jus d'ail dans les oreilles, par l'incision des artères temporales, par des cataplasmes de fiente de pigeons broyée dans de l'huile de noyau de pêche. *Tableau des maladies où l'on découvre leurs signes et leurs évènements traduit du latin de Lommius* …, Paris, 1712.

L'épilepsie ou maladie de Saint-Jean est une perte brutale du sentiment. Le malade choit par terre, perd ouïe et vision comme dans l'apoplexie ou la syncope avec cette différence que le corps se raidit et se convulse. L'épilepsie est due à une obstruction partielle des ventricules cérébraux. Elle peut commencer par les doigts de la main d'un seul côté. Hollerius : *Omnia opera practica. Doctissimis ejusdem scholiis & observationibus illustrata ...*, Genève, 1623.

Le traitement classique repose sur les saignées au niveau des veines de l'anus, l'application de cautère et la prescription de sédatif : Mercuriale, *Praelectiones Patavinae de cognoscendis, et curandis humanae corporis affectibus : in quibus praeter alia quae partim ad praxim in re medica exercendam, partim ad uberiorem eruditionem comparandam plurimum conferunt, gravissimae quoque theoriae difficultates enodantur ...*, Venise, 1627.

L'apoplexie est caractérisée par la privation de mouvement et de sentiment. Elle est influencée par la constitution atmosphérique : le froid humide la favorise. (Hollerius : *Omnia opera practica*, Genève, 1623 ; Forestus : *Observationum et curationum medicinalium ...*, Francfort, 1661). C'est une humeur sanguine ou pituitaire qui est répandue tout à coup auprès des ventricules. L'épanchement de l'humeur pituitaire est plus fréquent que celui de l'humeur sanguine. (Salius Diversius : *De febre pestilenti tractatus ; et curatione quorundam particularium morborum, quorum tractatio ab ordinariis practicis non habetur : atque annotationes in artem medicam de medendi humani corporis malis ...*, Francfort, 1586. Il y a souvent épanchement de sang dans les ventricules des apoplectiques où l'on ne trouve cependant pas plus de matière sécrétée que dans les ventricules des sujets en bonne santé. (Botal : *Opera omnia medica & chirurgica. Hac postrema editione a mendis repurgata, methodice disposita, paragraphis distincta, notis marginalibus, et authorum testimoniis aucta, hic inde annotationibus illustrata* …, Leyde, 1660 ; Duret : *Adversaria in Jacobii Hollerii libros de morbis internis* Paris, 1611 ; Varole : *De nervis opticicis nonullisqu ; aliis praeter communem opinionem in humano capite observatis,* Leyde, 1573). Le traitement de l'apoplexie repose sur la saignée pratiquée au besoin par artériotomie et par les ventouses scarifiées. (Dodonaeus : *Medicinalium observationum exempla rara cum scholiis,* Cologne, 1581 ; Z. Lusitanus : *Opera omnia in duos tomos divisa* …, Lyon, 1649). La prescription doit associer repos, abstinence, bains de pieds d'eau chaude, cautère.

La paralysie ou résolution est une relaxation ou mollification des nerfs avec privation du sentiment et du mouvement non de tout le corps mais d'un côté (droit ou gauche) ou de quelques parties du corps (paraplégie). La paralysie peut-être parfaite : dans ce cas il y a abolition de la sensibilité et du mouvement, ou imparfaite, et dans ce cas il y a abolition du mouvement seulement. La paralysie peut être due à l'apoplexie, à des lésions du cerveau et de la moelle ou des nerfs, à la luxation de C5 à C7 (paralysie du bras), aux lésions des vertèbres lombaires et sacrées : paraplégie ; aux fractures du crâne : hémiplégie. En cas de paralysie, la fièvre est bénéfique car elle consomme et dissipe par sa chaleur les humeurs visqueuses. Lorsque la partie paralysée demeure atrophiée et que le côté opposé reste normal, c'est de mauvais augure. Il faut traiter la paralysie par le régime et la purgation, la décoction de gaïac. On peut frotter la partie malade avec un mélange d'huile de sauge, de romarin, de thym, de lavande, de clous de girofle et d'autres aromates. Les eaux de Gascogne et du Bourbonnais sont favorables. *Œuvres complètes d'Ambroise Paré* ..., **1**, livre VII, Paris1840.

Jason van der Velde (1486-1559), dit Pratensis, de Louvain, consacre un ouvrage aux maladies du cerveau, sans doute le premier du genre, intitulé : *De cerebri morbis, hoc est, omnibus fere curandis, liber*, Bâle, 1549, (Ceci est le livre sur les maladies du cerveau avec la manière de les traiter en général).

Volcher Coiter établit qu'un certain nombre de troubles fonctionnels de système nerveux sont dûs à une altération des enveloppes du cerveau et de la moelle épinière : *Observationes variae nouis ac artificiosissimis figuris illustratae*, Nuremberg, 1573, (Observations variées et récentes illustrées de très artistiques figures).

Nicolo Leoniceno signale l'hémiplégie compliquant la syphilis : *Libellus de epidemia, quam vulgo morbum gallicum vocant*, Venise, 1497.

Pietro Bayro ou Bairo (1468-1558), médecin de Charles II, Duc de Savoie, décrit la chorée sous le nom de *Saltuosa membrorum indispositio* (Affection sautillante des membres) dans : *De medendi humani corporis malis enchiridion, quod vulgo veni mecum vocant : cui adjunximus hac editione ejusdem authoris tractatum de peste,* Bâle, 1563.

Selon Paracelse, l'épilepsie peut se développer comme un orage : une canule d'argent vissée dans le crâne permet aux malignes vapeurs épileptiques de s'échapper. La danse de Saint-Guy doit être soustraite à l'empire des saints et du merveilleux : il en existe trois espèces : la première a sa source dans l'imagination et correspond à la maladie primitive ; la seconde espèce sensualis ou lasciva dépend des désirs sensuels avec enchaînement de la volonté ; la troisième coacta est due à des causes corporelles autrement dit une excitation du sang par les esprits vitaux altérés qui suscite dans certaines veines un chatouillement intérieur qui provoque le rire et porte les malades à se livrer à une joie enivrante et à la danse. Le traitement consiste à brûler une image en cire représentant la personne malade ou bien à enfermer le malade dans un lieu incommode jusqu'à ce qu'il ait recouvré la raison en lui faisant infliger en même temps des châtiments corporels : *Opera omnia medico-chemico-chirurgica, tribus voluminibus comprehensa. Editio novissima et emendatissima, ad germanica & latina exemplaria accuratissimè collata ... Volumen* ***primum****, opera medica complectens ...*, Genevæ, 1648.

Dans la tradition spagyrique, le paracelsien Joseph Duchesne (1544-1609) fait éditer à Leipzig, en 1606, son *Tetras gravissimorum totius capitis affectorum*, traduit à Paris en 1625 sous le titre : *Tetrade des plus grieves maladies de tout le cerveau, composée des veilles, observations & pratique des plus sçavans & experts médecins tant dogmatiques qu'hermétiques*, ouvrage dans lequel il expose ses conceptions alchimiques des maladies du système nerveux, dont l'épilepsie, et les confronte à celles de Galien, précisant que la vie de l'homme est exprimée par le triangle alchimique : soufre, mercure et sel.

Il existe des analogies, comme le notent Jean Martin Charcot et Paul Richer (1849-1933) dans *Les Démoniaques dans l'Art*, entre la danse de Saint-Guy, qui désole les provinces du Rhin pendant le quatorzième et le quinzième siècle, et la grande hystérie de la fin du dix-neuvième et du vingtième telle que la décrira l'Ecole de la Salpêtrière.

XVIIème siècle : Sennert et Willis

La classification des affections du système nerveux ne varie pas beaucoup : les auteurs de l'âge classique énumèrent : le rhume de cerveau a calore dont la chaleur fait fondre la matière cérébrale ; le rhume a frigore accompagné de maux de tête, d'éternuement et d'écoulement nasal ; la migraine, due aux fumées chaudes chargées d'atrabile et de ventosités ; le coma, qui fait partie du sommeil non naturel avec la léthargie et associe coma, fièvre et douleur ; le caros ou coma profond et l'apoplexie dans laquelle il y a perte des mouvements volontaires, difficulté à respirer et absence de réponse aux stimulations ; le coma cataphora ou subetti d'Avicenne qui est un sommeil profond au cours duquel le malade répond aux stimulations.

Dans le mal caduc on dénombre : l'épilepsie, due à une matière séjournant dans le cerveau ; l'analepsie qui procède d'une matière fumeuse montant de l'estomac, des artères et des nerfs vers le cerveau ; la catalepsie qui est due à une matière venue des extrémités jusqu'au cerveau ; la paralysie qui est consécutive à l'abondance des humeurs, à la trop grande chaleur et aux traumatismes.

Daniel Sennert attribue la chorée aux puissances infernales. Il essaye néanmoins d'échapper à la force des préjugés et rapproche les symptômes de la danse de Saint-Guy de ceux provoqués par la piqûre de la tarentule : *Institutionum medicinae libri V,* lib. II, part. III, sect. I, cap. VII, Wittemberg, 1644 ; *Practicae medicinae, liber primus, Capitis, cerebrum & sensuum externorum morbis*, lib. I, part. II, cap. XVII, Wittemberg, 1654.

Thomas Willis, novateur nous l'avons vu en physiologie nerveuse, échoue dans sa tentative de systématisation anatomique des syndromes neurologiques : selon lui, la léthargie est consécutive à une atteinte de l'écorce cérébrale où il localise mémoire et sommeil. Les paralysies, elles, se voient dans les lésions des corps striés, de la moelle épinière ou des nerfs. Il donne la première description de la paralysie générale en 1662. Il décrit également un cas de méningite cérébro-spinale. Enfin, il démontre le rôle de suppléance du cercle anastomotique artériel de la base du cerveau qui porte son nom en publiant l'observation d'un de ses patients qui survécut à une oblitération des artères carotidiennes et vertébrales droites : *De anima brutorum*, Oxoni, 1672.

Le Suisse Johann Jacob Wepfer précise les conséquences de l'obstruction des artères du cerveau et suggère la responsabilité des maladies du coeur dans leur apparition : *Observationes anatomicae, ex cadaveribus eorum, quos sustulit apoplexia*, Shaffhouse, 1658.

XVIIIème siècle : toujours les humeurs

Les différents types de coma sont regroupés à la rubrique léthargie : James, *Dictionnaire universel de médecine*, **4**, Londres, 1743-1745

Le coma vigile est une propension au sommeil qu'on ne peut satisfaire ; le coma somnolentum est un sommeil excessif ; le coma carus est un sommeil très profond : le malade ne répond plus.

La léthargie proprement dite est un sommeil profond dans lequel le malade répond. Elle est provoquée par toute entrave à la circulation des humeurs dans le cerveau ou les méninges, par toute diminution de l'élasticité des vaisseaux cérébraux.

Les maux de tête sont qualifiés de céphalalgies s'ils sont légers, de céphalées s'ils sont virulents et globaux, d'hémicrânie s'ils affectent une moitié de la tête, de clavus s'ils occupent uniquement le sommet du crâne.

L'épilepsie est consécutive à la contraction de la membrane qui enveloppe le cerveau, la moelle épinière et les nerfs. Samuel Auguste André Tissot lui consacre un ouvrage en 1770 : *Traité de l'épilepsie*, Paris, 1770, futur troisième volume du *Traité des nerfs, et de leurs maladies,* 1782 en 4 volumes.

Gérard van Swieten réduit la maladie épileptique à une affection purement cérébrale aux accès souvent déclenchés par des causes morales ou physiques. Il insiste sur l'épilepsie des femmes en couches : *Commentaria in Hermanni Boerhaave aphorismos, de cognoscendis et curandis morbis*, **3**, Leyde, 1765-1776.

Domenico Cotugno clarifie la description clinique de la sciatique, entrevue par Fernel, et effectue sans doute la première ponction lombaire en 1764 : *De ischiade nervosa commentarius*, Naples, 1764.

Antoine Friedreich (1761-1836) décrit la paralysie faciale en 1797 : *De paralysi musculorum faciei rheumatici*, Würzburg, 1797.

Nicolas André (1704-1756), chirurgien à Versailles, décrit sous le nom de tic douloureux de la face ce que l'Anglais John Fothergill dénommera névralgie faciale : Of a painful affectionof the face, *Med. obs. inqu.*, **5**, 1776. Le même Fothergill trace un tableau fidèle de la migraine en 1777.

XIXème siècle : le siècle de Charcot et de Jackson

Charcot, fondateur de l'Ecole de la Salpêtrière, est un géant sur la scène médicale mondiale et une partie seulement de ses travaux occupera à elle seule les neuf volumes de ses *Œuvres complètes*. Il s'intéresse à des domaines aussi divers que la pathologie du tube digestif, du foie, du rein, des poumons, des os et des articulations, des artères, de la thyroïde sans compter les maladies des vieillards et surtout du système nerveux. Le premier, il trace le tableau anatomo-clinique de la sclérose latérale amyotrophique qu'il étudie de 1865 à 1874. Il complète les connaissances sur la sclérose en plaques dont il donne le tableau clinique que nous connaissons toujours dans une publication de 1866 écrite en collaboration avec son ami, Edme Félix Alfred Vulpian. Il associe ses élèves à de nombreux travaux qui tous feront date. Avec Charles-J. Bouchard (1837-1915), il étudie en 1860 l'origine micro-anévrysmale de certaines hémorragies cérébrales. Avec Pierre Marie, il décrit d'abord, en 1868, les arthropathies tabétiques puis, en 1886, l'amyotrophie distale dégénérative héréditaire qui portera le nom d'amyotrophie de Charcot-Marie. Avec Jean Albert Pitres, il écrit des articles en 1877, 1878 et 1883 sur les centres moteurs corticaux, réunis dans un petit volume qui sera un grand succès de librairie : *Les centres moteurs corticaux chez l'homme*, Paris, 1895. Dès 1870, les travaux de Charcot à la Salpêtrière s'inscrivent dans cette démarche positiviste. Il s'entoure de collaborateurs de talent et d'une infrastructure technique à la pointe de la recherche de son temps. Ainsi Duchenne de Boulogne introduit dans son service le diagnostique et la thérapeutique par l'électricité. Un laboratoire de photographie est adjoint à son service dirigé bientôt par un photographe professionnel, Londe, sous la direction de Bourneville et de Gille de la Tourette d'où sortent les volumes de l'*Iconographie* et de la *Nouvelle Iconographie de la Salpêtrière*. Il inspire à Richer, médecin, dessinateur et sculpteur, sa thèse consacrée à la grande attaque hystérique en 1879, que son auteur illustre de gravures représentant la fameuse Augustine, célèbre patiente de Charcot : *Etude descriptive de la grande attaque hystérique ou attaque hystéro-épileptique et de ses principales varieties.*

En Allemagne, Moritz Heinrich von Romberg (1795-1873) publie son *Lehrbuch der Nervenkrankheiten*, Berlin, 1840-1846. (Traité des maladies nerveuses). En 1846, il donne le tableau de l'hémiatrophie faciale et décrit l'exaspération des troubles de la marche à l'occlusion des yeux observée dans le tabès dorsalis, maladie et signe qui portent son nom. Il avait publié en 1817 sur le nanisme achondroplasique.

John Hughling Jackson (1834-1911) occupe en Angleterre une situation analogue à celle de Charcot en France avec cette différence qu'il n'écrit aucun traité mais publie une foule d'articles tous remarquables par la pertinence de l'observation et le sens de l'innovation. Il a compris que la hiérarchie des fonctions cérébrales se fait du plus simple au plus compliqué tant dans les mécanismes physiologiques que dans leurs perturbations. Il explique ainsi les conséquences d'une lésion corticale au niveau des structures sous-jacentes comme dans l'épilepsie focalisée à laquelle il consacrera son article : *Unilateral epileptiform seizures attended by temporary defect of sight*, Londres, 1863, (Crises épileptiformes unilatérales avec déficit visuel transitoire). Il confirme par la clinique la réalité des localisations cérébrales, notamment en ce qui concerne le centre du langage : *Loss of speech with hemiplegia of the right side*, 1868, (Perte de la parole avec hémiplégie du côté droit). On lui doit la description de la paralysie unilatérale des nerfs vague, spinal, et hypoglosse déterminant la paralysie associée de l'hémivoile, de l'hémilangue, du trapèze et du sterno-cléido-mastoïdien.

Des noms et des dates jalonnent l'évolution des connaissances médicales et neurologies.

Quelques syndromes ou symptômes neurologiques rappellent le souvenir des praticiens qui les ont découverts et décrits, suscitant une moisson d'éponymes.

En 1805, Gaspard Vieusseux, publie le premier article sur la méningite cérébro-spinale : Mémoire sur la maladie qui a régné à Genèves au printemps de 1805, *Journal de médecine, chirurgie et pharmacie,* Paris.

James Parkinson (1755-1824) observe, en 1817, la paralysie agitante qui porte désormais son nom : *An essay on the shaking palsy*, Londres, 1817.

Jean Léon Rostan, en 1820, écrit 182 pages sur le ramolissement cérébral, affection peu connue à l'époque : *Recherches sur une maladie peu connue qui a reçu le nom de ramolisssement du cerveau.* Il se dissocie d'Abercrombie qui désigne cette maladie comme une inflammation chronique du cerveau et, en bon anatomopathologiste, s'en tient, pour la décrire, au type d'altération qu'elle détermine dans le cerveau. Trois ans plus tard paraît la seconde édition, forte de 502 pages et comptant 98 observations, la première édition n'en comprenait que 22.

Charles Bell établit les symptômes distinctifs des paralysies faciales en 1821 : il publie l'observation de Marie Uwin atteinte de paralysie faciale périphérique qu'il décrit ainsi : ... *La bouche est tirée à droite ... on lui dit de faire agir le muscle occipito-frontal, comme pour froncer les sourcils et l'on vit aussitôt le côté droit sillonné de rides tandis que le côté opposé resta uni et dans une inaction complète.* Son article s'intitule : On the nerves ; giving an account of some experiments on their structure and fonctions, which lead to a new arrangmentof the system, *Philosophical transactions of the Royal Society of London.*

James Jackson (1777-1867) donne la première description de la polynévrite alcoolique en 1822 : L'arthrodynia a potu, dans le *New england journal medico-surgica ;* On a peculiar disease resulting from the use of ardent spirits, *New Engl. jour. med. surg.*, **2**, 1822.

Claude François Lallemand (1790-1853), développe les idées de Broussais dans ses *Recherches anatomico-pathologiques sur l'encéphale et ses dépendances,* trois volumes parus de 1830 à 1834 sous forme de lettres, à la façon de Morgagni. Pour lui, les lésions du système nerveux sont toutes inflammatoires, ce qui l'entraîne à interprêter comme des phlegmasies de simples congestions sanguines.

L'épilepsie localisée est définie par Louis François Bravais (?-1842) dans sa thèse inaugurale de 1827 : *Recherches sur les symptômes et le traitement de l'épilepsie hémiplégique,* thèse, Paris.

La syringomyélie, ou cavité centrale dans la moelle, est décrite par Charles Prosper Ollivier d'Angers (1796-1845) en 1827, au paragraphe V du chapitre I du *Traité de la moelle épinière et de ses maladies.*

Edward Stanley (1793-1862) étudie les maladies du cordon postérieur de la moelle et la manière de les traiter dès 1839 : A case of diseases in the posteriors columns of the spinal cord, *Medico-chirurgical transactions, published by the medical and chirurgical Society of London,* 1839-1840.

Jacob Heine (1799-1879) donne, en 1840, la première monographie sur la poliomyélite qu'il appelle paralysie infantile et dont il montre l'origine médullaire : *Beobachtungen über Lähmungszustände der untern Extremitäten und deren Behandlung,* Stuttgart, 1840. Un demi siècle plus tard, Oskar Medin (1847-1927) souligne le caractère épidémique de la maladie : En epidemi af infantil paralysi, *Hygie*a, 1890.

François Louis Isidore Valleix consacre un traité aux névralgies en 1841. Il y dépeint la névralgie cervico-brachiale qui porte son nom : *Traité des névralgies ou affections douloureuses des nerfs,* Paris.

Jean Cruveilhier expose le premier tableau anatomopathologique précis de la sclérose en plaques dans deux livraisons de son *Atlas* publié entre 1835 et 1842, puis, de l'atrophie musculaire progressive dans le *Bulletin de l'Académie de Médecine de Paris*, en 1853.

La neurofibromatose diffuse est identifiée par Robeedinrt Y. Smith (1807-1873) en 1849 : *A treatise on the pathology, diagnostic and treatment of neuroma,* Dublin.

Adolphe Gubler fournit la première description de l'hémiplégie alterne en 1856 : De l'hémiplégie alterne envisagée comme signe de lésion de la protubérance annulaire et comme preuve de la décussation des nerfs faciaux, *Gazette hebdomadaire médico-chirurgicale.*

En 1858, Achille Louis Foville publie une *Note* sur une paralysie peu connue de certains muscles de l'œil, dans laquelle il souligne l'association à l'hémiplégie, d'une paralysie des mouvements de latéralité du regard : Note sur une paralysie peu connue de certains muscles de l'œil, et sa liaison avec quelques points de l'anatomie et la physiologie de la protubérance annulaire, *Bulletin de la Société anatomique de Paris.*

En 1859, Jean-Baptiste Octave Landry (1826-1865) laisse son nom à la paralysie ascendante aiguë : Note sur la paralysie ascendante aiguë, *Gazette hebdomadaire médico-chirurgicale.* Elle sera décrite la même année par Adolf Kussmaul : *Zwei Fälle von Paraplegie mit tödt, lichem Augange ohne anatomische nachweisbare oder toxische Ursache… Erlangen*, Heidelberg.

Argyll Robertson (1837-1909) décrit en 1869 l'abolition du réflexe photomoteur avec conservation du réflexe de l'accommodation, pathognomonique de la syphilis nerveuse : On a interesting series of eye symptoms in a case of spinal diseases, *The Edinburgh medical journal.*

En 1874, Karl Wernicke décrit l'aphasie sensorielle mais également l'agraphie et l'alexie : *Der aphasische Symptomencomplex*, Breslau, 1874. Il récapitule ces travaux dans : *Grundriss der Psychiatriein klinischen Vorlesungen,* Leipzig, 1894-1900.

William Henry Broadbent, en 1876, met en évidence des hémorragies cérébrales suivies secondairement d'inondation ventriculaire : On ingravescent apoplexy, *Medico chirurgical society of London*, 1876.

Franz Chvosteck (1835-1884), la même année, 1876, observe la contracture déclenchée par la percussion des parties molles au-dessous de l'apophyse zygomatique dans la tétanie latente : Beitrag zur Tetanie, *Wiener medizinische Presse*, Vienne, 1876.

Adolf Kussmaul dans *Die Störungen der Sprache,* paru à Leipzig en 1877, surnomme l'aphasie : cécité verbale.

Vladimir Kernig (1840-1917), en 1882, met en évidence la contracture des membres inférieurs dans la méningite. Il publie son travail dans le *Sankt Petersburger medicinische Wochenschrift* : Ein Krankheitsymptom der acuten Meningitis.

Moritz Benedikt (1835-1920), en 1889, individualise des syndromes consécutifs à l'atteinte du pédoncule et de la protubérance et caractérisés par un tremblement des membres paralysés ou des mouvements choréo-athétosiques : Tremblement avec paralysie croisée du moteur oculaire commun (III) : *Bulletin médical*, Paris.

En 1891, Sigmund Freud (1858-1939) définit l'agnosie et distingue dans l'aphasie celle que caractérise l'absence de reconnaissance d'un objet de celle qui ne trouve plus le mot pour le nommer : *Zur Aufassung des Aphasien. Ein kritische Studie,* Leipzig, Wien, 1891.

Georg Avellis (1864-1916), en 1891, démontre que certaines lésions bulbaires et notamment du XII donnent une hémiparalysie du voile du palais, du pharynx et de la corde vocale : Klinische Beiträge zurhalbstseitigen Kehlkopflähmungen, *Berliner Klinik.*

Joseph Babinski (1857-1932), en 1896, montre que le frôlement de la plante du pied avec une épingle, alors qu'elle détermine chez le sujet normal un mouvement réflexe de flexion des orteils, produit une extension du gros orteil en cas de lésion du faisceau pyramidal : *Compte-rendus de la Société de Biologie,* Paris, **48**, 1896.

Les progrès en électricité médicale et une meilleure corrélation anatomo-clinique permettent d'améliorer la sémiologie et la nosologie du système nerveux. Guillaume Duchenne de Boulogne (1806-1875) puis Jean Martin Charcot contribuent à fonder la grande Ecole neurologique française de la Salpêtrière.

Tous ces patronymes nous sont familiers. A l'origine des nombreux éponymes qui peuplent encore les traités de neurologie, ils retentissent à nos oreilles comme les échos d'un passé à la fois familier et lointain.

Guillaume Duchenne de Boulogne, modeste praticien sans titre ni fonction hospitalière, parcourt les salles des services de neurologie du Paris du second Empire et de la IIIème République avec un générateur électrique à pile et à bobine pour étudier les paralysies. Avec cet appareil primitif il réalise pour la neurologie ce que Laënnec avait fait pour les maladies du thorax : il crée de toutes pièces une sémiologie et une nosologie des différents types de paralysies décrivant successivement, en 1849, l'atrophie musculaire progressive (maladie d'Aran-Duchenne) ; en 1858, l'ataxie locomotrice progressive qu'il différencie des atteintes cérébelleuses ; en 1860, la paralysie progressive bulbaire (paralysie labio-glosso-pharyngienne) et, en 1868, la paralysie myo-sclérosique : *De l'électrisation localisée et de son application à la pathologie et à la thérapeutique,* Paris, 1855. Il fait la connaissance de Jean Martin Charcot, alors jeune interne, et travaillera plus tard dans son service.

Le feu de Saint-Antoine :

Le feu Saint-Antoine se traduit par la contracture douloureuse des doigts et des mains, des convulsions, une tétanisation musculaire et une rougeur brûlante des extrémités. Baudewijn Ronss décrit parfaitement l'épidémie de Lunebourg, en août 1581, qui atteindra cinq cents personnes dont beaucoup périront : *Opuscula medica ...*, Leyde, 1618. La Silésie puis la Westphalie, le Brunswick, le Hanovre, la Saxe et la Hesse sont frappées d'épidémies semblables entre 1587 et 1596. La faculté de Marburg leur consacre un rapport publié en 1597 les décrivant comme une nouvelle maladie, totalement inconnue jusque-là, causée vraisemblablement par la famine ou la consommation de pain mal cuit ou de fruits encore verts. Antoine de Jussieu (1686-1758) dans son mémoire présenté à la *Société Royale de Médecine* en 1776 énumère les médecins ayant décrit la maladie : *En parcourant les écrits des auteurs des XIV^{è}, XV^{è} & XVI^{è} siècles, on trouve encore des traces de cette maladie, mais sans des détails bien circonstanciés. Gui de Chauliac,*

Ambroise Paré, &c. emploient comme termes synonymes de gangrène ceux de Feu-Saint Antoine ou Feu Saint-Marcel ce dont on peut se convaincre par la lecture leurs œuvres : mais il paroît que ces auteurs n'eurent pas des occasions fréquentes d'observer cette redoutable maladie. Jean de Vigo, Ambroise Paré & autres rapportent beaucoup d'exemples de gangrènes symptômatiques & critiques ... On ne finiroit pas si l'on vouloit rapporter toutes les observations isolées qu'on lit dans les auteurs du XVIe & XVIIe siècles, sur la gangrène sèche. Il nous suffit de dire qu'on en trouve des exemples remarquables dans les observations de Dodonée, dans celles de Smetius (Miscell. med. ann. 1567), dans les Ephémérides d'Allemagne (cent. 6, obs. 82), dans Tulpius (Observ. medicae), & sur-tout parmi les observations de Fabrice de Hilden, qui en fournit plusieurs de ce genre.

XVIIème siècle : les épidémies européennes

L'ergotisme règne de manière épidémique en Allemagne en 1648, en France et en Grande Bretagne en 1674-1675, en Saxe, en Alsace, au Holstein en 1699.

Thomas Willis en parle au chapitre des maladies convulsives : *Pathologia cerebri et nervosi generis, in qua agitur de morbis convulsivis et scorbuta,* Oxford, 1667.

Une lettre de Denis Dodart (1634-1707), publiée dans le tome X des *Mémoires de l'Académie des Sciences* en 1676, avait démontré clairement le rôle d'un champignon parasite dans la genèse de la maladie. Jussieu en parlera dans son Mémoire présenté à la *Société Royale de Médecine* en 1776 : *M. Dodart termine ce résumé en disant qu'il tenoit de M. Thuillier, docteur en médecine de la Faculté d'Angers, qu'en 1630 son père étant à Sully, auprès de feu M. de Sully, avoir appris auprès d'un médecin & d'un chirurgiens mandés de Gien, que le seigle ergoté produisoit ces gangrènes qui étoient alors très fréquentes, et qu'il avoit voulu s'assurer si ce grain ainsi vicié en étoit véritablement la cause, il en avoit fait donner à plusieurs animaux de sa basse-cour, qui en étoient morts.*

Johann Conrad Brünner l'attribue également au seigle ergoté et Wilhelm Ulrich Waldschmidt (1669-1731), au brouillard et à une saison humide : *Dissertatio de morbo convulsivo epidemicae grassante oppido raro per Holsatiam*, Kiel, 1714.

XVIIIème siècle : Linné s'était trompé, l'abbé Tessier démasque le coupable

Johann Martin Friedrich Mueller (?-?) décrit la convulsion des céréales de Stettin, fréquente chez les paysans, les bateliers et les pêcheurs : De morbo epidemico-spasmodico convulsivo contagii experte, Francfort, 1742, in *Disputationes ad morborum historiam et curationem facientes ..., Albertus Hallerus ...*, **1**, Lausanne, 1757.

Jean Antoine Scrine (?-?) relate l'épidémie de Silésie en 1736 et l'attribue au seigle ergoté : *Satir. medic. Siles. spec III, 35, 57.* La Lusace, la Suède, le pays de Fribourg sont atteints en 1716-1717 ; le Brandebourg et le Holstein en 1741 et 1742 ; la Saxe, la Suède et le Danemark en 1770 et 1771. On signale des épidémies en Sologne (gangrène des Solognots) en 1747, en Artois et aux environs de Lille en 1749.

Al. Phil. Read (circa 1790) fait connaître les effets toxiques du seigle ergoté et les rattache aux épidémies de mal des ardents si communes au Moyen Age : *Traité du seigle ergoté*, Metz, 1771.

Carl Von Linné (1707-1778), en 1763, parle de Raphanée pour désigner la maladie car il l'attribue aux graines de Raphanus Raphanistus, mauvaise herbe des moissons : *Revue générale des écrits de Linné ; ouvrage dans lequel on trouve les anecdotes les plus intéressantes de sa vie privée, un abrégé de ses systèmes et de ses ouvrages, un extrait de ses aménités académiques*, **2**, Londres, Paris, 1789. On y apprend notamment que c'est en 1763 que l'illustre naturaliste suédois la décrit dans ses *Genera morborum,* Uppsala.

Pour William Cullen, la raphanée est une contraction spasmodique des articulations avec agitation convulsive et douleurs périodiques très violentes. S'il admet la description par Linné de la Raphanée comme une entité pathologique particulière, il lui dénie toute parenté avec l'ergotisme : *Il est douteux que la convulsion par le seigle ergoté soit du même genre* : *Elémens de médecine pratique* ..., **2**, 1347, Paris, 1787.

Il semble, si l'on s'en tient au rapport d'Antoine de Jussieu présenté à la *Société Royale de Médecine* en 1776, que le feu Saint-Antoine ou ergotisme ait été confondu avec le mal des ardens, en réalité peste bubonique et que la cause exacte de la maladie décrite notamment par Dodone et Wilhelm Fabry von Hilden, soit le seigle ergoté qui produit une gangrène sèche des membres : Recherches sur le feu de Saint Antoine par MM. Jussieu, Paulet, Saillant & l'Abbé Tessier, lu le 31 décembre 1776.

En 1777, l'abbé Henri Alexandre Tessier (1740-1837) présente, dans les *Mémoires de la Société Royale de Médecine*, le résultat de ses expériences au cours desquelles, ayant fait ingérer du seigle ergoté à des poules, il provoqua chez elles des gangrènes des extrémités : *S'il est difficile de ne pas assigner une même cause à des effets entièrement semblables, on ne peut se refuser de croire que l'ergot a pu donner naissance aux épidémies qu'on lui attribue, puisque des animaux sains et vigoureux, qu'on en a nourris, ont éprouvé tous les symptômes observés dans les hommes qui en ont mangé.* Il publie également un *Traité de maladies des grains*, 1783.

XIXème siècle : les vertus thérapeutiques de l'ergot

On étudie les effets pharmacologiques de l'ergot en obstétrique, propriétés utilisées, semble-t-il, de longue date par les empiriques.

Michel Eugène Chevreul publie dans les *Archives Générales de Médecine*, en 1826, le manuscrit adressé à l'Académie de Médecine, dès 1825, intitulé : *Observations sur les effets du seigle ergoté dans le travail de l'accouchement.*

André Charles Louis de Villeneuve (1781-1852) fait paraître deux ans plus tard son *Mémoire historique sur l'emploi du seigle ergoté pour accélérer ou déterminer l'accouchement ou la délivrance.*

Jean Martin Goupil (1800-1837) en préconise l'emploi dans les hémorragies utérines, en 1826 et rappelle que son usage thérapeutique est très ancien dans certaines régions : *Un médecin de Marchienne, Dittmer, a écrit que les sages-femmes de son pays connaissaient depuis un temps immémorial l'efficacité du seigle ergoté pour faciliter l'accouchement* : Mémoire sur le seigle ergoté cité dans A.L.J. Bayle, *Bibliothèque de thérapeutique*, **3**, Paris, 1835.

Jean-François Courhaut (1777-?), en 1827, interprète l'action hémostatique comme consécutive à une réduction du calibre des vaisseaux : *Traité de l'ergot de seigle et de ses effets sur l'économie animale*, 1827.

Augustin Nicolas Gendrin (1796-1890) publie un mémoire intitulé, Sur les propriétés obstétricales du seigle ergoté, *Journal général*, **CIV**, 1828, dans lequel sur 720 cas observés seuls douze ont présenté des effets secondaires facheux : A. L.J. Bayle, *Bibliothèque de thérapeutique*, **3**, Paris, 1835.

Charles Tanret (1847-1917) isole en 1875 la première série d'alcaloïdes de l'ergot : l'ergotine et l'ergotoxine : *Compte rendus de l'Académie des sciences*, 15 novembre 1875 et 8 avril 1879 ; *Bulletin de thérapeutique*, **CIV**, 1885.

Les maladies mentales :

A la Doctrine Cellulaire des localisations cérébrales correspond une pathologie corrélative : si l'inflammation siège dans la partie antérieure de la tête, l'imagination est lésée ; si elle atteint la partie moyenne, la raison est concernée ; enfin lorsque la partie postérieure du cerveau est touchée, c'est la mémoire qui est atteinte.

Les troubles mentaux comprennent l'aliénation mélancolique, l'*amentia* (démence), la catalepsie et l'hystérie.

L'aliénation mélancolique peut revêtir trois aspects : la lycanthropie, la mélancolie et la manie.

La lycanthropie est caractérisée par la conviction du malade de pouvoir se métamorphoser à sa guise en un quelconque animal (loup, chat, hibou). Il s'imagine alors être couvert de poils et armé de crocs et de griffes. Il hante les cimetières en imitant les ululements des loups et en mordant tous ceux qu'il rencontre.

Dans la mélancolie, le comportement est absurde, accompagné d'anxiété et de tristesse. Il existe deux sortes d'humeurs mélancoliques, l'une siégeant dans les veines et semblable à la lie dans un tonneau, l'autre, plus nocive, formée par une bile jaune. Les patients perdent le sommeil, font des rêves épouvantables, deviennent sombres et délirent.

La mélancolie confirmée est difficilement curable. Il ne faut pas mettre le malade à la diète mais bien l'alimenter. Il faut prescrire des régimes humectants : vapeur de mauve et de violette, onctions de nénuphars ou d'onguents populeum sur le front et les tempes et, si nécessaire, des opiacés surtout en cas d'insomnie. Le malade absorbe du sirop simple de pomme, du sirop composé de fumeterre et de thym. L'évacuation de l'humeur mélancolique se fait avec des purgations douces puis drastiques comme le séné. Des fomentations avec de l'eau chaude, des frictions, des ventouses, des suppositoires et des lavements détournent l'humeur nocive du cerveau et du coeur vers les parties non nobles. On peut utiliser des médications résolutives.

La manie est le dernier aspect de l'aliénation mélancolique où le malade à un aspect farouche, agressif et bruyant si la cause du mal est bilieuse ou bien à l'inverse, rit sans raison et s'égare dans des idées imaginaires et agréables lorsque la cause siège dans le sang.

La sottise est due à l'affaiblissement des facultés intellectuelles.

L'amentia est une perte et une absence d'intelligence.

La catalepsie se caractérise par un assoupissement de l'intelligence et des divers sens avec conservation des attitudes de posture.

L'hystérie provient de l'utérus : si les vapeurs qui s'en dégagent atteignent tel ou tel organe, elles provoquent des troubles à leur niveau : l'atteinte du diaphragme et des poumons inhibe la respiration ; celle de la gorge provoque une constriction intense faisant perdre le souffle et enfin, celle du cerveau provoque la fureur utérine : logorrhée, crises de colère, angoisse. La possession démoniaque n'est pas exclue dans ces cas. L'hystérie se traite en empêchant les vapeurs utérines de monter. Frictions, ventouses à la face interne des cuisses, saignées sont recommandées. En cas d'arrêt des règles, on effectue des fumigations utérines. Le mariage est un remède. En cas de refus ou de vœux de célibat, il faut saigner fréquemment, interdire les boissons ou les aliments excitants.

Julien le Paulmier dans son traité *De vino et pomaceo*, Paris, 1588, préconise le cidre comme antidépresseur : *Ce cidre ... cuit et prépare tous humeurs cruds, excite l'appétit, fortifie l'estomac & le foie, mesure la chaleur naturelle de toute la personne : propre pour les mélancholiques, les hypochondriaques & pour toute débilité de chaleur naturelle de cause froide.*

Juan Luis Vives (1492-1540), humaniste et théologien espagnol, ami d'Erasme, précepteur de la fille d'Henri VIII, se préoccupe des problèmes sociaux posés par la pauvreté et la folie : *De subventione pauperum*, 1526, et *De anima et vita libri tres*, 1538.

Guillaume de Baillou, sans se consacrer exclusivement aux maladies mentales, s'intéresse aux relations entre la santé de l'esprit et celle du corps. Il souligne leur influence réciproque. Les délires proviennent en général de vapeurs chaudes et d'une intempérie du cerveau (manie, frénésie, fièvre grave). Une humeur froide peut-être à l'origine de délires mélancoliques. Cette même humeur, selon qu'elle se dépose dans le cerveau ou dans le corps, va provoquer la mélancolie dans le premier cas ou l'épilepsie dans le second. L'amour lui-même peut se rapprocher de la folie : l'amour insane est une passion très vive et obsédante. Le diagnostic de ces maladies doit être établi de façon précise car il détermine la thérapeutique : *Opera omnia*, Genève, 1762.

En ce qui concerne le traitement des aliénés, Jacques Sylvius préconise de procéder avec douceur mais au besoin de les frapper pour les empêcher de nuire à eux-mêmes ou aux autres : *Morborum internorum prope omnium curatio, certa methodo comprehensa, ex galeno praecipue, et Marco Gattinaria,* Venise, 1543 *; Jacobi Sylvii, ambiani, opera medica, jam demum in sex partes digesta, castigata, et indicibus necessariis instructa* ..., Index tertiae partis ... Index quartae partis ..., Genève, 1630.

Son élève, Nicolas Lepois (1527-1590), pense que la mélancolie, caractérisée par une tristesse et un sentiment de crainte immotivé, peut devenir épilepsie ; que la manie, qui s'accompagne d'accès de violence avec cris, menaces, mouvements agressifs, raisonnements incohérents, est comparable à la rage. Pour lui, la frénésie est une inflammation fébrile du cerveau et de ses enveloppes et la perte de mémoire consécutive à une maladie du cerveau lui-même puisqu'il est l'organe où siègent les fonctions de l'âme et de l'imagination. Il n'écarte pas l'origine démoniaque de la folie mais recommande une grande prudence avant de l'affirmer. Il décrit la tendance de certains aliénés à ingérer des corps étrangers. Il estime que la bile noire est, comme l'affirme saint Jérôme, le bain du diable et que le mélancolique est exposé tout particulièrement à ses assauts. Il est persuadé que les stryges, démons féminins, et les lycanthropes, loups garous, ne sont pas responsables car le récit de leurs méfaits est un délire inspiré certes par Satan mais certainement pas un aveu susceptible d'être retenu par une cour de justice. Il s'élève contre les traitements inhumains, tels le séjour dans des cachots insalubres ou l'application de la torture qui accentuent les désordres mentaux de ces malheureux : *De cognoscendis et curandis praecipue internis humani corporis morbis libri tres, ex clarissimorum medicorum tum veterum, tum recentiorum, monumentis non itapridem collecti,* Francfort, 1580.

Mais ce point de vue, s'il est partagé par Montaigne n'est pas celui des tribunaux ecclésiastiques, ni même de l'ensemble du corps médical puisque Jean-François Fernel admet l'action d'esprits malins sur le corps humain, accréditant la croyance selon laquelle on peut attirer un démon dans le corps de son ennemi à l'aide d'anathèmes, de sortilèges, d'amulettes pour y susciter divers maux. Le possédé présente les symptômes de la manie mais détient en revanche le pouvoir de divination et tremble dès qu'il entend les louanges de Dieu : *De abditis rerum causis libri duo* ..., Paris, 1548, (*De Spiritibus*). Dans cet ouvrage, il considère la nature comme évidente par elle-même, n'ayant pas à être démontrée et ne pouvant pas l'être. Au reste, elle ne pourrait agir sans une inspiration divine, tout en admettant que l'homme est exposé aux maléfices de satan : *Neque solum morbos, verum etiam daemonas scelerati homines in corpora immitunt* (Non seulement des maladies mais des démons envahissent le corps d'hommes impies), et provoquent les symptômes de la démence.

Ambroise Paré partage ces croyances : *Il y a des sorciers et enchanteurs, empoisonneurs, vénéfiques, meschans, rusés, trompeurs, lesquels font leurs sorts par la paction qu'ils ont faite aux démons qui leur sont esclaves et vassaux ... Or nul ne peut nier et n'en faut douter qu'il n'y ait des sorciers : car cela se preuve par authorité de plusieurs docteurs ... tant vieux que modernes, lesquels tiennent pour chose résolue qu'il y a des sorciers et enchanteurs, qui par moyens subtils, diaboliques et inconneus, corrompent le corps, l'entendement, la vie et la santé des hommes et autres créatures*. Il ajoute un peu plus loin que *les sorciers peuvent prendre la forme de n'importe quel animal* et il énumère quelques démons tels *incubes, succubes, coquemares, gobelins, lutins, mauvais ange, cacodémon, Satan, Lucifer* : Paré, Malgaigne, *Oeuvres complètes d'Ambroise Paré revues et collationnées sur toutes les éditions avec les variantes, ornées de 217 planches...*, Paris, **3**, 1840.

Félix Platter de Bâle, est le premier à élaborer une classification des maladies mentales et nerveuses et aussi le premier à essayer d'en donner une description exacte, d'en rechercher les causes et d'en fixer le traitement. Sans nier complètement la possibilité d'une possession démoniaque, il déclare que les possédés dans leur immense majorité, sont des malades au même titre que les individus atteints de troubles physiques et relèvent du médecin et non de l'exorciste. Platter divise les maladies du système nerveux et les maladies mentales en affection des sentiments et des sens et en lésions de la motricité volontaire ou involontaire : *Praxeos seu de cognoscendis praedicendis praecavendis, curandisque affectibus homini incommodantibus,* Bâle, 1602-1603.

Dans les affections de la pensée, il range l'affaiblissement ou la paralysie de la pensée, l'aliénation mentale, l'épuisement des facultés mentales. Il y fait entrer les atteintes des organes sensoriels. Les lésions de la motricité comprennent son affaiblissement, son incapacité (paralysie, spasme, strabisme), ses anomalies (tremblement, agitation, bâillement, clignement d'yeux).

Parmi les causes de folie, il dénonce l'alcoolisme, le cannabis, les graines d'ivraie, de nielle, de pseudo-anthémise mêlées au pain, la jusquiame en décoction dans de la cervoise, la mandragore, l'opium mêlé au vin et la fumée du tabac.

Le piémontais Giovanni Francesco Arma (?-?) décrit la *phrénésie*, la manie et la *mélancholie* dans son *De tribus capitis affectibus*, Turin, 1573. (A propos de trois maladies de la tête).

Johann Wier publie son célèbre *De Deamonum praestigiis et incantationibus*, Bâle, 1563. Il répertorie les différents démons, qui sont légion. Mais il considère les malades mentaux comme leurs victimes, non comme leurs complices. Il ne faut donc pas les supplicier. Il est persuadé, après avoir bien observé les aliénés, qu'ils mentent à leur insu et ne sont pas responsables des maux qui les accablent. Leur prétendue participation à des assemblées en compagnie de démons ou leurs accouplements avec des incubes relèvent du fantasme comme en témoignent ceux qui les ont vus en un autre lieu à l'instant même où ils prétendent avoir accompli leurs forfaits sataniques : *Histoires, disputes et discours, des illusions et impostures des diables, des magiciens infâmes, sorcières et empoisonneurs, des ensorcelez et démoniaques ... Deux dialogues*, Paris, 1885.

Michel de Montaigne (1533-1592) partageait le point de vue de Wier. Les faits surnaturels relevaient de la révélation et il était plus raisonnable de les récuser ou de leur attribuer une origine naturelle que de les agréer en tant que prodiges : *Combien trouve-je plus naturel et plus vraysemblable que deux hommes mentent, que je ne fay qu'un homme en douze heures passe, quant et les vents, d'Orient en Occident. Combien plus naturel que nostre entendent soit emporté de sa place par la votubititè de nostre esprit détraqué, que cela, qu'un de nous soit envolé sur un balay, au long du tuiau de sa cheminée, en chair et en os, par un esprit estrangier.* Il partait du principe qu'*il vaut mieux pancher vers le doute que vers l'assurance és choses de difficile preuve et dangereuse créance*. Lors d'un voyage chez le duc de Lorraine en 1558, il avait eu l'occasion de visiter une dizaine de prisonniers accusés de sorcellerie. Parmi eux, il avait avisé une vieille femme laide et difforme que des troubles de la sensibilité cutanée avaient rendue particulièrement suspecte. Il les avait longuement interrogés et avait conclu, comme l'eut fait Jean Wier : *En fin et en conscience, je leur eusse plustost ordonné de l'ellébore et de la cicue et cela me parut ressortir plutôt à l'aliénation qu'au crime* : Montaigne, *Essais*, Pléiade, Paris, 1953, **III**, XI.

Nous l'avons vu, Juan Huarte, dans son ouvrage : *Examen de Ingenios para las Ciencias*, 1575, pose les fondements de la médecine psychosomatique. Il est également un précurseur de la phrénologie. Son livre sera traduit en anglais et en allemand.

Thomaso Garzoni (1549-1589), chanoine régulier de Latran, propose une classification et un traitement psychologique des diverses formes de démence dans un ouvrage intitulé : *L'hospidale de pazzi incurabili ...*,

Venise, 1586, (l'Hôpital des fous incurables ...) dans lequel Michel Foucault verra les prémices de l'internement des aliénés tel qu'il sera institué au siècle suivant.

XVIIème siècle : recul des bûchers, progrès de l'humanisation

Un ecclésiastique anglais, Robert Burton (1577-1640) publie, en 1621, sous le pseudonyme de Democritus junior, le premier traité entièrement consacré à la mélancolie. *The anatomy of melancholy, what it is. With all the kindes, causes, pronostickes and several cures of it*, est une revue générale de tout ce qui s'est écrit sur le sujet, de l'Antiquité jusqu'à son temps. L'auteur revendique, en tant que prêtre, le privilège, avec le médecin, d'étudier et de traiter ce mal de l'âme. On peut le considérer comme un précurseur de bien des notions psychologiques contemporaines.

Paolo Zacchias élargit encore le champ de l'interprétation médicale des troubles du comportement attribués à Satan jusqu'à affirmer que, s'il y a intervention démoniaque, c'est souvent à l'occasion d'une affection mentale préexistante : *Questiones medico-legales in quibus eae materiae, quae ad legales facultates videntur pertinere, proponontur, pertractantur, resolvuntur, opus jurisperitis apprime necessarium medicis perutile non in jucundum editio tertia, correctior ...*, **2**, titulus III, primus est *De Dementia*, Amsterdam, 1621-1661.

François Bayle (1622-1709), professeur à l'Université de Toulouse, démontre le rôle de l'ignorance et des superstitions dans une prétendue histoire de possession démoniaque dénoncée à Toulouse en 1681. Le Parlement de la ville qui avait sollicité son avis se range à ses conclusions de bon sens et admet la suggestion collective pour expliquer le comportement des accusés : *Relation de l'état de quelques personnes prétendues possédées*, Toulouse, 1682.

La peine de mort pour sorcellerie est abolie en France en 1680.

Non seulement les bûchers se raréfient, mais, à une époque où les fous sont encore enfermés ou enchaînés dans des établissements spécialisés ou tout simplement jetés en prison, un mouvement philanthropique s'ébauche sous l'impulsion de Vincent de Paul (1576-1660) qui accueille les malades à la Maison Saint-Lazare notamment et propose un traitement basé sur l'isolement, le travail intellectuel et les exercices de piété. Une meilleure approche clinique de ces patients commence à s'ébaucher.

René Descartes évoque pour la première fois dans son ouvrage *Des passions de l'âme*, Amsterdam, 1649, l'influence de l'environnement d'un enfant sur son comportement à l'âge adulte, en tenant compte de l'inné particulier à chaque individu.

Thomas Willis, *De anima brutorum*, Oxford, 1672, souligne lui aussi le rôle de l'inné et de l'acquis dans la genèse des maladies mentales. Il décrit une entité nosologique proche de l'encéphalite léthargique. Il étudie la démence précoce et distingue mélancolie et manie tout en soulignant leur fréquente association alternative. Il différencie délire aigu et frénésie chronique.

Si l'on en croit Sydenham, l'hystérie est la plus fréquente des maladies chroniques. Il rejette son origine utérine et affirme qu'elle atteint aussi les hommes, mais dans une moindre proportion que les femmes. Pour lui, *cette maladie est un Prothée qui prend une infinité de formes différentes ; c'est un caméléon qui varie sans fin ses couleurs.* Il attribue la maladie, hystérie chez les femmes, hypocondrie chez les hommes, vapeurs d'une façon générale, au désordre et aux mouvements irréguliers des esprits animaux qui se portent sur tel ou tel organe, y provoquant des spasmes, des douleurs et un grand trouble dans les organes du fait de leur distribution inégale : *Médecine pratique de Sydenham avec des notes ; ouvrage traduit en français sur la dernière édition ... par feu M.A. Jault,* Paris, 1784.

XVIIIème siècle : un grand montpelliérain, Philippe Pinel

Johan Kaspar Westphal (?-1722) combat l'opinion selon laquelle les gesticulations ou l'immobilité des cataleptiques sont l'œuvre du démon : *Pathologia daemonica, id est observationes circa daemonomanias et morbos convulsivos*, 1707. (Pathologie démoniaque, basées sur des observations de démonomanie et d'affections convulsives).

François Boissier de Sauvage de la Croix, professeur à Montpellier, range la folie dans la huitième classe de sa célèbre nosologie inspirée du botaniste suédois Carl von Linné et individualise l'égarement, les bizarreries, les délires et les folies irrégulières. Il recommande douceur et patience au médecin aliéniste : *Nosologie méthodique*, **7**, Lyon, 1772.

Georges Cheyne (1671-1743) trace un tableau complet de l'hypocondrie dont il est lui-même atteint, en 1733 : *The english malady, or a treatise on nervous diseases of all kinds ; as spleen, vapours, lowness of spirits, hyponchrondriacal and hysterical distempers in three parts, Part I Of the nature and cause of nervous distempers. Part II Of the cure of nervous distempers. Part III Variety of cases that illustrate and confirm the method of cure ...*, Londres, Dublin, MDCCXXXIII.

Anne Charles Lorry (1726-1783) propose d'utiliser l'action du mental sur le corps, pour traiter la mélancolie. Dans son *De melancholia et morbis melancholicis* (A propos de la mélancolie et des maladies mélancoliques), Paris, 1765, il décrit la mélancolie maniaque et distingue la mélancolie consécutive aux affections du système nerveux, de celle due à une altération des humeurs.

William Cullen, dans son *Synopsis nosologiae methodicae in usum studiosum*, Edimbourg, 1769, (Synopsis de nosologie méthodique appliqué à la pratique), place la folie dans la catégorie des névroses et distingue les comata (apoplexie, paralysie), les adynamies (syncope, hypocondrie), les affections spasmodiques sans fièvre (épilepsie, hystérie, tétanos), les vésanies ou atteinte des fonctions intellectuelles.

Robert Whytt décrit les symptômes présentés par les névropathes, les hystériques et les hypocondriaques : *Les nerveux sont exposés quand ils ont une frayeur, un chagrin, une passion vive, une excitation dans une partie sensible du corps, à avoir des tremblements, des syncopes, des convulsions.* Les hystériques ont, outre ces symptômes, des vents dans l'estomac, dans l'intestin, *une boule dans le gosier, le clavus hystericus, le vertige, des douleurs de tête, des soupirs, des palpitations, l'esprit inquiet, des écoulements de salive, d'urine, etc. Les hypocondriaques ont une sensibilité moins exquise, un système nerveux moins mobile, point de palpitation, ni syncopes, ni convulsions, causées par la peur, le chagrin, les passions. Ce sont les nerfs de l'estomac et de l'intestin qui sont dans un état déréglé, maladif ; ils ont toujours à se plaindre d'indigestion, de vents, d'inappétence, de fringale, de rougeurs au visage, de vertiges, d'oppression, de défaillance, d'idées désagréables, d'insomnie* : *Observation on the nature, cause and cure of those disorders which have been commonly called nervous hypochondriac, or hysteric, to which are prefixed some remarks on the sympathy of the nerves*, Edimbourg, 1765.

Mais les pathologistes ont leur mot à dire : les uns comme Giovanni Battista Morgagni, décrivent des lésions du système nerveux chez les aliénés, les autres, croyant les découvrir au niveau de l'abdomen alors que l'encéphale est indemne, échafaudent la théorie de la folie sympathique : *De sedibus et causis morborum per anatomen indagatis*, lettres VI, VIII, XXXIX, XLV, XLVII, XLVIII, LII, LXI, LXIV, Venise, 1761.

A l'inverse, à partir des conceptions d'Etienne Bonnot de Condillac (1715-1780) et de son homme statue ramenant tout à la sensation et rejetant l'inné, s'ébauche une théorie qui réduit la folie aux perturbations ou aux insuffisances de l'association des idées : *Traité des sensations*, Londres, Paris, 1754 ; *Oeuvres complètes*, Amsterdam, 1766.

Ce siècle est philanthrope : avant l'entrée en scène de Philippe Pinel, certains avaient présenté des projets de réforme.

William Battie (1703-1756) milite pour l'humanisation des établissements psychiatriques. Administrateur d'un hospice particulièrement insalubre, il obtient la construction d'un asile moderne pourvu de chambres individuelles et d'un personnel compétent : *A treatise of madness*, Londres, 1758.

Jacques René Tenon (1724-1816) suggère, en 1788, une assistance gratuite aux aliénés sans ressources, la création de services distincts pour traiter les malades agités qu'il faut interner et séparer de ceux qui peuvent être laissés en liberté : *Mémoire sur les hôpitaux de Paris*, Paris, 1788.

Joseph Daquin (1733-1815), propose le même type de réformes pour accueillir, protéger et soigner les malades mentaux qui sont souvent mélangés aux criminels, aux mendiants ou aux vénériens : *Philosophie de la folie ou Essai philosophique sur les personnes attaquées de folie,* Chambéry, 1791 ; dont la deuxième édition paraîtra au début du XIXème siècle sous un nouveau titre : *La philosophie de la folie où l'on prouve que cette maladie doit plutôt être traitée par le secours moraux que par les secours physiques ...*, Chambéry, an XII, 1804. Son avance sur Pinel est évidente car, dix ans avant l'auteur de la *Nosographie philosophique*, il écrivait : *On réussit infiniment mieux et plus sûrement auprès des malades par la patience, par beaucoup de douceur, par une prudence éclairée, par des soins, par des égards, par de bonnes raisons et surtout par des propos consolants qu'on doit leur tenir, dans les intervalles lucides dont ils jouissent quelquefois* : Dézeimerie J.E., *Dictionnaire historique de la médecine ancienne et moderne*, **2**, Paris, 1834.

Philippe Pinel est nommé, par décret de la Convention le 25 août 1793, médecin en chef des Infirmeries de Bicêtre. Il s'attache à obtenir un traitement humain pour les malades mentaux. Il n'implique pas l'atteinte du cerveau dans les maladies mentales, sauf lésion organique gravissime. Il considère qu'elles sont la conséquence des altérations viscérales. Il ramène les maladies mentales dans le giron de la médecine clinique, rend leur dignité de malades aux aliénés et supprime les traitements inhumains : *Traité médico-philosophique sur l'aliénation mentale ou la manie,* Paris, an IX, 1801. La préface de la seconde édition de son ouvrage, parue en 1809, commence ainsi : *La première édition de cet ouvrage a dû nécessairement laisser plusieurs lacunes à remplir puisque je n'avais eu alors à traiter que les aliénés de Bicêtre, et avec des moyens très bornés. Ce n'est qu'à la Salpêtrière que j'ai pu reprendre les mêmes vues, étant puissamment secondé par l'administration des hospices, qui venoit d'y faire transférer le traitement des aliénés. Le local étoit vaste, commode et susceptible de plusieurs soudivisions ; et comment les abus introduits dans le service auraient-ils pu échapper au zèle et à l'œil pénétrant du nouveau surveillant, M. Pussin, chargé alors du maintien de l'ordre dans cette partie de l'hospice? L'usage gothique des chaînes de fer fut aboli, comme il l'avoit été trois années avant à Bicêtre, et le traitement prit dès-lors, une marche régulière, suivant une nouvelle méthode.*

Vincenzo Chiarugi (1759-1820), lui aussi, comme Battie, directeur d'un asile d'aliénés, veut humaniser le traitement des malades mentaux, en particulier par une cure morale et par des médications stimulantes si la folie est atone ou des médications calmantes si elle est hyperactive. Il décrit trois catégories de folie : la *malinconia*, mélancolie ou folie partielle limitée ; la *mania*, manie ou folie d'ensemble ; l'*amenza*, démence ou folie générale. Il tente de découvrir la cause organique cérébrale des troubles psychiques qu'il observe : *Della pazzia in genese et in specie con trattato medico-analitico, con una centuria di osservazioni*, Florence, 1793-1795. (De la folie en général et en particulier, traité médico-analytique, avec une centaine d'observations).

XIXème siècle : Esquirol, Griesinger, Freud, Kraepelin

L'anatomiste Johann Christian Reil introduit en Allemagne les idées de Philippe Pinel. Il propose la construction d'hôpitaux psychiatriques qui ne soient pas des prisons. Il préconise l'emploi de méthodes psychologiques dans le traitement des aliénés utilisant toutes les stimulations susceptibles de provoquer une émotion bénéfique au malade : *Exercitationum anatomicarum fasciculus primus. De structura nervorum*, Halle, 1796.

José de Faria (1756-1819) ecclésiastique théoricien du sommeil lucide qu'il enseigne à titre privé à Paris, dès 1813, utilise sa technique de suggestion à des fins thérapeutiques : *De la cause du sommeil lucide ou étude de la nature de l'homme*, Paris, 1819. Nous verrons qu'il sera réhabilité par Ambroise Liebeault (1823-1904), spécialiste de l'hypnose et de la suggestion à Nancy, après une campagne calomnieuse qui l'avait totalement discrédité : *Du sommeil et des états analogues considérés surtout au point de vue de l'action du moral sur le physique*, Paris, 1866. Alexandre Dumas (1802-1870) immortalisera son nom en faisant de lui un des personnages du Comte de Monte-Cristo.

F.J.V. Broussais, en mai 1828, publie à Paris et à Bruxelles *De l'irritation et de la folie, ouvrage dans lequel les rapports du physique et du moral sont établis sur les bases de la médecine physiologique.* Dans cet ouvrage Broussais s'improvise philosophe, contredisant Kant et Cousin, s'élevant contre les éclectiques et les ontologistes de tous poils. Ancré dans son matérialisme, il ne s'intéresse qu'au comment, tout en admettant qu'il reste inaccessible ... Il rappelle les quatre formes d'irritation : l'inflammatoire, l'hémorragique, la subinflammatoire et la nerveuse. Pour lui, la cause excitante primitive dépend, soit des rapports moraux entre humains, soit des rapports sensitifs et instinctifs avec les animaux ou les corps inanimés : excitation des nerfs résultant d'une excitation née des viscères provoquée par des boissons, des remèdes ou des substances toxiques. Il divise les maladies mentales en manie aiguë avec ou sans fureur, et manies chroniques générales ou partielles. Les traitements associent saignées et sangsues, ventouses scarifiées, abstinence, boissons émollientes, et application du froid. En cas d'échec, on recourt aux boissons réfrigérantes, (orgeat, limonade, eau de gomme), parfois aux purgatifs. L'opium doit être réservé aux malades déjà saignés. La jusquiame blanche peut être utilisée, pas la belladone. Après les médicaments viennent les *moyens hygiéniques* : la réclusion esentiellement. Il faut inspirer au dément le sentiment qu'il est traité avec équité. La douche d'eau froide sur la tête est licite. Quand l'agitation a disparu, il faut prévenir la gastrite qui entretient des idées de meurtre ou de suicide. Selon Pinel et Esquirol, il faut isoler ces malades, non seulement selon le sexe, mais aussi dans des secteurs affectés soit aux fous furieux, soit aux fous non malfaisants, soit aux déments paralytiques et dépendants, soit aux déments atteints de pathologies accidentelles associées, soit enfin aux convalescents. L'exercice physique ou le jardinage sont recommandés.

Jean Etienne Dominique Esquirol (1772-1840) consacre un mémoire aux hallucinations en 1817 et complète l'œuvre de son maître Pinel tant sur le plan nosologique, quand il identifie les monomanies, que dans le domaine médico-légal où sa loi de 1838 réglemente les conditions d'internement et assure la protection du malade, de son entourage et de la société. Le nombre restreint des Anglais s'inspire des mêmes principes dès 1839 : *Des maladies mentales*, Paris, 1838, 2 volumes accompagnés d'un atlas.

Une des premières tentatives d'expérimentation de principes actifs sur le système nerveux dans les maladies mentales, nous la trouvons chez Jacques-Joseph Moreau (1804-1884), élève de Bretonneau et d'Esquirol : *Du haschich et de l'aliénation mentale*, Paris, 1845.

Le dix-neuvième siècle veut appliquer à l'étude des maladies mentales les principes anatomo-cliniques qui lui ont permis d'identifier de nouvelles entités pathologiques et de clarifier la nosologie.

Antoine Laurent Jean Bayle (1799-1858) parvient ainsi à établir la relation entre une lésion méningée, l'arachnitis, et la paralysie générale : il en fait le sujet de sa thèse de doctorat en 1822. Il inaugure une série de travaux menés notamment par Jean Pierre Falret (1794-1870) et qui, basés sur une double corrélation clinique et anatomopathologique, rechercheront les stigmates organiques de la folie : *Recherches sur l'arachnitis chronique.*

Jean Baptiste Delaye (1789-1878), élève lui aussi d'Esquirol, consacre sa thèse à : *Considérations sur une espèce de paralysie qui affecte particulièrement les aliénés,* Paris, 1824. Il établit le diagnostic différentiel entre cette forme de paralysie, qui débute souvent par des troubles de la parole, et les autres formes de ces affections.

Louis Florentin Calmeil (1798-1895) soutient sa thèse de doctorats à Paris, en 1826 : *De la paralysie considérée chez les aliénés,* dans laquelle il démontre que la paralysie générale atteint à la fois le cerveau et la méninge. Son traité *De la folie considérée sous le point de vue pathologique, philosophique, historique et judiciaire depuis la renaissance des sciences en Europe jusqu'au dix-neuvième siècle ...*, Paris, 1845, est un excellent exposé sur l'histoire de la psychiatrie du XVème au XIXème siècle. Edité en 1845, ce travail d'érudition développe la théorie selon laquelle les hallucinations peuvent être épidémiques, et représente un document irremplaçable pour l'étude de la sorcellerie. Quatorze ans plus tard paraît également chez Baillière à Paris, le *Traité des maladies inflammatoires du cerveau ou histoire anatomo-pathologique des congestions encéphaliques, du délire aigu, de la paralysie générale ou périencéphalite chronique diffuse à l'état simple ou compliqué, du ramolissement cérébral local aigu ou chronique, de l'hémorragie cérébrale localisée récente ou non récente,* Paris, 1859. Il écrit en tête de l'ouvrage et c'est sa conviction d'anatomopathologiste hostile aux phrénopathies qui justifient tout et n'expliquent rien : *Je crois sincèrement qu'on ne parviendra au contraire à jetter une clarté un peu nette sur la classe des affections intellectuelles qu'après qu'on aura continué à scruter longtemps et d'une manière convenable, les centres nerveux de ceux qui auront succonmbé à des affections délirantes ...*

Cette organicité, certains la réfutent tel Johann Christian August Heinroth (1773-1843) qui, en Allemagne, rattache vice et folie à la seule immoralité, elle-même provoquée par le péché originel. Il propose comme remède le repentir et la religion : *Lehrbuch der Seelengesundheitskunde ihrer Behandlung,* Leipzig, 1824-1825. Dans le *System der psychisch-gerichtlichen Medizin*, Leipzig, 1825, il évalue les problèmes posés par les activités délictueuses des déments : c'est le premier ouvrage consacré à cette question paru en Allemagne.

Wilhelm Griesinger va dominer la psychiatrie allemande pendant trente ans avec sa *Pathologie und Therapie der psychischen Krankheiten*, Stuttgart, 1845. (Pathologie et thérapeutique des maladies mentales). Il ridiculise les théories farfelues d'Heinroth, renonce le premier en Allemagne à l'emploi de méthodes coercitives appliquées aux aliénés et distingue trois grandes classes de maladies mentales selon qu'elles atteignent l'intelligence, l'affectivité ou la volonté.

Avec Ambroise Auguste Liebeault et Jean Martin Charcot la psychiatrie entre dans une ère nouvelle, prélude aux travaux de Freud. Auteur d'un ouvrage intitulé *Le sommeil provoqué et les états analogues considérés surtout au point de vue de l'action du moral sur le physique,* Paris, 1866, Liebeault fonde la neurohypnologie, point de départ des recherches de Charcot.

Hippolyte Marie Bernheim (1837-1919), dans un écrit paru en 1884 et intitulé *De la suggestion dans l'état hypnotique et dans l'état de veille* établit les premiers jalons de ce que sera la psychanalyse, ses propres travaux lui ayant été inspiré par ceux du chirurgien anglais James Braid auteur du livre fondateur de l'hypnotisme moderne : *Neurohypnology, or, the rationale of nervous sleep*, 1843.

Intéressé par l'hystérie, affection neurologique sans substrat organique apparent, Charcot en entreprend l'exploration par l'hypnose notamment. Son élève, Paul Richer, réunit les observations recueillies pendant sept années à l'Ecole de la Salpêtrière dans ses *Etudes cliniques d'hystéro-épilepsie ...* précédées d'une lettre préface de M. le Professeur Charcot, Paris, 1881.

Sigmund Freud puise dans cet abondant matériau et publie avec Josef Robert Breuer (1842-1925) deux études sur l'hystérie en 1893 et 1895. Il s'inspire de la cure par la parole ou catharsis de Breuer pour inventer ce qu'il dénomme, en 1896, la psychoanalyse. Paul Dubois (1848-1918) écrira, en 1904, à propos de cette maladie : *L'hystérie est une actrice en scène, une comédienne, mais ne le lui reprochons jamais, car elle ne sait pas ce qu'elle joue : elle croit sincèrement à la réalité des situations.*

Ernest Charles Lasègue (1816-1883) décrit la maladie à laquelle il laissera son nom, la manie de la persécution : Du délire de persécution, *Archives générales de médecine,* 1852, Paris. Organiciste convaincu, il refuse d'admettre que l'aliénation mentale puisse résulter des passions et affirme qu'elle est entièrement l'effet organique de certains états morbides du cerveau.

Benedict Augustin Morel (1809-1873) recherche l'origine des maladies mentales dans l'hérédité. Il estime que les aliénés enfermés dans les asiles sont presque tous des dégénérés. On raconte qu'il lui avait suffi de voir le regard du futur Louis II de Bavière pour prédire sa folie ! De son impressionnante bibliographie on retiendra le *Traité des dégénérescences physiques, intellectuelles et morales de l'espèce humaine*, volume de 700 pages accompagné d'un atlas, paru en 1857 et son *Traité des maladies mentales*, Paris, 1860, dans lequel il classe les maladies mentales en six groupes : les aliénations héréditaires, les aliénations par intoxication, les folies hystériques, épileptiques, hypocondriaques, l'aliénation idiopathiques, les folies sympathiques, la démence.

Jules-Gabriel-François Baillarger fait une lecture à l'Académie impériale de médecine sur la folie à double forme, en janvier 1854.

Jules Falret (1824-1902) décrit à son tour le même syndrome devant la même Académie un mois plus tard la même année : Mémoire sur la folie circulaire, forme de maladie mentale caractérisée par la reproduction successive et régulière de l'état maniaque, de l'état mélancolique, et d'un intervalle lucide plus ou moins prolongé. Il proteste de sa priorité. Baillarger l'accuse de plagiat. Néanmoins, Falret avait bien l'antériorité : il avait publié un abrégé de son travail dans la *Gazette des hôpitaux* en 1851. La folie circulaire ou folie à formes alternes, notre syndrome maniaco-dépressif devenu désormais ce trouble bipolaire héréditaire qui inclut des manifestations maniaques, hypomaniaques, quelquefois dépressives. Falret publiera à nouveau ses observations sur la folie ciculaire ou folie à forme alterne dans les *Archives générales de médecine* en 1878-1879.

Sergei Sergeievitch Korsakoff (1853-1900) décrit un syndrome qui atteint les alcooliques et qui associe une amnésie, une tendance à la fabulation, une polynévrite, parfois accompagnées d'un délire, d'un syndrome de panique, d'anxiété voire de peur, de dépression, de confusion et d'hallucinations : Disturbance of psychic activity in alcoholic paralysis, *Vestn. klinik. Psychiat. Neurol.*, 1887.

Emile Kraepelin (1856-1926) dont le *Compendium der psychiatrie*, Leipzig, 1883, (Compendium de psychiatrie), sera édité jusqu'en 1927, étudie la psychose maniaco-dépressive dans la sixième édition. On lui doit les premières recherches psychopharmacologiques sur l'alcool, le thé, l'éther, le chloral, le chloroforme et la morphine. Son *Erführung in die psychiatrisches Klinik* paru en 1901 à Leipzig sera traduit en français en 1907, inaugurant une nouvelle nosographie psychiatrique, décrivant la catatonie de la démence précoce et le syndrome maniaco dépressif : *Introduction à la psychiatrie clinique*, Paris, 1907.

Et c'est précisément dans ce domaine que la thérapeutique passe de l'ère de l'alchimie à celle de la pharmacologie. Successivement on découvrira les barbituriques, le Veronal, en 1901 puis les amphétamines en 1930 et enfin la réserpine en 1931. Mais surtout, en 1952, Jean Delay (1907-1987) et Pierre Deniker (1917-1998) proposeront la phénothiazine et la chlorpromazine dans le traitement de certaines maladies mentales. Apparaîtront ensuite le méprobamate, en 1954, les antidépresseurs inhibiteurs de la mono-amine oxydase et tricycliques, en 1957 (l'imipramine ou Tofranil* et l'iproniazide ou Marsilid*) puis, les benzodiazépines, en 1959.

Les maladies de la peau :

La peau du corps humain est sujette à un grand nombre d'incommodités qui marquent la mauvaise qualité des humeurs mais qui par elles-mêmes sont le plus souvent sans danger : *Tableau des maladies où l'on découvre leurs signes et leurs évènements traduit du latin de Lommius ...*, Paris, 1712.

La gale associe âpreté de cuir, petits ulcères et démangeaisons. Ces ulcères rendent de la sanie puis se couvrent de croûtes. Quand l'éruption est diffuse, que les démangeaisons sont plus fortes, que le sommeil est perturbé, on parle de gale férine ou sauvage.

L'impétigo est plus fâcheux que la gale : des duretés sèches apparaissent sur toute l'étendue de la peau accompagnées d'une gratelle aux mains et aux pieds. Il y a plusieurs espèces d'impétigo : l'un rend la peau âpre, rouge et sans souplesse. L'autre rend la peau encore plus âpre et rouge, couverte de pustules : c'est la dartre. La peau fournit de petites écailles qui se détachent, tandis qu'il s'en forme au-dessous lorsqu'on gratte plus fortement. Une autre catégorie d'impétigo ne guérit jamais parfaitement : la peau est dense, sèche, dure, crevassée, couverte d'écailles noirâtres.

La lèpre est un impétigo qui gagne tout le corps et corrompt la peau de façon qu'elle ressemble à celle d'un éléphant. Appelée éléphantiasis ou ladrerie, elle connaît diverses causes. Elle peut-être héréditaire, due au séjour dans des lieux maritimes ou l'air est épais et embrumé, on peut la contracter par la promiscuité des ladres. La rétention des superfluités et excréments mélancoliques comme hémorroïdes, flux menstruel, grosse et petite vérole, rougeole, vieux ulcères, fièvre quarte, horripilation de la ratelle, excessive chaleur du foie peuvent également la faire apparaître. Les causes antécédentes de la lèpre sont les humeurs préparées à se brûler, à se corrompre, à se convertir en mélancolie par une chaleur anormale et inhabituelle qui transforme les humeurs en atrabile. Les causes conjointes sont des humeurs pourries et vénéneuses qui altèrent et corrompent le corps par une intempérature froide, sèche et contraire à la vie. La lèpre naît sans douleurs, sans fièvre et débute au visage sous forme d'une pustule au niveau d'une narine. Puis la texture de la peau devient dure, âpre, râpeuse, ici livide, là blanche, plus loin d'un roux foncé, là-bas dure, ici douce, plus loin couverte d'aspérités et de squames, ou encore épaisse et dure comme du cuir endurci. Les cheveux tombent, des tubercules granuleux apparaissent derrière les oreilles, au niveau des sourcils, le front est ridé comme celui d'un lion (morbus leoninus), le regard est fixe par atteinte des muscles moteurs de l'oeil. Les narines sont larges, corrodées, croûteuses, ulcérées et le septum cartilagineux est perforé. La langue est enflée et noire. L'haleine est puante et la voix enrouée. La peau se dessèche, elle est parsemée de dartres, de gale et de croûtes comme des écailles de poisson. Tout le corps est parcouru de picotements d'aiguilles. L'état général est altéré. Il existe une obnubilation. La lèpre est une maladie héréditaire et contagieuse par le contact, par l'acte, par l'haleine, comme la peste. Elle se propage lentement comme en rampant. Elle est totalement incurable. Il faut isoler les malades. Il faut purger, saigner et baigner. Certains préconisent la castration qui favorise la complexion froide et humide au détriment de la complexion chaude et sèche propice à la lèpre et joint l'avantage d'être contraceptive : Paré, Malgaigne, *Oeuvres complètes d'Ambroise Paré revues et collationnées sur toutes les éditions avec les variantes, ornées de 217 planches...*, Paris, **1**, 1840.

Guillaume de Baillou qui rapproche la lèpre de la scrophule et de la syphilis, prescrit le mercure aux lépreux : *Opera omnia*, **4**, Genève, 1762.

Paracelse distingue quatre espèces de lèpres qui peuvent se combiner entre elles (lèpres mixtes et composées) ou toutes ensembles (lèpre universelle) : *c'est donc une putréfaction du corps qui concerne les quatre éléments. Trois signes la caractérisent : la zéphène ou déformation asymétrique des téguments ; les acuitez ou amincissements des extrémités et enfin la couleur lazurée, purpurine. Il existe deux autres catégories de lèpre : la blanche, qui s'accompagne de raucité de la voix ; la rouge, qui s'accompagne d'ulcères, de galle, de prurit cutané. On la traite par la teinture d'or potable. Toutes les lèpres justifient l'emploi thérapeutique de l'antimoine, des perles, des coraux, du genièvre, de la chicorée et de la valériane* : *Opera omnia medico-chemico-chirurgica, tribus voluminibus comprehensa. Editio novissima et emendatissima, ad germanica & latina exemplaria accuratissimè collata ... Volumen* ***primum****, opera medica complectens ...*, Genevæ, 1648.

Le danger représenté par la lèpre est écarté dès le milieu du quinzième siècle grâce aux mesures énergiques prises au Moyen Age contre la diffusion du fléau. Dès lors, les maladreries ou léproseries sont utilisées à d'autres fins que celles auxquelles elles étaient primitivement destinées.

L'érysipèle est un épanchement de la bile dans la peau. On en distingue trois : la bile associée au sang donne un érysipèle phlegmonode ; la bile avec de la pituite, un érysipèle oedématode ; la bile avec de la *mélancholie*, un érysipèle *scirrhode*. L'érysipèle associe trois signes principaux : la couleur rouge, la chaleur et la douleur. Ses causes sont communes avec celles du phlegmon. Il est particulièrement dangereux au visage en raison de la proximité des membranes du cerveau qu'il peut contaminer. Il est souvent confondu avec l'ergotisme et le zona. Le traitement repose sur un régime froid, humide et incrassant, la saignée et les cholagogues. Il faut employer également des topiques froids et humides.

L'herpès est causé par l'humeur cholérique, séparée des autres humeurs. Il est constitué de petites vessies en forme de millet d'où le nom d'herpès miliaris. L'association à cette cholère d'une humeur mélancholique provoque l'apparition d'un herpès ulcérant. Le traitement associe une diète semblable à celle observée dans l'érysipèle à la prescription de purgatifs, de clystères et de topiques à base de mercure notamment.

L'alopécie est souvent un signe de syphilis ou de lèpre. Elle se traite par des frictions mercurielles. Quand elle est due à une mauvaise alimentation, il faut frotter le cuir chevelu avec une pièce de toile neuve, une feuille de figuier, des oignons crus ou bien un onguent de laudanum, de la fiente de pigeon, du staphysagra, de l'huile de laurier ou de la térébenthine.

Le vitiligo ou alphée est un vice de la peau qui se couvre de taches insensibles si on les pique avec une aiguille. Appelé aussi morphée ou albaras dans ses formes graves, il est souvent pris pour la lèpre ou la sclérodermie.

Les teignes (tineae) sont de trois sortes : squamose, ficosa, corrosive. La tinea est une maladie qui se transmet par contagion. Elle se manifeste par des ulcères, des croûtes sèches, quelquefois couleur du safran, quelquefois de couleur grise ou verte ou même noirâtre. Elle laisse sourdre peu ou pas du tout d'humeur. A cause d'elle les cheveux corrompus tombent. Le pronostic de tous ces ulcères n'est pas bon et il arrive que lorsqu'ils durent longtemps et sont anciens, ils aboutissent à une alopécie ou à une pelade. Il faut, avec une petite pince ou avec des médicaments dépilatoires, enlever les cheveux. On peut traiter également par des fomentations émollientes, de l'onguent mercuriel ou du jus de fumier de brebis.

L'ouvrage de référence est celui de Jérôme Mercuriale : *De morbis cutaneis et omnibus corporis humani excrementis tractatus*, Venise, 1572. (Traité des maladies cutanées et de toutes les matières superflues du corps humain). Il est divisé en deux parties : la première comprend un chapitre de notions générales et dix autres consacrés exclusivement aux affections des téguments de la tête ; la seconde, intitulée : *Post vitia capitis sequuntur vitia totius corporis*, (Après les atteintes de la tête, on trouvera celles de tout le corps), distingue arbitrairement des dermatoses identiques sous prétexte qu'elles n'ont pas le même siège. Mercuriale, qui différencie le prurit symptôme du prurit maladie, établit les signes du prurigo : lésions de grattage, aspect squameux de la peau. L'impétigo est souvent confondu avec la syphilis, le scorbut, l'éléphantiasis, la lèpre et la teigne. Le psoriasis n'est pas séparé des autres dermatoses squameuses. Le travail de Mercuriale ne présente en fait, sous le rapport descriptif et théorique, qu'une compilation des ouvrages de la médecine gréco-romaine et arabe.

Nicolo Leoniceno établit la différence entre l'éléphantiasis des Grecs, l'éléphantiasis des Arabes et les maladies vénériennes. Il précise les signes qui distinguent le lichen de la lèpre et de l'impétigo : *Libellus de epidemia, quam vulgo morbum gallicum vocant*, Venise, 1497.

Jean-François Fernel confond lèpre et éléphantiasis : *De abditis rerum causis libri duo ...*, liber **VI**, cap. 19, Paris, 1548.

Le zona est précisément décrit par Jean de Gorris (1505-1577) : *Est autem zona ignis sacri species quae medium ambit cingitque : dicitur alio nomine zoster.* (Il y a également le zona, espèce de brûlure détestable, qui entoure et ceint : on le nomme autrement zoster) : *Definitionum medicorum libri XXIIII*, Francfort, 1601, dont la première édition parisienne daterait de 1564, remarquable traduction par ordre alphabétique des termes médicaux grecs et latins se référant aux travaux les plus anciens jusqu'aux plus récents.

XVIIème siècle : Haffenreffer

Samuel Haffenreffer (1587-1660) publie son *Pandocheion aelodermon, sive Nosodochium cutis, in quo cutis eique adhaerentium partium affectus omnes, singulari methodo & cognoscendi & curandi fidelissime traduntur ; quod etiam variis Medicâmentis Galenicis, Chymicis, Cosmeticis aliisque nobilibus selectioribus est illustratum. Opus tam medicis quam chirurgis jucundum et utile*, Tübinguen, 1630, (Pandocheion aelodermon ou Nosodochium de la peau dans lequel toutes les affections cutanées et des parties voisines sont très exactement exposées à l'aide d'une méthode originale pour les reconnaître et les traiter, et qui par ailleurs propose divers remèdes galéniques, chimiques, cosmétiques et d'autres choisis parmi les meilleurs. Ouvrage agréable et utile tant aux médecins qu'aux chirurgiens), dans lequel il tente de simplifier la classification des maladies de peau. Il semble avoir le premier décrit le sarcopte de la gale.

Thomas Willis consacre un chapitre de sa *Pharmaceutica rationalis*, Oxford, 1673, aux affections cutanées.

XVIIIème siècle : la classification de Plenck

Daniel Turner (1667-1741), dans le *De morbis cutaneis. A treatise of diseases incidents in the skin*, Londres, 1714, (Des maladies cutanées. Un traité des affections attachées à la peau), reprend le classement de Mercuriale en le modifiant légèrement : après avoir décrit les affections générales de la peau, il s'intéresse à celles qui arrivent à quelques endroits particuliers du corps.

Anne Charles Lorry dans le *Tractatus de morbis cutaneis*, Paris, 1777, (Traité des Maladies cutanées) décrit avec exactitude le lichen, l'impétigo, le psoriasis. Rayer dira de lui : *Lorry est évidemment supérieur à tous ceux qui l'ont précédé et à la plupart des auteurs qui l'ont suivi.*

Un autre mode de classification va bientôt s'imposer. Il est proposé pour la première fois par le médecin viennois Jacob von Plenck (1737-1807) qui, dans le *Doctrina de Morbis cutaneis*, Vienne, 1776, (Doctrine des affections de la peau), rejette toute classification topographique et se détermine uniquement sur l'aspect morphologique des lésions. Malheureusement il ne tient pas compte des modifications de leur aspect en fonction de leur stade évolutif ce qui l'amène à différencier des lésions communes à une même maladie.

Seguin Henri Jackson (1750-1816) écrit un ouvrage qui repose sur la physiopathologie des dermatoses admise à l'époque : *Dermato-pathologia ; or practical observations from some new thoughts on the pathology and the proximate cause of diseases of the true skin and its emanations the rete mucosum and cuticle with an appendix containing further observations on the influence of the perspirable fluids in the production of animal heat, and remarks on the late theory of scurvy ; with the particular views recomending the oak bark as a new marine antiscorbutic, and as a probable antiseptic in some oder putrescent disorders*, Londres, 1792.

Carlo Curzio ou Crusio (?-1781) établit le diagnostic différentiel entre lèpre, sclérodermie, ichtyose et chéloïdes en 1754 : An account on an extraordinary disease of the skin and his cure. Extracted from the italian of Carlo Crusio, whith a letter of the Abbé Nollet ..., *Philosophical Transactions*. Une traduction française paraît en 1755 : *Dissertation anatomique et pratique sur une maladie de la peau d'une espèce fort rare et fort singulière, adressée en forme de lettre à Mr. l'abbé Nollet,* Paris.

Michael Underwood (1737-1820) donne la première description du sclérème néonatal dans son *Treatise on the diseases of children*, Londres, 1784, traduit en français en 1786.

Mark Akenside (1721-1770), poète et médecin, décrit, en 1786, avant Recklinghausen, la neurofibromatose : Observations on cancers, *Medical transactions published by the college of physicians of London.*

XIXème siècle : Willan et Biett

Jean Louis Marc Alibert (1768-1837), donne le nom générique de teignes aux maladies de la tête et de dartres à celles du corps. Sur cette division nosologique ancienne, il érige son arbre des dermatoses où les maladies se ramifient au gré du médecin naturaliste en espèces et variétés déterminées à partir de l'aspect de la lésion : ainsi une éruption écailleuse du corps appartient à la classe des dartres squameuses. Accompagnée de sécrétions séreuses elle sera qualifiée d'humide ; d'aspect circulaire, elle sera dite orbiculaire. En 1807, il décrit le mycosis fongoïde ; en 1816, les chéloïdes ; en 1825, le sycosis. Sa *Clinique de l'hôpital Saint-Louis ou traité complet des maladies de la peau-La description de ces maladies et leurs meilleurs modes de traitement,* Paris, 1833, in folio, est illustrée de soixante-trois planches en couleurs et récapitule l'ensemble de ses travaux Cet ouvrage a été précédé d'un atlas publié en 1806 : *Description des maladies de la peau*, Paris, 1806, première description du mycosis foungoïde, dont la seconde édition en deux volumes, en 1825, donne une description des chéloïdes.

Alphonse Devergie (1798-1879) fait éditer en 1854, son *Traité pratique des maladies de la peau,* illustré de 5 planches hors-texte. Il décrit en 1856 le Pityriasis pilaris, maladie de peau non signalée par les dermatologistes dans la *Gazette hebdomadaire de médecine de Paris,* identifié comme lichen par Kaposi, en 1896.

Robert Willan (1757-1812), dans *Description and treatment of cutaneous diseases*, Londres, 1798-1808, adopte un autre mode de classement en ne conservant que les lésions élémentaires, ce qui lui permet de réduire à huit les quatorze classes de Plenck tout en excluant de ce classement le purpura qui n'est pas un exanthème, encore moins une vésicule ou le lupus qui n'est pas toujours tuberculeux. Il décrit le psoriasis.

Thomas Bateman (1778-1821) complète l'œuvre inachevée de son maître en 1817. On lui doit l'identification du *molluscum contagiosum* en 1817 et un best seller : *A Practical synopsis of cutaneous diseases according to the arrangement of Dr Willan,* Philadelphie, 1824.

Le classement de Willan, modifié par Théodore Biett, élève d'Alibert, médecin chef à l'hôpital Saint-Louis et membre de l'académie de médecine, qui ne reconnait comme teignes que le porrigo dans ses deux formes, le porrigo favosa et le porrigo scutulata, va être adopté et vulgarisé en France et en Angleterre par Pierre Louis Alphée Cazenave (1795-1877) et Henry Edward Schedel (?-1856) dans leur *Abrégé pratique des maladies de la peau*, Paris, 1828. On y trouve les descriptions du lupus érythémateux disséminé et du pemphigus chronique généralisé.

Une troisième nosologie dermatologique est créée par Joseph Franck (1771-1841) qui divise les dermatoses en deux groupes : aiguës ou chroniques, ce qui l'oblige à décrire une même maladie en deux chapitres différents. Ses publications : *Doctrina morborum cutis in Praxeos medicae universae praecepta*, Pars I, vol **I**, sect. 2, 1821 ; *Doctrina de morbis cutis chronicis*, sect. II, 1829.

En France, Pierre François Olive Rayer publie la première édition de son *Atlas de Dermatologie* en 1826 puis la seconde, plus complète, en 1839. La valeur de l'ouvrage réside surtout dans la qualité des descriptions et dans la beauté de l'iconographie qui ébauche une étude histologique puisque certaines planches représentent des coupes de téguments.

Par la suite, la classification de Willan est adoptée par toutes les écoles dermatologiques.

Les progrès en histologie, inaugurés par Ferdinand von Hebra (1816-1880) dès 1845, lui donnent la base anatomopathologique qui lui manquait. On doit à Hebra l'identification en 1854 du prurigo gravis : *Traité pratique des maladies de la peau*, Paris. Son *Atlas der Hautkrankheiten,* Vienne,

1876, grand in folio, illustré d'après nature et lithographié en couleurs, est un monument de l'iconographie médicale du XIXème siècle, insurpassable.

Thomas Addison rattache les morphées à la sclérodermie en 1854 : On the keloïd of Alibert, or on true keloid, *Medico Chir. Transaction London.*

Antoine Pierre E. Bazin (1807-1877) dans la seconde édition de ses *Leçons sur la scrophule*, Paris, 1861, décrit l'érythème induré différent de l'érythème noueux.

William Erasmus Wilson (1809-1894), en 1866, décrit le lichen plan : On lichen planus : The lichen ruber of Hebra, *British Medical Journal* et, en 1870, la dermatite exfoliatrice : On dermatitis exfoliativa, *Med. Times Gaz. London.*

Paul Unna (1850-1929) écrit en 1894 le premier traité d'histologie des maladies cutanées : *Die Histopathologie des Hautkrankheiten*, Berlin, 1894. Il donne une description de l'hyperkératose palmo-plantaire héréditaire en 1883. En 1884, il invente une pilule à délitement intestinal. En 1892, paraît sous son nom un article sur l'identification de champignons à l'origine du favus : Drei Favus arten, *Mh. prakt. Derm.*

Les publications sur les teignes permettront, avec les travaux de Schönlein, une avancée importante dans l'étude de l'étiologie parasitaire de certaines affections cutanées.

Mahon jeune (circa 1830), dans ses *Recherches sur le siège et la nature des teignes,* Paris, 1829, divise les teignes en faveuses, tondantes, amiantacées, furfuracées, muqueuses, granules, crasses laiteuses et membraneuses, classement conforme à celui de Plenk, Bateman, Biett et Rayer qui reposait sur les caractères les plus primitifs des lesions cutanées.

C. Lailler (?-?) publie ses *Leçons cliniques sur les teignes faites à l'hôpital Saint Louis, Paris*, 1878, premier ouvrage illustré de photographies médicales en couleurs exécutées selon le procédé Léon Vidal. Lailler définit ainsi ces affections au début de son ouvrage : *Sous le nom de teignes, on entend les diverses affections causées et entretenues par la présence des végétaux dans les poils ou les substances cornées de la peau. Si les teignes présentent des caractères variables selon le parasite qui leur a donné naissance, elles présentent aussi quelques caractères communs à toutes les variétés, telles sont la contagion, l'auto inoculation, par exemple.*

Johann Lucas Schönlein (1793-1864) découvre qu'un champignon est à l'origine du favus, l'*Achorion schönleinii.* Sa découverte est une étape fondamentale dans l'attribution d'une pathologie à un micro organisme : Zur Pathogenie der Impetigines, *Arch. Anat. Physiol.wiss. Med.*, **82**, 1839.

En 1843, Gruby découvre indépendemment de Schölein, l'*Achorion* responsable du favus : Mémoire sur une végétation qui constitue la vraie teigne, *Compte rendus de l'Académie des sciences*, Paris, **13**, 1841 ; l'année suivante, il décrit le *Trychophyton mentagrophyte :* Sur une espèce de mentagre contagieuse résultant du développement d'un nouveau cryptogamme dans la racine des poils de la barbe de l'homme, *Compte* *rendus de l'Académie des sciences*, Paris, **15**, 1842 ; dans les Recherches sur la nature, le siège et le développement du Porrigo decalvans ou phytoalopécie, *Compte rendus de l'Académie des sciences*, Paris, **17**, 1843, il identifie le *Microsporon audouitini* cause de la calvitie qui porte son nom ; enfin, il consacre une publication au *Trychophyton tonsurans* : Recherches sur les cryptogames qui constituent la maladie contagieuse du cuir chevelu décrite sous le nom de teigne tondante par Mahon et d'herpès tonsurans par Cazenave, *Compte rendus de l'Académie des sciences*, Paris, **18**, 1844.

Raymond Sabouraud (1864-1938), dans sa thèse inaugurale : *Les trichophyties humaines*, Thèse Paris, 1894, complète les travaux de David Gruby (1810-1898) et de Charles Philippe Robin sur les mycoses cutanées : *Histoire naturelle des végétaux parasitaires*, Paris, 1853. Sabouraud laisse son nom au syndrome associant cheveux moniliformes et kératose du cuir chevelu : *La teigne trichophytiqe et la teigne spéciale de Gruby*, Paris, 1894 ; *Pytiriasis et alopécies pelliculaires*, Paris 1904.

Friedrich Daniel von Recklinghausen, en 1882, écrit sur une maladie génétique à transmission autosomique dominante caractérisée par des taches cutanées café au lait, des lentigines aux aisselles et à l'aîne, et des neurofibromes sur le trajet des nerfs avec risque de déficit cognitif et de déformations osseuses : *Über die multiplen Fibrome der Hautund ihre Beziehungen zu den Neuromen*, Berlin, 1882.

Victor Hansen (1841-1912) isole le bacille de la lèpre en 1871 mais ne publie sa découverte qu'en 1874 dans le *Norsk magasin for laegvidenskahen*, Oslo, et Friedrich Fehleisen (1854-1924), le streptocoque responsable de l'érysipèle en 1882 *: Ueber Erysipel, Deutsche Zeitschrift für Chirurgie*, Leipzig.

Moritz Kaposi (1837-1902) publie à Vienne, en 1879, la première édition de sa *Pathologie und Therapieder Hautkrankheiten in Vorlesungen*, deux volumes traduits en français sur la troisième édition, en 1891. On y trouve la première description du sarcome qu'il avait identifié en 1872 : Idiopathisches multiples Pigmentsarkom der Haut, *Arch. Derm.Syph.*, Prague ; un travail sur le Xeroderma pigmentosum, *Med. Jb.*, 1882 et, dans la même revue, en 1885, un article sur la lymphoderma perniciosa puis, en 1886, un autre sur le lichen : Ueber lichen monileformis ..., *Vierteljahresschrift für Dermatologie und Syphilis.* En 1887, il écrit, la même année et dans le même journal, un article intitulé Impetigo herpétiformis qui met à jour les notions déjà acquises sur le sujet. En 1895, on lui doit un article, paru dans les *Archiv für Dermatologie und Syphilis,* sur les lichens : Lichen ruber acuminatus und lichen ruber planus. Son *Handatlas der Hautkrankheitenfür Studierende und Ärzte,* Vienne, Leipzig, 1898-1900, comprend 3 volumes illustrés de planches en couleurs, 376 en tout. C'est vraisemblablement le recueil iconographique le plus complet en dermatologie réalisé à la fin du XIXème siècle.

Les maladies du tube digestif :

Maladies de l'œsophage

L'œsophage, lieu de passage des boissons et des aliments, est rarement malade. Il peut toutefois être enflammé ou ulcéré et dans ce cas, les aliments sont longs à passer.

S'il est atteint d'une affection dure et froide (scirrhe ou autre tumeur contre-nature), le passage est difficile et lent avec sentiment d'oppression, douleur qui se projette dans le dos, fièvre, soif.

Le spasme du pharynx se traduit par une difficulté intermittente à la déglutition des liquides comme des solides.

Le spasme de la partie inférieure de l'œsophage entraîne également une difficulté à avaler.

L'ulcère de l'œsophage succède à un phlegmon accompagné d'une douleur lancinante bientôt suivie du rejet de pus en expectorant ou en vomissant. Dès lors, la douleur apparaît à l'ingestion des choses âcres, salées ou aigres.

Peter van Forest remarque avec justesse que *toutes les douleurs de l'œsophage affectent l'épine du dos vers laquelle il panche & à laquelle il est attaché :* Forestus, *Observationum et curationum medicinalium, sive medicinae theoricae & practicae, libri XXVIII ... in quibus eorundem caussae, signa, prognoses & curationess graphice depinguntur ... auctiores & limatiores, cum universali rerum, locorum, observationum, morborumque indica*, Francfort, 1634.

Les rétrécissements de l'oesophage posent aux auteurs le problème de l'alimentation du malade ; il semble que Capivaccio Girolamo ait conseillé une sonde œsophagienne pour introduire les aliments dans l'estomac. Il l'indique dans ses *Medica Practica*, Francfort, 1594 : *Cum aegri deglutire nequeunt, canula immitenda intra gulam ut fiat cibariorum deglutitio.* (Lorsque les maladies rendent la déglutition impossible, il faut introduire dans l'œsophage une canule afin que se fasse la déglutition des aliments).

XVIIème siècle : les premières sondes œsophagiennes

Nicolas Tulpius dans l'observation 44 du livre I de ses *Observationes medicae*, Amsterdam, 1641, décrit une tumeur médiastinale comprimant et envahissant l'œsophage.

Thomas Willis propose de pousser les aliments dans l'estomac avec une tige de baleine lors des sténoses œsophagiennes : *Opera omnia*, Genève, 1676.

Wilhelm Fabry von Hilden décrit et figure dans ses *Centuries I*, en 1606, une sonde œsophagienne.

XVIIIème siècle : Boerhaave et l'amiral Wassenaer

On parle surtout de spasmes de l'œsophage dont le symptôme commun est la dysphagie qui ne permet plus d'avaler les solides, qu'il s'agisse d'un corps étranger, d'une tumeur, d'une excroissance, de fungus, de verrues ou d'adhérences.

En 1776, Anton de Haen étudie dans un mémoire les principales causes de rétrécissements de l'œsophage : *De deglutitione vel deglutitorum in cavum ventriculi descensu impedito*, La Haye, 1750.

Johann Peter Franck dans sa *Médecine pratique*, publiée en 1792, donne une description particulièrement dramatique du cancer encéphaloïde : *J'ai vu des excroissances fongueuses pulluler à la suite de ces sortes d'ulcérations ; d'autres fois c'est un chancre qui ronge l'œsophage ; il survient une perforation et une dégénérescence des tissus de l'organe. Le mal n'épargne pas non plus les parties voisines, la trachée artère, l'aorte, par exemple, et par suite des atteintes qu'elles en reçoivent, le sujet succombe dans la suffocation ou meurt subitement par une hémorrhagie.*

Hermann Boerhaave décrit la douleur épigastrique et thoracique, la polypnée, la dysphagie et l'emphysème sous-cutané qui accompagnent la rupture spontanée de l'œsophage dont fut victime l'amiral hollandais Wassenaer, découverte d'autopsie confirmant le diagnostic clinique : *Atrocis nec descriptis prius morbi historia secundum medicae artis leges conscripta* ..., Leyde, 1724.

Les cancers de l'œsophage avec envahissement des ganglions sont connus de Frédéric Hoffmann qui leur consacre une dissertation dans laquelle il passe en revue les autres affections œsophagiennes : *Dissertatio inauguralis medica de morbis oesophagi ... (respondens) Ernestus Gottlieb*, Magdebourg, 1722 ; *Opera omnia suppl.*, **3**, Genève, 1763.

Mais il faut attendre la thèse de Philipp Heinrich Beuttel, *De struma oesophagi hujusque coalitu difficilis ac abolitae deglutitionis singularibus causis*, Tubinguen, 1742, (Des tumeurs scrophuleuses de l'œsophage et de leur développement comme causes particulières de déglutition difficile ou impossible), pour voir posées les indications de la dilatation œsophagienne.

XIXème siècle : naissance de l'endoscopie

Johann Y.F. Autenrieth (1772-1835) décrit la dysphagie consécutive à une malposition de l'artère sous-clavière droite, aberrance anatomique, qu'il qualifie d'*arteria lusoria* : *De dysphagia lusoria,* Duisbourg, 1806 (*Dictionnaire des sciences médicales*, article dysphagie, **10**, Paris, 1814) et *Arch. physiol.*, **7**, Halle, 1807. Auparavant P.M. Hunauld avait déjà signalé des anomalies de la vascularisation artérielle : Variétés dans la distribution des vaisseaux, *Histoire de l'Académie royale des sciences*, **VII**, 1735 et, en Angleterre, D. Bayford, en avait décrit le premier les signes cliniques : An account of a singular case of obstructed deglutition, *Memoirs med. Soc.,*

London, **1**, 1789. La dysphagie de Bayford-Autenrieth perpétue, à travers un éponyme, le souvenir de ces deux praticiens.

Pierre Franck dans sa *Médecine Pratique* en 1820 écrit : *Parmi les varices internes, on remarque celles du cerveau, du cervelet, des plexus choroïdes, du pharynx, de l'œsophage ... Dans la dysphagie, la cardialgie, le vomissement chronique, quelquefois dans l'hématémèse, surtout quand la marche de ces affections est périodique, et qu'on n'en trouve pas d'autre cause satisfaisante, on peut, sans craindre beaucoup s'écarter_de la vérité, les rapporter à l'état variqueux de l'œsophage* ... Mais les étiologies qu'il suggère (faiblesse du système veineux, grossesse, tumeurs compressives, obstruction des viscères) restent évasives.

Deux auteurs français font mention des varices œsophagiennes : Lediberder (?-?) en 1837 et Sulpice Antoine Fauvel (1813-1884) en 1838. Leurs observations ne seront publiées qu'en 1858 dans les *Mémoires de la Société Médicale d'Observation* : seule celle de Fauvel signale une cirrhose hépatique associée.

Adolphe Gubler en parle brièvement dans sa dissertation magistrale : *Etablir d'après les faits cliniques et microscopiques jusqu'ici connus la théorie la plus rationnelle de la cirrhose*, Thèse d'agrégation, Paris, 1853.

Theodor Albrecht Klebs donne quelques détails sur les varices oesophagiennes dans le second volume de son *Handbuch der pathologischen Anatomie* paru à Berlin en 1868.

Augustin Audibert (?-?) soutient en 1874 une thèse de doctorat de 43 pages intitulée *Varices oesophagiennes dans la cirrhose du foie.* A l'époque il inventorie les deux observations de Lediberder et Fauvel signalées plus haut mais rappelle aussi l'observation de Franck. Il explique très bien le mécanisme de l'hypertension portale : ... *Les capillaires sont lentement comprimés, puis atrophiés ; le sang s'accumule peu à peu dans la veine porte, il la dilate, et il tend à s'échapper par les anastomoses normales qui font communiquer le système de la veine porte avec la circulation générale.* Sa conclusion, très explicite, établit : *que dans la cirrhose hépatique la coronaire stomachique et les veines oesophagiennes sont les voies suivies par le sang issu de la veine porte pour retourner dans la circulation générale ; que cette voie étant insuffisante pour compenser la circulation de retour de la veine porte dans la veine cave, la circulation collatérale sous cutanée abdominale et l'ascite deviennent inéluctables ; que l'absence de ces deux signes rendent, à l'époque, le diagnostic de cirrhose difficile ; que la pression excessive exercée contre les parois des veines oesophagiennes peut devenir la cause d'une dilatation variqueuse, source d'hématémèses qui aggraveront le pronostic de la cirrhose et feront craindre une terminaison rapide.*

Trois ans plus tard, Dusaussay (?-?) consacre 63 pages au même sujet : *Etude sur les varices oesophagiennes de la cirrhose hépatique.* L'auteur, alors interne dans le service de Henry Millard (1832-1891) autopsie un malade suivi depuis des années pour un ulcère gastrique qui meurt d'une hématémèse massive, ultime épisode précédé de beaucoup d'autres toujours attribués dans le passé à une lésion de l'estomac. Outre une cirrhose alcoolique connue, il découvre des varices oesophagiennes ulcérées en plusieurs points. Son travail est plus complet que celui d'Audibert et passe en revue l'anatomie des veines de l'œsophage, leur anatomie pathologique, leur pathogénie, leur symptomatologie, leur diagnostic et leur pronostic, leur traitement. L'ouvrage se termine sur 4 observations.

On retient de ses constatations sur le cadavre que : *Toutes les fois que les varices ont occupé la partie inférieure de l'œsophage, elles n'ont jamais franchi le cardia*, ce qui s'explique anatomiquement par le fait que la coronaire stomachique ne fait pas partie du système porte. L'auteur précise que *les varices oesophagiennes ont pour but de remédier au moins en partie à l'oblitération de la veine porte dans le foie*. La rançon de ce mécanisme salvateur, c'est l'apparition de ces hématémèses cataclysmique qui, souvent, tuent le malade et qui, finalement, sont le seul symptôme de la maladie. Le diagnostic est extrêmement difficile, voire impossible. D'autant, selon Dusaussay, que le développement des varices oesophagiennes retarderait l'apparition de l'ascite, de la circulation collatérale et de l'œdème des membres inférieurs, symptômes irremplaçables pour que le clinicien diagnostique une cirrhose. De là à attribuer le saignement digestif à un ulcère gastrique, il n'y a qu'un pas !

Le pronostic est grave : les varices oesophagiennes compliquent une maladie très péjorative, la cirrhose du foie et, à elles-seules, peuvent entraîner la mort.

Le traitement comporte le repos absolu au lit, les boissons glacées et l'application de glace sur l'épigastre, des révulsifs aux membres inférieurs, du perchlorure de fer, de l'alcool à l'intérieur et surtout la diète lactée.

En 1875, Hippolyte Hérard (1819-1916) et Victor Charles Hanot (1844-1896) rapporteront deux autres exemples de dilatations veineuses oesophagiennes associés à une cirrhose du foie : Hérard signale le cas d'un de ses malades mort des suites d'une hématémèse à l'autopsie duquel on découvre des varices oesophagiennes dont l'une est ulcérée. Avec Hanot, il rapporte l'observation d'une mort par hématémèse chez un autre patient de son service, consécutive à la rupture des varices oesophagiennes, *Gazette hebdomadaire de médicine et de chirurgie.*

Les chirurgiens établissent rapidement une analogie entre sténose urétrale et sténose œsophagienne, ce qui les incite à leur appliquer les mêmes méthodes de traitement. Une démarche identique les amènera à utiliser les mêmes techniques d'exploration aux deux organes. Il n'est pas étonnant que deux urologues renommés en leur temps, Pierre Segalas (1792-1875) et Antonin Desormeaux (1815-1894), soient les pères fondateurs des techniques endoscopiques appliquées aux organes creux.

Précurseur de l'exploration endoscopique assistée d'un système éclairant, Filippo Bozzini publie à Weimar en 1807 son *Der Lichtleiter oder Beschreibung einer einfahren Vorrichtung und ihrer Anwendung zur Erleuchtung innerer Höhlen und Zwischenräume des animalischen Körpers.* (Le conducteur de lumière ou description d'un simple appareil et de son emploi pour éclairer les cavités et les interstices du corps de l'animal vivant) dans lequel il décrit différents tubes munis d'un éclairage par miroirs pivotants pour explorer les organes creux.

Pierre Segalas, en 1827, propose un moyen d'éclairer l'urètre et la vessie de manière à voir l'intérieur et fait observer qu'en le modifiant un peu, son appareil semble propre à éclairer différentes parties de la muqueuse gastro-pulmonaire : *Traité des rétentions d'urine et des maladies qu'elles produisent,* Paris, 1828.

Antonin Desormeaux écrit dans la préface de son ouvrage publié chez Baillière en 1865, *De l'endoscope et de ses applications au diagnostic et au traitement des affections de l'urèthre et de la vessie : Pour l'oeil, on inventa les ophtalmoscopes, les laryngoscopes pour la partie supérieure des voies aériennes, et, pour toutes les cavités dont l'ouverture trop étroite n'admet pas le spéculum, je proposai l'endoscope.*

Trois ans plus tard, en 1868, Adolf Kussmaul introduit pour la première fois dans l'estomac d'un avaleur de sabre, un tube rigide de 47 centimètres de long et de 13 millimètres de diamètre utilisant pour cela l'endoscope de Desormeaux qu'il avait fait acheter à Paris, mais il renonce à ses essais faute de source lumineuse suffisamment puissante et fiable et ne publia pas cette tentative manquée.

Johann von Mikuliscz (1850-1905) fait paraître en 1881 dans la *Wiener Medizinische Presse* le premier travail important sur l'œsophagoscopie et la gastroscopie, plaidoyer en faveur du tube rigide et de l'éclairage direct. Il utilise un endoscope long de 65 centimètres, d'un diamètre de 14 millimètres. Ce tube légèrement angulé à l'union du tiers moyen et du tiers inférieur est équipé à son extrémité distale d'une lampe à filament alimentée par une pile de Bunsen et refroidie par un courant d'eau. Un canal accessoire permet l'insufflation. Jusqu'à la fin du siècle, c'est le type d'appareil qui sera le plus généralement utilisé.

Les maladies de l'estomac ou ventricule en dehors de l'ulcère

L'estomac, selon Fernel, peut être atteint d'intempérie, d'inflammation, d'abcès.

L'intempérie chaude provoque l'amertume de la bouche et le dégoût des viandes. Elle s'accompagne de fièvre, de soif très vive, de perte d'appétit. Des renvois fétides sortent de la bouche. Elle est consécutive à l'usage des condiments, des aromates. On prescrit des tisanes d'orge ou de laitue, du lait. L'intempérie froide est caractérisée par l'absence de soif, le besoin d'aliments carnés, la digestion tardive, le rottement acide, la nausée. Elle réclame l'usage de l'origan, de la bétoine, de l'absinthe et de la menthe. L'intempérie sèche est due à la diète, à des vomissements abondants ou des diarrhées. Le patient éprouve du dégoût pour les aliments solides. Des douleurs constrictives partent de l'estomac pour irradier dans tout l'abdomen. On prescrit des décoctions de réglisse, d'amandes ou de pruneaux, des infusions de mauves, de bourrache ou de buglosse. Enfin, humide, elle survient après un sommeil prolongé, l'absorption excessive d'aliments aqueux, la respiration d'un air humide. Le malade redoute de boire et présente une diarrhée.

L'inflammation du ventricule est due à l'épanchement du sang de ses veines nourricières dans sa paroi. Vomissements, soif inextinguible, agitation s'accompagnent parfois d'obstruction si les orifices de l'estomac sont atteints.

L'abcès peut lui succéder et se vider soit dans la cavité abdominale soit à l'intérieur de l'estomac entraînant un vomissement ou des déjections purulentes. L'ulcère, dont nous parlons plus loin, correspond parfois au stade ultime de l'abcédation.

Différents symptômes peuvent accompagner les maladies du ventricule : la débilité, la fastidiosité, le rouc, le sanglot, le vomissement, la douleur gastrique, aggravative, ou cholérique.

La débilité de l'estomac consécutive à un rhume ou catarrhe se traite en mangeant sobrement des viandes légères, en buvant du bon vin, en purgeant l'estomac, avec des pilules de yera simple. On peut aussi appliquer et garder la nuit durant un oreiller de plume ou un sachet de marjolaine sur le ventre. La débilité due à la phlegme visqueuse et limoneuse nécessite la prescription d'un électuaire dyagalange ou dyaciminon qui consomme les ventosités et échauffe la mauvaise complexion froide et venteuse de l'estomac. Le gingembre, le fenouil, la menthe, l'aloine ou aloès possèdent les mêmes vertus. En revanche, si la débilité est imputable à une cause chaude, il faut prescrire une décoction de pois chiches et de yerapigra. On peut substituer l'eau d'aloine aux pois chiches. Il est recommandé de prendre de la coriandre en fin de repas.

La fastidiosité est caractérisée par le refus de tout aliment solide. Il y a réplétion de bile et de phlegme grossière et visqueuse dans l'estomac. La soif est intense et s'accompagne de bouche amère et sèche, parfois de vomissements bilieux.

On doit saigner une grosse veine du bras et donner du jus de grenade ainsi que des aliments qui flattent le goût.

Le rouc ou éructation est une ventosité mise hors l'estomac par la bouche. Elle est due à la faible chaleur de l'estomac, signe d'une complexion froide. On doit éviter fruits, légumes crus, pois, fèves, navets, aulx, oignons, poireaux, châtaignes et en général tous les aliments grossiers. Il est bon de prendre à jeun une dragée ou une poudre d'anis, fenouil, cumin et carny. On peut, au lever, absorber du rosat aromatique ou du vin cuit avec des graines de laurier, d'anis et de carny. On peut oindre l'estomac avec de l'huile d'aloès, de rue, de nardin ou de laurier.

Le sanglot ou hoquet est un mouvement mauvais de la vertu expulsive, issue elle-même de la vertu sensible de l'estomac, pour rejeter ce qui lui nuit. Cela se voit lors d'une débilité gastrique consécutive à une longue maladie ou à un flux de sang ou de ventre et autres évacuations périlleuses, souvent mortelles. Il faut administrer des œufs mollets, du lait d'amande, du lait d'orge mondé, du coulis de chapon. On peut oindre l'estomac d'huile d'aneth, de mastic, d'absinthe ou de castor. Si le sanglot est dû à la phlegme on donne du yerapigre de l'anis, du carny. On peut également le faire disparaître en retenant longtemps sa respiration, en provoquant l'éternuement, en endurant la soif, en faisant peur ou en jetant de l'eau glacée au visage.

Le vomissement, s'il est peu violent, ne sera pas traité. A l'inverse, s'il est brutal, il faudra le soigner car il correspond à l'expulsion d'un mauvais contenu. On doit alors le stimuler en mettant un doigt ou une plume trempée dans de l'huile dans la bouche. S'il s'accompagne par débilité d'une mauvaise complexion chaude, on donne du sirop rosat de coing ou de myotile et de l'eau de pourpier. On oint l'estomac avec de l'huile rosat, du jus de coing, de menthe, de rose ou de cèdre. On donne à boire le matin à jeun du vin dans lequel on a mis du jus de menthe et de rue et la poudre obtenue à partir de deux clous de girofle : *La pathologie de Jean Fernel,* Paris, 1655.

La douleur gastrique peut provenir de vents et elle est appelée douleur extensive. Si elle est due à la bile, à la pituite ou à la réplétion des humeurs, c'est une douleur *aggravative*. Enfin la douleur due à l'atrabile est dite douleur cholérique.

Le traitement de la douleur extensive nécessite l'application sur le ventre d'éponges imbibées de vin où ont bouilli de la rue et de la caminette.

La douleur *aggravative* nécessite une purgation à base de casse, de *yerapigre*, de pilules stomatiques ou de *yéra simplici.*

La douleur cholérique est soulagée par le sirop rosat, l'*oziâcre* simple ou l'eau d'endive, de chicorée, de pourpier et d'aloès. On évacue les humeurs en provoquant le vomissement.

Quelle qu'en soit la cause, une douleur gastrique très forte peut être calmée soit par des emplâtres à base de mie de pain chaude imbibés d'huile de caminette enveloppés dans un linge puis appliqués sur le ventre, soit en faisant prendre par la bouche avant les repas une décoction de menthe, anis, cumin et encens.

Nous l'avons vu, L'intempérie chaude du ventricule produit un désir continuel de boire de l'eau froide, le manque d'appétit, l'ardeur de la gorge, les rapports (éructations d'oeuf pourri). L'intempérie froide a des signes tout différens, on a des nausées, on vomit, on a des rapports, particulièrement après les repas : *Tableau des maladies où l'on découvre leurs signes et leurs évènements traduit du latin de Lommius …*, Paris, 1712.

Lazare Rivière adopte une nosologie en onze points : dégoût des aliments, faim canine, *pie* et *malacie* (dépravations du goût), soif, coction lésée, hoquet, vomissement, hématémèse, cholère, douleur d'estomac, inflammation, abcès et ulcère : *La Pratique de médecine* ..., **1**, Lyon, 1733.

Les médecins de l'Antiquité ne parlent pas de dyspepsie. Le Maître de Pergame désigne ces affections digestives comme *Depravata alimenti concoctioni*, (Coction dépravée des aliments). Le mot, qui aurait été utilisé pour la première fois par Jean de Gorris en 1564, ne semble pas usuel avant le dix-septième siècle. Il connaîtra une fortune qui ne s'est jamais démentie : *Definitionum medicorum libri XXIIII*, Francfort, 1601.

Paracelse interprète le vomissement comme une maladie dissolue ou flux. Selon lui, *il y a trois sortes de maladies dissoluës par le vomissement, à sçavoir le vomissement qui est digéré, le vomissement fréquent et celuy qui vient du haut ou du thorax. Le premier se fait alors que les aliments sont presque digérés : il indique parfois un empoisonnement périlleux ou mortel. Le second est d'origine spasmodique indépendamment de l'aliment ingéré. Enfin, le vomissement du thorax résulte de l'expulsion d'un sel alumineux et correspond à une expectoration* : *Opera omnia medico-chemico-chirurgica, tribus voluminibus comprehensa. Editio novissima et emendatissima, ad germanica & latina exemplaria accuratissimè collata ... Volumen* ***primum****, opera medica complectens ...*, Genevæ, 1648.

XVIIème siècle : la coction

Lazare Rivière explique que lorsque la coction de l'estomac qu'il dénomme chylose est défectueuse trois phénomènes peuvent se produire : soit la coction est insuffisante et il y a bradypepsie, soit elle est abolie et il y a apepsie, soit enfin elle est dépravée et il y a dyspepsie : *La pratique de médecine avec la théorie* ..., **1**, livre IX, Paris, 1723.

Ettmuller attribue l'inflammation gastrique à l'ingestion de substances âcres ou corrompues, ou de corps étrangers vulnérants. C'est pour lui *un mal terrible et dangereux* : quand l'abcès s'ouvre, s'il le fait dans l'abdomen, les chances de survie sont inexistantes ; en revanche, le pronostic est meilleur quand l'ouverture se fait dans l'estomac. La saignée et les purgatifs sont déconseillés. On administre du pavot, du chardon bénit, du nitre antimonié (salpêtre associé à l'antimoine), l'infusion de réglisse. Quand l'abcès ouvert a engendré l'ulcère qui lui succède, on donne de la décoction d'orge, d'hysope, de camomille, de la terre sigillée ou du bol d'arménie (argiles), du miel, du lait ou du petit-lait. On peut appliquer le cataplasme suivant sur les creux épigastriques : *Prenez trois onces de semence de fénugrec, deux onces de fiente de pigeon, une once et demi d'huile de camomille, une once de miel, mêler le tout pour un cataplasme, à appliquer à la région de l'estomac : Pratique générale de médecine de tout le corps humain*, **2**, ch.1, Lyon, 1691.

XVIIIème siècle : Cullen

Avec William Cullen la dyspepsie se réduit aux manifestations fournies par le principal organe de la digestion dont la fibre musculaire est affaiblie ce qui entraîne un changement dans la composition du suc gastrique cause de la lenteur et de la difficulté à digérer : *Elémens de médecine pratique* ..., **2**, 1190 ..., Paris, 1787.

Cette tentative d'explication physiologique n'a pas d'échos.

François Boissier de Sauvages énumère autant d'espèces morbides qu'une même affection peut avoir de symptômes : anorexie, boulimie, cardialgies, gastrodynie, pyrosis, vomissement, mérycisme. Après avoir rappelé les encouragements que lui prodigua Boerhaave quand il lui exposa, trente années auparavant, son ambitieux projet *de ranger les maladies par classe*, Sauvage avoue : *Aujourd'hui que je suis plus avancé en âge, je sens encore mieux l'utilité de cette entreprise, mais je la trouve tout aussi difficile. Il s'agit de donner la description de dix-huit cents espèces de maladies, sans compter quatre-cents variétés d'affections différentes ; il faut les désigner par leurs caractères, par leurs noms, par leurs genres ; il faut en donner une théorie courte et succincte, & indiquer la méthode curative qui leur convient* ... On comprend qu'il s'interroge sur ses capacités à accomplir une telle mission mais on s'étonne qu'il n'en distingue pas l'inanité : *Nosologie méthodique* ..., **1**, Lyon, 1772.

Philippe Pinel, dans sa préface, précise l'état d'esprit dans lequel il a rédigé la *Nosographie philosophique* et son attitude est novatrice : *Ce ne sont point les simples positions des parties, mais les convenances de structures organiques et des fonctions de la vie qui doivent servir de guide ; les phlegmasies seront donc divisées en différents ordres, suivant qu'elles auront leur sièges dans les membranes muqueuses, les membranes diaphanes, les glandes, les mucles et les téguments.* Et il ajoute, ce qui est fondamental : *Et qu'importe par exemple, que la dure mère, la plèvre, le péritoine résident dans différentes parties ? Ne doivent-elles point être réunies dans le même ordre, si elles éprouvent des lésions analogues dans l'état de phlegmasie ?* La pathologie tissulaire est toute entière ébauchée dans ces quelques lignes : *Nosographie philosophique* ..., **1**, Paris, An VI. Après avoir exposé les fièvres méningo-gastriques, les diarrhées, les gastrites, les hématémèses, Pinel parle des névroses du conduit alimentaire, décrivant pêle-mêle hoquet, spasmes oesophagiens, vomissements, anorexie, boulimie, pyrosis, cardialgies et ... colique du Poitou. Dans l'ensemble de l'ouvrage, il répartit les maladies en fièvres, phlegmasies, hémorragies actives, névroses, maladies du système lymphatique, maladies inclassables comme le diabète, l'ictère néo natal, les vers parasites, les morsures d'insectes et de serpents ! Il est sans pitié pour Sauvages, et beaucoup de ses contemporains, en affirmant : ... *le juste oubli où ces productions du jour sont tombées, fait voir combien les prétentions de leurs auteurs étoient vaines.* : *Nosographie philosophique* ..., **2**, Paris, An VI.

Frédéric Hoffmann dans *La médecine raisonnée,* 1739, explique la dangerosité et la fréquence des inflammations gastriques, souvent suivies de gangrène, par l'hypervascularisation des tuniques de l'estomac qui l'expose à l'ischémie, elle même consécutive à des spasmes, cause de redoutables corrosions. Il distingue les symptômes de l'inflammation de ceux de l'ulcération : *Car l'inflammation se déclare subitement, est une passion très-aiguë &, comme elle, a pour cause la convulsion de la partie. Elle est aussi accompagnée de spasmes très violents, & d'accidens très facheux. Mais la douleur causée par l'érosion a moins d'ardeurs, & s'accompagne de contractions spasmodiques moins violentes. On la prendroit plutôt comme une maladie chronique ...* : *La médecine raisonnée*, **6**, Paris, 1743 ; *Opera omnia ...,* De inflammatio ventriculi frequentissima, **6**, Genève, 1748.

XIXème siècle : le triomphe de la dyspepsie

Ce siècle a dix ans lorsque F.J.V. Broussais entreprend d'imposer sa puissante dialectique et décrète que la gastrite est la cause de la plupart des maladies. Diète, eau gommeuse et sangsues en sont la panacée.

En 1814, Bernard Fournier (1768-1829) et Jean Alexandre Kergaradec (1788-1877), dans l'article dyspepsie du *Dictionnaire des sciences médicales de Panckouke*, distinguent les dyspepsies causées par une lésion physique comme une hernie ou une compression extrinsèque, les dyspepsies dues à une lésion organique comme le cancer et les dyspepsies consécutives à une atteinte des fonctions de l'estomac. Cette troisième catégorie relève soit de l'atonie, soit de l'hypertonie, soit de la perversion du fonctionnement du viscère.

Jean Pierre Barras (1802-1851) réagit contre les excès du système de Broussais en guérissant les prétendues phlegmasies par un régime tonique et une alimentation abondante : le *Traité des gastralgies*, Paris, 1827, réduit la gastrite à une simple névropathie.

Auguste François Chomel fait paraître à la fin de sa vie un ouvrage intitulé *Des dyspepsies*, Paris, 1857, dans lequel il emboîte le pas à Barras et adopte une classification symptomatologique : dyspepsie gastralgique, boulimique, acide, alcaline, flatulente et liquidienne.

Armand Trousseau, en 1862, se rallie au point de vue de Chomel : La dyspepsie est bien moins une maladie qu'un phénomène commun à un grand nombre de maladies : *Clinique médicale de l'Hôtel Dieu de Paris*, **2**, Paris, 1862.

Chacun de leur côté, Auguste Nonat (?-?) et Julien Jules Guipon (1826-1875) dans leurs *Traités des dyspepsies* parus à Paris en 1862 pour le premier et en 1864 pour le second, affirment d'une même voix que la dyspepsie n'est pas toujours une névrose, c'est-à-dire un accident nerveux perturbant le fonctionnement du pneumogastrique ou du grand sympathique, mais un dysfonctionnement lié tantôt à une anomalie de l'innervation fonctionnelle, tantôt à un vice sécrétoire du tube digestif.

Joseph Honoré Simon Beau renoue un peu avec Broussais dans son *Traité de la dyspepsie*, Paris, 1866, en considérant l'estomac comme responsable de toutes les maladies mais cette fois non pas à travers l'inflammation mais à cause de la mauvaise utilisation des aliments non digérés. C'est un peu un retour à la coction insuffisante des vieux auteurs. Cette mauvaise nutrition entraîne une altération du sang consécutive au déficit en éléments nutritifs.

Germain See consacre un ouvrage de plus de cinq cents pages à ce même sujet élargi à l'ensemble du tractus digestif : *Des dyspepsies gastro-intestinales. Clinique physiologique*, Paris, 1881. Il individualise la dyspepsie glandulaire, muqueuse, nervo-vasculaire, mixte et celle consécutive au mauvais régime, la seule véritable dyspepsie pour l'auteur qui ramène tout au chimisme gastrique et à ses désordres.

L'Allemand Felix von Niemeyer (1820-1871) limite le cadre nosologique des dyspepsies aux troubles de la sécrétion ou de la motricité de l'estomac et ne prend en considération la dyspepsie nerveuse que dans la mesure où les nerfs influencent les mouvements ou la sécrétion gastriques : *Eléments de pathologie interne et de thérapeutique*, **1**, Paris, 1865.

M. Leven (?-?), en 1879, rattache la dyspepsie à des lésions congestives et inflammatoires de l'estomac puis, en 1884, complète son travail en soulignant le rôle du système nerveux plus précisément du plexus solaire dans la genèse de la maladie qu'il distingue bien de l'hypocondrie et de l'hystérie : *Estomac et cerveau, étude physiologique, clinique et thérapeutique*, Paris, 1884.

Les premières études du chimisme gastrique après repas d'épreuve par Carl Anton Ewald (1845-1915) et Ismar Isidor Boas (1858-1938), en 1884, vont relancer l'intérêt pour les états dyspeptiques classés en fonction du degré d'acidité : hyperpepsie sans ou avec fermentation acide, hypopepsie sans ou avec fermentation acide, dyspepsie simple avec chimisme gastrique normal : Boas I., *Diagnostik und Therapie des Magenkrankheiten nach dem heutigen Stande der Wissenschaft bearbeitet* ... I Theil, Leipzig, 1897 ; *Specielle Diagnostik und Therapie der Magenkrankheiten*, II Theil, Leipzig, 1901.

En France, Georges Hayem et J. Winter consacrent un ouvrage intitulé : *Chimisme stomacal (digestion normale, dyspepsie)*, Paris, 1891, à l'étude expérimentale de la digestion gastrique.

Les médecins de la fin de ce siècle et ceux du tout début du XXème adopteront bientôt une classification étiologique identifiant trois grands groupes d'états dyspeptiques : les dyspepsies consécutives aux fautes d'hygiène alimentaire ou à l'ingestion de substances irritantes ; les dyspepsies des états névropathiques ; les dyspepsies secondaires à une maladie atteignant un autre organe ou bien à cette ptôse viscérale inspiratrice de Frantz Glénard (1848-1920).

L'ulcère gastrique

L'estomac est souvent atteint d'ulcère, légèrement quand la superficie des tuniques de la muqueuse est touchée, plus gravement si les deux tuniques sont atteintes d'érosion et d'une façon mortelle en cas de perforation. On y trouve parfois des pustules d'où s'écoule un liquide pestilentiel. Certaines ulcérations sont récentes, d'autress, par contre, sont causées par la lente macération des humeurs irritantes dans l'estomac, des catarrhes irritants de la tête ou bien par l'ouverture d'un abcès purulent. Certains poisons ou médicaments, pris en potion, peuvent ulcérer l'estomac : ainsi les purgatifs pris par inexpérience comme l'euphorbe ou la scammonée. (Forestus).

Quand l'estomac est attaqué par l'ulcère, une fièvre brusque apparaît, la langue se dessèche, la soif presse et la conscience faiblit, surtout si l'ulcère est étendu ou s'il se présente à l'orifice de l'estomac. Une douleur violente fait son apparition dès l'ingestion d'aliments salés, froids ou chauds, piquants, moutardés ou vinaigrés. Simultanément apparaissent des vomissements purulents ou sanguinolents, mêlés de petits morceaux de muqueuse. L'haleine est imprégnée de l'odeur de poisson cru et d'os grillé. Le ventre est oppressé par une dysenterie. Après le passage de la nourriture, un calme profond revient : la douleur disparaît. (Forestus).

La partie supérieure de l'estomac est plus douloureuse que le fond, parce que l'ulcère y siège plus près des nerfs. (Heurnius, *Omnia opera practica*, Genève, 1623).

Ceux qui souffrent d'un ulcère de l'estomac ne sont jamais tout à fait guéris et si la lésion est ancienne, elle provoque une diarrhée qui affaiblit à cause des humeurs acides ou corrompues. (Forestus, *Observationum et curationum medicinalium ...*, Francfort, 1661). Il est difficile de nettoyer l'ulcère car on ne peut utiliser les médicaments détergents efficaces, mais trop acides. L'estomac, essentiel par son travail spermatique, ne peut guérir que dans la restriction alimentaire. La diététique occupe une place prépondérante dans le traitement : on doit donc proscrire toute alimentation ou nourriture acide. Certains mélanges sont recommandés comme des bouillies d'amidon, de farine d'orge et de terre rouge de Lemnos (terre sigillée) ou une préparation associant de la pulpe de fruit du baobab avec du lait ou du miel. La tisane d'orge, de riz est recommandée. Il faut manger des petits oiseaux comme alouettes, perdrix, gelinottes, faisans, tourterelles et grives. Parmi les quadrupèdes, les jeunes lièvres, du chevreuil, du chevreau, du jeune veau ou de l'agneau. Le lait est favorable. Il est important d'avoir un sommeil paisible et de vivre dans le calme et la sérénité.

La polypharmacie héritée du Moyen Age trouve ici un immense champ d'application.

Tous les vomitifs et les purgatifs sont à éviter. Pour purger il faut se contenter de la cannelle. On peut saigner, provoquer le flux d'urine, donner des bains ferrugineux ou alumineux.

En cas de vomissements de sang, les poudres d'oxyde de zinc sont efficaces.

En cas de douleur brutale, on administre le nard celtique fait de racine de valériane ou le philenium, émulsion faite de quatre grains de chèvrefeuille mêlés de sucre et où l'on fait bouillir de l'orge, des roses et des grains de melon d'eau, en y ajoutant du sirop de rose, et qui nettoie la sanie accrochée aux parties intérieures. On peut aussi calmer les douleurs de la région de l'estomac en portant, pendu autour du cou, un sacculus, petit sac en forme d'estomac, contenant des herbes, des graines et des aromates bénéfiques pour les douleurs gastriques. (Forestus, Dodonaeus, *Medicinalium observationum exempla rara cum scholiis,* Cologne, 1581).

Quand l'ulcère est nettoyé, on administre des cicatrisants qui sèchent et nettoient sans serrer ni contracter : le petit-lait additionné de gomme arabique, de mastic et de sang-dragon. On peut donner une infusion de queue-équine (prêle des marais) avec du petit-lait ou des feuilles de saule.

Si l'estomac est froid, on administre des pois chiches.

Il est préférable pour administrer les cicatrisants, de les prescrire sous forme de pilules, sans trop de liquide : myrtilles, écorce de grenade et sumac, végétaux riches en tannins. On pile les racines de la grenade et on les mélange à l'eau de rose. On y ajoute du sirop de roses, de coings et de myrtilles.

Selon Heurnius : *Si l'ulcère est corrosif, le suc de plantin avec de l'eau de roses et de l'orge en décoction est efficace. Si la douleur est vive et s'il y a perte de sang, on emploie le Phylon Romain* qui était un électuaire de jusquiame et d'opium.

De nombreux auteurs du XVIème siècle ont rapporté des cas d'ulcères gastriques. En revanche, l'ulcère du duodénum est inconnu ou méconnu.

Selon Jean-François Fernel, l'ulcère du ventricule est causé par l'emploi d'un médicament caustique ou par l'action locale d'une humeur corrosive. L'ulcère peut être le stade évolutif d'un abcès qui se développe dans les parois de l'estomac et s'ouvre à l'intérieur de la cavité gastrique : *La pathologie ... ouvrage très utile à tous ceux qui s'appliquent à la guérison des maladies du corps humain*, Paris, 1655.

Marcello Donati, Donatus, serait le premier à avoir décrit un ulcère gastrique. Dans son *De medica Historia Mirabili*, Mantoue, 1586, (A propos d'observations médicales étonnantes), il rapporte l'histoire d'un homme de 59 ans qui, après quatre jours de vomissements et de douleurs de la base de l'estomac, décède et dont l'autopsie permet de découvrir une ulcération à la partie inférieure de l'estomac, au pylore.

Une observation de Jean Bauhin, datée d'octobre 1566, citée par Johann Schenck (1530-1596) dans son *Traité d'Anatomie Pathologique* paru à Fribourg en Brisgau en 1595, rapporte le cas d'une jeune femme de dix-huit ans morte dans un tableau de douleurs abdominales très violentes avec vomissements et augmentation du volume de l'abdomen chez laquelle la vérification anatomique découvre une perforation de la partie moyenne de l'estomac accompagnée de signes de péritonite.

Le cas exposé en 1581 par Rembert Dodoens correspond sans doute à un cancer gastrique au stade terminal : il relate l'autopsie d'une femme de 60 ans, ayant souffert de l'estomac pendant de longues années, et dont l'estomac se montra ulcéré de toutes parts jusqu'à sa surface extérieure ainsi que les parties voisines, atteignant moins les organes distants que ceux contigus à l'estomac : *Medicinalium observationum exempla rara cum scholiis,* Cologne, 1581.

Le hollandais Peter van Forest publie en 1594 et 1596, trois traités consacrés à la pathologie digestive : un chapitre des maladies de l'estomac concerne l'ulcère. Forestus établit clairement la distinction entre l'ulcération et la tumeur gastrique. Il distingue l'ulcère récent de l'ulcère chronique et souligne le danger de certaines médications comme l'euphorbe et la scamonnée, introduisant la notion d'ulcère thérapeutique. Il décrit la douleur post-prandiale. Il connaît la complication majeure et fatale qu'est la perforation. Il différencie la symptomatologie douloureuse selon le siège de la lésion : cardia, fundus. Il estime que la guérison n'est jamais définitive. Il prescrit la diététique (bouillie de farine d'orge, lait, riz, fèves, miel), les conseils d'hygiène de vie (calme et sérénité de l'esprit, bon sommeil) et les pansements gastriques (terre sigillée, gomme arabique, pain au mastic, lait de chèvre, boissons combattant l'acidité). La poussée douloureuse aiguë nécessite l'administration d'électuaires calmants qui associent généralement la jusquiame et l'opium. La perforation et les hématémèses sont traitées par des poudres d'oxyde de zinc : *Observationum et curationum medicinalium, liber decimus octavus, de stomachi et ventriculi affectibus*, Anvers, 1591 ; Leyde, 1606, dans le cadre de son encyclopédie médicale éditée en ouvrages séparés de 1584 à 1610 : *Observationum et curationum medicinalium libri XXXII.*

Heurnius, écrit un ouvrage de trente-deux pages qui étudie les maladies de l'estomac, publié en 1610 par son fils. Le chapitre cinq est consacré aux ulcères de l'estomac. On y trouve une observation personnelle concernant le cas d'un certain prince mort d'une diarrhée profuse et chez lequel on découvre à l'autopsie, une érosion du fond de l'estomac, comme si un poison corrosif s'était insinué à travers ses tuniques : *Opera omnia tam ad theoriam quam ad praxin medicam ...*, **2**, VI de morbis ventriculi liber, Lyon, 1658.

Jacques Houillier, Hollerius, (1510-1562), consacre également un chapitre à l'ulcère de l'estomac. Il l'attribue aux humeurs acides, aux médicaments corrosifs, à des phénomènes aigus tel l'abcès qui précède souvent l'ulcère. La douleur se manifeste surtout quand la partie ulcérée est au contact d'aliments acides, épicés, chauds ou froids. Le malade éprouve alors une sensation de cuisson là où siège l'ulcère : *Omnia opera practica. Doctissimis ejusdem scholiis & observationibus illustrata ...*, Genève, 1623.

XVIIème siècle : Vanité des vanités, tout est vanité

Rien de nouveau dans la description de la maladie, si ce n'est une meilleure classification des causes, des effets et des thérapeutiques présentés de façon plus didactique. Et surtout, les observations se multiplient au nombre desquelles doivent figurer à l'insu des auteurs bon nombre d'ulcères cancérisés ou de cancers ulcérés. Souvent la mort par perforation est attribuée aux poisons : l'exemple le plus célèbre est celui d'Henriette-Anne Stuart (1644-1670), duchesse d'Orléans, fille de Charles I (1600-1649), morte en 1670 d'une perforation d'ulcère et non d'un empoisonnement comme le démontrera, deux siècles plus tard, Emile Littré (1801-1881), disparition cruelle rendue fameuse par Jacques Bénigne Bossuet : *O nuit désastreuse ! ô nuit effroyable où retentit tout à coup comme un éclat de tonnerre, cette étonnante nouvelle : Madame se meurt ! Madame est morte ! Tout est vain en l'homme, si nous regardons le cours de sa vie mortelle ; mais tout est précieux, tout est important, si nous contemplons le terme où elle aboutit :* Bossuet, *Œuvres*, Oraison funèbre de Henriette Marie de France ... prononcée le 16 novembre 1669 ..., Pléiade, Paris, 2001.

On écrit encore des ouvrages entièrement consacrés à une entité pathologique héritée de l'Antiquité et réunissant des affections de parenté discutable. Ainsi le chapitre XVIII de la *Grande Chirurgie des Ulcères*, Lyon, 1609, du chirurgien de Castres, Jean Vigier, est-il consacré aux ulcères du tube digestif en général et de l'estomac en particulier. L'auteur reconnaît aux ulcères gastriques des causes externes, plaies causées par un agent vulnérant mécanique comme une arme blanche ou un os pointu ou chimiques comme l'arsenic, le mercure, la cantharide ou la bupiste, insectes aux propriétés vésicantes, et des causes internes, humeurs âcres, abcès, soif immodérée ou appétit canin, vapeurs ou exhalations de fièvres pestilentes ou chaudes, dissenteries. La douleur est poignante et ulcérante, il existe lipothymies, défaillances du coeur, froideur des extrémités, perte d'appétit, nausées, vomissements de pus, rots putrides et aigres. Le traitement repose sur les médicaments et sur les recommandations diététiques : viandes alimenteuses, lait d'amandes douces, eau d'orge, miel, lait, petit-lait. Vigier préconise des tablettes à mâcher composées de gomme, de bol d'Arménie, de terre sigillée et de sucre rosat ou bien encore de poudre de corail rouge, d'ivoire et de perles, de graines de plantain et de bombax liés par un sirop de grande consoude. Les purgatifs qui agrandissent l'ulcère et attirent plus de matière, sont contre-indiqués.

Daniel Sennert consacre le livre III de la *Practicae Medicinae*, 1662, à l'ulcère gastrique *consécutif soit à l'âcreté des humeurs telles la bile jaune ou noire ou la pituite salée, soit à un principe putride. L'ulcère peut aussi être provoqué par un apostème qui s'ouvre ultérieurement ou à une plaie mal soignée, à l'ingestion de vert-de-gris, d'arsenic ou de coloquinte. La douleur, poignante, térébrante, brûlante, siégeant au-dessus du nombril, exacerbée par le froid, le chaud, les aliments, s'accompagne de fièvre, d'éructations fétides, de vomissements de pus ou de sang, de diarrhée parfois sanglante. Le pronostic est fâcheux car l'estomac cicatrise mal du fait de sa nature spermatique, surtout si l'ulcère siège à sa partie supérieure.*

Lazare Rivière dans sa *Praxis medica*, éditée à Paris en 1640, énumère trois grandes causes d'ulcères gastriques : l'inflammation qui se collecte d'abord pour constituer un abcès à l'évacuation duquel succède un ulcère ; les causes internes engendrées dans l'estomac lui-même, humeurs âcres, et les causes internes issues d'un autre point de l'organisme comme la bile jaune, la bile noire ou la pituite salée. Le malade présente des vomissements, des selles purulentes, des douleurs piquantes, des brûlures suscitées par des aliments âcres, salés, acides, très chauds, très froids. L'anorexie, les éructations nauséabondes, la fièvre lente et continue sont fréquentes. Le pronostic est mauvais car la membrane de l'estomac est spermatique, cicatrisant mal sauf si l'ulcère est petit.

Le traitement est difficile pour deux raisons : les détersifs excitent la douleur ; les dessiccatifs sont peu actifs du fait de la présence dans l'estomac de matière chyleuse, de boissons et d'aliments. Les préparations médicamenteuses proposées par Rivière reflètent bien les prescriptions de l'ensemble du corps médical du seizième au dix-huitième siècle. En voici un exemple : bol d'Arménie, terre sigillée, corail rouge, pierre hématite, de chaque 1 drachme ; sang dragon, gomme arabique, gomme de tragagante, de chaque 1/2 drachme ; semence de pavot blanc, hypocystes, encens, sarcocolle, de chaque 1 scrupule. Faire une poudre dont on prendra 1 drachme avec de l'eau de plantain.

Quelques observations sont dispersées chez divers auteurs, plus nombreuses qu'au siècle suivant.

Johann Scultet décrit, dans l'observation LXXX de son *Armamentarum chirurgicam*, Ulm, 1655, (Arsenal de chirurgie), un ulcère gastrique découvert à l'autopsie chez un moine de Padoue mort de coliques en 1622. Il recommande comme traitement la terre sigillée dissoute dans du sirop de grande consoude en raison de sa forte adhérence aux tuniques de l'estomac.

Philippe Salmuth (?-1626) dans ses *Observationum medicarum Centuriae*, Brunswick, 1648, (Centuries d'observations médicales), rapporte deux cas d'ulcère perforé découverts lors d'une autopsie, l'un chez un homme de 90 ans, de siège juxtapylorique attribué par l'auteur à un vers parasite, l'autre chez un adolescent mort après émission de sang par la bouche, localisé également près du pylore.

Dominique Panaroli (1587-1657) expose dans l'observation XLIII du *Iatrologismorum ...*, Rome, 1652, (Des raisonnements médicaux), le cas d'un homme mort après six mois de vomissements incoercibles et chez lequel on découvre à l'autopsie un herpès ventriculi, herpès étant pris dans sa signification hippocratique d'ulcère rongeant, herpeton.

On trouve chez Jean Rhodius (1587-1659), dans ses *Observationum medicinalium centuriae*, Padoue, 1657. (Centuries d'observations médicinales), une observation d'ulcère du fundus et du pylore.

Thomas Bartholin dans un chapitre des cinq volumes de ses *Acta Médica*, Copenhague, 1671-1680, intitulé : *De dolore ventriculi ab ejusdem erosione*, rapporte une observation due à Oluf Borch (1626-1690), concernant un jeune noble de 29 ans ayant présenté brutalement de violentes douleurs abdominales accompagnées de vomissements, mort dans un tableau de péritonite aiguë. L'autopsie montre un ulcère perforé de l'estomac.

Cornélius Stalpart van der Wiel (1620-1702) dans l'observation XXVI de ses *Observationum rariorum médic. anatomic. chirurgicarum centuria prior* ..., Amsterdam, 1682-1686. (Centurie d'observations rares médico-anatomico-chirurgicales ...), traduit en français : *Observations rares de médecine, d'anatomie et de chirurgie traduites du latin de M. Vander-Wiel par M. Planque, Docteur en Médecine*, Paris, 1758, expose un cas de perforation de la grosse tubérosité gastrique sans doute maligne et fait une revue générale des cas publiés par ses prédécesseurs. Son arsenal thérapeutique vise à atténuer l'acidité corrosive des humeurs en administrant de la craie lavée dans de l'eau de rose, du corail, des perles préparées, des écailles, du bol d'Arménie et de la terre sigillée. Il est ainsi un des premiers à accorder une large place au carbonate de calcium. Ce livre est foisonnant de références bibliographiques sur les auteurs anciens et contemporains : Salmuth, Hollerius, Forest, Scultet, Rhodius, Blasius, Baillou, Bauhin, Bartholin, Spigelius. On y trouve la première description d'une paralysie faciale.

XVIIIème siècle : statu quo ante

Le Siècle des Lumières n'en apporte aucune à la connaissance de la maladie ulcéreuse gastrique : on s'en tient à ce que disaient les médecins des deux siècles précédents. Avec un motif de confusion supplémentaire : le mot ulcus est employé de plus en plus couramment pour désigner indifféremment une ulcération ou une blessure. Ainsi l'article d'Ernest Ettmuller (1637-1732) intitulé *Ulcere ventriculi per quietem curato* (Ulcère de l'estomac traité par le repos), en 1733, est consacré aux traumatismes et aux plaies gastriques.

Johann Moritz (1653-1727) écrit à la page 22 du *Disquisitio corporis humani anatomica pathologica*, Altdorf, 1713, (Recherche anatomopathologique sur le corps humain) : *Les ulcères de l'estomac surviennent avec le maximum de dommages après rupture d'un apostème engendré par une inflammation ou bien par une extravasation d'un sang devenu purulent ou bien par l'action rongeante de certains médicaments ou de certains venins ou bien même par le suc gastrique devenu putride et de nature mauvaise*. Propos que n'auraient désavoués ni Vigier ni Rivière au siècle précédent.

Dans les *Philosophical transactions*, 1727, Christofer Rawlinson (?-?) publie l'observation d'un double ulcère gastrique dont l'un perforé au niveau de la petite courbure angulaire.

Alexis Littré aurait découvert au cours de l'autopsie d'un homme de 26 ans mort d'une hématémèse, un ulcère rond de dix millimètres de diamètre, siégeant à six centimètres et demi du pylore, profond d'un millimètre et au fond duquel s'ouvraient les vaisseaux responsables de l'hémorragie mortelle, si l'on en croit Mathieu, Tuffier et Sencert dans leur *Traité médico-chirurgical des maladies de l'estomac et de l'œsophage*, Paris, 1913, qui rapportent ce fait.

Giovanni Battista Morgagni décrit un ulcère gastrique dans la XXIXème lettre du *De sedibus et causis morborum*, Venise, 1761. (Du siège et de la cause des maladies).

Heinrich Bass (1690-1754) cite le cas d'une meretricula (une prostituée) qui, à la suite d'un traitement mercuriel mal conduit, mourut en 1731 *d'une perforation d'ulcère gastrique calleux large comme la paume de la main : Observationes anatomico-chirurgico-medicae in quatuor decades digestae variis observatis rarioribus exornatae et solidis medicae scientiae principiis superstructae cum figuris aeneis*, decas secunda, obs. 6, Halle, Magdebourg, 1731.

Georg Erhad Hamberger (1697-1755) rapporte probablement la première observation de perforation d'un ulcère duodénal chez une jeune servante chez laquelle il fut rapidement fatal : De ruptura intestini duodeni, Iéna, 1746 in *Disputationes ad morborum* … de Haller, Lausanne, 1757.

Joseph Lieutaud réunit quelques observations d'ulcères gastriques compilées notamment chez Wilhelm Fabry von Hilden, Johann Conrad Peyer et Théophile Bonet : *Historia anatomico medica, sistens numerosissima cadaverum humanorum exstirpia*, Paris, 1767. (Histoire anatomico-médicale reposant sur un choix de très nombreuses ouvertures de cadavres).

Johann Peter Franck énumère une quirielle de causes provoquant des ulcères : contusions, ingestion de caustiques, de poisons, de boissons glacées, d'alcools, d'aliments indigestes, inflammations des organes voisins, mais aussi les humeurs âcres secrétées par la muqueuse gastrique, notamment sous l'effet de la colère, de contrariétés … : *Traité de médecine pratique de Jean-Pierre Frank*, traduit du latin par J.M.C. Goudareau ... **2**, Paris, 1842.

Edouard Sandifort s'intéresse aux maladies de l'estomac et rapporte pêle-mêle dans le cinquième chapitre du livre quatre de son *Observationum anatomicae et pathologicae*, 1761, (A propos d'observations anatomiques et pathologiques), des observations de rupture, d'écorchure, d'érosion ou d'ulcère de l'estomac, collectées dans les ouvrages de divers auteurs ou dans ses propres travaux concernant notamment les enfants nouveau-nés.

Mais il faut attendre 1793 pour que Matthew Baillie (1761-1823) donne la première description véritablement novatrice de l'anatomie pathologique et des symptômes de l'ulcère gastrique, description illustrée de planches gravées sur cuivre représentant une pièce anatomique de sa propre collection, les deux autres appartenant à celle de son maître William Hunter : *The morbid anatomy of some of the most important parts of the human body*, Londres, 1793. (L'anatomie pathologique des parties les plus importantes du corps humain).

XIXème siècle : Jean Cruveilhier

On oublie que Pinel a publié dans sa *Médecine clinique*, 1802, deux observations d'ulcères gastriques perforés constatés lors de l'autopsie des malades décédés.

Les anatomopathologistes vont s'emparer de la maladie ulcéreuse pour la définir selon les critères encore admis au siècle suivant.

John Abercrombie consacre à l'ulcère de l'estomac un chapitre de son ouvrage sur la pathologie digestive paru à Edimbourg en 1828 : *Pathological and practical researches on diseases of the stomach ... and other viscera of the abdomen.* Il réunit onze observations d'ulcère de l'estomac et signale l'existence d'ulcères duodénaux.

Benjamin Travers (1783-1858) fait une communication à la Société Medico-Chirurgicale de Londres, à propos d'un ulcère de la face postérieure de l'estomac perforé dans le pancréas et l'artère splénique ayant déterminé une hémorragie digestive foudroyante. Avec Philipp Crampton (1777-1858), en 1820, il publie : A rupture of stomach and escape of his content into the cavity of abdomen, *Medico chirurgical transaction of London.*

Jean Cruveilhier, en 1830 puis en 1835, dans la dixième et la vingtième livraisons de *l'Anatomie pathologique du corps humain*, Paris, 1829-1842, in-folio, donne une description désormais classique de l'ulcère gastrique. De superbes planches lithographiées accompagnent un texte clair expliquant l'anatomopathologie, la clinique et la thérapeutique. Il définit l'ulcère gastrique comme : ... *Une perte de substance ordinairement circulaire, à bords indurés, coupés à pic ou en talus, à fond grisâtre et également induré, de dimensions variables, depuis quelques millimètres jusqu'à plusieurs centimètres de diamètre.* Il décrit la symptomatologie faite de douleurs post-prandiales, épigastriques à irradiations dorsales. Il établit les critères anatomopathologiques qui le distinguent du cancer : *L'ulcère simple de l'estomac ne présente qu'une similitude grossière avec l'ulcère cancéreux avec lequel il a toujours été confondu. La base qui le supporte n'offre aucun des attributs ni du cancer dur ni du cancer mou, on n'y trouve pas cette hypertrophie circonscrite qui accompagne presque toujours le cancer.* Il insiste sur la fréquence des récidives et signale les deux redoutables complications que sont l'hémorragie et la perforation. Il est sans conteste le premier à avoir individualisé l'ulcère simple de l'estomac de manière définitive, tel que nous l'envisageons actuellement. Il en fait une entité morbide distincte du cancer gastrique et curable par la diète lactée, véritable pierre angulaire du diagnostic différentiel entre ulcère qui guérit et cancer qui s'aggrave.

C'est le coup d'envoi d'une série de travaux sur le sujet dont la thèse du genevois André Duval (1828-1887) défendue à Paris en 1852, sous les auspices d'Hermann Lebert (1813-1878) : *Des ulcères simples de l'estomac.* Duval attribue la maladie au surmenage, aux chagrins, aux frayeurs, aux contusions épigastriques, aux brûlures étendues, aux grosses interventions chirurgicales, aux refroidissements, au choléra.

La même année, Auguste Foucault (?-?) soutient sa thèse de doctorat à Strasbourg sur le même sujet : *De l'ulcère simple de l'estomac.* Influencé par Cruveilhier et Rokitanski, il attribue la maladie aux chagrins violents, aux passions tristes, à l'abus des plaisirs vénériens, à la chlorose, à la grossesse et à la fièvre puerpérale ...

Carl Von Rokitanski, présente le compte-rendu de 79 observations d'ulcères perforants de l'estomac et du duodénum dans *l'Oesten. medic. Jahrb.* en 1839, analysé un an plus tard dans les *Archives générales de médecine.* Il publie les trois volumes de son *Handbuch der pathologischen Anatomie à* Vienne en 1842, le volume 3 concernant les maladies de l'appareil digestif.

Rudolph von Jaksch, *Prager Vierteljahrsschrift*, 1844, Heft 3 (fascicule 3) dont Lebert donnera un extrait dans son *Traité des maladies cancéreuses* de 1851, rapporte les statistiques de Bochdalek : Sur 2330 cas autopsiés, *il y avait 57 cas d'ulcères ronds ; 56 fois, il existait des cicatrices d'un de ces ulcères guéris, et 55 fois on voyait des érosions sanguinolentes, ce qui fait en tout 188 cas d'ulcères, et fixe la proportion de fréquence de ces ulcères, par rapport au nombre total des autopsies, de 1 à 13.*

Ces publications feront de l'ulcère gastro-duodénal une entité pathologique spécifique, bien définie et distincte du cancer gastrique.

Ainsi, Monneret et Fleury consacrent quelques pages à l'ulcère gastrique dans leur *Compendium de médecine pratique* paru à Paris de 1836 à 1846, lui reconnaissant le statut de maladie à part entière. Ils distinguent les ulcères subits décrits pas Andral qui résultent d'une inflammation aiguë, des ulcères chroniques, vus par Cruveilhier, souvent compliqués de perforations.

William Brinton (1823-1867), *On the pathology, symptoms and treatment of ulcer of the stomach*, Londres, 1857, résultat de 7000 vérifications anatomiques. On trouve dans son *Traité des maladies de l'estomac* traduit en français en 1870, des considérations intéressantes sur l'étiologie de la maladies : 1° la vieillesse, les privations, les fatigues, les afflictions morales et l'intempérance ; 2° l'approche de la puberté chez la femme ; 3° la grossesse et la lactation ; 4° la tuberculose, la pleurésie, la pneumonie, la syphilis, la fièvre intermittente et la fièvre continue ; 5° l'irritation chimique et mécanique des aliments ; 6° la cause de la maladie restant inconnue, on peut simplement souligner sa tendance à durer et à s'étendre ; la seule hypothèse vraisemblable quant à l'étiologie de l'ulcère, c'est que son point de départ semble être *une lésion du système vaso-moteur, un accident, pour ainsi dire, déterminé par une congestion excessive de l'estomac.*

La thèse de doctorat de Lucien Galliard, *Essai sur la pathogénie de l'ulcère simple de l'estomac*, Paris, 1882, résume bien les théories qui avaient cours pour expliquer la lésion ulcéreuse en cette fin de siècle : la stase veineuse défendue par Rokitanski ; la théorie de l'obstacle à la circulation artérielle par thrombose ou embolie, soutenue par Virchow ; l'inflammation gastrique enfin, avancée par Cruveilhier et admise dans la majorité des cas.

L'hypothèse d'une origine bactérienne est évoquée en 1887 par Walery Jaworski (1849-1925) dans un article intitulé : *Beobachtung über das Schwinden der Salzsäure-Secretion und den Verlaufder katarrhalischen Magenerkrankkungen.* Il décrit un germe spiralé qu'il nomme *Vibrio rugula,* première observation de l'helicobacter pylori. Il en reparle dans un traité de pathologie digestive paru en polonais en 1899.

Bizzozero en donne une représentation précise dans les glandes gastriques du chien, en 1893 : Sulle ghiandole tubulari del tubo gastro enterico ... *Atti della R. Academia delle scienze de Torino,* 1892-1893. Mais, tout comme pour les découvertes de Semmelweis presque un demi siècle auparavant, le quiétisme médical, l'esprit de routine et le respect du principe d'autorité font que l'hypothèse n'est pas retenue : Boas les considère comme des concrétions dues à l'action de l'acide chlorhydrique sur le mucus ! Il avait fallu presque un demi-siècle pour que soit enfin reconnue la validité les travaux de Semmelweis. Il faudra presque cent ans pour qu'on admette que l'ulcère gastro-duodénal est une maladie infectieuse, période durant laquelle s'épanouira une littérature psychanalytique parfaitement inepte prétendant l'expliquer et même la guérir.

A cette époque, la thérapeutique repose sur une période de jeûne précédant la diète lactée préconisée par Cruveilhier et le sous-nitrate de bismuth que Trousseau prescrit à la dose de 2 ou 3 grammes trois fois par jour et qu'il associe, en alternance, aux pilules de nitrate d'argent, 1 cg trois ou quatre fois par jour. Brinton prescrit le bismuth à la dose de 0,60 à 1,20 g toutes les six ou huit heures. Graves l'utilise dans les dyspepsies. En cas de fortes douleurs, l'opium et ses dérivés sont utilisés.

La chirurgie gastrique débute au cours des dernières années du XIXème siècle. Jules Emile Péan (1830-1898), le 9 avril 1879, effectue, sans succés, la première gastrectomie pour cancer : De l'ablation des tumeurs de l'estomac par la gastrectomie, *Gazette de hôpitaux,* Paris.

En 1881, Theodor Billroth réussit la même opération dans la même indication : Offenes Schreibenan Herrn Dr. L. Wittelshöfer, *Wiener medizinische Wochenschrift.* Il perfectionne sa technique, en 1885, en effectuant une pylorectomie, complétée par une anastomose gastro-duodénale latéro-latérale.

En 1881, Anton Wolfler (1850-1917) pratique la première pylorectomie, avec anastomose gastro-entérale, pour cancer puis pour ulcère gastrique : Gastro-entérostomie, *Zentralblatt für Chirurgie,* Leipzig.

Il est bientôt suivi par Eugène Louis Doyen (1859-1916) qui publie en 1894 une série de 25 opérations pour lésions non cancéreuses et préconise le traitement chirurgical de ces lésions : *Traitement chirurgical des affections de l'estomac*, Paris, 1894.

En 1880, Ludwig Rydygier (1850-1920) réalise deux gastro-entérostomies pour ulcère duodénal sténosant : Wyçiecie raka odzwiernika zoladkowego smierec w 12 godzynac, *Przegl. lek.*. C'est lui qui, en 1884, publie le premier cas de guérison d'une sténose fibreuse du pylore par gastro-entérostomie : Mein ältester bis jetzt am Leben Gebliebener Fall von Pylorusresektion, *Zentralblatt für Chirurgie*, Leipzig, 1900. Non seulement le malade survécut, mais il se portait bien des années après l'intervention.

Johann Von Mikulicz (1850-1905), en 1887, préconise la pyloroplastie pour ulcère : Die chirurgische Behandlung des chronisches Magengeschwürs, *Berlin. klin. Woch*, 1897.

Mathieu Jaboulay (1860-1913), en 1892, court-circuite le bulbe duodénal en pratiquant une gastro-duodénostomie : De la gastro-duodénostomie, *Archives provinciales de Chirurgie*, Paris.

Le cancer de l'estomac

Frédéric Chardel (1799-1849) écrit au début du XIXème siècle un ouvrage : *Monographie des dégénérations skirrheuses de l'estomac*, Paris, 1808, dans lequel il affirme que le cancer gastrique est une affection de l'âge mur : *La jeunesse seule doit empêcher de croire à un skirrhe de l'estomac, maladie qui ne se déclare guère avant l'âge de trente et quelques années, comme on a pu s'en assurer par la lecture des nombreuses observations que j'ai rapportées*. Il réunit un grand nombre de cancers gastriques, ulcérés ou non, siégeant au cardia, au corps gastrique ou au pylore. Dans les causes prédisposantes, il place *un état particulier du système lymphatique,* dans les causes occasionnelles, les irritants animaux, mécaniques ou chimiques.

Louis partage cette opinion comme en témoignent les 33 observations recueillies par Valleix dans le tome 5 de son *Guide du médecin praticien,* Paris, 1844. En 1826, il avait publié ses *Mémoires ou recherches anatomico-pathologiques* dans lesquelles il insiste sur l'hypertrophie de la membrane musculaire de l'estomac dans le cancer du pylore.

Andral, dans le tome 2 de la première édition de sa *Clinique médicale ou choix d'observations*, parue en 1827, n'apporte guère de clarté. En effet, il estime que les lésions gastriques qu'il a mises en évidence n'ont aucune spécificité clinique à l'exception de l'anorexie et de quelques accidents, qui sont le résultat *tout mécanique* de l'oblitération du cardia ou du pylore par une tumeur. Il identifie donc la maladie au cours des autopsies : *Soit induration squirrheuse ou encéphaloïde des tissus subjacents à la muqueuse, soit végétations fongueuses, cérébriformes de cette membrane, soit ulcération avec destruction profonde des tissus, et fond constitué par le foie ou le pancréas* ... En conclusion, il affirme que, du vivant du malade, rien ne permet de distinguer un cancer de l'estomac d'une gastrite chronique.

René Prus (1793-1850) est l'auteur des *Recherches nouvelles sur la nature et le traitement du cancer de l'estomac,* éditées à Paris, en 1828. Pour lui *c'est une altération de nutrition, et quelquefois de sécrétion, d'une ou de plusieurs des membranes et couches cellulaires de cet organe, altération essentiellement liée à une modification particulière du système nerveux, qu'on pourrait appeler irritation cancéreuse.*

Maladies de l'intestin

Selon Fernel ...

L'intestin est affecté de cinq maladies : l'obstruction, l'astriction, l'inflammation, l'abcès et l'ulcère.

L'obstruction est bénigne et guérissable s'il s'agit de matières fécales desséchées. Par contre, s'il s'agit de pituite, il faut la détacher des parois avec des clystères. Elle peut se coaguler au point d'obstruer totalement l'intestin ou même se transformer en pierre. *Les faux-besoins apparaissent quand la tumeur estant grande, bousche l'intestin.* L'astriction est une complication de la hernie inguino-scrotale. L'inflammation atteint plus souvent le gros intestin, plus sanguin et charnu que le grêle, un abcès se forme et s'évacue apportant le soulagement. L'ulcère lui succède, qui peut évoluer vers la fistule ou le cancer.

Les symptômes des maladies de l'intestin sont : la douleur colique ou iliaque, la constipation et le flux de ventre qui se subdivise en lientérie, flux cœliaque, colliquation, diarrhée, dysenterie, et ténesme. On peut également expulser du pus par les selles.

La colique est due à l'accumulation de gaz, d'une pituite grossière et visqueuse ou d'une humeur âcre et corrompue. On peut la confondre avec les coliques néphrétiques.

La constipation est due à trois causes : la diminution du sentiment (apoplexie, paralysie) ; le défaut d'excitation (arrêt de la bile jaune) ; l'astriction (par tumeur du mésentère ou des viscères ou hernie de l'intestin) ; l'obstruction par les matières fécales endurcies, une pituite grossière et visqueuse, un calcul ou une tumeur contre-nature.

Il existe six flux de ventre différents : la lienterie ; le flux cœliaque ; la colliquation ; la diarrhée pituiteuse, bilieuse ou mélancholique ; la dysenterie et la tormina ; le ténesme.

La lienterie est indolore, avec matières liquides et puantes contenant de la viande non digérée.

Le flux cœliaque est semblable à du chyle ou à de la crème.

La colliquation est caractérisée par une selle mêlée de graisse et d'huile.

Dans la diarrhée pituiteuse, la phlegme se détache du gros intestin ou descend du cerveau dans l'estomac puis dans le côlon ; dans la diarrhée bilieuse, la cholère dégorge souvent du foie échauffé, enfin la diarrhée mélancholique est noirâtre. On ne la confondra pas avec le sang tombé dans l'intestin quand une veine est ouverte, rompue ou rongée et qui ressemble à de la poix, souvent précédée d'un vomissement sanglant.

La dysenterie, la tormina, est une déjection sanglante avec douleurs et tranchées : dans la première espèce de dysenterie, il sort de l'intestin d'abord une morve (mucus) puis une graisse mêlée de sang ; dans la seconde, la tunique intérieure est enlevée avec expulsion de pellicules et dans la troisième, c'est la chair même et la substance de l'intestin qui tombe, rongée et pénétrée par un ulcère. Le siège de cet ulcère est déterminé par la situation de la douleur et la nature des déjections : si le sang est mêlé à des selles, la lésion est haut située ; s'il est pur et séparé des selles, la lésion concerne le gros intestin et l'intestin d'embas.

Le ténesme est un ulcère de l'intestin droit (rectum) : le malade émet des glaires mêlées de sang. Dysenterie et ténesme sont dues à une humeur poignante et âcre, laquelle tombe avec quelques impétuosités non pas tout droit mais obliquement (*per anfractus*) par certains détours et s'insinuant dans les intestins, les ulcère et les ronge par son acrimonie. Cette humeur est constituée de bile jaune ou noire ou d'une pituite sale. Elle provient de médicaments corrosifs (coloquinte, poudre de diamant), de mauvais aliments âcres, d'une accumulation lente et prolongée d'humeurs âcres dans le mésentère comme il arrive souvent à ceux qui ont le ventre fort gros.

L'excrétion purulente peu abondante vient des ulcères de l'intestin ou du fondement. Elle se fait avec douleur. Par contre, l'excrétion du pus abondante et sans douleur vient d'un abcès du mésentère et plus rarement du foie ou de la rate. Exceptionnellement le pus peut passer des *poulmons* dans le ventre.

Les traitements sont adaptés à chaque affection.

La dysenterie est traitée par le bol d'Arménie dont la nature est froide.

La colique et la passion iliaque appellent l'administration de clystères à base de décoction de mauve, violette, bette, ramberge, souvendier, anis, fénugrec, associé à casse, miel et huile d'olive. Ensuite, on recueille les herbes utilisées pour la décoction, on les sèche entre deux linges ou on les pile pour les appliquer en cataplasme sur le ventre. En cas d'échec, on fait prendre un bain dans cette décoction où le patient est immergé jusqu'aux hanches, puis on enduit le nombril avec du beurre. Si le clystère n'agit pas on met un suppositoire de miel et de sel.

La colique venteuse est traitée par une décoction de marjolaine, de rue, de laurier, de caminette additionnée de casse et mêlée à de l'huile. On administre le tout en lavements. On peut utiliser l'huile de chènevis ou les suppositoires de miel et de cumin. On applique des emplâtres d'oeuf mêlé à du cumin, de la myrrhe, du miel. L'emploi des ventouses est également recommandé mais sans scarifications.

La colique due à la pituite appelle un clystère d'huile de lys ou d'aneth additionné d'aloès, de rue, de marjolaine, de caminette, de mélilette, de centoire, d'anis, de fenouil. Par la bouche, on fait prendre du sirop d'aloès. On applique sur le ventre un emplâtre chaud de miel et de sel. En cas d'échec, donner la purgation suivante : dysenicum, eau d'aloès.

Si la colique vient de la bile, elle nécessite un clystère de violette, mauve, guimauve, huile violat. Le matin suivant, on donne une tisane ou une décoction de pruneaux ou de fleurs de violette et on frotte le ventre avec de l'huile violat. On peut également appliquer un linge trempé dans de l'eau froide sur le ventre du malade. Il est recommandé de donner à boire de la poudre de yera avec de l'eau de chardon bénit, de pourpier ou d'aloès.

On traite la lientérie par sirop d'absinthe et miel rosat. On y adjoint en cas de vomissements, de l'eau de bétoine, fenouil, et aloès. On conforte ensuite l'estomac avec des huiles de mastic, d'aspic, de menthe, d'aloès ou de nardin. On peut prendre le matin un peu d'écorce de citron confit et avant chaque repas, un morceau de cotignae.

La diarrhée pituiteuse ou flux humoral phlegmatique appelle la prescription d'un julep, potion faite d'eau de rose, buglosse, argnoglase ou de rosac avec de l'eau ferrée et d'un clystère tiède de roses rouges, d'orge, de plantain en décoction dans de l'huile rosat mêlée à des jaunes d'oeuf. L'eau de plantain additionnée d'écorce de mirabolans, de citrons, de coing et de rhubarbe sera prise par la bouche quatre heures avant de manger. Elle est améliorée par le sirop de menthe ou d'aloès suivi de la purge composée de mirabolans Kebulz brûlé, d'agaric trochisque, de sirop de menthe et d'eau de mélisse trois heures avant les repas.

Si l'intestin est ulcéré (excoriations aux boyaux) on administre le clystère suivant : lait ferré d'un carreau d'acier, jus de plantain, huile de coing, bol d'Arménie et suif de bouc : Fernel, *La pathologie ... ouvrage très utile à tous ceux qui s'appliquent à la guérison des maladies du corps humain*, ch. IX, Paris, 1655.

Jacques Houllier (1504-1562) dans son *De morborum internorum curatione*, Paris, 1567, (A propos du traitement des maladies internes), associe bien, comme les auteurs de l'époque, colique et douleur du côlon : *Elle se fixe en un lieu particulier, quelquefois elle s'étend jusqu'aux aines, jusqu'au rein gauche ou jusqu'aux deux reins ; quelquefois elle remonte changeant de place suivant les replis du côlon, qui, après avoir quitté le rectum, se détourne vers l'aine gauche, d'où il monte au rein gauche où il a le moins de diamètre & c'est son peu d'étendue et sa courbure en cet endroit qui sont cause que la douleur se fait sentir avec plus de violence dans cette partie.* (James, *Dictionnaire universel de médecine*, Londres, 1743-1745).

Paracelse identifie trois flux intestinaux : *le flux blanc ténu, spumeux & tenace est consécutif à un excès d'humidité par insuffisance de chaleur qui empêche la volatilisation du mercure et la vaporisation du soufre ; le flux rouge où l'on jette comme des grumeaux de sang, non pas qu'il y ait aucune veine du corps rompue, mais à raison de la male digestion de l'estomach ... Ce flux est consécutif à un excès de chaleur intrinsèque et de chaleur apportée par les aliments. Il n'y a plus séparation entre nutriments et déchets : chyle adultérin ; enfin, le flux laxe est lorsque l'archée de l'estomac est tellement débile, qu'il ne fait aucune opération* : *Opera omnia medico-chemico-chirurgica, tribus voluminibus comprehensa. Editio novissima et emendatissima, ad germanica & latina exemplaria accuratissimè collata ... Volumen* ***primum****, opera medica complectens ...*, Genevæ, 1648.

XVII, XVIII et XIXèmes siècles

Les idées n'évoluent pas et, de Celse à William Cullen : *Elémens de médecine pratique…*, **2**, 1190 …, Paris, 1787, la colique désigne une douleur vive supposée avoir son siège dans le côlon. Le médecin et philosophe écossais admet dans sa nosographie les coliques idiopathiques (spasmodique, venteuse, bilieuse, pituiteuse et enfin due au choléra morbus ou ileus des Indes) et les coliques symptomatiques (colique de plomb, de Poitou, de Surinam, traumatique rachidienne, accidentelle par ingesta, méconiale, calleuse et calculeuse). Ce qui mettait de l'ordre sans apporter de nouveauté puisque même la colique de plomb n'est pas assimilée à la fameuse colique du Poitou décrite en 1616 par le médecin français François Citois (1572-1652), identifiée par Théodore Tronchin dès 1757. Nous l'avons vu, c'est Amédée Lefèvre qui découvrira son origine saturnine : *Recherches sur les causes de la colique sèche*, Paris, 1859.

La fin du siècle s'entiche de la dyspepsie qui n'épargne pas plus l'estomac que l'intestin. On lui attribue six symptômes : la douleur, le météorisme, la constipation, la diarrhée, les vomissements et la sialorrhée. On incrimine, en dehors des séquelles de maladies comme la tuberculose, la typhoïde, le goitre, le tabès, soit les erreurs de diététique (trop de viandes, graisses ou épices), soit le surmenage physique et moral, les névropathies voire la neurasthénie. Frantz Glénard avec la doctrine de l'entéroptôse pense expliquer une partie de ces troubles fonctionnels : Entéroptose et neurasthénie, communication à la *la Société médicale des hôpitaux de Paris*, 15 mai 1886 ; Néphroptose et entéroptose, extrait des *Bulletins et Mémoires de la société médicale des hôpitaux de Paris,* 22 décembre 1893 ; Entéroptose et pression intra abdominale à propos d'un travail de Schwerdt, de Gotha, Rev. mal. nutr., 1896 ; *Les ptoses viscérales (estomac-intestin-rein-foie-rate), diagnostic et nosographies (entéroptose-hépatisme)*, Paris, 1899.

Les flux de ventres et dysenteries

Les flux de ventres sont signalés par Ambroise Paré qui les observe dans les camps militaires et, par les voyageurs des pays chauds, notamment Pietro Martyr d'Amghiera (1457-1526) qui est nommé en 1518 comme administrateur des Indes occidentales espagnoles. Il étudie les colonies d'Amérique de 1494 à 1526 : *De orbe novo decades*, 1516. On y trouve le récit de la découverte de l'Amérique par Christophe Colomb.

Gio Battista Ramusio (1485-1557), dans son *Navigatione et Viaggi* publié à Venise entre 1550 et 1559, et G. Soares de Souza (1540-1591) : *Tratado descritivo do Brasil*, 1587, signalent leur traitement par une racine connue de longue date des indiens d'Amérique, l'uragoga ipecacuanha.

Garcia da Orta, auteur du premier traité de pathologie tropicale *Coloquios dos simples*, Goa, 1563, dans lequel il décrit le choléra, puis Christovam da Costa (1540-1599) qui traduit son ouvrage en espagnol *Tractados de las drogas*, Burgos, 1578, font connaître les propriétés médicinales de l'ipéca et d'autres plantes exotiques aux médecins européens. Son ouvrage sera traduit en français par l'apothicaire lyonnais Antoine Collin : *Histoire des drogues, espiceries et de certains medicamens simples qui naissent en Indes & en Amérique, divisé en deux parties* ..., Lyon, 1619. La seconde partie de l'ouvrage est le *Traicté de Christophle De La Coste médecin et chirurgien Des drogues & medicamens qui naissent aux Indes* …

XVIIème siècle : l'ipéca

Alexis de Abreu médecin du vice-roi d'Angola, apporte la première contribution à la connaissance de l'amibiase intestinale dans le *Tratado de la siete enfermedad*, Lisbonne, 1623.

Hermann van der Heyden (1572-1650) dans le *Discours et advis sur le flux de ventre douloureux ou point ; sur le trousse galant, dit choléra morbus ; la peste ; les effets signalés de l'eau ; les fièvres tierces et quartes* ..., 1643, préconise l'emploi du quinquina.

En 1648, Guillaume Pison (1611-1678) dans son *Histoire naturelle du Brésil* écrit au sujet de l'ipéca : *Cette racine non seulement détache la matière morbifique la plus tenace des lieux affectés, et l'expulse par le haut, mais encore elle restitue par sa vertu astringente la tonicité aux organes. Elle guérit les cours de ventre et d'autres maladies ; de plus elle combat les venins, et chasse de suite par le vomissement les virus occultes ou manifestes. Aussi est-elle conservée religieusement par les brésiliens, qui sont les premiers qui nous aient révélé ses qualités.* (Mérat et Delens).

Jean Adrien Helvetius, grand-père du philosophe Claude Adrien Helvetius (1715-1771), introduit l'ipécacuanha à la cour de Louis XIV (1638-1715) qui lui achète la formule d'un remède secret en contenant. Le roi autorise l'emploi de ce remède dans les hôpitaux à condition qu'on rende sa formule publique.

XVIIIème siècle : en attendant l'émétine

Le meilleur quinquina, du moins le plus renommé, se recueille sur la montagne Cajanuma située à deux lieux & demie environ au sud de Loxa, c'est de là qu'a été tiré le premier qui fut apporté en Europe ; il n'y a pas quinze ans que les commerçants se munissoient d'un certificat par devant notaire, comme quoi le quinquina qu'ils acheminoient, était de Cajanuma ... On distingue communément trois espèces de quinquina ... le blanc, le jaune & le rouge ... le jaune et le rouge n'ont aucune différence ... Les vertus de l'écorce du quinquina, quoique parvenues à la connaissance des Espagnoles de Loxa ... furent longtemps ignorées du reste du monde, affirme Charles Marie de la Condamine (1701-1774) dans son mémoire : Sur l'arbre du quinquina, présenté à l'*Académie des sciences de Paris*, le 29 mai 1737.

Joseph François de Lassonne (1717-1788) présente en 1779 devant la *Société Royale de Médecine* un Mémoire sur l'analyse et les propriétés des différentes parties de l'ipécacuanha qu'il prescrit en infusion à froid dans les coliques et en sirop dans la coqueluche : Réflexions sur deux espèces de Quinquina découvertes nouvellement aux environs de Santa-Fé, dans l'Amérique méridionale.

XIXème siècle : Pelletier et Magendie

Pierre Joseph Pelletier (1788-1842) et François Magendie en isolent le principe actif en 1817. On sait quel progrès l'émétine apportera au traitement des dysenteries amibiennes : Mémoire sur l'émétine, *Journal Général de Médecine, de Chirurgie et de Pharmacie*, 1817.

Wilhelm D. Lambl (1824-1895) aurait identifié l'amibe dysentérique : Mikroskopische Untersuchungen der Darmexcrete, Beitrag zur Pathologie des Darms zur Diagnostik am Krankenbette. *Vierteljahrschrift für die praktische Heilkunde. Herausgegeben von der medicinischen Facultät in Prag* 61: 1–58 (Table I) [8], 1859, mais certains affirment qu'il s'agissait de la lambliase ?

Friedrich Lösch (1840-1903) semblerait donc le véritable inventeur de *l'entamoeba histolytica* : Massenhafte Entwicklungen von Amöben im Dickdarm, *Virchow's Archiv path. Anat.* **65**, 1875.

En 1884, Robert Koch isole le vibrion cholérique : Ueber die Cholerabakterien, paru dans le *Deutsche medizinische Wochenschrift* et, en 1888, André Chantemesse (1851-1919) et Fernand Widal, celui de la dysenterie épidémique : Sur les microbes de la dysentérie épidémique, *Bulletin de l'Académie de médecine*, Paris, **19**, 1888.

Dix ans plus tard, Kiyoshi Shiga (1870-1957) identifie le bacille dysentérique qui portera désormais son nom : *Shigella dysenteriae* : Ueber den Erreger der Dysenterie in Japan, *Vorläufige Mitteilung. Zentralblatt Bakteriol. Mikrobiol.Hyg.*, **23**, 1898.

Cancer du côlon

On trouve la description de cancers du côlon chez Antonio Benivieni : ... *Mortuae corpus incidendum curavimus & inventa intestina altiori callo constricta : adeo que iter angustum relinquebatur, ut dejectiones aegre transmitti possent.* (Nous avons pris soin de procéder à l'autopsie de la défunte, et avons trouvé dans la partie haute des intestins une tumeur calleuse au point qu'elle permettait à peine le passage des selles) : *De abditis nonnullis ac mirandis morborum et sanatorium causis*, Florence, 1507 ; chez Jacques Houllier : *Sectum cadaver exhibet scirrhum durissimum in ea parte intestini coli quae prope renem sinistrum jacet ; quo tumore tubi cavitas intercepta erat.* (L'ouverture du corps montra un squirre très dur siégeant dans le segment du côlon proche du rein gauche, la lumière de l'intestin était obstruée par la tumeur) : *Omnia opera practica. Doctissimis ejusdem scholiis & observationibus illustrata ...*, Genève, 1623 ; chez Guillaume de Baillou : *Mortui aperto cadavere, inveniebatur in medio intestini coli annulus crassus & durus tumoris scirrhosi instar, qui plus quam mediam tubi partem occupabat.* (A l'ouverture du corps, on découvrit à la partie moyenne du côlon une tumeur presque circulaire et dure évoquant un squirre, qui obstruait plus qu'à moitié la lumière de l'intestin) : *Opera omnia*, **4**, Genève, 1762 et chez Pietro Salio Diverso : ... *Invenebiatur tumor quidam cancrosus in tractu intestini coli situs, quo plane obturabatur tubus intestinalis.* (On trouva une tumeur d'allure cancéreuse siégeant au niveau du côlon et l'obstruant complètement) : in Schenck, *Paretereseon sive observationum medicarum rararum*, Bâle, 1584-1597.

XVIIIème siècle : une pathologie rare

Jean-Jacques Manget décrit une tumeur caecale : *Theophili Boneti medicinae doctoris sepulchretum sive anatomia practica ex cadaveribus morbo denatis …*, Genève, 1700.

Frederick Ruysch dans ses *Observationum anatomico chirurgicarum centuria*, Amsterdam, 1721, décrit un cancer rectal qu'il considère comme une affection peu commune.

Giovanni Battista Morgagni rappelle dans la XXXIIème lettre du *De sedibus et causis morborum per anatomen indagatis*, Venise, 1761, qu'il a découvert une lésion identique au cours de l'autopsie d'une femme persuadée de souffrir d'hémorroïdes et hospitalisée pour cachexie à Bologne.

Pour traiter le cancer rectal, Pierre Desault, qui ne croit pas aux remèdes, utilise des mèches dont il augmente progressivement le volume pour traiter les *squirrhosités* du rectum. Il poursuit un double objectif : dilater la sténose, réduire les tumeurs développées sur les parois rectales. L'échec est inévitable pour les tumeurs à un stade avancé : Mémoire sur les squirrhosités du rectum dans *Oeuvre chirurgicale ou exposé de la doctrine et de la pratique de P. J. Desault ... par Xavier Bichat*, **3**, Paris, 1801-1803.

Matthew Baillie dans *The morbid anatomy*, Londres, 1793, se distingue de ses aînés en affirmant que l'affection est fréquente, qu'elle atteint de préférence le sujet âgé et : *Qu'elle établit plus particulièrement son siège à la courbure sigmoïde du côlon ou dans le rectum ...*

XIXème siècle : débuts de la chirurgie

Une soixantaine d'années plus tard, Hermann Lebert publie trente et un cas de cancers intestinaux dont vingt-six recto-coliques, certains avec métastases hépatiques. A l'époque, ses statistiques, européennes, montrent une prévalence du cancer colique inférieure à celle du cancer gastrique : *Traité pratique des maladies cancéreuses*, Paris, 1851.

La thérapeutique chirurgicale des cancers du rectum et du côlon a eu ses précurseurs dès le dix-huitième siècle avec Alexis Littré dont l'Académie des sciences publie à titre posthume un travail datant de 1710 : Diverses observations anatomiques, *Histoire de l'Académie royale des sciences*, 1732. Autre précurseur, Henri Pillore (1724-1842) de Rouen qui pratique, en 1776, un anus artificiel au niveau du caecum pour un cancer sténosant du sigmoïde, et perd son malade : cette observation sera rapportée par Amussat dans son premier *Mémoire sur la possibilité ...*, 1839. Pierre Fine (1760-1814) : Mémoire et observation sur l'entérotomie, *Annale de la société de médecine pratique de Montpellier,* 1805, première entérostomie pour cancer véritablement homologuée : le patient survécut trois mois ... puis avec Antoine Lambert (1802-1851) : Mémoire sur l'entéroraphie avec la description d'un procédé nouveau pour procéder à cette opération chirurgicale, *Rep. gén. anat. physio. patho.*, 1826, et qui consiste à suturer en affrontant les surfaces muqueuse du tube digestif, Jean Zulema Amussat (1796-1856) qui publie trois *Mémoires sur la possibilité d'établir un anus artificiel dans la région lombaire sans pénétrer dans le péritoine,* successivement en 1839, 1841 et 1842, et surtout Jean-François Reybard (1790-1863), auteur de la première résection pour cancer intestinal en 1844 : Mémoire sur une tumeur cancéreuse affectant l'iliaque du colon, ablation de la tumeur et de l'intestin ; réunion directe et immédiate des deux bouts de cet organe, *Bull. de l'Acad. Roy. de médecine.*

Karl Maydl (1853-1913) d'après des statistiques établies entre 1870 et 1881 à l'hôpital général de Vienne, estime que la maladie est particulièrement fréquente entre 40 et 65 ans. Sur 20480 autopsies, il relève 100 cancers intestinaux le plus souvent recto-coliques, rarement jéjuno-iléaux (5%) : Zur Technik der Kolotomie, *Zbl. Chir.*, **15**, 1888.

En 1861, Hubert von Luschka donne la première description d'une polypose intestinale : Ueber polypöse Vegetationen der gesammten Dickdarmschleimhaut, *Virchow's Archiv path. Anat.*, **20**, 1861.

Richard von Volkmann (1830-1881) pratique l'exérèse d'un cancer abdominal par laparotomie, en 1878 : Ueber den Mastdarmkrebs und die Extirpation recti, *Sammlung klinik. Vortrag.*, 1878.

Ernest Haussmann (?-?) dans sa thèse intitulée : *Contribution à l'histoire du cancer de l'intestin. Etiologie et anatomie pathologique*, Paris, 1882, décrit les différents stades évolutifs de la lésion : muqueux, musculaire puis séreux, ganglionnaire, péritonéal. Sur 188 cancers du côlon, il trouve 112 envahissements ganglionnaires. Il observe quelques métastases hépatiques, pulmonaires et rénales.

Edouard André Quenu, en 1899, étudie les polyadénomes du gros intestin, dérivés des glandes de Lieberkühn, et souligne leur potentiel malin : *Chirurgie du rectum ...*, Paris, 1895-1899, écrit en collaboration avec Henri Hartmann.

Les maladies du foie :

Cinq maladies peuvent affecter le foie : l'ictère, la mélancholie, l'atrophie, la cachexie et l'hydropisie.

L'ictère est dû à l'action de poison comme le venin de vipère, à une fièvre bilieuse, à une inflammation du foie qui brûle la plus grande partie du sang et le transforme en bile. Souvent la jaunisse est due à un vice du foie ou de la vésicule du fiel ou bien à une fièvre consécutive à une inflammation du foie. Dans le premier cas l'accumulation de la bile dans le foie provoque une obstruction puis un scirrhe du foie. Quand l'ictère provient de l'obstruction des conduits de la vésicule du fiel, il apparaît brutalement, s'accompagne de selles blanches et d'urines rouges. Enfin, dans le cas d'une inflammation hépatique, la fièvre brûle la plus grande partie du sang, le fait tourner en bile qui se répand dans tout le corps. La bile s'accumule dans le foie, le fait augmenter de volume puis le durcit, ce qui entraîne une hydropisie.

La mélancholie est une accumulation d'humeur terrestre, la lie du sang, dans la rate qui augmente de volume et dégage une vapeur noire qui trouble le sens et la raison causant la mélancholie hypochondriaque.

L'atrophie est due à une accumulation de bile dans tous les viscères qui enflent et n'engendrent plus aucun sang utile.

La cachexie est causée par des aliments impurs ou corrompus ou par l'imbécillité ou l'impureté du ventricule qui provoque de l'indigestion et de la crudité. Celle-ci se répand dans les viscères, causant une assimilation vicieuse génératrice de sang vicié et corrompu qui diffuse à tout l'organisme.

L'hydropisie peut être anasarque, ascite ou tympanite. L'anasarque est une leucophlegmasie : la marque du doigt y demeure imprimée lorsqu'on y touche. Il est consécutif à l'accumulation dans le corps de crudités et de sang pituiteux et blanchâtre. La cause en est un refroidissement du foie et de ses veines provoqué par l'ingestion d'eau froide et mauvaise surtout après un effort physique quand les conduits du corps sont ouverts pour donner passage aux choses externes. On la voit apparaître à la suite de fièvre, de vice de l'estomac, de suppression des règles ou du flux hémorroïdaire, de l'asthme. Tout le corps est atteint, si l'on enfonce le doigt dans la peau, l'empreinte y reste marquée. Il existe une fièvre lente, un pouls ondulant, fréquent, inégal, petit. Les déjections sont souvent sanglantes.

L'ascite est une enflure de l'abdomen par une humeur aqueuse et séreuse. Quand on frappe l'abdomen, ou que l'on tourne le corps d'un côté sur l'autre, on oit le bruit d'une humeur qui flotte : Fernel, *La pathologie ... ouvrage très utile à tous ceux qui s'appliquent à la guérison des maladies du corps humain*, Paris, 1655.

Elle est consécutive à une solution de continuité des vaisseaux qui doivent contenir d'ordinaire des humeurs, ce qui explique que l'ascite survient souvent chez ceux qui vomissent du sang ou le rejettent par les selles. Elle se voit également dans les skirres du foie, de la matrice, du mésentère, dans les fièvres ardentes et les jaunisses : *Tableau des maladies où l'on découvre leurs signes et leurs évènements, traduit du latin de Lommius* ..., Paris, 1712.

On la ponctionne en perçant d'abord avec un bistouri étroit, courbe et tranchant du côté interne seulement pour ne pas blesser l'intestin. Dans l'incision on glisse une canule polie en plomb ou en argent ou en cuivre, garnie d'un rebord saillant et percée de trous en dedans.

L'hydropisie tympanite est une accumulation de vent dans l'abdomen : On ne l'oit pas beaucoup flotter, mais elle fait seulement un bruit de vent enfermé, le dessus du ventre étant frappé du bout du doigt résonne comme un tambour.

D'une manière générale, les médications du foie peuvent être chaudes ou froides : les médicaments chauds sont l'eupatoire qui nettoie et purge les obstructions hépatiques, la fumeterre qui purge la bile, nettoie le sang et résiste à la pourriture, le houblon, l'asperge, les racines de persil et de fenouil trempées dans du vinaigre, qui guérissent la jaunisse. L'absinthe est profitable au foie en drainant la bile des veines vers les urines. Le chymoedis amer et le chamaepiteos combattent l'obstruction et l'ictère ; les médicaments froids fortifient le foie comme l'ivoire, le corail, la rose, le calamus aromaticus et, encore mieux, la pistache laquelle étant un peu amère et odoriférante, ouvre l'obstruction du foie par la ténuité de sa substance. Fuchs, *Le trésor de la médecine, tant théorique, que pratique ... Œuvre fort singulière pour le secours du corps humain* ..., Poitiers, 1560.

Les inflammations du foie sont traitées par l'eau d'endive, de chicorée, de pourpier, de rose, de plantin additionnée de vinaigre, rose rouge, absinthe, trochisque, camphre pulvérisé. Le cancer du foie justifie la prescription de clystères émollients avec du lin, de la mauve, du miel et du catholicum (casse, rhubarbe, tamarin, séné), des décoctions de capillaire, bourrache, buglosse qui sont désobstruantes. On pratique des onctions adoucissantes d'huile d'aneth additionnée de cumin, galangas, anis, baies de laurier.

L'hydropisie nécessite une diète desséchante reposant sur une restriction des quantités de liquides ingérés. Elle appelle comme remède des dépuratifs et des toniques du foie : aloès, rhubarbe, trochisques d'agaric, électuaire cyphoïde fait de raisins de corinthe cuits dans du vin, pilés, tamisés, et mélangés à de la conserve de romarin, d'écorces de citrons confites, de cannelle, de poudre d'aromatic rosat, de diamargaritum calidum, de diacinnamoni, de bois d'aloès et de safran. A l'extérieur on pratique des frictions d'huile d'aneth et de camomille, on applique des emplâtres de baies de laurier, ou des cautères aux jambes. On peut utiliser le suc d'iris additionné de miel ou une solution faite de vin blanc et de cendre de genièvre, ou le sirop acéteux. Certains préconisent les onctions d'huile de scorpion ou même l'application sur la région du rein d'un crapaud fraîchement fendu par le ventre ou bien encore l'endive mêlée à du vinaigre par voie interne, en décoction et externe, en emplâtre. (Hollerius, Platter, da Monte, Matthiole, Wier, de Véga).

Pour Paracelse l'hydropisie résulte d'un excès d'humidité qui peut se manifester de diverses façons : mucilagineuse, cristalline ou glutineuse comme du blanc d'oeuf. Sous le terme d'*undimie* quatre espèces d'hydropisies existent selon l'élément dont elle tire leur origine : l'undimie de roche (terre), de plume (eau), de glace (air) ou de nitre (feu). L'hydropisie de terre appelle le plantain ; celle de l'eau, le corail ; celle de l'air, le camphre ; celle du feu, le gingembre et l'alkékenge : *Opera omnia medico-chemico-chirurgica, tribus voluminibus comprehensa. Editio novissima et emendatissima, ad germanica & latina exemplaria accuratissimè collata ... Volumen* ***primum****, opera medica complectens ...*, Genevæ, 1648.

XVIIème siècle : foie et températures humorales

Au siècle suivant, François de le Boë pense que toutes les maladies du foie dépendent de sa température. Si le foie est froid et n'utilise pas les sucs acides qui viennent de la rate, il en résulte une fermentation incomplète : le chyle est imparfait, le sang reste séreux et l'hydropisie se développe. A l'inverse, si le foie est chaud, la fermentation est excessive et provoque fièvre, inflammation, putridité parfois même ictère, diarrhée, choléra, dysenterie. Quant aux obstructions et à l'état cirrhotique, ils donnent naissance à diverses sortes de crudités : *Opera medica tam hactenus inedita...*, Amsterdam, 1680.

On retrouve cette interprétation chez Théophile Bonet qui réunit dans son ouvrage d'anatomie pathologique le *Sepulchretum*, Genève, 1679, une série de vérifications anatomiques chez des ictériques montrant des inflammations du foie, des obstructions des voies biliaires, des calculs vésiculaires ou des kystes hépatiques.

Michael Ettmuller, dans le tome 2 de la traduction française de sa *Pratique générale de Médecine*, 1691, insiste sur la dangerosité de l'inflammation du foie, celle du hile étant plus sévère que celle de la face supérieure. Cette inflammation résulte des contusions de l'hypocondre droit, de l'application d'emplâtres ou d'onguents trop chauds, ou de ventouses. Ses symptômes associent une douleur sourde et une tension de l'hypocondre droit, et s'accompagne d'une fièvre aiguë. Le malade est tourmenté par une toux sèche, une dyspnée, une accélération du pouls, une soif intense et une anorexie.

XVIIIème siècle : le système porte

Le dix-huitième siècle, tout en restant fidèle aux éléments essentiels de la doctrine médicale des Anciens, donne une place prépondérante à la pathologie hépato-biliaire.

Hermann Boerhaave s'y intéresse avec prédilection et la désigne comme responsable de nombreuses maladies chroniques : *On voit mille guérisons de maladies aiguës ; mais il s'en guérit à peine une qui ait son siège dans le foie, & de cent maladies chroniques, 99 y résident*. Selon lui, deux causes sont à l'origine des maladies hépatiques. La première trouve son origine dans une sécrétion biliaire incomplète qui entraîne une chylification vicieuse responsable d'hydropisie, de cachexie, de leucophlegmasie. La seconde est la conséquence d'un arrêt de la circulation portale. Celle-ci, qui ne dépend pas du coeur mais des mouvements abdominaux et des contractions de la capsule de Glisson, est parfois ralentie ou interrompue. La stase portale entraîne la sécrétion d'une humeur atrabilaire responsable d'obstruction des viscères abdominaux et du foie, de l'hypocondrie et de la mélancolie : *Institutions de médecine*, **3**, Paris, 1743.

Georg Ernst Stahl renchérit sur ce raisonnement et donne aux perturbations du flux sanguin portal le rôle prépondérant dans la pathologie hépatique. Il développe sa théorie dans le *De venae Portae*, Halle, 1698. Pour lui, la circulation portale transporte, au même titre que les vaisseaux chylifères, les substances alibiles (portion du chyle destinée à la nutrition par opposition aux matières non alibiles ou excrémentielles), contrairement à la théorie admise depuis les découvertes d'Aselli puis de Pecquet concernant la circulation dans les lymphatiques ou vaisseaux lactés. Dès lors, la présence dans la circulation portale d'ingestas impropres est à l'origine d'importantes modifications du flux sanguin. Celui-ci n'étant pas régi par les mouvements du coeur mais par la respiration et une force tonique spécifique à la rate, aux intestins, au mésentère et aux parois vasculaires elles-mêmes, le territoire des vaisseaux mésaraïques est le siège de maladies déterminées par quatre phénomènes : anomalie de capacité, augmentation ou réduction ; épaississement du sang consécutif à l'ingestion d'aliments acides, limoneux ou grossiers ou provoqué par une respiration laborieuse ; stase passive et perturbation active des mouvements sanguins avec relaxation et contraction, déplacement anormal du sang épaissi. De la pléthore du système veineux abdominal résultent splénomégalie, vomissements de sang, turgescence des hémorroïdes, ictère, induration du foie et ascite.

Frédéric Hoffmann dans *La médecine raisonnée,* 1739, reprend les arguments d'Ettmuller : *Il y a deux espèces d'inflammation du foie ; car la partie concave de ce viscère en est attaqué, ou la partie convexe. Les signes qui dénotent la première sont le hocquet, le vomissement, la cardialgie, une ardeur, & une douleur fixe, à la fossette du cœur, qui s'étend vers le côté droit, la fièvre, une toux seiche, de l'embarras dans la respiration, une constipation du ventre. Quand la partie convexe est attaquée d'inflammation érysipelateuse, on sent une douleur gravative, & poignante, accompagnée de resserrement, dans les fausses côtes, du côté droit, avec toux, fièvre, difficulté de respirer...*

Jean-Baptiste Bianchi dans *Historia hepatica*, Genève, 1725, (Histoire hépatique), divise ainsi les maladies hépatiques : celles qui touchent ses parties solides et se traduisent souvent par une augmentation de son volume ; celles qui affectent son innervation et retentissent sur ses canaux et canalicules ; celles qui atteignent ses trois fluides essentiels, le sang, la lymphe et la bile ; celles qui modifient les sécrétions hépatiques en les augmentant, en les diminuant, en les supprimant, en les altérant ou en affectant d'autres organes. Il établit une catégorie à part pour les calculs, les vers, les polypes, les flatuosités.

Martin Lange (1753-1792) trace le premier le tableau de l'ictère épidémique : Historia icterorum epidemicorum, *Novis actis physico-medicis Academiae*, Halle, 1791.

XIXème siècle : histologie et physiologie auxiliaires de la clinique

Antoine Portal dans ses *Observations sur la nature et le traitement des maladies du foie*, Paris, 1813, établit une nomenclature des affections hépatiques totalement obsolète. Il distingue d'une part les maladies du foie lui-même telles la jaunisse ou la colique hépatique ou la fièvre bilieuse, la colique bilieuse, la phtisie hépatique etc. et, d'autre part, les états du foie dans diverses maladies tels les affections catarrhales, les maladies éruptives, le scorbut, les affections morales, respiratoires, cardiaques, digestives, le choléra morbus, le méléna etc. Chaos de divisions arbitraires souvent étayées par des observations d'auteurs des siècles précédents tels Baillou, Bartholin, Pison, Bonet ou Morgagni, Manget, Lieutaud, Bianchi pour citer les plus récents. Cet ouvrage est une survivance du passé. Rendons justice à son auteur, élève de Lieutaud et de Sénac, il y décrit le foie cardiaque.

Un peu plus tard, on va s'appuyer sur les constatations anatomopathologiques macroscopiques distinguant par exemple des altérations de volume, de texture ou de coloration, des extravasations sanguines, des abcès, des pertes de substance, des dégénérescences, des parasites. Gabriel Andral dans son *Anatomie pathologique*, **2**, Paris, 1829, range les maladies du foie dans les affections des appareils de sécrétion glandulaire et les classe en : *lésions de circulation (hyperhémie) ; lésions de* *nutrition (hypertrophie, atrophie, induration et ramollissement) ; lésions de sécrétion (état gras, suppuration, cancer, tubercules, acéphalocystes).*

On individualise la syphilis hépatique grâce à Philippe Ricord qui décrit les gommes du foie en 1838, donnant raison aux auteurs du seizième, tel Gabriel Fallope, et du dix-septième siècles qui posaient en dogme que la maladie vénérienne avait son origine et son siège dans le foie alors que Morgagni affirmait n'avoir jamais trouvé de lésion hépatique chez les malades syphilitiques : *Traité complet des maladies vénériennes. Clinique iconographique de l'höpital des vénériens, recueil d'observations suivies de considérations pratiques sur les maladies qui ont été traitées dans cet hospital*, pl. XVIII, Paris, 1851.

Carl von Rokitanski donne en 1842 le tableau de l'hépatite subaiguë fatale ou atrophie jaune aiguë du foie, maladie de Rokitanski : *Handbuch der pathologischen Anatomie,* 1842-1846, **3**.

Sigismond Jaccoud dans la première édition du *Traité de pathologie interne*, Paris, 1871, consacre neuf chapitres aux maladies hépatiques et biliaires dans lesquels il résume les travaux anatomo-cliniques du demi-siècle écoulé : *congestion, hépatite suppurée et abcès, hépatite parenchymateuse et atrophie jaune aiguë, hépatite interstitielle et sclérose, dégénérescence amyloïde, cancer, échinocoques et kystes hydatiques, catarrhe des voies biliaires et ictère catarrhal, calculs biliaires.*

Cette phase histologique est illustrée par les travaux de Friedreich von Frerichs (1818-1885) : *Klinik der Leberkrankheiten*, Braunschweig, 1858-1861, traduit en français en 1862 puis en 1866, accompagné d'un atlas in quarto en couleurs. L'auteur a décelé la présence de leucine et de tyrosine dans les urines de certains ictériques : Ueber das Vorkommen von Leucin und tyrosinin der menschlichen Leber, *Arch. Anat. Physiol. wiss. Med.*, 1854.

Charles Murchison dans ses *Clinical lectures on diseases of the liver*, Londres, 1868, traduites en français en 1878, sur la deuxième édition anglaise, cite un cas d'obstruction de l'abouchement duodénal du cholédoque par un ulcère duodénal.

Victor Charles Hanot donne, en 1876, la description princeps d'une cirrhose hypertrophique avec ictère : *Etude sur une forme hypertrophique de cirrhose du foie (cirrhose hypertrophique avec ictère chronique*), Paris, 1876.

Karl Wilhelm von Kuppfer (1829-1902), identifie les cellules hépatiques qui portent son nom et sont désormais reconnues comme des cellules réticulo-endothéliales, macrophages étoilés spécifiques au foie : Ueber Sternzellen des Lebers, *Arch. mikrosc. Anat.*, 1876.

Jean Martin Charcot, publie ses *Leçons sur les maladies du foie, des voies biliaires et des reins*, en 1882.

Cette somme de travaux sera couronnée par l'étude du métabolisme hépatique qu'inaugurent les recherches de Claude Bernard sur la fonction glycogénique du foie. Il résume ses travaux en 1876 et 1877 : Sur la formation de la matière sucrée chez les animaux, la glycémie, première partie, 1876 ; la glycogenèse hépatique, deuxième partie, 1877, *Annales de chimie et physique*, Paris, **IX**, 1876, **XI** et **XII**, 1877.

La Cirrhose du foie

La cirrhose est connue des anciens auteurs qui parlent *d'hepar durum, subdurum, sub cultro stridens, de marasmus ou d'obstructio hepatis*. (Foie induré, un peu induré, crissant sous le scalpel, consomption ou obstruction du foie). André Vésale rapporte une observation de rupture de la veine porte chez un homme au foie granuleux, dur comme de la pierre et fait remarquer les effets nocifs de l'alcool sur cet organe ainsi que l'augmentation du volume de la rate dans les affections hépatiques : *Hepar scirrhosum ... lien magnus*. (Foie squirreux ... rate volumineuse).

XVIIème : déjà l'intempérance

Nicolas Tulpius découvre un foie atrophique (*jecur retorridum*) à l'autopsie d'un homme aux habitudes d'intempérance connues, mort dans un tableau d'hydropisie : *Observationes medicae*, Amsterdam, 1652.

William Harvey trouve des foies *russet, hard, contracted* ... (roux, durs, atrophiques), chez des patients atteints d'hydropisie : *De motu cordis*, Francfort, 1628.

John Browne décrit en 1685 dans les *Philosophical Transaction* un foie nodulaire et accompagne sa communication d'une gravure, première représentation, semble-t-il, d'un foie cirrhotique.

XVIIIème siècle : le siècle de Morgagni

Dans la lettre XXXVIII du *De sedibus et causis morborum*, en 1761, l'illustre Giovanni Battista Morgagni décrit quelques lésions granuleuses et un aspect induré du foie lors de l'autopsie d'un patient alcoolique.

XIXème : la cirrhose de Laënnec

F.M. Xavier Bichat donne une bonne description de la cirrhose atrophique complétée par celle de René T. Y. Laënnec qui la dénomme ainsi en raison de la coloration roussâtre que prend alors le foie (*kirrhos*, roussâtre). On peut lire cette description dans le second volume de l'*Auscultation médiate* : *Le foie était comme ratatiné, et offrait à sa surface convexe un grand nombre de très petites bosselures. Son parenchyme contenait une très grande quantité de petits corps d'un jaune pâle, gros comme des pépins de pomme, bien séparés les uns des autres, et entre lesquels le parenchyme de l'organe offrait sa couleur et sa densité ordinaires. ... Le volume du foie, malgré ce grand nombre de petits corps étrangers développés dans le tissu de ce viscère, était évidemment moindre que dans l'état naturel.*

On trouve, dès 1827, dans les publications de Richard Bright (1789-1858), une description complète des lésions hépatiques, spléniques et péritonéales dans la cirrhose dont l'alcool est fréquemment responsable : *Report of medical cases selected with a view of illustrating the symptoms and cure of diseases by a reference to morbid anatomy*, Londres, 1827.

Jean Cruveilhier soupçonne le premier l'existence de deux formes distinctes de cirrhose : l'une atrophique, l'autre hypertrophique : *Traité d'anatomie pathologique générale,* **3**, Paris, 1856.

Mais il faut attendre les premières études histologiques de Francis Kiernan, en 1833, pour comprendre que l'apparence granuleuse du foie résulte de la déformation des lobules hépatiques enserrés dans une gangue conjonctive hypertrophiée : The anatomy and physiology of the liver, *Philosophical Transactions of the Royal Society*, 1833; volume 123; pgs. 711-770, 4 planches hors texte.

M.P.C. Sappey, signale la dilatation veineuse au niveau du ligament falciforme dans la cirrhose : Mémoire sur un point d'anatomie pathologique relatif à l'histoire de la cirrhose, *Mémoires de l'Académie impériale de médecine*, Paris, **23**, 1859.

J.-M. Charcot confirme cette définition en 1877 : *Anatomiquement il s'agit d'une inflammation interstitielle ; le tissu conjonctif tend à se substituer aux éléments spécifiques de la glande.* Il établit un parallèle entre *la cirrhose atrophique, qui est veineuse, annulaire, multilobulaire* (on dira plus tard à grosses granulations) *et interlobulaire, et la cirrhose hypertrophique qui est biliaire, insulaire, monolobulaire* (à petites granulations) *et intralobulaire* : *Leçons sur les maladies du foie, des voies biliaires et des reins ...*, Paris, 1877.

Victor Charles Hanot consacre sa thèse en 1876 à la cirrhose biliaire primitive : *Etude sur une forme de cirrhose hypertrophique du foie (cirrhose hypertrophique avec ictère chronique*), Paris.

Nous l'avons vu, les varices œsophagiennes sont signalées par Sulpice Antoine Fauvel en 1838 puis Adolphe Gubler en 1853, enfin, en 1875, par Hippolyte Hérard et Victor Charles Hanot.

Les occlusions des veines hépatiques avec hépatomégalie, ascite, cirrhose sont signalées par Carl von Rokitanski dans son *Handbuch der pathologischen Anatomie*, Wien, 1842-1846, et par Hans Chiari (1851-1916) : Erfahrungen über infarktbildungen in der Leber der Menschen, *Zeitschrift für Heilkunde,* 1898. Ce syndrome passera à la postérité sous le nom de Budd-Chiari.

Victor Hanot et Anatole M.E. Chauffard (1855-1932), dans un mémoire publié en 1882, rapportent deux observations de cirrhose hypertrophique pigmentaire dans le diabète sucré : Cirrhose hypertrophique pigmentaire dans le diabète sucré, *Revue médicale,* Paris.

Friedrich Daniel Reckinghausen (1833-1910) donne en 1889 le tableau définitif de la cytosidérose hépatique de surcharge déjà vue par Armand

Trousseau en 1863 : Über Hämochromatose, *Tageblatt Versam. Natur. Artze*, Heidelberg, 1889. Il décrit l'hépatomégalie, l'asthénie, les douleurs abdominales, la perte de la libido, la chute pondérale, l'hypertension portale … consécutifs à l'hypersidérémie.

Ce sont Victor Hanot et Augustin Nicolas Gilbert (1858-1927) qui identifient la forme hypertrophique de la cirrhose hépatique en 1888 : *Etudes sur les maladies du foie*, Paris, 1888.

Les cancers du foie

Jusqu'au début du XIXème siècle, on désigne le cancer du foie par des termes imprécis et obscurs comme squirre, stéatome, corps blanc, tubercule, nodosité ou tumeur, consécutifs à un engorgement ou à une obstruction, sans véritablement distinguer les cirrhoses des gommes, des abcès et des autres lésions hépatiques.

Jean François Fernel décrit le scirrhe comme *une tumeur outre nature & résistante, sans faire aucune douleur, si ce n'est d'advanture quand on presse trop fort la partie affectée ... il provient presque ordinairement d'une obstruction contumace & invétérée, & rarement ou plustost jamais d'inflammation* ... : *La pathologie ... ouvrage très utile à tous ceux qui s'appliquent à la guérison des maladies du corps humain*, Paris, 1655, 6ème livre, ch. 4.

Lommius ne déroge pas aux enseignements de son maître Fernel et entérine sa description du scirrhe conséquence de l'obstruction chronique du foie. La palpation de l'abdomen montre une induration indolore de toute la glande hépatique. Bientôt surviennent hydropisie, œdème des membres inférieurs et jaunisse, altération de l'état général, le mal devenant inguérissable : *Tableau des maladies où l'on découvre leurs signes et leurs évènements traduit du latin de Lommius* … XVII, Paris, 1712.

Guillaume de Baillou découvre lors d'une autopsie une tumeur hépatique correspondant sans doute à un carcinome du foie qu'il attribue à une obstruction dans un organe chaud et humide propice aux maladies rebelles et chroniques : *Opera omnia*, **4**, Genève, 1762.

XVIIème siècle

Pour Lazare Rivière, *le skirre du foie est une tumeur dure, qui résiste à l'atouchement, & sans douleur, faite d'une humeur crasse & grossière, impacte & endurcie dans la substance du foie.* Il différencie, tout comme Galien, deux sortes de *skirres* du foie : le skirre exquis et vrai, légitime, qui ne fait pas souffrir et le skirre non exquis, illégitime, qui comprime douloureusement l'estomac. Le skirre légitime est incurable et dégénère en hydropisie ; le skirre illégitime est curable mais difficilement : *La pratique de médecine avec la théorie*, **2**, Lyon, 1723.

XVIIIème siècle : Morgagni, van Swieten et Stoll

Mais c'est à Gérard van Swieten que revient la priorité d'une description autonome de la maladie. Il l'interprète comme l'évolution terminale de certaines inflammations du foie. D'évolution lente, la tumeur peut retentir sur la circulation veineuse et la ralentir. *Atque rursum, si post inflammationem jecinoris adsunt conditiones, scirrhus ibi nascitur, qui tumore, duritie, incremento et suam sedem, et vicina laedit hinc iterum eadem fere mala, sed lenta producit ; mollibus non auscultat, acribus in cancrum horrendum vertitur, cujus dein* ... (Et en revanche, si l'inflammation du foie persiste, un scirrhe peut apparaître, tumeur indurée, envahissante localement et atteignant le voisinage peu à peu ; au début elle est molle et passe inaperçue, par la suite, elle durcit et devient un effroyable cancer) : *Commentarii in Hermann. Boerhaavii Aphorismos*, **3**, 1753.

Giovanni Battista Morgagni dans la lettre XXX du *De sedibus* écrit : *Jecur longe maximum inventum est, steatomatibus plenum et substantia interjecta thymi excocti instar, alba et lobulosa, sed dura.* (Le foie fut trouvé considérablement augmenté de volume et rempli de stéatomes ; la substance intermédiaire entre ces stéatomes était comme celle d'un thymus cuit, blanche et lobuleuse, mais dure).

Maximilien Stoll rapporte un cas identique de volumineuse tumeur hépatique dans le premier volume de sa *Ratio medendi*, Paris, 1787.

XIXème siècle : primitif ou secondaire ?

Au début du siècle, Gaspard Laurent Bayle et Jean Bruno Cayol (1787-1856) dans l'article cancer du tome troisième du *Dictionnaire des sciences médicales de Panckouke*, en 1812, clarifient un peu la description sans toutefois distinguer lésion primitive et secondaire mais en soulignant la corrélation possible avec un cancer du rectum, de l'estomac, du testicule. Le tableau clinique associe le gros foie bosselé, facilement palpable, la cachexie progressive, l'ascite. L'autopsie enfin découvre souvent un foie triplé de volume.

Matthew Baillie parle de tubercules hépatiques, masses blanches et dures, souvent plus grosses qu'une châtaigne, semblables aux squirrhes mais qu'il estime de nature scrophuleuse : *Anatomie pathologique des organes les plus importants du corps humain ... ouvrage traduit de l'anglais et enrichi de notes et de planches par M. Guerbois* ..., Paris, 1815.

Jean Cruveilhier dans la livraison XII de son *Atlas d'anatomie pathologique* décrit l'envahissement des veines portes par le processus tumoral.

Edouard Monneret étudie les symptômes spécifiques du cancer du foie et s'attache à distinguer les formes primitives des formes secondaires : Du cancer du foie, *Archives Générales de médecine*, 1855.

C'est Rudolph Virchow qui établit sur des critères histologiques la distinction formelle entre cancer primitif et secondaire. Il insiste sur le rôle du système vasculaire dans la dissémination des métastases et souligne la fréquence du cancer hépatique secondaire qui contraste avec la rareté de l'hépatocarcinome primitif : *Handbuch der speciellen Patholog. und Therapie*, Erlangen, **1**, 1854.

Charles Sabourin en 1881 évoque déjà la filiation entre cirrhose et cancer du foie : *Contribution à l'étude des lésions du parenchyme hépatique dans la cirrhose. Essai sur l'adénome du foie*, Paris, 1881 : On y trouve cette conclusion : *Mais on conviendra, nous l'espérons, que si jamais tumeur a pu revendiquer à son début, et même à une période avancée de son évolution, le caractère inflammatoire pur et simple, c'est bien l'adénome que nous venons de décrire et, si nous voyons cet adénome devenir infectieux, il faut bien accepter les faits, et l'appeler tumeur maligne à partir de ce moment.* Par infectieux, l'auteur veut dire malin.

La monographie de Victor Charles Hanot et Augustin Nicolas Gilbert en donne le tableau désormais classique dans leur mémoire fondamental de 1888 : *Etudes sur les maladies du foie. Cancer (épithéliome), sarcome, mélanomes, kystes non parasitaires, angiomes, avec 30 figures en chromotypographies et 7 figures en noir*, Paris, 1888.

Les maladies de la vessie du fiel :

La vessie du fiel est sujette à l'obstruction, au calcul, à la réplétion et à l'inanition. L'obstruction se fait dans le conduit par lequel la bile est attirée hors du foye, ou dans celuy par lequel elle se descharge dans les intestins. En l'une et en l'autre le ventre est dur et comme les matières fécales deviennent blanches, les urines sont tellement jaunes et grossières, que souvent elles en paraissent toutes obscures ; la bile se meslant avec le sang s'espand à la surface du corps et rend la peau infectée de jaunisse. Toutesfois en la première sorte d'obstruction la vessie du fiel demeure vuide, au lieu qu'en l'autre elle regorge de bile et est travaillée des divers symptômes de réplétion ... Le calcul s'engendre souvent dans la vessie du fiel, de couleur noire, mais néanmoins léger qui nage sur l'eau quand on le jette dedans, sans aller au fond comme fait celuy qui se tire des reins ou de la vessie. Il provient d'une bile jaune laquelle estant longtemps retenue en son propre réservoir et n'estant pas évacuée quand il en est besoin, ny renouvellée par le meslange d'une autre plus récente, s'endurcit d'une façon merveilleuse. Ce qui arrive principalement lorsque deux conduits de la vessie sont bouschez. Ce mal n'a point de marques évidentes, ny de symptômes fascheux, par lesquels on le puisse assurément et facilement descouvrir. Mais on ne peut soupçonner ceux qui ont une grande et longue jaunisse. Un certain vieillard décrépit, fort prompt à se mettre en cholère, fut trouvé après sa mort sans fiel et sans vessie, et au lieu de cela il s'estait formé un grand calcul. Voire mesme après une jaunisse de longue durée, estant survenu un bénéfice de ventre à plusieurs personnes, nous leur avons veu rendre des calculs de cette nature gros comme un pois ou des grains d'orge. Du reste, la bile abonde quelquesfois si fort en sa propre vessie qu'elle la rend extrêmement tendue et grosse. Et lors elle incommode fort par sa tumeur, par oppression, suffocation, rots, ardeur, cholère, et si d'aventure elle vient à se poursuivre par des fièvres intermittentes. De là donc proviennent de très grands maux, et à la vérité il n'en est pas de moindres quand elle desborde tout à fait. Car quand la vessie se vuide entièrement et qu'elle jette hors toute sa bile, elle excite ou des vomissements bilieux, ou une diarrhée, ou bien une lyenterie, ou quelques autres symptômes qui en approchent. Il en est mort un bon nombre desquels il n'a paru aucune autre cause de leur trépas sinon parce que la vessie du fiel estait totalement espuisée de bile. Fernel, *La pathologie ... ouvrage très utile à tous ceux qui s'appliquent à la guérison des maladies du corps humain*, Paris, 1655, 6ème livre, ch. 4.

Johann Schenck écrit à propos de la lithiase vésiculaire : *Horribiles et stupendi lapides, in vesica fellea coagulati, forma, colore, numero et effectibus admirandis ; vomitum, nauseam, molestiam, stomachi et hypochondriorum torsiones, atrophiam, tabem, viscerum obtructiones et inflammationes, morbum regium immedicabilem, vigilias, lassitudines, moerores, melancholicas affectiones, ad iram propensiones, urinae difficultatem et ardorem, cutis lepram, febrem, nec non subitaneam mortem, occulto et vulgo incognito morborum et symptomatum seminario et fomento, inducentes.* (Ces pierres épouvantables et étonnantes coagulées dans la vessie du fiel de forme, de coloration, de nombre et d'effet surprenants, sont responsables de vomissement, d'écœurement, de tourment, de spasmes de l'estomac et des hypochondres, de cachexie, de consomption, d'obstructions et d'inflammations des organes, de jaunisse incurable, d'insomnies, de fatigues, d'abattements, d'inclinations à la colère, de la difficulté et de la brûlure d'urine, d'affections cutanées, de fièvre et même de mort subite ; évoluant à bas bruit elles laissent presque toujours dans l'ignorance de la cause et du traitement des maux et des symptômes.) Schenck, *Observationum rariorum*, Francfort, 1665 : *de vesica fellea.*

Les pierres vésiculaires sont faites d'écorces concretées à la manière des oignons ou de lamelles, de cercles corticaux placés les uns sur les autres. Pour reconnaître l'origine vésiculaire d'un calcul émis avec les selles, il faut le jeter dans l'eau. Lorsqu'il surnage, il est d'origine biliaire, selon Piccolomini, en théorie, car certains s'enfoncent dans les liquides selon Heurnius. On peut également les différencier des autres concrétions en les faisant brûler : *Les calculs formés dans le follicule de la bile brûlent comme de la graisse.* Cortesi. *: Opera omnia tam ad theoriam quam ad praxin medicam …*, **2**, Lyon, 1658.

Les calculs peuvent provoquer la jaunisse (Benivieni). Mais l'ictère peut-être la cause du calcul qui s'accompagne de distension de la vessie du fiel (Fernel) et qui parfois se retrouve dans le canal cystique provoquant l'obstruction et la jaunisse (Fabry, Gemma).

Si la jaunisse s'accompagne de fièvre avant le septième jour, c'est mauvais signe et le malade risque de mourir. Ensuite, c'est le jour critique et le pronostic est meilleur. On aide alors la nature en saignant, en refroidissant, en digérant avec du sirop de violette mêlé d'eau de morelle, ou bien avec de l'eau d'endive dans du sirop. Par la suite, on peut purger avec rhubarbe, dialytriplique. On peut donner des vers de terre lavés dans du vin blanc puis séchés. S'il y a opilation, autrement dit obstruction, à l'endroit où le canal du foie s'abouche dans l'intestin, la bile remonte vers le foie, se mêle au sang par toutes les veines et provoque la jaunisse dont il existe trois espèces : la jaunisse citrine qui procède de la bile citrine ; la jaunisse verte qui procède de la bile grossière et enfin la jaunisse noire qui provient de la mélancholie due à l'opilation de la rate.

Antonio Benivieni décrit une lithiase vésiculaire ayant entraîné la mort de la patiente sans que rien n'ait pu laisser présager auparavant l'existence de la maladie : *De abditis nonnullis ac mirandis morborum et sanatorium causis*, Florence, 1507.

Guillaume de Baillou, dans ses *Ephémérides* de l'été 1578, parle d'une lithiase vésiculaire trouvée à l'autopsie d'une femme décédée dans un tableau de colique hépatique fébrile et d'ictère : *Épidémies et éphémérides ... avec une introduction et des notes par Prosper Yvaren,* Constitution de l'été de l'année 1578, Paris, 1858.

Jean Kenntmann (1528-1568) publie simultanément ses recherches sur les diverses espèces de calculs qui se trouvent dans le corps humain et sur les fossiles, mêlant étrangement pathologie et paléontologie : *Calculorum qui in corpore ac membris hominum innascuntur genera duodecim, eorumque descriptio & historia,* Tiguri, 1565, paru avec *Nomenclaturae rerum fossililium*, Tiguri, 1565, tiré de l'ouvrage de son ami Conrad Gesner sur le même sujet. Il rapporte ainsi des observations de calculs des voies biliaires mais aussi des glandes salivaires, des intestins, du cerveau, des muscles et des os.

Charles Etienne signale la découverte de calculs biliaires ou arènes *aux corps des femmes agées : La dissection des parties du corps humain divisée en trois livres, faictz par Charles Estienne docteur en médecine, avec les figures et déclaration des incisions composées par Estienne de la Rivière chirurgien*, Tiers livre, Paris, 1546.

Jean Ferrand (?-?), de Poitiers, décrit un cas de péritonite biliaire dans le *De nephrisis et lithiasis, seu de renum et vesicae calculis*, Paris, 1570.

Volcher Coiter semble avoir établi le premier, en 1572, la relation entre ictère et calcul de la voie biliaire principale au cours de l'autopsie de la mère d'un professeur de la Faculté de Médecine de Bologne : *Externarum et internarum principalium humani corporis partium tabulae atque anatomicae exercitationes observationesque variae, novis, diversis, ac artificiossimis figuris illustratata ... auctore Volchero Coiter,...* Observationum anatomicarum chirurgicarumque miscellanea ... Nüremberg, 1572.

XVIIème siècle : progrès anatomopathologiques

Johann Jacob Wepfer, dans ses *Observationes anatomica ex cadaveribus*, Paris, 1658, confirme cette notion et précise le lien entre l'emplacement du calcul dans l'arbre biliaire et l'apparition de l'ictère.

Francis Glisson remarque la présence de calculs dans le foie du bœuf : *Anatomiae hepatis cui praemittuntur quaedem ad rem anatomica universe spectantia, et nonulla de lymphaeductibus subjiciuntur*, Londres, 1654.

Frédérick Ruysch fait la même constatation et précise leur siège dans les canaux biliaires : *Thesaurus anatomicus ... cum figuris aeneis ...*, I-X, Amsterdam, 1701-1715 (Vesicula fellea X).

Otto van Heurne (1577-1652), dans l'observation sixième publiée à la fin de son édition des œuvres de Fernel en 1656, rend compte de l'autopsie d'un certain Benjamin Leclerck, mort d'une pleurésie en 1637, et chez lequel il découvre trois calculs dans la vésicule biliaire. Le plus volumineux, de la taille d'une châtaigne, les autres, gros comme une fève, polyédriques, noirâtres à l'extérieur, jaune en dedans, avec des couches concentriques pour le plus volumineux, légers au point de surnager dans l'eau, friables enfin : Guilhelmi Fabricii Hildani *Universa medicina primum quidem studio & diligentia Guiljelmi Plantii, cennomanni elimata nunc autem notis, observationibus & remediis secretis....*, Historia VI, Trajecti ad Rhenum, 1656.

On envisage déjà l'extraction des pierres vésiculaires par analogie avec celle des pierres vésicales. Mais le risque de péritonite décourage les plus audacieux. Il semble que Wilhelm Fabry von Hilden ait retiré un calcul chez un de ses patients en février 1612, mais l'auteur laisse planer un doute et peut-être s'agit-il d'une trouvaille cadavérique : *Opera quae extant omnia partim ante hac excusa, partim nunc recens in lucem edita omnia ab authore recognita ... adjectis ... Marci Aurelii Severini*, centurie IV, obs. XLIV, Francfort sur le Main, 1646.

Cornelius Stalpart van der Wiel signale dans ses *Observationum rariorum médic. anatomic. chirurgicarum centuria prior...*, Observation XLV, Amsterdam, 1682-1686, qu'il est fréquent de découvrir lors des autopsies, des lithiases vésiculaires : *Il n'est pas nouveau de trouver des pierres dans la vésicule du fiel, & qu'une portion du foie soit devenue dure ; mais il est rare d'en trouver dans le corps de cette glande ou dans sa membrane. Voyez Dodonée Not. at cap III Obs. med. Beniven. p. 141.*

Thomas Sydenham donne une bonne description de colique hépatique qu'il met au rang des maladies chroniques et qu'il interprète comme une manifestation d'hystérie : *Médecine pratique de Sydenham avec des notes ;*

ouvrage traduit en français sur la dernière édition ... par feu M.A. Jault, Ch. 7, Paris, 1784.

Michel Ettmuller dans le tome deux des *Opera medica practica* écrit : *Tout récemment un de mes amis m'a écrit qu'à l'université de Leyde, un étudiant avait trois mois auparavant excisé totalement la vésicule biliaire à un chien et avait recousu le ventre. Le chien vit encore et remplit ses fonctions sans la moindre incommodité. J'avertis que le canal biliaire et les autres canaux sont restés intacts.* Ce serait la première ablation de la vésicule chez l'animal.

XVIIIème siècle : première cholécystectomie chez l'animal.

Seul le travail de Herlin (?-?) a laissé une trace dans la littérature scientifique du passé. Il publie ses expériences de cholécystectomie chez l'animal dans le *Journal de Médecine, de Chirurgie et de Pharmacie* en 1767 : Expérience sur l'ouverture de la vésicule du fiel, et de son extirpation chez le chien, sans susciter le moindre intérêt dans le monde savant de l'époque. Il a ces quelques mots prémonitoires : *D'après ces expériences, ne suis-je pas en droit de conclure qu'on peut tenter l'extirpation de la vésicule du fiel sans de grands dangers ; que cette découverte met en état d'aller chercher sans crainte les pierres qui sont amassées dans ce sac.*

Jean-Baptiste Bianchi affirme l'étiologie lithiasique des coliques hépatiques : *Historia hepatica, seu de hepatis structura, usibus et morbis,* Turin, 1710 ; *Historia hepatica, in hac tertia editio*, Genève, 1725, édition dans laquelle on trouve l'observation des calculs biliaires qui auraient été trouvés par Colombus dans la veine porte d'Ignace de Loyola.

Giovanni Battista Morgagni attribue la lithiase biliaire à une inflammation de la muqueuse de la vésicule et des conduits biliaires : *De causis et sedibus morborum per anatomen indagatis*, epistola XXXVII, XLIX, Venise, 1761.

François Paul Poulletier de la Salle (1719-1788) et Antoine François Fourcroy découvrent la solubilité des calculs biliaires dans l'alcool chaud, comparent les cristaux lamellaires obtenus par précipitation de la solution alcoolique à l'acide borique et les assimile à des corps gras analogues au blanc de Baleine : Dissolution des calculs dans l'alcool, *Mémoires de la Société royale de médecine*, Paris, 1782-1783 ; Examen chimique de la substance feuilletée et cristalline contenue dans les calculs biliaires, *Annales de chimie*, 1789 ; *Système des connaissances chimiques et de leurs applications aux phénomènes de la nature et de l'art*, sect. VIII, Ordre III, Art. 22, **X**, Paris, An IX, 1802.

William Saunders (1743-1817) remarque que les sujets qui ont de gros calculs sont moins exposés à la jaunisse que ceux qui en ont de petits susceptibles d'obturer le cholédoque : *A treatise on structure, oeconomy and diseases of liver*, Londres, 1793.

Jean Louis Petit remet en vogue l'extraction des calculs vésiculaires. En 1743, dans un mémoire présenté à l'Académie de Chirurgie, il établit le diagnostic différentiel entre grosse vésicule et abcès du foie et propose d'appliquer à la vésicule la méthode thérapeutique utilisée jusqu'ici pour les pierres de la vessie. Alors que l'ouverture de la vésicule dans le péritoine est toujours fatale, il rappelle que, si la vésicule adhère à la paroi abdominale et si l'ouverture se fait au-dehors à travers les adhérences, la guérison est constante. On peut alors effectuer la lithotomie ou même la lithotritie des pierres intravésiculaires : Parallèle de la rétention de la bile et des pierres de la vésicule du fiel avec la rétention d'urine et les pierres de la vessie ; Remarques sur les tumeurs formées par la bile retenue dans la vésicule du fiel, & qu'on a souvent prise pour des abcès du foie, *Mémoires de l'Académie de chirurgie*, Paris, 1743.

XIXème siècle : cholécystotomie contre cholécystectomie

Alexis Pujol (1739-1804) consacre un mémoire aux coliques hépatiques d'origine lithiasique paru dans ses *Œuvres complètes*, Castres, 1802.

En 1815, Michel Eugène Chevreul isole le principal constituant des calculs biliaires et l'appelle choléstérine : Recherches chimiques sur plusieurs corps gras et particulièrement sur leur combination avec les calculs. Cinquième mémoire. Des corps qu'on a appelés adipocires, c'est à dire de la substance cristallisée des calculs biliaires humains du spermaceti et de la substance grasse des cadavres, *Annales de chimie*, Paris, 1815, **95**.

Campaignac, en 1826, lit un mémoire devant l'Académie de médecine dans lequel il établit d'une part sur les expérimentations animales, d'autre part sur des arguments anatomo-pathologiques, que la vésicule peut être supprimée sans que les malades accusent de troubles fonctionnels. Il publie son travail trois ans plus tard : Des plaies des voies biliaires, de la ligature du col de la vésicule, et de la ligature partielle de cet organe, *Journal hebdomadaire de médecine*, 1829, **2**.

Victor Albans Fauconneau-Dufresne (1798-?) publie une monographie intitulée *La bile et ses maladies* dans les *Mémoires de l'Académie Royale de Médecine* en 1846, bonne revue générale des connaissances du temps. L'auteur défend encore l'existence des tempéraments bilieux et atrabilaires.

Ludwig Georg Courvoisier (1843-1908), en 1888, immortalise le signe qui porte son nom associé à celui de Louis Félix Terrier (1837-1908), indice qui établit cette règle clinique : la vésicule est distendue dans le cancer notamment vatérien, elle n'est pas perceptible dans la lithiase. L'exception confirme la règle puisque dans son mémoire original Courvoisier, sur 87 lithiases cholédociennes, observe 70 vésicules scléro-atrophiques et 17 vésicules dilatées : Zur chirurgie der Gallenwege, *Correspondenz blatt für schweizer Aerzte,* 1888.

Quand J.-S. Bobbs (1809-1870) réussit pour la première fois la cholécystotomie en 1867, il exauce le souhait de J.-L. Petit et rallie Robert Lawson Tait (1845-1899), hostile à la cholécystectomie, à son point de vue : Case of lithotomy of the gall bladder, *Trans. med. Soc. Indiana*, 1868.

Mais l'avenir appartenait à la cholécystectomie dont Herlin avait été le précurseur méconnu chez l'animal et qui sera réalisée avec succès chez l'homme le 15 juillet 1882 par Carl Julian August Langenbuch (1846-1901) : Ein Fall von Extirpation der Gallenblase, wegen chronischer Lithiasis. Heilung, *Berliner Klinische Wochenschrift*, 1882, **48**.

Jean-François Calot consacre sa thèse de doctorat en 1890, publiée sous forme de livre un an plus tard, à la cholécystectomie, ouvrage exhaustif qui passe en revue les diverses techniques chirurgicales pratiquées à l'époque, réunissant toutes les observations d'ablations de la vésicule biliaire, publiées dans le monde entre 1882 et 1890. On y trouve la description du triangle qui porte son nom et qui est constitué par l'artère cystique, le conduit cystiques et le canal hépatique : *De la cholécystectomie (ablation de la vésicule biliaire),*
Paris,1890.

Les maladies de la rate :

Selon Fernel, on en compte quatre : la tumeur, l'obstruction, le scirrhe et l'inflammation.

Le palper de l'abdomen perçoit une tumeur molle qui parfois le remplit entièrement, descendant sous l'ombilic.

La lie qui s'accumule dans la rate déborde de celle-ci, envahit l'estomac, attaque le cœur. Si elle s'épaissit, elle peut provoquer une obstruction de toute la rate.

Si la chaleur l'épaissit encore, un scirrhe se constitue : au palper, sa consistance est ferme.

L'inflammation atteint rarement la *ratte*, mais un abcès ou un phlegmon peuvent s'y former : il faut, dans ce cas, que du sang pur y pénètre. La bile noire, constituée de bile jaune brûlée, est attirée par la rate ou poussée par le foie vers elle : le cœur palpite, l'esprit est atteint de tristesse et de fureur, c'est la mélancholie hypocondriaque.

Les médications spécifiques de la rate sont celles qui ramollissent, nettoyent, subtilisent l'humeur terrestre. Ainsi, pour dissiper les vapeurs de bile noire, on prescrit le sirop de violette, de mélisse, de suc de pomme, de buglosse.

Pour réduire les tumeurs spléniques on donne le sirop de cétérach et de fumeterre, de racines oxyprels, de squille ou bien des électuaires ou des trochisques de câpre et de dialacca ; on peut fomenter avec une solution vinaigrée d'ortie, de struthium, de nasitart, de petite centaurée. On applique un liniment d'huile de rue, de câpre, d'amandes amères et de lys additionné de poudre d'iris, de cabaret, de cyclamen avec bdellium et gemmes délayés dans du vinaigre. On en fait aussi un emplâtre pour combattre obstructions et tumeurs : *La pathologie ... ouvrage très utile à tous ceux qui s'appliquent à la guérison des maladies du corps humain*, Paris, 1655, 6ème livre, ch. 5.

François Umeau, dit Ulmus (?-1599), semble avoir rédigé la première monographie consacrée à la rate : *De lien libellus*, Paris, 1578. (Opuscule sur la rate).

Heurnius est l'auteur d'une observation avec autopsie d'une splénomégalie probablement tuberculeuse accompagnée d'adénopathies du hile hépatique et de cavernes pulmonaires, rapportée par Lieutaud en 1767 dans son *Historia anatomica medica sistens numerossima cadaverum humanorum extispicia*, Paris, 1767.

Guillaume de Baillou donne une observation de rupture splénique et rapporte le cas d'un blessé de l'hypocondre gauche. Il rappelle l'aphorisme d'Hippocrate : La rate règne en automne. En effet, à cette saison, il y a surabondance d'atrabile. D'une part la rate s'accroît et s'enfle, d'autre part elle peut être le siège de diverses maladies qui sont responsables de douleurs de l'hypocondre gauche. Les malades ressentent une chaleur anormale aux pieds, souffrent de varices, signes annonciateurs de fluxion et de menace d'abcès splénique car les mouvements fluxionnaires se portent vers le bas dans les maladies de la rate, à l'inverse des maladies du foie qui se portent vers le haut. Il est souhaitable que les urines de ces patients soient abondantes, laissant déposer souvent un sédiment cendré, sinon les parties voisines resteraient congestionnées. Il est également avantageux que les selles soient séreuses : *Opera omnia*, **I**, **4**, Genève, 1762.

Gabriel Fallope découvre des pierres dans le parenchyme splénique mais y trouve également des tubercules, comme dans le foie ou les poumons : *Observationes anatomicae*, Venise, 1561.

Il semble que le chirurgien vénitien Zucarelli ait pratiqué une splénectomie en 1549, avec succès, chez une femme de 24 ans présentant une splénomégalie, c'est du moins ce que rapporte Leonardo Fioravanti (1517-1588) dans son *Tesoro della vita Humana* publié à Venise en 1570.

XVIIème siècle : tradition humorale contre innovation malpighienne

Selon Lazare Rivière, la rate peut être atteinte d'inflammation, de douleurs, d'obstruction, de skirrhe, d'hypocondrie et de sa variante aggravée, le scorbut.

Il faut saigner du côté gauche dans l'inflammation ; donner des clystères carminatifs, du vinaigre et de l'absinthe dans la douleur ; administrer de l'eau ferrée obtenue par immersion d'un fer rougi dans de l'eau dans l'obstruction, car il est connu depuis Celse que les animaux nourris chez les forgerons ont la rate petite ; prescrire du fer, de l'ammoniaque, de l'aloès, du mercure dans le skirrhe. Les bouillons d'asperge, chicorée, oseille, buglosse, capillaire, séné sont recommandés dans l'hypocondrie ainsi que l'ambre gris. Quant au scorbut, qui est de même nature, il sera traité par le cresson, le raifort, l'absinthe, le chardon bénit, l'agrimoine, la buglosse, la fumeterre : *La pratique de médecine avec la théorie ...*, **2**, Paris, 1723.

Ettmuller, dans le tome 2 de sa *Pratique générale de médecine*, 1691, écrit : *Le premier viscère que le sang rencontre au sortir du cœur, c'est la rate dont l'action, c'est à dire certaine perfection qu'elle donne au sang pour le bien du corps, est blessée quand son ferment est éteint par le vice des esprits animaux, qui y sont distribués copieusement, ou bien par des obstructions, des tumeurs, & des scirrhes, lesquelles affections de la rate surviennent plus souvent aux autres maladies, qu'elles n'en sont les causes ou les occasions.*

Nous avons vu les progrès considérables accomplis grâce à Marcello Malpighi dans la connaissance de l'anatomie et de la physiologie spléniques : *Discours anatomiques sur la structure des viscères ...* Paris, 1687. Il raconte comment après avoir pratiqué une ligature des vaisseaux spléniques sur un jeune chien, celui-ci non seulement survécut à l'intervention mais retrouva toute sa vitalité.

Giuseppe Zambeccari apporte la preuve qu'on peut vivre sans rate : *Esperienze del dottore Giuseppe Zambeccari intorno a diverse visceretagliste a diversi animali viventi*, Florence, 1680.

XVIIIème siècle : le statu quo

Le dictionnaire de James est fort discret sur la pathologie splénique qu'il résume en inflammation et gonflement accompagnés parfois de tension abdominale et d'œdème des membres inférieurs : *Dictionnaire universel de médecine*, **4**, Londres, 1743-1745.

Théophile de Bordeu, comme la plupart des auteurs contemporains, établit une relation entre maladies du foie et de la rate. Dans le tome 1 de ses *Œuvres Complètes* publiées par Richerand en 1818, on peut lire ce passage qui reflète l'interprétation donnée à l'époque du rôle physiologique de la rate : *La rate pourroit donc être regardée comme un organe qui, lorsqu'il se remplit, diminue la quantité des autres liqueurs dans les viscères, et qui, lorsqu'il se resserre, ou qu'il se vide, augmente cette quantité ; et on pourrait dans ce sens là regarder la rate à certains égards comme une sorte de réservoir, ce qu'on a déjà remarqué ; ce n'est pourtant à dire que ce soit là l'unique et le principal usage de ce viscère.* Et Bordeu énumère tous les symptômes qui affectent le côté gauche du corps chez les malades atteints d'une maladie splénique : hémicranies, otalgies, fluxions oculaires, crampes musculaires *qu'on observe sur le côté gauche de ceux qui ont la rate prise.*

En 1771, William Hewson pense que la rate détruit les vieux globules rouges et en fabrique de nouveaux aux dépens des lymphocytes dont elle est également productrice : *Experimental inquiry into the properties of the blood, with an appendix relatiing to the lymphatic system in birds, fishes, and amphibious animal*, Londres, 1771.

Alexis Littré décrit des rates calcifiées : *Histoire de l'Académie royale des sciences ?*

Joseph Lieutaud dans son *Historia Anatomico Medica*, Paris, 1767, rapporte plusieurs cas autopsiés de tumeurs ou d'atrophies spléniques.

XIXème siècle : Hodgkin et Virchow

François Ribes (1765-1845), rédacteur en 1820 de l'article *Rate* du *Dictionnaire des sciences médicales de Panckouke*, suit le même plan, immuable depuis Celse et Galien, décrivant les plaies, les gangrènes, les abcès, les sqirrhes, les variations de volume, de consistance et de situation de la rate. Seule nouveauté, les hydatides spléniques. En dehors des saignées plus ou moins copieuses, des fomentations, des cataplasmes émollients, l'abstention et le découragement sont la règle.

Thomas Hodgkin (1798-1866), en 1832, attire l'attention sur la tuméfaction simultanée, dans certaines maladies, de la rate et des ganglions : On some morbids appearances of the absobent glands and spleen, *Med. chir. Transact.*, **17,** 1832.

Rudolf Albrecht von Kölliker donne la première description histologique du parenchyme splénique : *La pulpe splénique ... est une substance molle, rougeâtre, remplissant tous les intervalles que laissent entre eux les trabécules spléniques et les vaisseaux d'un certain volume ... La pulpe splénique est formée de trois éléments, savoir : 1° des vaisseaux les plus fins de la rate 2° de fibres et de trabécules microscopiques 3° d'un parenchyme de cellules spécial ... on trouve souvent (chez l'homme et chez les animaux) du sang extravasé et diversement métamorphosé, qu'on peut presque envisager ce sang comme l'un des éléments normaux de la pulpe splénique* : *Eléments d'histologie humaine* ... traduction de MM. J. Béclard et M. Sée, revue par l'auteur, Paris, 1856.

Rudolf Virchow, en 1845 et 1846, remarque la relation entre l'hypertrophie splénique et l'augmentation du nombre des globules blancs. Il parle de sang blanc et l'attribue à une diminution de l'hématopoïèse et à l'accroissement de la formation des leucocytes dans les glandes lymphatiques. A propos de la leucémie, il écrit : *Recherchez quelle est la cause de la maladie, dans le plus grand nombre des cas, des lésions d'un seul organe, douloureux dès le début de l'affection, toujours altéré de la même manière : je veux parler de la rate. Une certaine quantité de ganglions lymphatiques subit aussi des altérations ; mais la lésion splénique domine tout le tableau* : *La pathologie cellulaire basée sur l'étude physiologique et pathologique des tissus,* Paris, 1861.

Theodor Langhans signale la présence de cellules géantes dans les lésions lymphatiques de la maladie de Hodgkin : Das maligne Lymphosarkom (Pseudoleukämie), *Archiv für pathologische Anatomie und Physiologie und für klinische Medizin,* Berlin, **54**, 1872.

On croit encore comme Hewson, que la rate transforme les globules blancs en hématies tout en détruisant les globules rouges âgés.

Les maladies du mésentère et du pancréas :

Quand l'organisme ne parvient pas à résorber les humeurs superflues, elles s'accumulent dans le mésentère et le pancréas qui servent de sentine à tout le corps.

Les gros mangeurs et gros buveurs qui accumulent trop de bile et de pituite se déchargent de ces humeurs dans le pancréas et le mésentère par l'intermédiaire des canaux de la veine porte qui se perdent non dans l'intestin mais dans le mésentère et le pancréas. Une tumeur se constitue, d'abord molle, puis dure à mesure qu'elle se dessèche produisant un scirrhe. On perçoit la tumeur à travers la paroi abdominale. Cette maladie est souvent cause de cachexie, de fièvre lente, d'atrophie consomptive. (Fernel).

Organe caché et longtemps méconnu des anatomistes, le pancréas et sa pathologie intéresseront peu de médecins au seizième siècle : il s'inscrit mal dans les grands schémas de la pathologie humorale car apparemment hors des circuits du chyle, du sang et de la bile ou de l'atrabile, il est totalement supplanté par ses proches voisins, le foie, l'estomac et la ratelle : *La pathologie ... ouvrage très utile à tous ceux qui s'appliquent à la guérison des maladies du corps humain*, Paris, 1655, 6ème livre, ch. 7.

Heurnius lui consacre un ouvrage : *Dissertatio de morbis mesenterii et pancreatis,* Leyde, 1599.

XVIIème siècle : réhabilitation du pancréas par de Graaf.

En revanche, le XVIIème siècle va en faire le siège très théorique de toutes les affections chroniques à travers les ouvrages de François de le Boë et surtout de son élève, Regner de Graaf qui crée un véritable système physiopathologique basé sur le fonctionnement de la glande pancréatique : *De succi pancreati natura et usu exercitatio anatomico-medica,* Leyde, 1664. Ainsi, quand le suc pancréatique est trop peu abondant dans l'intestin grêle soit par insuffisance de sécrétion, soit par obstruction, le pancréas peut se rompre et provoquer atrophie, diminution de la nutrition, langueur de tout le corps. A l'inverse, quand il est trop abondant soit par séparation excessive du chyle dans la glande, soit par disparition brutale de l'obstacle à son écoulement, il inonde le grêle, provoquant pléthore et cacochymie. Mais une anomalie du débit qui provoque un afflux irrégulier de suc dans le grêle du fait de l'obstruction des canaux latéraux entraîne des fièvres erratiques et des suffocations utérines. Il découvre un calcul pancréatique de la taille d'un pois en 1667.

A côté de ces anomalies mécaniques, la consistance et la composition du suc pancréatique lui-même interviennent. Le suc est-il trop liquide comme cela se voit quand le sang lui-même est trop fluide ou trop riche en esprits animaux ? Il s'ensuit des cours de ventre. A l'opposé, le suc est-il visqueux parce que le sang l'est également ou contient trop de pituite ? La conséquence en est un resserrement de ventre, des obstructions ou une fièvre intermittente.

Enfin, l'anomalie peut venir d'une variabilité du goût du suc pancréatique qui est plus ou moins salé, acide ou austère, c'est-à-dire d'une acidité crue. Ce phénomène est sous la dépendance de la teneur du sang qui nourrit le pancréas en humeurs constitutionnelles et en esprits animaux, la proportion respective de ces divers composants reflétant la qualité des aliments ingérés. De tels déséquilibres peuvent engendrer la peste, la fièvre maligne, la fièvre intermittente, les tranchées ou le point de côté.

Du reste, les fièvres, quand elles ne sont pas continues et donc consécutives à l'effervescence du sang dans les veines caves ascendante et descendante, sont imputables au pancréas. En effet, les fièvres intermittentes tirent leur origine de l'obstruction des canaux latéraux du pancréas dans lesquels le suc croupit, acquiert une grande acrimonie, provoque une effervescence vicieuse dans l'intestin grêle qui le porte jusqu'au cœur dont il accélère les pulsations.

Rappelons que le médecin suisse Johann Conrad Brünner professeur à l'Université d'Heidelberg, a effectué la première pancréatectomie chez l'animal en 1683, comme nous l'avons signalé à propos du diabète : *Experimenta nova circa pancreas accedit diatribe de lympha & genuino pancreatis usu* ..., Amsterdam, 1683.

Domenico Panaroli, en 1652, pratique l'autopsie d'une femme âgée morte de cachexie à la suite d'une intolérance alimentaire totale et chez laquelle il découvre : ... *Pancréas ita durum ... ut lapide*. (Le pancréas induré au point d'être semblable à une pierre) : *Iatrologismorum seu medicinalium observationum pentecostae quinque utilibus praeceptis,* Rome, 1652.

Lazare Rivière souligne la difficulté de diagnostiquer les maladies de cet organe profond et leur découverte fortuite presque systématique au cours des autopsies. Il rappelle l'observation donnée par Riolan qui a observé un skirre du pancreas chez Monsieur Augustin de Thou, avocat du roi, conseiller puis président du parlement de Paris, qui avait présenté pendant quatre ans des pesanteurs épigastriques, surtout en station debout, et chez lequel *on lui trouva après sa mort le pancréas aussi gros que le foye, & tout skirrheux farci de plusieurs tumeurs de la grosseur d'un œuf de pigeon* : *La pratique de médecine avec la théorie* ..., **2**., liv. XIII, ch. IV, Paris, 1723.

Nicolas Tulpius décrit une suppuration pancréatique : *Observationes medicae*, **IV**, Amsterdam, 1652.

XVIIIème siècle : une pathologie rare et méconnue

Georges Charles Paldanus (1735-1810) consacre aux maladies du pancréas sa thèse inaugurale en 1759 : *De damnis ex male affecto pancreate oriundis,* Halle et Johann Rudolph Rahn (1749-1835) au cancer du pancréas : *Diagnosis scirrhorum pancreatis observationibus anatomico-pathologicis*, Pavie, 1798.

Joseph Lieutaud recueille quarante-sept observations de maladie du pancréas dans la littérature mondiale de l'époque : *Historia anatomica medica sistens numerossima cadaverum humanorum extispicia*, Paris, 1767, **1**, section **8**.

Johann Peter Franck décrit les tumeurs et indurations du pancréas consécutives à la rétention des humeurs lymphatiques, albumineuses, purulentes ou puriformes. Il estime qu'elles sont toujours précédées d'une phase liquidienne qui, charriée par le courant circulatoire, se solidifie ensuite en vertu des lois de la sécrétion morbide, du repas et de l'affinité chimique. En cas d'affaiblissement de la réaction des solides sur les liquides ou d'inertie et de défaut de résistance de la fibre, il y a formation de matières puriformes et albumineuses. En revanche, lorsqu'il s'agit d'une perversion de l'action vitale, c'est une substance inanimée, comme un corps étranger, qui se dépose. Le diagnostic est ardu car les symptômes sont analogues quelle que soit la cause : atrophie, inflammation, abcès, calculs, indurations, squirrhe, cancer ou stéatome provoquent tous les mêmes douleurs rongeantes accentuées par les aliments, une dyspepsie avec nausées et vomissements marron, de l'anxiété. Les tumeurs sont difficiles à palper car profondes et rendues peu accessibles du fait de la présence de l'estomac qui s'interpose, sauf si elles sont très volumineuses ou si le sujet est très maigre : *Traité de médecine pratique de Jean-Pierre Frank*, traduit du latin par J.M.C. Goudareau ... **2**, Paris, 1842.

XIXème siècle : de Mondière à Bard et Pic

La thèse de Ph. J. Gustave Bécourt (?-?), *Recherches sur le pancréas, ses fonctions et ses altérations organiques*, Strasbourg, 1830, est complétée par les articles de Julien Théophile Mondière (1803-1844), Recherches pour servir à l'histoire pathologique du pancréas publiés en 1836 dans les *Archives générales de Médecine* : son classement est arbitraire (atrophie, hypertrophie, ramollissement, induration, squirrhes, cancers, calculs, plaies, ruptures), mais du moins est-ce la première monographie sur le sujet.

Les idées évolueront peu malgré les beaux travaux physiologiques de Claude Bernard : *Leçons sur le diabète et la glycogenèse animale*, Paris, 1877.

V.A. Fauconneau-Dufresne, dans son *Précis des maladies du foie et du pancréas*, Paris, 1856, énumère encore les augmentations, diminutions, altérations des qualités du suc pancréatique de façon purement spéculative. En revanche, l'anatomie pathologique macroscopique lui permet d'individualiser les pancréatites, la tuberculose ou le cancer du pancréas. Un des premiers, il signale la présence de matières grasses dans les selles de malades atteints d'altérations du pancréas. Il parle de *stéarrhée* : *La présence de matières grasses dans les gardes-robes est devenue un signe qui doit tenir en éveil sur la possibilité de l'existence d'une altération du pancréas,* rappellera Georges Daviau (?-?) dans sa thèse parisienne, *Sur quelques points de la séméiologie des pancréatites chroniques*, en 1906.

Les taches de bougie de la pancréatite sont signalées par Y. Balser en 1882 : Ueber Fettnekrose, eine zuweilen Krankheit tödliche des Menschen, *Virchow Archiv. path. Anat.* **90**, 1882.

Nicolas Senn (1844-1906) inaugure la chirurgie pancréatique en 1886 : The surgery of the pancreas, as based upon experiments and clinical researches, *Trans. Americ. surg. ass.*, **4**, 1886.

Louis Bard (1857-1930) et Ferdinand Adrien Pic (1862-1943) donnent la première monographie sur le cancer du pancréas en 1888 dans la *Revue de médecine,* **8**. Ils en précisent les signes cliniques, l'histologie : cancer épithélial glandulaire, la fréquence des métastases hépatiques, leur spécificité par rapport aux cancers secondaires dont l'histologie est celle de la lésion primitive, et concluent qu'il s'agit bien *d'une véritable entité morbide*.

Reginald Heber Fitz (1843-1913) publie la première description classique de la pancréatite aiguë hémorragique en 1889 : Acute pancreatitis ; a consideration of pancreatic hemorrhage, hemorrhagic suppurative, and gangrenous pancreatitis, and of disseminated fat necrosis, *Boston med. surg. Journal*, **120**, 1889.

Le paludisme :

La fièvre intermittente ou fièvre d'accès ou fièvre des marais est connue de longue date.

Luis Mercado en donne une bonne description dans le *Libellis de essentia causis signis et curatione febris malignae*, Cordoue, 1574, (Lettres sur la nature, les causes, les symptômes et le traitement de la fièvre maligne), où il étudie particulièrement la forme tierce.

XVIIème siècle : le quinquina

Adriaan van der Spieghel apporte une contribution importante à la connaissance de la maladie avec le *De semitertiana libri IV*, Francfort, 1624. (De la fièvre demi-tierce).

Mais c'est la découverte du quinquina qui bouleverse totalement les connaissances sur la nature et le traitement des fièvres et tout particulièrement de celles des marais. Connu de longue date des indiens d'Amérique, le kina-kina ou kinkina est rapporté en 1640 du Pérou en Europe par les Jésuites, semble-t-il, poudre des Jésuites qui, selon James *: Le vendront très cher, le donnant comme un fébrifuge infaillible : Dictionnaire universel de médecine*, **5**, Londres, 1743-1745.

Dans la *Pharmacopée raisonnée de Schroder*, traduite par Ettmuller en 1698, on peut lire : *Le quinquina est une écorce assez connuë & usitée dans les fièvres intermittentes et les fièvres chroniques. Ceux qui l'ont mis le mieux en usage, sont le chevalier Digbi en Italie & en France, avec Monsieur Redi. Ce remède opère en précipitant le levain de la fièvre & en modérant l'efervescence par la sueur ou par les urines ... Barbette purgeoit avant de le donner & après l'avoir donné ... Boyle assure dans sa Philosophie expérimentale qu'il a guéri plusieurs fièvres quartes de six mois, avec une ou deux prises d'une dragme de Quinquina immédiatement avant l'accès.*

Il semble que ce soit l'anglais Robert Talbor (1642-1681) qui l'ait introduit en France en 1679 pour guérir le Grand Dauphin d'une fièvre quarte particulièrement sévère. Son remède anglais, simple infusion de quinquina dans du vin, est acheté par Louis XIV qui ordonne à Nicolas de Blegny (1652-1730) de l'expérimenter pour en préciser les propriétés et en déterminer les modes d'administration : *La découverte du remède anglais pour la guérison des fièvres*, Paris, 1681. La vogue du quinquina devient extraordinaire. On le prend comme stimulant ; Jean de la Fontaine (1621-1695) lui consacre un long et ennuyeux poème.

En France, Noël Falconet (1644-1737) le fait admettre dans la pharmacopée en 1680 : *Système des fièvres et des crises, selon la doctrine d'Hippocrate,* Paris, 1678.

Richard Morton retrace l'histoire du quinquina, en pose les indications et en détermine la posologie au chapitre pyrétologie de ses *Opera Medica* publiées en 1737.

XVIIIème siècle : Lancisi

Francesco Torti (1658-1741) publie à Modène, en 1712, un traité de thérapeutique consacré aux fièvres pernicieuses qui servira de référence à ses successeurs pendant plus d'un siècle. L'exactitude de ses descriptions et la rigueur de ses indications thérapeutiques, notamment en ce qui concerne le quinquina, lui rallient tous les suffrages. Il aurait introduit le mot malaria dans la nosologie des fièvres : *Therapeutice specialis ad febres quasdam perniciosa, inopinato, ac repente lethales, una vera china-china, peculiare methodo ministrata, sanabiles*, Modène, 1712.

Seul Bernardino Ramazzini ne participe pas à ce concert de louanges et publie un pamphlet contre la poudre des Jésuites en 1714 : De abusu chinae chinae dissertatio epistolaris, in : *Opera omnia medica & physiologica* ..., Genève, 1717. Néanmoins la fièvre à quinquina est reconnue par tous.

Giovanni Maria Lancisi dans deux mémoires consacrés aux fièvres paludéennes, parus en 1711 puis 1717, fait état de plusieurs autopsies et remarque la présence d'un pigment noirâtre dans le sang des impaludés. Il suggère la possibilité d'une transmission par le moustique et recommande l'assèchement des marais : *De noxiis paludum effluviis, eorumque remediis, libri duo,* Rome, 1717.

XIXème siècle : Laveran

Jean Louis Marc Alibert étudie au début du siècle les fièvres pernicieuses intermittentes : *Traité des fièvres pernicieuses intermittentes*, Paris, 1804. Il se réfère à Torti et Lancisi. La cause de la maladie, il la trouve dans la composition de l'air méphitique des marais et propose son analyse eudiométrique, technique récemment découverte. Il recommande la désinfection par des acides, peut-être à la suite des travaux de Louis Guyton de Morveau (1737-1816) : *Nouveau moyen de purifier et en très peu de temps une masse d'air infectée*, Dijon, 1773 ; *Traité des moyens de désinfecter l'air, de prévenir la contagion et d'en arrêter les progrès*, Paris, 1801.

Un progrès décisif est réalisé en thérapeutique : l'isolement de l'alcaloïde du quinquina, la quinine, par Pierre Joseph Pelletier et Joseph Bienaimé Caventou (1795-1877) en 1820 : Recherches chimiques sur les quinquinas, *Annales de chimie et de physique*, **15**, 1820.

François Clément Maillot (1804-1894) se fait le propagateur de l'emploi de la quinine, notamment en Afrique du Nord : Mémoire sur l'épidémie de Bône, *Journal hebdomadaire des progrès,* 1834 ; *Recherches sur les fièvres intermittentes du nord de l'Afrique*, Paris, 1835.

Médecin militaire lui aussi, alors qu'il essaie de déterminer l'origine de ce pigment noir décrit par Lancisi au siècle précédent, Charles Louis Alphonse Laveran (1845-1922) découvre en 1880 le parasite responsable du paludisme dans les globules rouges du sang humain. Il l'appelle *oscillaria malariae* en attendant son nom définitif d'hématozoaire de la malaria : Un nouveau parasite trouvé dans le sang de plusieurs malades atteints de fièvre palustre, *Bulletin de la société médicale des hôpitaux de Paris*, 2ème série, **17**, 1881. Cette découverte lui vaudra le Prix Nobel en 1909.

Reinold Ross (1857-1932) observe le moustique à ailes tachetées et entrevoit le cycle sporogonique chez l'oiseau en 1895 : The role of the mosquito in the evolution of the malarial parasite, *Lancet*, **2**, 1897.

On doit à Camillo Golgi : Sulli infezione malarica, *Arch. sci. medic. Torino*, **10**, 1886, l'identification des trois espèces d'agents responsables du palud : *Plasmodium falciparum, P. malariae, P. vivax* auxquels il faudra ajouter le quatrième et rare sporozoaire : *Plasmodium ovale*, découvert trente six ans plus tard, en 1922, par John W.W. Stephens (1865-1946) : A new malaria parasite of man, *Anna. trop. Med. Parasit.,* **16**, 1922.

Mais c'est Giovanni Battista Grassi (1854-1925) avec Amico Bignami (1862-1929) et Giuseppe Bastinelli (1862-1959) qui, en 1898, démontrent la transmission de l'agent infectieux par la piqûre de l'anophèle : Ciclo evolutivo della semilune nell'Anopheles claviger, *Ann. Ig. sper.,* **9**, 1899.

La fièvre jaune

Appelée fièvre jaune d'Amérique, Mal de Siam, typhus ictèroïde de Sauvage, typhus grave, typhus tropicus, vomito prieto ou negro, fièvre amarile ... cette virose endémo-épidémique est l'apanage des régions tropicales, transmise par le moustique *Aedes Aegypti.*

XVIIème siècle

Alexis de Abreu, médecin du vice-roi d'Angola, apporte la première contribution à la connaissance de la fièvre jaune dans son *Tratado de la siete enfermedades ...*, Lisbonne, 1623.

Le père Jean Baptiste Du Tertre (1610-1687) est l'auteur de 4 volumes intitulés *Histoire générale des Antilles habitées par les Français*, Paris, 1667-1671. Dans le tome 1, il décrit les épidémies de *vomito negro* à la Guadelope en 1635, 1640 et 1648.

François de le Boë, à Leyde : *Commentarius de febribus*, Genève, 1630 ; Thomas Willis à Londres : *De febribus*, Amsterdam, 1663 ; Sebastiano Bado (1640-1676) à Gênes : *Anastasis corticis Peruviae, seu chinae defensu*, Gêne, 1663, préconisent tous trois l'utilisation du quinquina comme fébrifuge dans la fièvre jaune.

XVIIIème siècle : l'épidémie de Philadelphie

Mathew Carey (1760-1839) publie *A short account of the malignant fever, lately prevalent in Philadelphia*, Philadelphie, 1793. Il y donne une bonne description de la maladie et propose de nombreux traitements avec des résultats discutables. La même épidémie est décrite par Benjamin Rusch (1745-1813) dans *An account of the bilious remitting yellow fever, as it appeared in the city of Philadelphia in the year 1793*, Philadelphie, 1794, ouvrage remarquable dans lequel l'auteur décrit la façon dont il traite les malades durant l'épidémie et propose des moyens pour éviter son retour. Cette pandémie de 1793 à Philadelphie donne l'occasion à Jones Absolom (1746-1818) et Allen Richard (1760-1831) de publier un des premiers ouvrages médicaux afro-américain : *A narrative of the proceeding of the black people during the late awful calamity in Philadelphia in the year 1793 and a refutation of some censures thrown upon them in some late publications*, Philadelphie, 1794. Il y eut 5000 morts, c'est-à-dire 10% de la population de la ville.

XIXème siècle : Carlos Juan Finlay (1833-1915)

Ce passage de l'ouvrage consacré à la fièvre jaune survenue à Barcelone après l'acostage dans le port de navires en provenance de Cuba, résume parfaitement l'état des connaissances sur le *vomito negro* au début du XIXème siècle : *Mais si une maladie se prend, elle se transporte : qu'en conclure ! Qu'elle a un germe, un principe, un ferment qui est l'agent, qui est*

l'instrument de sa transmission. Ce principe est invisible, mais il est réel ; et, nous l'avouons de bonne foi, cette réalité est pour nous une vérité démontrée. Quelle est la nature de cet être ? Nous l'ignorons. Où réside-t-il ! Nous espérons faire voir qu'il réside, 1° dans les hommes ; 2° dans les effets usuels ; 3° dans les marchandises ; 4° dans l'air qui environne tous ces objets à une assez faible distance : Bailly, François, Pariset, *Histoire médicale de la fièvre jaune observée en Espagne et particulièrement en Catalogne dans l'année 1821,* Ch. 1, Paris, 1823.
Louis Daniel Beauperthuy (1807-1871) publie un article intitulé Febre amarilla dans la *Gaceta oficiale de cumana*, **4**, 57, 23 mai 1854, dans lequel, le premier, il émet l'hypothèse de la transmission de la maladie par un moustique.
René La Roche (1795-1872) est l'auteur de deux volumes *Yellow fever, considerer in its historical, pathological, etiological and therapeutical relations including a sketch of the disease as it has occured in Philadelphia from 1699 to 1854* ..., Philadelphie, 1855, mine de renseignements bibliographiques notamment.
Enfin, Carlos Juan Finlay est le premier à suggérer que la transmission entre humains...se...fait...par...l'intermédiaire...d'un...moustique vecteur : Ellmosquito hypotheticamento considerato como agente de transmissionde la fiebre amarilla, *Ann. r. acad. cienc. med. Habana*, 1881-1882, **18**.
En 1900, le *Philadelphia medical journal* publie dans son tome 6, un article de six pages intitulé : The etiology of yellow fever. Les auteurs, Walter Reed (1851-1902), James Caroll (1854-1907), Aristide Agramonte y Simoni (1868-1931) et Jesse William Lazear (1866-1900), démontrent que l'agent vecteur de la maladie est le moustique *Aëdes Aegypti*. Jesse William Lazear, mourra de la fièvre jaune après avoir été piqué par l'un de ces insectes.

Les vers :

Les auteurs grecs, latins et arabes connaissent seulement trois espèces de vers : l'ascaris, l'oxyure et le tænia. Avicenne y ajoute le cucurbitin, semblable au grain de courge, en réalité anneau de tænia isolé, considéré abusivement comme une espèce distincte : *Liber Canonis medicine. Cum castigationibus Andree Bellunensis,* **5**, Venise, 1526.

Lommius nous apprend *qu'il y a des vers de différentes sortes qui se produisent dans les entrailles du corps humain ; les uns sont longs & ronds, les autres plus courts et larges comme les pépins de citrouille, d'où vient qu'on les appelle cucurbites, les autres sont petits, grêles et ronds, ce sont les ascarides.* Ils naissent dans l'intestin plus que dans toute autre partie du corps. Ils sont produits par une pituite grossière et visqueuse qui s'amasse et se corrompt sous l'influence de la chaleur naturelle à la façon de ces insectes qui s'engendrent de matière putride par le moyen de la chaleur céleste. Ils sont de trois sortes : ronds et longs, larges et longs, petits et grêles. Ils remontent de l'intestin jusque dans l'estomac, l'œsophage, la bouche et le nez. Certains perforent les intestins et se répandent dans l'abdomen provoquant la mort. Ils causent douleurs de ventre, syncopes, épilepsies, tremblements, toux sèche, difficultés d'avaler, insomnie. Le ventre s'emplit quelquefois de vents qui causent souvent des tranchées, une hydropisie sèche. Cet accident est suivi de lyenterie, de la suffusion, de la pâleur du visage et d'une sueur froide et fétide, quelquefois même d'un délire. On rend des vers tantôt par la bouche, tantôt par les selles, quelquefois par les narines. Ces maux sont fréquents chez les enfants qui en meurent souvent. Parmi les autres symptômes dûs aux vers, ajoutons la colique, la faim canine, la boulimie, la palpitation de cœur, les fièvres malignes, pestilentielles et épidémiques. La cure consiste à faire sortir ces vers hors du corps en administrant du sirop de chicorée ou de citron associé à de la rhubarbe, de la semence de tanaisie, de la poudre de corne de cerf ou de l'absinthe : *Tableau des maladies où l'on découvre leurs signes et leurs évènements traduit du latin de Lommius ...*, XII, Paris, 1712.

Les médecins de la Renaissance comme Gerolamo Mercuriale ne soupçonnent pas la complexité de l'organisme des vers : *Lumbricus nihil aliud est nisi animal seu substantia animalis ferinam referens.* (Le lombric n'est rien d'autre qu'un animal issu d'une substance organique). Pour eux, ils résultent d'une pituite, d'une abrasion de l'intestin doué de vie grâce à la force que leur procure putréfaction, coction ou chaleur. On les considère souvent comme salutaires car se nourrissant de matières putrides qui les constituent : Alexandre Trallianus, *Epistola de lumbricis. Editio graeco-latina interprete Mercuriali (Hieronymo)*, Venise, 1570 ; *Variarum lectionum, libri quatuor*, **II**, ch. 20, Venise, 1571.

C'est Félix Platter, amené à observer à Bâle le bothriocéphale, qui le distingue du tænia solium, identifiant ainsi ce que les auteurs qui lui succéderont nommeront *tænia prima aut secunda Platerii.* Il observe également des kystes hydatiques hépatiques et spléniques : *Praxeos seu de cognoscendis praedicendis praecavendis, curandisque affectibus homini incommodantibus,* **3**, De animalium excretione, ch. XIII, Bâle, 1602-1603.

Antonio Benivieni : *De abditis nonnullis ac mirandis morborum et sanatorium causis*, Florence, 1507 ; Johann Wier, *Medicarum observationum rariorum liber unus ...*, Amsterdam, 1557 ; *Opera omnia*, Amsterdam, 1660 et Rembert Dodoens : *Medicinalium observationum exempla rara cum scholiis,* Cologne, 1581, décrivent tous trois l'ascaris.

Jérôme Gabuccini (?-?) précise la structure du kyste hydatique et celle du tænia dans son *De lumbricis alvum occupantibus, ac de ratione curandis eos, qui ab illis infestantur commentarius*, Venise, 1547, (Des vers qui parasitent l'intestin, accompagné d'un commentaire sur le traitement de ceux qui en sont infestés). Il identifie les hydatides présentes dans le cerveau des moutons comme responsables du tournis.

Amatus Lusitanus décrit la filaire dans ses *Centuries* et le compare à un lombric : *Curationum medicinalium centuriae septem*, Venise, 1566.

Ambroise Paré est persuadé que les vers plats comme le taenia sont : *Comme une métamorphose et transmutation de la tunique interne des intestins gresles, en un corps vif, animé et mobile. Il classe le dragonneau (la filaire) dans la catégorie des tumeurs contre-nature*. Il évoque les avis divergents des anciens auteurs, Galien le considérant comme un nerf, Paul d'Egine, comme un animal, Aëtius, comme un ver qu'il faut tracter patiemment à l'extérieur. Il cite Giovanni Manardi (1462-1536) qui écrit : *Le dragonneau est engendré d'un sang mauvais, chaud, et mélancolique ou d'une phlegme brûlée et devenue à complexion grandement sèche* : *Epistolarum medicinalium libri duo deviginti*, Bâle, 1535. Il fait référence au *Definitionum medicarum*, Paris, 1554, (Des indications en médecine) de Jean de Gorris qui assimile le dragonneau aux varices et le traite comme telles. Il se range à son avis car, sinon, comment expliquer la plus grande fréquence du dragonneau dans les pays chauds et secs puisque, s'il était un ver, il aurait au contraire besoin d'un climat froid et humide : Paré, Malgaigne, *Oeuvres complètes d'Ambroise Paré revues et collationnées sur toutes les éditions avec les variantes, ornées de 217 planches...*, Paris, **3**, 1840.

Pour Paracelse, la génération des vers est issue de trois principes : les aliments, les minéraux et l'un des quatre éléments. Il y a trois genres d'aliments : le cru, le chymeux et l'excrément. Le cru engendre les vers ronds ; le chyme engendre les vers blancs et petits ; l'excrément engendre des vers blancs ou jaunâtres munis de petits pieds. Quatre espèces de vers proviennent des minéraux : ceux qui se développent dans les veines et l'estomac ; ceux qui se développent dans les cavités, entre chair et peau, déterminant des ulcères ; ceux des moelles à dos jaune et ventre blanc ; ceux des intestins longs et rouges. Il traite ces parasites par l'aloès, la myrrhe, l'huile de vitriol (colcothar), l'ail, l'hématite, la poudre d'aimant : *Opera omnia medico-chemico-chirurgica, tribus voluminibus comprehensa. Editio novissima et emendatissima, ad germanica & latina exemplaria accuratissimè collata ... Volumen* ***primum****, opera medica complectens ...*, Theoreticae figurae universalium morborum tab. VIII ; Generatio morborum & apostematum tab. libri III, Genevæ, 1648.

XVIIème siècle : Redi, une personnalité exceptionnelle

Cornélius Stalpart van der Wiel dans l'observation XIII de ses *Observationum rariorum médic. anatomic. chirurgicarum centuria prior...*, Amsterdam, 1682-1686. (Centurie d'observations rares médico-anatomico-chirurgicales ...), traduites en français au XVIIIème siècle : *Observations rares de médecine, d'anatomie et de chirurgie traduites du latin de M. Vander-Wiel par M. Panque, Docteur en Médecine*, **1**, Paris, 1758, affirme *qu'il est vrai que les vers peuvent venir des intestins dans le ventricule & du* *ventricule dans la bouche. S'ils trouvent la bouche fermée, ils passeront dans le fond du palais par les narines.*

Francesco Redi (1626-1694), membre actif de l'Accademia del Cimento, est le père fondateur de la parasitologie moderne. Il montre que si, en pleine chaleur, on expose à l'air des animaux morts ou des fragments de viande, ils ne tardent pas à fourmiller de vers. En revanche, si on place les mêmes corps dans une jarre dont l'ouverture est couverte par une gaze fine, aucun ver n'apparaît. Il démontre ainsi de façon formelle d'une part que la corruption seule n'engendre pas de vers, d'autre part que la gaze empêche cette apparition des larves et prouve que ces derniers proviennent des œufs que les mouches viennent y pondre : *Esperienze intorno allagenerazione degl'insetti,* Florence, 1668. Il applique ses idées aux parasites et il établit que la génération sexuelle n'est pas spéciale aux animaux supérieurs. Ainsi, il établit l'existence des organes reproducteurs de l'ascaris lumbricoïdes et la présence d'œufs pour perpétuer l'espèce : ses *Osservazioni intorno ogli animali vivente*, Florence, 1684, contiennent la description de plus de cent espèces différentes de parasites.

A la même époque, les observations se multiplient :

Antonj van Leeuwenhoeck décrit la giardiase intestinale : *Ontledingen en ontdekkingen*, Leyde, 1693-1718, en six volumes *; Arcana naturae detecta,* Delphis batavorum (Delft), 1695.

Adriaan van der Spieghel différencie comme Platter le bothriocéphale du taenia : *De lumbrico lato*, 1618, (Le ver plat). Il accompagne son ouvrage d'un dessin personnel emprunté à Cornelius Gemma (1535-1577).

Marcello Malpighi observe au microscope la douve du foie, le tænia et sa forme larvaire, le cysticerque : *Opera omnia*, Londres, 1686.

Edward Tyson publie de nombreux mémoires sur les parasites dans les *Philosophical transactions of the Royal Society of London* de 1682 à 1687 dans lesquels il décrit notamment l'ascaris, le tænia, le kyste hydatique.

Georges Jérôme Welsch (1624-1677) consacre un ouvrage à la filaire de Médine en 1674 : *Exercitatio de vena Medinensi*, Augsbourg.

August Hauptmann met à la mode une étrange théorie, la pathologie animée, selon laquelle toutes les maladies proviennent de vers ou d'autres zooparasites : *Pathologia animalia*, 1650.

Ettmuller dans sa *Pratique de médecine spéciale*, Lyon, 1691, au chapitre consacré à la pédiatrie, donne une explication conforme aux théories du temps, à propos de la genèse de ces parasites : *La génération des vers se fait dans les intestins sur tout dans les gresses, & ils doivent leur origine à la trop grande abondance du lait & des autres aliments, qui étant avalés en trop grande quantité ne peuvent être bien digérés, & dégénèrent en pourriture, spécialement la boulie de farine, qui devient facilement vermineuse ... Lors donc que ces choses se corrompent dans les intestins, elles dégénèrent en vers d'autant plus promptement que les enfans sont forts et qu'ils mangent des fruits d'automne avec leur boulie, car ces fruits fermentant facilement, corrompent promptement le lait & la boulie, & les font dégénérer en vers.*

XVIIIème siècle : les cycles parasitaires

Antonio Vallisnieri publie en 1710 un ouvrage sur les parasites : il partage encore avec les médecins du Moyen Age l'opinion selon laquelle chaque anneau de tænia est un parasite indépendant : cucurbites accrochées les unes aux autres et initialement isolées. Néanmoins, il pense comme Redi, que les parasites pondent des œufs et se reproduisent par ce moyen : *Considerazione ed esperienze intorno la generazionede vermi del corpo umano,* Padoue, 1710 ; *Opere fisico-medice*, Venise, 1733.

Nicolas Andry (1658-1742), dans la première édition de son ouvrage intitulé *De la génération des vers dans le corps de l'homme*, Paris, 1700, admet trois espèces de tænias : la première dépourvue de tête est immobile ; la seconde, à tête ronde, est mobile ainsi que la troisième pourvue d'une épine au milieu du corps. En 1714, dans la seconde édition de son livre, il n'en reconnaît plus que deux dont le tænia à épine qui porte son nom.

Nils Rosen croit encore aux influences astrales et pense que le tænia se manifeste surtout au déclin de la lune et à son renouvellement. Il est néanmoins catégoriquement oviste : *Les vers viennent des œufs (ou de leur semence) comme toutes les autres créatures vivantes du règne animal. De l'œuf d'une mouche, il vient une mouche, de celui d'une poule, un poulet, &c. de celui d'un vers, un ver, & rien ne se produit autrement. Ces semences sont portées dans nos corps avec les aliments que nous prenons* ... Il dénombre six espèces de vers différents : les ascarides, le lombric rond, le taenia, l'ascaris lumbricoïde, la fasciola intestinalis, le gordius : *Traité des maladies des enfans*, chapitre XII, Paris, 1778.

Michel Underwood (1715-1795) dans son *Traité des maladies des enfans*, Paris, 1786, paru à Londres en 1784, consacre le chapitre XXV de son ouvrage aux vers parasites qu'il décrit comme long vers rond ou lombric, petit ver rond ou ascaride et ver plat ou taenia, le plus nuisible de tous.

En 1758, Carl von Linné décrit la grande douve du foie : *Amoenitates academicae, V*, Erlangen, 1788 ; Verm. terr., I, part 2, p. 36. Dans son *Über lebende Würmer im lebenden Menschen ... Nebst einem Anhange über Pseudo-Helminthen,* Vienne, 1819, J.G. Bremser se livre à une critique acerbe des travaux de son illustre prédécesseur : *Linné a cru à tort avoir trouvé la douve du foie (distoma hepaticum), le taenia large (taenia lata) et l'ascaride vermiculaire (ascaris vermicularis) dans des marais ou dans des racines de plantes pourries ; car Otto-Frederic Müller a prouvé, jusqu'à l'évidence, que cet auteur s'était trompé, qu'il a encore confondu le bothriocephalus solidus (Rud.) tantôt avec la douve du foie, tantôt avec le taenia large (taenia lata), et qu'il confond également ce dernier avec le taenia du cheval ... Linné, homme du plus grand mérite, ne peut cependant être considéré en aucune manière comme juge compétent dans les discussions en helminthologie.*

Charles Bonnet signale une nouvelle particularité, la largeur des anneaux. Il différencie le tænia à anneaux courts ou bothriocéphale de celui à anneaux longs ou tænia solium : Mémoire sur le ver solitaire, *Mémoires mathématiques et physiques*, *Académie royale des sciences,* **I**, Paris, 1750 ; Nouvelles recherches sur la structure du taenia, *Observations sur la Physique, l'histoire naturelle et les arts par Rozier*, Paris, **IX**, 1777.

Johann August Ephraïm Goeze (?-?), pasteur naturaliste, lecteur fervent de Jan Swammerdam et de Charles Bonnet, s'intéresse au microscope et aux animalcules. Wagler lui suggère d'étudier les vers intestinaux. Il en résultera la publication d'un remarquable ouvrage : *Versuch einer Naturgeschichte der Eingeweide Würmer thierischen Körper*, 1782, (Essai d'une histoire naturelle des vers intestinaux du corps des animaux), accompagné de 44 planches. L'auteur y mentionne pour la première fois le tænia inermis de l'homme. Il écrit : *Le Taenia tenella que Pallas a vu évacuer par divers malades à Petersbourg, ressemble beaucoup au taenia plat, excepté qu'il est plus mince, et dans quelques unes de ses parties, plus transparens ; je le regarde par conséquent comme une variété du taenia large, ou comme un petit tania plat, pas assez développé, et qui n'est pas encore arrivé à sa grandeur et à sa grosseur naturelles ...* cité par Brera, *Traité des maladies vermineuses précédé de l'histoire naturelle des vers dans le corps humain ... orné de cinq planches,* Paris, 1807.

Alors que le naturaliste allemand Peter Simon Pallas (1741-1811) avait suggéré l'origine extérieure du parasite pénétrant l'hôte sous forme d'un œuf : *De infestis viventibus intra viventia,* Leyde, 1760., c'est le vétérinaire Peter Christian Abildgaard (1740-1801) qui établit la notion d'hôte et de cycle intermédiaire en étudiant les vers parasites de certains poissons, travail publié parmi les nombreuses communications de l'auteur dans les *Mémoires de la société d'histoire naturelle de Copenhague*.

En 1791, Johann Georg Hoffinger (1756-1792) aurait décrit l'ankylostome des mineurs : *Vermichte medicinische Schriften*, Chemnitz, 1791.

XIXème siècle : le grand inventaire. Steenstrup et la théorie des générations alternantes

Carl Asmund Rudolphi (1771-1831), en 1808-1810, rédige un ouvrage à partir de milliers d'autopsies d'animaux qui lui permettent de découvrir 993 espèces de vers parasites et de décrire l'échinococcose et la douve du foie. Malheureusement il revient à l'ancienne hypothèse de la génération spontanée, à la faveur de la résurgence de la notion de force vitale. On lui doit une bonne étude du dragonneau sous le nom de filaire de Médine. Ce parasite avait donné lieu à beaucoup d'assertions contradictoires. Pendant des siècles, sa nature animale et parasitaire échappait aux auteurs. On parlait, comme nous l'avons vu, de veine, de racine, ou de nerf de Médine. C'est à partir des relations des voyageurs qui rapportaient le moyen de le traiter par enroulement sur un bâtonnet que le doute sur son animalité se dissipa : *Entozoorum sive vermium intestinalium historia naturalis,* Amsterdam 1808.

René T. Y. Laënnec rédige l'article Ascarides du *Dictionnaire des sciences médicales de Panckouke*. On lui doit un mémoire sur les Vers vésiculaires, autrement dit le kyste hydatique, lu en 1802 devant la Société de la Faculté de Médecine.

Jean Cruveilhier fait lithographier par Chazal plusieurs planches de son *Atlas d'Anatomie Pathologique* consacrées à des kystes hydatiques du foie, de la rate et du poumon.

Johann Gottfried Bremser (1767-1827) écrit un traité sur l'helmintologie dans lequel il identifie et décrit les espèces de vers séjournant dans les intestins : le trichocéphale, l'oxyure, l'ascaride lumbrocoïde, le bothriocéphale, le taenia et ceux qu'on trouve hors du canal intestinal : le ver de Médine, l'hamulaire subcomprimé, le strongle géant, la douve du foie, le polystome pinguicole, le cysticerque du tissu cellulaire et l'échinoccoque : *Traité zoologique et physiologique sur des vers intestinaux de l'homme*, Paris, 1824. La première édition en allemand avait pour titre : *Über lebende Würmer im lebenden Menschen ... Nebst einem Anhange über Pseudo-Helminthen,* Vienne, 1819.

En 1842, Johannes Japtus Steenstrup (1813-1897) en formulant la théorie des générations alternantes définit comme possible la succession de deux formes différentes dans une même espèce. Il apporte la preuve qu'il existe certaines espèces animales dont les descendants ne reviennent à la forme adulte primitive qu'après deux ou trois générations d'êtres ne ressemblant nullement aux parents. Il montre en particulier que de nombreux vers intestinaux sont dans ce cas et que la génération alternante la plus compliquée existe chez les trématodes. Or si l'on songe que les cercaires, par exemple, étaient alors considérées comme étant des infusoires, du genre Cercaria, on conçoit la difficulté qu'il y avait à rattacher des formes aussi différentes au cycle de développement des douves. Il permet aux parasitologues d'entrevoir les mécanismes qui régissent les cycles parasitaires notamment chez les helminthes : *Om Fortplantning og Udvikling gjennem vexlende Generations-raekker*, Kjobenhavn, 1842, (Sur la propagation et le développement des animaux à travers une série de générations alternantes, Copenhague, 1842), publié simultanément en allemand. Pour le biologiste danois, la génération alternante consiste en ce qu'un animal au lieu de donner naissance à un animal semblable à lui, en produit un qu'il appelle « nourrice », qui ne lui ressemble pas, mais qui produira une progéniture qui lui a été confiée, et dont la forme ressemblera au premier parent. La mère seule pond des œufs et engendre ; la « nourrice » n'est qu'une partie de sa mère avec son utérus ; la nourrice est « sœur » des petits qu'elle porte dans son sein et non pas mère. Pierre Joseph van Beneden (1809-1894) consacre la quatrième partie de son *Mémoire sur les vers intestinaux*, Paris, 1858, à cette génération alternante qu'il appelle digénèse. Il explique ce phénomène commun aux vers parasites par la nécessité de varier les modes de reproduction pour compenser la précarité du statut parasitaire : *Cette puissance de reproduction n'est pas un simple jeu de la nature dans ces Vers, c'est au contraire une nécessité ; si les moyens de perpétuation n'étaient pas aussi nombreux, bien des espèces parasites périraient rapidement et ne pourraient se conserver dans le temps ... En résumé, il existe dans plusieurs classes du règne animal un double mode de reproduction, l'une sans le concours de sexes ou agame, l'autre par le concours des sexes ou sexuelle. Les animaux qui réunissent ce double mode de reproduction sont appelés « digénèses ». Quand les embryons provenant d'un œuf différent de ceux qui proviennent d'un gemme (bourgeon) par la forme du corps ou par quelque caractère particulier, la digénèse est hétérogone ... Steenstrup est le premier qui ait généralisé le phénomène de la digénèse hétérogone, il l'a désigné sous le nom de génération alternante ... Quand les embryons provenant d'un œuf ou d'un gemme sont semblables, la digénèse est homogone.*

Félix Dujardin (1801-1860) dans son *Histoire naturelle des helminthes ou vers intestinaux*, Paris, 1845, publie le résultat de la dissection de 2400 vertébrés et de 300 invertébrés chez lesquels il recueille et étudie 250 espèces d'helminthes. Il établit une classification en nématoïdes, acanthothèques, trématodes, acanthocéphales et cestoïdes.

Carl Theodor Ernst von Siebold (1804-1885) découvre en 1836 un ver strongylidé dans l'appareil respiratoire d'oiseaux et de mammifères. Il parvient à inoculer au chien le taenia échinocoque : *Ueber die Band- und Blasenwürmer,* Leipzig 1854 puis répertorie l'ankylostome parmi les strongyloïdes : Bericht über die Leistungen im Gebiete der Helminthologie während des Jahres, 1843 und 1844, *Archiv. Naturgesch.* **2**, 1845.

La trichine est vue par John Hilton (1804-1878)) préparateur au Guy's Hospital de Londres en 1832 : Note of a pecular appearance observed in human muscle, probably depending upon the formation of very small cysticerci, *London med. Gazette*, **11**, 1833 puis par James Paget (1814-1899) à la même époque. Richard Owen (1804-1892) confirme leurs observations en 1838 et désigne le parasite comme trichina spiralis : Description of a microscopic entozoon (Trichina spiralis) infesting the muscles of the human body, *London med. Gazette,* **16**, 1835.

Angelo Dubini (1813-1902) identifie, en 1838, l'ankylostome : Nuovo verme intestinali umano (Agchylostoma duodenale) constituente un sesto generedei nematodei proprii del uomo, *Ann. univ. med. Milan*, **106,** 1843. Wilhelm Griesinger l'associe à l'anémie qui sévit en Egypte : Klinische und anatomische Beobachtungen über die Krankheiten von Aegypten, *Archiv. physiol. Heilk.*, **13**, 1854.

Friedrich Heinrich Kuchenmeister (1821-1890) publie en 1853 une importante étude sur les cestodes (plathelminthes) : *Ueber Cestoden im allgemeinen und die des Menschen insbesondere*, Zittau, 1853.

Rudolph Virchow, en 1856, montre que certaines tumeurs colloïdes ou cancers gélatineux désignés comme tels par les anciens auteurs correspondent en fait à une échinococcose alvéolaire multiloculaire : *Verhandlungen d. physikolisch. medicin. Gesellsch. in Wurzburg,* 1855, **VI**, 84. Il étudie la trichinose : *Die Lehre von den trichinen*, Berlin, 1866.

Friedrich Albert von Zenker (1825-1898) signale la localisation de la trichine dans le tissu musculaire et dans la paroi des intestins : Ueber die Trichinen-Krankheit des Menschen, *Virchows Arch. path. Anat.*, **18**, 1860.

Casimir Joseph Davaine publie son *Traité des entozoaires et des maladies vermineuses*, Paris, 1860, et complète l'étude de Laënnec sur la localisation hépatique de la larve de l'embryon du tænia échinocoque.

En 1863, Jean Nicolas Demarquay trouve des filaires dans un épanchement d'hydrocèle, embryons de *Wuchereria bancrofti* : Note sur une tumeur des bourses contenant un liquide laiteux (galactocèle de Vidal) et renfermant de petits êtres vermiformes que l'on peut considérer comme les helminthes hématoïdes à l'état d'embryon, *Gaz. méd. Paris*, **33**, 1863.

En 1864-1869, Thomas Spencer Cobbold (1828-1886) est l'auteur de travaux sur la trichine : On the discovery of the trichinain relation to the question of priority, *Lancet*, 1866, et sur la bilharziose : *Entozoa*, Londres, 1864 ; *Parasites : A treatise on the entozoa of men and animals*, Londres, 1879.

Les deux dernières décennies du siècle voient paraître les grands traités de parasitologie comme celui de Rudolph Leuckart (1823-1898) qui résume ses travaux de 1860 à 1876 sur la trichinose notamment : *Die Parasiten des Menschenund die von denselben herrührenden Krankheiten,* 1863-1872 ; deuxième édition en 1876.

Patrick Manson (1844-1922) en 1877 publie sur la filariose : Filaria sanguinis hominis, *Med. Repr. Imperial Maritime Customs China.*, 1877 et Filaria. Further observations on Filaria sanguinis hominis, *Med. Repr. Imperial Maritime Customs China, Special series,* 1877. Il démontre que Wuchereria bancrofti est responsable de l'elephantiasis et qu'il est disséminé le plus souvent par le moustique *Culex*, son hôte intermédiaire.

Joannes Chatin (1847-1912) publie un article intitulé : Etude sur les helminthes nouveaux ou peu connus, *Annales des sciences naturelles*, 1874. Il est l'auteur d'un ouvrage exhaustif sur la trichine : *La trichine et la trichinose*, Paris, 1883.

Les maladies des reins :

Selon Jean-François Fernel, les reins peuvent être attaqués d'inflammation, d'obstruction, d'abcès et d'ulcères.

Leur chair étant ferme et dure, ils ne sont pas souvent enflammés. Cependant les traumatismes peuvent entraîner leur fluxion. Dans l'espace situé entre la dernière côte et la hanche peut apparaître une douleur battante qui fait enfler les parties voisines des lombes, de la région inguinale et des organes génitaux. L'urine sort difficilement. Elle est glaireuse, grossière.

L'obstruction est due à du sable, des pierres, des phlegmes grossiers. Le sable tire sa couleur rouge de la substance urinaire des reins où il se forme avant d'être poussé dans les cavités puis dans l'uretère et la vessie. Si le gravier s'agglomère dans le rein, faute de soins, il constitue une pierre qui peut descendre dans la vessie en déchirant les parois de l'uretère. Elle peut aussi être trop volumineuse pour être expulsée et occuper toutes les cavités du rein. On rend du sang par les urines. La cause de la formation de ces pierres est la chaleur excessive des reins qui brûle, dessèche et endurcit les humeurs puis les coagule en pierre.

L'abcès du rein est dû à un ulcère sordide non nettoyé. Il entraîne de la fièvre. Quand il s'ouvre, le pus est emporté par l'urine. L'abcès vidé, il subsiste un ulcère qui ne guérit presque jamais : ceci est lié à la structure spermatique du rein.

L'ulcère est consécutif à un abcès, à une matière acrimonieuse qui, passant à travers le rein, le ronge, ou à une chute qui a rompu ses veines.

La pierre dans les reins provoque une sensation de démangeaison aux reins, de picotements, de pesanteur lombaire et, quand elle se déplace, une douleur néphrétique, très cruelle qui descend vers le testicule et d'un seul côté. Le malade ressent des douleurs lombaires poignantes, des fourmillements, une sensation d'engourdissement de la cuisse du côté du mal car la pierre étant enclose dans le rein, elle appuie sur les racines des nerfs rachidiens. Ces douleurs s'accompagnent de nausées ou de vomissements.

Pour empêcher la formation du sable et des calculs, il faut employer des médicaments qui stimulent la sécrétion d'urine comme le melon, la courge, le concombre, l'orge, la dent-de-chien. Mais les plus efficaces, qui échauffent et dessèchent au maximum, sont le persil, le fenouil, le daucus, le plur, le seseli, le cabaret et le maceron.

En revanche, lorsqu'il s'agit de dissoudre les pierres constituées par l'adhésion les uns aux autres des sablons urinaires, on emploie le suc de citron, la racine d'oseille, l'asperge ou la dent-de-chien, la racine de glaubeteron, ou encore la bétoine, le capillaire, le cétérach. Encore plus actifs sont : la coquille d'œuf, le grémil, le verre brûlé. Les quatre semences froides (laitue, endive, pourpier et chicorée), la semence de guimauve peuvent être prescrites pour briser les calculs. Les fraises possèdent la même propriété.

Il est bon d'administrer des clystères de mauves, violettes, moutardes blanches mélangées à des figues, à des fleurs de chardonnette et de mélilot, qui ramollissent et lavent le ventre. On peut saigner au niveau de la veine de derrière le genou, du côté où le rein est malade.

Si la douleur persiste, on applique des onguents à base de beurre frais, d'huile d'amande douce, de graisse d'oie, d'huile de lys ou d'aubépine.

Les ventouses sont appliquées en les déplaçant successivement de haut en bas pour attirer la pierre dans la vessie.

L'hydropisie d'origine rénale est traitée par la saignée, les diurétiques, les décoctions d'herbage. On donne des opiacés et des vésicatoires. (Hollerius : *Omnia opera practica ...*, Genève, 1623). C'est dans les travaux relatifs à l'hydropisie que l'on trouve les premières descriptions anatomopathologiques des maladies rénales.

Fernel dans son *Universa medicina,* 1554, ne donne que peu de renseignements sur l'hydropisie procédant des reins : il distingue seulement les hydropisies dépendant des maladies du foie, de l'anasarque avec urine ténue. Sinon, il considère qu'en dehors des inflammations, des abcès, des obstructions et des ulcères, le rein est rarement atteint de maladies : *La pathologie ... ouvrage très utile à tous ceux qui s'appliquent à la guérison des maladies du corps humain*, Paris, 1655, 6ème livre, ch. 12.

Les affections des reins durent longtemps, surtout dans les personnes d'un âge avancé, nous enseigne Lommius. Il ajoute une description très évocatrice d'une crise de colique néphrétique : *Bien que cette partie soit rarement attaquée d'inflammation, voici les signes qui accompagnent cet accident. Il y survient une fièvre continuë et irrégulière dans ses redoublements, tantôt plus forte, tantôt plus légère. On ressent des ardeurs et une douleur plus aiguë par élancement un peu au dessus des fausses côtes & (si l'inflammation est au rein droit) aux environs du foye : mais si le rein gauche est enflammé, les aînes, la vessie, les parties naturelles, & les cuisses sont particulièrement attaquées. Cette douleur s'aigrit par l'éternûment & la toux, elle est sans relâche ou s'apaise par intervalles : mais elle est quelquefois si violente qu'elle cause des défaillances et des sueurs qui dissipent entièrement les forces. Outre cela l'on est travaillé d'un degoût étrange, de nausées, de douleurs d'estomac et de vomissements de bile. Le ventre est entièrement supprimé ... : Tableau des maladies où l'on découvre leurs signes et leurs évènements traduit du latin de Lommius ...*, XXIII, Paris, 1712.

Une observation avec autopsie attribuée à Shesse (?-?), publiée par Johann Schenck dans son *Observationum medicarum ...*, Francfort, 1600, concerne un malade ayant eu des hématuries avec oligurie et hydropisie suivies bientôt de mort. L'autopsie montre une atteinte du rein droit telle que Richard Bright la décrira en 1827.

XVIIème siècle : première description de l'albuminurie

Johann Baptist van Helmont dans le chapitre Ignotus hydrops, (Hydropisie idiopathique), de son *Ortus medicinae*, Amsterdam, 1648, (Le jardin de la médecine), rattache sans hésitation l'hydropisie et l'ascite à l'action immédiate du rein tout en écartant le rôle éventuel du foie : *Quapropter et aquam in abdomen relatam, rene arbitro*. (Et c'est pourquoi l'eau épanchée dans l'abdomen l'est par l'action du rein).

Lazare Rivière dénombre cinq maladies rénales : la pierre des reins, les douleurs néphrétiques, le pissement de sang, l'ulcère des reins et le diabète : *La pratique de médecine avec la théorie* ..., **2**, Paris, 1723.

Selon Sennert, l'urine est peu abondante ou absente si l'obstruction est complète. Pour les calculs rénaux, on recommande la térébenthine qui balaie et nettoie les reins, associée à de la casse et de la réglisse : *Institutionum medicinae libri V*, Wittemberg, 1644, livre II, 1ère partie, sction III, De urinis ; *Practicae medicinae*, Wittemberg, 1654, livre III, 7ème partie, De renum & ureterum praeter naturam affectionibus).

Théophile Bonet dans son *Sepulchretum sive anatomia practica ex cadaveribus morto denatis proponens historias et observationes omnium corporis affectuum, ipsorum. causas reconditas rvelans* ..., Genève, 1679, rapporte une observation de Heurnius concernant un hydropique dont les reins sont manifestement altérés et rapproche ce fait de l'observation de Schenck. Il consacre également quatre chapitres aux affections urinaires dans le deuxième volume de ce même ouvrage.

La première description d'une albuminurie est attribuée à Frédéric Dekkers (1648-1720) dans ses *Exercitationes practicae circa medendi methodum*, Amsterdam, 1673 (Exercices pratiques à propos de l'art de soigner).

XVIIIème siècle : Cotugno

Mais c'est Domenico Cotugno qui décèle la présence d'un élément coagulable par l'ébullition dans l'urine des hydropiques, substance analogue à celle qu'il a mise en évidence dans les téguments de ces malades. Il émet l'hypothèse selon laquelle c'est le sérum sanguin qui passe dans les urines : *De ischiade nervosa commentarius*, Vienne, 1770. (A propos de la sciatique nerveuse).

William Cruikshank distingue deux sortes d'hydropisies selon que l'urine est coagulable ou non : *Experiments on the insensible perspiration of the human body, shewing its affinity to repiration*, Londres, 1795 et dans : Rollo, *Cases of diabetes mellitus*, ch. VI, Londres, 1798.

Johann Peter Franck décrit la néphrite, l'hématurie, l'énurésie et le diabète : *Traité de médecine pratique de Jean-Pierre Frank*, traduit du latin par J.M.C. Goudareau ... **1**, Paris, 1842.

Dans la XLème lettre du *De sedibus* ..., 1761, Giovanni Battista Morgagni décrit des lésions rénales chez une femme morte d'hydropisie telles que les verra Bright au siècle suivant.

XIXème siècle : de Bright à Widal

William Charles Wells, au Saint Thoma's Hospital, établit le rapport habituel qui existe entre l'anasarque et l'urine albumineuse. Il décrit d'abord l'anasarque de la scarlatine puis distingue deux circonstances au cours desquelles on découvre une albuminurie : la première lorsque l'urine contient du sang, la seconde lorsque, bien que non colorée, elle contient un principe coagulable qu'il dénomme sérum sanguin. Il complète son étude en préconisant l'utilisation de l'acide nitrique et de la chaleur pour objectiver cette substance : *On the presence of the red matter and serum of blood in the urine of dropsy. Trans. of a society for the improv. of med. & chir.* Knowledge, 1812, (Sur la présence d'une substance rouge et de sérum sanguin dans l'urine des hydropiques).

Richard Bright est le père fondateur de la néphrologie moderne. Il définit, dès 1827, la néphrite chronique et propose un schéma thérapeutique cohérent des maladies du rein : son premier mémoire date de 1827 et le dernier de 1843. Il établit que l'inflammation des séreuses, les maladies cardiaques et celles du foie peuvent déterminer l'hydropisie. Les symptômes associent lombalgies, hématurie et albuminurie. Celle-ci est pathognomonique de l'affection. Il décrit minutieusement les trois variétés de lésions qu'il a le plus souvent rencontrées : le rein blanc jaunâtre dont la corticale n'est plus vascularisée, le rein dont la corticale prend un aspect granité et le rein scléreux de couleur rouge grisâtre. Le premier il établit la relation entre l'hydropisie, l'albuminurie et les néphropathies : *Reports of medical cases, selected with a view of illustrating the symptoms and the cure of diseases by a reference to morbid anatomy*, Londres, 1827-1831 ; Cases and observations, illustrative of renal disease accompanied with the secretio of albuminous urine, *Guy's Hospital report*, **1**, 1836 ; **5**, 1840.

Pierre François Olive Rayer réunit ses propres observations et fait la somme des connaissances de l'époque sur les maladies du rein dans le grand atlas accompagné des trois volumes du *Traité des maladies des reins*, Paris, 1839-1841. Son ouvrage complète les travaux de Bright décrivant notamment la néphrite granulomateuse, la thrombose des veines rénales, la pyélonéphrite.

En 1841, parait la *Sémiotique des urines* d'Alfred Becquerel (1814-1862), ouvrage précurseur pour la classification biochimique et biologique des néphropathies.

En effet, la classification purement anatomopathologique des maladies du rein conduit à une impasse. A la fin du siècle, les cliniciens proposent l'examen physiologique des néphrites : Charles J. Bouchard confirme cette tendance avec ses études sur la toxicité des urines (1887) et l'utilisation de la fuchsine pour l'exploration fonctionnelle du rein : *Leçons sur les auto-intoxications dans les maladies,* 4ème-9ème leçons, Paris, 1887. *En 1876 et 1877, Bouchard et son élève Chauvet étudièrent l'élimination dans le mal de Bright du sulfate de quinine, du mercure, de l'acide salicylique, du bromure et de l'iodure de potassium ... Dans sa thèse sur le danger des médicaments actifs dans les cas de lésion rénale, Chauvet conclut : chez les brightiques l'élimination commence plus tard et dure plus longtemps que chez le sujet normal et les urines contiennent une moindre quantité de l'agent médicamenteux : Du danger des médicaments actifs dans le cas de lésions rénales*, thèse de doctorat, Paris, 1876-1877 ; cité par Pasteur Vallery-Radot, *Etudes sur le fonctionnement rénal dans les néphrites chroniques,* Paris, 1918.

Fernand Widal individualise les quatre grands syndromes en pathologie rénale : urinaire, cardio-vasculaire, chlorotique et azotémique, première étape d'une meilleure compréhension de la physiopathologie rénale. Il propose avec Adolphe Javal (1873-1944) d'établir le pronostic du mal de Bright sur le dosage de l'urée sanguine : *Nul ne doit aujourd'hui prendre la responsabilité de traiter un malade atteint de néphrite sans s'être assuré auparavant de l'existence ou de l'absence de rétention azotée* : Widal et Javal : Le mécanisme régulateur de la rétention de l'urée dans le mal de Bright ; l'indice de la rétention uréique chez les brightiques, *G. /f. de la Soc. de Biol.*, 1904, et *Semaine méd.*, 1904.

Achard et Castaigne proposent le bleu de méthylène pour mesurer la qualité de la fonction d'épuration des reins sachant que plus les lésions rénales sont profondes et étendues, plus marqués sont les troubles de l'élimination du bleu (début, maximum, durée) : Elimination du bleu de méthylène dans l'imperméabilité rénale, *Bull. Soc. méd. des hôpitau*x, 3ème série, **XVI**, 1899.

LA MEDECINE LEGALE

On pourrait dire de la médecine légale qu'elle est vieille comme l'humanité civilisée puisque sa nature même suppose une société organisée avec ses lois, si primitives fussent-elles. Encore faudrait-il préciser qu'à l'origine, elle n'existait guère. Certes le code Hammourabi stipulait, vingt-trois siècles avant notre ère, que le chirurgien était responsable des blessures infligées à son malade et que la loi du talion s'appliquait pour fixer l'indemnisation du préjudice subi par le patient ! Néanmoins, on chercherait en vain chez Hippocrate la moindre trace d'un texte qui y serait consacré. Galien, tout au plus, parle des maladies simulées et des différences de structure entre les poumons de l'adulte et ceux du fœtus. La médecine arabe rejetant toute dissection, les autopsies indispensables à la pratique forensique lui sont totalement étrangères. En Europe, la médecine, aux mains des moines est une activité charitable peu efficiente. L'astrologie, la magie, la nécromancie exploitent l'ignorance et la misère de populations analphabètes et superstitieuses. Certes, en 1315, Mondino de Luzzi, à Bologne, dissèque publiquement des cadavres humains, mais ce sera surtout pour enseigner l'anatomie, sûrement pas la pathologie, encore moins l'autopsie médico-légale.

Peu à peu, au début du XVIème siècle, l'Europe se munit d'un nouvel arsenal de lois et de règlements qui confèrent à la médecine légale un statut officiel. C'est le cas de la constitution promulguée en 1532 par Charles-Quint en Allemagne, la *Lex Carolina.* Elle envisage, dans le cadre juridique et médical, l'infanticide, l'homicide, les blessures, l'avortement et ses signes. Elle codifie avec précision le rôle du médecin : il doit établir le corps du délit et préciser dans son rapport, par exemple, la nature des plaies et leur responsabilité dans la mort de la victime. L'avance de l'Allemagne dans ce domaine sera telle qu'elle produira un nombre de travaux considérables, quand l'Angleterre, l'Italie et la France ignorent tout de cette spécialité.

Le nom d'Ambroise Paré surgit ici, mais il est bien le seul, et son œuvre a porté sur l'étude des asphyxies, des noyades, de la pendaison, des brûlures par le feu ou la foudre, des plaies par armes blanches ou armes à feu. Les problèmes de stérilité, d'avortement, l'impuissance, l'exhibitionnisme, le viol, les perversions sexuelles, l'hermaphrodisme font partie des questions abordées dans son œuvre. Il s'est beaucoup intéressé aux poisons et aux expertises toxicologiques. A l'époque, la justice nomme deux médecins et deux apothicaires qui se livrent à une expertise physique, chimique, toxicologique du poison présumé. On va même jusqu'à expérimenter sur l'animal, voire sur l'homme : Paré, Malgaigne, *Oeuvres complètes d'Ambroise Paré revues et collationnées sur toutes les éditions avec les variantes, ornées de 217 planches...,* Paris, **3**, 27ème livre, 1840.

Un de ses élèves, Pierre Pigray publie un rapport ayant trait aux problèmes médico-légaux : *Epitome des préceptes de médecine et chirurgie, avec amples des remèdes propres aux maladies*, ch. X : Comment on doit rapporter d'aucunes maladies où il y a passion d'esprit, Lyon, 1619 et, en 1575, arrache au bûcher quatorze malheureux condamnés pour sorcellerie. Belle victoire judiciaire remportée par la raison sur le fanatisme, comme celle que Jean Wier avait remportée auparavant, en 1564.

En 1598, Séverin Pineau produit un traité sur la virginité : *Opusculus tractans primo notas integritatis et corruptionis virginum, deinde gravitatem et partum naturalem mulierum.* Un avocat publie un mémoire sur l'impuissance de l'homme et de la femme et s'élève contre l'indécence de l'épreuve du congrès qui consiste à constater en présence de chirurgiens et de sages-femmes la puissance ou l'impuissance des époux dans les procédures de divorce. Il faudra attendre 1667 pour que cette mascarade soit abolie grace à l'intervention de Guillaume de Lamoignon (1617-1777).

Baptiste Codronchus (1547-1628), consacre quelques pages de son : *De vitiis vocis* (Des défauts de la voix), Francfort, 1597 à des questions médico-légales.

André Libavius, soutient la thèse absurde selon laquelle les blessures de la victime assassinée saignent en présence de celui qui les a provoquées : *De cruentatione cadaverum et de unguento armario*, 1599.

XVIIème siècle : Zacchias, le père de la médecine légale

Fortunato Fidelis (1550-1630), *De relationibus medicorum libri quatuor,* premier traité de médecine judiciaire, imprimé à Palerme en 1602. L'ouvrage est divisé en quatre livres : le premier traite de la santé publique, de l'air, des eaux, des maladies pestilentielles, de leurs causes, de la nourriture du peuple, des aliments et des boissons en général ; le second indique le moyen de démasquer ceux qui simulent une maladie, de poser les contre-indications à la torture et précise comment rédiger un rapport sur les coups et blessures ; le troisième livre traite de la virginité, de la stérilité, de l'impuissance, des maladies héréditaires, du déni ou du simulacre de grossesse ; le quatrième livre, enfin, décrit les signes de la mort réelle, de la mort apparente, de l'empoisonnement et de l'asphyxie.

Paolo Zacchias (1584-1659) consacre toute son activité, de 1621-1635, à la rédaction de ses *Questiones medico-legales.* L'édition définitive sera imprimée en Hollande : *Questiones medico-legales in quibus eae materiae, quae ad legales facultates videntur pertinere, proponontur, pertractantur, resolvuntur, opus jurisperitis apprime necessarium medicis perutile non in jucundum editio tertia, correctior* ..., Amsterdam, 1621-1661, la dernière, semble-t-il, à Venise, en 1751. Elles constituent originellement trois volumes in quarto d'environ mille pages, chaque livre renferme cinq chapitres divisés en dix questions principales, elles-mêmes subdivisées en 50 questions secondaires. Au total ces dernières sont au nombre de 15000 ! Elles sont examinées sous leur double aspect médical et jurisprudenciel. L'ouvrage fut accueilli triomphalement. Le médecin, le juriste, le théologien y trouvèrent leur pâture. C'est un ouvrage qui rassemble toutes les règles, expose des jugements solides, équitables, attentifs, rigoureux. Un vademecum à distribuer dans les écoles et les tribunaux.

Le livre I traite des sept âges de la vie et des responsabilités qu'ils impliquent : première enfance irresponsable ; l'âge puéril et la puberté et valeur de leur témoignage ; l'adolescence, la virilité, la vieillesse et la décrépitude : on parle alors de testament et de tutelle … puis on passe à la parturiton et, le premier, il établit la détermination positive du terme de la grossesse naturelle. Il n'admet pas le droit d'un fœtus de 7, 8 mois sur le patrimoine de ses parents. L'avortement sur un enfant vivant est puni de la peine de mort, pas sur un fœtus inanimé. Viennent les signes de la grossesse basés sur les modifications de l'utérus et des organes de la femme enceinte aux différents stades de la gestation jusqu'à la parturition. Les femmes enceintes ne peuvent pas être torturées ni exécutées. Il discute ensuite avec moins de talent de la conception d'un fœtus lorqu'il y en a déjà un dans la matrice, de la superfétation, et de la môle hydatiforme. En revanche, il s'étend longuement sur les risques de mort que les grossesses font courir aux femmes. Le dernier chapitre est consacré aux ressemblances de l'enfant avec ses géniteurs et il admet le rôle de l'imagination de la mère dans la détermination de tel ou tel air de famille du nourrisson.

Le livre II traite de la démence, des poisons et des maladies. La folie connaît selon lui, deux causes : les affections primitives dépendant d'une lésion du cerveau ; les affections secondaires proviennent d'autres organes qui influencent défavorablement le cerveau. Suit une longue énumération dans laquelle se côtoient la surdi-mutité, la mélancolie, l'amour, l'ivresse, cette démence volontaire, les rêves et le somnambulisme, les comas, l'apoplexie, l'épilepsie, la frénésie, la fureur, la manie, la lycanthropie et cynanthropie, la rage, l'extase fanatique ou démoniaque. Le diable, il l'admet, est souvent impliqué mais uniquement si le sujet y est prédisposé. Il juge Satan lui-même de tempérament atrabilaire et juge que les démoniaques sont accessibles aux remèdes physiques, à condition de pratiquer auparavant les exorcismes et diverses cérémonies religieuses. Zacchias attire toujours l'attention des magistrats sur l'état mental des malades au moment où ils commettent un acte délictueux ou se livrent à un témoignage. A propos des poisons, il recommande la plus grande circonspection et confond dans un même tableau poisons, venins et virus. Selon les individus, les signes d'empoisonnement peuvent varier. Seule l'ouverture du cadavre peut amener au bon diagnostic. Il met en garde ses confrères contre certains médicaments qui, à forte doses sont mortels : scammonée, coloquinte, hermodacte, ellébore, mercure, antimoine, cantharides. Le praticien est responsable si le malade succombe à une posologie trop élevée de ces substances dont la vente est strictement réglementée. A propos des virus et des miasmes, il décrit les divers modes de contagion avec minutie. Enfin, il aborde les maladies et vices rédhibitoires. Les maladies peuvent être internes ou externes, aiguës ou chroniques, mentales simulées ou dissimulées. Il prévoit la protection des déments. Il décrit les dermatoses comme la lèpre, l'impétigo, la psore. Les anomalies des organes génitaux de naissance ou acquis (eunuques) sont toutes passées en revue. Quant aux vices, l'alcoolisme en est le principal représentant.

Le livre III décrit l'impuissance sexuelle, les maladies simulées, la peste et la contagion. L'impuissance est commune aux deux sexes. Leurs causes sont naturelles ou accidentelles ; leurs manifestations perpétuelles ou momentanées, les effets absolus ou relatifs. Les simulateurs sont en général motivés par la crainte, la honte et le goût du lucre. La simulation de la folie est la plus difficile à démasquer. Mais les juges ont également besoin des lumières des médecins pour démasquer les sujets qui dissimulent une maladie particulièrement si elle est contagieuse. La peste et la contagion servent de thème au paragraphe suivant. Pendant une épidémie, la législation doit être modifiée : ainsi un seul témoin suffit au lieu de deux habituellement ; un testament peut être reçu par quelqu'un d'autre qu'un notaire ; l'absence cesse d'être une objection et la résidence une obligation ; le défaut de comparution, la contumace, l'acquittement des impôts et des charges publiques sont suspendus sans pénalité. Zacchias trace les règles d'hygiène individuelle et collectives. Il admet la quarantaine mais objecte l'existence du sujet porteur du levain sans être malade … Il conseille d'aérer les vêtements des personnes soupçonnées de véhiculer le levain pestilentiel mais surtout qu'on les savonne, qu'on les rase, voire qu'on les épile et qu'on les confine en un lieu bien aéré, avec une bonne nourriture pendant trois jours. Il recommande de prendre soin des miséreux car ils colportent la maladie et sont plus exposés à la contagion. Il insiste sur le fait qu'on ne doit pas exposer les individus sains en les faisant cohabiter avec des lépreux, des phtisiques, des vérolés ou des galeux. Il identifie deux modes de contamination : par le contact immédiat ou par un corps intermédiaire comme les vêtements ou une marchandise.

Le livre IV contient les questions médico légales ayant rapport aux miracles, à la virginité et au viol.

Le livre V parle du jeûne et de la vie quadragésimale autrement dit la vie d'abstinence, des blessures, des mutilations et des faiblesses des membres, de l'air, de l'eau et des cités. Zacchias n'est pas tant médecin légiste qu'hygiéniste et diététicien. Mais il tombe dans la casuitique quand il se penche sur les causes qui peuvent dispenser de l'observance du jeûne comme la vieillesse, la pauvreté, le travail ou la maladie, sans oublier les exemptions accordées par l'autorité ecclésiastique à l'envie d'exterminer leur propre race. En ce qui concerne les blessures il conteste l'interprétation des Anciens du mot *ulcus* : c'est pour eux à la fois plaie et ulcération, ce qu'il récuse car la confusion est impossible en médecine légale. Il s'indigne de la sauvagerie de l'espèce humaine : *Detestabile autem est tam avidos suae ipsorum calamitatis, & ruinae homines extitisse, ut tot, ac tanta ingenia ad invicem sibi nocendum suae speciei exterminium excogitaverint ; quorum ope non intentiis quae a casu imminent, & ab ipsa mortali natura miseriis brevissimum hoc vitae nostrae tempusculum magisque breve redderetur.* (Il est abominable, en effet, de voir les hommes si avides des malheurs et de la ruine les uns des autres, s'ingénier à l'envie à exterminer leur propre race. Non contents des misères que le hasard leur envoie et auxquelles les expose leur nature mortelle, ils cherchent encore par eux-mêmes à abréger le temps si court de la vie). C'est au praticien de caractériser le type de blessure, de déterminer leur gravité, de déceler les cicatrices, d'observer les difformités, les mutilations et en tirer les conséquences. Après avoir lu le rapport du médecin, le juge absoudra l'innocent, châtiera le coupable, d'autant plus que la parole du médecin vaut infiniment plus que celle de n'importe quel témoin. Le paragraphe consacré à l'air, à l'eau et aux localités réjouirait les écologistes contemporains. L'air de la campagne est plus salubre que celui des villes, sauf s'il passe sur un marécage. L'orientation du vent est déterminante et le médecin déterminera s'il est empoisonné ou sain. Plus importante pour la santé, l'eau est un élément indispensable à la vie. Elle peut transmettre de redoutables maladies si elle est de mauvaise qualité. On identifie une eau de bonne qualité à sa couleur, à sa saveur, à son odeur et à la santé de ceux qui en font usage souvent et de longue date. Les meilleures sont celles des fontaines, de la pluie, des rivières et des puits. Ce paragraphe se termine par la question de la salubrité ou l'insalubrité des lieux : l'exposition orientale est la plus salubre. Il vaut mieux habiter un lieu sec et élevé. La proximité de la mer est moins souhaitable que son voisinage. Les gens âgés et certains tempéraments s'accomodent plus ou moins bien de changer d'habitat. Celui-ci doit être construit en tenant compte de l'avis du médecin : salubrité, construction d'un puits, d'une citerne, d'un four. Le médecin doit veiller à la largeur des voies de la cité, à leur exposition à la lumière avec ce principe toujours présent à l'esprit : l'intérêt public doit systèmatiquement l'emporter sur l'intérêt privé. Zacchias se préoccupe du réseau des égouts, de leurs connexions et de leur entretien, des greniers à blé sources de poussière et d'invasions d'insectes. Il réglemente l'installation de fours, fourneaux, latrines à distance des habitations. Il recommande le nettoyage des écuries, des étables et d'en enlever les fumiers. Il préconise l'installation de certaines activités artisanales ou manufacturières à la périphérie des villes. La préoccupation implicite de l'auteur des *Questiones medico-legales*, c'est de préserver les populations du risque des maladies infectieuses et épidémiques.

Livre VI concerne la responsabilité du médecin, les peines et les supplices, la préséance entre médecins et hommes de loi.

L'exercice illégal de la médecine existe déjà bien entendu : charlatanisme, empirisme. Mais les praticiens pèchent surtout par avarice, orgueil et surtout par ignorance (*Sed etiamsi culpa sequatur ut dixi dolum aut negligentiam aut ignorantia ...*). Suit l'énumération des fautes médicales susceptibles d'être sanctionnés : la sénilité n'est pas compatible avec l'exercice de l'art de guérir ; le médecin qui applique des idées et des pratiques douteuses est dans l'erreur ; l'absence de doctorat interdit l'exercice de la médecine ; l'absence de compétence est une erreur grave ; un traitement sans diagnostic également ; utiliser des remèdes nouveaux non expérimentés auparavant relève de l'imprudence ; traiter plus de malades qu'on ne peut est une faute ; mentir sur un médicament pour en prescrire un autre est aussi une faute ; sacrifier les préceptes de l'art à divers préjugés en est une également. Zacchias est opposé à l'avortement même pour sauver la vie de la mère. Quant aux honoraires, le seul sujet de réclamation c'est quand un praticien « casse les prix » aux dépens de ses collègues.

La sauvagerie des tortures contraste avec l'impavidité de ceux qui les appliquent ou y assistent. Les médecins essaient d'adoucir le sort des malheureux soumis à la question et de déterminer le genre de torture applicable en fonction de l'individu ou du moins de mettre un terme aux tourments de la corde, du chevalet, du feu, de l'eau. Ils peuvent établir les contre-indications à leur application selon l'âge, le sexe, la maladie du sujet. Les femmes enceintes ne sont tout de même pas soumises à la question. En revanche, on torture les enfants dès qu'ils sont âgés de plus de sept ans !

Pour Zacchias, le médecin est comparable au magistrat. Sa place dans la société s'en trouve valorisée. Le médecin apporte un frein au fanatisme et aux partis pris dus à l'ignorance et aux superstitions. Le législateur néanmoins est au dessus du médecin. Mais le protocole en fait l'égal du juge. L'honneur est personnel et à la mesure du mérite et des qualités de chacun. Il conditionne la hiérarchie.

Livre VII disserte des monstres, des offices divins, des devoirs conjugaux, des stigmates des magiciens.

Le peuple attribue l'existence des monstres à Satan et l'on a une facheuse tendance à les brûler. Zacchias leur donne deux origines : naturelles, en relation avec l'hérédité parentale, avec des malformations de l'utérus, avec des anomalies de la gestation, avec des coups ou des blessures, avec des mauvaises positions prolongées … ; surnaturelles en relation avec la colère de Dieu, ou la malice de satan, l'origine première de ces maux étant les vices et la débauche. Zacchias ne croit aucunement à l'influence de l'imagination de la mère dans la genèse des malformations fœtales, pas plus du reste qu'elles ne peuvent résulter d'un accouplement entre une femme et un animal. Quant aux succubes et autres incubes, ce sont des cas de possession démoniaque qui, en aucun cas, ne peuvent engendrer, les femmes prétendant être enceintes des œuvres du diable sont de fieffées menteuses. Les hermaphrodites n'ont pas fini de fasciner le public et les praticiens : Zacchias s'attarde beaucoup sur leurs fonctions sexuelles et leurs dépravations. Par contre, il leur attribue une âme à la condition expresse qu'ils soient pourvus d'une tête puique c'est en elle qu'elle siège.

Et les offices divins ? Comme proto-médecin du Vatican et médecin d'Innocent X, il est bien placé pour rédiger une espèce de manuel médico-clérical. Ses prescriptions concernent la célébration de la messe, les chants et prières psalmodiés aux heures canoniques. Ne sont dispensés de ces obligations que certains malades ou quelques infirmes.

Le devoir conjugal engage les deux époux. L'hygiène du mariage est régie par des obligations clairement définies : modération, discrétion, pudeur, procréation à l'exclusion de la volupté pour la volupté, celle-ci n'est qu'un moyen d'engendrer, en aucune façon une fin en soi. Le refus d'accomplir le devoir conjugal est licite en cas de lèpre, de vérole ou d'ivresse.

Les stigmates des magiciens : Zacchias pose le problème comme on le posait en son temps : les magiciens sont une engeance détestable et nuisible qu'il est impérieux de détruire. Ces signes sont œuvre satanique. Ce sont des empreintes représentant un lièvre, une araignée, un loir, une patte de grenouille ou de lézard. Un naevus, un fibrome cutané peuvent en faire partie. Zacchias n'y croit guère et déconseille de les prendre en considération dans l'instruction d'un procès en sorcellerie.

Melchior Sebitsch, Sebizius, (1578-1674), publie de nombreux ouvrages ayant pour thème la médecine légale : *Dissertatio de discrimine corporis virilis et muliebris*, Strasbourg, 1629 ; *Dissertatio de notis virginitatis*, Leipzig, 1630 ; *Prodromi examini vulnerum pars prima et secunda, Strasbourg,* 1632. De 1632 à 1639, il rédige des ouvrages sur les blessures dont le dernier a pour titre : *Examen vulnerum singularum corporis partium, quatenus vel lethalia, vel incurabilia, vel ratione eventus salutaria et sanabilia,* Argentorati, 1638.

Gottfried Welsch (1618-1690), dans le *Rationale vulnerum lethalium judicium,* Leipzig, 1660, expose les caractères de léthalité des plaies et insiste sur la nécessité de faire des autopsies complètes.

Christian Garmann (1640-1708) s'intéresse aux problèmes médico-légaux que pose la gemellité : *De gemellis et partu numerosiore,* Leipzig, 1667. D'une naïveté déconcertante, on trouve dans ses ouvrages des faits extraordinaires et extravagants comme l'histoire de cet homme qui aurait vomi deux petits chats blancs !

Jan Swammerdam publie *Tractatus physico-anatomico-medicus de respiration eususque pulmonum,* 1667, dans lequel il montre que les poumons d'un nouveau né flottent à la surface de l'eau s'il a respiré avant sa mort : le surnagement.

Nicolas de Blégny (1652-1722) écrit *La doctrine des rapports de chirurgie, fondée sur les maximes d'usage et sur la disposition des nouvelles ordonnances*, Lyon, 1684. L'ouvrage, dont Devaux s'est probablement inspiré, est divisé en trois parties : la première concerne les rapports en général, leur validité, les privilèges accordés et confirmés par le premier médecin du roi aux chirurgiens jurés, la division générale des dits rapports et les circonstances à respecter pour les bien rédiger, les exemptions et les estimations, les qualités du chirurgien pour les rédiger selon les règles. Blégny expose ensuite les raisons de l'abolition du *congrès*. La seconde partie contient diverses formules de rapports pouvant servir de modèle : sur les blessures par arme blanche ou arquebusade, sur la grossesse et l'avortement, sur la virginité, sur les corps de personnes empoisonnées. La troisième partie, enfin, expose les certificats d'*exoine* (certificats d'excuse, d'exemption ou de dispense délivrés par le médecin) pour un invalide, un vérolé prisonnier, un dément prisonnier, un religieux infirme, une personne incapable de supporter le jeûne, un incurable, un aveugle, un pestiféré, un impuissant, un accusé sourd et muet, un prétendu possédé, une estimation de la validité d'un mémoire de chirurgie mis aux mains des experts. Dans le texte de l'approbation à la parution du livre, on peut lire cette phrase révélatrice des désordres qui entravaient la justice de l'époque : *Et comme nous n'y avons reconnu que de bonnes Instructions & très-recherchées pour l'utilité publique, nous ne pouvons qu'en loüer l'Auteur & approuver son Ouvrage, étant à souhaiter qu'il soit bien-tôt imprimé, pour servir de règle & de dogme, & pour empécher les abus que commettent tous les jours plusieurs Maîtres Chirurgiens Commis aux Raports en Justice, lesquels par Amy ou par argent, augmentent ou diminuent très-souvent contre la vérité, ce qui doit composer leurs Raports, au grand préjudice des parties, & de l'interest public.*

Johann Bohn écrit dans les dernières années du XVIIème siècle : *De renunciatione vulnerum seu vulnerum lethalium examen,* Leipzig, 1689. Ce livre restera longtemps un classique de la médecine légale. Il est tenu en grande estime par Haller. La première édition est moins complète que les suivantes publiées pour beaucoup d'entre elles à Amsterdam de 1710 à 1732. L'ouvrage se termine par deux dissertations : la première donne une description permettant de distinguer qu'un enfant est mort-né ou a été tué après sa naissance, et la seconde décrit les signes par lesquels on reconnaît si un cadavre trouvé pendu, noyé ou blessé l'a été de son vivant ou post mortem. Bohn recommande l'autopsie complète du corps de la victime.

XVIIIème siècle : Antoine Louis, Jean Devaux

Jusque là, les juges et la justice sont peu attentifs à la compétence des experts médicaux et pensent que la médecine judiciaire peut être exercée sans qualification particulière. Une exception néanmoins qui contredit cette prétendue indifférence des magistrats vis-à-vis des compétences des experts médicaux, Jean Devaux (1649-1729) qui, en 1703, publie la première édition de *L'art de faire les rapports en chirurgie.* Cet ouvrage, méconnu, comprend vingt-trois chapitres et 612 pages dans lesquels l'auteur se révèle l'égal de Zacchias en érudition et en compétence. Il traite successivement de la validité des rapports en chirurgie, des conditions pour les rédiger correctement, du contenu des certificats d'excuse ou *Exoënnes*, des compétences exigées pour rédiger tout rapport, du diagnostic et du pronostic des diverses plaies dans les trois cavités du corps, des signes et pronostics des hernies, des signes et pronostics de la vérole, de la lèpre, de la variole et de la rougeole, de la teigne, des écrouelles du scorbut, des effets des poisons ingérés, des signes et pronostic de la manie démoniaque, de ceux de la virginité et de la stérilité dans les deux sexes, de l'inutilité du *congrès* pour attester de l'impuissance des deux sexes. L'auteur souligne, dans sa préface, combien la qualité du rapport dépend de la compétence de son auteur et par conséquent le sort de l'accusé *parce que ces sortes de récits peuvent entraîner après eux, en certaines occasions, l'absolution des coupables ou la condamnation des innocens, selon que ces rapports sont plus ou moins fidèles ; c'est-à-dire selon que la capacité & l'intégrité des chirurgiens qui sont préposés pour les faire, les rendent conformes à la vérité, ou selon que leur mauvaise foi ou leur ignorance peuvent les rendre infidèles ou défectueux*. Les 134 dernières pages fournissent des comptes-rendus de divers rapports et notamment ceux des autopsies de Charles IX, Henri III et Henri IV.

Antoine Louis, le premier, en fait une spécialité. D'une rare habileté dans les consultations médico-légales, il sera un expert consultant des tribunaux pendant trente ans. Le premier, il enseigne la médecine légale au Collège de chirurgie Saint-Côme avec un tel succès que la Faculté réclame la création de chaires à Paris, à Montpellier et à Strasbourg, chaires obtenues grâce au travail de François Chaussier, le 14 décembre 1792, loi du 14 frimaire an III. Chaussier avait déjà initié la réforme de la médecine légale dans sa communication du 20 décembre 1789 devant l'Académie des sciences intitulée *Observations chirurgico-légales sur un point important de la jurisprudence*. Il préconise la suppression des chirurgiens et médecins jurés, la pluralité des experts choisis par les juges, l'institution d'un bureau de vérification permettant la nomination de contre experts, la création de cours publics de médecine légale et l'intégration de cette discipline, sanctionnée par un examen, dans le cursus universitaire des chirurgiens. Il fait éditer, en 1824, ses *Mémoires, consultations et rapports sur divers objets de médecine légale*, ouvrage qu'il avait élaboré dès 1816. Le plan est en quatre parties : comment procéder aux autopsies, comment rédiger un rapport, considérations sur les divers types de meurtrissures et sur les blessures, légende des planches explicitant les meilleurs procédés d'ouverture des cadavres. On y trouve le compte-rendu d'autopsie du corps de Mirabeau et du général Hoche, également ceux plus anciens de Charles IX, Henri III et Henri IV tirés de l'œuvre de Devaux parue en 1703.

Le programme officiel du cours de médecine légale désormais entériné par la loi comporte un historique de la spécialité, des cours sur l'impuissance, le viol, la virginité, la grossesse apparente et simulée, l'avortement, l'accouchement prématuré, les naissances tardives, les maladies simulées, le suicide et l'assassinat maquillé en suicide, les poisons et les empoisonnements, l'infanticide, les blessures en général, celles de la tête, du thorax, de l'abdomen, des extrêmités, les rapports en justice, les devoirs des officiers de santé en matière de salubrité publique, les maladies contagieuses et épidémiques, les asphyxies, les sépultures prématurées, les signes de la mort et les moyens d'en acquérir la certitude.

Pierre Lassus (1741-1807), le 10 juin 1795, participe, avec Pelletan notamment, à l'autopsie de Louis XVII, mort de tuberculose au Temple, innocente victime de la maladie et de la méchanceté des hommes. : *On sait que ce fut Pelletan qui, avec le médecin Dumangin, fut appelé à remplacer Desault, qui venait de mourir, dans les soins à donner au jeune fils de Louis XVI, détenu dans la maison du Temple et atteint de graves désordres scrofuleux au genou droit et au bras gauche. Ce fut lui aussi qui, en présence du même Dumangin, de Jean Roy, professeur à l'Ecole de médecine, et de Lassus pratiqua l'autopsie du « petit Capet », comme on appelait le malheureux enfant. On a le procès verbal de cette opération pratiquée le 21 prairial an III, et qui constata, outre d'autres lésions, un marasme complet, le ventre tendu et météorisé, des tumeurs aux membres contenant un liquide purulent et lymphatique, le péritoine occupé par une matière purulente, jaunâtre et très fétide ; un autre détail curieux et moins connu, c'est que Pelletan, pendant l'autopsie, parvint à soustraire le cœur de Louis XVII et à l'emporter chez lui ; il l'assure lui-même dans une note communiqué à Eckard, et publiée dans ses Mémoires historiques sur Louis XVII (voy. tous les détails de cette affaire dans l'ouvrage de M. A. de Beauchesne : Louis XVII, sa vie, son agonie, sa mort, 1853, t. II)* : Dechambre, *Dictionnaire encyclopédique des sciences médicales,* 2ème série, 22, Paris, 1886. Quelques jours plus tard, Pelletan quitte la chaire de médecine légale qu'il n'occupera que six mois pour la chaire de pathologie externe rendue vacante par la mort de Chopart.

Mahon, son adjoint, lui succède. Ex docteur régent de l'ancienne faculté, où il professait la botanique et la chirurgie, il occupe cette fonction de 1795 à 1801. Il est l'auteur des trois volumes de *Médecine légale et police médicale* imprimés en 1807, six ans après sa mort survenue à l'âge de 40 ans. Mahon commençait ainsi ses cours : *Les devoirs du médecin-légiste envers la société en général, sont les plus brillants à remplir ; mais ils sont aussi extrêmement difficiles à remplir. Car, lorsqu'on considère le nombre et la variété des questions qui s'élèvent par devant les tribunaux, on est étonné du champ vaste et fécond qui s'offre aux travaux du médecin légiste. La vie, la santé, la maladie, la mort, les situations affligeantes de toute espèce, l'état des facultés de l'âme, deviennent de sa compétence, et rentrent dans son domaine, toutes les fois que les questions dans lesquelles elles sont compromises, ne peuvent s'éclaircir qu'à l'aide du flambeau de la médecine, et les minstres des lois attendent alors pour prononcer eux-mêmes, que le médecin légiste ait motivé, appuyé par sa décision, la sentence qu'ils doivent porter.*

Il ne manque plus qu'un grand traité consacré à la *medicina forensis.* C'est l'œuvre de François Emmanuel Fodéré, son élève. La première édition de son *Traité de médecine légale* parait en 1798 en trois volumes. La seconde, augmentée des deux tiers, datant de 1813, expose en six volumes, avec clarté, toutes les questions touchant aux lois civiles ou criminelles et à l'hygiène publique. Elle est adaptée au code Napoléon. Elle traite de la médecine excusante et exceptante, de la médecine légale civile et criminelle, et des signes de la mort. Fodéré précise bien dans sa préface : *Mon travail a pour objet des intérêts si chers à l'humanité, que je ne puis craindre le reproche d'avoir été trop long. En jetant un coup d'œil sur la table des matières et en considérant le nombre, l'importance et la variété des questions que j'ai traitées, on verra qu'il était important de chercher à couler chaque question à fond, et de ne laisser rien à désirer tant dans la partie médicale que dans la partie légale.* Pour Foderé, les qualités humaines du légistes exigent *un bon jugement, l'instruction, la probité, l'amour de la justice, une âme forte, capable de se garantir de la prévention ... La maîtrise de la connaissance exacte des diverses branches qui constituent la médecine proprement dite ... et celle de la physique générale et particulièrement de la chimie, de l'histoire naturelle et même des lois civiles et criminelles du pays qu'il habite.*

De la fin du XVIIIème siècle au tout début du XXème, les titulaires de la chaire de médecine légale furent successivement : Pierre Lassus, de 1793 à 1795, Paul Augustin Olivier Mahon (1752-1800), de 1795 à 1800, Claude-Barthélémi-Jean Leclerc (1762-1808) de 1801 à 1808, Pierre Süe (1739-1816), de 1808 à 1816, Antoine-Anastase Royer-Collard (1768-1825), de 1816 à 1819, Orfila de 1819 à 1822, à nouveau A.-A. Royer-Collard de 1823 à 1825, Nicolas Philibert Adelon de 1826 à 1861, Ambroise Tardieu (1818-1879) de 1861 à 1879 et Paul Brouardel de 1879 à 1906.

XIXème siècle : Orfila ; de Tardieu à Brouardel, sans oublier Casper

Puis vient Orfila. Sa nomination, en pleine Restauration, sera hautement politique. En effet, son prédécesseur, Antoine Royer-Collard, décide à la fin de l'année 1818, d'abandonner sa chaire de médecine légale pour occuper celle des maladies mentales spécialement créée pour lui. Il est le frère de Pierre-Paul Royer-Collard, philosophe et président de la chambre des députés de 1828 à 1830, ce qui lui procure de solides appuis politiques. Ayant lu le *Traité des poisons*, il propose la candidature d'Orfila. Celui-ci doit se faire naturaliser ce qui sera fait quelques jours plus tard. En février 1819, il arrive après trois tours de scrutin à égalité avec Henri Husson (1772-1853). Après intervention de Jean Noël Hallé (1754-1822) qui, malade, se fait transporter à la réunion de la Faculté pour appuyer son candidat, le

scrutin bascule en faveur d'Orfila. Il occupera ce poste de 1819 à 1822, date de la suppression de la Faculté à la suite des incidents du 18 novembre 1822. Ce jour là, lors de la séance solennelle de la Faculté de médecine, les étudiants chahutent l'abbé Nicolle, recteur de l'Académie de Paris. A la suite de ce *désordre scandaleux*, le Conseil Royal supprime les cours à la Faculté de médecine par ordonnance du 21 novembre 1822. Une véritable épuration s'ensuit sous la houlette de Mgr. Frayssinous, ministre de l'instruction publique. Vingt-quatre professeurs soupçonnés d'impiété sont exclus. Une ordonnance royale du 2 février 1823 rétablira la Faculté de médecine avec 23 professeurs et 36 agrégés, tous triés sur le volet. Privé de sa chaire, Orfila reçoit celle de chimie l'année suivante, en remplacement de son maître Vauquelin évincé, qui le persuadera généreusement d'accepter le poste malgré ses scrupules vis-à-vis de son ancien bienfaiteur.
Les *Leçons de médecine légale* sont publiées pour accompagner le cours qu'Orfila donnera brièvement puisqu'il sera suspendu en 1822, on l'a vu. L'impression des *Leçons* est confiée à l'éditeur Bechet. Elles sortent en librairie en 1821 et 1823, en deux volumes. Selon l'opinion de l'époque, telle que l'exprime un article du Dechambre, Orfila, *en 1821, ouvre la voie expérimentale ; il débarrasse la science d'assertions douteuses et d'un luxe souvent inutile de citations ; allant droit aux faits, il les éclaircit avec une remarquable lucidité d'esprit ; il contribue au progrès de la toxicologie et des diverses parties de la médecine légale par ses expériences comme par sa critique judicieuse ; il donne à l'expert médecin une haute position dans le prétoire et son traité général a une utilité réellement pratique, en même temps qu'il expose l'ensemble de la science.* La seconde édition, parue en 1828, revue, corrigée et augmentée, est complétée par un atlas. Le plan est simple. Dans le premier volume sont traités les certificats, les questions d'état civil, le viol, l'infanticide, la paternité et la maternité ; dans le second les problèmes posés par les troubles du comportement et l'aliénation mentale, la mort, l'asphyxie et les blessures ; l'empoisonnement occupe la totalité du tome troisième.

Fodéré avait donné avec la seconde édition de son *Traité de médecine légale* un monument à cette spécialité dont on disait qu'elle avait pour objet *le bonheur de l'humanité, le repos et la sécurité des citoyens.* Il avait également innové en s'appuyant sur le code Napoléon, procurant à son ouvrage le lustre d'un monument à la gloire de l'Empire. Le plan observé par Orfila était calqué sur celui de Fodéré, en dehors des problèmes d'hygiène, absents chez Orfila. Ils auraient été hors du sujet de son cours de médecine légale, il est vrai. Les lignes générales des *Leçons* ne différaient pas non plus considérablement de celles de Paul Augustin Olivier Mahon, l'auteur de la *Médecine légale et police médicale,* ouvrage paru en 1807, dont certaines parties se trouvaient déjà dans la *Grande encyclopédie* de Diderot et d'Alembert.

Il est évident que le livre d'Orfila se substitue à ces deux ouvrages, l'un issu de 1789, l'autre de l'Empire, pour les faire tous deux oublier. Ils en deviennent, en quelque sorte, les palimpsestes.

L'originalité des travaux d'Orfila réside dans l'introduction des méthodes de recherche expérimentales dans une spécialité un peu délaissée en France depuis deux siècles. Son objectif répond tout à fait à la définition qu'il en donne : *La médecine légale, c'est l'ensemble des connaissances physiques et médicales propres à éclairer les magistrats dans la solution de plusieurs questions concernant l'administration de la justice, et à diriger les législateurs dans la confection d'un certain nombre de lois.*

Elle sera corrigée et complétée par celle d'Alphonse Devergie : *La médecine légale est l'art d'appliquer les documents que nous fournissent les sciences physiques et médicales, à la confection de certaines lois, à la connaissance et à l'interprétation de tous les faits médicaux en matière judiciaire… Le but de la médecine légale est donc d'observer des faits qui ressortent du domaine de la médecine, de la chirurgie, de l'art des accouchements, de la physique, de la chimie, de la botanique, de l'histoire naturelle, en un mot de presque toutes les sciences. -En tirer toutes les conséquences qui peuvent éclairer les magistrats sur l'existence ou la non existence d'un crime ou d'un délit.* A juste titre, Devergie reproche à la définition d'Orfila son interprétation trop large du mot magistrat : tous ne rédigent pas les lois, comme les maires ou les préfets ; d'autre part, le médecin expert n'intervient pas dans les questions de droit : il constate, déduit et les jurés désignent un coupable, les juges déterminant l'article de loi qui s'appliquera : *Médecine légale théorique et pratique … avec le texte et l'interprétation des lois relatives à la médecine légale,* Paris, 1840.

Orfila codifie avec minutie les méthodes d'ouverture des cadavres. Mahon l'avait précédé, insistant sur la nécessité absolue de ne faire que des ouvertures de cadavre complètes car *l'instruction qu'exige la loi et que désirent ses ministres devrait avoir pour but autant et plus encore la justification de l'innocence que la punition du coupable.* Théodore Georges Auguste Roose (1771-1803) insistait sur la déontologie à laquelle devait se plier le médecin chargé de cette responsabilité car non seulement il devait se garder de toute présomption mais agir avec humanité car *dévoiler la vérité doit être sa devise constante ; cependant lorsqu'en la respectant, et sans blesser les lois, il lui sera possible d'adoucir, par son opinion, le sort d'un prévenu, il devra toujours pencher pour la clémence …* Fodéré avait dénoncé le premier l'incompétence des officiers de santé *commis ordinairement sans choix* par les magistrats pour effectuer les autopsies médico-légales. Orfila cite dans sa bibliographie Roose jeune auteur allemand d'un *Manuel d'autopsie cadavérique médico-légale*, traduit en français par Charles Marc (1771-1840) en 1808, dont l'ouvrage faisait déjà autorité Outre-Rhin. Marc, dans la préface de cet ouvrage insistait sur la nécessité de confier les expertises médico-légales à des praticiens ayant reçu une formation spécifique garantissant leur compétence, comme cela se fait en Allemagne. Il critique, comme plus tard le fera Orfila, le choix que fait la justice en France de confier ce travail à des officiers de santé ces *êtres dangereux* et totalement incompétents, ce qui permet de trouver dans les archives des tribunaux *une ample collection de rapports médico-judiciaires qui semblent sortis plutôt de la plume d'une cuisinière que de celle d'un médecin.* Dans la dernière édition de son *Traité de médecine légale*, en 1848, Orfila mentionne les diverses éditions de cet ouvrage paru en allemand en 1800, 1801 puis 1804, sous le titre : *Taschenbuch für gerichtliche aerzte und Wundaertze bei gestzmaessigen Leichenoeffnungen,* sans apporter lui-même la moindre nouveauté dans la méthodologie des autopsies. En revanche il expose le sujet avec un grand souci didactique de clarté et de précision. Il rappelle que dans la plupart des cas *les ouvertures juridiques des cadavres sont faites avec très peu de soin ... ce qui empêche d'en tirer parti.* Il indique comment procéder pour ouvrir le crâne, pour examiner le cerveau, puis le rachis, l'étape suivante explorant le thorax et l'abdomen puis le cou, la dernière inspectant le petit bassin. Aucune de ces phases ne pouvait être éludée.

L'article *autopsie,* rédigé par Gabriel Tourdes (1810-1900) dans le Dechambre, rappelle qu'en France la manière d'effectuer l'autopsie n'est soumise à aucun règlement, contrairement à ce qu'affirme Orfila, ce qui ne dispense pas le légiste de pratiquer une nécropsie complète sous peine de voir son expertise déclarée *non légale et de nul effet.* Certes le médecin a toute liberté pour procéder à l'examen du cadavre mais dans les limites permettant d'effectuer une contre-expertise. En dehors des cas où le siège de la lésion détermine l'ordre dans lequel on ouvre les cavités du corps, les différents auteurs opérent différemment. Mahon procéde d'abord à l'ouverture de l'abdomen, de la poitrine puis de la tête. Chaussier commence par le rachis puis la tête, le thorax, l'abdomen et les organes génitaux. Roose préconise de débuter par l'examen de la tête, puis celui du rachis, puis de la cavité buccale, du larynx et de l'œsophage. Enfin, l'examen du thorax précéde celui de l'abdomen et du petit bassin. Tourde recommande d'examiner successivement les organes en place avant d'en effectuer l'ablation. Il procéde en observant le même ordre immuable : tête et cou, thorax, abdomen et organes génitaux, rachis, face postérieure du corps et région anale, membres : *Dictionnaire encyclopédique des sciences médicales*, 1ère série, **7**, Paris, s.d. (1876 ?).

Vis-à-vis des problèmes médico-légaux posés par les maladies mentales, Orfila se réfère à Philippe Pinel, J.E.D. Esquirol et Etienne Georget (1795-1828). Pinel dans un mémoire daté de 1817 avait insisté sur la nécessité pour le médecin expert de manifester la plus grande prudence dans la rédaction des rapports destinés à la justice, car d'autres affections pouvent prendre le masque de la folie et il peut arriver de prendre pour des manifestations de démence ce qui n'ést que des singularités ou des bizarreries de comportement. Il souligne combien il est difficile de découvrir la cause déterminante et la date exacte de début de la maladie qui elles seules permettent d'en préciser la marche aigüe ou chronique. La convalescence complète ou sujette à récidives est elle aussi incertaine. La notion de curabilité ou d'incurabilité de l'aliénation mentale revêt une importance considérable face à la justice. La réponse à la question : cette maladie mentale est-elle guérissable, va entraîner des décisions graves du magistrat. La responsabilité du légiste est considérable, à la mesure de ses pouvoirs. Huit ans plus tard Pinel écrivait encore : *La partie de la jurisprudence médicale relative aux aliénés, ouvre un champ si vaste aux recherches, que je suis loin encore de vouloir en offrir une esquisse. On ne peut dissimuler que les bases fondamentales en sont encore peu connues, et que les limites réciproques à poser à cet égard, entre le domaine de la jurisprudence et celui de la médecine, sont encore loin d'être fixées : c'est pour chercher à les connaître, que j'ai été souvent dans le doute et les perplexités, depuis plus de vingt ans que je suis successivement à la tête des hospices des aliénés ... C'est pour éviter des divagations étrangères, que dans les rapports juridiques sur les aliénés, je m'en tiens en général à l'histoire simple des faits observés sur la maladie, sans vouloir prévenir les jugements des tribunaux ; et dans les discussions de famille, quelle attention scrupuleuse d'éviter les pièges et les artifices de la cupidité* : Observations sur les aliénés et leur division en espèces distinctes, *Mémoires de la Société médicale d'émulation*, **3**, an VIII, 1799 et surtout : Résultats d'observation pour servir de base aux rapports indiqués dans les cas d'aliénation mentale, *Mémoires de la Société médicale d'émulation*, **8**, 1817.

Esquirol insiste sur l'existence d'une forme de folie qui amène ces malades devant les cours d'assises pour des meurtres commis souvent dans des circonstances effroyables. Il définit à cette occasion la *monomanie homicide tantôt avec aberration de l'entendement, tantôt avec perversion des facultés affectives ; tantôt avec impuissance de la volonté qui prive l'homme de sa liberté morale*. Il affirme qu'il existe des symptômes qui permettent de *distinguer les monomaniaques des criminels* : *Des maladies mentales considérées sous les rapports médical, hygiénique et médico-légal*, Bruxelles, 1838.

Georget, dont la mort prématurée à 33 ans interrompra une carrière prometteuse, influence également Orfila. Cet élève brillant d'Esquirol regrette que les prétoires ne recourent pas plus souvent aux bons offices des médecins pour montrer que tel acte criminel a été commis sous l'empire de la folie. Le médecin ne juge pas mais *il éclaire la conscience de ceux qui doivent prononcer le jugement* constate-t-il. Georget suggère l'existence d'une catégorie de meurtriers *doués de penchants* ***naturels*** *atroces, qui sont la source de crimes inouïs. Ces êtres si malheureusement nés, et qu'on ne saurait ranger au nombre des aliénés proprement dit, ne méritent pourtant pas d'être traités suivant toute la rigueur des lois*. Il préconise pour eux une stricte surveillance et une détention à vie dans des établissements adaptés : *Ces infortunés devaient être séquestrés de la société … Que servirait de les faire périr ? Leur mort préviendrait-elle le crime chez ceux qui sont dans cette effroyable position ?* : *Examen médical des procès criminels des nommés Léger, Feldtmann, Lecouffe, Jean-Pierre et Papavoine dans lesquels l'aliénation mentale a été alléguée comme moyen de défense suivi de quelques considérations médico-légales sur la liberté morale,* Paris, 1825.

Orfila, s'il respecte la ligne préconisée par Esquirol et par Georget, n'observe pas dans ce domaine la prudence du vieux maître Pinel et ne cite pas non plus l'ouvrage novateur de Charles Marc, *De la folie considérée dans ses rapports avec les questions médico-judiciaires*, paru huit ans avant la dernière édition de son propre ouvrage, le *Traité de médecine légale.* Oubli ou omission d'autant plus surprenant que ce légiste, médecin de Louis Philippe, appartient à l'Académie de Médecine depuis 1821 et en a été le président pour l'année 1833 ! Orfila avait même fait l'éloge d'un mémoire de Marc sur les monomanies paru dans les *Annales d'hygiène* en 1833, journal qui comptait Marc aux côtés d'Esquirol, de Parent-Duchatelet, et d'Orfila parmi ses fondateurs. Le médecin du roi citoyen n'était donc pas un inconnu pour le doyen de la Faculté qui s'intéressait comme lui au rapport entre les lois et les comportements humains altérés par diverses causes qui troublaient l'intelligence, dénaturaient l'affectivité, entravaient la liberté de décision, inhibaient ou contraignaient la volonté. Voici sa définition de l'homme en possession de ses facultés mentales, du dément et des autres états psychologiques : *Un sage dans le sens des lois et des jurisconsultes, est celui qui peut mener une vie commune et ordinaire ; un insensé est celui qui ne peut pas même atteindre jusqu'à la médiocrité des devoirs généraux (D'Aguessau). L'homme en démence est celui qui ne remplit pas les devoirs les plus ordinaires de la vie civile. S'écarter de la raison sans le savoir, parce qu'on est privé d'idées, c'est être imbécille ; s'écarter de la raison, le sachant, mais à regret, c'est être faible ; mais s'en écarter avec confiance, c'est, voilà ce qu'on appelle être fou. Le fou est celui qui ne peut pas remplir la destination humaine ; celui-là est sage qui la remplit entièrement ; celui-là est moins sage qui la remplit imparfaitement ; mais celui-là est constamment un fou, un insensé, qui ne la remplit en aucune manière, qui ne sait ni suivre l'instinct de la nature, ni se soumettre aux lois de la société et de la morale.* Cette opinion reflète plus celle d'un juge ou d'un moraliste que celle d'un médecin : Orfila restera fidèle à cette définition finaliste de l'aliénation mentale jusqu'à la fin de sa carrière puisque ce passage subsiste identique dans la dernière édition de sa médecine légale, en 1848. Il réunit les causes des maladies mentales sous la dénomination de folie ou aliénation mentale, de surdi-mutité, de somnambulisme, de délire fébrile et d'assoupissement. Certes, pour le magistrat, la question était de savoir si un aliéné était guérissable ou incurable. La réponse du médecin étant incertaine, d'une part il ne doit pas se hâter de répondre, d'autre part, si, dans les établissements publics parisiens, on guérit un tiers des malades, il faut en exclure les idiots et les imbéciles de naissance, la démence, la paralysie générale, la monomanie.

Devergie écrit avec justesse : *Les folies entretenues par les idées religieuses ou par l'orgueil, guérissent rarement.* Marc ajoute que la monomanie religieuse appartient aux vicissitudes de la civilisation et aux aberrations de l'intellect humain, particulièrement *parmi les populations les plus abruties par le fanatisme et l'ignorance.*

De toutes façons, pour Orfila : *On ne peut point avoir la certitude qu'un aliéné se rétablira.* Esquirol distingue dans le groupe des monomanies ou folies partielles, une monomanie proprement dite gaie, exubérante et une monomanie triste ou lypémanie qui correspondrait aujourd'hui à la psychonévrose obsessionnelle. Il insiste sur le fait que la question posé aux jurés pour déterminer la responsabilité d'un crime commis par un homme en démence, devait être rédigée ainsi : *L'accusé a-t-il commis le fait volontairement et avec discernement ?* Autrement dit, si l'on en croit Marc, *il importe d'apprécier si une action que les lois condamnent et punissent, a été commise avec cette intégrité d'esprit qui implique la liberté morale, sans laquelle il ne peut y avoir de criminalité et, par conséquent, d'imputabilité.*

Devergie sera toujours en compétition avec Orfila. Ainsi, à propos de l'estimation de la durée de séjour d'un cadavre dans l'eau, ce dernier réfutait les arguments de Devergie avec vigueur, à tort semble-t-il, car Brouardel rappellera en 1897 *que Devergie a fait, en 1831, des recherches très intéressantes sur les conditions de la putréfaction dans la submersion.* Une partie importante du cours était consacrée à l'identification des corps. Orfila cite à ce propos la rocambolesque affaire de la veuve Houet, étranglée puis enterrée dans un jardin, dont le corps fut exhumé et authentifié onze ans après sa mort à la suite de la reprise de l'enquête et de la découverte des coupables. Orfila et deux autres collègues, le 26 mars 1833, sont commis pour effectuer cette opération. Cette observation mettra en pratique les techniques d'identification décrites dans l'une des œuvres les plus originales d'Orfila, le *Traité des exhumations juridiques,* Paris, 1831.

Ambroise Auguste Tardieu passe à la postérité grace à son *Etude médico-légale et clinique de l'empoisonnement* dont la première édition date de 1867. Tardieu commence par contester la définition du poison telle qu'on la trouve chez Fodéré, Mahon ou Orfila : *Ici*, fait-il remarquer, *la définition n'est plus seulement vaine, elle touche à l'erreur, car les propriétés vénéneuses, il est à peine besoin de le faire remarquer, ne sont presque jamais absolues, et dépendent, non de la nature de la substance mais uniquement de conditions accessoires, telles que la dose, le mode d'administration et bien d'autres encore ...* Claude Bernard est passé par là. Il avait écrit en 1857 dans ses *Leçons sur les substances toxiques et médicamenteuses* : *Et je crois qu'on peut admettre les deux propositions physiologiques suivantes : 1° Toutes les substances qui se trouvent dans un état chimique ou physique tel qu'elles peuvent faire partie de notre sang , ne sont en général ni des poisons ni des médicaments, 2° Toutes les substances qui, à raison de leur constitution physique ou chimique, ne peuvent entrer dans la composition de notre sang, ne sauraient pénétrer dans notre organisme, où elles ne doivent pas rester sans y causer des désordres passagers ou durables.* Il ajoute que la chimie est trompeuse en présentant les corps dans un état différent de celui qui leur est spécifique quand ils sont liés aux phénomènes de la vie. Tardieu après avoir remarqué que le poison d'élection à son époque, c'est l'arsenic et que c'est l'arme des femmes plus que celle des hommes, déroule une liste impressionnante des toxiques utilisés par les uns pour empoisonner les autres : acides sulfuriques, nitriques, chlorhydriques, oxaliques, tartriques, soude ou potasse caustiques, ammoniaque, vératrine, ellébore blanc, coloquinte, gomme-gutte, épurge, gomme d'euphorbecroton, colchique. Viennent ensuite l'arsenic, le phosphore, les sels de cuivre et ceux de mercure, l'antimoine, le sel de nitre ou d'oseille, la digitale, les préparations de plomb, les solanées vireuses comme la digitale, la nicotine, l'aconitine, les champignons, le curare, l'alcool, l'opium, la strychnine, l'acide prussique, enfin, les cantharides. La bibliographie de Tardieu est impressionnante, de sa thèse de doctorat sur la morve et le farcin en 1843, à celle d'agrégation sur les cimetières et la voirie en 1852, de son dictionnaire d'hygiène publique en 4 volumes en 1862, à ses études sur l'avortement, sur les attentats aux mœurs, sur l'infanticide, l'avortement, la pendaison et la strangulation, il n'est pas loin du record de son successeur, Paul Brouardel.

Brouardel s'illustre d'abord comme hygiéniste : il enquête en 1884 sur le choléra de Toulon et de Marseille dont il démontre l'origine fécale par pollution des nappes phréatiques. Il se heurte au scepticisme de l'Académie de médecine tout particulièrement de Léon Colin, Michel Peter, Appolinaire Bouchardat et Louis Hardy (1811-1893) qui affirme : *Peut-on admettre un autre répartiteur de cette maladie que l'atmosphère ? Les faits dans lesquels on aurait bu de l'eau souillée par des déjections cholériques sont si rares qu'ils ne pourraient rendre compte que de l'infime minorité des cas de propagation de cette maladie.* Brouardel passe outre et obtient que l'alimentation en eau des agglomérations soit soumise au contrôle du Comité d'hygiène. Congrès de Vienne, en 1887. En 1886, il enquête sur les causes des épidémies de fièvre typhoïde à Clermont Ferrand, Lorient, Le Havre, dans l'armée notamment et aboutit à la même conclusion que pour le choléra : présence de bacille d'Eberth dans l'eau de boisson des localités contaminées, vraisemblablement due à l'emploi d'engrais humain épandus dans les champs, à des fuites sur les fosses d'aisance, à des infiltrations dans des puits. Brouardel fait partie de la Commission de l'assainissement de Paris aux côtés de Pasteur et de Sainte-Claire-Deville, de celle de la ville de Toulon, de Marseille, de Rouen, de Bourg en Bresse, de Toulouse. Il fait adopter, en 1891, la loi rendant obligatoire la vaccination et la revaccination antivariolique. Ses travaux en médecine légale sont nombreux et traitent de sujets extrêmement divers, comme l'organisation du service des autopsies, la conservation des corps par le froid, sur la rénovation de la morgue. Il publie dans les *Annales d'hygiène*, en novembre 1878, une étude médico-légale sur la combustion du corps humain, sur la submersion, dans le même journal en 1880. En août 1885, il présente à l'Académie des sciences, ses *Recherches sur l'empoisonnement par l'hydrogène sulfuré.* Avec Ogier, il publie *Le laboratoire de toxicologie* ... en 1891. Dans les *Annales d'hygiène*, en 1880 et 1881 il publie successivement : Sur le développement des alcaloïdes cadavériques, Conditions du développement des ptomaïnes, De l'antagonisme de la morphine et de l'atropine, Intoxication par le chlorate de potasse. En juillet 1889, il présente à l'Académie de médecine : *Note sur quelques uns des symptômes de l'intoxication arsenicale*. Un des premiers après Bergeret, il propose de dater l'époque de la mort en étudiant la faune qui colonise les cadavres : De la détermination de l'époque de la mort d'un nouveau-né, faite à l'aide de la présence des acares et des chenilles d'aglosses dans un cadavre momifié, *Annales d'hygiène*, 1879. La bibliographie de Brouardel totalise une vingtaine de livres essentiellement édités chez Baillière et concernant tous les sujets médico-légaux sans exception, de 1895 à 1906, année de sa disparition : mort et mort subite, asphyxie, pendaison, explosifs, infanticide, responsabilité médicale, exercice de la médecine, mariage, avortement, empoisonnements, intoxications, médecine du travail, lutte contre la tuberculose et la typhoïde, autopsies, secret médical, toxicologie, attentats à la pudeur, hygiène, sans oublier sa participation aux dix volumes du *Nouveau traité de médecine et de thérapeutique* de 1895 à 1898. Parmi cette abondance de documents, les historiens retiennent *La mort et la mort subite*, 1895, question qui, pour l'auteur, *est une de celle qui ont le plus d'importance en médecine légale,* ce qui lui donne l'occasion, en 450 pages de passer en revue toutes les pathologies connues à l'époque ; *L'infanticide,* 1897, ce crime puni de mort à l'époque, est l'objet de plus du quart des autopsies médico-légales pratiquées en Europe ! C'est aussi la circonstance au cours de laquelle la compétence de l'expert est souvent mise en cause car l'opinion publique intervient et peut incriminer le médecin légiste s'il ne s'en tient pas strictement à une démonstration qui n'engage en rien son intime conviction. Ainsi, dans l'hypothèse où il n'est pas prouvé que les lésions n'ont pas été exécutées, l'expert répond : il n'est pas prouvé... ; *La pendaison, la strangulation, la suffocation, la submersion,* 1897, est un fort in octavo de 584 pages. Brouardel rappelle dans sa préface l'apport considérable de Tardieu et souligne la difficulté de ce sujet plein d'incertitudes qu'il considère comme l'écueil de la médecine légale. On mesure son sens des responsabilités en lisant cette phrase : *J'ai considéré comme étant de mon devoir de souligner les incertitudes, de les faire connaître aux jeunes médecins légistes, de leur signaler les erreurs à éviter, de les mettre en garde contre les affirmations trop absolues ... Ma préoccupation constante a été de ne pas dépasser dans l'expression de ma pensée les limites de ce qui est pour moi la vérité scientifiquement incontestable. Dans un cours, la phrase prend facilement un tour dogmatique ...* On croit entendre la voix de l'auteur de l'*Introduction à l'étude de la médecine expérimentale* ! En 1898 paraît *La responsabilité médicale, secret médical, déclaration de naissance, inhumations, expertises médicales.* Il y dénonce la fâcheuse tendance du corps médical à la médisance et affirme : *La responsabilité médicale sera ce que voudra le corps médical lui-même ... J'espère qu'ainsi le jeune docteur n'entrera plus dans la carrière, ignorant les règles légales auxquelles il sera soumis toute sa vie.* A deux années du XXème siècle, Brouardel peut témoigner des progrès accomplis en matière de prévention et de thérapeutique : ... *grâce à l'hygiène ou à de nouveaux traitements, le nombre des maladies et des malades tend à décroître : ainsi, la variole ne se rencontre plus à Paris que très exceptionnellement ; la fièvre typhoïde, depuis qu'on surveille l'eau que l'on consomme, est en décroissance ; la diphtérie, depuis l'organisation du service de désinfection et depuis la sérothérapie, a diminué dans des proportions considérables ...* Quand Brouardel meurt, ces trois grands fléaux sont contenus et il aura puissamment contribué à les vaincre. Il en reste un, la tuberculose, qui ne sera réduite que bien plus tard.

En Allemagne, Johann Ludwig Casper (1796-1864) publie à Berlin, en 1857, le livre de médecine légale du siècle : *Praktisches Handbuch der gerichtlichen Medicin.* Une traduction en anglais suivra en 1861, puis en français l'année suivante. Dans sa préface, l'auteur écrit : *Les critiques nombreuses auxquelles ont été soumises les éditions antérieures de cet ouvrage ont bien voulu constater qu'il s'y trouvait des travaux tout à fait originaux, et qui me sont personnels ; ce sont ceux qui traitent de : l'aptitude physique à l'emprisonnement, les attentats à la pudeur, les naissances tardives, la superfétation, la chronologie des symptômes de la putréfaction, les blessures, les empoisonnements, les brûlures, la responsabilité médicale, les nombreuses expériences faites sur le cadavre, et toute la partie psychologique.* Sur ce dernier point Casper est formel : la philosophie et toute discussion spéculative doivent être bannies du domaine strictement médico-légal.

LA CHIRURGIE

Le collège Saint-Côme

La chirurgie et la médecine, aussi anciennes l'une que l'autre, marchent d'abord d'un même pas. Nées en Grèce et en Asie, de tradition hippocratique, elles se séparent progressivement sous l'influence d'Aristote et de Galien. En Europe, dès le début de l'exercice de l'art de guérir par des ecclésiastiques, il devient évident que, soucieux de ne pas verser le sang, ils vont s'adjoindre des subordonnés chargés des manœuvres opératoires. Celles-ci sont de toutes manières jugées indignes d'un savant par les praticiens de l'époque. Ce sera un canon du quatrième Concile de Latran en 1215, qui interdira la chirurgie aux ecclésiastiques. La séparation entre médecins et chirurgiens date sans doute de cette époque.

La chirurgie séparée de la médecine, exclue de l'université, livrée aux empiriques, subit de nombreuses vicissitudes. Il lui faudra deux siècles, jalonnés de querelles mesquines et de mauvais procès, pour retrouver la place qu'elle occupait dans l'Antiquité. Premier souverain français à s'y intéresser, Saint Louis semblerait avoir créé, sous le patronage de saint Côme et saint Damien, le Collège des Chirurgiens ou Collège Saint-Côme.

Ce serait Jean Pitard qui aurait sollicité auprès de Saint Louis cette création. Cette hypothèse est formellement démentie par un article du Dechambre de 1886 : *Il serait pourtant facile de prouver par des faits irrécusables : 1° que Jean Pitart, originaire de Normandie, n'a jamais été chirurgien de Saint-Louis, et que « c'est par une vieille cabale » selon l'expression de Pasquier, que les chirurgiens ont revendiqué le roi très-chrétien pour leur patron* ; *2° que son entrée à la cour de France ne date que de Philippe le Bel, et qu'il fut aussi attaché aux rois Louis XI, Philippe V et Charles IV ... 3° que son voyage en Palestine est imaginaire 4° ; qu'il n'est pas mort en 1315 mais qu'il vivait encore en 1326 ainsi que le constate une charte de cette année ... 5° que Saint-Louis n'est pas le fondateur du collège de chirurgie ; 6° que le plus ancien acte authentique, relatif à l'organisation des chirurgiens de Paris en société, ayant un chef, des statuts, ne date que de l'année 1311, plus de quarante ans après la mort du saint-roi, où l'on voit les maîtres chirurgiens convoqués par Jean Pitart, chirurgien au Châtelet de Paris. Mais il n'est pas moins vrai que Jean Pitart fut un célèbre chirurgien du quatorzième siècle, très accrédité à la cour de France, y tenant le premier rang ...*

Les statuts de la confrérie sont soumis à l'homologation du prévôt Etienne Boileau en 1268. Philippe le Bel les confirme en 1314 et règlemente l'accès à la profession : désormais nul ne pourra exercer cette activité sans avoir été examiné par les chirurgiens jurés du roi, sous l'autorité de Jean Pitard, chirurgien juré du roi au Châtelet. Les chirurgiens se réunissent d'abord dans l'église Saint-Jacques-de-la Boucherie puis dans celle récemment construite dans le quartier Saint-André-des-Arts consacrée à saint André et saint Damien, protecteurs ancestraux de la profession. Les chirurgiens jurés donnent le premier lundi de chaque mois une consultation gratuite aux indigents, à laquelle les élèves assistent. L'Hôtel Dieu proche accueille les compagnons chirurgiens, les instruit sous la férule d'un compagnon gagnant maîtrise, nommé par le chef du service. Dissections, autopsies, cours d'anatomie et de pathologie sont dispensés, en latin, par des enseignants élus, nommés à vie en général. La confrérie au début ne donne que les titres de maître et de prudhomme. Peu à peu, elle distribue ceux de bacheliers et de licenciés. Ils ne sont accordés qu'aux catholiques, présentant un certificat de bonne vie et mœurs, déjà reçu maître es arts, ayant étudié quatre années à Saint Côme et travaillé comme assistant d'un des chirurgiens de la ville pendant un an. Les chirurgiens, peu à peu, occupent dans les couvents ou dans les maisons de grands seigneurs une position élevée, fiers de leur clientèle et de leur habileté manuelle, laissant aux barbiers le soin de saigner, de panser et de pratiquer la petite chirurgie. Les chirurgiens sont pris entre les barbiers qui les envient et les concurrencent, et la Faculté qui les jalouse et veut les soumettre. Ainsi, en 1470, elle décide d'introduire deux de ses membres dans le jury des examens de maîtrise. Un procès est engagé que les chirurgiens remportent. Mais la guerre se rallume rapidement. La Faculté octroie aux barbiers le droit d'assister à des cours en langue vernaculaire leur expliquant Chauliac et d'autres auteurs ayant écrit sur la chirurgie. Le latin, accompagné d'une traduction simultanée, remplace bientôt le français. La servilité des barbiers qui acceptent d'être traité en subalternes leur permet de passer un accord qui leur octroie le titre de barbier de robe courte et confirme leur allégeance aux médecins. Les chirurgiens protestent mais en vain. La Faculté se permet d'outrepasser ses droits jusqu'à conférer des lettres de maîtrise en chirurgie à certains candidats. Finalement, en 1515, les chirurgiens demandent la paix et sont accueillis au sein de la Faculté. Cet accord arrange tout le monde : la Faculté conserve sa juridiction sur les uns et sur les autres, les chirurgiens préservent leur suprématie sur les barbiers et les barbiers prennent dès lors le titre de barbiers chirurgiens.

François 1er et Henri II favorisent les chirurgiens qui obtiennent en 1543 d'appeler leur confrérie, collège, ce qui sera refusé par le Parlement. Ils disputent férocement à la Faculté les cadavres des morts de l'Hôtel Dieu et les dépouilles des suppliciés, ce que le roi leur accorde par lettres patentes. La confrérie récupère sa dénomination de collège grâce à la bienveillance de Charles IX. En 1576, les chirurgiens suggèrent de participer aux assemblées universitaires au même titre que les médecins. Grand branlebas ! Mais la faveur royale, celle d'Henri III en l'occurrence, reconnaît, par lettres patentes du 8 janvier 1577, que le collège de chirurgie appartient au corps de l'université.

Les barbiers tirent leur épingle du jeu : ils bénéficent de l'appui des médecins et progressent en connaissances et en compétences. Ambroise Paré est encore barbier-chirurgien quand il occupe la place de chirurgien du roi dès 1552. Le Collège Saint-Côme le reçoit bachelier, licencié et maître en chirurgie en 1554. Les chirurgiens lettrés, ou chirurgiens de robe, constituent un corps assez restreint de professeurs et de praticiens. La Faculté, à condition qu'ils renoncent par un acte authentique à l'exercice de la chirurgie, les admet à ses grades.

Dire que cela satisfait les chirurgiens, ce serait un euphémisme. Ils se démènent et finissent par arracher au pape Grégoire XIII son accord pour que désormais leurs brevets de licence soient reconnus par le chancelier de l'université, qui se chargerait lui-même de leur donner la bénédiction apostolique.

En 1596, il y a une trève et les chirurgiens daignent prêter serment de fidélité à la faculté, ce qu'ils n'avaient plus fait depuis vingt ans. Mais bien vite la lutte reprend et remplit Paris de son tumulte pour les deux siècles suivants. Cependant Fernel avait bien dit : *La chirurgie forme une partie de la médecine ; elle a la même origine ; les mêmes principes en sont les fondements ; on ne peut en developper les préceptes qu'en les puisant dans la même source, qu'en suivant la même méthode.*

La distinction entre barbiers et chirugiens ne se retrouve pas en province comme à Paris, Marseille, Sens et Rouen. A Marseille, la distinction entre barbiers et chirurgiens remonte à la fondation de la confrérie de Saint Côme et Saint Damien. Elle se perpétuera et prospèrera. En 1410, Jean, duc de Berry, octroie un statut unique aux barbiers du Berry, du Poitou, d'Auvergne du Languedoc et de la Guyenne. Le dauphin, futur Charles VII, en 1419, confirme ce statut et accorde à son premier barbier, Colmet Gandillon, la haute juridiction sur les barbiers de ces cinq provinces. Puis il l'étend au Maine, à la Saintonge et à la Touraine avant de l'étendre à tout le royaume. Comme Paris est anglais, nous sommes en pleine guerre de Cent ans, le statut des chirurgiens parisiens échappe à cette mesure et restera indépendant même après le retour du roi de Bourges dans la capitale.

Tout barbier approuvé reçoit un diplôme marqué du sceau du premier barbier du royaume moyennant un droit de cinq sous. Les rivalités qui existent à Paris ne se retrouvent pas en province : l'entente entre barbiers et chirurgiens y est de rigueur. Ainsi à Rouen, le statut de barbier est réservé aux natifs de la ville. Ils s'entendent pour mener, en 1500, une commune action en justice contre des charlatans qui saignent, rasent et traitent la vérole par des breuvages illicites. La justice leur ayant donné gain de cause, les chirurgiens prennent peu après le nom de barbiers-chirurgiens et les barbiers, celui de barbier-phlébotomistes. En 1550, les chirurgiens rouennais demandent au bailliage d'être dorénavant confondus avec les barbiers.

En Bretagne, c'est à Morlaix que chirurgie et barberie sont réglementées pour la première fois. La pratique du métier est soumise à l'obtention du statut de maître et les aspirant à ce grade doivent avoir fait un stage dans la maison de l'ouvroir des maîtres de la ville et d'y avoir réalisé un chef d'œuvre, autrement dit savoir forger une lancette, peigner, tailler la barbe, saigner, reconnaître le trajet de toutes les veines et des artères, avoir appris quand on doit saigner et comment, sur les indications du médecin. Les veuves d'un barbier chirurgien peuvent continuer à exercer cette activité mais en employant des compagnons. Les épreuves, trop faciles, sont remplacées, à la demande d'un chirurgien du nom de Claude Viard, par des épreuves plus orientées vers la connaissance de l'anatomie, de la pathologie et de la chirurgie.

A Valenciennes, les barbiers chirurgiens constituent une corporation en 1592. L'examen était le fait des maîtres barbiers, d'un des médecins stipendiés par la cité et le maître chirurgien de l'Hôtel Dieu. Bien sûr, le réseau veineux superficiel était l'objet de toutes les questions.

A Reims, la saignée est d'une pratique courante et universelle. A tel point que les échevins doivent interdire aux barbiers de nourrir leurs cochons avec le sang des phlébotomies.

A Verdun, l'exercice de la médecine ou de la chirurgie est soumis à une autorisation signée de l'évêque. Avant tout acte médical, le patient doit avoir vu un prêtre. Toute infraction à cette règle expose à des poursuites judiciaires ou à l'excommunication. Un chirurgien juré nommé par l'évêque est chargé de soigner les pauvres, de pratiquer des expertises épidémiologiques ou médico-légales.

A Beaune, la corporation des barbiers chirurgiens tient ses statuts de Charles le Téméraire, confirmés en 1476 par le roi de France.

Les barbiers de Tours sont soumis à l'autorité du premier barbier du roi, leurs statuts, demandés en 1408, sont calqués sur ceux de Paris.

Les privilèges des chirurgiens de Lyon sont confirmés en 1567 et le service chirurgical hospitalier est confié à un maître-barbier.

Un bulle papale de 1429 constitue en maîtrise les barbiers-chirurgiens d'Avignon. Les Juifs sont admis dans leurs rangs. Un certain nombre de charlatans y exercent et ce ne sera qu'en 1577 que Grégoire XIII prendra des dispositions pour réglementer l'exercice de la médecine.

C'est en 1436 que Charles VII accorde des statuts à la ville de Nîmes et permet l'installation de la vénérable confrérie des barbiers et chirurgiens dans le couvent des pères Carmes. Pour postuler, il faut avoir un certificat de bonnes mœurs, savoir écrire, avoir accompli un apprentissage de trois ans. Les examinateurs sont les docteurs en médecine, les licenciés, les bacheliers. Les questions pratiques portent sur la capacité de faire une barbe, de saigner, de fabriquer un onguent. Un examen oral vérifie les connaissances du candidat sur l'anatomie surtout l'angéiologie veineuse, sur la petite chirurgie.

A Montpellier, la transition entre le Moyen Age et la Renaissance se fait sans à-coup. Trois statuts se succèdent en 1252, 1292 et 1418, qui perdurera jusqu'en 1528 tant il était adapté aux besoins de la profession. Les quatre maîtres chirurgiens jurés sont maintenus. Elus à vie, ils se contrôlent mutuellement. Ce sont eux qui gérent les admissions à la maîtrise. Une fois l'an, un compte rendu de gestion est fourni à la ville par les Consuls de métier. Ils sont secondés par des prévôts. Les fêtes chômées sont les mêmes que par le passé et la procession de saint Côme et saint Damien est toujours somptueusement célébrée. Le déroulement des examens est identique à celui de Nîmes, mais il y a un examen public où tout un chacun peut interroger le candidat.

Révisé sous Charles VII, le statut des barbiers chirurgiens de Toulouse est remanié et imprimé en 1544. L'obligation impérieuse pour eux d'observer à la lettre leurs devoirs religieux les oblige à être présents aux vêpres et à la messe, la veille et le jour de la fête de saint Côme et saint Damien. Le candidat à la maîtrise doit prouver qu'il est en bonne santé. Il doit savoir lire et écrire. Il aura servi pendant six années des maîtres bons et suffisants. Il fera un stage d'un mois à l'hospice de saint Jacques en présence de maîtres. L'examen comprendra la fabrication de quatre lancettes. Il faut faire la barbe avec un rasoir neuf et pratiquer une saignée. L'oral comporte des questions sur les apostèmes, les phlegmons, les plaies, les ulcères, les fractures, les luxations et la lèpre.

Figeac avait reçu du roi Philippe le Bel, en 1318, les privilèges et statuts régissant les barbiers chirurgiens. Ils seront renouvelés en 1391 par Charles VI.

A Bordeaux, la Confrérie des barbiers-chirurgiens est dirigée par un procureur de métier assisté de quatre jurés. Ils sont élus par l'assemblée des maîtres du métier de la ville. Au XVème siècle suivent des cours dispensés par des médecins agrégés au collège de médecine puis par des docteurs régents de la faculté. Seuls les bordelais sont autorisés à se présenter aux épreuves de maîtrise. Celles-ci ont lieu à l'hôtel de ville en présence du maire et de ses assesseurs. Le candidat doit avoir passé huit jours dans la boutique de chacun des jurés chargés d'évaluer ses capacités et leur présenter les certificats qui l'attestent. Il lui faut confectionner une lancette et montrer son expérience de la profession de barbier. Il doit connaître l'anatomie, les fractures, rompures, luxations, blessures, plaies, chancres, fistules. Il doit savoir coudre, lier, suturer, préparer onguents et emplâtres. Aussitôt reçu, il jure *de bien exercer son office et de garder les ordonnances ; tenir vie honneste ; avoir bons oignements dans sa boutique ; ne pas prendre salaire excessif ; garder les secrets de ses clients, instruire ses valets ...*

L'arsenal du chirurgien

L'arsenal ou *armamentarium* ou magasin des instruments nécessaires à la pratique du chirurgien sera développé dans les chapitres correspondant à leur utilisation et nous ne donnerons ici qu'une classification générale :

Instruments de fer communs :

- Ciseaux.
- Rasoirs.
- Lancettes droites ou courbes pour la saignée ou l'incision d'apostèmes ; lancettes montées sur un jeton, sur un anneau, rappelant nos anciennes aiguilles à plateau.
- Syringotomes : scalpels tranchants d'un seul côté, mousse de l'autre, pour mettre à plat les trajets fistuleux.
- Cautères de diverses formes (triangulaires, quadrangulaires) ou coulissant dans une canule pour cautériser en profondeur sans léser les tissus avoisinants.
- Tenailles dentées ou non.
- Pincettes.
- Dilatateurs simples ou à vis.
- Tire-balle : à mors sphériques ou ovoïdes.
-Pied de griffon, semblable à nos pinces tripodes pour l'extraction des gros projectiles.
- Poinçon de Dioclès pour extraire les pointes de flèches, (Daleschamps).
- Eprouvette : sonde à l'extrémité recourbée pour les corps étrangers.
- Arbalète, tarière et poussoir pour extraire traits et autres projectiles (Tagault).

Instruments de fer propres :

- Instruments pour la pierre à la vessie : sonde cannelée courbe, conductrice du rasoir, dilatateur pour élargir l'incision, bec-de-cane ou ailerons à 4 mors ou bec de corbin pour saisir la pierre, canule laissée en place dans la plaie opératoire.
- Trépans : cylindriques, adaptés à un vilebrequin portant un clou amovible en son centre et qu'on ôte dès la première table osseuse atteinte ; à compas, pour couper l'os du crâne selon un périmètre précis et une trajectoire circulaire, l'appareil prenant appui sur une pièce métallique fixée au crâne.
- Sondes creuses : elles permettent le passage d'une canule acérée enfilée d'un crin de cheval, par exemple sur le trajet d'une fistule anale. On perfore la muqueuse endorectale et l'on récupère l'aiguille chargée du crin dans l'ampoule rectale ce qui permet de faire un nœud coulant que *de jour en autre on le puisse serrer davantage*.

- Becs de corbin, appelés aussi pinces à ligature, qui comprennent 2 branches mobiles autour d'une articulation. Les mors sont dentelés permettant de saisir solidement le vaisseau à lier.

- Spéculums : *matricis*, pour l'examen ou les interventions gynécologiques ; *ani*, pour l'examen de la région anale ; *oris*, pour inspecter la cavité buccale.

- Ligateurs pour polypes du nez ou de la matrice.

- Scarificateurs.

- Seringues pour clystère, injections vésicales ou irrigation des plaies.

- Ventouses.

- Prothèses.

Croissant de Garengeot, en 1723, dans son *Nouveau traité des instruments de chirurgie*, reprend, par commodité, l'ordre ancien qu'on avait coutume d'observer dans les interventions chirurgicales. Il inventorie donc les instruments selon l'usage qu'on en fait : *sinthese, dierese, exérèse & prothèse.*

Il range dans *sinthese* tous les instruments utilisés pour faire les pansements des plaies, pour piquer et couper : stylets, sondes, spatules, rasoirs, *feuilles-de-mirte* (sorte de spatule utilisée pour nettoyer les plaies), pincettes à anneaux, aiguilles tranchantes ou piquantes, porte aiguille à anévrisme, épingles à deux têtes pour les becs de lièvre.

Sont assemblés ensuite les instruments pour la *diérèse*, autrement dit destinés d'abord à diviser les parties molles, d'une part ceux qui coupent : les scalpels, les pincettes à dissection, les sondes cannelées qui conduisent scalpels et ciseaux, le bistouri herniaire (fait de deux parties : une canule courbe et un bistouri qui est entièrement caché par elle), le pharyngotome, l'aiguille à cataracte, le syringotome (utilisé pour opérer les fistules anales) ; d'autre part ceux qui dilatent : speculum matricis, otis, ani, le glossocatoche (instrument qui tient la langue abaissée pour examiner l'intérieur de la bouche) et le miroir de l'œil. On décrit ensuite ceux qui sont destinés aux parties dures : sur les dents comme les grattoirs, les langues de serpent, les déchaussoirs ; l'entonnoir qui sert à conduire les cautères dans la fistule lacrymale, les cautères actuels utilisés sur les os, le scalpel utilisé pour enlever le péricrâne, les rugines, le trépan et ses pièces, le ciseau, les gouges et le maillet de plomb avec lequel on les frappe, les grandes tenailles incisives (pour enlever les esquilles, les cartilages, les os poreux), les petites tenailles incisives (pince à ongles et à envies) et la cisoire (sorte de sécateur pour couper les côtes notamment).

Viennent les instruments utilisés pour l'exérèse. Selon qu'on les emploie sur les parties molles, ce seront les seringues, les canules, les curettes, les becs de canne, de corbeau, de grue, les tire balle, les trois quarts (trocarts), les cathéters ou algalies, les lithotomes, les conducteurs, les gorgerets, les tenettes droites et courbes, le bouton à curette et le crochet, les érignes. Les ventouses et les scarificateurs entrent dans cette catégorie ainsi que le tiretête, les crochets et le couteau à crochet lors des accouchements. Sur les parties dures, on recourt au pelican (instrument pour extraire les molaires), au davier, au repoussoir, au tourniquet, aux couteaux d'amputation soit pour sectionner chairs et vaisseaux, soit, à double tranchant, pour l'amputation à lambeau. Sans oublier la scie à main, la scie à débiter et le valet à patin.

Enfin, *les instruments qui peuvent être substitués au défaut des organes, sont ceux qui servent à exécuter la quatrième opération que nous avons appelée prothèse* : l'obturateur de palais, les yeux artificiels, les dents, les oreilles, les bras, les jambes, et quantité d'autres machines artificielles.

Croissant de Garengeot nous indique les soins dont le chirurgien doit entourer ses instruments après leur utilisation :

- ne jamais fermer un instrument tranchant sans l'avoir auparavant nettoyé.
- les nettoyer minutieusement éventuellement avec de l'eau si l'instrument est lisse comme une lame et encore faut-il l'essuyer soigneusement. La bonne eau de vie est le liquide le plus convenable pour procéder à ce nettoyage : elle ne s'insinue pas dans les pores du métal et ne provoque pas d'oxydation.
- les essuyer avec deux chiffons différents, l'un sera propre et net, le second sera bien sec et on le présentera avant de l'employer devant le feu pour que l'humidité en soit chassée …
- pour restituer le brillant au métal on le frottera avec de la cendre finement tamisée.
- pour enlever la rouille, rien de tel que l'émeri au bout d'une branche de saule dont on frotte la surface oxydée.
- il ne faut pas stocker les instruments dans du plâtre, ni les graisser avec de la bougie.
- quand on voyage en mer, inutile de les graisser avec du suif de mouton. Il suffit de les frotter de temps en temps avec de la cendre et de les ranger dans une boite doublée de drap et compartimentée pour recevoir un seul instrument.
- ces caisses sont utilisables en ville. Sinon, les instruments seront rangés au domicile du praticien, dans une armoire doublée de drap vert ou bleu, à portes vitrées, fermées par une serrure.
- les trousses sont à proscrire : les instruments, mélangés dans un sac, se frôlent les uns les autres, se rayent, s'écornent, s'émoussent, s'empoussièrent. On donnera *la préférence à certains petits étuis plats, puisque chaque pièce y est logée dans son compartiment, & n'est nullement écornée par le frotement de ses voisines.*

De l'infusion à la transfusion

L'infusion

Comment procéder pour infuser : *On ouvre pour l'ordinaire la veine du bras de même que dans la saignée, & l'on y injecte le remède avec une seringue ou une vessie armée d'une cannule ... qu'on dirige vers le cœur pour que le remède y arrive plutôt, après quoi on bande la plaie à l'ordinaire. Je ne déciderai point si cette opération est aussi condamnable qu'on le prétend, ou si l'on peut l'employer avec succès dans l'apoplexie ou l'esquinancie pour injecter du lait chaud ou du bouillon dans les veines d'un malade, puisque ce n'est qu'à l'expérience seule qu'on peut s'en rapporter. Purman, Chirurg. Part. III. chap. 31 assure qu'il a non seulement rendu la santé à plusieurs malades par ce moyen, mais qu'il s'est encore délivré d'une gale & d'une fièvre très opiniâtre :* James, *Dictionnaire universel de médecine*, **6**, Londres, 1743-1745.

Les premiers travaux sur l'injection de médicaments dans le torrent sanguin veineux ou artériel n'apparaissent qu'au XVIIème siècle. Le système circulatoire instauré par Galien l'explique parfaitement puisque le sang ne circulant pas, mais oscillant, centrifuge dans les veines, communiquant avec les artères à travers les porosités de la cloison interventriculaire du cœur, source de chaleur. La circulation initiée par Harvey en 1628 pouvait seule justifier l'injection d'un médicament dans un vaisseau et sa diffusion à tout l'organisme.

Sir Christopher Wren (1632-1723), avec Boyle, fabrique une seringue et l'expérimente sur des chiens auxquels il injecte du vin et de la bière.

En 1665, Johann Sigmund Elsholtz dans son *Clysmatica nova* consacré à l'injection de remèdes dans les veines, est le premier à envisager la transfusion sanguine.

Johann Daniel Major (1634-1693), professeur à Kiel, publie une *Chirurgia infusoria* en 1667. Il est le premier à injecter des substances médicamenteuses dans les veines du corps humain.

Michael Ettmuller se signale par l'intérêt qu'il porte à cette technique. Il y consacre les cent cinquante dernières pages de sa *Nouvelle chirurgie médicale et raisonnée ...* dont la première édition date de 1680 : *L'opération chirurgique de l'infusion est une des plus importantes de nos nouveautés ; n'est-ce-pas un art bien excellent d'ouvrir une veine avec un instrument aproprié pour y introduire un remède qui remplisse avec une promptitude admirable & sans perdre rien de sa vertu, les veuës ausquelles le Medecin le destine.* Il tire neuf conclusions de l'application de cette technique, apanage du chirurgien puisqu'elle sollicite son habileté et sa dextérité : elle est toujours utile et parfois nécessaire ; elle nécessite de bien sélectionner la liqueur infusée ; elle est particulièrement adaptée aux maladies aiguës : problèmes cardiaques, apoplexie, l'épilepsie ; elle convient *pour redonner au sang sa fermentation* ; elle est indiquée dans l'hypocondrie, l'hystérie, l'asthme, les cachexies, la phtisie, les fièvres aiguës avec inflammation, les fièvres malignes. En revanche elle est inutile dans les maladies héréditaires et contre-indiquées dans les grossesses et chez l'enfant jeune.

Ettmuller ne dit pas combien il a pratiqué de perfusions ou de transfusions sur ses malades, ni même chez l'animal du reste, et ses conclusions ressemblent à des hypothèses pas toujours vérifiées. On imagine les effets indésirables qui résultaient de l'introduction dans l'organisme humain de sang d'un animal ou de substances chimiques souvent toxiques : il ne mentionne nulle part la survenue de ces accidents tout en mettant en garde sur les contre-indications liées à certains produits, ou à certains sujets comme les femmes enceintes.

L'infusion est indispensable chez les malades *hors d'état d'avaler quoy que ce soit,* chez ceux saisis de vomissements incoercibles.

Elle doit être pratiquée au moment opportun, ni trop tôt car elle trouble la nature et risque d'accroître la fermentation jusqu'à la rendre plus violente ; ni trop tard, car, à ce moment là elle ne peut plus réveiller l'archée assoupi. De préférence, il faut s'adresser aux maladies aigües pour lesquelles les autres médications ont échoué.

Le remède doit être soigneusement choisi : purgatifs ou vomitifs sont à proscrire ; les diurétiques également. En revanche, les sudorifiques peuvent être utilisés : huile de tartre, sel d'ammoniac, camphre ; les confortatifs seront pris de préférence par la bouche, à l'exception de la canelle et de l'ambre gris. L'opium sera réservé à l'apaisement des esprits pour obtenir la disparition de la douleur, *la cessation de toutes les émotions, l'abaissement du gonflement de la matière peccante, & de la furie des humeurs.*

Les maladies aiguës comme la syncope, les palpitations cardiaques, l'apoplexie, l'épilepsie, justifient, dans l'urgence, *de faire l'infusion hardiement pour guérir de prime abord.* Dans la syncope on prescrit la cannelle, l'ambre gris, associés à des acides modérés, volatiles, des sulfureux et des spiritueux. Dans les palpitations, la teinture de corail diluée dans un sel de tartre volatil est indiquée. L'apoplexie peut bénéficier de médicaments qui fluidifient le sang comme les sels volatiles de semence de moutarde, de roquette, de cresson, de succin, l'esprit de vin l'esprit thériacal camphré : pourquoi renoncer à l'infusion si tout a été tenté sans succès ? Quant à l'épilepsie, l'esprit de soufre infusé est souverain pour la traiter.

Pour redonner au sang sa fermentation, il faut recourir à l'infusion pour calmer *la fougue de l'esprit ou archée* et réguler la fermentation dépravée. L'infusion permet d'administrer des alcalis et de les mêler instantanément au sang.

L'hypocondrie, l'hystérie, l'asthme convulsif. Dans l'hypocondrie et dans l'hystérie, il faut infuser de l'opium, de l'esprit de sel d'ammoniac, de l'esprit de vin. On peut infuser pour l'asthme, de l'esprit de vers de terre et de l'esprit de vin associé à de l'essence de safran.

Les affections chroniques cachectisantes, et la phtisie, consécutives à la dépravation ou à l'affaiblissement des fermentations, peuvent être traitée par des injections de spiritueux et des salins volatiles : esprit de tartre, de nitre & esprit de vin délayés dans de l'eau de cannelle.

Les fièvres aiguës et malignes justifient de tenter l'infusion en désespoir de cause : on infusera des sudorifiques volatiles de corne de cerf, de sang humain, de vipères associés au camphre et à la thériaque.

La transfusion

L'idée de la transfusion de sang remonte également au XVIIème siècle, bien qu'une légende prétende que le pape Innocent VIII, en 1592 se serait fait injecter le sang de trois enfants âgés de dix ans qui en seraient morts, le bénéficiaire ayant succombé lui aussi aux suites de ce traitement. Libavius originaire de Halle, aurait eu le premier l'idée de la transfusion sanguine.

On procéde ainsi pour tranfuser : *On ouvre une des veines du bras du malade ... ou une de celles de la main & l'on y introduit un tuyau d'argent, de cuivre ou d'ivoire, en observant que son extrêmité soit tournée vers le cœur : on pratique la même chose chez la personne saine, mais de façon que le bout du tuyau qui entre dans la veine soit tourné vers la partie inférieure du vaisseau, on introduit le plus petit tuyau dans le plus grand, & l'on tire autant de sang de la personne saine qu'on juge à propos d'en faire rentrer dans la veine de celle qui est malade, après quoi on panse la plaie. Que si le malade ne guérit pas, on réitère l'opération au bout de quelques tems. Mais avant que de pratiquer cette transfusion, il faut avoir soin de tirer quelques palettes de sang au malade, pour que celui qu'on introduit ait la liberté de circuler... Supposé qu'on veuille faire passer le sang d'un animal, dans les veines d'un malade, on ouvrira une des veines ou des artères du cou, de la jambe ou de la cuisse de l'animal, & l'on se conduira pour tout le reste de la même manière à peu près que ci devant* : James, *Dictionnaire universel de médecine*, **6**, Londres, 1743-1745. Non seulement le matériel de perfusion est constitué de tuyaux métalliques ou en ivoire, mais certains préconisent, pour ne pas léser les vaisseaux, d'utiliser la carotide ou l'uretère d'un bœuf, d'un veau, d'une brebis ou même la trachée-artère d'une poule.

En réalité, c'est le médecin philosophe Jean-Baptiste Denis (1643-1704) qui procède à la première xénotransfusion d'un veau à un être humain. Dans sa *Lettre écrite à Monsieur Oldenburg ... secrétaire de l'Académie royalle d'Angleterre par Jean Denis docteur en médecine, & professeur éz mathématique ... De Paris, ce 15. May 1668 ...* il raconte les circontances qui l'ont amené à la pratiquer : *Vous avez su desia comment la Transfusion du sang d'un veau avoit tellement tempéré les fougues & les bouillons du sang d'un fou, qui depuis quatre mois couroit iour & nuict tout nud dans les ruës de Paris, qu'il s'estoit endormy deux heures après l'opération, & qu'après un sommeil de dix heures, il s'estoit réveillé dans un sens fort rassis, & qu'il avoit persisté dans ce bon estat pendant deux mois ou environ* ... L'opération fut tentée une deuxième fois, avec le même succès. On prétendit que le patient était mort. La médisance triompha quand il mourut effectivement. Sa veuve avait voulu contraindre Denis à en pratiquer une troisième et la justice s'en mêla et interdit toute transfusion hors l'ordonnance des médecins. Finalement, devant les accidents dont le moindre n'était pas la mort du patient, le Parlement de Paris fera défense de pratiquer ces opérations sous peine de rigoureuses sanctions.

Richard Lower, en 1666, fait une transfusion sanguine entre deux chiens puis, un an plus tard, chez l'homme à partir de sang de mouton : The method observed in transfusing the blood out of one live animal into another, *Philosophical transaction*, **1**, N° 19, 1665-1666. En 1669, dans son *Tractatus de corde ...*, il explique comment lui est venue l'idée de perfuser et de transfuser : *Il y a plusieurs années qu'ayant veu quelques personnes à Oxford qui jetoient diverses liqueurs opiates & émétiques, & plusieurs autres choses médicinales de cette nature dans les veines des animaux vivants, il me prit envie de faire la mesme chose.* Il injecte ainsi à des chiens, du vin, de la bière puis, après avoir vidé l'animal de son sang, il le réanime en lui injectant le sang d'un autre. Robert Boyle lui demande de présenter son travail à la Société royale de médecine. En France, c'est à ce moment que Denis entreprend ses propres expériences sans mentionner son prédécesseur anglais qui s'en offusque : *Ce professeur en Mathématique & en Philosophie tâche de me ravir & de s'attribuer la gloire de cette invention* ... Il est persuadé de l'utilité de la transfusion chez *les goutteux & les maniaques dont les corps sont robustes & les entrailles fermes & saines, ou dont la constitution du cerveau n'est pas encore viciée & dont le sang n'est imbu d'aucune tache de pourriture, doivent autant espérer de soulagement de l'infusion d'un nouveau sang que de la perte du vieux qu'on leur pourroit tirer* : Lettre à M. de Montmort touchant deux expériences de la transfusion faites sur les hommes, *Journal des savants,* 1667 *; Lettre écrite à M.*** par J. Denis ... Touchant une folie invétérée, qui a esté guérie depuis peu par la transfusion du sang*, Paris, 1668.

Pierre Dionis dans son *Cours d'opérations de chirurgie ...*, Paris, 1707, s'exprime sans ambages sur le sujet devant ses élèves à propos de cette opération : *J'ai trouvé à propos de vous en instruire, non pas afin de vous apprendre à la mettre en pratique mais afin de vous en donner une juste horreur.* Il rappelle les expériences d'Ettmuller sur des chiens auxquels il injectait de multiples substances, celles de Denis qui espérait par ce procédé remplacer le vieux sang par du jeune et rajeunir ainsi l'animal et de bientôt étendre la méthode à l'homme ce qui fit de nombreuses victimes, les gens devenant fous et mourant bientôt. On comprend l'interdiction des autorités de poursuivre cette pratique meurtrière. Alors, quelques uns *se retranchèrent sur l'infusion des liqueurs dans les veines.* Dionis veut bien admettre qu'on pourrait envisager d'instiller dans les veines de petites quantités de sang ou de substances médicamenteuses, mais certainement pas de la façon brutale dont ce fut pratiqué.

Michel Rosa (1731-1812), à Modène, en 1788, fait de nombreuses expériences sur la transfusion d'animaux d'une espèce à une autre espèce : *Lettere fisiologische*, Naples, 1788.

James Blundell (1790-1878) conseille d'employer une seringue pour recueillir et injecter le sang et pratique la première transfusion d'homme à homme en 1819. En 1829, il effectue une autre transfusion interhumaine à la suite d'une hémorragie cataclysmique du post partum : Experiments of the transfusion of blood by the syringe, *Med. chir. trans.* **9**, 1818 ; Some account of a case of obstinate vomiting, in which an attempt was made to prolong life, by the injection of blood into the vein, *Med. chir. trans.* **10**, 1819 ; Observations on transfusion of blood, *Lancet*, **2**, 1828-1829.

Johann Friedrich Dieffenbach (1792-1847), en 1828, décrit deux sortes de transfusion : la transfusion immédiate lorsque l'artère d'un animal communique à la veine d'un autre animal, et la transfusion médiate à l'aide d'une seringue. Le premier, il conseille l'emploi de sang défibriné : Die Transfusion des Blutes, Berlin, 1828, traduit en français dans le *Journal complémentaire du Dictionnaire des sciences médicales,* **XXXV**, 1829.

En janvier 1851, le docteur Marmonier (1813-1891) pratique avec succès une transfusion sanguine de sang humain pour une hémorragie du post partum chez une de ses patientes, dans le Grésivaudan.

Dès 1860, un regain d'intérêt se manifeste pour la transfusion et, chose surprenante, on propose en 1874, d'utiliser du sang d'agneau non défibriné. Gesellius, suivi par Pierre Cyprien Oré, de Bordeaux, (1828-1890), partisan de la transfusion de sang d'agneau à l'homme, prétend que les accidents qui se sont produits sont consécutifs à la trop grande quantité de sang injecté ou à la trop grande rapidité du passage du sang. Il affirme même qu'il vaut mieux employer le sang d'un animal plutôt que du sang humain ! Il y eut pourtant un accident mortel chez l'un de ses patients : *Etudes historiques et physiologiques sur la transfusion du sang*, Paris, 1868 ; Article Transfusion du Dictionnaire de Jaccoud, 1884.

Oscar Hasse (1818-1893) pratique 52 transfusions de sang de mouton à l'homme sans aucun accident dans le *Berliner klinische Wochenschrift*, 1869 et *Die Lammeblut-Transfusion*, Saint Petersbourg et Leipzig, 1874.

Konrad Küster (1842-1931) s'élève contre la transfusion, tout particulièrement celle qui consiste à injecter du sang artériel de mouton défibriné et il signale qu'il a observé des accidents graves à la suite de ces transfusions : Ueber die directe arterielle Tierbluttransfusion, *Archiv für klinische. Chirurgie,* **XVII**, fascicule 3, 1878. Il admet les indications et les contre-indications suivantes à la transfusion : *Elle serait contre-indiquée : 1° Dans les affections organiques incurables (phtisie, cancer, etc.) 2° Dans les états fébriles ou dans la période ultime de l'épuisement. Elle serait indiquée dans les cas qui suivent : 1° Dans l'anémie par perte de sang ; 2° Dans* *l'anémie chronique ... ; 3° Dans les affections curables du tube digestif ; 3° Dans les catarrhes bronchiques sans tubercules ; 5° Dans les affections aiguës qui entraînent la mort par épuisement ; 6° Dans l'empoisonnement par l'oxyde de carbone ; 7° Dans la septicémie, la pyohémie,* cette dernière indication ne récueillant pas les suffrages de ses collègues : Dujardin Beaumetz, *Leçons de clinique thérapeutique... recueillies par le Docteur Eug. Carpentier-Mericourt et revues par l'auteur*, Paris, 1891.

Léonard Landois (1837-1902) dans son *Traité de physiologie humaine,* paru en 1893, écrit : *On ne doit dans aucun cas transfuser dans les vaisseaux de l'homme du sang d'un animal.* Il rappelle que les hématies du sang artériel d'un agneau se lysent rapidement dans le sang du receveur libérant leur hémoglobine. Sans compter les phénomènes d'agglutination et de thromboses : Die Transfusion des Blutes in ihrer geschichtlichen Entwickelung und gegenwärtigen Bedeutung, *Wiener med. Wochenschrift 30, 32, 35, 37, 42, 43, 47, 50, 59*, 1867 ; *Die Transfusion des Blutes*, Leipzig, 1875.

George Hayem rédige ces lignes prémonitoires dans ses *Leçons sur les maladies du sang* publiées en 1900, l'année de la première publication de Karl Landsteiner (1868-1943) sur les groupes sanguins : *Chaque espèce a un sang, un sérum spécifique. Chaque individu a le sien propre aussi. La notion de l'individualité vient donc compléter celle de l'espèce.*

De l'analgésie à l'anesthésie

Il est vraisemblable que le désir d'abolir la douleur lors des interventions chirurgicales remonte à la plus haute Antiquité. Les Assyriens auraient provoqué, pour soustraire les enfants aux souffrances de la circoncision, une perte de conscience momentanée (mais l'était-elle toujours ?), en comprimant les carotides jusqu'à interrompre le flux sanguin cérébral. C'est du moins ce que rapporte Morgagni dans la XIXème lettre du *De sedibus et causis morborum*, en 1761. Il ajoute que des charlatans plaçaient autour du cou d'une chèvre un lien qu'ils serraient ou relâchaient sans qu'on le voie, faisant que l'animal tombait brutalement privé de sentiment ou se relevait tout aussi mystérieusement. Morgagni cite ce passage de Valverde, tiré de son *Historia de la composicion del cuerpo humano*, (Histoire de la composition du corps humain), Rome, 1556 : *Aussitôt que les carotides sont obstruées ou bouchées de quelque manière que ce soit, nous nous endormons. J'ai vu moi-même Reald. Colombus faire cette expérience à Pise, l'an 1544, sur un jeune homme, au milieu d'une assemblée nombreuse de grands personnages, qui étaient aussi effrayés que nous autres nous riions, en leur persuadant que c'était un effet de la force de l'enchantement.*

Aristote parlant du même procédé dit : *Si ces vaisseaux du cou sont comprimés extérieurement, ce qui arrive quelquefois, on voit un homme fermer les yeux et tomber sans sentiments, comme s'il était asphyxié, quoiqu'il ne le soit pas.*

A propos de la pierre memphite, autre mythe soporeux citée par Pline et Dioscoride, Lémery écrit : *On lui attribuoit la vertu d'endormir ou de stupéfier les membres du corps sur lesquels on vouloit appliquer le feu, ou qu'il étoit nécessaire de couper, pourvu qu'on aît pulvérisé la pierre, & que l'ayant démeslée dans quelque liqueur on en eût oint la partie malade : mais cette pierre n'est point parvenue à notre connoissance.* Il est possible qu'il s'agisse d'une pierre calcaire qui, broyée dans du vinaigre, dégage du gaz carbonique capable de provoquer une anesthésie locale.

Au premier siècle après J.-C., Dioscoride préconise la mandragore comme analgésique et somnifère. Matthiole, dans ses *Commentaires sur les six livres de Ped. Dioscoride*, traduira ce passage : *On tire du jus de l'escorce fraiche pilée, & mise entre les presses, lequel après avoir esté séché au soleil on garde en pots de terre. On espreint aussi du jus des pommes, mais il n'est pas si fort. On enfile l'escorce de la racine pelée & la pend on pour s'en servir. Aucuns font cuire les racines en vin, jusqu'à la consumption de la tierce partie, & gardent cette décoction purifiée, de laquelle ils donnent douze drachmes quatre scrupules pour faire dormir, pour apaiser les douleurs, & devant que coupper, ou bruler quelque membre, afin qu'on ne sente les douleurs.*

En Chine, au IIIème siècle de notre ère, on utilise l'acupuncture ou le moxa pour atténuer la douleur et, en cas d'échec, on administre une préparation de chanvre obtenue par une ébullition prolongée ou une distillation. Il n'est pas exclu qu'on y ait associé l'opium et le datura.

Guy de Chauliac, puis Jean Canappe (circa 1542), citent Theodoric, frère prêcheur, puis évêque de Bistonto et de Servia, dont ils tiennent cette recette : *Quelques uns, comme Theodore, dictent médicamens qui endorment, afin qu'on ne sente l'incision, comme est l'opion, suc de morelle, iusquiame, mandragore, lierre arborée, laictuë, et abbreuvent de ces sucs une esponge neufue, et la laissent se desseicher au soleil. Et quand il en est besoin, ils mettent cette esponge dans l'eau chaude, et la baillent à flairer, tant que le sommeil en vienne au patient. Et luy endormy, ils font l'opération. Et, en asprés, avec une autre esponge, trempée en vinaigre, appliquée au nez, ou bien ils mettent du jus de rhüe ou de fenoüil ès narilles et oreilles et ainsi l'esueillent, comme ils disent.* Il signale l'usage des potions opiacées mais les considère comme dangereuses.

Rempert Dodoens, dans son *Cruyde boëck. In den welcken die geheelehistoriedat es tgheslacht ..., Thantwerpen*, paru en 1583, reproduisant les conceptions de Dioscoride et de Pline, écrit : *Le vin auquel on a mis tremper ou cuire la racine de mandragore fait dormir et appaise toutes les douleurs, pouquoy on la donne proufitablement à ceux auxquels on veut coupper, sier ou brusler quelques parties du corps afin qu'il ne sente la douleur.*

Jean Bodin (1530-1592), auteur en 1580 de *La démonomanie des sorciers,* écrit : *L'on peut bien endormir les personnes avec de la mandragore et autres breuvages narcotiques, en sorte que la personne semblera morte, et néanmoins il y en a qu'on endort si bien qu'ils ne se réveillent plus, et les autres ayant pris les breuvages dorment quelquefois trois ou quatre jours sans s'éveiller, comme on fait en Turquie à ceux qu'on veut chastrer ....*

Jean Baptiste della Porta, en 1560, dans le *Magia naturalis, sive de miraculis rerum naturalium* décrit la conservation et l'administration d'une drogue évaporable anesthésiante : *Ces substances étaient converties en essence. Celle-ci doit être renfermée hermétiquement dans un vase de plomb pour que la partie subtile ne s'en échappe point, car sans cette précaution, le remède perdrait sa vertu. Au moment de s'en servir, on ôte le couvercle, et l'on porte immédiatement le vase aux narines de la personne à endormir ; elle aspire la partie la plus subtile de l'essence, et par ce moyen ses sens seront enfermés comme dans une citadelle, de telle sorte qu'elle pourrait être enterrée dans le sommeil le plus profond, dont il ne serait possible de la tirer que par la plus grande violence. Après ce sommeil la personne n'éprouve aucune pesanteur de tête, et n'a aucune connaissance de ce qui lui est arrivé.*

Rappelons que c'est Valerius Cordus qui élabore de l'éther en 1540, sans identifier ses vertus soporifiques. Sans pouvoir l'affirmer, on est en droit de penser que le somnifère volatil de Della Porta est peut-être l'huile douce de vitriol que Cordus avait obtenu en faisant agir de l'acide sulfurique sur de l'alcool : *Le guidon des apotiquaires. C'est à dire la vraye forme et manière de composer les médicaments. Premièrement traittée par Valerius Cordus. Traduite de latin en françois, et repurgée d'une infinité de fautes. La page suivante enseigne ce qui est traité dans ce livre*, La manière de faire l'huile de vitriol ..., tierce partie ... ch.I à ch. XI, Lyon, 1575

XVIIIème siècle. Marc Antoine Petit, Ambroise Tranquille Sassard

Ambroise Tranquille Sassard (1739-1816), chirurgien de l'hôpital de la Charité, propose, en 1781, d'administrer des narcotiques aux futurs opérés. Mais son objectif est moins d'atténuer la douleur que de tranquilliser le patient. On lit dans son mémoire : *Puisqu'il est évident que les douleurs violentes telles que celles de coliques, de cancers, sont apaisées et comme détruites par l'usage des narcotiques, qui est-ce qui empêcherait que l'on se fît prendre avant la plupart de nos opérations un narcotique dont la dose appropriée à l'âge et au tempérament des personnes, ménerait au bout d'un certain temps au sommeil, et en évanouissant la sensibilité des parties pourrait dans certains cas éluder la douleur et dans d'autres la diminuer et la rendre supportable* : Essai et dissertation sur un moyen à employer avec quelques opérations pour en diminuer la douleur, *Journal de physique*, 1781 ; *L'esprit des journaux*, 1781.

En 1795, le médecin et chimiste anglais Thomas Beddoes (1754-1808), est promoteur du traitement de certaines affections, la tuberculose notamment, par les inhalations de gaz, principalement de l'oxygène. Il recrute Humphrey Davy (1778-1829). Celui-ci est placé à la direction de l'établissement pneumologique fondé par Beddoes, pour préparer les gaz. Il expérimente chez l'animal et chez l'homme, les propriétés anesthésiantes du protoxyde d'azote. Comme les personnes soumises à ce gaz sont saisies de rires convulsifs, il le nomma gaz hilarant. Ayant remarqué la faculté qu'avait ce gaz de suspendre la douleur, il émet l'hypothèse qu'on pourrait l'utiliser dans les interventions chirurgicales. Mais les résultats aléatoires obtenus par d'autres chercheurs, firent qu'on abandonna cette piste cependant prometteuse : *Considerations on the medicinal useof factitious airs and on the mannerof obtaining them in large quantities* ..., Bristol, 1794-1795.

James Moore (circa 1790) publie à Londres en 1784 : *A method of preventing or diminishing pain in several operations of surgery :* après avoir essayé d'obtenir une perte de la sensibilité en sectionnant des troncs nerveux, pour pallier les inconvénients de cette méthode tranchante, il pense obtenir le même résultat en substituant la compression à la section. Les résultats de la compression du sciatique à l'aide d'une pelote n'étant pas concluants, il fait confectionner un compresseur à deux pelotes avec lequel il affirme avoir amputé une jambe sans provoquer la moindre douleur. Benjamin Bell propose ce procédé et en fait l'éloge dans son *Cours complet de chirurgie*. Cette technique d'analgésie restera sans lendemain.

Marc Antoine Petit, le 18 novembre 1798, prononce un discours sur la douleur à l'ouverture des cours d'anatomie et de chirurgie de l'Hôtel-Dieu de Lyon. Il recommande la saignée qui, si elle ne la supprime pas constamment, la soulage presque chaque fois. Mais il ne faut pas la pousser jusqu'à la défaillance. L'acupuncture, les ventouses sèches ou scarifiées et les sangsues sont également efficaces. On peut aussi prescrire les purgatifs, apéritifs, diurétiques, expectorants, sudorifiques, les bains d'eau tiède et les cures thermales, tout comme les rubéfiants, la flagellation, les vésicatoires. Si tous ces moyens ont échoué, il reste les remèdes qui suspendent la sensibilité ou l'émoussent : l'opium et ses préparations, le vin, l'application de la glace. A cet arsenal on ajoute les infusions de muguet, de tilleul, de fleurs d'oranger, de valériane, de pivoine. On emploie également le nitre, la poudre tempérante de Stahl à base de sulfate et de nitrate de potassium et de cinabre, l'éther, la liqueur d'Hoffmann ou éther officinal alcoolisé, le castoreum, l'esprit de corne de cerf, l'assa fetida, le camphre. Evidemment, le mercure calme les douleurs de la vérole, l'aconit et la ciguë celles du cancer, le camphre et la jusquiame, celles de la goutte. Autre moyen de lutte contre la douleur : la compression intermittente, la ligature des troncs nerveux, l'application des caustiques ou des cautères. Il met le vin et l'ivresse qu'il engendre au rang des plus puissants analgésiques. On sait à l'époque que certains ramancheurs mettent à profit la somnolence et la relaxation musculaire qu'entraîne l'ivresse pour réduire les luxations. L'action anesthésique de l'alcool se manifeste lentement et la solubilité de ce toxique dans le sang fait que la torpeur de l'ivresse, difficile à obtenir, persiste plusieurs heures. Elle ralentit les grandes fonctions de l'organisme et favorise la congestion du cerveau et des poumons : *Discours sur la douleur*, Lyon, an VII ; *Essai sur la médecine du coeur auquel on a joint les cours d'anatomie, d'opérations et de chirurgie clinique de l'Hôtel Dieu de Lyon auquel on a joint les principaux discours prononcés à l'ouverture des cours d'anatomie, d'opérations et de chirurgie Clinique de l'Hôtel-Dieu de Lyon ; savoir : 1° Sur l'influence de la Révolution sur la santé publique ; 2° Sur la manière d'exercer la bienfaisance dans les hôpitaux ; 3°* ***Sur la Douleur*** *; 4° Sur les maladies observées dans l'Hôtel-Dieu de Lyon pendant neuf années ; 5° L'éloge de Desault,* Lyon, 1806 .

XIXème siècle. Protoxyde d'azote, ether, chloroforme

Le protoxyde d'azote et l'ether

Benedetto Mojon (1781-1849) rédige en 1811 à Gênes, un discours académique intitulé : Sull'utilita del dolore, traduit en français sous le titre *De l'utilité de la douleur physique et morale,* Paris, 1843 : le traducteur estime que *le professeur Mojon a rendu un véritable service, en cherchant à subtituer au désespoir qui s'emparerait de l'esprit, en face de la douleur seule, la consolation qui nait des services que cette douleur peut rendre. C'est surtout au point de vue du perfectionnement moral de l'homme que la douleur est utile. Quoi de plus magnanime et de plus touchant que le chrétien qui rapporte à Dieu ses souffrances et le bénit de les lui avoir infligées ?*

Il n'est pas le seul à raisonner ainsi. On peut lire dans le *Dictionnaire de médecine et de chirurgie pratique*, Paris, 1834, à l'article Douleur : *Toute préparation narcotique, tout moyen sédatif quelconque, non seulement serait intempestif, mais pourrait être suivi d'accidents plus ou moins graves. Il importe donc bien de se rappeler que, dans l'immense majorité des cas, la douleur n'est que le symptôme, l'élément nécessaire et inséparable d'un état morbide quelconque contre lequel tous les moyens de traitement doivent être dirigés, et que ce ne peut être qu'après avoir satisfait à ce premier chef d'indications qu'il est permis de compter sur une médication sédative proprement dite.*

En revanche, en 1814, l'auteur de l'article Douleur du *Dictionnaire des sciences médicales* étrillait le professeur gênois en ces termes *: Pour soutenir honorablement un paradoxe, il faut déployer toutes les ressources d'une dialectique subtile, et en quelque sorte artificielle : il faut de plus charmer son lecteur par un style agréable. Je cherche vainement ces qualités dans le mince opuscule de M. Mojon : je n'y trouve que des arguments pitoyables, des expressions communes, des phrases triviales. Je* *vois la douleur représentée comme l'aliment de toutes les fonctions animales et organiques, comme un don précieux conservateur de la nature, comme un baume salutaire ... Enfin j'arrive à cette belle conclusion : que l'homme doit chérir l'école du malheur.*

Henri Hill Hickman (1800-1830) démontre le premier sur l'animal, que l'inhalation d'un gaz entraîne une perte de connaissance et donne la possibilité de pratiquer des interventions chirurgicales. Il ampute ainsi des membres avec de bons résultats chez des animaux qu'il a endormis au gaz carbonique. Son travail restera sans echos dans le milieu scientifique et médical : *A letter on suspended animation containing experiments showing that it may be safely employed during operations on animals, with a view of ascertaining its probable utilitiy in surgical operation on the human subject*, Ironbridge, 1824.

James Wardrop (1782-1869) propose, dès 1828, à ses malades trop craintifs de les saigner massivement, de les amener ainsi à la perte de connaissance et de les opérer en toute tranquillité : *On blood-letting : an account of the curative effects of the abstration of blood ; with rules for employing both local and general blood-letting in treatment of diseases*, Londres, 1835.

Petit, à la fin du siècle précédent, avait mis le vin et l'ivresse qu'il engendrait au rang des plus puissants analgésiques. Etienne Frédéric Bouisson (1813-1884), Malgaigne, Blandin s'y essaient mais renoncent vite devant la disparité des résultats obtenus et le risque de perdre le malade quand il faut atteindre le coma éthylique pour obtenir une bonne narcose.

Bouisson écrit, la même année que Blandin et Malgaigne, un ouvrage qui consacre l'usage de l'éther : *Mémoire sur l'éthérisation considérée dans ses rapports avec certains cas de médecine légale*, Paris, 1847

Blandin se rallie rapidement à l'anesthésie par l'éther. Il a expérimenté l'éther trois fois. Craignant que ses effets ne se prolongent trop longtemps, fort des expériences facheuses de Jobert, il reste réticent sur son emploi systématique. *En résumé, M. Blandin croit que les inspirations d'éther ne préservent pas de la douleur aussi réellement qu'on le suppose. Il croit, d'un autre côté, que ces inspirations sont loin d'être tout à fait innocentes, et qu'il convient de mettre beaucoup de circonspection dans leur emploi* : *De l'usage des inhalations d'éther dans les opérations chirurgicales*, Paris, 1847 ; *Bulletin de l'Académie royale de médecine*, Paris, **XII**, 1847.

Malgaigne fait une communication devant l'Académie de médecine le 12 janvier 1847 dans laquelle il rapporte cinq interventions chirurgicales réussies avec anesthésie par inhalation d'éther : un phlegmon suppuré de la jambe chez un jeune homme, une tumeur cervicale chez un homme plus âgé, une autre tumeur du cou chez une jeune femme, une amputation d'une jambe broyée chez un homme victime d'un accident de chemin de fer et, enfin, une intervention pour strabisme chez un autre jeune homme : Premier mémoire sur l'éthérisation ; *Bulletin de l'Académie royale de médecine*, Paris, **XII**, 1847.

Robert Christison (1797-1882) remarque chez un jeune homme ayant inhalé de l'éther, une disparition totale de la sensibilité : *A treatise of poisons*, Edimbourg, 1829 ; *Manual of practical toxicology condensed from Dr. Christison Treatise of poisons : with notes and additions ...*, Baltimore, 1833.

Hermann Demme (1802-1867) aurait pratiqué une désarticulation coxo-fémorale à Berne sur une femme simplement endormie à l'opium et aurait été néanmoins le premier à opérer sous anesthésie à l'éther en Allemagne. Son *Allgemeine Chirurgie der Schusswunde. Nach eigenen Erfahrungen norditalienischen Lazarethen von 1859 und mit benutzung der bischerigen Leistungen*, Würzburg, 1863, consacre sept pages du chapitre XXV à l'anesthésie générale, essentiellement par le chloroforme.

Pierre Nicolas Gerdy expérimente sur lui-même les effets de l'éther mais les résultats sont décevants, l'appareil utilisé étant défectueux. En effet, le problème étant le mode d'administration de l'éther, Gerdy utilise ensuite l'appareil construit par Charrière : cette fois cela marche et il décrit les différentes étapes de cette expérience : engourdissement avec chaleur, accompagné de fourmillements suivi d'une ivresse comparable à celle procurée par la morphine. Il se fait traverser la main par une aiguille et n'éprouve qu'une douleur minime. Sa vue n'a pas été affaiblie, en revanche son audition a perdu en acuité avec un phénomène de recrutement rendant les sons agressifs. Odorat, goût et toucher sont épagnés. La coordination des mouvements est altérée. La parole est un peu embarrassée. Il émet le souhait qu'on expérimente le procédé sur des animaux car il craint la survenue d'accidents mortels. Gerdy, à Paris, recourt au même procédé que Demme mais avec de l'éther : *Les personnes malades ou bien portantes s'engourdissent sous l'influence de ces inpirations éthérées ; que la sensibilité tactiles générale devient de plus en plus obtuse pour s'anéantir entièrement ; que les les divers sens spéciaux s'endorment aussi successivement ...* , *Bulletin de l'Académie royale de médecine*, Paris, **XII**, 1847.

En 1843, Orfila rapporte dans la quatrième édition de son *Traité de toxicologie*, les expériences qu'il a effectuées avec de l'éther sur des chiens et deux observations d'individus ayant inhalé de l'éther et chez lesquels il a observé chez l'un, une perte de conscience profonde, et chez l'autre, une léthargie intermittente.

Le 1er septembre 1846, à Boston, le chimiste Charles Thomas Jackson (1805-1880) rencontre le dentiste William Morton qui connaît les travaux de son interlocuteur sur les propriétés anesthésiques de l'éther. Or, une de ses patientes particulièrement pusillanime a besoin d'une avulsion dentaire et la refuse par crainte de la douleur. Jackson jugeant qu'il est temps d'expérimenter sa découverte chez l'homme, confie à Morton une fiole de son produit. Morton commence par en inhaler lui même et constate une perte de la sensibilité cutanée pendant sept minutes. Le lendemain, il endort sa cliente et pratique sans difficulté l'extraction reportée si longtemps. Le 14 octobre de la même année, Morton endort un malade de John Collins Warren (1778-1856) pour l'excision d'une volumineuse tumeur cervicale vasculaire à l'hôpital de Boston. A peine deux mois plus tard, un autre chirurgien américain, Robert Liston (1794-1847) pratique l'amputation de la cuisse chez un sujet endormi. L'anésthésie générale a vu le jour cette année là.

Jobert de Lamballe est le premier en France à pratiquer une opération sous éthérisation à l'hôpital Saint Louis, à Paris, le 22 décembre 1846. Il est l'auteur de communications sur l'anesthésie chirurgicale à l'Académie des sciences en 1847 et 1853 dans lesquelles il compare l'action du chloroforme et de l'éther qui agissent tous deux sur le système nerveux de façons identiques, le chloroforme déterminant parfois un arrêt cardiaque, l'éther irritant les muqueuses respiratoires. Il insiste sur le rôle délétère de la douleur et l'impérieuse nécessité de la supprimer : *Ce que je viens de dire suffit pour démontrer combien il importe de diminuer ou d'abolir la douleur, afin d'éviter ses effets funestes rapides ou lents, sur le système nerveux* : *Bulletin de l'Académie royale de médecine*, Paris, **XII**, 1847.

Joseph François Malgaigne rédige le 12 janvier 1847 son Premier mémoire sur l'éthérisation, qui sera suivi en 1848 d'une communication à l'Académie de médecine : Rapport sur les morts attribuées au chloroforme et discussion sur ce rapport : *Bulletin de l'Académie royale de médecine*, Paris, **XII**, 1847.

Velpeau le 1er février 1847 a cette étrange réflexion lors de la réunion à l'Académie de médecine : *J'avais entendu parler du moyen dont M. Malgaigne vient de nous entretenir ... Je n'en ai pas fait usage ... J'ai été retenu par la crainte de nuire à mes malades en voulant leur épargner une douleur peut-être utile.* : *Bulletin de l'Académie royale de médecine*, Paris, **XII**, 1847.

Philibert Roux tient à préciser qu'il y a un moment au cours de l'anesthésie à l'éther que le chirurgien doit saisir pour opérer, *c'est celui où la respiration est la plus calme et où l'expiration en particulier est plus longue et comme ralentie. C'est alors que l'opération se fait sans douleurs.* Il est l'auteur d'un article sur l'inhalation de l'éther en obstétrique : De l'éthérisme dans l'accouchement, *Gazette médicale de Paris*, 1847, 1848. En 1848, il publie un article intitulé : De l'amputation et de l'éthérisation dans le tétanos traumatique, *Union médicale*, 1848. : *Bulletin de l'Académie royale de médecine*, Paris, **XII**, 1847.

Marie J.P. Flourens, en 1846, reconnaît les propriétés anesthésiantes de l'éther sur l'animal et conclut qu'il possède *la propriété d'anéantir dans la moelle épinière le principe du sentiment et du mouvement. L'effet de l'éther une fois dissipé, la moelle épinière reprend toutes ses forces perdues* : Expériences sur l'action ptyanesthésique des éthers, *Compte-rendus de l'Académie des sciences*, **24**, 1847.

Magendie est opposé à l'usage de l'éther car, selon lui, *la douleur n'est pas toujours un mal dans les opérations : elle vous avertit que vous êtes au voisinage d'un nerf, que vous l'embrassez dans une anse de fil. Elle a toujours son utilité. L'éther n'est d'ailleurs pas sans inconvénients* et de citer les cas d'un de ses patients qui, ayant de lui même inhalé de l'éther, souffre depuis d'atroces migraines : Tableau contenant le résultat des recherches sur les variations de quelques uns des éléments du sang dans certaines maladies, *Comptes rendus de l'Académie des sciences*, **XXIII**, 1846.

Horace Wells (1815-1848), écrit *A history of the discovry of the application of nitrous oxide gas, ether, and other vapours, to surgical operation,* publiée à Hartford en 1847. Assistant avec son épouse à un cours de chimie du docteur Colton, celui-ci lui administre ainsi qu'à d'autres personnes, du protoxyde d'azote. L'un d'eux présente des signes d'excitations, se roule sur le plancher, se blesse en se heurtant à des meubles, reprend conscience et déclare ne pas souffrir des plaies provoquées par sa chute. Wells, chirurgien dentiste, est persuadé qu'en inhalant ce gaz, on peut subir une avulsion dentaire sans la moindre douleur. Le lendemain, il se fait arracher une molaire après administration du gaz. Revenu à lui, il s'exclame : *Une nouvelle ère dans l'extraction des dents ! Cela ne m'a pas fait plus mal qu'une piqûre d'épingle.* Wells administre son anesthésique lors d'interventions chirurgicales en août 1847 pour une tumeur testiculaire, en janvier 1848 pour une amputation de la cuisse et quatre jours plus tard pour une tumeur. Wells meurt vingt jours plus tard.

Dans le numéro trois du *Journal des connaissances médico-chirurgicale*s de mars 1847, on trouve la traduction en français de la lettre de Wells parue dans le *Boston medical and surgical journal* en décembre 1846, puis dans le *Galignani's messenger* du 18 février 1847. On y lit sous sa plume cette phrase révélatrice : *Ayant ma résidence à Hartford (Connecticut), je me rendis à Boston le mois suivant (décembre) pour présenter ma découverte à la Faculté de médecine, et j'en fis d'abord part aux docteurs Warren, Hayward, Jackson et Morton : ces deux derniers publièrent plus tard la même idée sans faire mention de notre conférence.* Comme conclusion, adoptons celle de J.-B. Rottenstein dans son *Traité d'anesthésie chirurgicale* paru en 1880 : *à Horace Wells l'idée, la réalisation de l'idée et l'infortune ; à Jackson et Morton, l'exploitation parasite d'une découverte qui ne leur appartenait pas ; à eux l'imposture, à eux l'honneur ; mais si la postérité élève des statues à Wells, elle n'hésitera pas à regarder comme des plagiaires le marchand de léthéon et son digne complice.*

Henry Jacob Bigelow (1818-1890) fait une remarquable publication dans le *Boston medico chirurgial journal*, en 1846, après avoir assisté aux interventions de Warren : *Insensibility during surgical operations produced by inhalation.* Il publie à Boston, dès 1848, *Ether and chloroform a compendium of their history, surgical use, dangers and discovery.* Il détermine l'importance des pulsations cardiaques pendant la narcose.

Comme le dit Claude Bernard, *tous ces faits n'avaient été remarqués qu'à titre d'accidents, avec la préoccupation de les éviter, de sorte qu'on était bien loin alors de songer à en tirer partie pour soustraire les malades aux conséquences douloureuses des opérations chirurgicales.* Néanmoins, un chirurgien américain, exerçant à Athène en Georgie, Crawford Williamson Long (1815-1878) utilise les 30 mars et 3 juillet 1842, puis le 9 septembre 1843 des inhalations d'éther pour anesthésier ses malades avant de les opérer. Malheureusement, il omet d'attirer l'attention du public médical sur ces faits pourtant déterminants et ne publie aucun article dans aucune revue de l'époque.

Le chloroforme.

C'est Eugène Soubeiran (1797-1858) qui prépare le chloroforme en 1831 en France : Recherches sur quelques combinaisons du chlore, *Annales de chimie*, **48**, 1831, alors que Liebig fait la même découverte en Allemagne : Ueber die Verbindungen, welche durch die Einwirckung des Chlors auf Alkohol, Aether, ölbidenes Gas und Essiggeit entstehen, *Ann. Pharm.*, **1**, 1832 et Samuel Guthrie (1782-1848) en Angleterre : New mode of preparinga spirituous solution of chloric ether, *Am. J. Sc. Arts*, **21**, **22**, 1832, tout ça la même année !

Bouchardat, dans la seconde édition de son *Manuel de matière médicale*, 1846, relate les expériences de M.N. Guillot (1804-1866) qui administre le chloroforme en potion à des sujets sains puis à des asthmatiques avec des résultats contrastés mais une bonne tolérance, propriétés qui le rapprochent de l'éther.

Mais c'est Flourens qui, le 8 mars 1847, annonce que le chloforme a les mêmes propriétés anesthésiantes que l'éther. Il a l'idée de l'expérimenter. Il fait une communication sur ce sujet devant l'Académie des sciences en 1847, mais il se contente de l'étudier sur l'animal : *On se rappelle que l'éther chlorhydrique m'a donné les mêmes résultats que l'éther sulfurique. L'éther chlorhydrique m'a conduit à essayer le corps nouveau sous le nom de chloroforme. Au bout de quelques minutes et de très peu de minutes (de six dans une première expérience, de quatre dans une seconde et une troisième), l'animal soumis à l'inhalation du chloroforme, a été tout à fait éthérisé. Or on a mis alors la moelle épinière à nu : la région postérieure, les racines postérieures étaient insensibles ; sur cinq racines antérieures successivement éprouvées, deux seules conservaient encore leur motricité ; les trois autres l'avaient perdue* : Note touchant l'action de l'éther sur les centres nerveux, *Compte-rendus de l'Académie des sciences*, **24**, 1847.

En Angleterre, James Young Simpson (1811-1870), chirurgien d'Edimbourg, l'utilise à la place de l'éther pour endormir ses malades. Le 10 novembre 1847, il présente devant la Société médico-chirurgicale d'Edimbourg cinquante cas de patients opérés avec succès sous chloruformisation. Simpson insiste sur le fait qu'il faut beaucoup moins de chloroforme que d'éther pour obtenir une bonne narcose ; que l'action du chloroforme est plus rapide, plus durable et plus complète que celle de l'éther ; que l'administration du chloroforme est mieux tolérée ; que le chloroforme enfin est moins onéreux que l'éther. *Aujourd'hui*, rappelle Claude Bernard, *le chloroforme a triomphé presque partout et il est beaucoup plus employé que l'éther, parce qu'il produit des effets anesthésiques bien plus complets et plus rapides.*

John Snow préfère le chloroforme pour endormir les adultes et l'éther pour anesthésier les enfants. Il présente à la *Westminster Medical Society* en 1849, un nouvel appareil à chloroformer permettant d'introduire une quantité précise de chloroforme dans le ballon et de ventiler régulièrement avec de l'air atmosphérique provenant d'un soufflet. L'endormissement du patient survient après deux minutes d'inhalation de vapeurs à 3% : On the inhalation of chloroform and ether. With description of an apparatus, *Lancet*, 1848, **I**.

Dans sa *Médecine opératoire*, Lisfranc, en 1845, condamne l'emploi des narcotiques : *On a mis en usage pour empêcher ou diminuer la douleur, pendant les opérations, des moyens préalablement employés qui, pour la plupart, sont d'un ridicule remarquable ; il serait inutile de les indiquer. Il faudrait, pour que les narcotiques fussent d'une grande utilité sous le rapport qui nous occupe, que leur emploi fût porté jusqu'au narcotisme ; cet état, associé aux pertes sanguines, ne serait pas sans danger ; il pourrait devenir funeste.*

Sédillot dans son *Traité de médecine opératoire,* 1853, laisse éclater son enthousiasme : *L'anesthésie est une découverte trop merveilleuse et trop récente pour que nous n'en tracions pas les règles avec soin.* Il décrit l'action de l'éther qui anesthésie lentement avec des effets fugaces, précédés d'une phase d'excitation, suivi d'une irritation des voies aériennes et d'un réveil euphorique. Il est plus réservé sur le chloroforme. Certes l'action est plus rapide, le sommeil profond, mais il faut savoir stopper les inhalations dès l'obtention de la résolution musculaire. Sédillot avait signalé dès 1848 à l'Académie de médecine les dangers du chloroforme qui chaque fois qu'on l'emploie pose la question de vie ou de mort, tout en corrigeant le tir : *Le chloroforme pur et bien employé ne tue jamais.* A voir ! La méthode d'inhalation joue un rôle important. La méthode brutale consiste à appliquer sur le nez du patient une compresse imbibée du produit et de l'y maintenir énergiquement. Au cours de la méthode plus lente et plus sûre, le chloroforme est versé sur une compresse enroulée dans le sens de la longueur. L'une des extrêmités de ce cylindre, qui laisse passer de l'air, est appliquée sur le nez et la bouche du patient en decubitus dorsale, le chloroforme est versé sur le rouleau de tissu et on approche progressivement ce dispositif du visage du malade pour lui donner le temps de s'accoutumer à l'odeur et au début de l'anesthésie. On verse alors le chloroforme plus abondamment sur la compresse jusqu'à endormissement complet.

Amédé Bonnet (1802-1858), chirurgien orthopédiste lyonnais, partage cet intérêt et écrit dans l'introduction de son *Traité de thérapeutique des maladies articulaires*, Paris, 1853, à propos des techniques d'anesthésie récemment découvertes et de leurs applications en chirurgie osseuse : *Au premier rang se place la découverte de l'éthérisation. Egalement admirables dans toutes leurs applications, les agents anesthésiques facilitent le diagnostic et le traitement des maladies des jointures, plus fréquemment et plus utilement peut-être que pour les lésions de toute autre partie du corps. Sans eux on serait obligé de s'abstenir des mouvements énergiques qui aident si bien à reconnaître l'ulcération des cartilages ainsi que la nature et le degré des ankyloses ; sans eux, le redressement dans les arthrites aiguës, la réduction des déplacements anciens ou compliqués d'inflammation, la rupture des adhérences fibreuses seraient rendus impraticables par la résistance des muscles ou par les souffrances des malades.*

En 1875, dans ses *Leçons sur les anesthésiques et l'asphyxie,* Claude Bernard précise que l'action anesthésique est totalement distincte de l'asphyxie et qu'elle résulte d'un autre mécanisme. En effet, le sang artériel conserve sa rutilance pendant toute la durée de l'endormissement par l'éther ou le chloroforme. D'autre part, il montre expérimentalement que la morphine potentialise et prolonge l'action du chloroforme : 1° *Nous avons constaté que, si l'on injecte une solution de chlorhydrate de morphine chez un animal qui vient d'éprouver les effets du chloroforme, cet animal est repris de ces derniers effets, c'est à dire qu'il redevient insensible. 2° Nous avons également observé que si l'on fait inhaler du chloroforme à un animal narcotisé par la morphine, il faut beaucoup moins de chloroforme qu'à l'état normal pour produire l'insensibilité, ce qui veut dire que cette insensibilité arrive beaucoup plus vite que dans les conditions ordinaires.*

Cela suscite l'invention de multiples procédés d'administration de l'éther dont certains évoquent la forme d'un narghilé, d'autres une sorte de sablier ouvert aux deux bouts, l'ouverture supérieure recevant l'éther qui imbibe une éponge remplissant le réservoir inférieur qui comporte un inhalateur introduit hermétiquement entre les lèvres du malade qu'un pince-nez oblige à respirer par la bouche. Les constructeurs sont vite confrontés au risque d'explosion de l'éther.

Paul Louis Benoît Guersant (1800-1869), utilise pour endormir ses jeunes malades, soit le chloroforme, soit de préférence un mélange d'éther et de chloroforme à parties égales. Il utilise une éponge placée dans un cornet constitué par une compresse ou un mouchoir, la pointe du cornet étant perméable à l'air. On imbibe modérément l'éponge et on place la base de ce dispositif devant la bouche et le nez du patient qui doit respirer bien profondément. On surveille le pouls. On arrête l'inhalation si respiration et circulation ralentissent. Quand la peau est insensible, quand la pupille est dilatée, si le petit malade n'est pas agité, on opère : *Notices sur la chirurgie des enfants*, Paris, 1864-1867.

Une statistique datant de 1888 rapportée par Ch. Debierre (1853-1932) dans l'article qu'il consacre aux *éthers* dans le Dechambre, relève 4 décès sur 92815 éthérisations contre 52 sur 152250 chloroformisations, ce qui signifierait qu'il y aurait 8 fois plus d'accidents mortels avec le chloroforme qu'avec l'éther.

Kocher reconnaît que le danger du chloroforme, c'est la mort subite au début de la narcose. Il rappelle néanmoins que son collègue Karl von Bardleben a connu son premier décès après 30000 anesthésies. Mais le danger d'accident est plus difficile à éviter qu'avec l'éther pour la bonne raison que le chloroforme est toxique à une dose nettement inférieure à celle de l'éther. De surcroît, le chloroforme fait chuter la pression artérielle ce qui, ajouté à l'éventuelle spoliation sanguine liée à l'intervention, est un facteur de risque supplémentaire.

L'histoire de l'anesthésiologie serait incomplète si l'on omettait de parler de la tentative de Paul Bert d'appliquer ses *Recherches expérimentales sur l'influence que les modifications dans la pression barométriques exercent sur les phénomènes de la vie,* publiées à Paris en 1874, à l'emploi du protoxyde d'azote à l'anesthésie chirurgicale. Le problème réside dans l'impossibilité d'obtenir avec ce gaz une anesthésie de longue durée sans employer du protoxyde pur, ce qui fait mourir le sujet d'asphyxie. Mais, si on administre l'anesthésiant sous une pression de 2 atmosphères, alors le mélange d'air et de protoxyde se stabilise à 50% et le sang reste oxygéné. Le seul problème, c'est qu'il faut opérer dans un caisson hyperbare ce qui amènera l'abandon rapide de cette pratique.

Parmi les démarches prophylactiques de la douleur, le braidisme, autrement dit l'hypnotisme, connaît un regain d'actualité vers 1860, vague réminiscence du mesmérisme discrédité un siècle auparavant, et surtout, reviviscence du *magnétisme* après les travaux de Charcot à la Salpêtrière sur l'hystérie. Le chirurgien anglais James Braid (1795-1860) publie à Londres en 1843 le livre fondateur de l'hypnotisme moderne : *Neurohypnology, or, the rationale of nervous sleep.* Gille de la Tourette et Richet dans l'article qu'ils consacrent au sujet dans le Dechambre, en 1889, nous racontent comment Braid devint un adepte de cette technique qu'il méprisait auparavant : *C'est en novembre 1841 que j'eus pour la première fois l'occasion d'assister à des expériences mesmériques. L'opérateur était un Français, M. Lafontaine. D'après tout ce que j'avais lu et entendu à ce sujet j'étais franchement sceptique, et je considérais les expériences pratiquées et tous les phénomènes que l'on pratiquait comme le résultat d'une connivence secrète ou d'une illusion ; j'étais déterminé, s'il était possible, à mettre à nu la supercherie par laquelle l'opérateur en imposait au public.* Braid change rapidement d'avis. Il est bien obligé de reconnaître l'honnêteté de Lafontaine en expérimentant lui-même ses méthodes avec succès. Il vérifie que la contemplation d'un objet brillant placé devant et un peu au dessus des yeux détermine une résolution des muscles volontaires généralisée ou localisée à un groupe de muscles. On peut voir également une catalepsie, des contractions tétaniques ou cloniques, des mouvements coordonnés incoercibles, une augmentation de la force muculaire ; la sensibilité est également concernée : hyperesthésie ou anesthésie généralisée ou segmentaire ; stimulation ou affaiblissement des facultés intellectuelles ou morales ; modifications des fonctions neuro-végétatives. Evidemment, la tentation d'appliquer cette technique à l'anesthésie au cours des interventions chirurgicales ou des accouchements, est grande. Braid écrit à ce sujet : *En considérant le pouvoir de l'hypnotisme pour émousser les sensations morbides, je signalerai son pouvoir pour soulager ou empêcher extrêmement la douleur des opérations chirurgicales. Je suis tout à fait certain que l'hypnotisme est capable de jeter le patient dans un tel état que la douleur de l'opération ne sera pas du tout perçue, ou sera grandement atténuée, suivant le temps employé et la manière de procéder. Ainsi j'ai moi-même arraché des dents sans douleur à six malades hypnotisés, et à plusieurs autres avec si peu de douleurs qu'ils ne savaient pas que leurs dents étaient extraites.* Certains s'en satisferont. Cloquet, le 12 avril 1829, pratique sous hypnose une mammectomie avec curage ganglionnaire axillaire chez une patiente atteinte d'un cancer du sein ulcéré : la malade âgée de 65 ans supporte sans broncher l'intervention qui dure plus de dix minutes. Un chirurgien de la Compagnie de Indes, Jame Esdaile (1808-1859), publie les résultats de 75 interventions chirurgicales effectuées sans douleurs chez des malades hypnotisés : *Mesmerism in India, and its practical application in surgery and medicine*, Londres, 1846. Une tentative d'introduction de cette procédure en Europe, échoue totalement. En revanche, l'hypnotisme au cours des accouchements connaît un relatif succès. Broca hypnotise une jeune femme qui présente un abcès de la marge anale et la fait opérer par son collègue François A.E. Follin (1823-1867) sans qu'elle garde le moindre souvenir de l'intervention. Il obtient également chez elle des mouvements catatoniques des membres et une anesthésie cutanée, ainsi que chez d'autres sujets de ses expériences. Il adresse une note à l'Académie des sciences le 5 décembre 1859. Guérineau à Poitiers, en 1859, pratique une amputation de la cuisse chez un homme plongé dans un sommeil hypnotique. Mais la méthode a ses limites : tous les sujets ne sont pas sensibles à l'hypnotisme, particulièrement les sujets masculins. Les femmes, en revanche, sont de meilleurs sujets, surtout si elles sont hystériques … Enfin les résultats sont aléatoires : par exemple on peut obtenir une hyperesthésie au lieu de l'anesthésie recherchée. Souvent, il faut plusieurs séances d'hypnotisations pour obtenir le résultat que recherche le chirurgien. Le consentement du futur opéré suscite parfois une émotion telle que la *braidisation* est impossible.

Et l'anesthésie locale ?

Quand elle peut se subtituer à l'anesthésie générale, elle en évite les écueils, comme c'est le cas pour les interventions sur les hernies étranglées, sur l'opération du phimosis, sur l'ongle incarné, sur la fistule anale ou lacrymale, sur l'ouverture d'un abcès, l'amputation d'une phalange ou l'avulsion d'une dent, notamment. Cette anesthésie peut être obtenue par le froid, par application directe de la glace ou d'un mélange réfrigérant, en faisant évaporer un liquide volatile sur la peau. Hunter est le premier à avoir constaté l'arrêt de la circulation et l'anesthésie. Larrey, lors de la bataille d'Eylau, constate l'effet analgésiant du froid, moins dix neuf degrés, lors des amputations. Velpeau affirme devant l'Académie de médecine : *Cette application et la congélation temporaire qui en est la conséquence donne à la peau une insensibilité suffisante pour les opérations superficielles.* La durée de l'anesthésie dépend de la durée de l'application du froid. Elle s'obtient plus facilement sur les tissus sains que sur les tissus enflammés. Sa durée est de deux ou trois minutes. On peut obtenir le même effet réfrigérant en appliquant localement de l'éther sulfurique ou du chloroforme, l'évaporation de ces substances volatiles dégage un froid considérable. Ce phénomène n'est pas la conséquence des propriétés anesthésiantes de ces substances mais seulement de leur degré de volatilité. Sur ce plan, l'éther doit être choisi car il éteint la sensibilité en trois minutes. En résumé, si on veut obtenir l'anesthésie locale préventive par les anesthésiques généraux, on s'adressera au procédé qui consiste à faire évaporer le liquide en contact avec la peau et à l'air libre, on activera cette évaporation par des insufflation, afin que l'abaissement de la température et partant l'anesthésie s'effectue plus rapidement, et en dernier lieu on choisira de préférence l'ether substance moins irritante et plus volatile que le chloroforme : Note sur l'emploi de la glace comme moyen d'anesthésie locale, *Bulletin de l'Académie de médecine,* Paris, **XV**, 1850.

Mais l'avènement de la cocaïne impose bientôt sa prééminence. Extrait des feuilles de l'arbuste *Erytroxilum coca*, cocaïer, abondant en Bolivie, au Pérou, en Equateur, l'alcaloïde, ester méthylique de la benzoylecgonine, principe actif, est isolé par Albert Nieman (1834-1861) en 1860. Alexander H. Bennett (1848-1901), en 1872, étudie ses propriétés anesthésiantes et, en 1879, Vasili von Anrep (1852-1927) en recommande les qualités anesthésiantes : Ueber die physiologische Wirkin des Cocaïn, *Pflüg. Arch. ges. Physiol.*, 1880, **21**. La même année, Karl Koller (1857-1944) communique au congrès de Heidelberg un mémoire dans lequel il démontre que les instillations de cocaïne sur la muqueuse oculaire analgésient la cornée et la conjonctive, et permettent d'y porter l'instrument tranchant sans provoquer de douleurs : Vorläufige Mitteilung uber locale Anästhesierung am Auge, *Klinische Monatsblätter für Augenheilkunde*, 1884, **22**. Edmund Jelinek (1852-1928) propose la cocaïne comme analgésique en laryngologie en 1884 : Das Kokain als Anästheticum und Analgeticum für den Pharynx und Larynx, *Wiener medicinische Wochenschrift, Jg.*, **34**, 1884. Sigmund Freud étudie, également en 1884, les effets de la cocaïne : Ueber Coca, *Centralblatt fürdie gesamte Therapie,* **2** et, en 1885, Beitrag zur Kenntnisder

Cocawirkung, *Wiener med. Wochenschrift*, 1885, **35**. August K.G. Bier (1861-1949) fait, en 1898, une rachianesthésie à la cocaïne chez l'homme : Versuche über Cocaïnisierung des Rückenmarkes, *Deutsche Zeitschrift für Chirugie*, 1899, **51**. Paul Reclus (1847-1914) publie, en 1895, un petit manuel de 200 pages, *La cocaïne en chirurgie.* Une édition plus étoffée, *L'anesthésie localisée par la cocaïne*, paraît à Paris en 1903. Elle passe en revue non seulement les avantages et les effets indésirables de la méthode mais aussi la technique générale que le chirurgien met en pratique. Reclus énumère les interventions au cours desquelles on l'applique, que ce soit au niveau des plans cutanés, des doigts, des orteils, des métacarpiens et des métatarsiens, des vaisseaux et des tendons, de la tête et du cou, de la cage thoracique, de l'abdomen, de la région ano-rectale, des organes génitaux. Il termine son ouvrage sur ces mots : *On a vu quel parti on peut tirer de cet alcaloïde et quels services il rend. Elle est longue la liste des opérations enlevées au chloroforme, et je m'imagine qu'elle n'est pas close encore. Ceux qui auront foi à la cocaïne sauront en multiplier les emplois et iront dans cette voie plus loin que leur initiateur. Nous termineront en disant : nous usons de la cocaïne depuis seize ans, et, à l'aide de la cocaïne nous avons pratiqué plus de sept mille interventions chirurgicales, courtes ou longues, simples ou délicates, dans presque tous les organes, sur des individus de tout sexe, de tout âge et de toute constitution ; jamais nous n'avons vu d'accident de quelque gravité ; toujours à la seule condition d'administrer correctement la substance, l'insensibilité a été absolue, le patient n'a ressenti aucune douleur. Aussi, devons-nous conclure que l'on peut sans danger, faire pénétrer dans l'organisme des doses relativement élevées d'alcaloïde ... et substituer la cocaïne au chloroforme.*

La pathologie chirurgicale :

Les plaies

Souvent synonyme d'ulcère (ulcus) chez Hippocrate, Celse, Galien, ou Avicenne, une plaie (vulnus) désigne, pour Pierre Pigray (1532-1613), toute solution de continuité récente, non purulente, des parties molles provoquée par une violence extérieure : *Epitome des préceptes de médecine et chirurgie, avec amples des remèdes propres aux maladies*, Lyon, 1619.

Jacques Guillemeau (1550-1613), dans sa *Chirurgie françoise recueillie des antiens medecins et chirurgiens*, Paris, 1594, établit un catalogue détaillé des diverses espèces de plaies : Vulnus, la plaie, sanglante, est de cause externe. Ulcus, l'ulcère, purulent, est de cause interne. Puncto, la piqûre, est produite par un instrument acéré et coupant. Morsus bestiarum ou canum, morsure de bêtes ou de chien peut, pour ce dernier, communiquer la rage. Lorsque la peau est intacte, on parle de contusio ou meurtrissure ; si la contusion imprime une marque sur les téguments, d'illisio ou froissure ; un degré de plus et c'est la ruptio ou rompure des parties charneuses. Selon l'organe lésé, on appelle vulsio ou déchirement les plaies musculaires ; evulsio ou arrachement, celles des ligaments ; apertio venarum, celles des vaisseaux et enfin, corrosio ou érosion, les ulcérations endovasculaires par des humeurs mordicantes.

Les plaies peuvent guérir par première intention, cicatrisation spontanée, ou par seconde intention, cicatrisation provoquée.

De façon générale, elles exigent le repos absolu et la diète fraîche et humide. On commence par extraire les corps étrangers avec le doigt ou un instrument adapté, sans brutalité. Ensuite, les berges de la plaie doivent être rapprochées soit par déligation, en enroulant une bande autour du membre blessé à hauteur de la blessure, soit par suture. Quand il y a hémorragie, après recoupe des vaisseaux dilacérés ou incomplètement sectionnés, les uns, et notamment les Arabistes, appliquent le fer rouge, le cautère immédiat, alors que les autres préfèrent la ligature, technique utilisée par Guy de Chauliac : *La pratique en chirurgie du maistre Guidon de Chauliac*, Lyon, 1478. Bartholomeo Maggi (1476-1552) : *De vulnerum sclopetorum et bombardarum curatione tractatus*, Bologne, 1552, et Ambroise Paré : *Dix livres de chirurgie, avec le magasin des instrumens nécessaires à icelle*, Paris, 1564. Un saignement plus modéré peut être jugulé par application de poudres absorbantes.

On traite la syncope par l'eau-de-vie, la Thériaque, le Mithridate.

On prévient le tétanos par la saignée.

Les plaies musculaires guérissent rapidement.

Les plaies des nerfs, des tendons des articulations, les plaies axillaires, les plaies de la cuisse, celles des viscères et du cerveau sont plus graves et le plus souvent fatales en ce qui concerne les deux dernières.

Les plaies de la face doivent être traitées en veillant à éviter les cicatrices. Il faut drainer quand il s'agit de plaies du nez ou de l'oreille. Celles du cou entraînent parfois des troubles de la phonation par atteinte du récurrent.

Les plaies de la poitrine provoquent un hémothorax qui peut évoluer vers la pleurésie purulente, celle-ci étant cause de fistules : dans ce cas, il faut injecter des substances médicamenteuses dans le trajet fistuleux et drainer. Celles du diaphragme provoquent du délire.

Les plaies du foie sont accompagnées de vomissements bilieux et d'hémorragies graves.

Les plaies de l'estomac et de l'intestin laissent s'écouler aliments ou matières par leur orifice. Il faut les suturer selon une technique particulière : le point du pelletier pratiqué avec un fil tressé et ciré. Ceci est applicable au gros intestin, pas à l'intestin grêle, trop ténu et trop vascularisé, dont les plaies sont invariablement mortelles. Il faut ensuite recoudre la paroi abdominale (mirac) et le péritoine (sifac) soit en un seul plan soit en deux plans séparés. (de Vigo).

Les plaies de la rate s'accompagnent d'un écoulement de sang noir. Celles du rein, d'une douleur inguinale et testiculaire. Celles de l'utérus, de métrorragies.

Les plaies faittes par haquebuttes, ou autres bastons à feu sont caractérisées : par leur trajet soit superficiel soit très profond qui peut intéresser la charpente osseuse, les vaisseaux, les nerfs ou les organes nobles thoraco-abdominaux ; par le calibre et la matière du projectile (acier, fer, plomb, étain) ; par leur similitude avec une brûlure et une blessure empoisonnée pour les uns comme de Vigo : *Practica in arte chirurgica copiosa*, Rome, 1514 ou Ferri : *De sclopetorum sive archibusorum vulneribus ...*, Rome, 1552, ou pour les autres *par leur absence de vénénosité* comme Maggi : *De vulnerum sclopetorum et bombardarum curatione tractatus*, Bologne, 1552 ou Ambroise Paré qui souligne le rôle de la pression de l'air dans l'impact du projectile et dans les délabrements qu'il provoque au niveau des tissus avoisinants : *Dix Livres ...*, Paris, 1564.

Quatre modèles d'instruments permettent l'extraction des projectiles : pinces à mors, tire-fond destiné à se ficher dans le corps étranger, pinces tripodes ou combinaison de plusieurs de ces systèmes dans le même instrument comme le tire-balle de Johann Scultet qui associe, coulissant dans une même canule, un tube d'acier divisé à son extrémité distale en deux branches élastiques en forme de cupule et, à l'intérieur, un tire-fond destiné à s'enfoncer dans la balle et à ramener captive entre les deux cupules.

Ainsi trouvons-nous dans la trousse de tout chirurgien d'armée, l'Alphonsin, crée par le chirurgien Alphonse Ferri, pince à trois branches présentant des mors très profonds munis de dents à leur face interne, un anneau coulissant agissant comme une virole permettant de rapprocher ces trois branches puis de les serrer sur le corps étranger. Les urologues de la seconde moitié du XIXème siècle reprendront ce système pour les pinces à trois branches destinées à extraire les calculs de la vessie : la pincette de Maggi qui porte sur une branche du manche une vis qui permet de serrer les mors sur le projectile ; la tarière de Maggi, tire-fond coulissant dans une canule, muni à son extrémité proximale de deux ailettes permettant de la faire tourner et à son extrémité distale d'un filetage aiguisé destiné à s'implanter dans le corps étranger ; le tire-botte à charnière, décrit par Paré, constitué d'une tige métallique qui coulisse à l'intérieur d'une canule et commande par une articulation à genouillère l'ouverture et la fermeture d'un mors évidé en cuillère ovalaire ou sphérique, permettant de saisir le corps étranger ; le pied de griffon, pince tripode qui se referme sur le projectile quand on pousse la tige de commande qui glisse dans un tube métallique servant à protéger les tissus lors de la mise en place de l'instrument dans le trajet de la balle ; le bec de perroquet comportant deux tiges métalliques terminées par des mors à angle droit, une seule d'entre elles, commandée par une vis sans fin, glissant dans l'autre. Les mors se rapprochent l'un de l'autre et assurent une prise solide, comme le feraient les mâchoires d'une clef à molette. Ce principe se retrouve dans de nombreux lithotriteurs comme celui d'Auguste Nélaton (1807-1873) ou de Charles Louis Heurteloup (1793-1864).

Une fois le projectile extrait, Ambroise Paré applique le premier appareil, un onguent à base de poudre d'alun, d'oxyde de cuivre, de sulfate de fer (vitriol vert), et de miel rosat, au besoin en l'instillant au fond de la plaie avec une seringue. On le mêle éventuellement à de l'huile de térébenthine.

Dès obtention de la chute d'escarre, on applique de l'huile où ont cuit des chiens nouveau-nés et des lombrics ou à défaut du bol d'Arménie (argile), du sang-dragon (gomme résineuse rouge extraite d'un palmier d'Extrême-Orient, le Calamus Draco), de la poudre de myrthe, réputée pour ses vertus astringentes, du suc de morelle, plante solanée proche de la douce amère aux vertus calmantes, du sempervivum ou joubarbe ou barbe de Jupiter, de pourpier et d'oxyrhodinon, mélange de vinaigre et d'huile rosat·

Enfin le second appareil et les suivants utilisent une de ces huiles additionnée de jaune d'œuf (moyeux d'œufs) et de safran.

Après quoi on applique un médicament mondificatif (qui nettoie) dans la composition duquel entrent des plantes détersives et astringentes : décoctions bouillies d'orge, de suc de plantain, de pomme, d'agrimonia (eupatoire), de petite centaurée auxquelles on ajoute de la térébenthine, du miel rosat, de la farine d'orge et de safran, aux effets adoucissants.

On assure le drainage par des tentes ou turunda ou peniculus, cylindres de charpie de diamètre et de longueur proportionnels aux dimensions de la plaie de préférence aux canules métalliques perforées.

Il semble que Johann Lange ait publié en 1533 un ouvrage où il dénonce également le cautère dans le traitement des plaies par arme à feu : *Themata aliquot chirurgical, ex opere epistolarum ipsius medicinalium* dans lequel, selon Eloy, on rencontre *quantité de remarques intéressantes sur les plaies & d'autres maladies chirurgicales.* Conrad Gesner l'a réédité dans son *De chirurgia scriptores optimi quique veteres et recentiores, plerisue in Germania antehac non editi, nunc primum in unum conjucti volumen*, Tiguri, 1555.

En effet, partant du principe que les plaies d'armes à feu sont vénéneuses, Jean de Vigo : *Practica in arte chirurgica copiosa*, Rome, 1514 et d'autres chirurgiens opposés à Paré, maintiennent qu'il faut les traiter selon Galien et tenir compte de la double nécessité de leur appliquer des médicaments humides car elles sont des contusions et des combustions, et des thérapeutiques desséchantes car elles sont vénéneuses. D'où l'emploi du cautère actuel, de l'huile de sambuc (sureau) bouillante suivie de l'application d'un mélange de jaune d'oeuf et de térébenthine. Alfonso Ferri, qui a beaucoup écrit sur la vérole, croit à la vénénosité des blessures par armes à feu : *De sclopetorum sive archibusorum vulneribus* ..., Rome, 1552. On retrouve ce texte dans le *De chirurgia scriptores* de Gesner. Il préconise donc la cautérisation de ces plaies par l'huile bouillante. Il est néanmoins l'un des premiers à traiter ces blessures.

XVIIème siècle : bourdonnets, tentes et plumasseaux

Le chirurgien italien César Magati (1579-1647) consacre un ouvrage au traitement des plaies *De rara medicatione vulnerum ...*, Venise, 1616, (Du meilleur traitement des plaies), dans lequel il condamne les pansements trop souvent renouvelés et l'emploi de ces petits paquets fusiformes de charpie nommés bourdonnets introduits entre les lèvres de la plaie, véritables corps étrangers qui retardent sa cicatrisation.

Mathias Godefried Purmann, chirurgien militaire hessois, publie en 1690 en allemand, un traité très complet sur la chirurgie des plaies dans lequel il se montre partisan du cautère et du drainage par des mèches de charpies, les tentes, introduites dans le trajet de la blessure et dont l'usage déjà ancien à son époque se perpétuera jusqu'au XIXème siècle : *Der rechte und war hafftige Feldscher*, Francfort, Leipzig, 1690.

Pierre Dionis n'innove pas et reste partisan de l'emploi des plumasseaux et autres tentes dont on garnit la plaie après avoir arrêté l'hémorragie et avant d'appliquer emplâtre, compresse ou bandage : *Cours d'opérations de chirurgie ...*, Paris, 1707.

Dans sa *Chirurgie d'Hôpital ou manière de guérir promptement les plaies*, Paris, 1696, Augustin Belloste (1654-1730) s'élève contre la coutume de bourrer les blessures de charpie ou d'y introduire des tentes.

XVIIIème siècle : plaie d'arme à feu, plaie contuse

Cette opinion est reprise par Henri François le Dran (1685-1770) qui expose son expérience de chirurgien militaire dans ses *Réflexions sur les plaies d'armes à feu*, Paris, 1737, où il conteste l'emploi des tentes et déconseille, comme Magati au siècle précédent, les pansements trop fréquents. Il préconise les larges incisions et enseigne que toute plaie par arme à feu s'accompagne d'une contusion.

Hugue Ravaton (circa 1750), chirurgien habile, écrivain maladroit, est le premier à avoir utilisé la suspension avec des anneaux du membre inférieur pour certaines fractures. Il a également préconisé la technique du double lambeau lors des amputations : *Chirurgie d'armée*, Paris, 1768.

XIXème siècle : l'anesthésie et l'antisepsie au secours de la technique

La fin du siècle des lumières et le début du XIXème donneront au chirurgien des campagnes militaires de la Révolution et de l'Empire l'occasion d'innover notamment en ce qui concerne les résections osseuses dans les plaies des articulations par armes à feu.

Dès 1793, Dominique Jean Larrey applique cette technique aux blessures de la tête humérale, bientôt suivi par Pierre François Percy (1754-1825).

Le problème du drainage est amélioré en 1859 par Edouard Chassaignac qui utilise des sondes perforées en caoutchouc. Il emploie le nitrate d'argent comme désinfectant anticipant sur l'introduction par Joseph Lister de la méthode antiseptique en chirurgie de guerre dès 1870.

L'anesthésie générale, encore plus vite adoptée par les chirurgiens que l'antisepsie, rénove les méthodes de traitement en donnant notamment le temps de pratiquer des incisions exactes et d'installer efficacement les tubes de drainage comme le rappelle Emil Theodor Kocher (1841-1917).

Les amputations

Elles se pratiquent en zone saine en préservant au mieux la fonction.

Il faut tout d'abord fortifier le patient par un régime approprié.

On procède ensuite en tirant les muscles au maximum vers la zone saine. On pose une ligature à petite distance de la ligne d'incision avec un lien plat (un ruban), de façon à rétracter muscle et peau vers la racine du membre ce qui va contribuer, en comprimant vaisseaux et troncs nerveux, à économiser le sang et à provoquer un début d'analgésie.

On sectionne ensuite vivement avec un rasoir ou un couteau courbe jusqu'à l'os. Les muscles moins accessibles seront coupés avec une lancette courbe. Il faut ensuite scier promptement.

Les vaisseaux seront liés après avoir laissé un peu de sang couler, ce qui évacue les humeurs superflues. Ensuite, avec le bec de corbin, on saisit le vaisseau qu'on attire vers l'extérieur et sur lequel on effectue une double ligature. Il faut alors ôter le lien plat installé au-dessus de l'amputation et faire 4 points d'aiguille en croix aux lèvres de la plaie, profondément, en ayant soin de ramener les muscles sectionnés sur l'os pour réaliser un coussin. Il ne faut pas trop serrer.

En cas d'hémorragie après l'amputation, il faut arrêter rapidement le saignement soit en rétablissant le lien plat soit en faisant appliquer un point de compression manuel par un aide au niveau du trajet du vaisseau qui saigne.

Ensuite, une aiguille droite, de section carrée, longue de 10 centimètres, garnie d'un cordonnet, fil doublé, est enfoncée à travers les téguments, à un demi-doigt du trajet du vaisseau, jusqu'à ce qu'elle ressorte par la plaie, à côté de l'orifice du vaisseau. Puis, on la repasse par-dessous en comprimant l'artère avec le fil, en faisant ressortir l'aiguille à l'extérieur du membre vis-à-vis du lieu d'entrée. On serre le fil sur une compresse afin de préserver les téguments.

On applique d'abord les médicaments dits emplastiques : il faut poudrer la plaie avec un mélange de bol d'Arménie, de farine et de résine de pin. On garnit de charpie. On applique ensuite, au-dessus de l'amputation, un onguent répercussif (astringent hémostatique dans ce contexte) constitué d'huile rosat mêlée de blanc d'oeuf, de bol d'Arménie et de terre sigillée, de sang-dragon, de gypse, d'aloès, de gallarum combustarum et de mastic. On recouvre avec un bandage imbibé d'oxycrat.

Cette technique est celle d'Ambroise Paré : Paré, Malgaigne, *Oeuvres complètes d'Ambroise Paré revues et collationnées sur toutes les éditions avec les variantes, ornées de 217 planches...*, **2**, 17ème livre, ... Paris, 1840.

Pierre Franco procède différemment. Après avoir purgé, plutôt que saigné, son patient, il corrobore ses forces en lui faisant boire, avant l'intervention, de l'eau de buglosse, du sirop rosat.

Il applique sur la région du cœur un épithyme à base de Thériaque ou de Mithridate.

Il l'attache ensuite sur un banc et pose une ligature au-dessus de la zone à sectionner pour prévenir le saignement et hébéter la sensibilité. Il tire la chair vers le haut et incise en zone saine soit avec le rasoir, soit avec un instrument en forme de faucille dont la lame est portée au rouge. On scie en deux ou trois coups en soutenant le membre pour éviter la formation d'esquilles lorsqu'il chute.

Il faut appliquer le cautère rapidement pour tarir tout saignement dans l'hypothèse où la section n'a pas associé la cautérisation.

On recouvre ensuite avec de la charpie imbibée d'huile rosat mêlée de bol d'Arménie, de terre sigillée, de blanc d'oeuf, d'eau de plantago.

On applique à nouveau mais plus tard le cautère pour faciliter la chute du moignon osseux.

Le pansement est changé une fois par jour. L'escarre est desséchée avec le mondificatif de Guy Lanfranc : suc d'absinthe, miel rosat, farine d'orge, myrrhe : *Traité des hernies contenant un ample déclaration de toutes leurs espèces & autres excellentes parties de la chirurgie, assavoir de la pierre, des cataractes des yeux & autres maladies, desquelles comme la cure est périlleuse, aussi est-elle de peu d'hommes bien exercée : avec leurs causes, signes, accidens, anatomie des parties affectées, & leur entière guarison...*, ch. XCV, Lyon, 1561.

Alors que Paré innove en supprimant l'application barbare du fer rougi au feu, ni lui ni Franco n'évoquent l'analgésie telle que Jacques Dalechamp (1513-1588) la propose en citant Albucasis : on endort le futur opéré en lui faisant inhaler peu avant l'intervention une infusion de jus de morelle, jusquiame, ciguë, mandragore, laitue et lierre. On réveille le malade en instillant dans les oreilles et le nez du jus de rue ou de fenouil ou en lui faisant respirer une éponge imbibée de vinaigre. L'opium est utilisé mais jugé dangereux : *Chirurgie françoise, recueillie par M. Jaques Dalechamps, Docteur Medicin, et Lecteur ordinaire de ceste profession à Lyon. Avec plusieurs figures des instruments necessaires pour l'opération manuelle. La page 14 contient les principaux chefz de ce qui se discourt en cest œuvre*, Lyon, 1569.

Les membres artificiels destinés à remplacer ceux qui ont été extirpés vont de la simple jambe de bois pour les pauvres aux prothèses articulées et revêtues de plaques imitant le modelé du membre absent. Les mains et bras artificiels sont encore plus sophistiqués. La confection en est confiée à des artisans particulièrement habiles : roues dentées, cames, ressorts d'acier trempé, verrous, gâchettes et cliquets, toutes les ressources de la science mécanique de l'époque, qui est grande, s'efforcent de reconstituer les mouvements de flexion et d'extension du membre amputé. Ainsi le serrurier d'Ambroise Paré, Petit Lorrain, confectionne une main artificielle qui, commandée par la main saine, peut saisir les objets et maintenir une préhension puissante. Au repos, des ressorts maintiennent les doigts en extension. Lorsqu'on fléchit les doigts en les abaissant avec l'autre main, on fait tourner les roues dentées solidaires de chaque doigt jusqu'au degré de flexion désiré. Un verrou situé à la paume de la main commande une gâchette qui bloque les rouages en s'engageant entre leurs dents. Paré propose également un bras artificiel. Un mécanisme placé au coude permet de positionner l'avant bras à différents degrés de flexion sur le bras : pour cela un ressort en spirale commande une roue dentée dont le mouvement est contrôlé par un cliquet. Le blessé amène son avant-bras au degré de flexion voulu ; à ce niveau, le cliquet ou gâchette s'engage dans un des crans et immobilise la roue. Pour réduire ou augmenter l'ouverture de l'angle de flexion, il suffit d'agir avec sa main valide sur un levier qui libère le cliquet. A ce moment, l'avant-bras revient, si on ne le retient, en extension totale sur le bras. On imagine les incidents possibles en l'absence de tout dispositif de freinage quand le ressort est brutalement libéré : Paré, Malgaigne, *Oeuvres complètes d'Ambroise Paré revues et collationnées sur toutes les éditions avec les variantes, ornées de 217 planches...*, Paris, **2**, 17ème livre, … *des moyens et artifices d'adiouster ce qui defaut naturellement ou par accident*, 1840.

XVIIème siècle : le procédé du lambeau

Le procédé du lambeau, préconisé semble-t-il par Hans von Gersdorf, ne sera repris que bien plus tard, en 1679, par James Yonge (1646-1721) : *Currus triomphalis, e terebintho ; or an Accountof the many admirable vertues of oleum Therebinthinae. More particularly, of the good effects by its application to recent wonds ... and lastly, a new way of amputation ... in two letters : the one to ... James Pearse ... chirurgeon to ... the Duke of York ... The other to Mr. Thomas Hobbs, chirurgeon on London,* Londres, 1679, qui l'aurait tenu d'un autre praticien anglais nommé Caleb Lowdham (1665-1712).

Le hollandais Pierre Adrien Verduyn (1625?-1700) : *Nouvelle méthode pour amputer les membres ... traduit en françois par Joseph Vergniol*, Amsterdam, 1697, doyen de la guilde des chirurgiens d'Amsterdam, lui consacre un ouvrage publié en latin à Amsterdam en 1696 et traduit en français en 1756 dans lequel il écrit notamment : *C'est une chose fort remarquable que la chair entée s'attache si tossât et si ferme au tronc, surtout à l'os.* Il explique qu'en ramenant un lambeau de peau devant la tranche de section, on évite l'exfoliation de l'os qui retarde la cicatrisation et on facilite l'appareillage prothétique. Joseph Duverney, Jean Méry et René Jacques Croissant de Garengeot sont partisans de cette technique que rejette Lorenz Heister : *Chirurgie in welcher alles was zur Wund-Arztnei gehöret, nach der neuesten und besten Art,* Nuremberg, 1718.

Quant à l'hémostase, elle est obtenue par le tourniquet avant l'intervention ; par la ligature ou les boutons de vitriol après.

Pierre Dionis invente une pince, le valet à patin, pour saisir les vaisseaux et les attirer au-dehors de la tranche de section : *Cours d'opérations de chirurgie démontrées au jardin royal*, fig. XLVII, neuvième démonstration, Paris, 1707.

XVIIIème siècle : les amputations

L'amputation circulaire, déjà préconisée par Celse, reste de règle jusqu'au dix-huitième siècle et les chirurgiens essaient de trouver des procédés destinés à éviter la saillie de l'os au niveau du moignon. Aussi s'efforcent-ils de couper la peau puis de la relever de deux travers de doigt de façon circulaire puis de sectionner les muscles de façon de plus en plus haute à mesure qu'on approche de l'os de telle manière que la plaie opératoire ait le profil d'un cône creux. On scie l'os encore plus haut que les masses musculaires les plus profondes. On imagine les difficultés d'appareillage quand la surinfection causait des cicatrices osseuses et cutanées de mauvaise qualité et douloureuses.

Jean Louis Petit obtient l'hémostase préopératoire avec un tourniquet de son invention muni d'une vis de rappel assurant une compression permanente entre deux plaques au contact du membre : *Œuvres complètes ..., Maladies chirurgicales*, ch. XII, Paris, 1844.

Edouard Alanson (1747-1823), chirurgien anglais, dans ses *Practical observations upon amputation*, Londres, 1779, imagine une technique pour éviter la protrusion de l'os. Il récline les téguments vers la racine du membre après les avoir sectionnés circulairement puis disséqués ce qui lui permet de recouvrir toute la surface de la plaie. Auparavant il coupe les muscles un peu au-dessous du rebord cutané en portant le couteau obliquement afin de parvenir à l'os le plus haut possible. L'hémostase est obtenue par la suture profonde.

Dans le tome 4 de son ouvrage, *La médecine éclairée par les sciences physiques*, Paris, 1792, Antoine Fourcroy donne la première description de ce qu'on appelera la méthode de Chopart pour amputer partiellement le pied au niveau de l'articulation astragalo-scaphoïdienne et calcanéo-cuboïde (articulation de Chopart).

XIXème siècle : Résection ou amputation ? L'amputation ovalaire. Lister et l'antisepsie ...

En 1803, Pierre Félix Moreau (circa 1778) pratique la première résection du coude : *Observations pratiques relatives à la résection des articulations affectées de carie*, Paris. Sept ans plus tard, Georg Wachter (1790-1864) effectuera celle du genou : *Dissectio de articulis extirpandis, imprimis de genu extirpatio*, Groningue, 1810.

Larrey, dans le tome 2 de ses *Mémoires de chirurgie militaire*, paru en 1815, rapporte trois résections de la hanche dont deux avec succès. George Guthrie réussit cette intervention chez un soldat blessé à Waterloo en 1815 : *On gun-shot wounds, of the extremities requiring ... amputations, with their after-treatment : establishing the advantages of the amputation on the field of battle*, Londres, 1815. Jacques Lisfranc laisse son nom à l'amputation du pied qu'il pratique au niveau de l'articulation tarso-métatarsienne en 1815 : *Nouvelle méthode opératoire pour l'amputation partielle du pied ...* Guillaume Dupuytren, en 1812, réussit la première résection de la mandibule en 1812 : Observation sur une résection de la machoire inférieure, *Journal universel des sciences médicales,* 1820.

Un maxillaire inférieur atteint d'osteo-sarcome est opéré par James Syme (1799-1870) et l'observation est publiée dans *l'Edinb. med. surgery J.* en 1828 sous le titre : Case of osteo sarcoma of the lower jaw. Le même illustre chirurgien écossais, maître de Lister, publie en 1831 à Edimbourg, un *Treatise on the excision of diseased joints* dans lequel il conseille l'excision plutôt que l'amputation dans les plaies articulaires. Il adoptera rapidement l'anesthésie et l'antisepsie. Richard Mackenzie (1821-1854), en 1849 reprendra en la modifiant la technique opératoire de Syme, datant de 1843, et concernant les interventions de la cheville par abord latéral interne. L'intervention beaucoup plus délicate sur le maxillaire supérieur, pour une lésion tumorale, est réalisée par David Rogers (1799-1877) en 1810, Case of osteo sarcoma of the superior maxillary bone, with the operation for its removal, publié en 1824 dans le *N.Y. med. phys. Journal* et par Horatio Gates Jameson (1788-1855), également aux Etats-Unis en 1820 : Case of tumour of superior jaw, *American medical recorder*, 1821.

Raoul Henri Joseph Scoutteten (1799-1871) généralise la méthode ovalaire notamment pour les amputations au voisinage des articulations dès 1827. Sa technique bien accueillie consiste à arriver par un triangle à une ellipse dont le petit foyer se trouve près de l'articulation : trois incisions curvilignes dont les angles s'émoussent par l'élasticité des parties molles, aboutissent à une surface traumatique ovalaire : *La méthode ovalaire ou nouvelle méthode pour amputer dans les articulations*, Paris, 1827.

L'apparition de l'anesthésie générale dans les années 1850 et son acceptation rapide par l'ensemble des chirurgiens amène l'abandon définitif de la méthode circulaire au profit de techniques qui permettent de dessiner l'incision pour obtenir un lambeau adapté au moignon et facilitant l'emploi d'une prothèse. Le chirurgien peut prendre le temps de sectionner les muscles couche par couche en pratiquant une hémostase soigneuse.

Johann Friedreich Esmarch (1823-1908) propose à cette fin sa bande hémostatique en tissu élastique : *Der erste Verband auf dem Schlachtfelde*, Kiel, 1869 ; *Manuel de pansements et d'opérations... traduit par le Dr Rouge ...,* Paris, 1879.

L'antisepsie ne bénéficie pas des mêmes faveurs de la part des opérateurs. On sait que son inventeur Ignace Philippe Semmelweis (1818-1865) sera injustement dénigré par ses plus illustres collègues viennois et qu'il faudra attendre Joseph Lister pour la voir appliquée.

En 1867, Lister publie dans le *Lancet* un papier intitulé : On a new method of treating compound fracture, abcess, etc. with observations on the condition of suppuration, dans lequel il codifie la méthode antiseptique appliquée à la chirurgie. A la suite des travaux de Pasteur, il comprend le mécanisme expliquant l'efficacité des méthodes antiseptiques qui détruisent les micro-organismes causes de la maladie : On the antiseptic principle in the practice of surgery, *Lancet*, 1867. Sur les champs de bataille de la guerre de 70 entre Français et Prussiens, les chirurgiens appliquent ses méthodes antiseptiques : A method of antiseptic treatment applicable to wounded soldiers in the present war, *British medical journal*, **2**, 1870.

A Paris, Just Lucas-Championnière (1843-1913) pratique les accouchements et opère ses premiers malades selon les préceptes du grand chirurgien anglais en novembre 1874 à Lariboisière : *Chirurgie antiseptique,* Paris, 1876. Il est le premier à adopter les préceptes de Lister.

Alphonse Guérin (1817-1895) expose dans sa *Discussion sur le pansement ouaté,* devant l'Académie de médecine, 1875, l'intérêt de son pansement ouaté pour protéger la plaie opératoire d'une contamination par les bactéries transportées par l'air, le coton agissant comme un filtre. Néanmoins, il désinfecte au préalable la plaie avec de l'eau phéniquée ou de l'alcool camphré et suture avec du fil d'argent ou du catgut phéniqué.

Aristide Verneuil, dans le second volume de ses *Mémoires de chirurgie, Amputations, doctrine septicémique, pansements antiseptiques,* paru en 1877, utilise le pansement *ouaté après avoir désinfecté* la plaie selon les préceptes de Lister et n'observe presque plus de fièvres traumatiques depuis qu'il a adopté cette technique. Il utilise l'acide phénique qu'il pulvérise à la surface de la mousseline au contact de la plaie, après avoir soulevé le pansement ouaté. Il proteste déjà contre le manque de moyens accordés par les pouvoirs publics *: Malgré nos réclamations incessantes et nos protestations vives, l'édilité continue et continuera sans doute longtemps encore à nous livrer de grands hôpitaux avec de grandes salles, c'est à dire des foyers d'encombrement dont l'atmosphère est toujours plus ou moins infectée.* Il préside en 1877, la thèse de son élève Gabriel Maunoury (1856-1926), futur membre de l'Académie de médecine, qui conclut, suivant en cela les préceptes de son maître : *On peut se mettre à l'abri de la fièvre d'inoculation à l'aide de précautions antiseptiques, lavage des instruments, propreté des mains, des aides, nettoyage de la partie où va porter l'instrument ; si la région sur laquelle on opère présente des trajets fistuleux ou des clapiers purulents, on aura soin de porter les fers rouges sur tous les points baignés par le pus ou de les badigeonner avec une solution de chlorure de zinc pour détruire les substances septiques. La fièvre traumatique peut être considérablement atténuée à l'aide de pansements antiseptiques, de pansements fréquents, ou de l'irrigation continue bien faite* : *Etude clinique sur la fièvre primitive des blessés*, Paris, 1877.

Paul Berger (1845-1908) publie en 1883, dans le *Bulletin de la Société chirurgicale de Paris*, un article intitulé Amputation du membre supérieur dans la continuité du tronc, qui décrit la première amputation interscapulothoracique. Un livre suivra en 1887, qui commence ainsi : *L'opération que nous nous proposons d'étudier consiste dans l'ablation totale de l'omoplate et du membre supérieur, ou, dans certains cas, de tout ce qu'a laissé de ce membre une amputation antérieure ou une mutilation accidentelle. L'extirpation de l'extrêmité externe et même de la plus grande partie de la clavicule en est le complément ordinaire ; elle constitue un des temps principaux de son exécution, mais elle n'en est pas la condition absolue.* En post-opératoire, il adopte l'attitude de Lucas-Championnière et utilise une solution phéniquée pour irriguer la plaie opératoire et au besoin l'injecter dans les tubes de drainage à la moindre suspicion de gangrène. En 1897, il impose le port du masque pendant les interventions chirurgicales : De l'emploi du masque dans les opérations, *Bulletin de la société des chirurgiens de Paris*, **25**, 1899.

Terrier dans ses *Eléments de pathologie chirurgicale générale* parus en 1883, explique le rôle exact de Lister dans l'élaboration de la méthode antiseptique et dans son application à la chirurgie et à l'obstétrique : *Lister n'a donc découvert ni le rôle des vibrions dans la fermentation des liquides des plaies, rôle démontré par Pasteur, ni les propriétés antiseptiques de l'acide phénique, propriétés indiquées par Lemaire ; tout son mérite, et il est grand, consiste dans l'établissement d'un « modus faciendi » spécial et pratique, capable d'avoir une influence favorable sur la marche des plaies. Sa méthode est une affaire de manuel opératoire, assez perfectionnée d'ailleurs, pour qu'il y ait avantage à la suivre, sans trop chercher, au moins pour le moment, à y faire des modifications. Celles-ci en effet n'ont eu le plus souvent pour résultat que de tromper sur la valeur du mode de pansement tout entier.* Terrier recommande d'utiliser la solution d'acide phénique diluée au vingtième, dite forte, pour désinfecter le site opératoire, les instruments, les éponges. Les instruments qui présentent des surfaces anfractueuses comme les scies ou les mors de pinces hémostatiques, peuvent être enduits d'huile phéniquée. En revanche, le lavage des mains se fera dans de l'acide phénique faible, diluée au vingtième, moins agressive pour la peau. Dans le même ouvrage, on trouve cette statistique de la mortalité post opératoire dans les amputations : avant la méthode listérienne, sur 5671 amputés, 1732 mouraient : 30,54% ; en appliquant les méthodes de Lister, sur 1115 amputés, 205 succombent, c'est à dire, 18,38% … Ce chiffre serait sans doute encore inférieur à ce qu'il est, si l'on affinait la statistique en comptabilisant les morts par affections intercurrentes : tuberculose, pneumonie ou méningite.

Emile Theodor Kocher propose la résection de l'articulation de l'épaule par une incision arquée postérieure qui permet non seulement de voir l'intérieur de l'articulation mais préserve le deltoïde et les nerfs afférents. Elle laisse intacte la portion antérieure de la capsule : *Manuel de chirurgie opératoire*, Paris, 1904, dont la première édition allemande, *Chirurgische Operation lehre,* paraît en 1892. Il insiste sur l'utilité des gants de caoutchouc affirmant paradoxalement qu'ils sont plus utiles entre les opérations que pendant, ajoutant qu'on devrait les porter en dehors des interventions et les enlever au moment d'opérer ! Voici comment il décrit le lavage de mains : *Nous nettoyons nos mains avec du savon, la brosse, critiquée par plusieurs, et de l'eau courante bien chaude, de façon à travailler le plus petit segment de peau, sans nous guider sur l'horloge, pour déterminer le moment où nous devons être prêts. La main n'est pas essuyée, mais elle est débarassée à fond du savon sous le courant d'eau chaude. Suit alors le même traitement avec la brosse, dans l'alcool à 85-100. Ici, de même, on frotte à fond, de place en place, chaque partie de peau à découvert, avec de l'alcool, en soignant particulièrement les ongles et les rainures unguéales, sans aucune considération par rapport au temps, simplement jusqu'à ce que le nettoyage soit fait d'un bout à l'autre. Pour finir, on enlève l'alcool sous un courant d'eau chaude stérile. A présent, un essuyage avec une compresse stérile serait utile ...*

Les fractures

Selon Antoine Chalmette (circa 1560) quatre préceptes résument l'attitude du chirurgien en face d'une fracture : *Quand il y a quelques parties rompues, nous avons besoin de quatre voyes. La première est que nous remettons les parties de l'os rompu en leur forme naturelle. La seconde est qu'on conjoigne les deux bouts de l'os rompu très également & qu'il demeure ainsi immobile. La troisième est qu'on fasse tenir l'os rompu, & réunir par un pore ou une callosité. La quatrieme à ce qu'on corrige & empesche les accidens qui ont accoustumé de survenir.*

Elles se définissent comme toute solution de continuité de l'os. Galien en dénombre deux, de travers ou en long ; Celse, trois, avec les fractures obliques. Paré y ajoute *les fractures complètes, incomplètes, avec pièces égales, les autres dentelles, inégales & esquilleuses, c'est-à-dire, en plusieurs pièces, comme est une noix cassée soubz un marteau.* Leurs signes varient selon leur nature : ainsi la fracture oblique provoque une déformation du membre. La palpation reconnaît la fracture en long, à la tuméfaction, au ressaut et à la douleur provoquée.

Des fragments acérés peuvent blesser nerfs, chair, muscles, avec risque de gangrène : Franco, *Traité des hernies ...*, Lyon, 1561.

Un autre signe de fracture, qu'on appellera plus tard crépitation, est le bruit provoqué en maniant la partie fracturée. (Paré).

L'immobilisation peut être assurée par des attelles de bois ou une gouttière de fer blanc.

Si la fracture est ouverte, il faut scier les fragments visibles dans la plaie.

Les cals vicieux doivent être rompus : Ignace de Loyola (1491-1556) subira cette intervention en 1521.

Pour maintenir les fragments osseux immobiles jusqu'à leur consolidation, on dispose d'appareils amovibles ou inamovibles.

Dans la première catégorie se rangent les attelles. Elles sont d'un usage très ancien. Maintenues par un bandage, elles nécessitent un remplissage car elles ne s'adaptent pas à la configuration du membre. On peut leur substituer les fanons, cylindres constitués d'une poignée de paille de seigle enveloppée d'une bande étroite et très serrée, préconisés par Guy de Chauliac et modifiés par Ambroise Paré qui met au centre une baguette pour les renforcer.

Dans la seconde, on trouve les bandes enroulées imprégnées d'une colle de farine et d'albumine ou des gouttières plâtrées. Ce sera le mérite d'Antoine Mathysen (1805-1878) de créer le bandage plâtré en 1852, en associant les deux méthodes, comme on le verra plus tard.

L'appareil à extension permanente, tel le poids en plomb attaché au pied par une corde passant par une poulie, est une idée de Chauliac : *La grande chirurgie ... revue et collationnée sur les manuscrits ... ornée de gravures ... par E. Nicaise*, Paris, 1890.

On fabrique aussi des gouttières en fer blanc, en plomb ou en cuir corroyé ou des *quesses*, boîtes en bois ouvertes sur le haut qui assurent la suspension du membre fracturé.

Selon Chaumette (?-1560?), chaque fracture appelle un traitement particulier : fractures d'avant-bras, gouttière, bras en écharpe, la main un peu plus haute que le coude, en supination, la paume vers le ciel ; fracture de cuisse, réduction effectuée par des infirmiers robustes ou à l'aide d'une machine appelée glossocomium qui permet à l'aide de cordages noués au-dessus de l'articulation du genou d'exercer une traction en sens inverse (vers le haut et vers le bas), cette traction s'exerçant grâce à un palan commandé par un cabestan horizontal ; fracture de la rotule : immobilisation de tout le membre inférieur ; fracture de la clavicule, médicament collant appliqué sur la région blessée ; fracture de côte, emplâtre agglutinant, par compression et bandage. Cette fracture peut provoquer des douleurs, des dyspnées, des toux, de l'hémoptysie et parfois un emphysème quand la plèvre est lésée par un fragment osseux. En percutant l'emphysème, on entend un bruit de tambourin.

Les fractures de l'épine dorsale provoquent une paralysie : il faut extraire les fragments qui compriment la moelle et ses racines.

Les fractures du crâne sont consécutives à un choc direct ou indirect. Elles se manifestent par des vertiges, une perte de conscience, des saignements par les orifices naturels : oreille notamment. Ces symptômes peuvent être retardés et survenir huit jours après le traumatisme alors que le patient a repris une activité normale. (Fernel). De toute façon, le pronostic des fractures du crâne est péjoratif. Elles peuvent provoquer des spasmes de la moitié du corps opposé au siège de la fracture. La mort survient par hémorragie intracrânienne, inflammation des méninges ou abcès du cerveau. Il faut pratiquer la trépanation préventive au troisième jour : *Enchiridion ou livre portatif pour les chirurgiens contenant en brief les remèdes tant universels que particuliers des maladies externes …*, 4ème livre, Lyon, 1609-1608, dont la première édition avait été imprimée à Paris par Wechel en 1560.

Les luxations

Luxation est sortie de la teste de l'os hors sa cavité, en un lieu innacoustumé, qui empesche le mouvement volontaire. Paré : *Oeuvres complètes d'Ambroise Paré revues et collationnées sur toutes les éditions avec les variantes, ornées de 217 planches ..., des moyens et artifices d'adiouster ce qui defaut naturellement ou par accident*, **2**, XIV, Paris,1840.

Les os peuvent êtres luxés de 4 façons en la partie antérieure & postérieure, intérieure et extérieure.

La mâchoire inférieure peut être luxée à la suite d'un bâillement excessif par exemple. Le patient ne peut ni parler ni s'alimenter.

Les vertèbres dorsales ou lombaires peuvent être totalement luxées : il n'y a pas alors possibilité de les remettre et la mort survient dans les 3 jours. La luxation de l'atlas et de l'axis est instantanément mortelle.

La clavicule ou furcule ne se luxe pas.

La tête de l'humérus, en revanche, tombe en bas, quelquefois en la partie antérieure, ou extérieure, *& es costéz* mais non en la partie supérieure, à cause de l'omoplate.

La luxation du genou peut être interne, externe ou postérieure, jamais antérieure la rotule, ou patella l'en empêchant.

Le coude se déboîte dans les 4 directions.

Extrinsèques, elles sont dues à une chute, à un coup violent, à une maladresse au cours de manœuvres obstétricales, telle la traction d'un membre lors d'un accouchement difficile.

Intrinsèques, elles apparaissent à la suite de l'accumulation d'une humeur pituiteuse dans les jointures, humeur qui humecte les ligaments les rendant lâches et distendus de telle façon que l'os à la fin tombe de son lieu : Franco, *Traité des hernies ...*, Lyon, 1561.

Selon Paré, l'hérédité entre en jeu, les bossus engendrant des bossus ; les boiteux, des boiteux.

Il est impératif de remettre l'os en son lieu dès le premier jour. Pour cela, il faut bien tenir l'ensemble du corps ou le segment de membre pour assurer une fixité suffisante pour une traction efficace.

Cette traction doit être pratiquée soit manuellement, soit par une machine, en mettant la partie où l'os est tombé au-dessus et celle d'où il est tombé en dessous.

Ensuite il faut pousser, tourner et tirer l'os déplacé jusque dans la cavité articulaire, le succès de la manœuvre étant annoncée par le *clacq* que fait la tête articulaire en retrouvant sa *boëtte*.

Une bonne contention par compresses et bandages est indispensable. On emploie une écharpe pour la luxation du bras, la fixation au bois du lit pour celle du membre inférieur.

Enfin, il faut empêcher douleur, inflammation, fièvre, apostème, gangrène, mortification : délier le bandage tous les trois jours ; fomenter la partie malade avec de l'eau chaude ; pratiquer avec la main de légères frictions, vider d'éventuelles phlyctènes ; renouveler l'air autour du membre en le changeant de place, en le soulevant, ce que Paré dénomme flabellation, font partie des soins post-opératoires.

Une variété étonnante et un nombre prodigieux de machines existent depuis l'Antiquité pour réduire fractures et luxations. On en trouve de superbes représentations à pleine page dans la *Chirurgia è Graeco Latinum conversa Vido Vidio Florentino interprete, cum nonnullis ejusdem Vidii commentariis. Indicem auctorum & operum sequenti paginâ queritur* de Guido Guidi parue à Paris en 1544.

Les grandes catégories de machines se répartissent entre les ambis, les échelles, les glossocomes, le plinthium, la ceinture de Hilden, la machine à tirer de Vitruve et le banc d'Hippocrate.

L'ambi, employé pour réduire les luxations de la tête humérale, est constitué d'une planchette présentant une extrémité arrondie pour l'appliquer au creux de l'aisselle et de la longueur du bras. Cette planchette pivote autour d'un axe horizontal situé à extrémité supérieure d'un pilier vertical. Le malade assis, le bras lié à la planchette, est soulevé de son siège par un mouvement d'adduction qui se produit au moment où l'on ramène la planche vers le bas.

L'échelle à six degrés comporte un barreau supérieur renflé qu'on glisse sous l'aisselle tandis que deux aides exercent une traction vers le haut et vers le bas. Un autre procédé consiste à enlever brutalement le tabouret sur lequel est juché le blessé afin que son propre poids opère la contre-extension tandis qu'un aide vigoureux saisit le bras pendant. On l'emploie non seulement dans les luxations de l'humérus mais aussi dans celles de la hanche : le patient est placé à califourchon sur le barreau le plus élevé bien matelassé. On attache au membre blessé un poids considérable qui assure une puissante extension et l'on fait la contre-extension en immobilisant la cuisse opposée soit avec les mains, soit avec des machines.

Le plinthium ou machine pour allonger de Nileus est une sorte de treuil à cliquet qui, fixé par exemple sur l'échelle à six degrés, permet d'exercer une traction puissante et continue.

La ceinture de Hilden est constituée de deux anneaux entourant le membre blessé au-dessus et au-dessous, mais le plus près possible de la fracture et permettant la transmission de la traction exercée en sens inverse par des liens reliés à des poulies notamment ; la machine à tirer de Vitruve est un assemblage de poulies réalisant une moufle utilisée si la force des aides ne permet pas l'extension du membre blessé ; le banc d'Hippocrate est une sorte de lit muni de chevilles amovibles qui s'enfoncent verticalement dans des alvéoles percées dans le milieu d'un plateau de bois horizontal et d'axes horizontaux et transversaux mus par des manivelles et autour desquels peuvent s'enrouler des cordes.

On imagine la brutalité d'action de ces mécanismes. Paré recommande de ne pas tirer trop fort de crainte de rompre muscles et tendons, de provoquer des convulsions et des paralysies.

Ainsi, pour une fracture de cuisse, on associe plusieurs machines. Le malade est allongé sur le banc d'Hippocrate où il est immobilisé par trois traverses. La ceinture de Hilden enserre les deux régions de la cuisse les plus proches de la fracture. Des cordages passés dans la boucle de la ceinture supérieure se réfléchissent et s'enroulent sur un essieu muni d'une manivelle.

La machine de Vitruve est arrimée par un de ses crochets, à un anneau placé au pied du banc. L'autre crochet de la machine est fixé à la boucle inférieure de la ceinture de Hilden. On opère alors la réduction : le cordage supérieur exerce la contre-extension par le moyen de la manivelle, le cordage inférieur, par l'action de la machine de Vitruve, assure une vigoureuse extension. Une fois la réduction effective, les deux segments osseux ont tendance à se déplacer à nouveau. Il faut, pour l'éviter, maintenir une traction continue. Peu de malades supportent cette douloureuse extension qu'il faut donc relâcher. De là l'opinion selon laquelle ces fractures guérissent rarement sans raccourcissement.

Les idées sur les fractures et les luxations n'évolueront pas avant le XVIIIème siècle. Il y a peu de différences entre la chirurgie d'Ambroise Paré et celle de Scultet pratiquée un siècle plus tard.

XVIIème siècle

Les quatre recommandations édictées par Chaumette sont reprises par Jean Scultet : réduction, immobilisation de l'os réduit, génération du cal et prévention des complications. Il faut agir dans les trois jours qui suivent la fracture, sinon il se produit un épanchement qui rend difficile l'extension. On recommande les fomentations avec de l'eau chaude ou de la vapeur d'une décoction de mauves. La traction est pratiquée par les mains de deux aides robustes ou, si besoin, par l'intermédiaire de lanières de tissus ou de cuir. L'appareillage est fait par les bandes, les compresses et les attelles. Il faut d'abord appliquer un bandage en commençant au niveau de la fracture. *Le signe du bandage bien fait, est lorsque le patient asseure que la fracture est bien affermie, que la compression n'est pas trop forte, mais bien plus sur la partie affectée, que sur les saines & très peu vers les extremitez.* Par dessus le bandage, on applique des compresses imbibées de vin et de blanc d'œuf. Vient alors le moment d'appliquer les attelles. On maintient ensuite le membre blessé dans une caisse pendant vingt jours : *L'arcenal de chirurgie de Jean Scultet, médecin et chirurgien de la République d'Ulmes. Ouvrage posthume ... Mis en françois par Mr. François Deboze*, Lyon, 1672. L'édition originale, en latin, parut à Ulm en 1655.

XVIIIème siècle : Petit, Pott & Pouteau

Jean Louis publie en 1705 la première édition de son *Traité des maladies des os,* remarquable ouvrage dans lequel il perfectionne les méthodes de réduction des fractures et des luxations, décrit une rupture du tendon d'Achille et un cas d'ostéomalacie.

Pierre Foubert (1696-1766) signale la rotation en dehors du membre inférieur, le bord externe du pied reposant sur le plan du lit, dans la fracture du col du fémur : Procédé dans le traitement des fractures du col du fémur, *Mémoires de l'Académie royale de chirurgie*, **4**, Paris, 1768.

Percival Pott (1714-1788) nous laisse un classique sur les fractures et les luxations en 1767 où il décrit notamment la fracture de l'extrémité inférieure du tibia et du péroné que nous appelons fracture de Dupuytren haute : *Some few general remarks on fractures and dislocations*, Londres.

Claude Pouteau (1725-1775) décrit la fracture de l'extrémité inférieure du radius en 1773, année de naissance d'Abraham Colles qui en donnera une nouvelle description en 1814. On trouve l'observation de cette fracture dans le tome 2 des *Œuvres posthumes de Mr Pouteau*, Paris, 1783.

Charles Powell White (1728-1813) propose, en 1762, de traiter les luxations de l'épaule par une traction directe vers le haut du membre supérieur : An account of a new method of reducing shoulder dislocation ..., *Med. Obs. Inq.*, 1762.

XIXème siècle : bandage plâtré, traction continue, ostéosynthèse

Guillaume Dupuytren étudie sur le cadavre le mécanisme des fractures et décrit en 1819 la fracture bimalléolaire de l'extrémité inférieure du péroné et du tibia qui porte son nom : Mémoire sur les fractures du péroné, *Annuaire médico chirurgical des hôpitaux*, 1819.

Astley Paston Cooper divise les fractures du col du fémur en extra et intracapsulaires. Il écrit en 1822 un traité qui deviendra le livre de chevet de générations de chirugiens en Angleterre et en Amérique du Nord : *A treatise of dislocation and on fractures of the joints.* Imprimé à Londres, cet in quarto, illustré de planches, connaîtra 9 éditions dont la dernière en 1842.

Adolph Leopold Richter (1798-1876) en 756 pages passe en revue tous les types de fractures et de déboitements des os et des articulations, leurs symptômes et leur thérapeutique. Cette somme impressionnante est complétée par un atlas de quarante planches in folio qui représentent avec précision les appareils utilisés à l'époque pour traiter les fractures et les luxations : *Theoretisch-praktische Handbuch der Lehre von den Bruchen und Verrenkunden des Knochen ... mit viertig in Stein gravirien Foliotafeln ...,* Berlin, 1828.

Deux chirurgiens belges Seutin et Mathijsen améliorent les procédés d'immobilisation des fractures. Ils avaient été précédés par Larrey qui avait imaginé d'envelopper le membre brisé par un linge imprégné d'un mélange de blanc d'œuf, d'acétate de plomb et de camphre. Mais, trop pesant, il ne permetttait pas la marche ni les mouvements corporels. Cette méthode fut peu appliquée et vite oubliée. On avait aussi pratiqué, selon la méthode de Johann Friedrich Dieffenbach, le coulage du plâtre autour du membre blessé mais cela nécessitait un moule, l'ensemble était lourd, interdisant au blessé la moindre mobilité et rendant difficile pour le chirurgien l'accès à la blessure.

Louis Joseph Seutin (1795-1862) invente la méthode amovo-inamovible en mettant au point un bandage amidonné, léger et solide permettant au blessé de se lever et de marcher avec des béquilles, ce qui était impossible avec les anciens appareils de contention condamnant le malade à l'immobilité : *Mémoire sur le traitement des fractures en général par le bandage amidonné, Anvers*, 1837. Son idée est d'imprégner les bandages très communs à l'époque, d'une couche d'amidon qui les empêchaient de glisser sur eux-mêmes, de se relâcher. Il étend ainsi l'utilisation de ce bandage amidonné pour traiter les pieds bots, certaines tumeurs blanches, certaines caries osseuses, certains spasmes musculaires succédant aux amputations.

Anthonius Mathijsen (1805-1878) introduit, en 1852, le bandage plâtré : *Du bandage plâtré et de son application dans le traitement des fractures*, Liège, 1854. Ce bandage desséché tenait les fragments osseux en contact et immobiles. Mathijsen innove en utilisant des compresses entre lesquelles il dépose de la poudre de plâtre. Après avoir bien mouillé ce dispositif, il l'applique autour du membre. Il pratique alors une rainure avec une spatule parallèle à l'axe du membre ce qui permet ultérieurement d'écarter les bords du bandage sans le briser.

En 1847, Joseph François Malgaigne (1806-1865) qui passera à la postérité pour avoir publié en 1840 *Les œuvres complètes* d'Ambroise Paré, est l'auteur d'une somme résumant les connaissances de son époque, sur les fractures et les luxations. C'est son œuvre majeure. Il y décrit la double fracture verticale du bassin qui porte son nom, planche XVIII : *Traité des fractures et des luxations*. L'*Atlas* ne paraîtra qu'en 1855. Ses trente planches in folio décrivent les principales lésions répertoriées à l'époque.

Nathan Smith (1797-1877), aux Etats Unis, en 1860, imagine la traction continue dans les fractures du fémur, procédé utilisé en chirurgie militaire durant la guerre de Sécession : A new instrument for the treatment of fractures of the lower extremity, *Maryland & Virginia med. sur. J.*, **14**, 1860. Lister contribue à la chirurgie orthopédique en y introduisant l'antisepsie : On a new method of treating compound fracture, abcess ..., with observations on the conditions of suppuration, *Lancet*, **18**, 1867.

Déjà, Velpeau suggère de suturer l'os. Sédillot propose la réunion des fragments osseux par un fil de fer, une ligature, voire une griffe mécanique ... : *Traité de médecine opératoire, bandages et appareils*, **1**, Paris, 1865 ; Ollier dit qu'il faut suturer les fragments : *Traité expérimental et clinique de la régénération des os*, Paris, 1867, et Philippe Rigaud (1805-1881), dès 1850, à Strasbourg, n'hésite pas à préconiser de visser les deux fragments d'une fracture oblique sujette au déplacement, geste qu'il ne réalisera jamais. En revanche il pratique l'enchevillement avec des cylindres d'ivoire, des clous d'os de veau ou des tiges d'os décalcifié préparés pas dégraissage à l'éther, ébullition dans l'eau phéniquée et conservés dans l'alcool : Félix Lejars, *Traité de chirurgie d'urgence*, membres, Paris, 1899.

Laurent Bérenger-Féraud (1832-1900) soit utilise des griffes métalliques notamment pour les fractures de la rotule, soit pratique l'enclavement qui consiste à engager la pointe d'un des fragments dans le canal médullaire de l'autre, soit recourt à la suture des fragments si la fracture est transversale, *en rave*, ou à la ligature s'il y a des esquilles : De l'immobilisation directe des fragments osseux dans les fractures compliquées et non réunies, *Mémoire lu à l'Académie de médecine* le 8 novembre 1864 ; De la suture des os, *Gazette hebdomadaire de Paris*, 1867. Il publie le premier ouvrage consacré au traitement des fractures par fixation interne : *Traité de l'immobilisation directe des fragments osseux dans les fractures*, Paris, 1870.

Jacques Mathieu Delpech (1777-1832) publie en 1828 un traité d'orthopédie en deux volumes accompagné d'un atlas de soixante dix-huit planches où l'on trouve d'élégantes jeunes femmes habillées à la mode de Charles X qui pratiquent des exercices de rééducation destinés à corriger les difformités acquises ou congénitales par la gymnastique : *De l'orthomorphie par rapport à l'espèce humaine.*

On peut en rapprocher le livre de Charles Gabriel Pravaz (1791-1853), consacré à la rééducation des luxations congénitales de la hanche : *Traité théorique et pratique des luxations congénitales du fémur suivi d'un appendice sur la prophylaxie des luxations spontanées*, Paris, Lyon, 1847, accompagné de dix planches décrivant notamment l'appareillage utilisé par l'auteur.

Peu à peu l'orthopédie se libère des méthodes orthomorphiques telles que les conçurent Delpech ou Pravaz pour entrer dans celle des interventions sanglantes préconisées par William Lane (1856-1943) qui inaugure cette nouvelle période, dans les pas de Bérenger-Féraud, utilisant des plaques, des broches et des vis métalliques pour immobiliser les fragments osseux : A method of treating simple oblique fractures of the tibia and fibula more efficient than those in common use, *Transactions clinical Soc. London,* 1894.

Les tumeurs

Disposition contre-nature associant intempérature, mauvaise composition et solution de continuité. Selon le chirurgien Jean Tagault, fidèle à Galien, *la tumeur est ung accroissement du corps excédant la naturelle disposition et blessant l'action* : *De chirurgica institutione libri quinque*, Paris, 1543.

Deux causes déterminent l'apparition des tumeurs : la fluxion et la congestion. Il se produit dans le sang un déséquilibre entre la proportion des quatre humeurs qui le composent : il engendre donc un phlegmon erysipèlatode s'il est bilieux ; oedématique, s'il est pituiteux (phlegmatique) ; scirrhode, s'il est mélancholique et enfin, un carboncle ou anthrax ou gangrène ou sphacèle s'il est vicié en sa propre substance par adustion ou corruption : Franco, *Traité des hernies* ..., Lyon, 1561.

Les symptômes dépendent de l'humeur dominante : picotements et couleur blafarde pour la bile ; froideur et mollesse pour la pituite ; tension et dureté pour la mélancholie ; chaleur, rougeur, douleur pour le sang. Les tumeurs dues à la mélancholie ou à la pituite sont plus difficiles à guérir que celles du sang ou de la bile. Il existe donc quatre grandes catégories de tumeurs : phlegmon, érysipèle, œdème et scirrhe.

Quand le sang est vicié en quantité, apparaît un abcès ou un phlegmon consécutif soit à une contusion, soit à une accumulation, soit à une pléthore de sang.

Il se manifeste par tumeur, douleur, rougeur, chaleur, tension, rénitence et pulsation.

Le traitement réside dans le repos, les aliments rafraîchissants, la purgation et la saignée, les remèdes d'abord répercussifs (qui font refluer à l'intérieur comme la glace ou les astringents) puis résolutifs (qui provoquent la disparition de la tumeur, comme la farine de lin), les antalgiques. Après emploi de suppuratifs, lorsque le pus est collecté, on doit inciser sous peine de fistulisation.

L'érysipelas ou érysipèle est dû à l'humeur cholérique mélangée en diverses proportions à la pituite (érysipelas oedématode) ; au sang (érysipelas phlegmonode) ; à la mélancholie (érysipelas scirrhode). Il se caractérise par trois signes : la couleur rouge s'effaçant à la pression, la chaleur, et la douleur pulsatile. Il est dangereux s'il siège à la face car il communique avec les membranes du cerveau.

La cure de l'érysipelas nécessite l'évacuation et la réfrigération par les règles hygiéno-diététiques, la saignée, les cholagogues et les topiques à base de camphre, de vinaigre, d'huiles d'aneth, de camomille et de pavot.

L'œdème est une tumeur froide, molle et sans douleur. Elle est due à une pituite naturelle ou corrompue par insuffisance de coction des aliments et d'expulsion des excréments d'où fluxion d'humeurs pituiteuses et vaporeuses ou amas d'excréments phlegmatiques ou venteux. Le traitement nécessite un air chaud et sec, du bon vin, et des viandes rôties. Les médicaments seront atténuants, incisifs et apéritifs. On évacue les humeurs par des fomentations (application externe d'un médicament chaud) de sauge, romarin, thym et lavande.

Le scirrhe ou durities ou sephirus peut être vray, non vray, chancreux ou phlegmonode. Le scirrhe vray, dur, indolore et peu sensible est constitué de mélancholie naturelle ; le scirrhe non vray, insensible est consécutif à la réfrigération ; le scirrhe chancreux est dû à l'adustion (sécheresse du sang et des humeurs) et à la corruption ; enfin le scirrhe phlegmonode est constitué par l'association de mélancholie et de l'une des trois autres humeurs. Le traitement repose sur trois principes : une vie sobre et modérée, la pratique de la saignée, de la purgation et de lavements de catholicum (casse, tamarin, rhubarbe et séné) et l'application de topiques émollients puis résolutifs associés à des suffumigations (combustion de matières odorantes pour chasser les miasmes) d'eau-de-vie jetée sur une brique rougie.

D'autres tumeurs sont consécutives à diverses altérations organiques.

L'herpès, constitué de cholère pure, se présentant sous forme de petites vessies en forme de millet pour l'herpès miliaris ou comme un ulcère rongeant pour l'herpès excedens (envahissant). Le traitement repose sur un régime, l'administration de purgatifs et de clystères, l'application de topiques résolutifs et dessiccatifs.

Les tumeurs venteuses et aqueuses : le doigt ne s'y imprime pas mais est renvoyé comme s'il touchait une balle remplie de vent et quand on frappe dessus, la partie résonne comme si on frappait un tambourin, dit Ambroise Paré tandis que Jean Tagault différencie nettement tympanisme et matité : ... *En l'espèce d'hydropisies appelées tympanites sont différentes des œdèmes pour ce que quand elles sont pressées ne retiennent point le vestige & rendent un son comme ung tabourin ... Les signes d'inflation sont, la tumeur résiste au toucher, avecques une splendeur luysante, ung son comme d'une vessie enflée ou d'ung tabourin quand on le touche ... lorsque la tumeur est aqueuse, elle ne sonne comme vent mais comme eau ... Ces tumeurs sont attribuées à une vapeur flatueuse enclose et non dissipée du fait de la faiblesse de la chaleur naturelle incapable de dissiper et consommer la matière phlegmatique, tout comme le soleil ne dissipant pas les brumes du matin. Elles siègent aux jointures ou à l'abdomen : colique venteuse qui peut rompre et déchirer les intestins. La cure de ces tumeurs nécessite un régime pauvre en fruit associant viandes rôties et bon vin. Il faut donner des aromates pour renforcer la coction et des carminatifs pour ôter la matière conjointe (mélisse, sauge, anis), De chirurgica institutione libri quinque*, Paris, 1543.

Les athéromes, stéatomes et mélicérides contiennent diverses collections liquidiennes. L'athérome est une formation kystique pleine d'une bouillie grumeleuse. Le stéatome, plus dur, est plein d'une matière analogue à du suif. Le mélicéride paraît contenir du miel. Il faut évacuer l'humeur contenue dans le kyste au risque de déclencher une hémorragie ou de léser un nerf.

Les loupes sont des tumeurs dures ou molles. On les traite par la pression de façon à crever le kyste puis on applique une lame de plomb frottée de mercure et maintenue par un pansement compressif. On utilise des emplâtres résolutifs. On incise à la lancette ou au cautère. On peut également exciser en ligaturant les vaisseaux ou enlever d'un bloc la racine de la loupe.

On trouve quatre sortes de verrues ou porreaux.

Les myrmécies, rondes et calleuses, fréquentes aux mains des enfants, uniques ou multiples. On les traite par du pourpier pilé avec des feuilles de soucy et du sel ou par la chélidoine.

Les porreaux, constitués de petits filets semblables aux racines de poireaux, qu'il faut lier ou traiter par des applications de poudre de sabine ou d'hermodacte ou d'huile de vitriol.

Le clavus ou cor ou durillon, dû aux souliers trop étroits, qu'il faut couper jusqu'au sang et traiter par des applications d'huile de vitriol.

Enfin, le thymus, semblable à la fleur du thym, apparaissant entre prépuce et gland ou col de la matrice qui, s'il est imprégné de mélancholie, peut dégénérer en chancre et avoir une évolution fatale.

Le sarcome ou fongus est une excroissance de chair qui vient de l'aliment propre de la partie où elle naît et non de la descharge et fluxion des autres parties. Elle est constituée de tuyaux ayant forme de veines et d'artères et qui augmentent de volume : on l'appelle vulgairement fic Saint-Fiacre qui est une verrue maligne du col de la matrice qu'il faut lier avec du fil de soie puis cautériser avec de l'huile de vitriol. Cette maladie est décrite ainsi par Jean Mabillon (1632-1707) dans les annales de son Ordre : *Viscus, cancri genus, carnosis partibus adhaerere solitus, primo quidem calli instar durescit ; postea callus in pus conversus, proximas partes despascitur*. (Chair de nature cancéreuse, adhérant habituellement aux parties charnues, elle durcit d'abord, semblable à une tumeur calleuse puis se transforme en pus, dévorant les parties voisines). La chapelle de Saint-Fiacre près de Meaux possédait une pierre sur laquelle il fallait s'asseoir pour guérir le fic ou mal de Saint-Fiacre. (de Feller).

Les ganglions : il s'agit de petites tumeurs rondes des poignets ou des chevilles, dues à l'affaiblissement des tendons par extension, ou contusion. On les traite simplement en les écrasant par pression.

Les scrophules ou escrouelles. Ces tumeurs siègent au cou, aux aisselles, à l'aine ou aux mamelles. Elles sont dues à une pituite gypsée et grossière, à laquelle s'ajoute une mélancholie qui l'échauffe lui procurant une malignité qui se manifeste par des ulcères corrosifs qui peuvent pourrir les os et donner des ganglions au mésentère : Ingrassia, *De tumoribus praeter naturam,* Naples, 1553.

Deux façons de les traiter : d'une part, une manière de vivre agréable avec une nourriture légère et variée, des bons vins, des eaux sulfureuses, d'autre part des purgations, la phlébotomie, des diurétiques, des topiques à base de mercure, de térébenthine et d'huile de lys. Les abcès seront éventuellement ouverts puis mondifiés avec l'onguent apostolorum (des apôtres) ou aegyptiaqueou l'emplâtre dyachilon.

Le chancre est une tumeur dure, inégale, raboteuse, cendrée ou livide, environnée de veines pleines de mélancholie. Elle ressemble par sa forme, sa vascularisation, son adhérence aux tissus avoisinants au crabe dont elle porte le nom. Elle débute insidieusement, de petite taille, puis grandit et tourmente le malade. Ses causes sont soit antécédentes, consécutives au mode de vie produisant un sang épais, mélancholique et limoneux, à l'arrêt des menstrues et aux hémorroïdes, soit conjointes, dues à l'arrêt de l'humeur mélancholique après son ébullition.

Il existe trois catégories de chancres : le chancre non ulcéré ou occulte ; le chancre ulcéré ou manifeste ; le chancre aux parties intérieures : mésentère, intestin et matrice. Les organes les plus souvent atteints sont les mamelles avec tumeur aux glandes des aisselles.

Le traitement doit éliminer ces humeurs atrabilaires par la purge et la saignée et favoriser les menstrues et les saignements hémorroïdaires. Le régime est humectant et rafraîchissant. On prescrit Thériaque et Mithridate. On donne du lait d'ânesse à boire et en topique. On applique des liniments doux.

Le traitement chirurgical peut être contre-indiqué si le chancre est induré, sanieux, hémorragique accompagné de fièvre lente : *c'est le noli me tangere* (garde-toi de me toucher).

Si le chancre est petit, après avoir purgé et saigné, on l'incise largement, on vide les veines avoisinantes de leur sang mélancholique puis on applique le cautère actuel. Les médicaments utilisés en topiques contre le chancre peuvent être la litharge et d'autres onguents à base de plomb ou d'antimoine, l'huile de pavot, d'amande douce ou de nénuphar, le suc de plantin.

Les anévrismes sont des tumeurs molles, pulsatiles, réductibles, remplies de sang et d'esprit, dues à la dilatation d'une artère. On perçoit un bruit ou un sifflement soit quand on les comprime, soit spontanément du fait de l'impétuosité de l'air spirituel qui entre et sort par l'orifice reliant l'intérieur de l'artère à la poche anévrismale. Ce signe, attribué à l'étroitesse du pertuis, n'existe pas dans les gros anévrismes.

On ne les ouvre que s'ils sont petits et accessibles, après avoir lié l'artère en amont et en aval. Les anévrismes aux parties intérieures, qui compliquent souvent la vérole, sont inopérables.

XVIIème : aucun progrès

Les tumeurs forment toujours une classe à part ne reposant pas sur la nature des tissus qui les constituent. Néanmoins, Marc Aurèle Séverin, en 1632, dans le *De recondita abcessum*, Naples, 1632, propose le premier ouvrage d'anatomie pathologique confrontant le compte-rendu des lésions accompagné de 17 planches les représentant. Il préconise l'emploi du cautère pour les traiter : *De la médecine efficace ou la manière de guérir les plus grandes & dangereuses maladies tant du dedans que du dehors par le fer & par le feu*, Genève, 1669. Il justifie ainsi les recours au cautère : *J'ay posé ce fondement que la cautérisation sert pour la correction de l'intempérie, pour faire Diversion, Vacuations et plusieurs autres utilités, de la plupart desquelles ayant parlé, reste maintenant celle qui regarde la diversion qui est destinée par les praticiens pour le soulagement des parties principales & publiques de nostre corps.*

XVIIIème siècle : premiers essais de classification

Est tumeur, toute partie du corps grosse ou enflée contre-nature. Elle peut être selon sa cause chaude, froide, aqueuse, venteuse, skirrheuse. Par exemple, on met dans les tumeurs chaudes de nature inflammatoire le phlegmon, le panaris, le bubon et l'engelure.

François Boissier de Sauvages ne donne le nom de tumeurs qu'aux éminences formées par la congestion d'un liquide et les différencie des excroissances de consistance charnue ou cartilagineuse. Il les place dans la catégorie des phymata, nom donné à toute tumeur se développant sans cause externe évidente : phlegmon, érysipèle, bubon, œdème, emphysème, oreillons, furoncle, charbon ou anthrax, cancer, panaris, phimosis.

Jean Louis Petit parle de tumeurs parotides, de la ranule ou grenouillette, d'abcès de la voûte ou du voile du palais, des abcès situés derrière l'oreille, du goître, des loupes, de cancers, de tumeurs variqueuses, de vésicules en rétention …

William Cullen définit comme tumeur toute augmentation de volume d'une partie sans inflammation et lui fait occuper la sixième classe de ses maladies locales.

XIXème siècle : histologie et anatomie pathologique

Au début du siècle, on désigne encore par tumeur toute éminence contre-nature qui se forme à une partie quelconque du corps. Alexis Boyer distingue les tumeurs formées par le déplacement des parties molles comme la hernie, de celles d'origine humorale. Selon qu'elles sont issues de la partie rouge ou de la partie blanche du sang, elles produiront un érysipèle, un phlegmon, un panaris, un furoncle, un anévrisme, des varices ou bien un squirre, un cancer, un œdème.

Ces classifications ne reposant ni sur l'anatomie ni sur l'histologie aboutissent à une totale confusion et au rapprochement arbitraire d'affections disparates. A mesure que sont mieux connues les lésions, on circonscrit le groupe des tumeurs en les définissant par leur structure tissulaire et cellulaire : ainsi devient tumeur toute masse constituée par un tissu de nouvelle formation ayant tendance à persister ou à s'accroître.

John Abernethy (1764-1831) fait remarquer, à juste titre : *On ne devrait regarder comme tumeurs proprement dites que les maladies avec tuméfactions formées par le développement de productions accidentelles ayant ou non leur analogue dans les différents tissus de l'économie, et, dans tous les cas, étrangères aux organes où elles se développent.*

Selon Johann Peter Müller : *Le tissu qui forme une tumeur a son type dans un tissu de l'organisme à l'état embryonnaire ou à l'état de développement complet.*

Pour Rudolf Virchow : ... Les éléments cellulaires d'une tumeur dérivent d'anciens éléments cellulaires de l'organisme. Il énumère les hématomes, l'hydrocèle, l'éléphantiasis, le tubercule, la morve, la syphilis comparativement aux lipomes, fibromes, chondromes, spécifiquement tumoraux. Il ajoute toutefois : *On aurait beau mettre quelqu'un à la question pour lui faire dire ce que sont en réalité les tumeurs, je ne crois pas qu'on puisse trouver un seul homme qui soit en mesure de le dire. Il est donc très important d'établir dès le principe que les tumeurs ne forment pas un groupe bien délimité par leur nature et leur essence, mais qu'on leur assigne des limites basées sur les besoins de la pratique et sur l'utilité que leur reconnaît la science de l'époque. Il s'ensuit que chacun est libre de reconnaître ou non telle ou telle chose comme tumeur.* Bel avis d'impuissance selon Kirmisson qui se laisse influencer par la germanophobie courante à l'époque : il avait 22 ans en 1870. En fait, Virchow, de 1863 à 1867, donne une classification assez cohérente : Les tumeurs constituées de sang comme les hématomes ; celles contenant des sécrétions comme hygromas et kystes glandulaires ; les tumeurs résultant de la prolifération cellulaire qu'il divise en tumeurs histioïdes formées d'un seul tissu, tumeurs organoïdes reproduisant la structure d'un organe, tumeurs tératoïdes reproduisant la structure d'organes différents ; la quatrième catégorie représente les tumeurs mixtes qui associent plusieurs des tumeurs précédentes.

La classification d'Auguste Foerster (1822-1865), *Atlas der mikroskopischen pathologischen Anatomie*, Leipzig, 1854-1859, comprend les tumeurs constituées par un tissu simple ou par un seul élément de ces tissus : fibromes, ostéomes etc. ; les tumeurs comportant des structures dont on retrouve des éléments dans l'économie : papillomes, kystes ; des tumeurs contenant des cellules présentes normalement dans l'organisme mais désorganisées : sarcomes, carcinomes, épithéliomes, tumeurs lymphatiques.

L'histologie met un peu d'ordre dans cet imbroglio sémantique.

En effet dans leur *Manuel d'histologie pathologique*, André Cornil et Louis Ranvier, en 1882, définissent les tumeurs comme toute masse constituée par un tissu néoformé tendant à persister ou à s'accroître. Ils distinguent macroscopiquement des tumeurs osseuses, cartilagineuses, molles, charnues, adipeuses, gélatiniformes, fibreuses, mélaniques, granuleuses, caséeuses, papillaires kystiques, érectiles, complexes. La description microscopique très détaillée de ces diverses lésions occupe six pages de l'ouvrage.

Aristide Verneuil propose une longue définition dans la *Revue de Chirurgie*, en 1884 : *Le néoplasme est un organe accidentel, définitif, superflu et nuisible, constitué par l'hypergenèse d'éléments anatomiques et de tissus altérés morphologiquement et chimiquement sans doute, siège d'une nutrition pervertie et désordonnée enfin, manifestation locale d'une diathèse particulière dérivant de la dyscrasie arthritique.*

En 1885, le Dechambre définit ainsi le mot tumeur : *Augmentation de volume bien définie d'une partie du corps.* De nombreuses dénominations sont proposées pour le remplacer : production accidentelle, pseudoplasme, néoplasme. L'auteur de l'article Edouard Kirmisson (1848-1927), propose une définition plus succincte : *Le néoplasme est un organe accidentel siège d'une nutrition pervertie et désordonnée, avec tendance à un développement continu et à la permanence.*

Exerçant dans un pays où le goître était endémique, Kocher, chirurgien bernois, inaugure ses travaux sur la thyroïde en publiant en 1878 dans le *Korrespondenz-Blätter schweiz. Aertze* un article intirulé : Extirpation einer Struma retrooesophagea puis, en 1883, dans le *Verhandlungder deutschen Gesellschaft für Chirurgie,* Ueber Kropfextirpation und ihre Folgen, une étude sur la cachexie post thyroïdectomie : *Cachexia strumipriva*, description du myxoedème. Il recevra le prix Nobel pour ses travaux sur le même sujet en 1909. Dans son *Manuel de chirurgie opératoire* dont la première édition allemande date de 1892, il fait état de 2160 extirpations de goître avec peu d'accidents mortels : 3 décès sur 1100 opérés.

Les ulcères simples et composés

Pour Ambroise Paré l'ulcère est une solution de continuité en parties molles d'où sortent sanies et matières. Guy de Chauliac élargit la définition en l'étendant à toutes les maladies accompagnées d'une perte de substance.

Les ulcères peuvent être ronds, tortus, crochus, triangles, longs, courts, larges, estroits, médiocres.

Selon leur profondeur, ils sont superficiels, creusants ou moyens.

Quand profondeur, largeur et longueur sont équivalentes, il s'agit d'un ulcère égal. Dans le cas contraire, inégal.

La théorie humorale comparant l'ulcération à une surface corrodée par un caustique, estime qu'un liquide âcre né au sein des tissus situés sous l'ulcère, provoque sa formation puis contribue à son extension.

On en décrit d'innombrables variétés. On parle d'ulcères phagédéniques ou rongeants, d'extension irrésistible. Ce sont les loups. Les ulcères cacoèthes ou sordides s'accompagnent d'un abondant écoulement purulent.

La mythologie inspire parfois leur description : ainsi l'ulcère chironien difficile à guérir nécessite pour sa cicatrisation le talent du centaure Chiron. L'ulcère téléphien évoque le souvenir de la blessure infligée par Achille au troyen Téléphe et désigne une plaie atone. L'ulcère vermineux grouille de vers nés de la ponte des mouches à sa surface.

On le définit également par son évolution : récent ou invétéré ; de brève ou longue durée.

Par son apparence : il est évident ou caché, en tout ou en partie.

La cause de la plaie est tranchante, celle de l'ulcère est érodante et corrosive. Selon Jean Tagault (*De chirurgica institutione libri quinque*, Paris, 1543) et Guy de Chauliac (*La grande chirurgie ... revue et collationnée sur les manuscrits ... ornée de gravures ... par E. Nicaise*, Paris, 1890), les ulcères connaissent des causes antécédentes : la cacochymie due au mauvais fonctionnement des viscères comme le foie ou l'estomac qui laissent des impuretés envahir le sang ; des causes primitives (procatarctiques des Grecs, évidentes des latins) telles les plaies causées par des onguents trop peptiques, par le feu, par les morsures venimeuses, le contact d'un vérolé ou d'un contagieux quelconque ; des causes conjointes (synectiques des Grecs et continentes des latins) dues à des humeurs corrosives et ulcérantes qui se manifestent dans la partie malade : ainsi le cancer ulcéré. (Vigier).

Enfin les ulcères peuvent être provoqués par métastase c'est-à-dire transformation d'une maladie en une autre : un cancer abdominal peut transmettre une humeur maligne aux jambes ou bien une application d'onguent mercuriel dans la région inguinale provoquer des aphtes dans la bouche.

Leur siège contribue à leur classification. Situation générale : antérieure, postérieure, interne, externe, supérieure, inférieure, droite ou gauche. Situation spéciale : début, milieu ou fin de la partie ulcérée. Partie électivement occupée par l'ulcère : parties similaires tels le cuir, la chair ; parties organiques comme le nez, les oreilles, les yeux.

Il peut être associé soit à une intempérature, soit à une incommodération, soit à l'association des deux.

Avec intempérature, il peut être soit chaud ou froid, sec ou humide, chaud et sec, chaud et humide, froid et sec, froid et humide.

Avec incommodération, il peut être aspre, calleux, fistuleux, caverneux, sinueux.

Associé à intempérature et à incommodération, il est soit phlegmoneux, soit érysipélateux, soit œdémateux, soit scirrheux.

Le traitement est exsiccatif associant la saignée et les purgations, les calmants de la douleur, les fomentations à l'eau chaude, les scarifications ou les sangsues, les emplâtres au siccatif de Galien.

On peut utiliser les médicaments des tumeurs contre-nature.

Si la carie s'associe à l'ulcère, on applique le cautère actuel. Il faut ensuite faire tomber l'escarre puis veiller à l'exfoliation de l'os. Ensuite on mondifie l'ulcère et l'on aide à sa cicatrisation par attraction, concoction, apposition et assimilation.

On préconise un régime engendrant un bon sang non chaud.

Puis l'ulcère comblé, on accélère la cicatrisation par de l'alun brûlé, de la racine d'aristoloche, du plomb, de l'aloès.

XVIIème siècle : l'ulcère maladie

Jean Vigier dans *La grande chirurgie des ulcères*, Lyon, 1609, explique que les ulcères, comme toutes les maladies, ont quatre temps : commencement, accroissement, état et déclinaison.

Au début, le foie envoie une humeur mal cuite, déliée, presque de l'eau : à ce stade, la douleur est minime et la sanie peu abondante. Plus tardivement, l'humeur s'épaissit et les symptômes s'aggravent. Puis arrive la phase d'état. A ce moment, les signes sont à leur maximum : fièvre, insomnie et douleur. La déclinaison est marquée par la cessation des manifestations du mal car la matière est alors en petite quantité, bien digeste, louable, égale, blanche, sans puanteur.

XVIIIème siècle : Hunter et Bell

John Hunter imagine une théorie où l'inflammation détruit les structures anatomiques et provoque une perte de substance. Pour lui les vaisseaux absorbants, les lymphatiques, éliminent les débris nécrotiques consécutifs au processus ulcéreux : c'est l'absorption ulcérative. Il écrit : *Les vaisseaux absorbants font disparaître tous les tissus interposés entre le pus et la superficie* : *Œuvres complètes*, **I,** Paris, 1840.

Benjamin Bell publie son classique : *A treatise on the theory and management of ulcers*, Edimbourg, 1778, (Traité théorique et pratique des ulcères). Attaché aux conceptions hippocratiques et galéniques, il se contente de simplifier le classement en reconnaissant deux catégories d'ulcères, les locaux et les généraux. Dans la première catégorie, il fait entrer les ulcères simples, inflammatoires, atoniques, fongueux, phagédéniques, calleux et variqueux. Dans la seconde, il place les ulcères infectants (syphilis, pustule maligne, tuberculose, cancer, morve et farcin) et les ulcères non infectants (scorbutiques ou phagédéniques des pays chauds).

XIXème siècle : dernières classifications humorales

Anthelme Richerand au début du siècle en dénombre huit catégories : atoniques, scorbutiques, scrofuleux, vénériens, dartreux, carcinomateux, teigneux, psoriques : *Nosographie chirurgicale*, Paris, 1805.

Eugène Rochard (1853-1924) dans son article *Ulcère* du Dechambre de 1886, considère encore la classification de Bell comme la plus rationnelle.

Le *Traité de chirurgie* de Duplay et Reclus, 1890, reprend la classification de Bell mais nuance sa position : *Les ulcères simples ou idiopathiques sont caractérisés par ce fait qu'ils ne dépendraient d'aucune autre lésion concommitante et constitueraient à eux seuls toute la maladie ... Et déjà quelques uns d'entre eux semblent être liés à des troubles trophiques d'origine nerveuse, à des altérations des artères et des veines ... Le groupe des ulcères simples est donc absoluement artificiel et si nous en formons un chapitre distinct de pathologie générale, c'est pour nous soumettre à un usage aussi vieux qu'il est arbitraire.*

Les pierres des reins et de la vessie

Les pierres se forment soit dans les reins et descendent ensuite par les uretères dans la vessie, soit à l'intérieur de la vessie elle-même. Elles naissent d'une chaleur excessive qui refoule l'humidité et ne laisse que la substance terreuse qui constitue le calcul. Celui-ci, surtout s'il est rugueux, ulcère la paroi vésicale : Franco, *Traité des hernies ...*, Lyon, 1561.

Selon Franco, au niveau du rein, la maladie se manifeste par la présence de sable dans les urines, par un prurit obtus ou une douleur poignante lombaires, irradiant aux membres inférieurs par compression des nerfs lombaires.

Au niveau de la vessie, la douleur se manifeste par une pesanteur ou des douleurs violentes périnéales, ano-rectales, irradiant à la verge, accompagnées de mictions douloureuses et peu abondantes, d'épreintes. Il faut alors sonder et, si cela est impossible, inciser. La sonde utilisée dans ce cas sera munie d'un mandrin filiforme en argent qu'on retirera dès sa mise en place dans la vessie et qui préviendra son obturation.

Si un seul uretère est obturé par la pierre, le patient urine encore. Dans le cas contraire, il meurt noyé dans l'eau qui regorge dans la grande veine (veine cave inférieure). La douleur est alors très violente, irradiant aux membres inférieurs, à la hanche et aux testicules. Les vieillards sont plus enclins que les jeunes aux pierres rénales.

Dans la vessie, la pierre, si elle est petite et rugueuse, détermine un saignement. Sinon, l'urine est blanche et laiteuse.

Dans les reins, les pierres prennent des formes très diverses qui les font ressembler à des animaux (calculs coralliformes). Elles peuvent être à angles vifs ou rondes, de coloration noire, jaune, blanche ou cendrée, selon le tempérament du malade.

Les douleurs peuvent être permanentes ou paroxystiques.

Les femmes y sont moins exposées que les hommes.

La prévention repose sur les conseils diététiques : éviter l'air gros et vaporeux. Ne pas manger de poisson, de bœuf, de porc, d'oiseau de rivière, de légumes, de fromages, de laitages, d'œufs frits ou durs, de riz, de pâtisseries et de pain sans levain qui sont générateurs d'obstruction. L'ail, l'oignon, les poireaux, les épices et les condiments sont contre-indiqués car échauffants.

Il ne faut pas boire les eaux bourbeuses, les gros vins troubles et la bière. D'une manière générale, il ne faut pas manger gloutonnement car cela accentue la crudité qui favorise l'obstruction ; il ne faut pas dormir après les repas, ni se surmener, ni veiller.

Certaines boissons et certains aliments préviennent la formation des calculs : le bouillon de coquelet ou de jarret de veau additionné d'orge, de persil, d'oseille et de fenouil, les infusions de chicorée, de petit houx ou des quatre semences froides (la chicorée, l'endive, la laitue et le pourpier) auxquelles on ajoute, en fin de cuisson, leur feuillage avec des sommités de mauve et de violette.

Le traitement repose sur les topiques et les médications internes : on applique à l'extérieur de l'onguent rosat populeum (bourgeons de peuplier dans de l'huile et du vin) ; on prend un demi bain jusqu'au nombril dans une décoction de mauve, de bétoine, de saxifrage, de pariétaire, de violette, de grémil dite herbe aux perles, d'alkékenge, de pois chiche, de racine de céleri, de fenouil ; il faut faire des frictions avec des linges chauds ou appliquer des ventouses sur les lombes et sur le ventre.

Il faut boire de l'huile d'amande douce additionnée d'eau de pariétaire et de vin blanc. On administre des vomitifs qui propulsent le calcul. Le chardon à cent têtes est recommandé comme hydragogue (diurétique). Pour les pierres vésicales, il faut pratiquer également l'équitation ou bien la marche à pied ! Il faut administrer de la poudre à base de herniaire, appelé aussi turquette, faire boire du vin blanc et pratiquer des injections dans la vessie avec du sirop de capillaire, de l'eau d'alkékenge et de l'huile de scorpion.

Pour les pierres situées dans l'une des uretères, il est recommandé de pratiquer l'équitation ou de monter et de descendre un escalier pour faciliter l'expulsion du calcul.

Lorsque les pierres sont situées dans le conduit de la verge ou dans le col de la vessie, il faut lubrifier l'urèthre avec de l'huile d'amandes douces, l'extraire avec de petits crochets filiformes, ou bien avec un tire-fond fileté à sa partie distale qu'on fera tourner doucement pour fragmenter le calcul. En cas d'échec, il faudra inciser la verge latéralement après avoir posé une ligature au-dessus de la pierre. Avant d'inciser on tire vers l'avant la peau du prépuce afin qu'ensuite elle recouvre la plaie. On extrait la pierre avec une petite curette. Si nécessaire, on recoud et on applique un glutinatif (térébenthine, gommes, résines) puis un répercussif (blanc d'oeuf, argile, aloès, farine, huile rosat) autour de la verge. Dans l'uréthre, on introduit des chandelles de cire ou des sondes de plomb enduites de térébenthine pour prévenir les carnosités.

Celse a décrit la méthode pour extraire les calculs vésicaux et elle sera la seule en usage pendant des siècles : elle consiste à conduire et à fixer avec le doigt la pierre au col de la vessie, à pratiquer en avant de l'orifice anal une incision en croissant, et à effectuer ensuite l'extraction du corps étranger.

Les pierres dans la vessie nécessitent deux grands types d'interventions appelées petit ou grand appareil. Ce mot désigne l'assemblage des instruments nécessaires pour exécuter l'intervention, plus nombreux dans le second que dans le premier type d'opération.

Voici ce qu'en pensait Dionis dans son *Cours d'opérations de chirurgie*, en 1707 : *Une des plus grandes et des plus difficiles opérations de la Chirurgie est celle de tirer une pierre de la vessie : Hippocrate la trouvoit si pénible & si dangereuse, qu'il avoit résolu de ne la plus entreprendre ; & la plupart des chirurgiens d'aujourd'hui à l'exemple des Anciens se défendent comme eux de la faire, laissant exécuter cette opération à ceux qui en font leur capital, & qui apportent tous leurs soins pour s'y rendre habiles.*

Franco propose avec beaucoup de réserves et de réticences, une troisième méthode : le haut appareil ou cystotomie sus-pubienne.

Dans le petit appareil, après avoir fait sauter cinq à six fois le patient pour faire descendre le calcul au fond de la vessie, on l'étend sur un lit, les fesses surélevées, en le maintenant solidement par des aides. Puis on introduit deux doigts dans le rectum tandis qu'on presse sur le ventre de l'autre main. On fait descendre la pierre sous le pubis vers le col et on l'y maintient. On pratique ensuite une incision périnéale avec un rasoir à double tranchant, entre le fondement et le testicule à 2 ou 3 doigts loin du siège et à 1 ou 2 doigts à côté de la commissure : *Traité des hernies ...*, Lyon, 1561. On extrait la pierre avec un crochet dont la concavité peut être rugueuse. On laisse une petite canule dans la plaie.

Cette intervention, qui nécessite peu d'aides et peu d'instruments, est la plus ancienne méthode de lithotomie. Interdite par Hippocrate comme trop dangereuse, préconisée par Celse, elle est reprise par Guy de Chauliac qui la sort de l'oubli où elle était tombée depuis l'Antiquité peut-être à cause des charlatans qui la pratiquaient en mettant dans l'incision une pierre qu'ils brandissaient sanguinolente pour faire croire qu'ils l'avaient extraite de la vessie !

Le grand appareil est plus technique dans son exécution. Il doit être précédé d'une purgation et d'une saignée. On lie les chevilles avec une bande qui passe derrière le cou et l'on attache les mains près des genoux. Il faut disposer de quatre aides, deux tenant les bras, deux autres les genoux et les pieds. On emploie une sonde cannelée suffisamment fendue et large pour que le tranchant du rasoir y coulisse et que la main du chirurgien la prenne comme guide. Après l'avoir huilée, il l'introduit dans la verge jusqu'à la vessie puis la fait pivoter d'un quart de tour vers la gauche. Un aide relève et rabat le scrotum vers le haut et la droite pour permettre l'incision sur la sonde en évitant le raphé médian, suffisamment loin de l'orifice anal, sur une longueur de 1 pouce. On place dans la plaie une verge d'argent appelée conducteur A puis on fait glisser une autre canule B à l'extrémité fourchue sur la précédente. On extrait la sonde et l'on pousse les conducteurs en les tournant sens dessus dessous. Le chirurgien les empoigne fermement puis, les maintenant serrés, pousse énergiquement entre les deux conducteurs jusqu'à l'intérieur de la vessie, un bec de canne ou tentée, dont les mors sont rugueux et qu'il ouvre des deux mains en le tournant de droite à gauche pour élargir la plaie en la dilacérant. Si la pierre peut être enlevée au cours de la même manœuvre, il ne faut pas hésiter à le faire. En revanche, dans le cas contraire, on utilise un autre instrument, le dilatatoire, constitué de deux branches d'acier parallèles longues, convexes sur leur face externe qui s'écartent l'une de l'autre sous l'action d'une charnière articulée en X. On introduit ensuite un bec-de-cane recourbé pour aller chercher la pierre : dès qu'elle est saisie, il faut lier les branches du manche de l'instrument, puis tirer vers l'extérieur en la tournant d'un côté et de l'autre jusqu'à ce qu'on l'ait peu à peu extraite de la vessie sans la rompre. On s'aide dans cette manœuvre du toucher rectal. La dilatation du col de la vessie aboutit fréquemment à sa rupture.

Franco utilise pour cette manœuvre deux instruments, l'un de son invention qu'il nomme le fondamental et l'autre, inspiré de l'instrument conçu par un confrère et modifié par ses soins, la tenaille à quatre mors.

Le fondamental est constitué d'une pince à deux mors courts et larges montés par une articulation à l'extrémité d'une canule métallique creuse où coulissent deux fils qui en commandent l'ouverture et la fermeture ; l'autre extracteur qu'il nomme tenaille à quatre ou vésical à quatre est une sorte de pince tétrapode dont les branches s'ouvrent quand on pousse la tige de commande et se referment quand on exerce sur elle une traction.

Une fois extraite, on examine soigneusement la pierre car des traces d'usure ou de polissure à sa surface indiquent qu'elle s'est frottée à une autre et qu'il reste d'autres pierres dans la vessie. Toutefois, ceci ne dispense pas d'explorer la cavité vésicale avec une curette qui ramènera sang et sable et permettra de déceler une lithiase résiduelle et de l'extérioriser. Si elle est trop volumineuse, on la fragmente à l'aide d'un bec de corbin à vis.

On ferme ensuite la plaie par deux points qui laissent le passage entre eux à une canule en argent permettant le drainage qui préviendra l'apparition d'une fistule. On applique ensuite un pansement répercussif. On peut injecter dans la vessie de l'eau de plantin et de l'eau de rose mélangée à un peu de rosat. Il faut également laisser une sonde à demeure dans la verge pour évacuer le sang et les sécrétions. Le patient doit tenir les jambes croisées l'une sur l'autre. Il faut observer la diète du septième au neuvième jour.

Le haut appareil aborde la vessie par la région sus-pubienne. Pierre Franco donne son nom à cette méthode, la cystostomie sus-pubienne, après l'avoir pratiquée le premier chez un enfant de 2 ans dont il n'avait pu extraire la pierre par le périnée. Il termine ainsi le récit de son intervention : ... *& puis après le patient fut guary, (nonobstant qu'il en fut bien malade) & la playe consolidée combien que je ne conseille à l'homme d'ainsi faire plustot user du moyen par nous inventé : duquel nous venons de parler, qui est consvenant, plustot que de laisser les patiens en désespoir, comme cette maladie porte : Traité des hernies* ..., Lyon, 1561.

Les procédés opératoires pour tirer les pierres aux femmes sont un peu différents. D'une part, le diagnostic est plus facile car le col de la vessie plus court, plus large et plus droit est facilement accessible au doigt.

L'opération est donc plus simple : soit selon la méthode de Celse on introduit deux doigts dans le vagin qui, soulevant la pierre, la font saillir entre l'urètre et le pubis et permettent d'inciser directement sur elle, soit on met une sonde rectiligne dans l'urètre qu'on pousse dans la vessie et sur laquelle on incise selon le même procédé que chez l'homme, au niveau de la racine de l'ischion.

Un autre procédé consiste à mettre le conducteur dans l'urètre et de pratiquer une petite incision au-dessus en ligne droite de l'orifice du col de la vessie. On tire la pierre avec les mêmes instruments que pour le grand appareil.

Toutes ces interventions, petit, grand ou haut appareils, outre l'hématome du scrotum et les risques d'infection, se compliquent fréquemment d'incontinence, de fistules, ou d'impuissance. Les lésions de l'urètre membraneux, du col de la vessie et de la prostate chez l'homme ou les plaies du vagin ou du rectum chez la femme sont fréquentes.

XVIIème siècle : tailles périnéales et latérales

La taille, intervention douloureuse et meurtrière, reste l'opération d'élection des chirurgiens urinaires pendant deux siècles, taille périnéale par petit ou grand appareil, telle que l'expose Colot, dès 1682 ; taille latéralisée, dite de frère Jacques.

Ses apprêts à eux seuls pouvaient inspirer la terreur à l'infortuné patient. Les voici décrits par Joseph Deschamps (1740-1824) : *Il serait à désirer que l'on pût épargner au malade l'horreur de se voir lié et garroté comme un criminel : mais peut-on compter assez sur sa fermeté pour espérer qu'il ne troublera point l'opération ? Quel homme dans de pareils moments, est sûr de son courage ?*

François Colot (1630-1706), est l'auteur du *Traité de l'opération de la taille*, Paris, 1727, œuvre posthume éditée 21 ans après sa mort. Il désavoue implicitement son illustre aïeul, fidèle au grand appareil, en recommandant l'incision sus-pubienne de préférence à l'abord périnéal. Issu de huit générations de lithotomistes, il était l'héritier d'un savoir faire soigneusement transmis et gardé secret pendant toutes ces années, selon une tradition destinée à protéger des procédés et des techniques, jalousement préservé dans la même famille. Le mode opératoire était celui de Marianus Sanctus exposé en 1535 dans un ouvrage paru à Venise : *De lapide renum curiosum opusculum nuperrime in lucem aeditum.* Il admet dans la préface de son ouvrage que : *Le petit nombre de ceux qui survivent à cette opération la rendra toujours redoutable. De vingt malades qu'on opère, à peine en sauve-t-on cinq ou six ; l'opération même ne leur laisse qu'une vie triste ; l'écoulement involontaire de l'urine, les fistules, sont les suites fréquentes de l'incision.*

François Tolet (1647-1724), lithotomiste renommé dont les ouvrages seront traduits dans toutes les langues européennes, concurrence la famille Colot. Tolet publie à Utrecht en 1693, son *Traité de la lithotomie.* Il fait preuve d'une grande ouverture d'esprit, aux antipodes de la mentalité de Colot, et n'hésite pas à diffuser ses conceptions chirurgicales sur le sujet auprès de ses collègues chirurgiens.

Jacques Baulieu ou Baulot, dit Frère Jacques (1651-1714), propose d'inciser le périné obliquement et de pousser l'incion jusqu'à l'intérieur de la vessie. Il invente ainsi la méthode latéralisée qui sera adoptée jusqu'au début du XIXème siècle : *Nouvelle méthode de tailler et de tirer la pierre de la vessie*, fascicule de huit pages imprimé en 1702, pour assurer sa défense contre les allégations de Méry parues deux ans auparavant. En effet, Jean Méry, chargé d'expertiser sa méthode sur soixante de ses opérés constate que vingt trois malades meurent, treize sortent guéris et vingt-quatre autres restent hospitalisés pour des complications post opératoires. Ces résultats remettent en cause les prétendus succès que Baulieu attribue à sa pratique : *Observation sur la manière de tailler dans les deux sexes pour l'extraction de la pierre pratiquée par Frère Jacques ...* , Paris, 1700.

Fabry von Hilden pratique la taille depuis quarante années lorsqu'il publie sa *Lithotomia vesicae* à Bâle, en 1628. Chirurgien itinérant, il acquiert rapidement une grande réputation en Allemagne et perfectionne les instruments de Marianus Sanctus, inventant notamment un écarteur articulé.

François Thévenin ne recommande pas la taille du haut appareil, autrement dit sus pubienne, car il redoute les complications dues aux lésions du péritoine qui l'accompagnent très fréquemment. Il dit bien que Franco, qui en est le promoteur, a renoncé à la pratiquer. Il signale néanmoins que certains emplissent la vessie de liquide, lient la verge et incisent à côté de la ligne blanche pour prévenir toute atteinte péritonéale : *Œuvres de maistre François Thévenin ... contenant un traité des opérations de chirurgie, un traité des tumeurs, & un dictionnaire étymologique des mots grecs servans en médecine,* Paris, 1669.

XVIIIème siècle : taille latérale et taille sus-pubienne

Cette méthode de l'appareil latéral est adoptée au XVIIIème siècle par Henri François le Dran, Sauveur François Morand, Claude Nicolas Lecat et

Jean Baseilhac, dit frère Côme (1703-1781), qui fait construire, en 1748, l'aponévrotome.

En revanche, la taille sus-pubienne est peu pratiquée malgré les travaux de Dionis qui, en 1709, rappelle qu'elle fut pratiquée la première fois par Franco et la décrit ainsi : *La troisième manière d'extraire la pierre s'appelle le haut appareil, parce qu'on tire la pierre par la partie supérieure de la vessie ; cette manière n'est plus en usage ; aujourd'huy ... On nous assure que Monsieur Bonnet a pratiqué souvent cette opération à l'Hôtel Dieu de Paris avec un heureux succès, & que même Monsieur Petit la lui a vû faire. Je ne trouve point cette opération si périlleuse que l'on pourroit s'imaginer ; je la crois moins dangereuse que le petit & le grand appareil, d'autant plus que cette duplicature du péritoine dans laquelle les Anciens plaçoient la vessie, ne se trouve point comme je l'ay fait voir dans l'Anatomie que j'ay donnée au public ; la vessie est placée hors du péritoine, de sorte qu'on peut l'ouvrir sans toucher à cette membrane, ni sans ouvrir la capacité du bas-ventre.*

Un autre adepte du haut appareil, Sauveur François Morand, publie en 1728, à Paris, le *Traité de la taille au haut appareil* ... Il écrit, et son opinion reflète bien l'opinion fluctuante de ses collègues chirurgiens du temps vis-à-vis des diverses méthodes d'interventions sanglantes sur la lithiase vésicale : *On lit dans les traités de chirurgie, & l'on enseigne dans les Ecoles, qu'il y a plusieurs méthodes de faire la taille, savoir le haut appareil, le grand, le petit & l'appareil latéral. Par le haut appareil, l'on entend la section de la vessie faite à l'hipogastre.* Elle réunissait à ses yeux six avantages : avant tout, elle effrayait moins le malade qui était impressionné par l'attirail des instruments du grand appareil et par les entraves que lui imposaient deux aides robustes ; ensuite, l'intervention était brève ; de surcroît, la pierre était facilement repérée et extraite avec les doigts ; l'incision était simple et accessible et ne traumatisait pas le col de la vessie, évitant la douleur ; la plaie opératoire, facilement suturée, était facilement pansée ; le risque de fistule post opératoire était fortement diminué. Le chirurgien Jan Groenveldt (1647-1710) l'utilise en Hollande puis en Angleterre : *A complete treatise of the stone and gravel,* Londres, 1710.

Jean Douglas (?-1758?) la régénère par sa virtuosité d'opérateur et la tire de l'oubli où elle était tombée depuis deux siècles par la publication de sa *Lithotomia Douglasiana*, Londres, 1720. Frère Côme l'adopte à son tour et la transmet à son neveu Pierre Baseilhac (?-?) qui la perfectionne : *De la taille latérale par le périnée et celle de l'hypogastre ou haut appareil, rapportées à leurs vrais auteurs*, Paris, 1804.

A la fin du siècle, Joseph Deschamps, dans les quatre volumes de son *Traité historique et dogmatique de l'opération de la taille*, Paris, 1796-1797, fournit la monographie la plus exhaustive sur la lithotomie. Sa longue pratique de l'urologie à l'hôpital de la Charité lui permet de détailler les différentes étapes de l'opération de la taille latérale, d'indiquer la meilleure façon de cathétériser l'urètre et d'inciser la prostate dans les cas de calculs volumineux.

XIXème siècle : A chacun sa « taille » ; les lithotriteurs ; naissance de l'endoscopie …

A chacun sa « taille »

Dupuytren, dans son *Mémoire sur une manière nouvelle de pratiquer l'opération de la pierre,* édité à Paris en 1836, souligne les périls auxquels sont exposés les malades opérés de cystostomie. Les évaluations chiffrant les risques de l'opération varient selon les auteurs : une chance sur quarante pour Pouteau ; pour Le Cat, une sur six, huit et neuf ; pour Cheselden, une sur dix et demi etc… En revanche, Dupuytren, après avoir recueilli les résultats des chirurgiens les plus compétents de Paris et de ses environs, arrive à la conclusion qu'un cinquième à un sixième des opérés de la pierre meurent des suites de l'intervention. Les plus nombreux à l'inflammation, un quart à l'hémorragie, le reste d'affections concomitantes : rougeoles, varioles, convulsions, catarrhes, etc… Ces complications sont en relation directe avec le choix de la technique opératoire liée à l'étroitesse de l'espace choisi pour accéder à la vessie : les incisions et la dilacération dépassant les limites du col et de la prostate facilitent le passage de l'urine et de produits irritants dans la cavité pelvienne. La section des vaisseaux artériels de la région explique les saignements. Dupuytren comprend en s'exerçant sur le cadavre, qu'on ne peut accéder à la vessie en passant par le périné sans provoquer des délabrements à l'origine d'inflammations et d'hémorragies mortifères. Il opte pour la taille latéralisée qu'il modifie en incisant les téguments et les couches musculaires aponévrotiques superficielles jusqu'à l'urètre qu'il ouvre avant de diviser latéralement, des deux côtés, le col de la vessie et la prostate. Il est méfiant au sujet de la taille hypogastrique ; il écrit dans sa thèse sur la *Lithitomie* en 1812 : *Si le danger de blesser le péritoine n'existait pas, il n'y a pas de doute que ce serait là le procédé qu'il faudrait préférer comme méthode générale*.

La taille périnéale est bientôt délaissée au profit de la cystostomie sus-pubienne à laquelle Lucien Baudens (1804-1857) consacre sa thèse inaugurale : *Cystostomie suspubienne réduite à son plus haut degré de simplicité par un nouveau procédé opératoire*, Paris, 15 avril 1829. Jean Zulema Amussat adopte cette voie d'abord comme la seule permettant l'extraction de calculs volumineux. Il codifie la procédure opératoire pour éviter de léser le péritoine, sachant *que la vessie dans l'état le plus complet de vacuité, a constamment sa face antérieure dépourvue de péritoine et qu'elle est toujours accessible derrière la symphyse des pubis* : *Observations sur la cystostomie suspubienne*, Paris, 1828.

Félix Guyon (1828-1920) écrit en 1881 : *Je n'hésite pas à vous conseiller dans tous les cas chez l'homme, l'incision hypogastrique, comme la méthode de choix que je place infiniment au-dessus de l'incision périnéale* : *Leçons cliniques sur les maladies des voies urinaires proféssées à l'hôpital Necker*, Paris, 1881.

Les lithotriteurs

Les premières années du siècle voient apparaître une foule d'appareils destinés à broyer les calculs vésicaux.

Civiale pouvait dire à juste titre en 1827 : *La terrible opération de la taille était la seule et bien déplorable ressource de ceux que tourmentz l'existence d'une pierre dans la vessie, et presque tous les travaux des praticiens n'ont eu pour but que de modifier ses procédés opératoires* : *De la lithotritie ou broiement de la pierre dans la vessie ... avec cinq planches*, Paris, 1827.

Fournier de Lembdes (1783-1861), en 1812, fait confectionner par des joalliers de Clermont-Ferrand un lithotripteur qui n'aurait pas été beaucoup utilisé. Il rappellera non sans véhémence sa priorité dans une publication, *Lithotritie perfectionnée*, parue en janvier 1829, comme en témoignent ces quelques lignes : *Est-il position plus pénible, plus affreuse que celle d'un homme qui, après avoir passé ses plus belles années à faire et à perfectionner une découverte des plus utiles à l'humanité, se voit enlever, par les efforts de l'intrigue ou de scandaleux abus de confiance, le fruit de ses longues veilles et le prix de ses travaux assidus. On saura en lisant ce Mémoire, comment MM. CIVIALE, LEROY et AMUSSAT, ont pu, par suite de mes recherches, être conduits à s'occuper tous trois en même temps de lithotritie ; des preuves irrévocables, une longue série de faits consignés dans ce Mémoire, convaincront le public de mes droits à une des plus importantes, des plus belles découvertes faites en chirurgie. Je déclare, j'affirme et je prouverai que je suis l'inventeur du broiement de la pierre dans la vessie, et qu'aucun médecin avant moi n'y avait songé.*

Le Bavarois Franz von Gruithuisen (1774-1852) imagine et construit en 1813 un lithotriteur composé d'une sonde droite à l'intérieur de laquelle coulisse un foret. Une anse en panier, en fil métallique, immobilise le calcul qui est attaqué par le foret : Should one abandon the long standing hope being able to remove stones in the bladder by mechanical or chemical mean, *Gazette médico chirurgicale de Salzbourg*, mars 1813. En 1846, Heurteloup consacre les 28 dernières pages de son traité *De la lithotrypsie sans fragments*, à la traduction du mémoire de cet astronome, médecin et naturaliste génial mais un peu illuminé. Selon le Dechambre, ces instruments n'ont jamais été fabriqués à l'usage des chirurgiens mais leur conception anticipe sur les lithotrypseurs imaginés par d'innombrables urologues au début du XIXème siècle.

Jean Zulema Amussat propose en 1822 une sonde droite capable de briser les gros calculs intravésicaux : *Table synoptique de la lithotrypsie et de la cystotomie hypogastrique ou mieux postéro-pubienne*, Paris, 1832.

Jean-Jacques Joseph Leroy d'Etiolle (1798-1860) présente son lithoprione ou scie-pierre, petite couronne de trépan portée dans la vessie à l'aide d'une canule rectiligne. Dans son *Exposé des divers procédés employés jusqu'à ce jour pour guérir la pierre sans avoir recours à l'opération de la taille*, Paris, 1825, Leroy explique clairement comment il manœuvre son appareil lithoprione : *On rapproche les serres de la pince lithoprione, en faisant glisser sur elle la canule externe ... de telle manière que se joignant l'une l'autre, elles forment une olive qui ne présente aucune aspérité. On graisse l'instrument et on l'introduit dans l'urètre jusqu'à la vessie. La situation de la pierre étant reconnue, l'opérateur appuie sur elle l'extrêmité de la pince ; il retire vers lui la canule externe, et les branches s'écartent ... il avance vers la vessie la totalité de l'instrument, et la pierre, si elle n'est pas trop volumineuse, vient se placer entre les mors de la pince. Tenant alors la canule interne avec la main droite, il fait glisser sur elle la canule externe avec précaution* ... il ne reste plus qu'à forer le calcul en actionnant l'archet. Le calcul brisé, on injecte de l'eau pour faciliter l'évacuation de fragments.

Jean Civiale (1817-1880) emploie pour la première fois sur le vivant, en 1824, son lithotriteur à fraise et étau. Il a commencé ses travaux en 1817. Il publie en 1827, *De la lithotritie ou broiement de la pierre dans la vessie*, ouvrage illustré de cinq planches. La priorité de la première lithotritie sur le vivant, réussie, lui revient le 13 janvier 1824.

Enfin, Charles Louis Heurteloup invente la lithotripsie à percussion après avoir commencé ses travaux en 1823. Il publie un premier mémoire en 1833 : *Lithotrypsie. Mémoire sur la lithotrypsie par percussion et sur l'instrument appelé percuteur courbe à marteau qui permet de mettre en usage ce nouveau système de pulvérisation des pierres vésicales* : *Quant à la faculté de pulvériser, elle est due à l'action d'un marteau, avec lequel, lorsque la pierre est prise entre les deux segmens de courbure dont l'un est immobile et l'autre est mobile on peut rapprocher ces deux segments par la percussion, et conséquemment communiquer à la pierre l'action vive et éminement pulvérisante du marteau.* Il fait connaître quelques années plus tard les résultats des derniers perfectionnements apportés à son lithotriteur en 1846 : *De la lithotrypsie sans fragments au moyen de deux procédés de l'extraction immédiate ou de la pulvérisation immédiate des pierres vésicales par les voies naturelles,* Paris, 1846. Il imagine de munir son appareil à percussion de deux demi cupules qui recueillent les fragments du calcul et peuvent être extraits de la vessie sans léser l'urètre : percuteur à cuillers. C'est de l'instrument de Heurteloup que sont sortis les lithotriteurs modernes utilisés au début du XXème siècle.

Pierre Salomon Segalas, élève de Marjolin, de Boyer et de Magendie, pionnier de l'endoscopie, écrit en 1835 un *Essai sur la gravelle et de la pierre, considérés sous le rapport de leurs causes, de leurs effets et de leurs divers modes de traitement* dans lequel il décrit, un an après Heurteloup, un lithotome qui combine la percussion et le broiement du calcul en ajoutant une vis de pression et un volant au dispositif de percussion.

Henri Bigelow souligne la nécessité de ne laisser aucun fragment de calcul dans la vessie : Lithotrity by a single operation, *Am. j. med. Sci.*, 1878. Il désigne cette intervention comme une litholapaxie (du grec lapassein : évacuer). Il utilise un aspirateur pour évacuer les débris de la lithiase à travers des sondes métalliques de gros calibre. L'anesthésie générale lui facilite bien les choses.

Naissance de l'endoscopie

On parlera longtemps d'urétroscopie.

Les premiers auteurs à tenter de la réaliser sont Filippo Bozzini à Francfort, en 1805 : *Der Lichtleiter oder Beschreibung einer einfachen Vorrichtungund ihrer Anwendung zur Erleuchtung innerer Höhlen und Zwischenräume des lebenden animalischen Körpers*, Weimar, 1807. Pierre Segalas, après avoir présenté son travail à l'Académie des sciences en 1826, le publie en 1828 dans son *Traité des rétentions d'urine et des maladies qu'elles produisent.* On a tellement prétendu que cet endoscope était totalement inefficace qu'il est nécessaire de laisser son inventeur en décrire la configuration et l'utilisation, sachant que les deux tubes sont concentriques : *Les moyens de rendre l'urèthre accessible à la vue consistent pour les parties voisines du méat urinaire, en un cône métallique tronqué et semblable à ceux qui servent à éclairer le vagin ; et pour les régions profondes, en un petit appareil que j'emploie aussi pour examiner l'intérieur de la vessie, et qu'à cause de ce double usage, j'ai cru devoir appeler «speculum uréthro-cystique». Il se compose de deux tubes d'argent, de deux miroirs métalliques, de deux petites bougies, et d'une sonde de gomme élastique.*

Les tubes sont cylindriques et ouverts à leur sommet. L'un, poli à l'intérieur, et devant porter la lumière sur la partie à éclairer, est d'une longueur et d'une grosseur qui diffèrent selon les circonstances. L'autre, noirci en dedans, est destiné à mettre l'œil à l'abri de toute lumière venant d'un autre point que celui qui est à observer. Il est d'une longueur de quatre à cinq pouces (10 à 12 cm) *et d'un diamètre souvent égal, mais jamais supérieur à celui du précédent.* L'éclairage est obtenu par deux bougies dont la lumière se reflète dans un cône argenté et poli à l'intérieur qui est raccordé au premier tube. Cet entonnoir est ouvert dans son plus grand diamètre vers l'observateur qu'une plaque circulaire métallique noire de grand diamètre sépare de la source de lumière. Le chirurgien regarde à travers le tube médian destiné à l'inspection de l'organe concerné.

Antonin Desormeaux est néanmoins le premier à avoir conçu un endoscope qui, construit initialement par Charrière puis Collin, lui pose d'abord le problème de l'éclairage : il renonce rapidement aux lampes à arc et lime-lights des scènes de théâtre trop encombrants. Il a envisagé un moment l'éclairage de Drummond ou lumière oxhydrique obtenue par l'action d'un chalumeau oxhydrique sur une matière réfractaire comme la chaux : mais ce dispositif volumineux, connu depuis 1823, ne peut être transporté chez le malade et serait réservé à l'amphithéatre. Il opte finalement pour une lampe à mèche brûlant un mélange d'alcool éthylique et de térébenthine. L'appareil, performant pour explorer l'urètre, l'est beaucoup moins pour la vessie d'une part à cause du champ visuel limité, d'autre part par la présence de sang ou de pus dans l'urine qui obscurcit la vision. La chaleur dégagée par l'éclairage oblige souvent à écourter l'examen. Des complications infectieuses peuvent succéder à l'exploration. Il n'en reste pas moins que le livre de Desormeaux est le premier ouvrage d'endoscopie : *De l'endoscope et de ses applications au diagnostic et au traitement des affections de l'urèthre et de la vessie,* Paris, 1865.

Max Nitze (1848-1906), jeune médecin berlinois de 28 ans, commence ses recherches en 1876 et publie ses premiers résultats en 1879 : Eine neue Beobachtungs-und Untersuchungsmethod fur Harnröhre, Harneblaseund und Rectum, dans la revue : *Wiener medizinische Wochenschrift.* Il utilise un fil incandescent de platine dont il munit l'extrêmité distale d'un endoscope et dont il améliore les performances optiques par l'emploi de loupes et d'un prisme. Le seul problème, c'est le dispositif de refroidissement par eau sous pression, encombrant et peu performant. En 1879, la découverte par Edison de la lampe à incandescence sous vide lui permet, en 1886, de munir son endoscope d'une ampoule qui donne une lumière puissante et ne dégage pas une chaleur susceptible de brûler la vessie. Le remplacement du filament de carbone par un fil métallique améliore encore les performances thermiques de l'appareil.

Les hernies ou hargnes ou *grevères*

La hernie est une rupture ou un élargissement du péritoine là où les vaisseaux spermatiques passent vers le pénil en dedans, là où se termine le crémaster et où commence le dartos avec descente de l'intestin ou du *zirbus* (péritoine) ou des deux ensembles.

Selon le siège, elle s'appelle bubonocèle inguinale lorsqu'elle détermine une tumeur inguinale ou bien entérocèle ou épiplocèle lorsque l'intestin ou le péritoine descendent dans le scrotum.

Lorsqu'intestin et *zirbus* sont associés dans le sac herniaire, on parle d'entéro-épiplocèle.

Si la tumeur contient de l'eau, il s'agit d'une hernie aqueuse ou hydrocèle, si elle contient également du vent c'est une hydrophysocèle.

La hernie contenant une excroissance de chair autour ou à l'intérieur du testicule est charneuse : on l'appelle alors sarcocèle.

La hernie variqueuse ou cirsocèle contient des veines entortillées.

Ce que Pierre Franco appelle cystis et qu'il décrit comme une enveloppe qui entoure l'intestin ou le péritoine herniés, semble désigner le sac herniaire.

Les efforts violents notamment pour soulever un fardeau, les coups, les chutes d'un point élevé, les vomissements et la toux, les accouchements difficiles avec un gros enfant, l'usage de viandes (aliments solides) visqueuses et venteuses, l'humidité excrémentielle venant de la partie, autant d'étiologies reconnues, pour certaines de nos jours, auxquelles Ambroise Paré ajoute la torture lorsqu'on est tiré par la *gesne*.

La hernie inguinale se présente comme une tumeur ronde en l'aine, réductible.

L'inguino-scrotale est une tumeur dure perceptible dans les bourses, réductible avec douleurs et gargouillements.

Les hernies constituées seulement de péritoine (le *zirbus*), de consistance mollasse, donnent la sensation de toucher de la laine et sont difficilement réductibles.

Lorsqu'il y a rupture péritonéale, la douleur est cuisante, poignante avec augmentation brutale de volume.

Enfin, la hargne complète invétérée ne guérit jamais ou rarement et provoque une augmentation considérable des bourses où a chu l'intestin.

La curation des hernies est médicale ou chirurgicale.

Les méthodes médicales reposent essentiellement sur les bandages.

Barthélémy Montagnana qui, selon Joseph François Malgaigne, dénombre trois hernies, l'inguinale, l'ombilicale et celle qui apparaît à un ou deux doigts au-dessus ou au-dessous de l'ombilic (hernie de la ligne blanche), préconise comme traitement médical de la hernie cinq procédés de réduction : le taxis effectué par le chirurgien, le taxis pratiqué par le patient lui-même, l'application sur la région inguinale d'une large ventouse, l'emploi d'un écusson en bois suffisamment large pour soutenir le scrotum et permettre de le soulever de bas en haut et enfin la position tête en bas, pieds en haut. Pour l'étranglement, il suggère les lavements, les ligatures aux membres inférieurs, et les frictions le long de la jambe, les ventouses à la partie interne de la cuisse, sur les mollets et les fesses, la saignée, le vomissement : *Consilia CCCV in quibus agitur de universis fere aegritudinibus, humano corpori evenientibus : & mira facilitate, curandi cas adhibetur modus,* De aegritudinibus apparentibus, Venise, 1564.

Ambroise Paré recommande la réduction par la posture tête en bas, mais de préférence chez l'enfant, avec application de fomentations astringentes à base de farine d'orge et de fève, de poudre d'aloès, de mastic de myrtille et de sarcocolle. On applique en outre un bandage avec compresse et brayer, en maintenant l'enfant trente à quarante jours dans un berceau, le bassin surélevé. Il faut que le ventre soit *lasche* en ajoutant à la bouillie beurre frais et sucre.

Une méthode plus originale consiste à faire ingérer par l'enfant une bouillie mêlée de poudre d'aimant puis à appliquer sur la hernie un emplâtre à base de limaille de fer. L'aimant de l'intestin attire la limaille et réduit la hernie.

La hernie réduite, on porte des brayers en toile auxquels on adjoint une pelote. Ces méthodes ont l'avantage d'éviter les interventions abusives que pratiquent les chastreux qui amputent les couillons, desquels ils sont fort friands, pour le lucre qu'ils en tirent. Certains, tel Fabrice D'acquapendente, préconisent un bandage métallique formant une ceinture reliée à une pelote : *Œuvres chirurgicales de Guillaume Fabrice d'Acquapendente ... divisées en deux parties ...*, Lyon, 1674, procédé perfectionné par Wilhelm Fabry von Hilden sous forme d'un brayer en fer muni d'une pelote solidaire d'une vis de pression : *Opera quae extant omnia partim ante hac excusa, partim nunc recens in lucem edita omnia ab authore recognita ...*, Francfort sur le Main, 1646.

Les méthodes chirurgicales proposent de multiples procédés opératoires.

Certains chirurgiens cautérisent l'anneau herniaire avec un fer rouge après avoir réduit la hernie et protégé les vaisseaux spermatiques, brûlant profondément la peau et le prolongement du péritoine qui forme le sac herniaire. Ils mettent ensuite en pratique les procédés pour provoquer la chute d'escarre. Des caustiques ont été également appliqués, dont l'action, difficile à maîtriser, peut nécroser les tissus avoisinants. Pierre Pigray : *Epitome des préceptes de médecine et chirurgie, avec amples des remèdes propres aux maladies*, Lyon, 1619 et François Rousset (1535-1590?) dénoncent ces méthodes dangereuses. Ambroise Paré souligne la nécessité de respecter le testicule qui doit être conservé sauf en cas de hargne charneuse ou de gangrène.

On recourt à la chirurgie en présence de hernies réductibles ou étranglées, après d'ultimes tentatives de réduction non sanglantes.

Le malade est au lit, tête basse. On applique des cataplasmes chauds sur les bourses et le ventre, à base de racine de mauve et de lys, de graines de lin et de fenugrec (foenigraeci), de violettes et de pariétaires : cela suffit parfois en une nuit à réduire la hernie. En cas d'échec, on prescrit des lavements à base d'huile de fenouil, de térébenthine, de genièvre, de lin, de malvoisie ou de noix. Lorsque cette deuxième tentative a échoué et pour éviter *le miserere mei* (occlusion), on incise la partie supérieure du scrotum en évitant de toucher l'intestin. On pousse une sonde cannelée dans l'incision, le long du péritoine, puis on incise la peau sur la canule qui protège l'intestin du tranchant du rasoir, jusqu'à ce que l'ouverture soit suffisante pour réduire l'intestin dans la cavité abdominale. On suture le plus haut possible pour éviter la récidive.

Si la réduction n'est pas possible à ce stade de l'intervention, il faut inciser le péritoine jusqu'à l'intestin en remontant vers l'abdomen pour ménager une ouverture suffisante pour réduire l'anse intestinale. On effectue ensuite une *cousture gastroraphie* : c'est-à-dire en faisant alternativement des points de suture qui prennent d'abord à la fois la lèvre de la plaie et le péritoine puis, la fois suivante, séparément, la chair d'une part et le péritoine de l'autre, technique fantaisiste inspirée de Galien.

Caspar Stromayr, dans un manuscrit traitant d'ophtalmologie, découvert en 1909, consacre plusieurs planches au traitement des hernies : *Die Handschrift der Schnitt und Augenartztes ....*

Pierre Franco imagine de faire l'incision au niveau du scrotum : on évite ainsi de sectionner du tissu graisseux, des nerfs et des muscles. Le patient souffre moins. On aborde le sac herniaire et l'on exerce sur lui une traction douce. Puis on le saisit avec des tenailles à hernie sans trop serrer et l'on coud au-dessus et au ras de la tenaille qu'on desserre au moment où l'on fait le nœud qu'il faut doubler ensuite. On sectionne le didyme près du fil et donc on ampute le testicule : *Traité des hernies ...*, Lyon, 1561.

Pour éviter cette mutilation, il faut disséquer le didyme vers le haut jusqu'au péritoine. On laisse de côté les vaisseaux spermatiques en les préservant. On lie puis on coupe le sac en haut et on laisse une partie adhérer au testicule en prenant bien soin de laisser ouvert pour permettre le drainage des sécrétions sanieuses.

Une autre méthode d'intervention sur la hernie s'appelle le Point Doré. Ambroise Paré la pratique de la façon suivante : il effectue une incision sus-pubienne où il passe la sonde cannelée. Il décolle le sac herniaire de la paroi à laquelle il adhère puis il dissèque les vaisseaux spermatiques d'avec le suspenseur du testicule. Il relève le sac herniaire en le prenant avec des petites tenailles percées au milieu en le tenant assez ferme. Ensuite, il passe au travers une aiguille enfilée de cinq à six fils et cela au ras des vaisseaux spermatiques et du muscle suspenseur. Il repasse encore une fois l'aiguille avec cinq à six fils au milieu de ce qui reste du sac en prenant simultanément les lèvres de la plaie. Il fait ensuite un nœud serré : *Oeuvres complètes d'Ambroise Paré revues et collationnées sur toutes les éditions avec les variantes, ornées de 217 planches ..., des moyens et artifices d'adiouster ce qui defaut naturellement ou par accident*, **2**, XIV, Paris,1840.

Une technique de Point Doré modifiée consiste à inciser au niveau de l'os pénil du côté de la hernie jusqu'au sac péritonéal et de passer sous lui par deux fois un fil d'or assez lâche sans comprimer les vaisseaux spermatiques. On tortille ensuite le fil deux ou trois fois avec une pincette puis on le sectionne en le recourbant de façon qu'il ne lèse pas les téguments qui le couvrent. Le malade doit garder le lit tête basse pendant 15 à 20 jours. Par la suite, il y a rejet du fil avec cicatrice calleuse.

On peut remplacer le fil d'or par un fil de plomb entortillé autour du sac herniaire. On conçoit combien il devait être difficile d'oblitérer le collet herniaire sans lier trop fortement les vaisseaux du cordon puisque le fil enserrait à la fois le cordon et le canal péritonéo-vaginal.

Pierre Franco a bien analysé les complications des hernies. Il semble le premier à proposer de les traiter : après avoir incisé la peau, il introduit un bâton entre le sac et les plans profonds inguinaux qu'il sectionne. Il essaie alors de réduire les anses intestinales en exerçant un *taxis* doux sur le sac, en se gardant de l'ouvrir. En cas d'échec de cette tentative, il ouvre le sac toujours sur le bâton jusqu'à l'orifice péritonéal : *Ouvrir le péritoine sans rien craindre, prendre quelque linge suave et essayer de remettre les intestins peu à peu, commençant par ceux qui sont plus hauts vers le péritoine et le ventre, kélotomie avant le terme* : *Traité des hernies* ..., Lyon, 1561.

Pierre Pigray applique à leur traitement une méthode originale. Il pratique une incision à un doigt de distance au-dessus de l'étranglement et jusqu'au péritoine. Il place son patient en décubitus sur le côté opposé à la hernie ce qui éloigne les anses intestinales de l'ouverture pratiquée. Puis il sectionne le péritoine et, avec les doigts enduits de beurre ou d'huile, il exerce une traction douce sur l'anse intestinale tombée dans le sac herniaire. L'incision peut être amenée jusqu'au collet mais sur une sonde cannelée. (Sabatier). Lorsque l'anse intestinale est gangrenée, il faut la sectionner. On applique alors la méthode de suture de Chauliac en introduisant un fragment de trachée animale dans les deux bouts d'intestin à suturer.

Les auteurs de l'Antiquité évitaient la castration : Celse incise et résèque le sac de la hernie inguinale avec une partie des plans cutanés sans enlever le testicule, suivi en cela par Oribase puis Aëtius au cinquième siècle.

Malheureusement Paul d'Egine fait adopter la cure de hernie avec castration et il est plagié par Avicenne, les Arabistes comme Guillaume de Salicet, les salernitains comme Guy Lanfranc et plus tard par Guy de Chauliac. Au treizième siècle, Bernard Methis (?-?), invente la méthode du point doré reprise par Franco et dont nous avons parlé. Néanmoins, certains charlatans pratiquant la médecine foraine continueront de castrer leurs patients jusqu'à la fin du seizième siècle.

XVIIème siècle : identification du sac herniaire

Henri de Moinichen (?-?), médecin du roi du Danemark, importe d'Espagne une nouvelle technique opératoire qui consiste à pratiquer une incision le long du péritoine hernié, à repousser le testicule dans le canal inguinal puis à utiliser ensuite la technique du point doré, attitude thérapeutique que Johann Scultet condamne formellement : *Observationes medico-chirurgicae cum annotationibus Jos. Lanzoni*, Dresde, 1691.

Jean Philippe Verduc (?-?) démontre le premier, l'existence du sac herniaire : *Les opérations de chirurgie*, Paris, 1693. Jean Méry (1645-1722) précise que, contrairement à ce qu'imaginaient les anciens, toute hernie en comporte un qui inclut le péritoine : *Œuvres complètes (anatomie, physiologie, chirurgie)* ... réunies et publiées par le docteur L.H. Petit ... avec une introduction par M. le professeur Verneuil, Observations sur les hernies, Paris, 1888.

XVIIIème siècle : primauté du bandage ; le cautère potentiel

Alexis Littré décrit la hernie du diverticule de Meckel à travers l'orifice inguinal ou crural : Observation sur une nouvelle espèce de hernie, *Histoire de l'Académie royale des sciences, Paris,* (1700), 1719.

Naît ensuite la théorie exposée par Michel Louis Reneaume de Lagaranne (1676-1739) dans le *Discours pour l'ouverture de l'école de chirurgie, avec ... Essay d'un traité des hernies*, Paris, 1726, selon laquelle les viscères abdominaux, poussés à travers les points faibles de la paroi lors d'un effort violent, font saillie à l'extérieur, enveloppés dans le péritoine qu'ils propulsent en quelque sorte devant eux.

Le XVIIIème siècle, séduit par la trouvaille de Lerquin inventeur d'un bandage élastique, est plus enclin au traitement orthopédique qu'à la cure radicale et sanglante des hernies.

La mode est également à l'application d'un corrosif au niveau de l'anneau herniaire et sous les téguments : c'est le cautère potentiel, de l'huile de vitriol notamment, qui provoque une rétraction cicatricielle obturant le trajet de la hernie.

Toussaint Bordenave s'élève contre cette technique et cite la mort de Charles Marie de la Condamine victime de ce procédé opératoire ancien remis au goût du jour : *Sur les dangers des caustiques pour la cure radicale des hernies*, Mém. Acad. Roy. Chir., 1774.

Croissant de Garengeot conseille de tasser le sac en un petit bloc et de l'introduire dans l'orifice herniaire avec une pelote par-dessus. Il précise les points de passage, orifices naturels au travers desquels se constitue le plus fréquemment la hernie et souligne le rôle de l'hyperpression intra-abdominale, théorie qui ralliera les suffrages de Scarpa, Boyer, Malgaigne puis Duplay, le Dentu : *Traité des opérations de chirurgiefondé sur la mechanique des organes de l'homme, & sur la théorie et la pratique la plus autorisée*, **1**, Paris, 1748.

Percival Pott, dans son classique *Treatise on ruptures*, paru à Londres, en 1756, s'emporte contre les médicastres qui abusent de la crédulité des malades : *Il est point de maladies qui ait donné lieu à une suite aussi constante de charlatans que celles dont nous traitons, c'est-à-dire les hernies ... En un mot, si ceux qui ont assez de crédulité pour donner leur confiance à ces imposteurs, differoient seulement le salaire qu'on exige d'eux jusqu'à ce qu'ils vissent leurs belles promesses accomplies, la fourberie n'aurait que la récompense qu'elle mérite & l'erreur finiroit bientôt.* Il récuse les vieilles théories étiologiques et thérapeutiques concernant les hernies et donne la première description de la hernie congénitale.

Jean Louis Petit conservait le sac herniaire pour éviter les récidives et débridait l'anneau par le dehors plutôt que par le dedans du sac. Il décrit la hernie lombaire qui porte son nom dans son *Traité des maladies chirurgicales* paru en 1774.

XIXème siècle : Just Lucas-Championnière

L'imagination des chirurgiens du dix-neuvième siècle se donne libre cours : les uns, tel Denis Belmas (1793-1864), introduisent un sac de baudruche dans la hernie, le gonflent et le laissent en place comptant sur l'inflammation pour obturer le trajet herniaire (1830), les autres implantent au voisinage de l'anneau de la hernie des épingles qu'ils laissent en place jusqu'à l'obtention de l'inflammation adhésive : Nouveau moyen destiné à déterminer l'inflammation du sac herniaire et par suite, à guérir radicalement les hernies, *Lancette française*, 1830.

Quelques-uns instillent dans le canal inguinal des produits irritants comme l'iode ou le vin.

Pietr Camper est l'auteur des illustrations de ses *Icones herniarum*, Francfort sur le Main, 1801, et se révèle un dessinateur anatomique de très grand talent.

Astley Paston Cooper publie à Londres, en 1804, *The anatomy and surgical treatment of inguinal and congenital hernia* , puis en 1807, *The anatomy and surgical treatment of crural and ombilical hernia.* Son ouvrage commence par cette mise en garde : *Aucune maladie n'exige plus impérieusement que les diverses variétés des hernies, de connaissances anatomiques précises réunies à une grande capacité chirugicale.* Pott ne disait pas autre chose, un demi-siècle auparavant.

Contemporain de Cooper, l'Italien Antonio Scarpa est l'auteur d'un ouvrage intitulé *Sull'ernie. Memorie anatomico-chirurgiche*, Milan, 1809, accompagné d'un somptueux atlas in folio et traduit en français trois ans plus tard. Il décrit une hernie du colon et contribue à la classification des différents types de hernies.

Pierre Nicolas Gerdy a l'idée en 1835 d'obturer et d'enflammer simultanément le canal herniaire et ses deux orifices en poussant et en invaginant la peau du scrotum sans incision mais par renversement dans le canal inguinal et en l'y retournant comme un doigt de gant puis en suturant à l'aide d'un porte-aiguille spécialement construit pour cet usage : Hôpital Saint Louis, Leçons de clinique chirurgicale, remarques et observations sur les hernies, Extrait des *Archives générales de médecine,* s.d. ; De la cure radicale de la hernie inguinale, Extrait des *Archives générales de médecine*, numéro de février 1855 et suivants ; Simple note sur la cure radicale des hernies par la méthode de M. Gerdy ou par la méthode de l'invagination, Extrait du *Bulletin clinique*, n° 3, 1er juillet 1835.

Alfred Armand Louis M. Velpeau scarifie l'anneau puis maintient en contact les parties cruentées par un pansement afin de faciliter la formation d'adhérences, avec un risque de péritonite. Il faut attendre l'avènement de la chirurgie antiseptique pour écarter ce péril mortel : *Nouveaux éléments de médecine opératoire*, **4**, Paris, 1839.

Alors qu'on évite de toucher à la redoutable hernie ombilicale et que la hernie inguinale étranglée reste la hantise des chirurgiens, Just Lucas-Championnière, partisan de Joseph Lister, écrit en 1887 : *La cure radicale n'est pas dangereuse et nous avons le droit d'y recourir pour remédier même à ce qui n'est que difformité.* Il procède par suture de l'anneau avec ou sans extirpation du sac et règle l'intervention en neuf temps : incision de la peau, dissection jusqu'au sac, incision du sac avec traitement de l'épiploon et réduction des viscères, traction sur le sac et dissection jusqu'à l'abdomen, ligature du collet du sac au catgut, suture au-dessous, autoplastie si nécessaire, suture de la peau, pansement compressif et enfin bandage particulier. Il insiste sur la nécessité d'une parfaite anesthésie et préconise le nettoyage préalable de la région par un bain alcalin et l'emploi de l'eau de Panama (décoction de *Quillaya saponaria* à effet savonneux et destiné à nettoyer la peau) pour désinfecter la région à opérer. Il lave ensuite la région avec du savon à l'eau phéniquée au 1/20. Des compresses imbibées de solution phéniquée au 1/40 sont laissées en place pendant qu'on anesthésie le malade au chloroforme. Pendant l'intervention, il emploie les pulvérisations d'eau phéniquée au 1/20 essentiellement lorsqu'il intervient sur les séreuses pour éviter la pénétration d'un air chargé de germes dans la cavité abdominale. Sinon, il se contente de laver tous les points de la plaie opératoire avec l'eau phéniquée forte.

La maladie du fondement (*ani affectus*)

Le phlegmon est dû au sang qui tombe de la veine cave dans les hémorroïdes et les espaces qui sont autour de la région anale. Il est souvent consécutif à une longue chevauchée, la douleur est *aspre et espoinçonnante.* L'abcès se vide. Il demeure souvent un ulcère ou des fistules. Parfois elles communiquent avec la vessie et de l'air sort par le méat urinaire.

La rhagade ou fissure est un ulcère de l'anus qui crevasse le sphincter : il cause une douleur très âcre, avec ardeur.

Le condylome ressemble à une verrue, à une mûre ou à un grain de raisin. Il est dû à un sang mélancholique et noir. Il est douloureux.

L'hémorroïde est due à une décharge de sang de la veine cave qui reste captif de la dureté de l'hémorroïde. Elle est constituée de veines trop dilatées et engorgées de sang qui le répandent en abondance. Parfois le sang ne s'échappe pas : on parle d'hémorroïdes aveugles qui produisent une vive douleur du fondement tellement importante que le sphincter s'en enflamme. Quand l'hémorroïde a crevé, l'évacuation de sang accompagne les matières dans des efforts de selles particulièrement sur la fin de la déjection. Cependant parfois le sang coule de lui-même. Il sort d'abord noirâtre mélancholique puis plus pur et de belle couleur. On le distingue du sang qui provient du foie ou du mésentère ou des parties supérieures en ce que celui qui vient du mésentère est en petite quantité ; celui qui vient du foie est constitué d'une sérosité sanguinolente et celui qui vient des parties supérieures par la rupture d'une veine acquiert, du fait de son séjour dans l'intestin, la noirceur et la consistance de la poix.

Les hémorroïdes externes sont avancées en dehors. Celles qui sont internes ne produisent pas de tumeur sensible et saignent presque toujours sans douleur. Si elles saignent énormément, les forces périssent et si cette hémorragie dure longtemps, elle produit l'hydropisie. Le sang des hémorroïdes, supprimé chez ceux à qui elles étaient salutaires, remonte aux hypocondres, dans les viscères et produit des accidents en particulier l'anasarque ou la phtisie. Il faut donc, quand on traite les hémorroïdes, les guérir toutes sauf une qu'on laisse ouverte. Les hémorroïdes surviennent fréquemment aux atrabilaires, aux maniaques, aux néphrétiques presque désespérés.

On peut une fois de plus invoquer saint Fiacre, patron des jardiniers et des hémorroïdaires, peut-être par analogie entre la figue et le prolapsus circulaire.

Antoine Chaumette dans son *Enchiridion de chirurgie*, 1560, recommande d'éviter les aliments grossiers, d'ouvrir les veines du foie, de purger les humeurs âcres. Pour les hémorroïdes fluantes il faut les ouvrir avec une lancette ou leur appliquer des sangsues ou les frotter avec de l'aloès ou les recouvrir d'un cataplasme d'hellébore noir mêlé au suc d'un oignon. Les hémorroïdes douloureuses seront coupées au ciseau pour les faire saigner. On pourra leur appliquer une décoction de malvie, de guimauve, de camomille, de mélilot et de semence de lin en fomentations.

Ambroise Paré implique le système veineux et l'accumulation d'humeurs mélancoliques qui s'y produit dans leur apparition. Il ne les opère pas mais *lors qu'elles sont fort tuméfiées sans estre ouvertes, on doit faire cuire un oignon sous la cendre et piler ensemble un fiel de bœuf, et de tout ce en faire médicament qui sera appliqué et renouvellé de cinq en cinq heures. Tel remède est propre lorsqu'elles sont internes : et lorsqu'elles sont apparentes on y appliquera des sangsues, ou bien on fera apertion avec la lancette.*

XVIIème siècle : le cautère

Jean de Wale (1604-1649), Walaeus, médecin hollandais partisan d'Harvey, dont il contestait néanmoins la priorité, attribue les hémorroïdes à des dilatations veineuses : *Opera medica omnia quae hactenus inveniri potuere ad chyli et sanguinis circulationem eleganter concinnata*, Londres, 1660.

Johann Scultet emploie le cautère sur les hémorroïdes enflées, fluantes ou ulcérées. Mais il prend garde d'en laisser une saigner pour *que le sang melancholique, dont le corps est accablé puisse estre evacué & ce jusques à ce que la mauvaise façon de vivre, & l'intempérie des viscères qui en est provenüe soit corrigée par une meilleure diete, & par des remèdes convenables.* Si elles sont internes, il applique le fer à travers un spéculum fenêtré auparavant introduit dans l'anus : *L'arcenal de chirurgie de Jean Scultet,...* Lyon, 1672.

Guillaume de Baillou prescrivait le traitement suivant pour des hémorroïdes douloureuses : d'abord un liniment antalgique à base de soufre ou bien à base de psyllium et d'eau de rose auxquels on peut ajouter ensuite de l'opium si la douleur est intense : *Opera omnia in quatuor tomos, ...* Genève, 1762.

Marc Aurèle Séverin, était plus interventionniste, mais n'était-il pas chirurgien ? Il écrivait dans son traité : *De la médecine efficace,* en 1669, cet étonnant procédé : *Ce n'est pas une chose nouvelle que de piquer les haemorrhoides par une grande fluxion de sang, mais tant usitée par les médecins experts que parmi le vulgaire : Il faut mettre parmi les doctes Massaria le premier lequel & en sa Prat. & au lieu de la saignée veut qu'on les ouvre plutost avec la lancette qu'avec les sangsues comme aussi Sylvius en sa Prat. et avant eux Pierre Argellata au chap. des haemorrhoides, quoique Magatus au liv. I de la Cure des playe, ch. 57 n'approuve pas cette Opération : Mais quand on trouvera rude de se servir de la lancette, principalement en des femmes, enfants, en un mot, en des personnes craintives, on prendra cette pointe faite en hameçon qui se trouve au chardon appelé Dipsacus, & vulgairement en italien Cardo, lequel on cueille au mois de septembre (Clusius en son histoire des plantes représente un Iacca jaune, qui est propre à cet effet), mettant en un bout un morceau de plomb, afin qu'on la puisse pousser avec plus de fermeté, ainsi on piquera cette partie, en laissant couler du sang autant qu'il est nécessaire.*

XVIIIème siècle : section et ligatures

Giovanni Battista Morgagni les attribue à la station verticale, cause d'une stase veineuse chez l'homme accentuée par l'absence de valvules sur le tronc porte. Il pense que la tuméfaction hémorroïdaire comprend de minuscules vaisseaux artériels dilatés : *De causis et sedibus morborum per anatomen indagatis*, Venise, 1761, epistola XXXII, LIX.

A cette explication mécaniciste, Georg Ernst Stahl oppose une thèse iatrochimique faisant des hémorroïdes l'émonctoire des humeurs corrompues avec comme corollaire l'abstention thérapeutique puisqu'il s'agit non pas d'un phénomène pathologique mais d'un acte physiologique d'épuration analogue aux menstrues chez la femme. Ce trop plein évite la pléthore et il convient d'en favoriser l'existence, voire de le susciter, et surtout pas de le supprimer : *Georgii Ernesti Stahlii theoria medica vera, physiologiam et pathologiam, tanquam doctrinae medicae partes vere contemplativas, e naturae et artis veris fundamentis intaminata ratione et inconcussa experientia sistens. Editio altera correctior...* Articulus IV De haemorrhoidium fluxu ; Membrum IV, De haemorrhoidibus, Halae, 1737.

Jean Louis Petit pense qu'elles résultent de tout ce qui peut gêner la circulation veineuse du rectum. Avant tout l'oppilation (obstruction) du foie, ce que nous appelons l'hypertension portale, la constipation parfois d'origine hépatique quand la sécrétion de bile est insuffisante. Il rejette la cautérisation et préconise l'incision qui *a non-seulement l'avantage de faire avorter l'inflammation, mais encore de désemplir le système de la veine porte. Cette incision pratiquée avec la lancette est utile, lorsque le sang est coagulé dans leur intérieur, et que tout annonce l'inflammation de la varice.* Quand le prolapsus est large et la muqueuse saine, il tire au maximum l'hémorroïde à l'extérieur pour bien extérioriser le pédicule et le sectionner avec les ciseaux. La cicatrisation est plus rapide et le saignement moins important. Malheureusement Petit voit des varices dans toutes les maladies du rectum et inclut dans la description des hémorroïdes les abcès de la marge, les fissures anales, les lésions inflammatoires ou syphilitiques : *Œuvres complètes de J.-L. Petit*, traité des maladies chirurgicales, ch. V, Paris, 1844.

Le *Dictionnaire* de Robert James nous enseigne comment on procédait pour les opérer : on prévenait le patient des inconvénients de cette chirurgie. Puis, après l'avoir purgé et saigné, on pratiquait un lavement 6 heures avant l'intervention. Le patient était ensuite placé à plat ventre sur une table, les pieds reposant au sol. Deux aides écartaient les fesses pour que le chirurgien puisse lier les veines saignantes puis tirer avec une pincette les parties tuméfiées pour les lier après les avoir sectionnées. En cas de saignement, on appliquait des styptiques (tannin), de la charpie et des compresses : *Dictionnaire universel de médecine*, **4**, Londres, 1743-1745.

Pour les hémorroïdes internes, on employait le dilatateur anal pour appliquer in situ de la charpie imbibée d'astringents (aigremoine, bistorte, ratanhia, préparation à base d'oxydes de fer). Le cautère était proscrit.

Les thromboses, qu'on appelle alors hémorroïdes aveugles, pouvaient être incisées à la lancette après copieuse saignée ou traitées par des applications d'huile d'amande douce, par des clystères émollients.

En 1799, Joseph Claude Anthelme Récamier, soutient sa thèse de doctorat intitulée : *Essai sur les hémorroïdes*, Paris an VIII. Elle est dédiée à Pinel et à Boyer. Récamier pense que les hémorroïdes sont fréquentes chez les sujets de tempérament sanguin, bilieux ou mélancolique. Il évoque une prédisposition génétique. Une nourriture succulente, la sédentarité, les affections tristes, la suppression des évacuations sanguines naturelles les favorisent. Parmi les causes immédiates on trouve la constipation, le prolapsus rectal, l'abus des applications de sangsues, le séjour trop prolongé sur le siège des toilettes, l'abus des laxatifs, les diarrhées, la pratique excessive de l'équitation. Elles peuvent apparaître également dans les obstructions hépatiques et spléniques, les affections de la vessie, des organes génitaux féminins, lors des accouchements dystociques. Il adopte la démarche de Petit en matière de traitement chirurgical qui préfère le plus souvent l'excision à la ligature ou à la cautérisation.

XIXème siècle : l'écraseur linéaire

Bichat dans son cours d'anatomie pathologique publié en 1825, rejette ces conceptions d'Ecole et revient à des explications simples et rationnelles : l'équitation, la sédentarité, le prolapsus, les efforts de défécation chez les constipés, les purgatifs violents, les compressions pelviennes du fait de la grossesse ou d'une tumeur de l'utérus par exemple : *Anatomie pathologique dernier cours de Xavier Bichat*, Ch. XIV, Paris, 1825.

Alexis Boyer dans le tome dix de son *Traité des maladies chirurgicales et des opérations qui leur conviennent*, article III, des hémorroïdes, Paris, 1825, attribue cette affection à la constipation, à la présence dans le rectum d'un corps étranger ou de suppositoires ou de vers parasites, à l'usage fréquent de lavements chauds et de fumigations émollientes, à l'habitude de s'asseoir sur des coussins de plume, à l'abus des laxatifs drastiques, à l'ingestion d'épices, d'alcools, de café mais aussi à l'arrêt des évacuations sanguines habituelles ou à l'omission d'une saignée. Le traitement repose sur la ligature, l'excision, les cautiques et le cautère actuel. La ligature peut être dangereuse ; l'excision suscite des hémorragies mais reste le procédé le plus sûr et le plus rapide ; les caustiques peuvent nécroser les tissus avoisinant ; le cautère est à utiliser avec discernement.

Guillaume Dupuytren dans le premier tome de ses *Leçons orales de clinique chirurgicale faites à l'Hôtel Dieu de Pari*s, Article XIV, De l'excision des bourrelets hémorroïdaires, Paris, 1832, considère les hémorroïdes comme des varices. Il propose comme traitement la compression, la ligature, la cautérisation, la rescision et l'excision. C'est cette dernière qui a la préférence de l'auteur qui limite l'ablation à la partie de la tuméfaction qui fait saillie au-dehors. Pour les bourrelets internes, le malade doit faire des efforts de défécation et le chirurgien s'en saisir rapidement et l'exciser en entier. Le risque est hémorragique, il survient chez les deux cinquièmes des opérés, et on le prévient par la cautérisation.

Velpeau dans sa *Médecine opératoire*, Paris, 1839, **4**, dit à propos du fer rouge : *Les moyens tout à la fois plus sûrs et moins effrayants que la chirurgie possède actuellement l'ont depuis longtemps fait oublier* et il rappelle les trois autres techniques opératoires : la ligature, abandonnée en France ; l'excision parfois suivie d'inflammation ou d'infection ; la suture.

Antoine J. Jobert de Lamballe (1802-1867) leur consacre sa thèse inaugurale en 1828 : *Thèse sur les hemorrhoides et quelques observations*, Paris. Il insiste sur la dilatation veineuse et les assimile à des varices, ce que contestent certains auteurs qui font remarquer qu'une injection pratiquée par l'artère hypogastrique pénètre dans les tumeurs hémorrhoïdales. (Monneret et de Fleury).

Le traitement à cette date n'a pas varié depuis Jean Louis Petit : ligature à points séparés, cautérisation ou incision au bistouri convexe en disséquant puis en pédiculisant les paquets hémorroïdaires avant de les sectionner au ciseau : c'est la meilleure méthode.

Broussais, en 1834, les assimile à un état variqueux des vaisseaux de l'anus avec irritation, effusion sanguine qu'il faut respecter comme un flux menstruel. Sinon, appliquer les sangsues et saigner, surtout s'il y a pléthore. Contestant les théories de Stahl, l'auteur de *l'Histoire des phlegmasies* est formel, *le flux hémorrhoïdal est aujourdhui placé dans les hémorragies actives. On reconnaît que l'irritation détermine un afflux de sang dans la région inférieure de la membrane muqueuse du rectum, et l'effusion sanguine est un de ses résultats* : *Traité de physiologie appliquée à la pathologie*, Ch. VI, altérations des veines, Paris, 1834.

Edouard Chassaignac propose, dans les années 1860, une technique basée sur l'emploi de son écraseur linéaire, sorte de chaîne articulée ou, comme l'explique l'auteur, véritable ligature métallique articulée actionnée par une crémaillère : il attire d'abord le paquet hémorroïdaire à l'extérieur de l'anus avec une érigne puis il l'étrangle dans la boucle fermée que constitue la chaînette articulée qu'il serre jusqu'à complète section, ceci heureusement sous anesthésie : *Traité clinique et pratique des opérations chirurgicales ou traité de thérapeutique chirurgicale*, Paris, 1862, **2**.

Léon Gosselin en 1866 dans ses *Leçons sur les hémorroïdes*, expose les diverses thérapeutiques appliquées aux traitements des hémorroïdes. Pour les formes les plus discrètes, il recommande de traiter la constipation, cause essentielle des hémorroïdes, par la magnésie, la rhubarbe, un régime pauvre en vin et alcools, dans lequel prédomineront viandes blanches, légumes et fruits. On évitera la sédentarité. L'exercice physique sera conseillé. Les hémorroïdes accompagnées d'anémie peuvent être traitées par l'excision au ciseau. Quand elles sont externes, il n'y a pas de danger. En revanche lorsque l'excision concerne les hémorroïdes internes, elle expose à deux dangers : l'hémorragie et l'infection. Dupuytren y pallie en cautérisant au fer rouge imméditement après l'excision, Boyer en utilisant un pansement compressif de son invention. Gosselin déconseille systématiquement l'excision des hémorroïdes internes et critique vivement l'écraseur linéaire de Chassaignac auquel il reproche d'exposer à l'hémorragie, à l'infection et de provoquer des sténoses anales post opératoires. Il rejette catégoriquement la ligature avec un fil, telle que la recommandent Curling et Holmes, méthode très douloureuse et souvent à l'origine d'une infection. Il reste les cautérisations. Celle au fer rouge, préconisée par Séverin et Scultet au XVIIème siècle, fut longtemps abandonnée. Gosselin et Boyer la remettent à la mode avec un cautère olivaire soit pour traiter une hémorroïde interne unique en y appliquant le cautère jusqu'à carbonisation de la lésion au préalable fixée par une pince à pansement ; soit pour traiter des hémorroïdes multiples qu'il faut prolaber d'abord à l'extérieur par exemple avec deux anses de fil ou avec deux pinces de Museux tenues par des aides. On endort le malade à l'éther ou au chloroforme. On cautérise ensuite et il faut parfois deux, trois ou quatre applications du cautère pour obtenir une surface muqueuse sèche et noirâtre. Les suites opératoires sont extrêmement douloureuses. Sténoses et fistules ne sont pas rares.

La cautérisation avec les caustiques se pratique selon deux procédés : d'une part le procédé d'Amussat, d'autre part la cautérisation à l'acide azotique. Le procédé d'Amussat avec le caustique Filhos, mélange de chaux et de potasse caustique coulé dans des tubes de plomb, avec lequel on détruisait le pédicule des hémorroïdes : *Notes sur les travaux scientifiques*, Paris, 1842 : Destruction des hémorroïdes internes ; la cautérisation à l'acide azotique (acide nitrique) consiste à tremper un pinceau dans le flacon d'acide nitrique et de le promener sur l'hémorroïde jusqu'à son blanchiment. Bien entendu la douleur ne se fait pas attendre ! Les séances de cautérisation seront au nombre de 4, 5 ou 6 tous les 15 jours.

Léon Labbé (1832-1916), décrit également les trois méthodes de traitement des hémorroïdes : la ligature qu'il rejette, la cautérisation que Boyer recommandait et qu'il utilise après avoir pédiculisé les tumeur avec un fil ciré et appliqué un gros cautère qui les vaporise totalement, malheureusement au prix d'un rétrécissement post opératoire et enfin, l'excision réservée aux hémorroïdes externes et souvent suivie d'hémorragies que Dupuytren prévenait en appliquant le fer rouge, ou d'infection, complications dissuasives pour Labbé qui, en revanche, est séduit par l'écraseur linéaire de Chassaignac, mais avec prudence car son application est suivi fréquemment de sténose serrée de l'extrêmité inférieure du rectum. Il suggère donc de pratiquer un écrasement partiel respectant les parties saines de la peau et de la muqueuse rectale : *Leçons de cliniques chirurgicales professées à l'hôpital des cliniques ...* , 3ème leçon, Paris, 1876.

Walter Whitehead (1840-1913) publie d'abord dans le *British medical journal*, 1882, I, une nouvelle méthode pour opérer les hémorroïdes puis lui consacre un livre : *The surgical treatment of haemhorrhoids*, Londres, 1882, technique dont on dira bien plus tard : *Malgré le principe séduisant de l'opération de Whithead, malgré les beaux résultats qu'elle peut donner, beaucoup, dont nous sommes, l'ont abandonnée en raison des séquelles graves ou au minimum gênantes qu'une exécution parfaite ne permet pas toujours d'éviter* : Hillemand Pierre, Bensaude Alfred, Loygue Jean, *Les maladies de l'anus et du canal anal,* Paris, 1955.

Les maladies des veines

Les varices

Varice est une dilatation de veine quelquesfois d'un simple rameau, quelquesfois de plusieurs. Aucunesfois elles sont courbées et repliées en plusieurs circonvolutions emmoncelées et peuvent venir en plusieurs parties de nostre corps, comme aux temples, au-dessous du nombril et testicule, à l'amarry (organes génitaux féminins) et siège, mais le plus souvent aux cuisses et jambes. Consécutives à un excès d'humeurs mélancholiques, elles sont favorisées par l'excès de marche, de danse, le port de lourds fardeaux ou la gesne (torture). Paré.

Dans son célèbre *Enchiridion de chirurgie*, 1560, Antoine Chaumette, ami de Rondelet, classe les varices avec les tumeurs. Il recommande la saignée au bras droit, les médications qui purgent les humeurs grossières et mélancholiques : bol d'Arménie, terre de Lemnos, noix de cyprès, noix de galle, farine d'orge dont on fera des emplâtres et des cataplasmes. Il recourt également à des bandages imbibés de vin âpre de Savoie ou du Dauphiné, appelé vin austère.

Alors que Guy de Chauliac recommandait d'appliquer le cautère aux deux extrémités de la veine sectionnée au préalable sous deux ligatures, Antoine Chaumette a pour habitude de lier la veine et d'attendre qu'elle se nécrose en l'aidant avec des médicaments atténuatifs qui diluent le sang puis discussifs qui dissipent les engorgements et enfin dessiccatifs qui remédient à l'excès d'humidité.

Souvent l'ulcère accompagne la tumeur des veines et ne peut guérir qu'en enlevant la varice qui en est responsable. Le traitement médical n'est pas envisagé par Ambroise Paré. La cure chirurgicale la plus utilisée depuis l'Antiquité consiste à faire une ligature à la cuisse un peu au-dessus de l'incision qu'on pratique et quatre doigts au-dessous de la dilatation veineuse. On marque à l'encre la peau sur le trajet veineux. On exerce une traction sur la peau et l'on sectionne les téguments sans toucher à la veine. On passe sous le vaisseau une aiguille mousse enfilée d'un fil double et on la dissèque sur tout son trajet. On lève le garrot à la racine du membre inférieur et on lie la veine à sa partie supérieure. On incise le corps de la veine au-dessous et l'on évacue le sang par cette ouverture. On sectionne ensuite entièrement le corps de la veine entre les deux ligatures. Les deux extrémités se rétractent alors sous les téguments.

On peut aussi employer un cautère potentiel qui ronge et coupe la veine : puis se retire en haut et en bas, procédé repris de Chauliac.

Capivaccio conseille l'ouverture des varices douloureuses, à l'aide de la lancette, dont on évacue du sang noir. Baillou est du même avis.

XVIIème siècle : ligatures et topiques

Pierre Dionis met en pratique la classique technique des ligatures, mais préconise également le port de bandages ou de bottines en peau à lacets qui exercent une contention permanente. *La chirurgie nous offre trois moyens pour remédier à cette sorte d'incommodité.* Le premier, ce sont les médicaments astringents en applications : folle farine (poussière farineuse déposée sur les murs des moulins), farine de fèves, poudre de bol d'Arménie, terre sigillée mêlée à du blanc d'œuf, sang dragon. Le second moyen, c'est le bandage débuté à la cheville jusqu'au genou ou la bottine en peau de chien ou en tissu allant également de la malléole jusqu'au genou. Le troisième moyen, c'est *l'incision qui consiste à faire une ouverture à la varice pour la désemplir ; ce que l'on fait encore en deux manières.* La première consiste à ouvrir la veine avec une lancette à saignée, de pratiquer l'incision dans l'axe de la veine, plus grande que pour la saignée, de vider le segment dilaté de tout son contenu. Il faut ensuite appliquer un astringent ou une plaque de plomb et laisser ce pansement sans y toucher plusieurs mois si possible. La seconde manière est très ancienne : on marque avec de l'encre la peau qui recouvre la varice sur trois travers de doigt. On soulève la peau en la pinçant du côté de l'opérateur et du côté de son aide. Avec un bistouri, on sectionne la peau à l'endroit marqué puis on dissèque le vaisseau variqueux. On passe une aiguille porte fil sous la veine en haut et en bas. On sectionne la veine au ciseau entre les deux ligatures. On met un plumasseau couvert d'un pansement défensif constitué de substances susceptibles de s'imprégner de pus le premier jour puis l'emplâtre souvent constitué de poix, de cire et de térébenthine, couverte d'une compresse, maintenue en place par un bandage compressif. Un digestif (térébenthine, jaune d'œuf, huile d'hypericum, teinture d'aloès, etc ...) accélère ensuite la suppuration. Dès la chute des deux fils, on mondifie (action détersive), incarne (régénère les tissus) et cicatrise la plaie.

Johann Scultet récuse la méthode de la section des varices, pourtant pratiquée par l'illustre Fabrizzio d'Acquapendente, et lui préfère les seuls topiques par-dessus lesquels il met une chaussette de peau de chien.

Severinus est plus explicite : soit il pique le cordon veineux dilaté en plusieurs endroits, incise le vaisseau et en exprime le sang qui y est accumulé, soit il le sectionne, l'indication majeure de ce geste étant la présence d'un ulcère. Il pratique également une ablation des varices du membre inférieur entre deux ligatures après avoir disséqué le vaisseau et l'avoir vidé de son sang.

XVIIIème siècle

Varix, varice, les Medecins donnent le nom de varices, à ces tubercules inégaux, noueux & noirâtres des veines qui ont coutume de se former en différentes parties de l'habitude du corps, mais le plus souvent autour des chevilles, & quelquefois plus haut comme aux jambes, aux cuisses, au scrotum, & même à la tête & au bas-ventre ... nous apprend le *Dictionnaire universel de médecine*, **6**, Londres, 1743-1745 de Robert James dans sa traduction française de 1748. L'auteur recommande les fameuses bottines de Dionis en peau, taillées sur mesure et munies d'œillets pour la lacer à l'aide d'un cordon en la serrant aussi fort que le malade peut le supporter. Mais il recommande aussi de frotter la jambe avec de la teinture de myrrhe aussi souvent que possible et de recouvrir avec un emplâtre au soufre, méthode conseillée par Gautier Harris (1647-1732), et qui donne d'excellents résultats quand on la complète par un bandage. Sinon, quand les varices sont devenues turgescentes, menaçant de saigner, ou qu'elles sont mal tolérées par le malade, le recours au bistouri et à l'incision s'imposent. On incise longitudinalement les plus volumineuses dilatations et on les vide du sang qu'elles contiennent. Puis on applique de la charpie imbibée par du vinaigre et du bol d'Arménie, on recouvre avec une mince lame de plomb et on fixe avec un bandage.

On peut également pratiquer l'excision. On sectionne la peau qui recouvre la varice. On saisit le segment de veine pathologique avec un crochet et on la coupe entièrement avec le bistouri. Puis on panse la plaie avec un emplâtre. Louis Léger Gouey, dans sa *Véritable chirurgie établie sur l'expérience*, imprimée à Rouen en 1716, affirme que la manière la plus rapide et la plus fiable d'opérer les varices est *de passer une aiguille courbe enfilée de deux files cirés au dessous du vaisseau variqueux & de les couper près de l'aiguille, & d'en couler un au dessus de la varice, de lier ces deux fils à un bon pouce* (2,54 cm) *l'un de l'autre, de couper la veine entre deux & de laisser sortir une quantité suffisante de sang.* On fait un pansement avec un digestif (térébenthine, jaune d'œuf, huile d'hypericum, teinture d'aloès, etc ...) et on alite le malade jusqu'à cicatrisation de la plaie.

La cautérisation consiste à couper la peau pour découvrir la varice et pour la cautériser au fer rouge en écartant la peau avec des crochets. On applique ensuite des médicaments qui traitent les brûlures. Procédé critiqué par Gouey pour sa cruauté.

XIXème siècle : expectation plutôt qu'intervention

Raphaël Bienvenu Sabatier : *Médecine opératoire,* **3**, *Paris*, 1824 et plus tard Alphonse Sanson (1795-1873) et Charles Louis Roche (1790-1875) : *Nouveaux éléments de pathologie médico-chirurgicale*, **5**, Paris, 1828, préfèrent les bandages aux interventions sanglantes suivies fréquemment de complications infectieuses et de phlébite.

Alfred Velpeau propose l'acupuncture des veines afin de provoquer leur thrombose. Il glisse sous la veine, à travers la peau, une aiguille puis il la fixe à l'aide d'une anse de fil qui comprime la veine et amène son obturation. Mais il faut appliquer dix à douze de ces ligatures sur une même veine et la douleur qui en résulte est importante. On laisse le dispositif en place 6 à 12 jours jusqu'à chute de l'escarre. La ligature, un temps discréditée, connaît un regain d'intérêt avec l'adoption des principes d'antisepsie de Lister, la ligature se faisant au catgut et étant suivie de l'application d'un pansement phéniqué : *Leçons orales de clinique chirurgcales* ..., **1**, Paris, 1840-1841.

Aristide Auguste Stanislas Verneuil dans sa thèse d'agrégation, *Le système veineux*, Paris, 1853, puis dans une succession d'articles : Des varices et de leur traitement, *Revue de thérapeutique médico chirurgicale,* 1854-1855 ; Du siège réel et primitif des varices des membres inférieurs, *Gazette médicale*, 1855 ; Note sur les varices profondes de la jambe envisagées au point de vue clinique, *Gazette hebdomadaire*, 1861, modifie le point de vu de ses collègues vis-à-vis du processus variqueux : *1° Toutes les fois que les varices superficielles spontanées existent sur le membre inférieur, on observe en même temps des varices profondes dans la région correspondante de ce membre 2°La réciprocité n'est pas vraie, car on peut trouver la dilatation des veines inter et intra musculaires sans que les vaisseaux superficiels soient atteints ... 3°La phlébectasie ne porte donc pas primitivement sur les vaisseaux sous cutanés ... elle prend au contraire son origine dans les veines profondes en général ... Ces vaisseaux sont d'abord atteints de dilatation et d'insuffisance valvulaire et, de là, ces lésions se propagent aux branches sus aponévrotiques de deuxième et de troisième ordre ordinairement.* Cité par Quénu, *Traité de chirurgie*, **2**, maladies des veines, Paris, 1890.

François A.E. Follin, consacre dix-sept pages de son *Traité élémentaire de pathologie externe*, **2**, Paris, 1872, aux maladies des veines et adopte les conceptions pathogéniques de Verneuil.

Philippe Rigaud, professeur de clinique chirurgicale des facultés de Strasbourg et Nancy, publie dans le *Bulletin de la Société de chirurgie*, en 1875, son Traitement curatif des dilatations variqueuses des veines superficielles des membres. Il dénude la veine, il l'isole totalement, et il glisse entre elle et les tissus sous-jacents, une bandelette de caoutchouc ou un ruban de tissu, sur lequel le vaisseau se dessèche. La suppuration apparaît au troisième jour. L'auteur prétend que sur 150 cas, trois de ses opérés « seulement » sont morts d'infection purulente.

Les injections périveineuses ou extra-veineuses ont commencé à être pratiquées vers 1880 sur une idée de Broca : Dictionnaire de chirurgie de Costello. *The cyclopedia of parcactical surgery,* **3**, Londres, 1861, qui injecte du perchlorure de fer, trop caustique, puis de l'alcool, méthode adoptée par Marc Sée qui utilise un alcool plus concentré.

La phlébite

Elle n'est bien identifiée qu'au XVIIème siècle.

XVIIème siècle : la phlébite, maladie des accouchées

C'est dans le *Traité des maladies des femmes grosses et de celles qui sont accouchées*, Paris, 1681, de François Mauriceau (1637-1709), au chapitre intitulé : *Enflure des jambes et des cuisses,* qu'on trouve la première mention de la phlébite, la *phlegmasia alba dolens* qui deviendra la *phlegmatia alba dolens*, affection due à un reflux des humeurs qui devraient être évacuées par les vidanges (lochies) : *J'ai vu plusieurs femmes, après être accouchée assez heureusement, avoir les jambes et les cuisses enflées et extraordinairement grosses, quelquefois depuis l'aîne jusqu'à l'extrémité du pied, parfois d'un seul côté et d'autres fois tous les deux.*

XVIIIème siècle : Puzos

Nicolas Puzos (1686-1753), dans son *Traité des accouchemens, contenant des observations importantes sur la pratique de cet art, deux petits traités, l'un sur quelques maladies de la matrice, et l'autre sur les maladies des enfans du premier âge, quatre mémoires dont le premier a pour objet les pertes de sang dans les femmes grosses, et les trois autres sur les depôts laiteux* ... édité à Paris en 1759, six ans après sa mort, attribue la phlébite à un dépôt laiteux : *Les dépôts les plus communs après ceux des mamelles, sont ceux qui se font sur les extrêmités inférieures. Il est rare qu'ils soient dangereux mais ils sont les plus longs et les plus difficiles à guérir. Ces dépôts ne se forment guère avant le douzième ou le quatorzième jour de la couche, et souvent beaucoup plus tard, puisque j'en ai vu n'arriver qu'après six semaines. Il n'arrive presque jamais que ces dépôts attaquent en même temps les deux extrêmités : une seule en est ordinairement affectée. C'est dans l'aîne et dans la partie supérieure de la cuisse que le dépôt commence à donner des signes de sa présence par la douleur que l'accouchée y ressent, et la douleur suit ordinairement le trajet des gros vaisseaux qui descendent le long de la cuisse ; elle est même plus vive dans tout ce trajet. On reconnaît l'étendue du mal par une espèce de corde douloureuse que forme l'infiltration du tissu cellulaire qui accompagne ces vaisseaux, et l'enflure se joint presque toujours à la douleur. Quand le dépôt augmente, il y a difficulté à remuer la cuisse. La douleur passe de la cuisse sous le jarret ; elle descend le long du gras de la jambe et va se terminer au pied. Quant à l'enflure elle devient quelquefois si considérable que le volume de l'extrêmité malade est le double de l'autre.* Levret dans son *Art des accouchements*, Paris, 1753 et Astruc dans son *Traité des maladies des femmes,* Paris, 1761-1765, signalent également les *engorgements laiteux* des membres inférieurs.

C'est en 1784 que paraît le mémoire de Charles White, *An inquiry before the nature and cause of that swellingin one or both of the lower extremities with sometimes hapens to lying in women.* Ce travail est le premier à remettre en question l'hypothèse de la métastase laiteuse des vieux auteurs pour lui substituer une théorie basée sur une obstruction, une rétention et une accumulation de lymphe dans la jambe consécutive à un engorgement des lymphatiques à l'endroit où ils pénètrent dans le pelvis.

John Hunter, en 1784, y voit plus justement une inflammation de la tunique interne des veines : *Œuvres complètes*, De l'inflammation des veines comme causes de graves accidents qui surviennent quelquefois à la suite des lésions traumatiques et des opérations chirurgicales, **III,** Paris, 1840, mais son travail n'attire pas l'attention jusqu'à ce que, en 1815, Joseph Hodgson publie son *Traité des maladies des artères et des veines*, traduit en français par Breschet en 1819, dans lequel il écrit : *L'inflammation produit fréquemment l'épaississement des membranes des veines, ainsi que l'adhérence de leurs parois et l'oblitération de leur cavité ...*

XIXème siècle : Bouillaud, Cruveilhier et Virchow

David Daniel Davis (1771-1841) fait paraître, en 1823, An essay on the proximate cause of the disease called phlegmasia dolens, accompagné de planches coloriées, dans les *Medico-chirurgical transactions published by the medical chirurgical Society of London.* C'est la première étude approfondie des lésions anatomiques qui accompagnent la phlébite : *La cause prochaine de la maladie est une violente inflammation d'une ou de plusieurs des principales veines du bassin ou de son voisinage immédiat produisant un épaississement de leurs tuniques, la formation de fausses membranes à l'intérieur, la coagulation graduelle de leur contenu, et quelquefois la suppuration destructive de toute leur texture ; il en résulte une telle diminution de la cavité de ces importants vaisseaux, quelquefois totalement obstrués que la circulation y est devenue impossible.* Tout est dit en quelques lignes et résume les résultats de quatre autopsies effectuées par l'auteur.

La *phlegmatia* est considérée comme une maladie spécifique des accouchées jusqu'à la parution, en 1823, dans les *Archives Générales de Médecine* d'un article de Jean-Baptiste Bouillaud intitulé : De l'oblitération des veines, où il est démontré que l'affection peut se développer en dehors de l'état puerpéral notamment dans le cancer, la tuberculose ou la typhoïde et cela aussi bien au membre inférieur qu'au membre supérieur : *On a désigné sous le nom de gonflement aigu et douloureux, des membres abdominaux dont les femmes sont quelquefois atteintes à la suite de couches. Toutefois un gonflement du même genre peut se manifester chez des femmes qui ne sont point accouchées ; et les hommes eux-mêmes n'en sont pas toujours à l'abri.*

Alfred Velpeau, de 1823 à 1824, étudie la *phlegmatia alba dolens* chez les femmes en couches mais ses conclusions sont peu convaincantes puisqu'il attribue l'affection à une inflammation des symphises … ou des veines ; qu'il considère que les accidents observés dépendent aussi bien des vaisseaux lymphatiques que des veines profondes ; qu'il reste à démontrer que les organes incriminés sont la véritable cause de la phlegmatia ; et que finalement la plus grande confusion règne parmi les médecins sur les maladies responsables de la phlegmatia. Il insiste beaucoup sur les phlébites succédant à des saignées mal pratiquées provoquant parfois la mort du malade : Recherches et observations sur la phlegmatia alba dolens, *Archives générales de médecine*, **VI**, 1824 ; *Nouveaux éléments de médecine opératoire*, **1**, Paris, 1839.

Eugène Bouchut dans son Mémoire sur la phlegmatia alba dolens, *Gazette médicale de Paris*, 1844, signale l'existence d'une phlébite non puerpérale chez les malades cachectiques au cours des maladies chroniques. Il souligne la coïncidence sans parvenir à en déterminer la cause. Il revient sur le sujet un an plus tard dans le même journal médical : Mémoire sur la coagulation du sang veineux dans les maladies chroniques, *Gazette médicale de Paris*, 1845.

Pour expliquer la phlébite, Rudolph Virchow privilégie l'origine entièrement mécanique de la coagulation du sang dont le flux se ralentit, provoque une stagnation puis une coagulation en particulier à la base des valvules : *Handbuch des spec. Pathologie und Therapie*, Erlangen, 1854 et Trombose und embolie. Gefassenzündung und septische Infektion, *Gezammelte Abhandlung zur Wissenschaft Medicin.*, Francfort, 1856.

Cette hypothèse de la thrombose marastique est bientôt abandonnée au profit de celle de Jean Cruveilhier proposée dès 1834 : *L'expression de phlébite dont je me suis constamment servi pour caractériser l'oblitération veineuse par concrétion sanguine adhérente aussi bien que l'oblitération veineuse par suppuration prouve assez que je considère ces deux ordres d'oblitération comme le résultat de l'inflammation interne des veines : Anatomie pathologique du corps humain,* livraisons IV, VII, XI, XIII, Paris, 1833 *; Traité d'anatomie pathologique générale,* **1**, Paris, 1849.

Edme Félix Alfred Vulpian, en 1874 : Etudes de pathologie expérimentale sur les concrétions sanguines de l'appareil circulatoire, *Cours de 1874*, Paris ; résumé dans le *Journal de l'école de médecine*, 1875, bientôt suivi par Henri Louis Vaquez (1860-1936) : Potain, *Clinique Médicale de la Charité*, Paris, 1894, p.751-912, et Karl Weigert (1845-1904), adopte cette théorie selon laquelle tout thrombus veineux connaît une origine inflammatoire consécutive à une lésion préalable de l'endothélium du vaisseau : Die anatomischen Wegen des Tuberkelgiftes, *Berl. Klin. Woch.*, 1884.

Troisier dans sa thèse d'agrégation, *Phlegmatia alba dolens*, Paris, 1880, écrit, a contrario des théories de Virchow : *Pour ma part, j'attribuerai volontiers un rôle capital à cette influence de la paroi sur le sang dans le phénomène de la coagulation. Dans mon opinion, ni le ralentissement de la circulation, ni l'altération du sang (inopexie ou autre), ne peuvent, à elles seules, expliquer la coagulation spontanée du sang vivant et circulant.*

François A.E. Follin écrit : *En résumé, les premières phases de l'inflammation peuvent se montrer dans les différentes tuniques qui constituent une veine. C'est le plus souvent dans les tuniques les plus externes et moyennes que se manifeste cette phlegmasie plastique et un caillot se forme immédiatement dans la veine sans altération de la tunique interne. Mais, dans les cas les plus rares, la phlegmasie plastique débute par la tunique interne de la veine, sur laquelle on découvre des exsudats : Traité élémentaire de pathologie externe*, **2**, Paris, 1872.

Fernand Widal apporte la réponse à l'interrogation que Bouchut, avait formulée en 1844 : *Ayant réuni quelques documents cliniques, anatomo pathologiques et microbiologiques, nous soutenons ... la nature microbienne constante de la phlegmatia puerpérale. Nous essayerons d'établir, en outre, qu'elle est toujours consécutive à une phlébite primitive déterminée par la multiplication de micro-organismes sur la tunique interne de la veine : Etude sur l'infection puerpérale, la phlegmatia alba dolens et l'érysipèle,* thèse de doctorat, Paris, 1889.

L'embolie pulmonaire

Elle est reconnue encore plus tardivement.

XVIIIème siècle : Van Swieten

La complication la plus redoutable de la phlébite, l'embolie pulmonaire, est de connaissance récente et semble avoir échappé aux auteurs des XVIème et XVIIème siècles. En revanche Gérard van Swieten l'a décrite et démontrée expérimentalement mais son travail est tombé dans l'oubli. Il écrit dans le tome 2 de ses *Commentaria in Hermanni Boerhaave Aphorismos de Cognoscendis et curandis morbis*, 1745 : *Venena coagulantia & docuerunt chemici, dum sanguinis humori aliorumque, proprietaties describunt, a spiritibus acidis fossilibus ex vitriolo, nitro, sale marino, & c. expressis vi igni, sanguinem coagulari, id ab alcoholo, alumine, vitriolo & pluribus aliis contigit. Postea tentatum fuit, quid simula efficerent, si venis apertis vivi animalis instillarentur ; qualia plura experimenta apud WEPFERUM aliosque auctores inveniuntur. Tentavi similia in canibus saepius vidique semper sanguinem inde grumescere & per venas semper latiores in suo decurso ad cor dextrum deferi dein in pulmones : ibi autem haerebat & post summas anxietates animalia haec moriebantur citius vel serius, prout major minorve talium coagulantium quantitatis venis injecta et diversa foret horum efficacia. Poteret ergo & a talibus causis lethalis subito peripneumonia induci.* (Les chimistes nous ont enseigné les poisons coagulants et ont décrit les propriétés d'autres substances sur le sang tels les esprits volatils des acides terreux extraits du vitriol, du nitre, du sel marin ou issus de l'action du feu comme l'alcool, l'alun, le vitriol et beaucoup d'autres auxquels il est donné de coaguler le sang. Par la suite on a vérifié si elles possédaient les mêmes propriétés sur les veines ouvertes des animaux vivants. On trouve plusieurs de ces expériences chez Wepfer et d'autres auteurs. J'ai souvent pratiqué de semblables expériences chez des chiens et j'ai constaté chaque fois et constamment une coagulation du sang au niveau des gros troncs veineux dans la portion qui les porte de la partie droite du cœur jusqu'aux poumons : il survenait très rapidement et très sévèrement une grande anxiété, proportionnellement à la quantité et à la nature du coagulant injecté. J'en ai déduit que la péripneumonie pourrait être responsable de la mort subite par un mécanisme analogue).

XIXème siècle : Virchow

Rudolph Virchow démontre, en 1846, que des caillots constitués dans le système veineux périphérique peuvent être charriés par le courant circulatoire de retour et entraîner une mort rapide par leur arrêt dans l'artère pulmonaire. La traduction française du *Mémoire sur l'embolie* en 1860 permet de connaître les expériences pratiquées par le physiologiste allemand de 1847 à 1852. Il dénombre trois groupes notamment dans la série des suites possibles de l'oblitération : phénomènes consécutifs à l'irritation du vaisseau et des tissus avoisinants ; phénomènes spécifiques de la coagulation sanguine ; phénomènes dus à l'interruption du flux sanguin.

Le Danois Peter Ludwig Panum (1820-1885) publie en 1864 à Berlin, *Untersuchungen zur Physiologie und Pathologie der Embolie, Transfusion und Blutmenge.* Ce collaborateur de Virchow et de Claude Bernard conclut : *Auf dieses Resultat, dass der durch Embolie der Lungenarterie erfolgte Tod eine recht eigentliche Asphyxie sei ...*

Victor T. Feltz (1835-1893) publie une mise au point sur le sujet en 1870 : *Traité clinique et expérimental des embolies capillaires.* Il démontre expérimentalement l'existence d'embolies capillaires non seulement chez les individus atteints de thromboses périphériques mais aussi en cas de tumeurs malignes, d'augmentation de la coagulabilité sanguine, de phlébites traumatiques : *Après avoir commencé par montrer cliniquement que la mort est possible par suite d'embolies capillaires de l'artère pulmonaire, dans les cas où certes elle n'aurait pas eu lieu sans leur production, nous confirmons ce fait d'observation par un grand nombre d'expériences. Nous établissons ensuite que si souvent la mort a une cause déterminante éloignée, il n'en est pas moins vrai que la cause directe, immédiate, se trouve dans les embolies capillaires, qui hâtent l'issue fatale et qui impriment à la maladie un caractère saillant qu'elle n'aurait pas eu sans leur intervention. Plus loin nous montrons que les embolies pulmonaires ne tuent pas nécessairement et qu'elles sont souvent le point de départ de lésions pulmonaires, appelées infarctus, qui peuvent avoir des évolutions diverses.*

En 1886, voici ce qu'on peut lire dans le tome 33 de la première série du *Dictionnaire encyclopédique des sciences médicales* de Dechambre et Lereboullet. C'est un excellent point de vue sur l'opinion du corps médical vis-à-vis de cette pathologie peu connue à l'époque : *L'embolie pulmonaire est toujours le résultat d'une phlébite périphérique quelconque. Or nous savons que les veines du bassin et des membres inférieurs sont atteintes plus fréquemment que les autres et que la phlegmatia alba dolens, la phlébite puerpérale, la phlébite symptomatique des tumeurs, sont bien plus nombreuses que toutes les autres inflammations veineuses et qu'elles siègent au membre inférieur... dans le cours des phlébites dites spontanées, on voit aussi se produire quelquefois et tout à coup cet accident redoutable qui, s'il n'entraîne pas toujours la mort subite, produit des accidents secondaires graves, un infarctus du poumon et la gangrène grave ... L'embolie pulmonaire peut donc avoir trois terminaisons possibles : ou bien l'embolus détermine la mort subite ; ou bien, après une dyspnée passagère, l'embolus se résorbe et le malade guérit ; ou bien il se produit, soit par nécrobiose simple, ce qui est rare, soit par développement de bactéries, un foyer de gangrène pulmonaire.*

OPHTALMOLOGIE

Généralités

L'apport gréco-romain est important : rappelons que Galien connaissait le pouvoir mydriatique de la jusquiame redécouvert seize siècles plus tard par Jean Ray (1628-1705) dans une autre solanacée, la belladone : *Catalogus plantarum circa Cantabrigiam nascentium* ..., Cambridge, 1660 ; *Historia plantarum species species hactenus editas* ..., Londres, 1686, 1688 et 1704. Le traité d'Hippocrate *De la Vision*, certainement apocryphe, n'est en rien différent par le niveau des connaissances de ce que Galien et Celse apporteront à l'ophtalmologie.

En ce qui concerne la physiologie de la vision, le Maître de Pergame nous donne une fois pour toutes la théorie qui dominera jusqu'à la fin du XIVème siècle : le cristallin est l'organe principal de la vision : la preuve en est que son obscurcissement provoque la cécité. Il n'est pas nourri directement par le sang mais par l'humeur vitrée qui est semblable à du verre liquéfié par la chaleur. Elle-même est nourrie par la tunique rétiforme, issue de l'encéphale. La rétine, similaire au cerveau car accompagnée d'une veine, d'une artère et de la dure-mère, est alimentée par la choroïde. L'iris est constitué par l'union de toutes les tuniques de l'œil, c'est-à-dire de l'extérieur vers l'intérieur : conjonctive, tendons des muscles de l'œil, sclérotique (ce sont les cercles durs), humeur vitrée, cristallin, choroïde et rétine (ce sont les cercles mous) : *Oeuvres anatomiques, physiologiques et médicales de Galien traduites sur les textes imprimés et manuscrits accompagnées de sommaires, de notes, de planches et d'une table des matières* ..., Daremberg ..., **1**, De l'utilité des parties du corps humain, livre **X**, Paris, 1854.

Celse dans le chapitre VI de son *De Medicina* dénombre une vingtaine d'affections oculaires dont les ulcères, les ophtalmies, la gratelle, la cataracte. Il propose un choix impressionnant de collyres dont on retrouvera les composants chez tous les auteurs du Moyen Age ou de la Renaissance : les gommes, les huiles rosats, les huiles d'iris, les balsamiques comme la myrrhe, l'encens ou le nard, les métaux et métalloïdes comme cuivre, plomb, cadmium, antimoine, mais aussi l'opium, le safran, l'acacia, la casse, l'aloès, la cannelle, le sang d'oiseaux, la corne de cerf brûlée, la graisse de castor : *Traité de la médecine, Encyclopédie des sciences médicales*, Paris, 1837.

La médecine arabe apporte également beaucoup à l'ophtalmologie européenne vraisemblablement du fait de la grande fréquence des affections oculaires au Moyen-Orient et en Afrique : le trachome y est déjà endémique. Avicenne connaît le bottor in oculo, le glaucome, la tumeur lacrymale. Albucasis illustre son *traité des maladies oculaires* d'instruments chirurgicaux utilisés dans le traitement de la cataracte et de la fistule lacrymale. Il décrit, tout comme Rhazes, une aiguille perforée à succion permettant d'aspirer le cristallin opacifié.

Les chirurgiens italiens du Moyen Age recueillent précieusement cet héritage, comme Guillaume de Salicet : *Chirurgie de Guillaume de Salicet achevée en 1275, traduction et commentaire par Paul Pifteau*, ch. VII à XIII, Toulouse, 1898, Henri de Mondeville, chirurgien de Philippe le Bel, qui définit vingt-cinq maladies de la paupière et dix maladies communes à la paupière et au globe oculaire : *Chirurgie de maitre Henri de Mondeville ... par E. Nicaise* ... Paris, 1893. Guy de Chauliac copie les auteurs arabes mais critique la technique d'aspiration proposée par Albucasis dans le traitement de la cataracte : *La grande chirurgie ... revue et collationnée sur les manuscrits ... ornée de gravures ... par E. Nicaise*, Paris, 1890.

Roger Bacon, le Docteur Admirable, dès le XIIIème siècle, démontre, vers 1267, chez les grands mammifères l'existence du chiasma optique et de la décussation des fibres nerveuses à son niveau. Par analogie, il estime qu'il en est de même chez l'homme. La nécessité de lentille de correction chez le sujet âgé lui donne à penser que la physiologie de la vision s'explique par la présence d'une lentille à l'intérieur du globe oculaire : *Perspectiva in qua quae ab aliis fuse traduntur succincte, nervose, et ita pertractuntur, ut omnia intellectu facile parteant,* Francfort, 1614.

Les yeux : anatomie, physiologie

Reste maintenant à parler des yeux, lesquels estans organes et instruments de la faculté visiue à eux apportée par l'esprit visuel (qui est comme une petite flamme de lumière, laquelle procède de l'âme) conduit par les nerfs optiques. Paré, Malgaigne, *Oeuvres complètes d'Ambroise Paré, revues et collationnées sur toutes les éditions avec les variantes, ornées de 217 planches...*, Paris, **1**, 1840.

Les yeux, nous apprend Du Laurens, *sont nommés par les Grecs ommata, ophtalmoi & illoi, & par les latins, oculi ab oculendo parce qu'ils sont mussés soubs les cils, & cachés comme dans une valée tortueuse & profonde. Les Hébrieux les ont appelés d'un nom qui signifie haut pour nous faire ressouvenir qu'ils nous ont été donnez pour contempler les choses célestes : Toutes les oeuvres de Mr André du Laurens ... recueillies et traduites en françois par Mr Théophile Gelé*, Paris, 1613.

Les yeux dépendent pour la vision de la première paire des sept nerfs crâniens dénommée *optici* en grec, *visorii* en latin ou visuelle en français, dont l'origine se trouve dans les deux ventricules latéraux et la terminaison en un filet qui entoure l'humeur vitrée et qui véhicule l'esprit animal.

Pour la motricité du globe oculaire, c'est la deuxième paire qui innerve les sept muscles orbitaires faisant le mouvement de l'œil : celui du dessus qui commande l'élévation ; celui du dessous qui commande l'abaissement ; celui du coin de l'oeil qui dirige le regard vers le nez et enfin, celui de l'angle externe, vers le temple (os temporal) et l'oreille. Les deux muscles obliques qui s'insèrent à la partie supérieure du globe oculaire pour le premier et à sa face inférieure pour le second, font tourner l'oeil dans l'orbite. Le septième et dernier, de grande dimension, est situé à la racine des yeux : il s'agit du releveur des paupières. Les tuniques des yeux sont au nombre de cinq : la première couvre les os de la cavité orbitaire et enveloppe les muscles et le globe oculaire, c'est la conjonctive. La seconde ou cératoïde ou cornea est issue de la dure-mère cérébrale. Elle s'amincit jusqu'à devenir transparente au niveau de la pupille ou prunelle. La tierce ou raghoïde est noire comme un grain de raisin. Elle a son origine dans la pie mère. La quatrième membrane est proche de l'humeur cristalline : c'est l'arachnoïde. Enfin, la cinquième tunique ou retiformis ou blastroïde, semblable à un filet, est la substance élargie du nerf optique : elle nourrit l'humeur vitrée.

Les tuniques de l'oeil contiennent trois humeurs : l'hydatoïde ou humeur aqueuse comprise entre la cornée et l'humeur crystalloïde (cristallin) et qui est le principal instrument de la vue, et enfin l'humeur hyaloïde ou vitrée située à la partie postérieure de l'oeil. *L'iris, formé de sept cercles concentriques, protège de l'afflux brutal des esprits et maintient en place l'humeur cristalline dont la fonction est de recevoir les figures et espèces de choses visuelles par ce qu'en luy est faite une réverbération et rétention des objets qui nous sont présentez devant les yeux comme sont miroirs et eaux clères, et autres choses bien polies. Parquoy fault conclure que ledict humeur crystallin est le principal instrument de la vue.*

XVIIème siècle : Perrault, Malpighi et Briggs

Jean Riolan fils reconnaît deux membranes à l'oeil : la cornée et l'uvée. Celle-ci est perforée en avant par la prunelle, cerclée par l'iris. Le nerf optique est attaché à la partie postérieure de la membrane uvée qu'elle pénètre. Il laisse son nom aux fibres musculaires les plus proches de la fente palpébrale de l'orbiculaire des paupières : *Anatomen corporis humani*, Paris, 1610.

Marcello Malpighi étudie le premier la structure microscopique du nerf optique chez le poisson : *Opera omnia*, Londres, 1686.

Claude Perrault (1618-1688) étudie les mouvements de l'oeil qu'il divise en externes et internes ; les mouvements externes appartiennent à tout l'oeil et les mouvements internes à l'iris ou au cristallin. La choroïde, noire, contribue à la netteté de la vision. Il explique l'existence de la troisième paupière chez certains animaux par l'impossibilité qu'ils ont de se frotter les yeux avec leurs mains : *Lettre écrite par MM. Mariotte, Pecquet, et Perraut, sur le sujet d'une nouvelle découverte touchant la vue faite par M. Mariotte*, 1676.

Vopisque Fortuné Plemp (1601-1671) de Louvain, publie successivement deux ouvrages en 1632 puis en 1648 sur l'anatomie et la physiologie de l'oeil puis sur sa pathologie : *Ophtalmologia, sive tractatio de oculifabrica, actione, & usu praeter vulgata hactenus philosophorum ac medicorum opiniones*, Amsterdam, 1632.

William Briggs (1642-1704) se rend célèbre par ses travaux d'anatomie comparée sur la rétine et le nerf optique. Il découvre que les filaments du nerf optique dans la rétine sont parallèles les uns aux autres et conservent le même ordonnancement dans le nerf optique. Parmi ses ouvrages citons : *Ophtalmo-graphia ; sive, oculi ejusque partium descriptio anatomica*, Cambridge, premier traité anglais d'anatomie de l'œil. On lui doit la première description de la nyctalopie : Two remarkable cases relating to vision, *Philosophical transactions*, **14**, 1684.

Henri Meibom (1638-1700) découvre en 1666 les glandes sébacées de la paupière : *De vasis palpebrarum novis epistola*, Helmstadt, 1666.

Anton Nück, met en évidence un rameau artériel qui après avoir serpenté le long de la sclérotique, passe à travers la cornée près de la prunelle pour se distribuer en plusieurs branches autour de l'iris et s'y insérer, contribuant à la reconstitution de l'humeur aqueuse : *De vasis aquosis oculi,* Leyde, 1685, (Nicolas F. Eloy).

Johann Jacob Harder (1656-1711) découvre en 1694 la glande lacrymale interne accessoire liée à la membrane nictitante mais retrouvée parfois à l'état vestigial chez l'homme : Glandula nova lacrymalis una cum ductu excretio in cervis et damis, *Acta eruditorum*, Leipzig, 1694.

XVIIIème siècle : Demours, Zinn

Comme nous le verrons, ce siècle est riche en progrès dûs à une meilleure connaissance de l'anatomie de l'oeil.

Frederick Ruysch individualise une des 4 couches de la choroïde : la couche capillaire, composée d'un fin réseau de vaisseaux formant un maillage plus ou moins lâche à mesure qu'il se rapproche de l'ora serrata : *Opera omnia anatomico-medico-chirurgica*, Amsterdam, 1721-1737.

Les connaissances concernant le cristallin et la cornée évoluent.

François Pourfour du Petit décrit le canal godronné qui porte son nom. A cet endroit, l'humeur vitrée d'abord jointive avec la zonula (épaississement de la membrane hyaloïde) s'en écarte progressivement pour former au niveau du cristallin un canal appelé espace lymphatique post-zonulaire ou canal de Petit : Mémoires sur plusieurs découvertes faites dans les yeux de l'homme, des animaux à quatre pieds, des oiseaux et des poissons, *Histoire de l'académie royale des sciences,* 1726. En 1727, il montre que la section du sympathique cervical provoque un myosis : Mémoire dans lequel il est démontré que les nerfs intercostaux fournissent des rameaux qui portent des esprits dans les yeux, *Histoire de l'académie royale des sciences.*

La cornée est distinguée d'avec la sclérotique par Jean Louis Petit : Description anatomique de l'œil de la dinde ainsi que de la tête et des yeux de quelques oiseaux et amphibies ; Mémoires sur plusieurs découvertes faites dans les yeux de l'homme, des animaux à quatre pieds, des oiseaux et des poissons, 1726 ; Description anatomique de l'œil du coq d'Inde, 1733 ; Celle de l'œil de l'epèce de hibou, appelé Ulula, 1736 ; Celle des yeux de grenouille & de la tortue, 1737, communications publiées dans les *Mémoires de l'Académie royale des sciences.*

La lame anhiste de la cornée est découverte par Pierre Demours (1702-1795) : Observations sur la cornée, *Mémoires de l'Académie des sciences*, 1741.

Johann I.J. Dollinger (1770-1841) laisse son nom à l'anneau élastique formé par l'épaississement de la membrane de Demours à la circonférence de la cornée : *Illustratio iconographica oculi humani,* Würzburg, 1817.

Eberhard Jacob Wachendorf (1702-1758) signale la membrane qui obture la pupille chez le fœtus *: Commercii litterarii ad rei medicae et scientae naturalis incrementum*, Nuremberg, 1740.

La description des trois couches de la choroïde, de la zonule et de l'anneau qui portent son nom, est donnée en 1755 par Johann Zinn (1727-1759) : *Descriptio anatomica oculi humani*, Göttingen, 1755.

Le canal du ligament ciliaire est observé chez le boeuf par Felice Fontana : *Dei motti del iride*, Lucca, 1765 puis *Différentes expériences sur la reproduction des nerfs et la description d'un nouveau canal de l'œil*, Florence, 1781.

La membrane pupillaire est décrite par Albinus : *Academicarum annotationum,* Leyde, 1764-1768 et les voies lacrymales par Johann Christian Rosenmüller : *Partium externarum oculi humani imprimis lacrymalium descriptio anatomica, cum tabulis oeneis*, Leipzig, 1797. Il laisse son nom à la valvule du canal lacrymal qui occupe le bord supérieur de l'abouchement des conduits lacrymaux dans la partie externe du sac lacrymal : De vasis humoris vitrei et crystallini, *Annot. acad.,* lib. VII, c. XVIII, p. 99.

XIXème siècle : cônes et bâtonnets ; le pourpre rétinien

Antonio Scarpa consacre à l'anatomie de l'oeil son classique *Saggio di osservazioni e d'esperienze sulle principali malattie degli occhi*, Pavie, 1801, (Recueil d'observations et d'expériences sur les principales maladies de l'oeil).

C'est en 1803 que Jacques René Tenon met en évidence une membrane de texture conjonctive recouvrant la totalité de la sclérotique en se moulant sur elle : l'aponévrose orbito-oculaire : *Mémoire sur l'anatomie, la pathologie et la chirurgie et principalement sur l'organe de l'œil*, Paris, 1816.

Samuel Thomas Soemmering publie à Francfort en 1791-1796, *Vom Baue des menschlichen Körpers*. En 1801, il fait paraître à Francfort, ses *Abbildungen des menschlichen Auges*. En 1804 sortent ses *Icones oculi humani*, que Demours traduit en 1818 : *Description figurée de l'œil humain.* Soemmering est l'auteur d'un ouvrage sur l'anatomie comparée de coupes d'yeux humains et de différentes espèces animales : *De oculorum hominis animaliumque sectione horizontali,* 1818, in folio avec planches. Il décrit le ligament suspenseur de la glande lacrymale.

Jules Germain Cloquet décrit le premier en 1818, le canal central du corps vitré ou canal hyaloïdien : *Mémoire sur la membrane pupillaire et sur la formation du petit cercle artériel de l'iris*, Paris, 1818. Quatre ans auparavant, Francisco Martegiani (?-?) avait vu son origine au niveau de la papille, dépression en forme d'entonnoir ou area de Martegiani : *Novae observationes de oculo humano*, Naples, 1814 ; en 1869, Benedikt Stilling l'étudiera à nouveau dans sa thèse inaugurale : *De pupilla artificiali in sclerotica conformanda*, 1832.

En 1819, Arthur Jacob (1790-1874) identifie la couche des cônes et des bâtonnets constituée d'éléments allongés, implantés perpendiculairement sur la limitante externe : couche sensible de la rétine : An account of a membrane in the eye now first described, *Philosophical transactions*, 1819.

William Edmonds Horner (1793-1853) découvre un nouveau muscle de l'orbite s'insérant à sa partie interne, entre le bord postérieur de l'unguis et les points lacrymaux, le tensor tarsi : Description of a small muscle of the internal commissure of the eyelieds, *Philad. Journal med. phys. Sci.*, **8**, 1824. On lui doit également la description du point noir au centre de la tache jaune : *foramen centrale.*

Karl Wilhelm Bruch (1819-1884), en 1844, met en évidence une membrane très fine, transparente, lisse et anhiste sur son versant rétinien ; fibrillaire sur son versant chorio-capillaire : *Untersuchungen zur Kenntnis des körnigen Pigments des Wierbelthiere in physiologischer und pathologischer Hinsicht*, Zürich, 1844.

La distinction entre la fonction des cônes servant à la vision des couleurs et celle des bâtonnets servant à percevoir la lumière a été admise par Maximilian Johann Sigismund Schultze en 1866 : *Zur Anatomie und Physiologie der Retina*, Bonn, 1866. Johann A. von Kries (1853-1928) en 1896 et Henri Parinaud (1844-1905) de 1881 à 1898, *La vision : étude physiologique,* Paris, le démontrent expérimentalement : Ueber die Funktion des Netzhautstäbchen, *Zeitschrift Psychol., Physiol. Sinnesorg.*

Don Santiago Ramon y Cajal en 1894 : *Die retina des Wierbelthiere...,* Wiesbaden, 1894, publie des travaux restés classiques sur la rétine.

Freidrich Schlemm (1795-1833), en 1830, découvre l'existence d'un petit canal veineux circulaire au niveau de la ligne de jonction scléro-cornéenne, à sa portion postérieure : *Arteriarum capitis superficialium icon nova*, Berlin, 1830.

Joseph Toynbee démontre en 1841 que la cornée n'est pas vascularisée : Researches tending to prove the non-vascularity and the peculiar uniform mode of organisation and nutrition of certains animals tissues, viz., articular cartilage and the cartilages of the different classes of fibro-cartilage : the cornea, the crystalline lens and the vitreous humour ; and the epidermoid appendage, *Philosophical transactions.*

Egalement en 1841, Alexandre Friedrich Hueck (1802-1842) désigne sous le nom de ligament pectiné les fibres élastiques issues de l'anneau tendineux de la circonférence cornéenne et qui se portent sur l'iris *: Die Bewegung der Krystallinse,* Leipzig, 1841.

Léon Gosselin décrit minutieusement, en 1843, les canaux excréteurs de la glande lacrymale : Sur les conduits excréteurs de la glande lacrymale, *Archives générales de médecine*, Paris, **III**, 1843, travail poursuivi par Marie Philibert Sappey dès 1853 : Recherches sur quelques muscles à fibre lisse annexés à l'appareil de la vision, *C.R. de l'Académie des sciences,* 1867, **I**, 15 ; Glandes de la conjonctive, *Mémoires de la société de biologie*, **V** ; Glandes sébacées du bord libre des paupières ou glandes ciliaires, *Mémoires de la société de biologie*, 1853 ; Recherches sur les glandes de Meibomius, Traité d'anatomie, 2ème éd., **3,** Paris, 1853.

Ernst Wilhelm R. Brücke, en 1848, décrit le muscle ciliaire ou muscle tenseur de la choroïde constitué par un anneau aplati de fibres lisses circulaires et radiées : *Anatomische Beschreibung des menschlichen Augapfels*, Berlin, 1847. Au début du premier volume de la seconde édition du *Traité théorique et pratique des maladies des yeux*, Paris, 1854, de Louis Auguste Desmarre (1810-1887), on trouve cinquante quatre pages de l'*Anatomie de l'œil humain* d'Ernest Brücke, traduites en français d'après l'édition allemande du *Beschreibung des menschlichen Augapfel*, 1847.

En 1857 Jacob Antonius Moll découvre des glandes sudoripares différentes de celles de Meibomius, siégeant au bord libre de la paupière et s'abouchant entre les cils : *Dissertatio continens quaedam de anatomia et physiologica palpebrarum*, Utrecht, 1857.

Trois anatomistes s'intéressent aux muscles palpébraux supérieurs et inférieurs : Heinrich Müller (1820-1864) en 1857 : Ueber einer ringformigen Muskel am Ciliar-Körper des Menschen und uber den Mechanismus der Accomodation, *V. Graefes Arch. Ophtal.*, **3**, 1857, puis William Turner en 1862 : On a non-striped muscle connected with the orbital periosteum of man and and mamals*, Nat. hist. review,* jan. 1862 et *Journal de l'anatomie et de la physiologie,* 1862, et enfin Marie Philibert Sappey en 1867 : Recherches sur quelques muscles lisses annexés à l'appareil de la vision, *C.R. de l'Académie des sciences*, **LXV**, 1867 ; *Traité d'anatomie descriptive*, **3**, organes des sens … sens de la vue, Paris, 1889.

Ernst Fuchs (1851-1930) décrit le cercle artériel des paupières en 1878 et laisse son nom, en 1879, aux stomates iriens, orifices faisant communiquer les espaces lymphatiques de l'iris avec la chambre antérieure : Beiträge zur normalen Anatomie der menschlichen Iris, *V. Graefes Arch. Ophtal.*, **31**, 1885.

Egalement en 1878, Karl Langer étudie un réseau capillaire moniliforme situé dans le derme de la muqueuse conjonctivale : *Lehrbuch der systematischen und topographischen Anatomie*, 1882.

Hubert Sattler (1844-1928) décrit la couche moyenne de la choroïde et les glandes ciliaires en 1876 et 1877 : Ueber den feineren Bau der chorioidea des Menschen nebst Beiträgen zur pathologischen und vergleichenden Anatomie der Aderhaut, *V. Graefes Arch. Ophtal.*, **22**, 1876.

L'Allemand François Christian Boll fait la grande découverte anatomo-physiologique du siècle : il identifie la substance spécifique fabriquée par les bâtonnets de la rétine : le pourpre rétinien en 1876 : Zur Physiologie des Sehens und der Farbenempfindung, *Mber. k. preuss. Akad. Wiss.* Berlin, 1877.

En 1879, Hermann Kuhnt (1850-1925) individualise le prolongement de la chambre postérieure, *recessus camerae posterioris* qui porte son nom : *Zur Kenntnis des Sehnerven und der Netzhaut*, Berlin, 1879.

La muqueuse du canal lacrymal présente des replis transversaux inconstants auxquels les anciens auteurs attribuaient le rôle physiologique de régulation du flux lacrymal. Au nombre de six, ces valvules portent les noms de différents anatomistes : celle de Rosenmüller dont nous avons déjà parlé, celle de Louis Auguste Taillefer (1802-1868) située à la partie moyenne du canal lacrymo-nasal (1826) : Quelques remarques sur la disposition anatomique du canal nasal, suivies de la description d'un nouveau procédé pour la cure de la fistule lacrymale, *Archives générales de médecine*, Paris, **II**, 1826 ; celle d'Emil Huschke siégeant au bord inférieur de l'abouchemeent des conduits lacrymaux (1854) : *Schädel, Hirn und Seele des Menschen und der Thiere nach alter geschlecht und Race dargestellt nach neueun Methoden und Untersuchungen,* Iena, 1854 ; celle de Bruno Jacques Béraud (1823-1865) à la jonction du sac lacrymal et du canal nasal (1854) : *Essai sur le cathétérisme du canal nasal, suivant la méthode de Laforest, nouveau procédé*, Paris, 1854 ; celle de Jean Foltz (1822-1876) au niveau de l'angustia, sommet du segment vertical des conduits lacrymaux (1862) : Anatomie et physiologie des conduits lacrymaux, *Annales de la Société médicale de Lyon*, 1862 ; enfin, celle de Victor Boschdalek (1801-1883) dont l'anneau circonscrit l'orifice situé au fond de l'entonnoir du point lacrymal (1866) : Beitrag zur Anatomie der Thränenorgane, *Vjschr. prakt. Heilk.*, **90**, 1866.

Les maladies des yeux selon Paré et Franco

Fernel au chapitre V du livre *cinqiesme* de *La pathologie ... ouvrage très utile à tous ceux qui s'appliquent à la guérison des maladies du corps humain*, Paris, 1655, écrit : *Il faut par semblable raison distinguer fort soigneusement les maux internes des yeux, d'avec ceux qui sont externes d'autant que la cure en est différente tant en l'eslection des remèdes, qu'en l'usage d'iceux. J'appelle internes ceux qui se font en dedans de la membrane cornée, & ceux qui ont leur origine és parties internes du cerveau, & tiens pour externes ceux qui se rencontrent ou sur la cornée, ou hors d'icelle.*

La cataracte

C'est une humeur lente, épaisse, comme congelée, qui obscurcit la vue. On voit une taye sur la pupille qui paraît blanche, ou noire, ou cendrée, parfois comme du vif-argent. Le patient voit moins bien en plein jour que le soir.

La cause en est la faiblesse des esprits visibles chez le vieillard notamment ou bien le froid du cerveau comme les vapeurs issues de la terre qui se condensent dans l'air froid et retombent en pluie. Ces vapeurs peuvent provenir d'une mauvaise digestion au niveau de l'estomac.

Les signes de début de la maladie sont des mouches devant les yeux ou de la poudre quand on regarde une lumière vive. Il faut attendre qu'elle soit mûre pour l'opérer ce qui peut demander six à douze mois selon les patients. Il ne faut pas opérer s'il y a des signes d'obstruction du nerf optique : pour le savoir, on clôt l'œil sain et l'on frotte l'œil malade. Si le nerf optique est indemne, la pupille se dilate, sinon elle ne *s'eslargit* pas. (Paré).

Le traitement est médical ou chirurgical.

Le traitement par usage de médecine comprend la diète (pas de vin, pas de chairs grossières, visqueuses ni grasses, pas de condiments ni d'aromates ni d'épices), les purgations, les clystères, la saignée à la veine humérale, les sirops ou apozèmes (décoction ou infusion aqueuse) de miel rosat, d'oxymel (miel et vinaigre), la liqueur distillée de fenouil, de bétoine et de marjolaine. On peut donner des lavements de l'électuaire (association de sirop et de poudres composées) Hierapicra qui contient aloès, cannelle, racine de cabaret (ou oreille d'homme ou asarum europoeum, vomitif analogue à l'ipéca), safran, macis ou muscade, mastic (résine de lentisque ou térébinthe), miel.

On peut mastiquer de la noix de muscade, de staphysaigre (delphinium staphysagria ou graine de capucin) ou de lupin et provoquer l'éternuement avec du poivre. On peut souffler sur l'œil malade en mâchant de la cannelle ou du clou de girofle. La contemplation d'un miroir d'acier ou de pierres précieuses ou de toutes choses vertes et luisantes est recommandée.

On peut utiliser en collyre du miel, du suc de fenouil, du fiel ou de la myrrhe. Paré propose le collyre de Vigo associant calamus aromaticus (jonc odorant), succin (ambre de ruthie), eau de chélidoine, verveine, fenouil, ériphicore (surnommée casse lunette ou luminet), muscade, romarin, cannelle, giroflée, safran, résine de sarcocolle (arbrisseau africain), aloès, fiel de raie, lièvre et perdrix, le tout distillé.

Cautères potentiels ou actuels sont appliqués dans la région occipitale ou derrière les oreilles.

On doit repousser le plus possible le moment d'opérer et attendre que l'opacité soit suffisamment dense pour que l'aiguille abaisse le cristallin sans le traverser comme un liquide. Une fois décidé, le traitement chirurgical ou cure par œuvre de la main est minutieusement réglé. Le malade est assis, la tête appuyée sur la poitrine de l'aide qui maintient la tête immobile et écarte les paupières en exerçant une traction simultanée vers le haut et le bas. On immobilise le globe oculaire en appuyant dessus. Le chirurgien, assis vis-à-vis de son patient, saisit une aiguille qu'il plante un peu plus bas que du milieu de l'œil, du côté du petit angle assez près du noir, autrement dit en piquant dans la sclérotique au milieu de l'espace qui sépare la cornée de l'angle externe de l'œil. Le manche est porté horizontalement et en dehors. Il faut appuyer sur le cristallin opacifié à l'intérieur de l'œil en l'abaissant au maximum. A la fin du mouvement, le manche est vertical vers le haut et devant le front. Il ne faut pas relever l'aiguille avant d'être sûr que la cataracte reste bien en bas. L'opéré doit garder l'œil bandé pendant huit jours.

Ungula ou ptérygion et zebel

L'ungula est une excroissance de chair siégeant le plus souvent dans le grand angle de l'œil, proche du nez, nommé aussi cantus. La cause en est de grosses humeurs visqueuses consécutives à un mauvais régime et accumulées en une partie débilitée. Paré précise qu'il s'agit d'un épaississement triangulaire de la conjonctive dont le sommet est dirigé vers la cornée. On peut essayer le traitement médical : on fomente l'œil avec des décoctions de mauve, de camomille et de semences de lin puis on le déterge avec du fiel de chèvre mêlé à du suc d'armoise et à du miel. La chirurgie est souvent nécessaire : après avoir immobilisé l'œil, on exerce une traction sur l'ungula avec 2 ou 3 crochets. Après l'avoir bien soulevée, on glisse sous elle une aiguille montée d'un fil de soie. On exerce une traction sur le fil de façon qu'il décolle l'ungula de l'angle de l'œil jusqu'à la cornée. On lie au niveau de l'angle interne de l'œil.

Le zebel est un pannicule rouge qui s'étend sur toute la surface de la conjonctive et jusqu'à la cornée. Il s'accompagne de prurit, de larmes et de sensibilité douloureuse à la lumière vive. Le zebel est probablement contagieux. Il faut purger le malade et le mettre à la diète. Le traitement médical repose sur le lavage des yeux avec de l'eau d'aigrette ou d'oseille ou de rose ou de mauve. En cas d'échec, on essaie de séparer le pannicule de la conjonctive avec des crochets ou une plume d'oie. Ensuite on le sectionne avec des ciseaux. Une autre méthode utilise le fil de soie pour décortiquer l'œil. On applique de la poudre de cuivre pour prévenir les adhérences avec la paupière et du blanc d'oeuf avec de l'huile rosat pour éviter l'inflammation.

Macules ou taches

Elles sont dues à un travail de grand chemin ou à la rupture de quelques vaisseaux. De couleur blanche, légèrement surélevées, elles siègent au niveau de la cornée. Leurs causes peuvent être primitives (apostèmes, plaie, excès de froideur ou de chaleur), antécédentes (grosses humeurs descendant dans l'œil) ou conjointes (matières endurcies).

A l'inverse des cataractes, elles sont externes. Différentes des ulcères, elles ne sont pas creusantes. On les traite par du sang tiré de l'extrémité de l'aile d'un jeune pigeon ou bien avec du bol d'Arménie ou de cimolia (cimaises). En cas d'échec, on fomente l'oeil avec des résolutifs : décoction de sarriette, origan, fenouil et orge.

Si la macule est enflammée, on applique de la fiente d'hirondelle mêlée à du miel. Si elle est adipeuse, il faut la racler avec un rasoir.

Fistules

Appelées aegylops par les Grecs et garab en Orient, elles proviennent d'un abcès au niveau de l'angle interne de l'œil dû à l'inflammation de la glande qui le lubrifie (caroncule lacrymale). Il se forme une tuméfaction du volume d'un pois d'où la pression fait sortir des sanies.

Les fistules récentes relèvent de la saignée et de la purgation. On applique des répercussifs puis des résolutifs et enfin des maturatifs à mesure que la matière est chaude, puis accrue puis déclinante. A ce moment, l'apostème s'ouvre et l'on applique des mondificatifs comme l'onguent vert à base d'oxyde de cuivre.

En cas d'échec, il faut drainer avec une tente ou une éponge ou bien encore de l'étoupe imbibées de miel et appliquées sur l'orifice avec de la poudre d'asphodèle ou avec de l'onguent vert. L'ouverture réalisée, on pourra y instiller quelques gouttes d'eau additionnée de blanc d'oeuf, d'huile de vitriol, de sel d'ammonium et de nitre. A chaque changement de pansement, il faut laver avec une décoction de rue, d'agrimoine, de grenade, de feuilles d'olivier.

Avant de se résoudre à la cautériser, il faut la presser afin d'en exprimer les sanies puis la nettoyer avec le vin styptique fabriqué à partir de la décoction dans du vin de psydra, ballotte, acacias et fruits du cyprès. Ensuite on applique une tente imprégnée d'un collyre à base d'aloès, d'encens, de sarcocolle, de ballotte, de sang-dragon, d'antimoine, d'alun, de cuivre. Chauliac conseille d'essayer ce traitement trois fois par jour pendant une semaine.

En cas d'échec, Ambroise Paré propose au patient le cautère actuel, véritable fer à souder de forme triangulaire effilée qu'on applique à travers un petit orifice pratiqué dans une plaque de fer qui moule l'orbite, juste à hauteur de la fistule. On a bandé auparavant l'œil sain. Il faut tenir à l'écart parents et amis. On applique ensuite le premier appareil fait de blanc d'oeuf et d'huile rosat et par la suite du beurre pour faire tomber l'escarre : *Oeuvres complètes d'Ambroise Paré revues et collationnées sur toutes les éditions avec les variantes, ornées de 217 planches...*, Paris, **2**, 1840.

Pierre Franco indique qu'on peut également inciser avec le rasoir ou la lancette en épargnant le canal lacrymal mais jusqu'à la table osseuse qu'on cautérise avec un fer de la dimension exacte de la carie en protégeant les parties voisines. Le cautère potentiel est également indiqué, mais l'application sur les parties malades d'une éponge imbibée de substances corrosives n'est pas sans danger car on peut difficilement en mesurer l'action : *Traité des hernies contenant un ample déclaration de toutes leurs espèces & autres excellentes parties de la chirurgie, assavoir de la pierre, des cataractes des yeux & autres maladies, desquelles comme la cure est périlleuse, aussi est-elle de peu d'hommes bien exercée : avec leurs causes, signes, accidens, anatomie des parties affectées, & leur entière guarison...*, Lyon, 1561.

Ophtalmie ou lippitude

Cette inflammation de la conjonctive est due à la fumée, au feu, au vent ou à la poussière dans les yeux. L'accumulation des humeurs entretient l'ophtalmie et la matière retenue peut se transformer en apostume soit petite avec simple rougeur, soit grande débordant sur la prunelle et s'étendant à tout l'œil. Il y a douleur, tumeur, dureté, réplétion des veines et défluxion (dépôt) des humeurs faisant varier les signes selon l'humeur prédominante : le sang procure douleur, chaleur, enflure des veines, paupières chassieuses, inquiétude du corps et de la tête ; la cholère amène douleur, chaleur forte, larmes très abondantes qui parfois ulcèrent la paupière avec peu de chassies mais sensation de prurit oculaire comme si on avait du gravier dans l'œil ; la phlegme suscite grande tumeur avec gonflement, petite rougeur, douleurs, larmes abondantes sans acrimonie avec parfois noirceur de la conjonctive, pesanteur de l'œil et de tout le corps ; la mélancholie est associée à peu de rougeur, d'inflammation et d'humidité. En revanche, elle s'accompagne de pesanteur et de siccité des yeux sans que les paupières ne soient collées car il s'agit d'une humeur sèche.

C'est une affection contagieuse qui se transmet souvent d'un œil à l'autre et s'accompagne de diarrhée. Son évolution est celle de tous les apostumes : commencement, accroissement, vigueur et déclinaison.

Le traitement doit être diligent sous peine de complications : rupture ou taches ou même panus (voile membraneux) de la cornée. Il repose sur un régime alimentaire supprimant et détournant ce qui peut accentuer la production de l'humeur en excès et sur une hygiène de vie assurant repos et bon sommeil. On doit administrer des remèdes supprimant et détournant le catharre ou rheume : saignée, clystère, sétons, ventouses, cautères aux épaules, emplâtres de miel, sel, fiente de colombe, camomille. Les remèdes répercussifs et résolutifs assureront la digestion de la matière : collyres à l'eau de rose, emplâtres de pommes cuites sous la cendre, de lait de femme, d'eau de rose et de blanc d'oeuf appliqués tièdes sur l'œil. Pour réfrigérer et répercuter, un liniment à base de sang-dragon, bol d'Arménie et encens incorporé à du blanc d'oeuf sera appliqué sur les tempes.

En phase d'accroissement, le lait de femme, le fénugrec, le fenouil sont indiqués. En phase de vigueur : mucilage de fénugrec avec eau de mélilot. Enfin, pendant la déclination : bains et fomentations avec une décoction aqueuse de rose, de camomille, de fénugrec, de mélilot et instillations d'un collyre d'encens. Le sang de tourterelle, pigeon ou volaille appliqué en cataplasme calme la douleur (Paré).

Les larmes aux yeux et la chair superflue au lacrymal

Les larmes chaudes s'accompagnent d'une rougeur et d'une chaleur oculaires qui nécessitent la saignée, les purgations et l'application sur le front et les tempes d'un liniment de sang-dragon, bol d'Arménie et mastic liés avec du jaune d'oeuf.

En revanche, les larmes froides seront guéries par une infusion de serapras (ellébore), de bétoine, d'euphrasie, de fenouil. On purge. On instille un collyre à base de mastic, cyprès, myrrhe, aloès.

Une excroissance de chair peut se produire au niveau de l'abouchement du canal lacrymal, au point de recouvrir la totalité de l'œil, gênant la vision. A l'inverse, une rétraction de cette région entraîne un écoulement permanent de larmes. Dans le premier cas, il y a abondance de sang et réplétion d'humeur. Dans le second, il y a siccité.

Cette excroissance sera excisée avec minutie, n'enlevant que ce qui est superflu. On applique ensuite du bol d'Arménie mêlé à du jaune d'oeuf cuit auparavant dans un coing sous la cendre.

S'il y a diminution de la chair, on applique localement de la chélidoine, de l'aloès et du safran mêlés à du vin.

Pour tarir les larmes et cicatriser, on emploie un collyre fait de gomme arabique dissoute dans du vin additionné d'eau de rose, d'aloès, d'encens, de sang-dragon et de sumac.

Faiblesse de la vue

La débilité est due à une pupille trop élargie ou trop rétrécie, à un vice des humeurs albuginées, cristallines ou vitrées. Mais parfois, c'est le défaut de l'esprit visuel qui est en jeu. S'il est grand, abondant, subtil, on peut distinguer les choses lointaines. S'il est rare, diminué mais aussi subtil, on distingue bien de près, pas de loin. S'il est gros et abondant, on voit de loin mais mal. En revanche, s'il est en petite quantité et gros, on ne voit ni discerne les choses lointaines.

Parfois, c'est le nerf optique qui est empêché de porter l'esprit visuel : c'est la cataracte.

Certaines de ces maladies peuvent être consécutives à des causes antécédentes : excès de table provoquant une réplétion surtout par les grosses viandes ; tête basse pendant le sommeil ; vent, fumé ou poussière ;

inanition ; hémorragies abondantes ; excès de copulation vénérienne ; surmenage ; trop pleurer ; trop regarder les choses fort claires et splendides comme le soleil ou la lune.

En cas de débilité, on traite par un régime à base de viandes humides, en donnant des bains, en faisant des fomentations avec de l'eau tiède ou chaude ou du lait.

En revanche, si la réplétion est en cause, il faut observer un régime strict et appliquer des collyres à base de fiel d'oiseaux rapaces.

D'une manière générale, le traitement des faiblesses de la vue se fait en trois étapes : premièrement, on donne un électuaire une ou deux fois par semaine à base de mirabelle, ciboule, emblica, huile d'amande, turbith blanc, galanga, mastic, réglisse, gingembre, cinnamome, aloès, clou de girofle, poire, cubèbe, muscade, nard, fenouil, mélangés et malaxés avec du miel et du sirop.

Deuxièmement, on donne chaque matin un autre électuaire à base d'euphraise, semences de rue, gingembre, pouliot, noix de muscade, marguerite, cendre de serpent, safran et graines de baumier. Le liant est identique au précédent électuaire.

Troisièmement, on instille un collyre constitué de suc de fenouil et de rue, de vin de grenade additionné de miel, d'aloès, d'oxyde de zinc (tuthie) ou un autre collyre à base d'eau de fenouil, chélidoine, euphraise et laurier.

Vessies, pustules et ulcères des yeux

Les vessies de l'œil précèdent souvent l'ulcère. Leur aspect est variable selon leur profondeur : noires superficielles et de plus en plus claires à mesure qu'elles atteignent les tuniques profondes de l'œil. Très profondes, elles sont blanches et douloureuses.

Le traitement consiste à éviter toute contrariété, à parler modérément, à ne tousser ni éternuer, à fuir toute grande clarté. On peut saigner en cas de pléthore. On doit purger ou lavementer si les pustules sont grandes et rouges. On peut poser des ligatures aux membres. Les médicaments locaux ont pour objet de calmer l'inflammation en réprimant la force de l'humeur accumulée dans l'œil : on applique alors du blanc d'oeuf mêlé à du safran et à du coing. On peut utiliser le collyre suivant : safran, litchi, acacia, eau de rose ou décoction de fénugrec, semence de lin et de mélilot.

On fait boire de l'eau bouillie avec de la cannelle.

Les ulcères des yeux sont de trois espèces : petits et virulents, moyens et sordides ou grands et chancreux. Les causes peuvent être intérieures ou extérieures. Les causes intérieures sont les humeurs âcres, corrosives, mordantes qui se déposent sur la conjonctive, la cornée, les paupières ou les angles des yeux. Les causes extérieures sont trop cheminer, les traumatismes. Les ulcères de la cornée sont particulièrement dangereux soit qu'ils la perforent soit qu'ils laissent subsister une cicatrice blanchâtre.

La thérapeutique dépend du tempérament et de la nature de la lésion.

Si le corps est replet, on saigne. S'il est cacochyme, on purge et on lavemente.

L'inflammation appelle un collyre blanc (fénugrec, cadmium, céruse, gomme adragante) mêlé à du lait de femme et appliqué sur l'œil ou bien l'eau des blancs d'oeuf montés en neige et qu'on a laissé déposer ou encore un oeuf entier battu avec de l'huile rosat. Ensuite, on peut appliquer une décoction de pétales de rose ou de mélilot ou bien un onguent de pavot et mélilot.

L'ulcère sordide se déterge avec de l'eau miellée et du fénugrec cuit. Il faut ensuite appliquer un médicament glutinatif et incarnatif : par exemple un collyre incorporant à un mucilage de fénugrec gomme ammoniaque, sarcocolle, thuris ou aeschynomène, safran.

La cicatrisation est parachevée par un collyre d'eau de pluie additionnée d'oxyde de zinc (pomphylogos), sulfure de plomb, safran, poudre de cuivre et de gommes. Si persistent des macules, on utilise un collyre composé d'hématite, d'oxyde de cuivre, de corail rouge, de plomb usti, de gomme arabique et adragante, de sang-dragon, de safran, triturés et tamisés avec de l'eau de fenouil.

Les cicatrices récentes sont détergées en lavant les yeux avec du lait de jument contenant un peu de miel. On peut utiliser du suc de fleurs d'anogathis (mouron) ou de suc de menthe ou encore de centaurée mineure.

Les vieilles cicatrices sont traitées avec du vert-de-gris broyé dans de l'eau appliqué en collyre. La corne de cerf ou de chèvre brûlée peut nettoyer ou déterger sans léser.

Du pus dans la cornée et de la cornée rompue

L'accumulation d'une matière purulente dans la cornée peut succéder à des douleurs de la tête, à la lippitude, à l'inflammation ou à l'ophtalmie. Elle se traduit par une rougeur et une douleur pulsatile oculaires. Comme dans l'ophtalmie, il faut purger, saigner à la veine humérale, appliquer des ventouses ou des sangsues sur le cou. On peut employer un collyre à base de céruse, opium, sarcocolle, gommes adragantes et arabiques, encens (thuris) dans de l'eau de fenouil. On peut y adjoindre chalcanthum (sulfate de cuivre) et du safran pour le rendre plus résolutif.

Si la cornée est rompue, il faut poser sur le globe oculaire un pansement compressif à base de médicaments répercussifs et styptiques comme la poudre d'hématite, la céruse, le cadmium, le cuivre, la farine, la gomme arabique ou adragante. On peut également comprimer l'œil avec une lame de plomb. Si la plaie est ancienne, l'œil est perdu.

Dilatation ou diminution de la pupille

La dilatation de la pupille est consécutive à l'accumulation d'une abondante humeur grossière, excrémenteuse qui fait dilater l'iris. On la désigne aussi sous le nom de mydriasis et elle est parfois causée par une contusion de l'œil. Elle provoque une mauvaise vision des objets qui apparaissent de petite taille car l'esprit visible est dispersé et dissipé. Sobriété, régime restrictif et repos dans l'obscurité sont nécessaires. On saigne à la veine céphalique, on purge, on applique des ventouses sur le cou, on sectionne les veines de l'angle des yeux, on applique un linge imbibé d'eau de mer tiède. Les médicaments à base de safran, d'encens, de roses, d'oxyde de zinc, d'acacias rétrécissent la pupille.

La diminution de la pupille peut empêcher partiellement ou totalement la vue. Elle peut se produire à la suite de la siccité et de la condensation ou de la consomption de l'humidité des yeux. Les choses apparaissent alors trop grosses. Il faut recommander des aliments nourrissants et humectants, du vin chaud, des bains, les frictions des membres. On applique de l'onguent d'iris sur les paupières. On instille un collyre constitué d'ammoniaque (gomme d'Ammon), de litchis, de safran, de verdet, broyés dans de l'eau.

Le nyctalops

Pour les uns, comme Pierre Franco : *Traité des hernies* ..., Lyon, 1561, c'est une maladie qui rend la vision impossible pendant la nuit. Pour d'autre, comme Hippocrate, c'est, à l'inverse, la faculté de voir dans l'obscurité totale. Dans le premier cas, la maladie est provoquée par des humeurs crasses qui se déposent dans les tuniques de l'œil.

On prescrit un régime débilitant, des saignées à la veine céphalique, des purgatifs et des clystères. Il faut attirer les humeurs qui encombrent le cerveau à travers le palais par des masticatoires et à travers le nez par des apophtegmatiques comme le poivre ou la staphysaigre dite herbe à poux. On fait boire une décoction d'hysope, d'origan, de rue. On purge par castoreum, scammonée. On chasse ensuite la bile et l'atrabile de l'œil en le nettoyant avec du miel auquel on peut mêler de l'alun, du cyclamen, du jus d'oignon, du lait de femme. Certains recommandent la vapeur du bouillon dans lequel cuit un foie de bouc. Enfin, il est courant d'oindre et de laver les yeux avec du fiel de bouc ou de perdrix.

L'ingrossation de l'œil

Ceci se voit dans les traumatismes du crâne, les efforts excessifs, les fausses routes dans l'aspre artère (la trachée), particulièrement lorsque les tissus qui retiennent l'œil sont mous, lâches et débiles.

Il faut saigner la veine basilique au bras. Il faut parfois purger et poser des ventouses derrière le cou. On emploie des médicaments restrictifs et répercussifs comme la bistorte (polygonum), les fleurs de grenadier (balanstria), les galles, la goyave (psydia).

La douleur des yeux

La cause en est externe (fumée ou poussières dans les yeux) ou interne : sang fixé ou arrêté à proximité des yeux, ou phénomène identique mais avec accumulation de cholère qui provoque une douleur poignante et mordante accompagnée d'une rougeur citrine des yeux ou enfin avec une humeur froide, source de douleurs moins grandes et moins véhémentes.

Lorsque la bile est responsable, il faut saigner, appliquer des ventouses aux épaules et à l'occiput, mettre sur le front des emplâtres de blanc d'oeuf mêlés d'encens et de mastic ou encore de bol d'Arménie, de terre sigillée et d'huile rosat dont l'effet répercussif et altératif est également exploité dans l'ophtalmie. On applique sur l'œil, du blanc d'oeuf battu avec une décoction d'eau de pavot, et de psyllium ou de mandragore. On peut y ajouter de l'opium en cas de fortes douleurs. On instille ensuite un collyre à base de céruse, de sarcocolle, de gomme adragante, d'opium si nécessaire. On purge avec casse ou tamarin. Il est licite de saigner. Un effet résolutif, répercussif, altératif et sédatif est-il recherché, la fomentation suivante sera utilisée : mauve, oseille, camomille, pavot, mémithe (chélidoine), plantin à parts égales mélangés à des mucilages de psyllium et de gomme adragante, à de la poudre d'acacias, aloès et safran. On emploie ce mélange tiédi sur les yeux en fomentation et en instillations.

La médication varie selon le stade de la maladie : ainsi, au commencement, quand abondent les humeurs chaudes, les répercussifs seront associés aux résolutifs dans une proportion moindre pour ces derniers. En revanche, lorsque la maladie est en pleine vigueur, la quantité de résolutifs sera plus grande que celle des répercussifs.

En phase de déclinaison, on emploie exclusivement les résolutifs associés éventuellement à de faibles quantités de confortatifs ou de répercussifs.

Enfin, lorsque la douleur est apaisée, les dissolutifs et les exténuants ont ici leur indication : camomille, fenouil, rose, fénugrec.

Si la douleur est provoquée par des humeurs froides, elle est moins intense et peut être traitée par purgation, pilule aurée et *quinque generibus mirobol.* (par cinq espèces de Myrobolan).

Si l'humeur est à dominante atrabilaire, on administre du diasène (purgatif à base de séné) renforcé de scammonée (diagrède). Après la purge, on peut donner alexandrinae aureae avec du vin et de la décoction de bétoine. On applique sur les yeux une soie verte imbibée de suc de fenouil et de rue tiédis ou bien du jaune d'oeuf cuit sous la cendre, enveloppé de taffetas.

Contre la migraine, on emploie avec succès l'onguent fait de feuilles et de fleurs d'absinthe et d'axonge.

Les douleurs oculaires provoquées par la poussière ou la fumée sont calmées par des lavages à l'eau de rose et de fenouil ; dues au froid, elles sont soulagées par le vin pur.

La cure de la scabiée et prurit à l'œil

Cette démangeaison peut atteindre les paupières ou les conjonctives. Elle est provoquée par une humeur mordicante, âcre ou salée. Il faut ne pas frotter l'œil mais prescrire des digestifs et ouvrir éventuellement la veine céphalique. On fomente les yeux avec une eau tiède où auront bouilli mauves, violettes, oseille. On peut employer de l'eau de chélidoine, verveine et fenouil appliquée froide au début, puis tiède, afin que la chaleur ouvre les porosités de la partie et résolve la matière responsable de l'irritation. On peut accentuer l'ouverture des pores en appliquant un linge imbibé d'une décoction de camomille modérément bouillie. En cas d'échec de ce traitement, on instille dans l'œil quelques gouttes d'une macération d'aloès et de vin.

Tumeurs de la conjonctive

Elle peut accompagner l'inflammation ou l'ophtalmie. Elle peut être due également à un excès d'humeur sans apostème ou bien à une distension venteuse. On administre des purges avec pilules aurées ou cochiées ou hierapicra, benedicta, coloquinte ou diagrède.

On peut saigner, faire des bains oculaires avec la décoction de camomille, mélilot, fenouil, absinthe, hysope, anis. On peut utiliser la poudre de coquillage, de perles, de camphre ou même de la farine blanche.

Si la chaleur prédomine, on instille un collyre à base de litchi, suc de fenouil, cuivre, perle, corail rouge, suc de rue, eau d'euphrasia.

Le strabisme

C'est une distorsion de la vue notamment chez le jeune enfant : on parle alors de vue louche ou bigle. Cette maladie survient souvent quand le berceau est mal orienté de telle façon que l'enfant doit tourner le regard vers la lumière. Il faut adapter un masque attaché derrière la tête et percé de deux petits orifices à hauteur des yeux de sorte que le regard s'habitue à la bonne orientation en se fixant sur la seule source de lumière qui passe à travers les deux minuscules perforations. Le même résultat sera obtenu par deux bésicles également percées d'un minuscule orifice et fixés à une pièce de cuir.

Evolution de l'ophtalmologie

XVIème siècle : Stromayr, Bartisch, Guillemeau

Au XVIème siècle, les progrès de l'anatomie vont peu à peu améliorer la connaissance des mécanismes de la vision ; Eustache confirme la découverte de Bacon en décrivant l'entrecroisement des voies optiques chez le poisson : *Opuscula anatomica, nempe de renum structura, officio et administrationem ; de auditus organo ; ossium examen ; de motu capitis ; de vaena quae azygos dicitur, et de alia, quae inflexu brachii communem profundam producit ; de dentibus,* Venise, 1564.

Léonard de Vinci a l'idée d'inclure un globe oculaire dans du blanc d'oeuf coagulé puis de le couper en tranches pour en étudier la structure interne, son astuce ne l'empêche pas de placer le cristallin en position médiane : Codice Atlantico, 119 V a., in Léonard de Vinci et l'expérience scientifique au XVI^{è}

siècle, Elmer Belt : Les dissections anatomiques de Léonard de Vinci, Paris, 1953.

Fallope met en évidence la différence de courbure entre la cornée et la sclérotique, décrit le releveur de la paupière, le muscle grand oblique et son innervation par la IVème paire crânienne : *Observationes anatomicae*, Venise, 1561.

Fabrizzio d'Acquapendente situe correctement le cristallin, suivi en cela par Platter qui, le premier, désigne la rétine comme seul organe de la vision : *De visione, voce, auditu tractatus*, Venise, 1600 ; *Hyeronimi Fabricii ab Acquapendente opera omnia anatomica et physiologica, hactenus variis locis et formis edita, nunc vero certo ordine digesta, et in unum volumen redacta. Accessit index rerum et verborum, cum praefatio Johan. Bohnii*, Leipzig, 1687.

L'ophtalmologie néanmoins stagne avec Dalechamps et sa *Chirurgie française*, Lyon, 1570 ; Mercuriale avec le *De compositione medicamentorum. De morbis oculorum , & aurium …*, Venise, 1590.

Giovanni Battista della Porta, s'il observe avec justesse le réflexe photomoteur et interprète correctement le passage de l'image visuelle à travers la pupille, tombe dans les errements du passé en conservant au cristallin son rôle d'organe sensoriel : *De refractione optices parte : libri novem ...*, Naples, 1593, tout comme Georg Bartisch qui, en Allemagne, publie son *Ophtalmodouleia : Das ist Augendienst*, Dresde, 1583, (Traité de la vision), deux planches représentant l'œil et le cerveau sont pourvues de parties mobiles montrant les sections anatomiques de ces organes, ce qui était une nouveauté éditoriale. C'est le premier livre médical écrit en allemand et consacré à l'ophtalmologie. On trouve dans cet atlas in folio illustré de 91 gravures sur bois par Hans Hewamaul, vraisemblablement dessinées par l'auteur, le premier exposé des maladies oculaires et des opérations qu'elles nécessitent. Il étudie le strabisme, la cataracte, les pathologies externes et les traumatismes. Il préconise l'énucléation dans les cancers du globe oculaire. Plus surprenantes, témoignant peut-être de la superstition de l'auteur, ces pages consacrées aux affections oculaires consécutives à la magie. L'ouvrage sera réédité à Strabourg en 1584 puis en 1686 à l'identique.

Simon Portius ou Porzio (1497-1554), professeur à Pise, décrit l'influence de la couleur des yeux sur le caractère, les qualités physiques, ou la prédisposition à certaines maladies dans son *De coloribus oculorum ...*, Naples, 1550, (Des coloris des yeux).

Caspar Stromayr (?-?) est l'auteur d'un manuscrit dans lequel il décrit divers procédés d'interventions ophtalmologiques mais aussi de chirurgie des hernies. Cet écrit daté de 1559, illustré de planches en couleurs représentant divers instruments et diverses techniques opératoires, a pour titre : *Die Handschrift der Schnitt und Augenartztes ...*

Jacques Guillemeau dans son *Traité des maladies de l'œil*, Paris, 1585, fait une revue générale des connaissances dans ce domaine à la fin du XVIème siècle, compilation des auteurs grecs et arabes. Il identifie le réflexe de contraction d'une pupille lors de l'éclairement de la pupille opposée (réflexe consensuel). Il décrit exactement les muscles de la cavité orbitaire et met en évidence la participation motrice et sensorielle dans le strabisme : il préconise le port de lunettes opaques percées de deux trous centraux pour en assurer la correction, tout comme son maître Paré.

En Angleterre, Walter Bailey (1529-1592) publie le premier traité d'ophtalmologie en langue anglaise : *A briefe treatise touching the preservetion of the eie sight*, Londres, 1586, (Abrégé de la conservation de la vue).

XVIIème siècle : premiers pas de l'optique scientifique

Les progrès de l'optique et une meilleure connaissance de la physiologie de la vue vont remettre en question les conceptions héritées de l'Antiquité et du Moyen Age.

Johannes Képler (1571-1630) dans son *Astronomia pars optica*, Francfort, 1604, disserte de la nature de la lumière, de la *camera obscura*, des miroir plans et courbes, des lentilles et de la réfraction. Dans sa *Dioptricae*, Augsburg, 1611, il développe la théorie de la lunette de Galilée et décrit le cristallin montrant que sa face antérieure s'inscrit dans une sphère tandis que sa face postérieure est en forme d'hyperbole.

L'abbé Edme Mariotte (1620?-1684) découvre que la papille du nerf optique correspond à une zone aveugle mais conclut faussement que l'organe de la vision est la choroïde : *Nouvelle découverte touchant la vue*, Paris, 1668.

René Descartes démontre directement, en expérimentant sur l'œil d'un animal, la formation des images renversées au fond de cet organe en même temps que l'aberration de parallaxe et sa correction en exerçant une pression sur les parois du globe oculaire. Le premier, il situe dans la rétine stimulée par la lumière ou par un choc l'origine de la sensation lumineuse subjective : *Discours de la méthode* (dioptrique), Leyde, 1637.

La cataracte bénéficie de ces progrès : en effet, alors qu'on plaçait jusqu'ici le siège de la maladie en avant du cristallin, Rémy Lasnier (?-1690), vers 1640, situent la lésion dans l'épaisseur même du cristallin et améliorent la technique de l'abaissement en expliquant que l'aiguille le déplace en rompant son ligament suspenseur. Lasnier aurait soutenu une thèse intitulée *Cristallina per paracentesim preater oculi axim transfixo, an cataractae tuta curatio,* si l'on en croit Quesnay qui en parle dans ses *Recherches critiques et historiques sur l'origine, sur les divers états et sur les progrès de la chirurgie*, Paris, 1749, thèse qui n'a peut-être jamais été imprimée.

Richard Banister (circa 1620), ophtalmologiste itinérant, publie à Londres, en 1622, *A teatise of one hundred and thirteene diseases of the eyes.* On y retrouve beaucoup d'éléments puisés dans l'ouvrage de Guillemeau mais il innove en signalant le premier que le principal signe du glaucome est la tension du globe oculaire appréciée par le doigt explorateur du médecin qui le palpe.

Werner Rolfinck (1599-1673), médecin, chimiste et botaniste allemand, dans ses *Dissertationes anatomicae methodo synthetica* publiées à Nuremberg en 1656, établit par dissection le siège de la cataracte dans le cristallin et justifie ainsi le choix thérapeutique de l'abaissement de celui-ci pour la traiter.

William Briggs donne la première description de la nyctalopie en 1684 : Two remarkable cases relating to vision, *Philosophical Transactions.*
Johann van Heurne est l'auteur d'un traité d'ophtalmologie et d'otorhinolaryngologie, souvent relié avec son ouvrage *De morbis pectoris* : *De morbis oculorum, aurium, nasi, dentium & oris*, Leyde, 1602.
Jacob Schalling (circa 1615), publie une *Ophtalmologia, sive disquisitio hermetico-galenica de natura oculorum eorumque visibilibus characteribus morbis & remediis. Censurae ... ordinis ... Rosatae Crucisoblat & representata. Augentrost, darinn von Natur, sichtbaren Bildnissen Kranckheiten und Artzneyen Trewlich und fleissig gehandelt wird ...* Erfurt, 1615.

XVIIIème siècle : premiers éléments de physiologie de la vision

L'ophtalmologie bénéficie des travaux de physiciens comme Isaac Newton (1643-1727) qui démontre, dès 1704, que la lumière blanche peut être décomposée en couleurs simples : *Opticks*, Londres, 1704. Cette théorie, associée à celle d'Albrecht von Haller sur l'excitabilité des nerfs : *Disputationes anatomicas selectae*, Göttingen, 1746-1752, permet à Thomas Young (1773-1829) d'imaginer l'existence de trois espèces de fibres du nerf optique en rapport avec le rouge, le vert et le violet : Observations on vision, *Philosophical transactions*, **83**, 1793. Il décrit le premier l'astigmatisme : On the mechanism of the eye, *Philosophical transactions*, **91**, 1801 puis explique les phénomènes de dispersion et d'interférence liés à la nature ondulatoire de la lumière : On the thory of lights and colours, *Philosophical transactions,* **92**, 1802.

A la même époque, le chirurgien Jean Méry remarque qu'il est possible en plongeant la tête d'un chat dans l'eau d'éclairer le fond de l'œil et d'y voir nettement le réseau vasculaire rétinien. : *Œuvres complètes (anatomie, physiologie, chirurgie)*, Paris, 1888. Cette observation aurait pu amener la découverte de l'ophtalmoscope un siècle avant Helmholtz.

Dominique Anel (1679-1730) cathétérise le premier, en 1713, une fistule lacrymale à l'aide d'une petite seringue : *Observation singulière sur la fistule lacrymale, dans laquelle l'on verra, que la matière des fistules lacrymales s'évacüe très souvent par les points lacrymaux ; en même temps on apprendra à les guérir radicalement ...*, Turin, 1713.

Le moine Charles de Saint-Yves (1667-1736), dans son *Nouveau traité des maladies des yeux*, en 1722, décrit le décollement de la rétine et son signe, la perte partielle du champ visuel. Il explique le strabisme par la contracture d'un muscle ou la paralysie de son antagoniste.

William Cheselden pratique l'intervention de la pupille artificielle chez un malade dont la pupille avait été obstruée par un processus inflammatoire : An account of some observations made by a young gentleman who was born blind, or lost his sight so early, that he had no remenbrance of ever having seen, and was couch'd between 13 and 14 yrs. of age, *Philosophical transactions,* (1727-1728), 1729.

John Dalton (1766-1844) décrit, en 1794, l'anomalie de la vision des couleurs qui porte son nom et la publie en 1798 : Extraordinary facts relating to the vision of colours-blindless, dans *Mem. lit. phil. Soc. Manch.*.

Mais la cataracte reste la préoccupation essentielle des chirurgiens ophtalmologistes. Confirmant les travaux de Lasnier au siècle précédent, Michel Brisseau (1676-1743) apporte la démonstration anatomopathologique que la cataracte est bien due à l'opacification du cristallin : *Traité de la cataracte et du glaucoma*, Paris, 1709.

Antoine Maître-Jean (1650-1730) adopte et défend cette position en distinguant la vraie cataracte, qui siège dans le cristallin, de la fausse due à un exsudat pathologique déposé à sa surface : *Traité des maladies de l'œil*, Troyes, 1707.

Benedict Duddel (?-?) décrit le premier la membrane de Descemet : *A treatise of the diseases of the horny, and the various kinds of cataracts, To which is prefix'd a method ... of scarifyng the eyes*, Londres, 1729.

Mais ce sera Jean Descemet (1732-1810) qui donnera la description définitive de la membrane postérieure de la cornée : *An sola lens crystallina cataracte sed*e, Paris, 1758.

Dès lors, la voie est ouverte à Jacques Daviel (1696-1762) qui effectue la première extraction de cristallin cataracté en 1745. Il pratique l'extraction en trois temps : section de la partie inférieure de la cornée, incision à l'aiguille lancéolée de la cristalloïde puis, enfin, extraction de la cataracte par une douce pression sur le globe oculaire. Il présente ses résultats à *l'Académie Royale de Chirurgie* en 1753 : Mémoire sur une nouvelle méthode de guérir la cataracte par l'extraction.

Valentin Haüy (1745-1822) est le fondateur de la première école pour les non voyants. Ayant compris que le seul toucher permettait aux aveugles d'identifier les objets, il a l'idée de faire faire des lettres romaines de grande dimension et des chiffres avec lesquelles il gaufre le papier cartonné qui leur permet de reconnaître les caractères et d'apprendre à lire et à compter. Il développe ses conceptions pédagogiques dans son *Essai sur l'éducation des aveugles* imprimé à Paris en 1786, année de la fondation de l'Institution des Enfants Aveugles.

XIXème siècle : l'Ecole allemande, Helmholtz.

Dès 1801, Karl Himly (1772-1837) utilise la hyoscyamine, alcaloïde des solanées, puissant anticholinergique, pour dilater la pupille et faciliter l'opération de la cataracte. Il fonde en 1801, le premier journal consacré à l'ophtalmologie avec Johann Adam Schmidt (1759-1809), auquel on doit le terme d'iritis pour désigner les inflammations de l'iris, l'*Ophtamologische Bibliothek.*

Dominique Jean Larrey est le premier en France à décrire le trachome sous le nom d'ophtalmie militaire ou d'ophtalmie égyptienne en 1800 : *Mémoire sur l'ophtalmie régnante en Egypte*, Le Caire, an IX (1800-1801), bientôt suivi par l'Anglais John Vetch (1783-1835) en 1803 : *An account of the ophtalmia which has appeared in England since the return of the British Army from Egypt*, Londres, 1807.

En Italie, Antonio Scarpa publie en 1801, à Pavie, le premier ouvrage écrit en italien concernant l'ophtalmologie : *Saggio di osservationi e d'esperienzesulle principali malatte degli occhi.*

En 1813 puis en 1817, paraissent à Vienne les deux volumes des *Lehre von den Augenkrankheiten* de Georg Joseph Beer (1763-1821), illustrées en couleurs de sa main. Pour plusieurs années, ces leçons serviront de guide à des générations d'ophtalmologues. On y trouve la description du glaucome et les règles de traitement des traumatismes du globe oculaire et de l'orbite. Il est renommé pour sa dextérité dans la pratique de l'iridectomie notamment. Il invente de nombreux instruments dont une loupe pour examiner l'œil. En 1786, il inaugure le premier hôpital ophtalmologique connu. Un de ses élèves, l'Américain George Frick (1793-1870), publie le premier traité d'ophtalmologie paru aux Etats Unis : *A treatise of the diseases of the eye*, 1823. Il préconise la pratique exclusive de cette spécialité par les praticiens qui la choisissent.

Sir George Biddell Airy (1801-1892), lui-même astigmate, propose, en 1825, des lunettes munies de verres correcteurs de ce défaut visuel : On a peculiar defect in the eye, and a mode of correcting it, *Trans. Cambr. phil. Soc.*1827, **2**. Plus de quarante ans plus tard, Frans Cornelis Donders (1818-1889) écrit *Astigmatisme en cilindrische glazen* édité à Utrecht en 1862 dans lequel il définit l'astigmatisme régulier qui peut être corrigé par des lentilles cylindriques. Les lois de Donders stipulent *que pour chaque position il y a orientation spécifique des méridiens horizontaux et verticaux de la rétine : elle dépend donc uniquement d'un mouvement horizontal et vertical. Il n'y a donc pas rotation autour de l'axe antéropostérieur. Dictionnaire de l'Académie de médecine.*

Perfectionnant la méthode de lecture destinée aux aveugles imaginée par Haüy, Louis Braille (1809-1852) diffuse son propre procédé, toujours utilisé, en publiant à Paris, en 1837, son livre intitulé : *Procédé pour écrire au moyen des points.*

Mais c'est en Allemagne que se développe la nouvelle école d'ophtalmologie.

Heinrich Küchler (1811-1873) publie à Darmstadt en 1843 sa *Schriftnummerprobe für Gesichtsleidende,* premier test de lecture à distance de lettres et de chiffres pour apprécier l'acuité visuelle.

Evénement crucial pour l'histoire de l'ophtalmologie, Hermann Ludwig Ferdinand Helmholtz met au point l'ophtalmoscope qu'il décrit dans son *Beschreibung eines Augenspiegel zur Untersuchung der Netzhaut im lebenden Auge*, Berlin, 1851. (Description d'un miroir oculaire pour l'examen de la rétine de l'œil sur le vivant). Il publie en 1856 le *Handbuch der physiologischen Optik,* ouvrage accompagné d'un atlas dans lequel il reprend la théorie de la vision des couleurs de Young.

Friedrich von Graefe (1828-1870), mort de tuberculose à 42 ans, rénove la chirurgie de l'œil : extraction linéaire pour la cataracte, abandon de l'iridotomie au profit de l'iridectomie, nouvelle intervention sur le strabisme. Il décrit l'œdème de la papille au fond d'œil dans les tumeurs cérébrales et les signes ophtalmoscopiques de la thrombose de l'artère centrale de la rétine. Parmi ses publications, on citera : *Ueber die Iridectomie bei Glaucome,* 1857 ; *Ueber mordificirte Linearextraction*, 1865 à 1868, concernant la chirurgie de la cataracte ; *Symptomenlehre des Augenmuskellämungen,* 1867 à propos du *keratoconus*, maladie dégénérative de la cornée qui perd sa sphéricité et prend la forme d'un cône.

Willy Kühne (1837-1900) innove en étudiant le pourpre rétinien (rhodopsine) pigment protéique photosensible présent dans les batonnets et responsable de la sensibilité de l'œil à la lumière : Ueber den Sehpurpur, *Untersuchungen aus dem physiologischen Institute der Universität Heidelberg,* **1**, 1878.

Bartholomeo Panizza signale le rôle dans la vision du cortex occipital, au niveau de la scissure calcarine : *Osservazioni sul nervo ottico*, 1855.

Dans ses *Leçons sur la physiologie et la pathologie du système nerveux* parue chez Baillière à Paris en 1858, Claude Bernard décrit ainsi les phénomènes qui succèdent à la section du grand sympathique dans sa portion céphalique chez l'animal : myosis de la pupille, rétraction du globe oculaire, rétrécissement de la fente palpébrale, aplatissement de la cornée, augmentation de la température et de la sensibilité cutanées. Ces mêmes manifestations seront décrites dans les lésions du sympathique cervical par Johann Friedrich Horner en 1869 et publiées dans le *Klin. Mbl. Augenheilk.* : Ueber eine Forme von Ptosis. La littérature médicale les immortalisera comme syndrome de Claude Bernard Horner.

En 1870, Edwin Theodor Saemisch (1833-1909) publie, à Bonn, un ouvrage intitulé *Das Ulcus serpens und seine Therapie*. C'est la première description de l'ulcère serpigineux de la cornée. Il propose la kératotomie comme traitement (opération de Saemisch). En 1876, il décrit la conjonctivite allergique : *vernal conjonctivitis*.

Ferdinand Cuignet (1823-1890) décrit la rétinoscopie, *shadow test*, dans un article publié par le *Recueil d'ophtalmologie* en 1873, technique de mesure du pouvoir accomodatif. Apparue vingt ans après l'ophtalmoscope, la rétinoscopie en est néanmoins un avatar car elle l'utilise non pas pour s'informer de l'état de la rétine, mais pour déterminer la réfraction de l'œil.

Le rayon de courbure de la cornée est mesuré grâce à l'ophtalmomètre ou kératomètre de Louis Javal (1839-1907) et Hjalmar Schötz (1850-1927). Les deux auteurs décrivent leur invention qui permet de calculer la valeur de l'astigmatisme cornéen dans un article paru à Bruxelles dans *Annales oculistiques,* en 1881.

Julius Hirschberg (1843-1925), élève de Helmholtz, est l'auteur du *Der Electromagnet in der Augenheilkunde*, paru à Leipzig en 1885, introduisant l'emploi de l'électro-aimant en ophtalmologie. En 1877, il fonde le *Centralblatt für praktische Augenheilkunde*.

Photinos Panas inaugure la Chaire d'ophtalmologie de l'Hôtel-Dieu de Paris et rédige un *traité d'Ophtalmologie* resté longtemps classique. En 1886, il publie dans les *Archives d'ophtalmologie* un article sur le traitement chirurgical du ptosis congénital ou paralytique : *D'un nouveau procédé opératoire ...*

Salomon Eberhardt Henschen (1847-1930) identifie ce qu'on désignera plus tard comme une réplique parfaite de la systématisation de la rétine, aire striée, aire sensorio-visuelle de par sa fonction et aire calcarienne par sa topographie : Kort öffversigt af läran om lokalisationen i hjernbarken, *Upsala Läkareförenings förhandligar*, **27**, 1888.

Santiago Ramon y Cajal est l'auteur de travaux fondateurs sur l'histologie de la rétine des vertébrés : *Die Retina der Wirbelthiere* ..., Wiesbaden, 1894.

Johann Adolph von Kries (1853-1928) étudie le rôle des batonnets de la rétine : Ueber die Funktion des Netzhautstäbschen, *Zeitschrift für Psychologie und Physiologie der Sinnesorgane,* Hambourg, Leipzig, **9**, 1896.

Ludwig Laqueur (1839-1909) propose de traiter le glaucome par la physostigmine, anticholinestérasique proche de l'ésérine, elle-même extraite de la fève de Calabar, utilisée comme myotique et antiglaucomateux en collyre : Ueber eine neue therapeutische Verwendung des physostigmin, *Zbl. med. Wissenchaft,* **14**, 1876.

Le nitrate d'argent est utilisé en instillation oculaire comme préventif de l'ophtalmie du nouveau né par Carl Credé (1819-1892) en 1884 : *Die Verhütung der Augenentzündung der Neugeborenen,* Berlin.

La même année, comme nous l'avons vu à propos de l'anesthésie locale, Carl Koller, propose la cocaïne comme anesthésique conjonctival en ophtalmologie : Mitheilung über local Anästhesirung am Auge, *Klinische Monatsblätter für Augenheilkunde,* **22**, 1884.

La bactériologie fait son entrée dans l'ophtalmologie avec la communication de Richard Deutschmann (1852-1935) partisan de l'origine infectieuse de l'ophtalmie sympathique, uvéite granulomateuse survenant au niveau de l'autre œil après une intervention ou un trauma oculaire : Ein experimenteller Beitrag zur Pathogenese der sympatischen Augenzündung, *Graefe Archiv. ophtal.*, 1882. On admet actuellement son étiologie auto-immune dirigée contre les cellules à mélanine présentes dans l'uvée. Robert Koch identifie deux bacilles à l'origine du trachome, ophtalmie égyptienne, en 1883 : Bericht über die Thätigkeit der deutschen Cholerakommission in Aegypten und Ostindien paru dans *Wien. med. Wschr.* que John Elmer Weeks (1853-1949) reconnut comme également responsable du *pink eye* conjonctivite communément répandue : The bacillus of acute conjunctival catharrh or « pink eye », *Arch. ophtal. (NY),* **15**, 1886. Henri Parinaud et Xavier Galezowski (1832-1907) décrivent une conjonctivite tuberculeuse transmissible à l'homme par l'animal : Conjonctivite infectieuse transmise par les animaux, *Annale oculistique,* Bruxelle, 1889. Parinaud publie dans la même revue belge un article sur : La conjonctivite lacrymale à pneumocoques des nouveaux-nés, en 1894. Karl Axenfeld (1867-1930) et Victor Morax (1866-1935) décrivent chacun de leur côté, en 1896, un bacille responsable d'une conjonctivite chronique, le Morax Axenfeld hemophilus : Beiträge zur Aetiologie der Bindehautenzündungen Ueber chronische Diplobacillenconjunctivitis, *Ber. ophtal Ges. Heidelberg*, **25**, 1897 ; Note sur un diplobacille pathogène pour la conjunctiva humaine, *Annales de l'institut Pasteu*r, **10**, 1896.

L'OBSTETRIQUE

La grossesse

Selon Franco, la cavité utérine reçoit la semence de la génération, mélange des spermes masculins et féminins et les nourrit d'un sang menstruel subtil et spermatique qui contribue à la formation de l'enfant : il faut 14 jours pour que se détermine le sexe d'un enfant mâle et 60 pour celui d'un enfant femelle. Alors se font la fermentation des semences et la séparation en matières spécifiques destinées à la formation de chaque tissu. Par exemple, la matière ossifique produit de l'os, la carnifique, de la chair. Ensuite, trois petites bulles préfigurent les trois facultés organiques essentielles : d'abord le foie d'où partent les veines, ensuite le cœur d'où partent les artères et enfin le cerveau origine des nerfs. Trois membranes enveloppent cette ébauche : le corium ou arrière-fait, l'alantoïde et l'amnios.

Cette organogenèse se déroule sous l'autorité du grand démiurge : *Tout cela se fait par la divine sagesse qui ordonne les parties de ladite matière une chacune selon l'action & usage par icelle sagesse ordonnée & prédestinée ...*

Le corium adhérant à la matrice amène le sang par les veines et le principe vital par les artères à l'ombilic de l'enfant à travers un rameau artério-veineux commun qui comporte un troisième élément, le porus vracus (gélatine de Wharton) par lequel l'enfant rend son urine.

La veine ombilicale entre dans le corps de l'enfant et rejoint la veine porte dans la partie concave du foie. L'artère ombilicale se divise en deux rameaux dans la cavité abdominale du foetus et s'implante dans ses artères iliaques droite et gauche.

L'alantoïde et l'amnios naissent du corium et servent de couverture à l'enfant.

L'alantoïde enveloppe seulement la tête, les fesses et les pieds. Elle contient une aquosité rousse qui est l'urine de l'enfant.

L'amnios couvre tout l'enfant et contient un liquide abondant provenant de sa sueur.

Ces liquides sortent avant l'accouchement pour lubrifier le col de la matrice.

Voici la position normale de l'enfant in utero : *L'enfant a l'espine du dos moyennement courbée & repliée : les cuisses un peu levées contre mont. Les jambes tellement courbées vers les fesses, que les talons les attouchent. Les avant-bras moyennement courbés et fléchis vers le côté de l'estomach & le reste des bras doucement pliés à l'endroit des cuisses, en sorte que les mains sont posées sur les genoïls, les paumes d'icelles estendues sur lesdits genoïls.*

Sont des rêveries, les affirmations selon lesquelles l'utérus est divisé en chambrettes ou cellules au nombre de sept qui correspondent au maximum d'enfants pouvant être portés par une femme. Il en est de même de la croyance selon laquelle la matrice comporte deux loges, la droite engendrant les garçons, la gauche les filles.

Au premier mois, l'orifice du col se ferme et le col remonte de sorte que le doigt de la sage-femme l'atteint difficilement. Les émotions vénériennes se refroidissent. L'arrêt des menstruations est dû au fait que les orifices veineux de la matrice, les acébules, sont bouchés par les secondines (placenta) qui s'y attachent.

Au second mois, les veines des mamelles se dilatent et les seins grossissent et s'affermissent. Le ventre commence à augmenter de volume. Certaines femmes ont des taches jaunes sur le visage ou les yeux cernés. Les urines sont citrines ou livides, parfois pétillantes.

Si l'on ajoute du vin blanc aux urines, elles deviennent comme du brouet de fèves bouillies.

Si la femme souffre de tranchées après avoir bu un sirop de miel et d'eau de pluie, elle est grosse, sinon, elle ne l'est pas.

Enfin, le signe le plus fidèle réside dans les mouvements du fœtus : Tressaillement doux, bénin et ordonné ... ce que l'on sent facilement en y appliquant la main.

Pour connaître le sexe de l'enfant, il faut prendre garde à ceci : quand la femme attend un garçon, elle a le teint vif et le regard gai, à l'inverse, quand c'est une fille, elle a la couleur mauvaise et l'humeur triste.

Les garçons se portent plutôt du côté droit de la matrice, les filles du côté gauche. Enfin, quand c'est un garçon, la mamelle droite est plus grosse, le mamelon noir, ferme et droit, avec une montée laiteuse en avance sur la gauche : Franco, *Traité des hernies,* ch., LXXVII ..., Lyon, 1561.

L'accouchement et l'avortement

Il existe deux façons d'enfanter : naturelle ou contre-nature.

La naturelle fixe le terme à neuf mois, que l'enfant sorte tête première ou les pieds en premiers, même si ce délai est raccourci ou rallongé de quelques jours. Un accouchement au septième mois est périlleux pour l'enfant et reste dangereux au huitième mois.

Les signes précurseurs de l'accouchement sont les douleurs sous-ombilicales, inguinales et lombaires, les tremblements, l'écoulement des aquosités qui, s'il précède de trop longtemps l'accouchement, le rendra difficile l'enfant étant au sec et sortant péniblement.

Il faut alors disposer la femme sur un lit, le dos surélevé afin qu'elle respire librement et puisse avoir la force de mettre l'enfant hors. Ses jambes seront fléchies, les talons vers les fesses, cuisses écartées, bassin surélevé.

Certaines accouchent debout.

D'autres utilisent une sorte de chaise percée au dossier très incliné dont la partie horizontale est largement échancrée vers l'avant.

Au moment des tranchées, la femme pousse de toutes ses forces tandis que la sage-femme appuie sur le haut du ventre.

Si le travail est long, il faut lubrifier le col de l'utérus avec de l'huile de lys ou d'amande douce ou avec de la graisse d'oie et administrer une poudre à base de cinnamone.

On peut également la faire éternuer avec du poivre et lui faire prendre une potion de graines de lin pilé dans de l'eau d'armoise et de sabine.

Après l'accouchement, on donnera soit deux à trois cuillerées d'huile d'amande douce avec un peu de sucre, soit deux jaunes d'oeuf sucrés, soit de l'hypocras.

Une fois l'arrière-faix expulsé, il faut lier le cordon à la distance d'un pouce du ventre de l'enfant avec un fil double ni trop ni trop peu serré. On sectionne à deux doigts de cette ligature. On applique ensuite un linge imbibé d'huile rosat ou d'amande douce.

Ensuite, l'enfant est nettoyé avec de l'huile rosat ou de myrtille. Certains baignent le nouveau-né dans de l'eau chaude puis l'enduisent d'huile rosat.

Il faut mobiliser les articulations des membres et traiter les éventuelles fractures ou luxations causées par l'accouchement. On doit vérifier les orifices naturels à la recherche notamment d'une imperforation anale telle que Benivieni en guérit une. Un filet qui empêcherait la tétée, doit être sectionné. La bosse trouvée parfois entre cuir chevelu et os du crâne, consécutive à une contusion en cours d'accouchement, sera évacuée avec la lancette puis drainée. Quant aux taches souvent rouges qui parsèment la peau de certains enfants, on ne sait à quoi les attribuer mais en tout cas certainement pas au désir inassouvi de manger un quelconque aliment pendant le cours de la gestation. Certaines peuvent êtres enlevées sauf si elles siègent aux lèvres, aux paupières ou au nez.

Les autres façons d'accoucher sont contre-nature : si l'enfant présente le dos ou le ventre ou le bras ou un membre en premier. Enfin si l'enfantement a lieu avant le terme coutumier et, dans ce cas, on parle d'avortement qui peut être causé par tout travail excessif, par les exercices violents comme sauter ou danser, par les flux de ventre, vomissements, brûlures d'urine, coups et chutes sur le ventre, jeûne excessif ou trop boire et manger, saignement de nez très abondants, menstrues apparaissant au troisième ou quatrième mois surtout à un stade de la grossesse où l'enfant a besoin de beaucoup de nourriture, maladies de consomption, bains trop fréquents et trop chauds, émotions trop vives : Franco, *Traité des hernies,* ch., LXXXI ..., Lyon, 1561.

L'avortement est prévisible quand les mamelles se tarissent de leur lait, quand le haut du ventre, les fosses iliaques et les lombes sont le siège d'une grande pesanteur gênant la marche. Ensuite se produit un écoulement aqueux et sanieux puis une eau sanglante et enfin du sang et des caillots précédant l'expulsion du fœtus. : Lommius, *Tableau des maladies où l'on découvre leurs signes et leurs évènements traduit du latin de Lommius* ..., Paris, 1712.

Pour reconnaître si l'enfant est mort ou vivant, il faut palper le ventre de la mère à la recherche des mouvements intra-utérins, vérifier si la perte des eaux est ancienne ou si la mère signale l'absence de mouvements spontanés de l'enfant ou décrit une sensation d'inertie intra-utérine aux changements de position et de froideur de la matrice. L'existence d'un écoulement génital fétide, de syncopes fréquentes et la lividité du visage de la mère sont également des signes de mort fœtale.

Pour extraire l'enfant, on essaie d'abord manuellement en introduisant la main lubrifiée dans la matrice de le faire tourner de façon à saisir les pieds qu'on réunit par un lien sur lequel on exerce ensuite une traction douce tandis que la mère s'efforce de pousser. Si l'enfant est mort, on est amené à le tronçonner ou à l'éviscérer avec le rasoir.

On peut utiliser le speculum matricis à trois valves longues d'environ 15 centimètres. On l'engage dans le col de la matrice, le manche de l'instrument étant sur le ventre de la patiente. L'opérateur commence à l'ouvrir progressivement jusqu'à y passer la main puis les bras lubrifiés. On positionne l'enfant tête première et on exerce une traction progressive simultanément sur lui et sur le spéculum. Si les pieds se présentent en premier, on agit de la même façon. Si un bras se présente, il faudra reculer un peu le spéculum pour l'y engager.

La rétention de l'arrière-faix ou secondine se voit souvent dans l'accouchement précoce : tout comme le fruit vert tombe difficilement de l'arbre, le placenta a peine à se détacher de la paroi de la matrice quand la grossesse n'a pas été menée à son terme. Une autre raison de cette rétention est le travail trop long et douloureux qui a épuisé les forces de l'accouchée. Cette rétention peut être responsable d'une suffocation ou d'une putréfaction de la matrice. Il faut alors, en se guidant sur l'ombilic ou petit boyau (le cordon), introduire la main dans la cavité utérine et en extraire le placenta après l'avoir délicatement décollé de la paroi s'il y adhère encore.

Si la mère est morte, il faut pratiquer une incision en écusson depuis l'appendice xiphoïde en coupant le péritoine sans léser les anses intestinales. Il faut ensuite tirer la matrice vers le haut avec des crochets puis l'inciser et extraire l'enfant dont le cordon est enroulé autour du cou ou des bras. On palpe l'artère ombilicale à la recherche des pulsations qui témoignent de la vie de l'enfant. On lie le cordon à trois doigts du nombril puis on le sectionne.

L'autre procédé consiste à pratiquer une incision de petite taille jusqu'au péritoine puis, ayant dégagé la matrice des anses intestinales, on l'incise sur une petite distance. On dilate l'ouverture avec les doigts jusqu'à repérer l'arrière-faix et à pouvoir introduire la main que l'on glisse le long du dos de l'enfant pour le sortir en tenant le bras parallèle au ventre de la mère : Franco, *Traité des hernies ...*, Lyon, 1561.

La césarienne est le plus souvent appliquée pour extraire un enfant vivant chez une femme morte, parfois un enfant mort chez une femme vivante et, rarement, s'il existe un obstacle majeur au passage de l'enfant par les voies naturelles. Malheureusement, peu de femmes opérées de cette façon ont survécu. Guillemeau est hostile à cette intervention et Paré ne se laisse pas convaincre par les arguments de François Rousset, exposés dans son *Traitté nouveau de l'hystérotomotokie ou enfantement Caesarien,* 1581. Bauhin, qui traduit cet ouvrage en latin en 1582, est un des rares auteurs de l'époque à le soutenir. Rousset définit ainsi l'enfantement caesarien : *Nous entendons proprement par l'enfantement Caesarien, une extraction dextrement faite de l'enfant par le costé de la mère, ne pouvant autrement accoucher, que par suffisante incision tant de l'épigastre (ou ventre extérieur) que du corps matrical : sans toutefois prejudicier à la vie de l'un, ny de l'autre : (pourveu que d'ailleurs ne leur survienne mal) voire même sans que la mère laisse pour cela de porter enfant après.*

Eucharius Roeslin (1470?-1526), dit également Rhodion, est l'auteur du premier traité totalement consacré à l'obstétrique imprimé à Haguenau en 1513 : *Der swangern Frawen und habammen roszgarten.* Cet ouvrage, in 4°, connut d'innombrables éditions, certaines sous le titre *De partu hominis*, dont la dernière en 1730. Il a été traduit en français en 1586, in 12° : *Des divers travaux & enfantemens des femmes. Le moyen pour survenir aux accidens qui peuvent eschoir devant & après iceux travaux divisez en deux parties ... Tournez en nostre langue françoise, par Paul Bienassis de Poitiers*, Paris, 1586. Des figures gravées sur bois illustrent le texte et montrent les diverses présentations de l'enfant au col de l'utérus. Il stigmatise l'incompétence des sages-femmes dans un avertissement rimé au début de son livre au titre élégant : *Jardin des roses des femmes enceintes et des sages-femmes.* Il inaugure la doctrine qui connaîtra son acmé avec Baudelocque : entériner la multiplicité des positions du fœtus dans l'utérus. Roeslin pratique la version podalique déjà enseignée par Celse et Soranus de préférence à la version céphalique. Il semble que son ouvrage soit une bonne compilation claire et concise.

Il sera plagié par beaucoup d'auteurs et notamment par Jacob Rueff (1500-1558) : *Schön lustig Trostbüchle von dem Empfenknussen und Geburten der Menschen,* 1554. Cet ouvrage destiné également aux sages-femmes connaît une édition latine contemporaine de celle en langue vernaculaire sans doute pour en assurer une meilleure diffusion. Divisé en six livres, l'auteur explique dans le premier la physiologie de la reproduction, dans le second l'anatomie des organes génitaux féminins. Les troisième et quatrième livres enseignent les manœuvres que doivent connaître les sages-femmes pour pratiquer les accouchements. Le cinquième livre décrit les diverses monstruosités du fœtus et le sixième parle des stérilités masculines et féminines. La sage-femme a un double devoir : consoler, prier. La femme est installée dans un fauteuil au solide dossier incliné, au siège découpé en demi-lune, garni de poignées. Une aide placée derrière ce fauteuil, pratique des frictions et des pressions sur le bas ventre tandis que l'enfant est engagé dans le pelvis. Elle fait un toucher, le doigt enduit d'un corps gras. L'enfant sorti, le cordon est lié et le placenta extrait rapidement. En cas de dystocie, la sage-femme peut utiliser une pince à bec de canard pour le saisir et l'attirer.

Ambroise Paré publie la *Briefvre collection de l'administration anatomique avec la manière de conjoindre les os et d'extraire les enfans tant mors que vivants du ventre de la mère, lorsque la nature de soy ne peult venir à son effet*, Paris, 1549, complétée par un petit traité d'accouchements. Malgaigne réunira dans le tome 2 des *Oeuvres complètes d'Ambroise Paré revues et collationnées sur toutes les éditions avec les variantes, ornées de 217 planches...*, Paris, 1840. Il rééditera ainsi d'une part un chapitre sur *La manière de extraire les enfans tant mors que vivans hors le ventre de la mère, lors que nature de soy ne peult venir à son effect* et d'autre part : *Le dix-huitième livre traitant de la génération de l'homme, recueilli des anciens et des modernes.* L'invocation de Dieu est de rigueur : *Dieu le créateur de toutes choses au commencement du monde, par un conseil indicible et prudence inestimable, a créé non seulement en l'espèce humaine, mais aussi en toutes autres espèces d'animaux, deux sexes, l'un masle, l'autre femelle : lesquels par certains allèchemens de volupté se conjoindroient ensemble pour la génération de leur semblable, à cause de la condition inévitable de mort à tous individus animaux, que la volonté divine leur avoit ordonnée. En ceste conjonction voluptueuse, l'homme et la femme, principalement au sacré mariage, jettent leur semence, lesquelles joinctes avec l'autre sont receues et conservées en la matrice de la femme.* Paré popularise la version podalique préconisée par Roeslin. Il codifie trois catégories d'accouchements : naturels et faciles ; ceux qui ressemblent à l'accouchement normal : présentation du siège, prématurité ; les accouchements difficiles et contre nature. C'est en 1573 qu'il fait paraître *Deux livres de chirurgie. De la génération de l'homme, et manière d'extraire les enfans hors du ventre de la mère ... Des monstres tant terrestres que marins avec leurs portraits ...* dans lequel il développe les chapitres consacrés à l'instrumentalisation. Il recommande de n'utiliser les crochets, les pieds de griffon et les couteaux que sur des enfants morts. La césarienne est réservée au cas où la mère étant morte, on ouvre le ventre pour sauver l'enfant. Le deuxième livre est consacré aux monstres dont certains sont sortis de l'esprit de l'auteur ou inspirés par les croyances de l'époque. On peut regretter qu'il n'ait pas suffisamment délimité le champ d'activité des sages-femmes.

Jacques Guillemeau, élève de Paré, fut un accoucheur renommé. Il est l'auteur d'un ouvrage très populaire *De l'heureux accouchement des femmes* imprimé à Paris en 1609, Il souligne les dangers que l'hémorragie pendant l'accouchement fait courir à l'enfant et à la mère *: Le plus facheux accident que peut éprouver la femme en travail, c'est le flux de sang ou les convulsions. L'un ou l'autre accident survenant, ou tous les deux ensemble, sans aucun délai, il faut accoucher et délivrer la femme.* Il propose d'obvier à l'hémorragie du placenta praevia en pratiquant la version par les pieds suivi de l'extraction qui arrête l'hémorragie. Dans la présentation du siège, ce qu'on appelle la manœuvre de Mauriceau et qui consiste à placer deux doigts de la main dans la bouche du fœtus puis de le placer à cheval sur l'avant bras tandis que les doigts de l'autre main sont placés de chaque côté du cou, est en fait une découverte de Guillemeau.

Louise Bourgeois, épouse du chirurgien Martin Boursier, fait paraître au tout début du XVIIème siècle ses *Observations diverses sur la stérilité, perte de fruict, fécondité, accouchements, et maladies des femmes et des enfants nouveaux naiz*, Paris, 1609. Ce livre, sans prétention, est le premier ouvrage d'obstétrique publié par une sage-femme, reflet d'une longue pratique. Accoucheuse de Marie de Médicis, elle met au monde, en 1601, le futur Louis XIII et cinq autres enfants royaux. Elle est rendue responsable de la mort de l'épouse de Gaston d'Orléans, Marie de Bourbon-Montpensier, qui vient d'accoucher de la future Grande Mademoiselle : l'autopsie aurait révélé une rétention placentaire fragmentaire. On l'accuse de négligence. Elle recommande dans la position du siège la version sur les pieds et donne de judicieux conseils dans celle de la face. Elle conseille à ses collègues d'assister aux dissections des cadavres de femmes pour acquérir une connaissance approfondie des organes génitaux féminins. Voici le récit qu'elle donne de sa réception au statut de sage-femme : *Il doit avoir à la réception d'une sage-femme, un médecin, deux chirurgiens et deux sages-femmes ; ainsi que l'on m'envoya voir les deux sages-femmes, qui estoient la dame Dupuis et la dame Personne, elles me donnèrent jour pour aller les trouver ensemble, elles m'interrogèrent de quelle vocation estait mon mary, ce que sachant elles ne voulaient pas me recevoir, au moins madame Dupuis qui disait à l'autre : pardieu ma compagne, le cœur ne me dit rien, puisqu'elle est femme d'un surgean, elle s'entendra avec ces médecins, comme coupeurs de bourses en foire ; il ne nous faut recevoir que des femmes d'artisan qui n'entendent rien à nos affaires. Elle me disait que mon mary me devait nourrir sans rien faire, et que si je faisais autrement, il me faudrait brûler pour faire de la cendre aux autres. Elle me tint en telles longueurs, et avec tant de sots propos, qu'un bel enfant que je nourrissais en mourut, de l'ennuy, que surtout la Dupuis me donna.*

Les grandes nouveautés de cette époque, sont l'accession de l'obstétrique au rang de spécialité à part entière, les progrès considérables accomplis en anatomie et la parution du livre de Louise Bourgeois, premier du genre, premier pas vers un statut corporatiste de la profession.

XVIIème siècle : le siècle de Mauriceau

Louise Bourgeois ou Boursier (1563-1636), élève d'Ambroise Paré, écrit de nombreux ouvrages de conseils aux mères et aux sages-femmes. Elle mettra au monde les six enfants royaux de Marie de Médicis (1573-1642).

Les Maladies des femmes grosses, Paris, 1668, puis les *Observations sur la grossesse et l'accouchement*, Paris, 1695, de François Mauriceau, premier médecin accoucheur de l'Hôtel-Dieu de Paris, rénovent l'enseignement et la pratique de l'obstétrique. Il part du principe que seule la connaissance de l'anatomie et de la physiologie des organes génitaux féminins permet une pratique obstétricale indiscutable et sûre. Malheureusement, il reste fidèle aux anciennes théories et n'admet pas les idées novatrices de De Graaf sur les ovaires et l'ovule. En revanche, il met l'accent sur le rôle des dimensions du bassin dans l'accouchement et insiste sur l'obstacle à son déroulement normal que représente son étroitesse. La manœuvre qui porte encore son nom et permet de dégager la tête fœtale dans la présentation du siège est en fait due à Guillemeau. Il préconise la délivrance (expulsion du placenta) au lit et non plus en position assise. Mauriceau n'admet pas la césarienne sur l'enfant vivant. Il décrit les phlegmons pelviens du post-partum.

Henrich van Roonhuysen (1625-1672) d'Amsterdam, propose dans son *Heelkonstige Aanmerkingen betreffende de gebrecken der vrouwen*, Amsterdam, 1663, (Observations médicales sur les maladies des femmes), un levier en fer incurvé à ses deux extrémités destiné à désenclaver la tête fœtale dans la filière pelvienne, instrument rapidement surclassé par le forceps inventé à la fin de ce siècle, par Hugues Chamberlen (1601-1683), huguenot français réfugié en Angleterre.

En toute fin de la traduction française de son *Traité de la théorie et pratique des accouchements*, Paris, 1754, Smellie révèle ce qu'était le fameux secret de l'instrument de Roonhuyzen *: Les plus habiles Accoucheurs de l'Europe désiroient depuis longtems de connoïtre l'Instrument dont Roohuisen se servoit dans la pratique de son art, avec un succès qui lui avoit acquis la réputation dont il a joui. Personne ne doutoit que ce ne fût une espèce particulière de Forceps dont l'utilité n'est plus contestée que de ceux dont le suffrage n'a aucun poids sur cette question ... mais MM. Jacques de Vischer & Hugo Van de Poll, Médecins de la ville d'Amsterdam, qui en sçavoient le secret, viennent de le réveler. Cet instrument n'est pas comme les différens Forceps, de la nature des pinces ou tenettes ; c'est une machine bien plus simple, une espèce de levier avec lequel on désenclave très-facilement la tête de l'Enfant engagée au passage ... L'instrument de Roohuisen est un morceau long & quarré de fer bien forgé de 10 pouces 2/4 de long, & large d'un pouce ... Voilà la véritable description d'un instrument, qui fait depuis tant d'années tant de bruit, sur-*

tout parmi les Accoucheurs, & sur lequel il s'est tenu tant de discours parmi des gens plus ou moins habiles, par envie, méchanceté, calomnie, & c. & qui par conséquent ne méritent pas d'être rapportés ici. Roonhuysen recommande la césarienne par incision latérale semi lunaire, décrit la grossesse extra utérine, les hernies vaginales et les adhérences utéro-vaginales.

Lazare Rivière écrit à propos de la césarienne : *N'y ayant plus d'espérance de pouvoir enfanter, ou même la mère étant proche de la mort, quelques auteurs en viennent à l'incision Césarienne, de laquelle Rousset a fait un très beau Traité, où il tâche de montrer par plusieurs raisons, & exemples, quelle peut quelquefois réussir : toutefois parce que cette opération est autant dangereuse qu'elle donne de terreur, & d'effroi, il ne faut jamais qu'elle soit tentée par un médecin prudent, s'il veut avoir soin, & conserver son honneur & sa réputation* : *La pratique de médecine avec la théorie* ..., **2**, Paris, 1723.

XVIIIème siècle : Et vint le temps du forceps …

Si l'on en croit Chéreau et son article du Dechambre de 1877, à partir du moment où Roger van Roonhuysen, fils d'Henrich, est en possession du forceps que lui aurait vendu Chamberlen, il garde pour lui son usage exclusif et l'emploie caché sous un drap qui recouvre la femme en couche. Il gére son utilisation comme on gère un commerce lucratif : sur une durée de soixante ans, on distingue ainsi quatre périodes dans l'exploitation du filon par divers praticiens. La première période, de 1695 à 1709, est dirigée par van Roonhuysen et Heister, dont on se demande ce qu'il vient faire dans cette galère ; la seconde, de mars 1709 à 1720, par André Boelkman, Jean de Bruin et Pierre Plaatman ; la troisième, de 1721 à 1755, par Albert Titsing, Régnier Boom, Pierre Platman le jeune, Barthélémy de Moor et Théodore Tronchin ; de 1735 à 1753 par Jacques van Dieden, Abraham Parjeere, Paul et Gérard de Wind. Le monopole exercé par ces associations est si puissant qu'une loi de janvier 1747, promulguée à Amsterdam, interdit la pratique des accouchements aux médecins n'ayant pas acheté le forceps et satisfait aux épreuves attestant de son bon usage ! Un certain Van der Swan réussit un jour à subtiliser un court instant le forceps de van Roonhuysen. Il le dessine et le fait fabriquer à Paris, en 1732. Ainsi tombe un honteux monopole au grand dam de ceux qui l'exploitaient à leur seul profit. A partir de cette date, de multiples modèles de forceps sont proposés.

La famille Chamberlen qui se singularise par sa réussite professionnelle et son goût du secret ne veut pas révèler la forme de l'instrument, une pince destinée à extraire le fœtus par les voies naturelles, ni ses indications, encore moins la date de son invention, bien qu'on soupçonne Peter Chamberlen l'aîné (1560-1631) d'en être l'inventeur et d'être le premier à avoir imaginé les deux branches amovibles de l'instrument qui permettaient de les introduire séparément dans la filière génitale pour les réunir une fois installées. Mais, dès 1645, le forceps de Chamberlen commence à être connu en Angleterre. Un de ses membres les plus célèbres, Hugues Chamberlen (1630-1723), vient à Paris en 1670, échoue dans son essai d'utilisation de son forceps en présence de Mauriceau et propose de vendre son secret mais ne parvient pas à trouver un acheteur. Revenu à Londres, il traduit l'ouvrage de Mauriceau, le *Traité sur les maladies des femmes grosses,* 1668. A la chute de Jacques II roi d'Angleterre, en 1688, et de son exil en France, Hugh se réfugie aux Provinces Unies et il est possible qu'il y ait vendu son secret à quelques collègues hollandais, dont Roger van Roonhuysen, fils d'Henrich. Mais la famille Chamberlen garde jalousement le secret. Et l'on trouve même cet aveu désarmant d'Hugues dans la préface de sa traduction en anglais du livre de Mauriceau : *Que l'on me permette maintenant de dire pourquoi je ne fais pas connaître le procédé que nous avons d'extraire l'enfant sans crochets, là où les autres accoucheurs les emploient. En effet mon père et mes deux frères étant encore vivants, je ne peux estimer cette pratique et cet art comme m'appartenant, ni en disposer, ni les publier sans leur faire tort. Je pense n'avoir pas été sans utilité à mes concytoyens en les avertissant seulement que les trois personnes sus-mentionnées de ma famille et moi-même pouvons les aider dans ces extrêmités avec une plus grande sûreté que d'autres.* Jusqu'où peut aller l'esprit de famille !

Ce n'est qu'en 1733 qu'Edmond Chapman (1680-1756) donne la description de son forceps à cuillers fenêtrées dans *An essay on the improvment of midwifery.* Il en limite l'utilisation au stade de l'accouchement où la tête du fœtus est dans le vagin rendant impossible la version. Contrairement à Deventer, il pense qu'il ne faut pas amener la tête du fœtus en même temps que le bras. Il pratique la délivrance (expulsion du placenta) immédiatement après l'accouchement.

Jean Palfyn est un des premiers à promouvoir le forceps pour extraire l'enfant vivant : *Description anatomique des parties de la femme, avec un traité des monstres, de leurs causes, de leur nature, & de leurs différences : et une description anatomique de la disposition surprenante de deux enfans nés dans la ville de Gand, capitale de Flandes, le 28 avril 1703 ... lesquels ouvrages on peut considérer comme une suite de l'accouchement des femmes par Monsr. Mauriceau, avec figures*, Leyde, 1708. En 1716, il vient à Paris pour présenter à l'Académie des sciences un forceps à double cuiller de son invention

Un accoucheur célèbre, Guillaume Mauquest de la Motte (1655-1737), auteur, en 1715, d'un *Traité des accouchements, non naturels et contre nature*, s'oppose catégoriquement à Palfyn, affirmant que l'application du forceps *était autant impossible que de faire passer un cable par le trou d'une aiguille.*

Vingt-six ans plus tard, André Levret le modifie et lui donne l'aspect incurvé que nous lui connaissons : *Observations sur la cause et les accidents de plusieurs accouchements laborieux*, Paris, 1747. Il imagine cette seconde courbure pour s'adapter au bassin de la mère et plus seulement à la tête de l'enfant. Il rappelle le travail de Palfyn et l'originalité de son forceps qui a deux cuillers mousses afin que la seconde soit un point d'appui à la première et réciproquement permettant ainsi d'extraire une tête fœtale enclavée. Non seulement il veut éviter de blesser le périnée de l'accouchée mais il fait remarquer que *ce n'est cependant pas le seul but que je me suis proposé car, tous les bons praticiens convenant aujourd'hui du peu d'effets du forceps droit ou ordinaire pour la tête enclavée au passage lorsque la face est en dessus, la forme nouvelle que je lui ai donné le rend alors très utile, puisqu'au moyen de sa courbure il saisit la tête avec toute l'efficacité qui se trouve dans l'usage du forceps ordinaire dans la disposition la plus avantageuse où la tête puisse être, lorsqu'on est obligé de s'en servir.* Cité par Dechambre, article Forceps, *Dictionnaire encyclopédique des sciences médicales,* 4ème série, **3**, Paris, 1877.

Mais c'est Heister qui conçoit le dispositif permettant de séparer ou de réunir les deux manches des cuillers au moyen d'une clavette ou d'un lien solide enroulé autour des poignées : *Institutions de chirurgie*, **2**, Avignon, 1770, dont la première édition allemande date de 1718, et qui connut des éditions latines : *Institutiones chirurgicae in quibus quicquid ad rem chierurgicam pertinet, optima et novissima ratione pertractatur ...*, **2**, *Venise, 1740 ; Institutiones chirurgicae ...*, **2**, Amsterdam, 1789.

En 1752, William Smellie (1697-1763), l'alter ego de Levret en Angleterre, codifie l'art de l'accouchement et fait la démonstration de son forceps devant ses élèves. Deux ans plus tard, il publie ses travaux dans *Set of anatomical tables, with explanations and an abridgement of the practical midwifery*, Londres, 1754. L'intrument est constitué de deux branches en acier à double courbure, à cuillers fenêtrées. La charnière qui unit les deux branches est ingénieuse : c'est une encoche à leur partie moyenne qui les reçoit par simple enclenchement. Smellie recouvre les cuillers de cuir souple et immobilise les poignées en bois avec un simple lien. Levret lui rend hommage pour la simplicité du mode de jonction des deux branches beaucoup plus pratique que le système par entablure.

Jean Louis Baudelocque (1746-1810) en allonge les branches pour pouvoir l'appliquer au détroit supérieur. Il est l'auteur d'un *Art des accouchements*, Paris, 1781, longtemps classique, qui connaîtra sa huitième édition en 1844. L'auteur décrit précisément les diamètres internes et externes mesurés avec un pelvimètre de son invention. Il pratique la césarienne avec réticence, en incisant sur la ligne blanche. Il la préfère néanmoins à l'accouchement prématuré ou à la symphyséotomie de Jean René Sigault (?-1780) : Mémoire de M. Sigault ... lu aux asssemblées du 3 et du 6 décembre 1777 (sur l'opération de la symphise faite à la femme Souchot)- Rapport de MM. Grandclas et Descemet au sujet de la section ou de la symphise des os du pubis, faite par M. Sigault, ... la nuit du 1er octobre 1777 ; *Discours sur les avantages de la section de la symphise*, Paris, 1778 ;

Analyse de trois procès verbaux faits à l'occasion de l'opération de la symphise sur la femme Vesprés, Paris, 1778.

C'est en 1774, à Birmingham, que William Hunter publie son *Anatomia uteri humani gravidi tabulis illustrata.* Il avait débuté ses travaux sur le sujet en 1751. Hostile au forceps ou au levier, élève d'un accoucheur célèbre, James Douglas, il est nommé chirurgien accoucheur de l'hôpital Middlesex et plus tard du British-Lying in hospital. Il est le concurrent de Smellie, promoteur et inventeur d'un nouveau forceps. On dira : *Smellie introduisit le forceps dand la pratique et Hunter l'en fit sortir* ! Il récuse catégoriquement la césarienne. Excellent anatomiste, on lui doit la description de l'utérus gravide, celle de la rétroversion utérine durant la grossesse, de l'anévrysme variqueux, de l'anasarque, de l'emphysème, de la hernie dans la tunique vaginale. Il pose l'indication de l'ovariectomie dans la pathologie de cet organe. Il démontre que la symphyse ne se disjoint jamais pendant la grossesse et contre-indique formellement la symphysiotomie.

Angélique Marguerite Le Boursier du Coudray (1712-1794), fille de médecin, occupe une place privilégiée parmi ses consoeurs : la première, sur ordonnance royale du 18 août 1767, elle est déléguée par Louis XV pour mettre en place des cours destinés aux élèves sages-femmes de province et à toutes celles intéressées par la pratique de cet art. Elle invente une machine, une femme artificielle, lui permettant de faire la démonstration des gestes et des manœuvres obstétricales qui doivent accompagner les différentes phases de l'accouchement. Ce mannequin, dont elle laisse un exemplaire dans chaque centre d'instruction, a le double avantage de permettre la répétition de la leçon à l'abri de tout accident, jusqu'à ce que l'élève ait assimilé les notions enseignées. Le Royaume a besoin de bras : Madame Le Boursier est le porte-étendard de la politique nataliste de l'état. Elle édite un *Abrégé de l'art des accouchements* dont la première version, en 1759 ne comporte pas d'illustrations. Ce n'est qu'à partir de la seconde édition, en 1769, que l'ouvrage est agrémenté de 26 gravures en taille-douce, gravées en couleurs. Le livre, donné ou vendu aux élèves, sera imprimé dans plusieurs villes de France. C'est un des premiers ouvrages qui applique à la taille-douce le procédé des trois couleurs, inspiré à Jean Robert par son maître Jacques Christophe Le Blon, l'inspirateur de Gautier d'Agoty.

XIXème siècle : les 40000 accouchements de Marie Louise La Chapelle ; le forceps suite et fin ; de Madame Boivin à Ignace Philippe Semmelweis

En 1797, la fille de Mme Dugès, elle avait été aussi son élève et son aide, Marie Louise Dugès, veuve La Chapelle (1769-1821), est nommée sage-femme en chef de la Maternité de Port-Royal. Des 94 positions de présentations que dénombrait son maître Beaudelocque, elle n'en garde que 22, incluant celle de la face et des épaules, des genoux, des pieds, du siège et du crâne. Ses descriptions sont précises. Les traquenards éventuels suscités par les dystocies sont clairement indiqués. Tout repose sur sa prodigieuse expérience : Siebold lui attribue plus de 40000 accouchements … Elle manie habilement le forceps de Levret et rejette le levier. La césarienne, pour elle, est *une opération cruelle et funeste.* Voici ce qu'on peut lire dans sa biographie : *Si nous suivons Mme Lachapelle dans sa pratique, nous avons également à louer ses attentions dans tous les cas et sa dextérité dans ceux qui nécessitent des manœuvres particulières. Baudelocque, si bon juge en cette matière, admirait avec quelle facilité sa main souple, délicate, toujours dirigée par l'intelligence, savait surmonter tous les obstacles ; aussi toutes les fois qu'il était appelé à l'hospice pour quelques accouchements laborieux, il confiait à madame Lachapelle le soin de les terminer elle-même. Il aimait beaucoup la voir opérer sous ses yeux, et il ne manquait jamais d'applaudir à ses succès.*

Les perfectionnements du forceps se succèdent : modèle d'Eckard en 1801 qui s'adapte à la forme et au volume de la tête du fœtus ; celui de Thenance, dit forceps de Lyon, qui s'inspire de celui de Levret mais plus long et muni d'une charnière, plus amovible ; de 1843 à 1853, on perfectionne les mécanismes empêchant le décroisement des branches.

Enfin, le 23 janvier 1877, Ernest Tarnier (1828-1897) présente devant l'Académie de médecine un forceps remplissant les trois conditions recherchées par tous les concepteurs précédents : traction constante, aisée, suivant l'axe de la filière génitale ; possibilité de laisser à la tête une mobilité comparable à celle qu'elle a dans un accouchement eutocyque ; aiguille indicatrice qui contrôle constamment que l'opérateur tracte dans la direction voulue. Il est constitué de trois éléments : deux branches, droite et gauche, et un tracteur. Chacune des branches comporte une cuiller fenêtrée. La cuiller comporte deux courbures : une sur le plat, courbure céphalique qui recevra la tête fœtale, l'autre sur le champ, courbure destinée à suivre l'axe du bassin maternel : courbure pelvienne. A l'extrêmité proximale de la fenêtre, deux petites ouvertures dans lesquelles s'engage l'extrêmité distale des deux tiges du tracteur. Entre la cuiller et le manche, les branches du forceps s'articulent par un pivot à vis implanté sur la branche gauche qui s'emboîte dans une découpure à même hauteur sur la branche droite. Au voisinage de l'articulation, une vis de pression dont l'ailette est située sur la branche gauche est solidaire d'une mortaise fixée sur la branche droite. Destinée à serrer les cuillers plus étroitement sur la tête du fœtus, elle doit être utilisée avec modération. On applique ce forceps au détroit supérieur : Description d'un nouveau forceps. Il publie également un article intitulé : Sur le nouveau forceps, dans *le Bulletin de la société de chirurgie,* séance du 16 mai 1877 et dans les *Annales de gynécologie,* **VIII**, 1877.

Faraboeuf remettra en question cette application du forceps au détroit supérieur en 1891 : *Introduction à l'étude clinique et à la pratique des accouchements, anatomie, présentations et positions, toucher, manœuvres, extraction du siège, version, forceps*, Paris, 1891, écrit en collaboration avec Henri Varnier.

Marie Anne Victoire Boivin (1773-1841), élève de Mme La Chapelle, suit également l'enseignement de Baudelocque, de Dubois et de Chaussier. En 1812, elle édite le *Mémorial de l'art des accouchements, ouvrage pratique dans lequel on a représenté avec soin, en 133 gravures, les positions de l'enfant ...*, illustré de 129 planches gravées dans le texte d'après les dessins de l'auteur. Ce livre sera réédité en 1817, 1824, 1837, et traduit en allemand. Siebold reproche aux premières éditions de représenter des présentations de fœtus aussi fantaisistes que réelles.

Jacques-Pierre Maygrier (1771-1835) est l'auteur, au début du siècle, de l'un des plus beaux ouvrages jamais consacré à l'obstétrique : 80 planches in-folio, en taille-douce, accompagnent ses *Nouvelles démonstrations d'accouchement*, Paris, 1822-1827.

Franz Karl Naegele (1778-1851) étudie la physiologie de la parturition et de ses anomalies décrivant notamment le bassin oblique ovalaire qui porte son nom. : Ueber den Mechanismusdes Geburt, dans les *Deutsche Archiv für die Physiologie*, en 1829.

La défiance à l'égard de la césarienne reste vivace chez la majorité des chirurgiens jusqu'au XIXème siècle. Pierre Cazeaux (1808-1862) redoute sa principale et mortelle complication, la péritonite. Il écrit dans son *Traité théorique et pratique des accouchements*, Paris, 1841 : *Pratiquée sur la femme vivante, la section césarienne est une des plus graves opérations de la chirurgie.*

Max Saenger (1853-1903), en 1882, la rend fiable en insistant sur la qualité des sutures bien étanches de la paroi utérine : *Der Kaiserschnitt bei Uterusfibromen, nebst vergleichender Methodik der Sectio caesarea und der Porro-Operation*, Leipzig, 1882.

En 1887, Paul Bar (1843-1945) la pratique selon sa technique, préconisant d'intervenir avant le début du travail. Il sauve la mère et l'enfant donnant finalement raison à Rousset : De l'opération césarienne, *Semaine médicale*, Paris, 1887. En 1900, il réunit plusieurs statistiques donnant une mortalité maternelle de 6,32 % pour 174 opérations et une mortalité infantile de 5,45 %.

Une grande innovation, l'auscultation de l'utérus gravide est proposée, dès 1818, par François Isaac Mayor (1779-1855) de Genève *:* Bruits du cœur du fœtus, *Bibl. univ. de Genève, sc. et arts*, **IX**, 1818. Il a découvert le premier qu'on *peut avec certitude savoir si un enfant arrivé à peu près à terme est vivant ou non, en appliquant l'oreille sur le ventre de la mère ; si l'enfant est vivant, on entend fort bien les battements de son cœur, et on les distingue facilement de ceux du pouls de la mère.* Dechambre, 2^{éme} série, **5,** Paris, 1877.

Cette technique sera bientôt développée par Alexandre le Jumeau de Kergaradec : *Mémoire sur l'auscultation appliquée à l'étude de la grossesse, ou recherche sur deux nouveaux signes propres à faire reconnaître plusieurs circonstances de l'état de gestation*, Paris, 1822. A tel point que Laënnec en dit quelques mots dans l'édition de 1826 de l'*Auscultation médiate*, ce qu'il n'avait pas fait en 1819.

Hermann F.J. Naegele est un autre pionnier de l'auscultation fœtale, particulièrement attaché à la descirption des bruits du cœur du fœtus : *Die geburtshülfiche Auscultation*, Mayence, 1838.

Jean Depaul (1811-1883) lui consacre le sujet de sa thèse inaugurale en 1839 : *Mémoire sur l'auscultation obstétricale étudiée surtout comme moyen de diagnostic des présentations et des positions du fœtus,* Paris. Rappelons que c'est Depaul qui, en 1856, publie dans la *Gazette Médicale* un compte rendu relativement favorable aux idées de Semmelweis.

Ignace Philippe Semmelweis, chirurgien hongrois, préconise dès 1847, la désinfection des mains au chlorure de chaux avant de pratiquer un accouchement : il obtient la quasi-disparition de la fièvre puerpérale dans son service d'obstétrique. Malheureusement, il faudra que Pasteur et Lister confirment la validité de ses travaux pour qu'on reconnaisse, après sa mort, son génie précurseur. Il est difficile de comprendre et d'excuser l'accueil hostile réservé par les médecins du XIXème siècle à l'œuvre d'Ignace-Philippe Semmelweis. En effet, dès 1847, il apporte la preuve irréfutable de la responsabilité des accoucheurs dans la contamination des femmes en couches : Höchst wichtige Ehrfahrungen über die Aetiologieder Geboeranstalten epidemischen Puerperifieber, *Z. Ges. Aertzte*, **2**, 1847. Il publie quatorze ans plus tard, le célèbre *Die Aetiologie, der Begriff und die Prophylaxis des Kindbettfiebers*, Pest, Wien und Leipzig, 1861, que bien peu de ses contemporains liront. Une traduction en anglais sera donnée en 1981 par Sherwin B. Nuland et Ferenc A. Gyorgyey : *The Etiology, the Concept and the Prophylaxis of Childbed Fever*, Birmingham. Pour ne pas avoir écouté ses conseils de prévention antiseptique, des milliers de jeunes femmes et de nouveaux nés mourront de septicémie entre 1847 et 1880. Les idées novatrices du *sauveur des mères* hongrois commencent à être appliquées, au terme du XIXème siècle. Le plus étonnant, c'est l'existence dès la fin du XVIIIème et le début du XIXème siècle de travaux attestant de l'origine miasmatique de la maladie et démontrant sa transmission par le personnel médical s'occupant des accouchées. Autre fait déconcertant, toute l'Europe médicale est au courant des méthodes prophylactiques préconisées par Semmelweis dès 1848. En France, dans le numéro daté du 20 avril 1849 de la *Gazette Médicale de Strasbourg*, le médecin strasbourgeois Friedrich Wieger (1821-1890) est le seul à analyser et à exposer les travaux de Semmelweis. Il donne le tableau de la mortalité qui a régné à la première clinique d'accouchement de Vienne pendant les 9 dernières années et souligne la baisse considérable de la mortalité qui succéda à l'application des mesures prophylactiques prévue par Semmelweis.

Pourquoi ne pas les avoir appliquées ? Peut-être Lucas-Championnière apporte-t-il la réponse : *Mais ne croyez pas que l'esprit des hommes ait beaucoup changé pour cela. Apportez des preuves relatives à des faits qui contrarient de vieux préjugés et vous retrouverez le même doute, la même défiance, et la même confiance en soi-même ... Le résidu des vieilles doctrines est tel qu'aux expériences les mieux documentées, aux observations chirurgicales les plus prolongées on oppose la même défiance.*

En 1847, l'anesthésie générale fait son entrée dans les salles d'accouchement. James Youg Simpson en est le promoteur en étendant les indications des agents anesthésiques dans les accouchements : *On m'excusera peut-être que, depuis la publication de mon mémoire sur l'éthérisation appliquée aux accouchements, il y a sept ou huit mois, mémoire où l'attention des praticiens était attirée pour la première fois sur l'usage étendu de l'éther, et son importance dans l'accouchement naturel et contre nature, je l'ai employé sauf de rares exceptions, chez toutes les femmes que j'ai été appelé à délivrer et avec les plus admirables résultats ; et je ne doute pas le moins du monde que d'ici à quelques années, la pratique n'en devienne générale.* Il est appelé d'Edimbourg pour Londres en 1848 afin de se tenir prêt à assister la reine dans son prochain accouchement, ce qui ne manque pas d'indigner les pasteurs de l'église anglicane qui prêchent que la femme doit enfanter dans la douleur. Il leur réplique que Dieu a endormi Adam pour lui enlever sans douleur la côte dont il fit la femme ! Discovery of a new anesthésic agent, more efficient than sulphuric ether, *Lancet*, **2**, 1847.

Paul Antoine Dubois (1795-1871), professeur de clinique d'accouchements à Paris de 1834 à 1862, établit que les inhalations d'éther préviennent les douleurs de l'accouchement, qu'elles n'interrompent ni les contractions de l'utérus ni celles de muscles abdominaux, qu'elles diminuent la résistance naturelle du périnée, qu'elles ne paraissent pas nuire à la santé du nouveau-né, ce qui n'empêche pas d'être prudent et circonspect dans leur application. A Malgaigne qui lui reproche le peu d'empressement des accoucheurs pour adopter cette méthode et qui l'attribue à la perte de temps considérable qu'entraîne son application, Dubois réplique : *Si je rejette l'ether, c'est pour des raisons plus graves : c'est parce que je ne suis convaincu ni de ses avantages ni de sa complète innocuité* : *Bulletin de l'Académie royale de médecine*, Emploi des inhalations d'éther aux accouchements, Paris, **XII**, 1847.

LA GYNECOLOGIE

Fernel consacre cinq pages de sa *La pathologie ... ouvrage très utile à tous ceux qui s'appliquent à la guérison des maladies du corps humain*, Paris, 1655, 6ème livre, ch. 15, aux affections des organes génitaux de la femme : *Les maux de la matrice sont, d'une part le phlegmon ou l'inflammation et l'abcès, l'ulcère, le cancer, le scirrhe, la mole, l'enfleur ou vent et l'hydropisie, d'autre part la rhagade, le condylome et l'hémorroïde qui atteignent seulement le col.*

Le phlegmon ou l'inflammation sont dus à un sang subtil et chaud répandu dans l'utérus par inflammation d'un réseau de petites veines issues de la veine cave. Ceci se produit souvent au niveau du col. Si l'inflammation siège en avant, elle provoque une difficulté à uriner, voire une strangurie ; si elle siège en arrière, elle se traduit par des lombalgies et sur les côtés par des douleurs inguinales. Fièvre, nausées, céphalées l'accompagnent. Le sang pourri se transforme en pus avec apparition d'un abcès qui va s'évacuer laissant subsister un ulcère sordide. Le pus peut s'évacuer à l'extérieur par le col ou entre les anses intestinales et dans le rectum.

Après avoir purgé avec un clystère à base de casse et de rhubarbe, il faut dériver le sang par la saignée et, si nécessaire, évacuer un éventuel abcès collecté. Selon Galien, on doit pratiquer la phlébotomie au niveau de la veine poplitée et de la malléole. En cas d'échec, saigner les veines du bras : ainsi Franco ouvre la basilique qui est la veine du foie afin d'empêcher la fluxion du sang dans la matrice. En revanche, il ne saigne pas si l'inflammation survient après un avortement ou une grande hémorragie : il se contente alors d'appliquer des ventouses scarifiées sur les régions costales, inguinales et de la face interne des cuisses. La malade est couchée dans une chambre obscure. Elle ne s'alimente que d'oeuf et d'orge mondée. On utilise des topiques sur les régions lombaires et sous-pubiennes : liniments d'huile rosat lavée dans le vinaigre, onguent cérat ; épithèmes confectionnés à partir de l'eau de décoction de plantin, oseille, morelle, pavot blanc, rose, en y ajoutant de petites quantités de bol d'Arménie, de sang-dragon et de terre sigillée ou cataplasmes faits de mie de pain blanc cuite avec du lait additionné d'huile rosat, de suc de jusquiame, de jaune d'oeuf ou de semences de lin.

On peut pratiquer dans la matrice des injections ainsi composées : feuilles de plantin, de nymphées, de morelle, d'endives et de rose rouge cuites au tiers dans de l'eau. On ajoute de l'huile myrtin et du vinaigre.

En cas de vives douleurs, on peut pratiquer des injections de lait de chèvre ou de brebis additionné d'opium. On peut également confectionner des pessaires de philonium romain (opiat).

Pour hâter la suppuration, on prend de la poudre de racine de guimauve, de fleurs de camomille, de mélilot, de semences de lin et de fenugrec. On ajoute des figues grasses. On cuit le tout à consistance de bouillie puis on ajoute des jaunes d'oeuf, du safran, de l'huile de lin et du beurre frais. On emploie cette préparation en cataplasme.

L'ulcère de la matrice ou du col peut se voir lors d'un accouchement difficile ou à la suite de rapports vénériens effrénés. Il est douloureux spontanément et lors du toucher vaginal. Les ulcères malins de la matrice dégénèrent souvent en nomes (ulcère rongeant) ou en cancer.

Les nomes qui s'étendent progressivement sont dues à une humeur corrosive insinuée dans l'utérus.

La purgation est utile avec séné, rhubarbe, tamarin, et catholicon. La saignée également, surtout en cas de pléthore ou d'inflammation. Entre les purgations, on donne des décoctions de feuilles d'agrimoine, de pimprenelle, de plantin, de squine, de semence de coriandre, de raisin de corinthe, de santal rouge cuites dans un bouillon de poulet à prendre matin et soir.

Si la fièvre est violente, on prescrit du petit-lait additionné de miel ou de sucre rosat.

On peut pratiquer des injections avec des émulsions des quatre grandes semences froides dans du petit-lait ou du lait entier de chèvre. Certains préconisent tout simplement des injections fréquentes d'eau tiède ou froide. On peut également utiliser des compositions à base d'absinthe, de réglisse et d'iris additionnées de vin blanc ou même de mercure. La térébenthine mêlée à des jaunes d'œufs additionnée de poudres dites incarnatives ou sarcotiques est également employée dans cette indication.

Si l'ulcère est profond, on emploie des trochisques, petits cônes composés de poudres d'encens, de myrrhe, de genièvres, de styrax, de benjoin ou de cinabre liés par un mucilage. On peut également appliquer un onguent à base d'aloès, d'encens ou de myrrhe.

Quand l'ulcère est détergé, on le sèche et on le cicatrise avec un onguent à base de litharge, de céruse ou de sarcocolle résineuse : Varanda, *Opera omnia ad fidem codicum ipsius authoris manuscriptorum recognita et emendata postrema ac editionemutis tractatibus nunquam antea editis auctiora Cura studio Henri GRAS doctorem medici monspeliensis*, De morbis mulierum, tribus libris comprehensus, Lyon, 1658.

Le cancer est dû à une humeur atrabilaire amassée qui, sous l'effet de la chaleur, s'irrite et s'enflamme. Au début, la masse dure, de couleur livide s'accompagne d'une faible douleur et d'une faible fièvre à l'inverse de ce qui se voit dans les inflammations. Dès qu'il est ulcéré, le cancer présente des bords boursouflés, durs, et rejette une sanie puante, subtile et noire. (Fernel).

Le cancer n'est pas guérissable, le traitement reste palliatif. Il faut essayer d'éviter qu'il ne s'ulcère en évacuant la bile par la saignée, les apostèmes, les juleps, le lait et le petit-lait, les eaux minérales froides, les purgations fréquentes. On applique des topiques astringents et rafraîchissants à base de jaunes d'œufs additionnés de rose, de suc de morelle, de joubarbe, de céruse ou de litharge, introduits dans la matrice à l'aide de mèches suffisamment longues ou de chandelles de cire entourées de linges fins imbibés du topique. On fait aussi des injections d'eau de morelle, de plantain et de véronique. Si le cancer est ulcéré, on ajoute de la cendre d'écrevisses. Enfin, on recourt aux narcotiques en cas de violentes douleurs.

Dans le scirrhe, c'est toute la matrice qui est endurcie ou seulement une portion. Au palper, on perçoit une tumeur dure qui résiste au toucher. En position debout, elle détermine une pesanteur pelvienne ; en position assise, elle comprime le rectum. Le scirrhe est dû à une humeur grossière et terrestre (sèche et froide). Il faut saigner aux veines du bras d'abord puis à celles du pied surtout si les menstrues sont retenues. L'ouverture des hémorroïdes est utile car elle dérive le sang grossier de la matrice. La purgation est réitérée. On peut appliquer des cautères aux jambes et fomenter la région pubienne et inguinale avec des décoctions de mauve, violette, guimauve, armoise, nefeta (herbe à chats), lin et fénugrec, fleurs de camomille et de mélilot. On peut pratiquer des clystères ou des injections vaginales de la même mixture additionnée d'huile.

La môle est une masse informe de chair et de veines recouverte de peau, qui peut grossir jusqu'au volume d'une grossesse au huitième mois. Elle peut être gardée par la femme plusieurs années mais en général s'évacue au bout de 4 mois. Les uns pensent qu'elle s'engendre par le seul mélange du sang et de la semence féminine, d'autres, par la seule semence masculine trop délayée et trop faible. En l'absence d'évacuation, elle peut aboutir à l'hydropisie. On essaie de provoquer son expulsion avec des trochisques de myrrhe ou d'hermodacte, par la diète, par les bains ou la saignée. En cas d'échec, le chirurgien est requis pour appliquer le pied de griffon, pince tripode qui s'ouvre à l'intérieur de la cavité utérine. La môle extraite, on traite la femme comme après un accouchement.

L'enfleure ou vent dans la matrice provoque une grosseur extraordinaire de l'abdomen et une douleur qui se projette jusque dans le diaphragme. Il y a expulsion d'air spontanée par le col et le ventre retentit comme un tambour si on le frappe. Ceci arrive souvent aux nouvelles accouchées.

L'hydropisie de la matrice est marquée par un enflement sensible du ventre, une grande pesanteur et un clapotis audible aux changements de position du corps.

L'enfleure et l'hydropisie se traitent de la même façon : il faut purger et donner des médicaments apéritifs et diurétiques qui feront venir les règles. Les pilules à base de myrrhe, de garance, de castoreum (graisse extraite des glandes préputiales du castor), de safran et d'argile seront avalées avec un bouillon de racines d'ache et de garance, de feuilles de sabine, de matricaire et de pouliot (espèce de menthe), de semences de daucus (carotte). Dans l'enfleure, on fomente le bassin et les lombes avec des décoctions sèches de millot, cumin, nardin, rue, absinthe, auronne. On applique ensuite un cataplasme de fiente de vache ou de brebis, de semences d'ache, de persil, de cumin. On peut également utiliser des cataplasmes de baies de laurier ou bien appliquer sur le ventre de la malade une peau de brebis fraîchement écorchée arrosée de bon vin chaud. Les injections dans la matrice de suspensions huileuses de feuilles de pouliot, sabine, mecocoam (racine purgative originaire du Nouveau Monde), de semences d'anis ou de cumin sont également préconisées. Enfin, dans l'inflation venteuse, les fumigations de noix de muscade à l'entrée de la vulve sont recommandées.

Les rhagades, condylomes et hémorroïdes surviennent au col de la matrice de la même façon qu'au fondement. Elles sont douloureuses et sont à l'origine de saignements consécutifs au frottement du coït. On peut les observer en utilisant le dioptrime (spéculum). Elles appellent des remèdes froids : huile, œufs, semences de lin, battues dans un mortier de plomb avec un peu de camphre. On peut pratiquer des fomentations de semences de lin, de guimauve ou bien appliquer des liniments d'huile de pavot, de nénuphar, d’amande douce malaxée dans un mortier de plomb avec des jaunes d'oeuf et un peu d'opium.

Les symptômes des maladies de la matrice sont : la suppression des mois, l'excès des purgations menstruelles, le flux de la matrice, les fleurs blanches, les gonorrhées, la suffocation, l'ascension, la descente et la chute de la matrice.

La disparition des règles en dehors de la grossesse et de la ménopause est l'indice de maladies longues et fâcheuses souvent consécutives à une alimentation insuffisante, au surmenage, aux spoliations sanguines trop abondantes (saignée excessive par exemple), aux vomissements ou diarrhées abondants, aux émotions violentes. La cause de la suppression des mois peut siéger soit dans les parties principales ou dans tout le corps, soit dans la matrice elle-même. Ainsi une intempérie froide ou une forte obstruction ou une dureté scirrheuse du poumon, de l'estomac, du foie, de la rate (asthme, hydropisie, jaunisse) peuvent la provoquer, ou encore un sang devenu froid, visqueux et grossier par l'usage d'aliments grossiers et visqueux, l'ingestion excessive d'eau ou l'oisiveté. Au niveau de l'utérus, cela peut être une tumeur, une excroissance de chair, du sang caillé, une cicatrice d'ulcère ou une malformation.

Les règles trop abondantes (purgation excessive) sont dues à un sang agité, échauffé qui altère les branches des veines et en rompt même certaines.

Le flux féminin ou utérin diffère des règles par son caractère permanent et son aspect corrompu semblable à du petit-lait ou à de l'orge mondé. Il témoigne d'une leucophlegmasie due à un refroidissement des viscères ou à une obstruction ou dureté scirrheuse. La cause peut siéger au niveau de l'utérus même : intempérie due à la débilité consécutive à une grossesse ou à un accouchement difficile, ulcération, inflammation ou abcès.

La gonorrhée bénigne ou flueur ou fleur ou coryza, rhume, rhumatisme utérin est due à la faiblesse des parties spermatiques qui ne cuisent ni épaississent suffisamment les humeurs.

En revanche la gonorrhée virulente ou blennorragie est une maladie vénérienne analogue à la chaudepisse des hommes. C'est un écoulement épais, blanchâtre ou verdâtre, de mauvaise odeur. Elle s'accompagne parfois d'ulcère.

La suffocation est due à une vapeur qui s'élève de la matrice vers les viscères, dont l'estomac, et s'accompagne de nausées, de perte d'appétit, de gêne respiratoire et d'oppression, de défaillance cardiaque. La malade, craintive et désespérée, éprouve le sentiment qu'un lien ou une main lui étreint la gorge jusqu'à l'étouffement. Lorsque cette vapeur atteint le cerveau, elle peut provoquer soit la fureur utérine avec caquet, colère, inquiétude soit un assoupissement similaire à l'apoplexie : ce sont les accès hystériques. La fin de cet accès est marquée par un écoulement d'humeurs utérines, des gargouillements intestinaux, le retour de la conscience avec engourdissement et sensation de froid. La nature de cette vapeur est analogue à celle des venins autrement dit, froide et mélancholique. Elle est consécutive à la corruption du sang menstruel ou de la semence enclose dans la matrice. C'est le même phénomène qui explique l'épilepsie de certaines femmes enceintes (éclampsie).

L'ascension de la matrice se manifeste par un sentiment d'oppression et l'on palpe parfois une boule au niveau de l'estomach qu'on peut ramener avec la main en sa place.

La descente de matrice se manifeste par une pesanteur pelvienne, une difficulté à uriner et, à l'examen, l'apparition de l'utérus à l'entrée des parties honteuses.

La chute est plus grave car l'utérus est entièrement extériorisé souvent de la taille d'un oeuf d'oie. La douleur est vive. La cause en est des efforts excessifs lors de l'accouchement ou des manœuvres obstétricales traumatisantes.

La stérilité est due, chez la femme à une matrice froide et épaisse car la semence masculine perd sa force et le feu caché qu'elle contient s'y éteint. (Fernel). De même une matrice trop sèche et trop échauffée provoque la corruption du germe par manque de nourriture.

Une femme trop grosse risque d'être stérile car l'utérus est pressé par le péritoine ; une femme trop maigre également, car le col de la matrice demeure humide, ne sèche pas, empêchant la conception de se faire.

Selon Hippocrate, on peut s'assurer qu'une femme n'est pas stérile en pratiquant une fumigation de la matrice par de l'encens : lorsque le parfum de cet aromate passe dans les narines et la bouche, la femme est apte à concevoir.

On peut également utiliser une tête d'ail pelée mise dans le col de la matrice : si le goût de l'ail monte à la bouche, la femme est féconde.

Si l'on jette du soufre dans l'urine de l'homme ou de la femme et qu'il s'y engendre des vers, c'est signe de fécondité, sinon, de stérilité.

Dans les deux sexes, l'âge trop précoce avant la puberté ou le grand âge sont évidemment causes de stérilité. Mais aussi les maladies aiguës ou lentes qui corrompent les humeurs. De même, les maladies des parties principales comme l'estomac, le foie, la rate et les poumons lorsqu'ils sont atteints d'intempéries, d'obstruction ou de scirrhe entraînant cachexie, jaunisse, leucophlegmasie, phtisie, fièvre lente ou autre cacochymie. D'une part, la semence des hommes n'est plus alors faite d'une matière propre, ny empreinte de la bénignité des esprits, d'autre part, celle des femmes ne se mêle pas à celle de l'homme pour concevoir ou, si elle s'y mêle, la détruit ou encore interrompt peu après la conception estant infectée du vice des parties principales. Il arrive alors qu'elle produise des moles, des faux germes, des foetus languides ou des avortons.

Parmi les défauts des organes génitaux responsables de stérilité, on note, chez l'homme, la paralysie et la mollesse de la verge, le flux de semence, l'obstruction du membre viril. Chez la femme, les vices des testicules (ovaires), des vaisseaux spermatiques, la trop grande ou petite taille de la matrice, l'obstruction, l'obliquité du col, la suppression des mois.

Selon Paracelse, le nutriment de la matrice est le mois. Le reste est excrémentiel et rejeté lors des menstrues. Les maux de la matrice sont la rétention et la superfluité. Elles ne proviennent pas de l'organe lui-même mais du mauvais fonctionnement d'autres parties principales du corps. Les maladies principales de la matrice sont la conséquence de la rétention, de l'obstruction ou de la superfluité des mois. Parfois les mois se produisent dans le cœur, la vésicule biliaire ou d'autres membres principaux du fait de l'opilation.

Gonthier d'Andernach est l'auteur d'un ouvrage publié par Schenck, plus de trente ans après la mort de Gonthier, dans lequel on trouve la première bibliographie concernant la gynécologie : *Gyneciorum commentarius de gravidarum parturientium, puerperarum et infantium curâ, Nunc primum é Schenkiana bibliothecain lucem emissus. Accessit elenchus in re medica cluentium, qui gynaecia scriptis clararunt et illustrarunt. Opera et studio J.G. Schencki a Grafenberg,* Argentorati, 1606.

Caspar Wolff (1525-1601) est l'auteur du premier ouvrage consacré à la gynécologie et à l'obstétrique, revue générale de tout ce que les auteurs anciens et contemporains ont écrit sur le sujet : *Volumen gynaeciorum …* Bâle, 1566. Devant le succès remporté par l'ouvrage de Wolff, Caspar Bauhin en fait imprimer une édition augmentée à Bâle, de 1586 à 1588 : *Gynaeciorum sive de mulierum affectibus commentarii.* Le tome 1 est dédié à l'anatomie des organes génitaux féminins. Le tome 2 renferme des écrits de Mercuriale, de Montanus, de Trincavlli, de Bottani, de Le Bon, de Paré, de Rousset, et d'autres auteurs mineurs ; le tome 3 contient les *Commentaires sur les maladies des femmes d'Hippocrate* par Cordaeus ; le quatrième et dernier tome contient l'ouvrage de Mercado. Enfin, Israel Spach (1560-1610), sera l'auteur d'une ultime et troisième édition en 1597, la deuxième collection étant épuisée au bout de 10 ans. Cette édition, en deux livres, traite pour le tome un des anomalies des règles, des flueurs blanches, de l'hystérie, du prolaspsus de la matrice, des métrites, des squirrhes et du carcinome, de l'atrésie des organes génitaux. Le tome deux est consacré à l'obstétrique : *Gynaeciorum sive de mulierum tum communibus, tum gravidarum parientum ...*, Argentinae, 1597.

XVIIème siècle

Lazare Rivière décrit quatorze variétés de maladies de femmes identiques à celles du siècle précédent, elles-mêmes inspirées d'Hippocrate et de Galien. Son livre commence par ces mots *: On appelle les maladies des femmes celles qui sont propres aux femmes, & lesquelles procèdent du vice de cette partie qui est propre aux femmes, sçavoir de la matrice, de laquelle non sans raison, Démocrite dit, dans l'Epitre à Hippocrate, qu'elle est l'auteur de six cent maux, ou maladies innombrables.* Il situe la source de ces affections soit dans les vaisseaux, soit dans la cavité utérine, soit dans les problèmes qui accompagnent parfois la grossesse. Pauvre condition féminine vouée aux maladies et à la perpétuation de l'espèce : *La pratique de médecine avec la théorie ...*, **2**, Paris, 1723 et qui est exposée aux pâles couleurs (chlorose), à l'aménorrhée, aux ménorragies, aux métrorragies et aux *menstrues blanches*, à la fureur utérine, à la suffocation, à l'inflammation de matrice. Sans oublier l'ulcération, l'hydropisie, le skirre ou le cancer de l'utérus, ni la chute de la matrice, ni la stérilité !

Comme pour l'obstétrique, François Mauriceau se dégage un peu du conformisme des anciens et rattache les flueurs blanches aux maladies de la matrice : *Traité des maladies des femmes grosses et de celles qui sont accouchées*, Paris, 1668. Il précise dans le Traité anatomique qui débute son ouvrage *: On appelle ordinairement les parties génitales de la femme aussi bien que celles de l'homme, parties honteuses : mais disons avec Tertullien, que nous ne devons pas avoir honte de l'explication nécessaire de ces parties naturelles, qui méritent nostre admiration, ny de l'exposition de leurs figures ; & mesme que les personnes les plus chastes & les plus scrupuleuses, les peuvent considérer aussi bien que nous, sans rougir, pourvu que ce soit à dessein d'en faire un bon usage, puisque sans connoître ces parties nous ne pouvons pas remédier aux maladies qui leur arrivent.*

Roonhuyze est l'auteur du premier ouvrage de chirurgie gynécologique dans lequel il est partisan de la césarienne et donne son mode opératoire de la fistule vesico-vaginale : *Heel-konstige aanmerkkingen betreffende de gebreeken der vrouwen*, Amsterdam, 1663, traduit en allemand : *Historischer Heil-Curen in zwei Theile verfassete Anmerckungen : deren erster Theile allerhand, an Manns- und Weibpersonen ... sich ereignende ...* Nuremberg, 1674. On y trouve également des articles relatifs à la chute du vagin, à l'atrésie vaginale et anale, aux plaies de la vessie, au bec de lièvre, aux blessures des nerfs et du cerveau.

XVIIIème siècle : Astruc, Puzos et Levret

John Freind (1675-1728), futur historien de la médecine, écrit, à 28 ans, un ouvrage sur la menstruation : *Emmenologia in qua fluxus muliebris menstrui phaenomena, periodi, vitia, cum medendi methodo ad rationes mechanicas exiguntur,* Londres, 1703. Ses convictions iatro-mécaniciennes lui font attribuer le flux menstruel à une pléthore locale elle-même consécutive à l'élargissement de l'aorte abdominale dans le pelvis, à l'abondance des vaisseaux dans cette région du corps, enfin, à la position verticale du corps de la femme. Comme le dira Dézeimeris en 1835 : *L'auteur donne infiniment trop de places dans son ouvrage aux hypothèses sur les causes de la menstruation ... il eut mieux fait d'étudier en observateur et en praticien, les faits et les anomalies de ce phénomène curieux et important de la vie des femmes. Il eût peut-être fait alors un ouvrage qui manque encore aujourd'hui à notre littérature.*

Jean Astruc auteur d'un encyclopédique *Traité des Maladies des Femmes*, Paris, 1761-1765, insiste sur l'inflammation de l'utérus et de l'ovaire qui, selon lui, succède toujours à la première. Mais son ouvrage de compilation n'apporte rien de nouveau et il faut attendre les travaux de Puzos et de Levret pour voir progresser les connaissances en gynécologie.

Nicolas Puzos, décrit les tumeurs pelviennes consécutives aux accouchements mais, fidèle à la théorie humorale, il les interprète comme des métastases résultant du transport du lait des mamelles vers l'utérus et les dénomme dépôts laiteux : *Traité des accouchemens* ..., Paris, 1759.

André Levret (1703-1780) étudie les polypes de la matrice et invente un instrument pour en faciliter la ligature : *Observations sur la cure radicale de plusieurs polypes avec des remarques sur ce qui a été proposé ou mis en usage pour les terminer, et de nouveaux moyens pour y parvenir plus aisément*, Paris, 1747.

Matthew Baillie, en 1789, étudie les kystes dermoïdes de l'ovaire : *Les ovaires sont quelquefois convertis en une substance graisseuse mêlée de longs cheveux, et enveloppée d'une membrane dense et blanchâtre. Une partie des cheveux est isolée dans la substance graisseuse, une autre partie adhère à la paroi interne de l'enveloppe. Les dents qu'on observe dans ce cas sont imparfaites et n'ont point de racines ; elles s'élèvent quelquefois de la face interne de l'enveloppe, et sont ordinairement implantées sur une masse osseuse irrégulière.* Il conteste l'interprétation de certains praticiens qui estiment que ce phénomène est dû à une fécondation incomplète, car la jeune fille chez laquelle il a découvert cette lésion était vierge et impubère : *Anatomie pathologique des organes les plus importants du corps humain ... ouvrage traduit de l'anglais et enrichi de notes et de planches par M. Guerbois ...,* Ch. XX, Paris, 1815.

Soemmering, en 1793, dénonce les effets nocifs des corsets serrés sur les organes thoraciques et abdomino-pelviens des femmes, ce que Tronchin et Winslow avaient déjà dénoncé : *Ueber die Wirkungen der Schnubrüste*, Berlin. Cet ouvrage lui vaudra une célébrité que ses autres travaux ne lui ont pas procurée, mais il traite de la mode !

XIXème siècle : de Récamier à Péan et Koeberlé

En 1898 paraît le *Traité médico-chirurgical de gynécologie* de F. Labadie-Lagrave et de Felix Legueu. Dans leur préface, les auteurs décrivent l'évolution de cette spécialité au cours du XIXème siècle : *A ses premières périodes* (la gynécologie) *a gardé dans ses études et sa pratique un caractère surtout médical. Ce sont des médecins qui ont ébauché les premières assises de la gynécologie ; ils apportèrent à l'étude de cette spécialité ces qualités d'observateurs et de cliniciens approfondis, qui illustrèrent les noms d'Aran, de Nonat, de Scanzoni, de Bernutz et de Courty.*
Puis survint la chirurgie antiseptique ; avec elle commence pour la gynécologie une nouvelle phase, féconde en succès et en découvertes intéressantes, une phase que les chirurgiens français ont été les premiers à favoriser, et pendant laquelle ils n'ont cessé de maintenir au premier rang la renommée de la chirurgie française. Dès lors la gynécologie devenait exclusivement chirurgicale ; le rôle du médecin était effacé, il passait au second plan. Néanmoins Labadie-Lagrave et Legueu atténuent un peu ce jugement péremptoire en admettant que le praticien fait le diagnostic, pose l'indication opératoire et établit les indications thérapeutiques utiles.

Marie Anne Victoire Boivin décrit la môle hydatiforme en 1827 : *Nouvelles recherches sur l'origine, la nature et le traitement de la môle vésiculaire ou grossesse hydatique,* et publie avec Antoine Duges (1798-1838) le *Traité pratique des maladies de l'utérus et de ses annexes*, Paris, 1833, accompagné d'un bel atlas de 41 planches en couleurs. L'amputation du col de l'utérus y est décrite pour la première fois ainsi que le cancer du méat urinaire.

Joseph Claude Anthelme Récamier recommande, dès 1812, l'emploi du spéculum vaginal. En réalité, c'est d'une réinvention qu'il s'agit, car les spéculums des anciens étaient des dilatateurs ne laissant guère passer la lumière. Les premiers modèles qu'il conçoit sont coniques, favorables à l'accès de la lumière mais trop larges à leur extrêmité distale. Il les brise en deux demi cylindres qui s'écartent et permettent un examen plus élargi : le spéculum bivalve tel que nous l'utilisons encore date de cette époque. La même année, il réalise la première hystérectomie vaginale (colpohystérectomie) pour cancer. Il démontre, en 1829, dans ses *Recherches sur le Cancer*, l'existence de l'envahissement veineux et des métastases dans les tumeurs cancéreuses. En 1846, il invente une curette et préconise le curetage utérin. Il fait entrer la gynécologie dans l'ère chirurgicale moderne, bientôt stimulée par l'anesthésie, l'antisepsie puis l'asepsie, domaines où s'illustreront Jules Emile Péan à Paris et Eugène Koeberlé (1828-1915) à Strasbourg.

L'ovariotomie est une intervention pratiquée depuis fort longtemps, ne serait-ce que la castration pratiquée chez les animaux. Néanmoins, elle connaît des phases bien diverses. Tour à tour, rejetée avec horreur ou admise avec engouement, elle finit par être admise au rang des opérations chirurgicales les plus utiles. Eugène Koeberlé présente en 1863, devant l'Académie de médecine, un mémoire intitulé : *De l'ovariotomie*. De cette date jusqu'en 1869, il totalise 120 ovariotomies et 36 décès. C'est Thomas Spencer Wells (1818-1897) qui publie en 1865, à Londres, le plaidoyer le plus convaincant en faveur de l'ovariotomie : *Diseases of the ovaries*. Ses résultats sont impressionnants : 114 ovariotomies en sept ans ; 76 opérées ont guéri, 38 ont succombé. En 1872, il totalise 500 interventions et 127 décès pour un bilan de 9 années d'activité.

Jules Emile Péan, en 1886, pratique l'exérèse par morcellement d'un myome utérin par voie vaginale : Ablation des tumeurs fibreuses ou myomes du corps de l'utérus par la voie vaginale, *Gazette des hôpitaux*, **59**.

L'anesthésie locale à la cocaïne est utilisée pour l'ablation des petites tumeurs vulvaires, des cancroïdes, des végétations des grandes lèvres ou du vagin, voire pour le curetage utérin, pour la colpopérinéoraphie, ou même pour l'hystérectomie vaginale. Précédé par Bier : Ueber Cocaïnisierung des Rückenmarks, *Deutsch. Zeits. f. Chir.*, **LI**, 1899 et par Seldowitsch, Ueber Cocaïnisierung des Rückenmarks, *Centr. f. Chir*, **41**, 1899, Tuffier obtient une anesthésie suffisante de la partie inférieure du tronc : Analgésie chirurgicale par l'injection de cocaïne sous l'arachnoïde lombaire, *Presse médicale*, **91**, 15 novembre 1899. Mais les partisans de cette méthode ont refroidi leur zèle à la suite d'accidents post opératoires. En revanche, trois substances sont utilisées pour l'anesthésie générale : le bromure d'éthyle introduit par Nunnely en 1865, *Brit. med. jour.* **2**, 1865, pour des interventions courtes ; le chloroforme générateur de syncopes, d'asphyxie par inhalation de mucosités ou de vomissements ; l'éther moins générateur de syncopes : F. Labadie-Lagrave et de Felix Legueu, *Traité médico-chirurgical de gynécologie*, Paris, 1904.

CONCLUSION

Comme les marins de Colomb, persuadés d'aller au-devant de contrées fabuleuses peuplées de monstres inouïs, les hommes qui pratiquent ou enseignent la médecine à la Renaissance imaginent aller à la rencontre de rivages entrevus par Aristote, Hippocrate et Galien, alors qu'ils naviguent, sans le savoir encore, vers l'univers scientifique qui nous est familier.

Cet univers diffère autant de ce dont ils rêvaient que le Nouveau Monde différera pour Colomb des terres qu'il espérait découvrir.

Cette odyssée d'un demi-millénaire, que nous poursuivons encore, leur serait toujours familière par ses motivations mais totalement imprévue par son itinéraire et déconcertante par ses résultats.

Certes, la méthode scientifique expérimentale était en gestation chez tous ceux qui quantifiaient les phénomènes naturels au moyen d'une technique souvent instrumentale : le marin et son astrolabe naviguant aux étoiles, l'architecte et son fil à plomb calculant une portée de voûte, l'artiste établissant la perspective à l'aide de la chambre noire, le comptable et son boulier et même l'astrologue réalisant un horoscope.

Néanmoins le médecin est privé d'appoint technique et nous réalisons difficilement ce que devait être l'étude du pouls sans l'aide d'une montre, la détermination d'une fièvre sans thermomètre, l'examen d'un tissu vivant sans microscope. Notre perplexité est grande devant l'obstination des Anciens à préférer le raisonnement scolastique aux conclusions tirées de l'observation et de l'examen du patient, à privilégier les spéculations suggérées par les errances hasardeuses des humeurs dans le corps et des astres dans le ciel.

Même Paré se laisse séduire par ces enfantillages en décrivant méticuleusement des monstres imaginaires ou en admettant l'existence des sorciers et de leurs maléfices. Mais les plus redoutables sont ceux qui s'appuient avec infatuation et assurance sur l'autorité des Anciens, comme le fait Sylvius pour dénigrer Vésale ou Riolan et Guy Patin pour combattre Harvey.

Les chirurgiens et les observateurs de la nature (botaniste, anatomistes) se libèrent peu à peu de ce défaut : le chirurgien qui ampute un membre ou arrête une hémorragie coordonne pensée, geste de la main et utilisation d'un outil du corps sans laisser la moindre place à une quelconque vaticination ésotérique. Voilà pourquoi l'œuvre d'Ambroise Paré est attrayante par le caractère pragmatique ou pittoresque de ses descriptions, alors que celle de Jean-François Fernel, esprit didactique mais dogmatique, nous ennuie en dehors de rares faits cliniques ou anatomopathologiques éparpillés parmi des digressions totalement obsolètes.

Nous avons vu que pour l'anatomiste ou le naturaliste, le crayon du dessinateur et le burin du graveur sont les auxiliaires et les supports de l'observation. En effet, même si, au début, l'exactitude du trait souffre des distorsions du raisonnement, il impose à l'observateur de corriger sa description pour la rendre conforme à la vérité que restitue l'œil de l'artiste. L'imprimerie accentue ce besoin de vérité tant par désir du beau que par souci d'exactitude. Elle sera un puissant levier pour le progrès des connaissances scientifiques et leur diffusion.

La redécouverte de la médecine gréco-romaine l'authentifie et la disqualifie en même temps. La non-conformité de la théorie à la réalité ne relève plus des imperfections d'un texte altéré par un traducteur incompétent ou un copiste ignorant, mais témoigne des erreurs ou des insuffisances des grands Anciens. La tradition, incapable d'expliquer la nouveauté, s'efface peu à peu devant elle. Ainsi de la fin du quinzième siècle aux premières décennies du dix-neuvième s'étend une période durant laquelle se mettent progressivement en place les éléments qui ébauchent la médecine contemporaine. Pour définir ces cinq siècles, on devrait parler non plus de renaissance de la médecine antique mais de sa résurrection, de sa mort puis de sa métamorphose en médecine des temps modernes, le fossé entre le domaine des phénomènes organiques et celui des spéculations philosophiques se creusant au fil du temps jusqu'à la rupture définitive à l'avènement de la médecine expérimentale.

Les découvertes survenues dans l'histoire des sciences ont été modernes et innovantes en leur temps. L'intelligence de ceux qui les ont réalisées n'était pas moindre que la nôtre. Ne faisons pas honte à leur mémoire en refusant de revenir sur ce qu'ils avaient dit et à contester ce qu'ils avaient découvert. Ils auraient été les premiers à nous y encourager.

La multiplication des travaux et des découvertes scientifiques atteint son paroxysme dès la seconde moitié du XIXème siècle. On peut dire que tout a commencé avec le dévoilement de la circulation sanguine au XVIIème siècle, amenant l'écroulement du système humoral qui a tout de même agonisé pendant plus de deux siècles. Les progrès de la chimie permettent de reconnaître dans les corps vivants l'oxygène, l'hydrogène, l'azote et le carbone. Les progrès de la physique jouent également un rôle déterminant : balances plus précises, appareils optiques achromatiques, travaux sur l'électricité et le champ magnétique …

La seule apparence des parties végétales et animales, objet de l'observation de personnages comme Linné ou Haller, férus de description et de taxinomie, restent encore attachés à des systèmes dont ils assurent efficacement la promotion. Peu à peu, les chercheurs renoncent à la recherche de l'essence des choses, exercice stérile, objectif inaccessible. En science, la quête des causes premières est un leurre et une perte de temps.

En revanche, le chimiste et le physicien étudient les substances et les phénomènes séparément, si bien qu'ils n'ont pas besoin pour les comprendre de les rapporter à l'ensemble de la nature, alors que le biologiste ne peut s'abstraire des lois qui régissent la matière vivante qu'il observe à l'extérieur et à l'intérieur pour en démonter les rouages. Il lui faut bien admettre une finalité harmonieuse du vivant qui obéit à des activités solidaires et créatrices de phénomènes qui se réverbèrent et qui rebondissent les uns sur les autres pour atteindre un but bien déterminé ou accomplir une tâche spécifique.

Autre découverte subversive, celle de l'hérédité que beaucoup soupçonnaient et celle de l'évolution que personne n'imaginait. Entre le moine autrichien de Brno scrutant ses petits pois et le navigateur anglais observant ses oiseaux ou ses tortues des Galapagos, aucune communication n'existait de leur vivant. Mais quand leurs découvertes fusionneront, quel feu d'artifice !

C'est cette traque obstinée menée par d'innombrables chercheurs qui fait la substance de ce livre. A mesure que les connaissances augmentent dans des domaines qui concernent l'anatomie, la physiologie, la pathologie, le véritable visage de la nature apparaît. Ce n'est certes pas celui d'une mère compatissante mais, sans aller jusqu'à parler de marâtre, c'est celui d'une entité farouchement indifférente, d'une férocité indéniable, uniquement préoccupée par sa survie, guidée par le *hasard et la nécessité*. Là où un certain angélisme voit beauté et sérénité, on découvre férocité et lutte impitoyable pour subsister et se perpétuer. La nature n'est ni belle ni laide, elle est indifférente à ce que nous en pensons car totalement inconciliable avec l'entendement, les sentiments, les croyances. Ce n'est pas une œuvre divine mais plutôt une création diabolique, si nous la plaçons dans la perspective d'une interprétation métaphysique. Mais toute l'erreur est là. Cet anthropocentrisme ne s'applique pas ici. Il est totalement arbitraire. Respecter la nature ne signifie pas s'y soumettre mais la ménager comme on ménage un fauve hostile, même si cette comparaison est inadaptée puisque totalement empreinte de subjectivité anthropomorphique ! Entre le refus des réalités des *écolâtres* et l'inconscience des *pollutiophiles,* il y a certainement une attitude raisonnable qui ménage l'environnement, respecte l'humain et sa soif de progrès. Les comportements de certains théoriciens de la culture, de la politique ou de la religion évoquent irrésistiblement celle des scolastiques médiévaux qui, sous prétexte de respecter le principe d'autorité, maintenaient leurs ouailles dans une ignorance facilitant l'asservissement des masses et leur permettant de renforcer leur autorité. Ces gens refusent obstinément d'assumer les contraintes imposées par la relation avec le réel. Malheureusement, le rôle décisif de l'individu dans le développement de l'histoire tout court et de l'histoire des sciences, fait qu'il peut entraver le découplage entre la nature marâtre et les activités humaines.

BIBLIOGRAPHIE SOMMAIRE

Bariéty Maurice, Coury Charles, *Histoire de la médecine*, Paris, Fayard, 1963.

Bayle et Thillaye, *Biographie médicale par ordre chronologique*, Paris, 1855.

Blake J. B., *A short title catalogue of eighteenth printed books in the National library*, Bethesda, 1979.

Berge (L. de la), Monneret (E.), Fleury (L.), *Compendium de médecine pratique*, 8 volumes, Paris, Béchet jeune, 1836-1846.

Bianchon Horace, *Nos grands médecins d'aujourd'hui*, Paris, 1891.

Blonay, Jean de, *1870 : Une révolution chirurgicale, les origines et le développement de la chirurgie civile et militaire moderne*, Vevey, Paris, 1975.

Boinet E., *Les doctrines médicales, leur évolution*, Paris, 1908.

Bossi Laura et al., *Les origines du monde, l'invention de la nature au XIXe siècle*, Paris, Montréal, 2020-2021.

Bouchut E., Després A., *Dictionnaire de médecine médicale et chirurgicale* ..., Paris, 1895.

Bouillet J., *Précis d'histoire de la médecine*, Paris, 1883.

Brabant H., *Médecins, malades et maladies de la Renaissance*, Bruxelles, 1966.

Bulletin de la Société française d'histoire de la médecine, **1** (1902)-**35** (1941).

Canguilhem Georges, *Le normal et le pathologique*, Paris, 1966.

Castelli Bartholomeo, *Lexicon medicum graeco-latinum ante a Jacobo Pancratio Brunone iterata editum nunc denuo ab eodem et aliis plurimis novis accessionibus locupletatum et in multis correctum editio nova accuratissima*, Genève, De Tournes, 1746.

Castiglioni A., *Histoire de la médecine, édition française établie par les soins de l'auteur,* Paris, 1931.

Choulant Ludwig, *History and bibliography anatomic illustration*, New York, Londres, 1962.

Clarke Edwin, Dewhurst Kenneth, *Histoire illustrée de la fonction cérébrale*, Paris, 1984.

Cooper Samuel, *Dictionnaire de chirurgie pratique*, Paris, 1826.

Cosmacini Giorgio, *Soigner et réformer*, Paris, 1992.

Cumston C.G., *Histoire de la medecine du temps des pharaons jusqu'au XVIII^è^ siècle*, Paris, 1931.

Dagonet F., *Le catalogue de la vie, étude méthodologique sur la taxinomie,* Paris, 1970.

Daremberg Charles, *Histoire des sciences médicales, comprenant l'anatomie, la physiologie, la médecine, la chirurgie et les doctrines de pathologie générale*, Gratz, 1974.
Dechambre A., Mathias Duval, Lereboullet L., *Dictionnaire usuel des sciences médicales,* Paris, 1885.
Dechambre Amédée, *Dictionnaire encyclopédique des sciences médicales*, 100 volumes, Paris, Asselin et Masson, 1864-1889.
Delaunay Paul, *Le monde médical parisien au dix-huitième siècle*, Paris, 1906.
Delaunay Paul, *La vie médicale aux XVIe, XVIIe et XVIIIe siècles*, Paris, 1935.
Delaunay Paul, *La médecine et l'église*, Paris, 1948.
Delaunay Paul, *D'une révolution à l'autre, 1789-1848, L'évolution des théories et de la pratique médicale*, Paris, 1949.
Delmas A., *Voies et centres nerveux*, Paris, 1970.
Dézeimerie J.E., *Dictionnaire historique de la médecine ancienne et moderne*, Paris, 1828-1839.
Dhombres Nicole et Jean, *Naissance d'un nouveau pouvoir : sciences et savants en France, 1793-1824*, Paris, 1989.
Dictionnaire des sciences médicales par une société de médecins ..., 60 volumes, Paris, Panckouke, 1812-1822.
Dictionnaire de médecine et de chirurgie pratiques par Andral, Bégin, Blandin, Bouillaud, Bouvier, Cruveilhier, Cullerier, Deslandes, Devergie, Dugès, Dupuytren, Foville, Guibourt, Joly, Lallemand, Londe, Magendie, Martin Solon, Ratier, Rayer, Roche, Sanson, Paris, 1829-1836.
Dobson Jessie, *Anatomical eponymes*, Edinburgh, London, 1962.
Dubourg Françoise, Peligry Christian, *Les livres anciens de médecine et de pharmacie, catalogue de la bibliothèque municipale de Toulouse,* Toulouse, 1988.
Dulieu Louis, *La médecine à Montpellier*, Les Presses Universelles, 1975-1999.
Dumesnil René, *Histoire illustrée de la médecine*, Paris, 1935.
Durling Richard J., *A catalogue of sixteenth century printed books in the national library of medicine*, Bethesda, 1967.
Eloy Nicolas François Joseph, *Dictionnaire historique de la médecine ancienne et moderne ou mémoires disposés en ordre alphabétique pour servir à l'histoire de cette science et à celle des médecins, anatomistes, botanistes, chirurgiens et chymistes de toutes nations ...*, Mons, 1778.
Etienne Charles, *La dissection des parties du corps humain divisée en trois livres, faictz par Charles Estienne docteur en médecine, avec les figures et déclarations des incisions composées par Estienne de la Rivière chirurgien*, Paris, Simon de Colines, 1546.
Fernel Jean, *La pathologie de Jean Fernel ... mis en françois par A.D.M. ...*, Paris, Jean Guignard, 1650.

Fernel Jean, *Les sept livres de la thérapeutique universelle, mis en françois par le sieur du Teil ...*, Paris, Jean Guignard, 1650.
Fischer I., *Biographisches Lexikon der hervorragenden Ärzte der letzen fünfzig jahre ...*,Vienne, Berlin, 1932.
Foucault Michel, *Naissance de la clinique, Une archéologie du regard médical*, Paris, 1972.
Fourmestraux I. de, *Histoire de la chirurgie française (1790-1920),* Paris, 1934.
Fracastor Jérôme, *Les trois livres de Jérôme Fracastor sur la contagion, les maladies contagieuses et leur traitement.* Traduction et notes par Léon Meunier, Docteur en médecine, Paris, Société d'éditions scientifiques, 1893.
Franco Pierre, *Traité des hernies contenant une ample déclaration de toutes leurs espèces, & autres excellentes parties de la chirurgie, assavoir de la pierre et de la cataracte des yeux, & autres maladies desquelles, comme la cure est périlleuse, aussi est-elle donc de peu d'hommes bien exercée : Avec leurs causes, signes, accidens, anatomie des parties affectées, & leur entière guérison par Pierre Franco de Turiers en Provence demeurant à présent à Orenge,* Lyon, Thibauld Payan, 1561.
Freud Sigmund, *Œuvres complètes*, 21 volumes, Paris, PUF, 2015-2019.
Galtier-Boissière, *Larousse médical illustré*, Paris, 1922.
Garrison Fielding H., *An introduction to the history of medicine with medical chronology, suggestions for study and bibliographic data*, Philadelphia, 1929.
Gautier Léon, *La médecine à Genève jusqu'à la fin du dix-huitième siècle*, Genève, 1906.
Guiart Jules, *Histoire de la médecine française, son passé, son présents, son avenir*, Paris, 1947.
Guardia J.M., *Histoire de la médecin*e, Paris, 1884.
Guyénot Emile, *Les sciences de la vie aux XVII*[è] *et XVIII*[è] *siècles l'idée d'évolution*, Paris, 1957.
Hahn André, *La bibliothèque de la Faculté de médecine de Paris, aperçu historique de son développement et de son fonctionnement dans ses rapports avec l'évolution des sciences médicales et biologiques suivi d'un index complémentaire de bibliographie médicale,* Paris, 1929.
Hahn André, Samion-Contet, *Catalogue des principaux périodiques de la Faculté de médecine de Paris*, Paris, 1958.
Haskell F. Norman Library of science and medicine, mars, juin, octobre 1998, Christie's.
Heirs of Hippocrate, Iowa, 1980.
Hirsch August, Gurlt E., *Biographisches Lexikon hervorragenden Aertze aller Zeiten und Völker,* Wien & Leipzig, 1884-1888.
Histoire de la médecine, **17** tomes, 1951-1967.
Histoire des sciences médicales, 1967 (**1**)-2018 (**52**).

Huguet Françoise, *Les professeurs de la Faculté de médecine de Paris, dictionnaire biographique, 1794-1939*, Paris, 1991.
Index biographique des membres, des associés, et des correspondants de l'Académie de médecine, 1820-1984, Paris, 1984.
Jablonski Stanley, *Dictionary of syndromes & eponymic diseases*, Malabar, 1991.
James R. *Dictionnaire universel de médecine, de chirurgie, d'anatomie, de chymie, de pharmacie, de botanique, d'histoire naturelle, &c ... traduit par MM. Diderot, Eidous et Toussaint. Revu, corrigé et augmenté par M. Julien Busson*, 6 volumes, Paris, Briasson, David & Durand, 1746-1749.
Jeanselme E, *Histoire de la syphilis, son origine, son expansion, progrès réalisés dans l'étude de cette maladie depuis la fin du XVe siècle jusqu'à l'époque contemporaine*, Paris, 1931.
Journal des connaissances médico-chirurgicales, Paris, 1833-1860.
Krivatski Peter, *Seventeenth century printed books in the national library of medecine*, Bethesda, 1989.
Kuhn Thomas S., *La révolution copernicienne*, Paris, 1973.
Laignel-Lavastine M., Guegan Bertrand, *Histoire générale de la médecine, de la pharmacie, de l'art dentaire et de l'art vétérinaire, ornée de nombreuses illustrations*, Paris, 1936-1949.
Labarthe Paul, *Nos médecins contemporains*, Paris, 1868.
Levy-Valensi J., *La médecine et les médecins français au XVIIe siècle*, Paris, 1933.
Lipinska Melina, *Les femmes et le progrès des sciences médicales*, Paris, 1930.
Lommius, *Tableau des maladies où l'on découvre leurs signes et leurs évènements, traduit du latin de Lommius avec des remarques*, Paris, Claude Jombert, 1716.
Manuila A., Manuila L., *Dictionnaire français de médecine et de biologie, Annexes*, **4**, Paris, 1975.
Marshall Barry, *Helicobacter pioneers. Firsthand accounts from the scientist who discovered helicobacters*, 1892-1982, Victoria, Oxford, Londres ..., 2002.
May Etienne, *La médecine, son passé, son présent, son avenir*, Paris, 1957.
Mémoires de la Société française d'histoire de la médecine et de ses filiales, Paris, 4 volumes, 1945-1951.
Mérat F.V., de Lens A.J., *Dictionnaire universel de matière médicale et de thérapeutique générale ; contenant l'indication, la description et l'emploi de tous les médicaments connus dans les diverses parties du globe*, 6 volumes, Paris, Baillière, 1829-1834.
Mérat F.V., *Supplément au dictionnaire universel de matière médicale et de thérapeutique générale ; contenant l'indication la description et l'emploi de tous les médicaments connus dans les diverses parties du globe ...* supplément ou tome VII, Paris, Baillière, 1846.

Metzger Hélène, *Newton, Stahl, Boerhaave et la doctrine chimique*, Paris, 1974.
Meunier L., *Histoire de la médecine depuis ses origines jusqu'à nos jours*, Paris, 1924.
Modline Irvin M., *A history of gastroenterology at the millenium*, Milan, 2000.
Moore Jonathan J., *Terribles maladies, remèdes en tout genre, l'histoire de la médecine à travers les âges*, Chamalières, 2020.
Moreau R. *La rage de l'Antiquité au Siècle des Lumières, Informations techniques des Services Vétérinaires*, 1985.
Nysten P.-H., Littré E., Robin Ch., *Dictionnaire de médecine, de chirurgie, de pharmacie, des sciences accessoires et de l'art vétérinaire*, Paris, 1858.
Osler Sir William, *Bibliotheca osleriana*, Montreal and London, 1969.
Pagel Julius, *Biographisches Lexikon hervorragender Ärzte des neunzeh nten Jahrhunderts : mit einer historischen Einleitung*, Berlin, 1901.
Paracelse, *Oeuvres médicales choisies traduites et présentées par Bernard Gorceix*, Paris, PUF, 1968.
Paracelse, *Opera ommnia medico-chimico-chirurgica, tribus voluminibus comprehensa. Editio novissima et emendatissima, ad germanica & latina exemplaria accuratissime collata : ur, locupletata : variis tractatibus & opusculis summa hinc inde diligentia conquisitis, ut in voluminis primi praefatione indicatur, locupletata : indicibusque exactissimis instructa. Volumen primum, opera medica complectens ... Operum medico chymicorum, sive paradoxorum tomus genuinus secundus ...* Genevae, 1648. *Chemicorumque principis, operum volumen tertium, chirurgica opera complectens, duabus sectionibus distincta, quarum prior chirurgiam magnam, posterior vero Bertheoneam sive chirurgiam minorem cum libris adjectis continet. Extat in utramque praefatio, singulae lbrorum elencho & indice generalibus sunt instructae*, Genève, 1648.
Paré Ambroise, *Œuvres complètes ... par J.S. Malgaigne*, Paris, 1840-1841.
Pariset E., *Histoire des membres de l'Académie de médecine ou recueil des éloges lus dans les séances publiques*, Paris, 1845.
Parkinson Ethel M., Lumb Audrey, *Catalogue of medical books in Manchester University library, 1480-1700*, Manchester, 1972.
Pizon P., *La radiologie en France, 1896-1904*, Paris, 1970.
Porot Antoine, *Manuel alphabétique de psychiatrie clinique, thérapeutique et médico-légale*, Paris, 1952.
Postel Jacques, Quétel Claude, *Nouvelle histoire de la psychiatrie*, Toulouse, 1983.
Revue des sciences médicales en France et à l'étranger. Recueil trimestriel analytique critique et bibliographique, dirigé par Georges Hayem, Paris, 1873-1891.
Rifkin B.A., Ackerman M.J., Folkenberg Judith, *L'anatomie humaine (cinq siècles de science et d'art)*, Paris, 2006.

Rochard Jules, *Histoire de la chirurgie française au XIXème siècle, étude historique et critique sur les progrès faits en chirurgie et dans les sciences qui s'y rapportent depuis la suppression de l'Académie royale de chirurgie jusqu'à l'époque actuelle*, Paris, 1875.
Rolleston J.D., *The history of the acute exanthemata*, London, 1937.
Ronsin Christophe, *L'histoire de la biologie moléculaire, Pionniers & héros*, Bruxelles, 2005.
Rostand Jean, *Esquisse d'une histoire de la biologie*, Paris, 1945.
Rousseau Pierre, *Histoire de la science*, Paris, 1945.
Rullière R., *Abrégé d'histoire de la médecine*, Paris, Masson, 1981.
Samion-Contet Janine, *Catalogue des livres du XVIème siècle, extrait du catalogue du fond ancien*, BIUM, décembre 1984.
Sebastian Anton, *A dictionary of the history of médicine*, New York, Londres, 1999.
Shryock Richard Harrison, *Histoire de la médecine moderne, facteur scientifique, facteur social,* Paris, 1956.
Singer Charles, *Histoire de la biologie*, Paris, 1934.
Teyssou Roger, *L'affaire Semmelweis, un scandale sanitaire sans précédent,* Editions L'Harmattan, 2020.
Teyssou Roger, *Variole : Théodore Tronchin et la grande aventure de l'inoculation,* Editions L'Harmattan, 2019.
Teyssou Roger, *Nouveau dictionnaire mémorable des remèdes d'autrefois,* Editions L'Harmattan, 2018.
Teyssou Roger, *Jérôme Fracastor, de la nature des choses à la nature des germes,* Editions L'Harmattan, 2017.
Teyssou Roger, *La thérapeutique de Fracastor, lexique des médicaments,* Editions L'Harmattan, 2017.
Teyssou Roger, *Jean Wier, Des dieux, des démons, des sorcières*, Editions L'Harmattan, 2016.
Teyssou Roger, *Orfila, le doyen magnifique et les grands procès criminels au XIX^{è} siècle, El decano magnifico,* Editions L'Harmattan, 2015.
Teyssou Roger, *Freud, médecin imaginaire ... d'un malade imaginé,* Editions l'Harmattan, 2014.
Teyssou Roger, *Une histoire de la circulation du sang, Harvey, Riolan et les autres ... Des hommes de cœur, presque tous*, Editions l'Harmattan, 2014.
Teyssou Roger, *Paul Sollier contre Sigmund Freud, l'hystérie démaquillée,* Editions l'Harmattan, 2013.
Teyssou Roger, *Gabriel Andral, la médecine dans le sang. Un pionnier de l'hématologie*, Editions l'Harmattan, 2012.
Teyssou Roger, *Charcot, Freud et l'hystérie*, Editions l'Harmattan, 2012.
Teyssou Roger, *L'aigle et le caducée. Médecins et chirurgiens de la Révolution et de l'Empire*, Editions L'Harmattan, 2011.
Teyssou Roger, *Une histoire de l'ulcère gastro-duodénal. Le pourquoi et le comment,* Editions L'Harmattan, 2009.

Teyssou Roger, *Dictionnaire des médecins, chirurgiens et anatomistes de la Renaissance,* Editions L'Harmattan, 2009.

Teyssou Roger, *Dictionnaire mémorable des remèdes d'autrefois,* Editions L'Harmattan, 2007.

Teyssou Roger, *Quatre siècles de thérapeutique médicale du XVIe au XIXe siècle en Europe,* Editions L'Harmattan, 2007.

Teyssou Roger, *La Médecine à la Renaissance,* Editions L'Harmattan, 2002.

Teyssou Roger, Ulcère duodénal : historique à travers un siècle de publications de 1804 aux premières années du XXè siècle, *Histoire des sciences médicales, 28è congrés international d'histoire de la médecine,* **XVII**, Numéro spécial 2, 1982, 95-101.

Teyssou Roger, La première thèse sur l'ulcère de Cruveilhier par Duval (de Genève), à Paris (1852), *Histoire des sciences médicales*, **XII**, 4, 1978, 387-395.

Teyssou Roger, F. Besançon, J.F. Peignot, J.M. Le Meunier, H. Ricome-Péquignot, P. Biclet, P. De Fleury, M. Gros, R. Dib, Délai du diagnostic gastrofibrocopique dans une petite unité hospitalière ..., *Revue française de gastroentérologie*, septembre 1982, 181, 51.

Teyssou Roger, F. Besançon, F. Chast, J.F. Peignot, J.M. Le Meunier, H. Ricome-Péquignot, P. Biclet, P. De Fleury, M. Gros, R. Dib, Gastrite atrophique fundique méconnue en gastroscopie : détection par dépôt local de vert de bromocrésol et par pH-mètrie du lac muqueux, *GCB*, 1983, **7**, 35-38.

Teyssou Roger, F. Besançon et al., Etude anatomo pathologique et bactériologique de la corrélation entre ulcères duodénaux et présence de Campylobacter pylori dans la muqueuse antrale au cours des endoscopies hautes pratiquées dans le service du Pr. F. Besançon de 1986 à 1987. Non publié.

Teyssou Roger, Communication donnée le 12 juin 1990 à l'hôtel Monceau à Paris, devant l'Association des gastro entérologues de Hauts de Seine (AG 92) intitulées : *Quatre siècles de voies biliaires.*

Teyssou Roger, Morin P., Besançon F., Traitement du pyrosis des femmes enceintes par trois eaux minérales bicarbonatées sodiques, Presse therm. climat., 1972, 109 (1), 14-17.

Teyssou Roger, Mme. Parturier-Albot, Besançon F., Les cancers du rectum, délimitation instantanée avec l'impédance-mètre en haute fréquence de J. Vrana, *La nouvelle presse médicale*, 5 avril 1975, **4**, 14.

Roger Teyssou, Cl. Bachmeyer, Ph. Texier, R. Dhote, Atteinte digestive diffuse au cours d'une primo infection à cytomégalovirus, *GCB*, Janvier 1997, 21, 85-86.

Teyssou Roger, *La mesure de l'impédance électrique-Construction d'un appareil original-Application au diagnostic du cancer du rectum et des autres muqueuses*, Mémoire pour le certificat d'études spéciales des maladies de l'appareil digestif, Paris, 1969.

Teyssou Roger, *Contribution à l'étude historique de l'ulcère simple de l'estomac ou ulcère de Cruveilhier*, thèse de doctorat, Paris, décembre 1965.
Valmont de Bomare, *Dictionnaire raisonné universel d'histoire naturelle contenant l'histoire des animaux, des végétaux et des minéraux et celle des corps célestes, des météores et des autres principaux phénomènes de la nature avec l'histoire et la description des drogues simples tirées des trois règnes et le détail de leurs usages dans la médecine, dans l'économie domestique, & champêtre & dans les arts & métiers : Plus une table concordante des noms latins, & le renvoi aux objets mentionnés dans cet ouvrage,* Paris, 1775.
Waller Erik, *Bibliotheca walleriana*, Hans Sallander, Stockolm, 1955.
Wellcome historical medical library, 5 vol. 1986-1996.
Wickersheimer Charles-Adolphe-Ernest, *La médecine et les médecins en France à l'époque de la Renaissance,* thèse pour le doctorat en médecine présentée et soutenue le mercredi 19 juillet 1905, à 1 heure par ..., Paris, Maloine, 1905.
Wohnlich-Despaigne Isabelle, *Les historiens français de la médecine au XIXème siècle*, Paris, Vrin, 1987.
Woillez E.J., *Dictionnaire de diagnostic médical*, Paris, 1862.
Zimmer Marguerite, *Histoire de l'anesthésie. Méthodes et techniques au XIX^{è} siècle*, Paris, 2008.

TABLE DES MATIÈRES

Structures éditoriales du groupe L'Harmattan

L'Harmattan Italie
Via degli Artisti, 15
10124 Torino
harmattan.italia@gmail.com

L'Harmattan Hongrie
Kossuth l. u. 14-16.
1053 Budapest
harmattan@harmattan.hu

L'Harmattan Sénégal
10 VDN en face Mermoz
BP 45034 Dakar-Fann
senharmattan@gmail.com

L'Harmattan Cameroun
TSINGA/FECAFOOT
BP 11486 Yaoundé
inkoukam@gmail.com

L'Harmattan Burkina Faso
Achille Somé – tengnule@hotmail.fr

L'Harmattan Guinée
Almamya, rue KA 028 OKB Agency
BP 3470 Conakry
harmattanguinee@yahoo.fr

L'Harmattan RDC
185, avenue Nyangwe
Commune de Lingwala – Kinshasa
matangilamusadila@yahoo.fr

L'Harmattan Congo
67, boulevard Denis-Sassou-N'Guesso
BP 2874 Brazzaville
harmattan.congo@yahoo.fr

L'Harmattan Mali
ACI 2000 - Immeuble Mgr Jean Marie Cisse
Bureau 10
BP 145 Bamako-Mali
mali@harmattan.fr

L'Harmattan Togo
Djidjole – Lomé
Maison Amela
face EPP BATOME
ddamela@aol.com

L'Harmattan Côte d'Ivoire
Résidence Karl – Cité des Arts
Abidjan-Cocody
03 BP 1588 Abidjan
espace_harmattan.ci@hotmail.fr

Nos librairies en France

Librairie internationale
16, rue des Écoles
75005 Paris
librairie.internationale@harmattan.fr
01 40 46 79 11
www.librairieharmattan.com

Librairie des savoirs
21, rue des Écoles
75005 Paris
librairie.sh@harmattan.fr
01 46 34 13 71
www.librairieharmattansh.com

Librairie Le Lucernaire
53, rue Notre-Dame-des-Champs
75006 Paris
librairie@lucernaire.fr
01 42 22 67 13

www.ingramcontent.com/pod-product-compliance
Lightning Source LLC
LaVergne TN
LVHW011215061026
849535LV00001BA/44
* 9 7 8 2 3 4 3 2 5 1 6 1 5 *